Die Therapie des praktischen Arztes

Herausgegeben von

Professor Dr. **Eduard Müller**

Direktor der medizinischen Univ.-Poliklinik in Marburg

Zweiter Band

Rezepttaschenbuch (nebst Anhang)

Zweite, verbesserte. Auflage

Bearbeitet von

Professor Dr. **Ernst Frey**, Marburg

Nebst Beiträgen von

Oberarzt Dr. **Ch. Harms**, Mannheim; Geh. Med.-Rat Professor Dr. **H. Hildebrand**, Marburg; Apotheker **Georg Otto**, Dresden; Kreisarzt Dr. **Erich Rapmund**, Querfurt; Privatdozent Dr. **P. Schenk**, Marburg; Dr. **C. Siebert**, Marburg; Dr. **Horst Straßner**, Kiel; Geh. Reg.-Rat Professor Dr. **P. Uhlenhuth**, Marburg-Bonn; Professor Dr. **H. Vogt**, Magdeburg

Berlin

Verlag von Julius Springer

1923

ISBN-13:978-3-642-89097-0 e-ISBN-13:978-3-642-90953-5
DOI: 10.1007/978-3-642-90953-5

Softcover reprint of the hardcover 2nd edition 1923

Zur Einführung[1]).

Die therapeutische Schulung des praktischen Arztes soll das Leitmotiv dieses Werkes sein!

Klinische Behandlung und ärztliche „Alltagspraxis“ zeigen tiefgreifende Unterschiede. Der Praktiker arbeitet auch therapeutisch unter anderen, meist schlechteren Bedingungen als der Krankenhausarzt. Zahlreiche therapeutische Forderungen, die der Kliniker stellt, kann er gar nicht erfüllen; es fehlt schon — von vielen anderen wohlbekannten Schwierigkeiten abgesehen — der große und teuere Hilfsapparat zur Krankenbeobachtung und Krankenbehandlung, den sich die Klinik nutzbar macht. Junge Kollegen, die sich niederlassen, empfinden oft bitter die gewaltige Spannung zwischen „Theorie“ und „Praxis“.

Diesen Unterschieden will unser Werk Rechnung tragen. Es soll die besonderen Schwierigkeiten der Alltagspraxis beleuchten, die Richtlinien für ihre Linderung und Überwindung angeben und die für den Haus- und Kassenarzt gültigen besten Behandlungsmethoden schildern.

Der vielbeschäftigte Praktiker, dem ermüdende, ja erschöpfende Tätigkeit nur wenig Muße läßt, verlangt von seiner Fachlektüre in erster Linie Brauchbares für sein eigenes therapeutisches Handeln; er wünscht Verständnis und Rücksichtnahme auf die besonderen Verhältnisse der häuslichen Krankenbehandlung und der Sprechstundenpraxis. Dem Herausgeber, dessen Lehraufgabe der poliklinische Unterricht ist, lag eine solche Gedankeneinstellung auf die therapeutischen Erfordernisse der Alltagspraxis nahe. So reifte der Plan zu diesem Werke, das den literarischen, ihm oft geäußerten Wünschen der Ärzte entgegenkommen und die für den Praktiker gültige Therapie in den Brennpunkt der Darstellung rücken soll. Weitgehendes verständnisvolles Entgegenkommen, das der Herausgeber bei den zahlreichen Mitarbeitern und beim Verlag gefunden hat, war eine gute Bürgschaft für das Gelingen des Werkes.

Band I bringt eine stattliche Sammlung von Aufsätzen, die nach Form und Inhalt der therapeutischen Fortbildung dienen und den Arzt in den heutigen Stand der für ihn gültigen Krankenbehandlung einführen sollen.

Band II bildet ein **Rezepttaschenbuch mit Anhang.** Für seine Ausgestaltung war gleichfalls das Bedürfnis des praktischen Arztes entscheidend. Die ungeheuere Ausbreitung, die „Spezialitäten“,

[1]) Auszug aus dem Vorwort zur 1. Auflage.

Geheim- und Reklamemittel gewonnen haben, machten besondere Kapitel darüber erforderlich. Wer die Kurpfuscherei und ihre Heilmethoden erfolgreich bekämpfen will, muß ihr Wesen und die Zusammensetzung ihrer „Arzneimittel" kennen. Bei der Unzahl von Medikamenten, die eine rührige Industrie alljährlich auf den Markt wirft, war lückenlose Sammlung ausgeschlossen. Über alles, was erheblicheres ärztliches Interesse besitzt, was vom Publikum in Apotheken gerne verlangt und in der Fach- und Tagespresse zur Zeit angepriesen wird, soll jedoch eine genügende Orientierung erfolgen.

Ein Beitrag Heubners ist das äußere Zeichen dafür, daß sich unser „Rezepttaschenbuch" auch in den Dienst der Arzneimittelkommission des deutschen Kongresses für innere Medizin stellen will. Es unterstützt die Bestrebungen, die geradezu unerhörten Mißstände in der Herstellung und vor allem in der Anpreisung neuer Heilmittel allmählich einzudämmen. Die beste Waffe im Kampfe gegen den Heilmittelschwindel liegt in der Selbsthilfe der praktischen Ärzte. Die Gesetzgebung versagt fast ganz; gleiches gilt für die sonst so mächtige Presse. Die vielen Millionen, die Heilmittelproduzenten für Reklame und Inserate alljährlich bezahlen, bilden eine ungeheure wirtschaftliche Macht, die bessere Regungen leicht unterdrückt und mitunter selbst die Unabhängigkeit unserer Fachpresse bedroht. Uns Ärzte trifft der Vorwurf, daß wir durch langjährige Lässigkeit die Mißstände mitverschuldet und damit uns selbst geschadet haben. Die durch nachhaltige Reklame suggerierte stete Verordnung von „Originaltabletten", „Spezialitäten" und „Patentmedizinen" ist verführerisch bequem und dabei weniger zeitraubend als das Verschreiben einer individuellen, ad hoc zusammengestellten Arznei. Weder Ärzte noch Apotheker wissen oft, was die verschriebenen Spezialitäten eigentlich enthalten; keiner von beiden kann die Verantwortung für die Zusammensetzung übernehmen. Gleichzeitig erziehen wir durch solche Verordnungen die Patienten zum Selbstmedizinieren und zur Weiterempfehlung des Mittels an andere Laien, die vermeintlich an der gleichen Erkrankung leiden. — Die zahlreichen kleineren Abschnitte, die sich als „Anhang" dem eigentlichen Rezepttaschenbuch angliedern, sollen Führer für besonders wichtige Fragen des täglichen ärztlichen Handelns sein. Die wesentlichsten Grundlagen für die Verzeichnisse der Bade- und Kurorte sowie der Heilanstalten wurden durch eigene Nachforschungen mit Hilfe von Fragebogen gewonnen.

Während die Aufsätze in Band I (Therapeutische Fortbildung) eingehenderes Studium verlangen, soll **Band III**, ein diagnostisch-therapeutisches Taschenbuch, dem eiligen Arzt ein kurzer Ratgeber in der täglichen Praxis sein. Es mag Kollegen geben, die solche Wegweiser für überflüssig, ja schädlich halten; sie gehören vielleicht zu jenen Spezialisten, denen ausschließliche Tätigkeit an Krankenhäusern und volle Beschäftigung nur mit einem Gebiet den Blick für die andersartigen Bedürfnisse des Haus- und Kassenarztes getrübt haben. Der auf sich angewiesene Praktiker muß aber auf allen Gebieten einigermaßen zu Hause sein; im ermüdenden täglichen Getriebe findet er selten Zeit und Lust zu langatmigen Darstellungen. Er muß die Möglichkeit besitzen, sich auch in der

Sprechstunde über Dinge, die ihm unbekannt oder bei der Vielseitigkeit der an ihn gestellten Anforderungen entfallen sind, rasch zu informieren. In Band III, der dieses Bedürfnis des Praktikers befriedigen soll, ist das Gesamtgebiet der praktischen Medizin dargestellt und nach den einzelnen Disziplinen und innerhalb dieser Spezialgebiete in „Stichworten" geordnet. Als „Stichworte" dienen nicht nur Krankheiten, sondern auch hervorstechende Symptome, besondere Behandlungsmethoden und Technizismen. Wichtigere Stichworte erhalten Literaturangaben.

Die gesamte Darstellung hat auch in Band III dadurch ein individuelles Gepräge erhalten, daß alle Mitarbeiter bestrebt waren, ihre eigenen Erfahrungen zum Ausdruck zu bringen und damit die persönliche Verantwortung für die vorgeschlagenen therapeutischen Maßnahmen zu übernehmen. Das Taschenbuch soll also keine „gedrängte Übersicht" aus Angaben von Lehr- und Handbüchern darstellen, es will vielmehr dem Rat suchenden Arzte durch knappe Darstellung des Wesentlichsten ein leicht auffindbares, scharf umrissenes Bild geben, wie ein auf diesem Gebiete erfahrener Kollege die Behandlung in einem bestimmten Falle gestalten würde.

Marburg, im Januar 1914.

Professor Eduard Müller.

Vorwort zur zweiten Auflage.

Bei fast gleichem Umfang bringt die Neubearbeitung wesentliche Änderungen, — wie wir hoffen — Verbesserungen des Inhaltes und der Textgestaltung. Verständnisvolle Bereitwilligkeit der Mitarbeiter machten es möglich, manchen berechtigten Wünschen, die aus den Reihen der Praktiker uns laut wurden, gerecht zu werden. Wertvolle fachmännische Winke verdanken wir auch den Kollegen W. Heubner (Göttingen) und S. Loewe-Dorpat (Göttingen).

Die frühere Trennung in „gebräuchliche" und „neuere" Arzneimittel ist fortgefallen. Gewiß ist sie theoretisch richtig; sie scheitert aber praktisch doch schon an den zahlreichen Grenzfällen, an den fast unlösbaren Schwierigkeiten der sicheren Sonderung sowohl für den Bearbeiter wie für den Leser. Sie erschwert demgemäß die rasche Orientierung des eiligen Praktikers.

Auf eine Reihe kleinerer Abschnitte wurde dieses Mal verzichtet, vor allem auf die in solchen Rezepttaschenbüchern üblichen Tabellen (wie über Tropfenzahl, Löslichkeit, Sättigung, über Arzneimischungen, die aus chemischen Gründen zu vermeiden sind). Alles Wichtige hierüber ist bei den einzelnen Arzneimitteln vermerkt und dort nachzulesen. Der eingesparte Raum wurde für neue Abschnitte verfügbar, die dem Praktiker vielleicht willkommener sind, so für ein ausführliches Verzeichnis der Arzneigruppen nach ihrer Wirkungsweise geordnet, ferner für Kapitel über die diagnostische und therapeutische Tuberkulinanwendung, schließlich noch über künstliche Ernährung. Im Abschnitt „Grundlagen der Serum- und Vakzinetherapie" trat an Stelle von Paul H. Römer [1]), der im Weltkriege für sein Vaterland gestorben ist, Geheimrat Uhlenhuth, zur Zeit Bonn.

Besondere Schwierigkeiten bestehen heutzutage bei den Preisangaben für die einzelnen Arzneimittel. Kaum gedruckt, sind sie bereits wieder veraltet. Dabei ist „Pharmacopoea oeconomica" wichtiger denn je. Nur durch stete Erkundung — auch bei seinen selbstzahlenden Kranken! — hält sich der Arzt „auf dem Laufenden". Auch eine befriedigende Darstellung der ärztlichen Gebührenordnung ist in einem solchen Rezepttaschenbuch kaum mehr möglich. Der bereits gedruckte, wiederum von E. Rapmund verfaßte Abschnitt mußte deshalb noch im letzten Augenblick fortfallen. Die Gebührenordnung ist ja jetzt — leider muß es zunächst so sein — geradezu zum Dauer-Thema der ärztlichen

---

[1]) Vgl. den Nachruf in Band III dieses Werkes.

Vereinssitzungen geworden [1]). Schließlich mußte zunächst auch das frühere, auf eigene Nachforschungen gestützte Verzeichnis der Heilanstalten fortfallen. Leicht zugängliche „Führer" stehen dem Praktiker auf diesem Gebiete zur Verfügung.

Der Fortfall des Abschnittes „Arzneimittelkommission des deutschen Kongresses für innere Medizin" bedeutet keinen Verzicht auf die dort niedergelegten Bestrebungen. Gerade in diesen Zeiten bitterer nationaler Not ist es ernsteste Pflicht jedes deutschen Arztes, unter möglichster Vermeidung ausländischer Drogen und der daraus hergestellten Präparate in wirtschaftlichster Verordnungsweise tunlichst nur solche Arzneimittel zu verschreiben, deren einwandfreie Zusammensetzung und günstige pharmakodynamische Wirkung ihm hinreichend bekannt oder durch wissenschaftliche, in gediegener Fachpresse erschienene Arbeiten verbürgt sind.

[1]) Vgl. auch: Preußische Gebührenordnung vom 10. 12. 1922. Veröffentl. Nr. 47 des Verbandes der Ärzte Deutschlands. Leipzig, Dufourstr. 18; ferner: Führer durch die deutschen Heilstätten, herausgegeben vom Verband deutscher ärztlicher Heilanstaltsbesitzer und Leiter, Berlin W 57, Bäderverlag; schließlich das Bäder-Handbuch, herausgegeben vom allgemeinen deutschen Bäderverband, Verlag der allgem. deutschen Bäderzeitung.

Marburg, im Januar 1923

Professor Eduard Müller.

Inhaltsverzeichnis.

Seite

Frey, Professor Dr. E., Alphabetisches Verzeichnis der Arzneigruppen und Indikationen IX

Sardemann, Sanitätsrat Dr. E., Wirtschaftliche Verordnungsweise (Pharmacopoea oeconomica) 1

Frey, Professor Dr. E., Gebräuchliche Arzneimittel 7

Frey, Professor Dr. E., Abkürzungen beim Rezeptschreiben 249

Frey, Professor Dr. E., Verzeichnis der Arzneigruppen nach ihrer Wirkungsweise geordnet 251

Frey, Professor Dr. E., Auszug aus der Arzneitaxe 273

Otto, Apotheker Georg, Geheim- und Reklamemittel 277

Schenk, Privatdozent Dr. P., Vergiftungen 353

Uhlenhuth, Geh. Reg.-Rat Prof. Dr. P., Die Grundlagen der Serum- und Vakzinetherapie 404

Siebert, Dr. C., Zusammenstellung im Handel befindlicher Sera, spezifischer Impfstoffe und „unspezifischer Therapeutika". . . . 421

Siebert, Dr. C., Übersicht über die wichtigsten zur spezifischen Behandlung und zur Diagnose der Tuberkulose empfohlenen Präparate . 432

Harms, Oberarzt Dr. Ch., Technik der diagnostischen und therapeutischen Tuberkulinanwendung 438

Straßner, Dr. Horst, Nährpräparate, diätetische Mittel, Genußmittel (einschl. der Diabetikerpräparate) 446

Straßner, Dr. Horst, Künstliche Ernährung 468

Vogt, Professor Dr. H., Künstliche Ernährung des Säuglings, Verfahren und Behelfe 472

Frey, Professor Dr. E., Bade- und Kurorte 477

Hildebrand, Geh. Med.-Rat Professor Dr. H., Die Pockenschutzimpfung 541

Rapmund, Kreisarzt Dr. Erich, Steuerpflicht und Steuererklärung 559

Sachverzeichnis 563

Alphabetisches Verzeichnis der Arzneigruppen und Indikationen.

Von **Professor Dr. E. Frey,** Marburg.

Abführmittel S. 266.
Ableitende Mittel S. 256.
Abort S. 269.
Adipositas S. 271.
Adstringentien des Darmes S. 266.
Adstringentien, Pulver auf Wunden S. 259.
Akne S. 261.
Aktivierung der Zelltätigkeit S. 272.
Akzessorische Nährstoffe S. 251.
Amara S. 265.
Amenorrhoe S. 269.
Anacidität S. 265.
Analeptica S. 251.
Analgetica S. 252.
Anämie S. 272 (u. 252).
Angina S. 262.
Angina pectoris S. 270 (u. 253, 256).
Anilinderivate S. 254.
Ankylostoma S. 267.
Antacida S. 265.
Antarthritica S. 252 u. 271.
Anthelmintica S. 267.
Anthidrotica S. 256.
Antidiabetica S. 271.
Antigonorrhoica S. 268, 269 (262).
Antineuralgica S. 252.
Antiparasitäre Mittel S. 261.
Antipyretica S. 254.
Antirheumatica 254.
Antiseptica S. 258.
Antispasmodica S. 253 (u. 252).
Aperitiva S. 266.
Appetitmittel S. 265.
Aromatica S. 265.
Arsenpräparate S. 252.
Arsenpräparate zur Syphilisbehandlung S. 256.
Arteriosklerose S. 270 u. 256.
Ascaris S. 267.
Asthmamittel S. 264 (u. 254, 256).
Atonie S. 269.
Ätzmittel S. 260.
Augenmittel S. 262.
Auswurfbefördernde Mittel S. 264.

Bäder S. 257 (Badeorte s. bes. Teil).
Baldrianpräparate S. 253.
Balsamica S. 268.
Basedow S. 271 (u. 252, 254).
Beruhigende Mittel S. 253.
Beruhigende Mittel auf den Geschlechtstrieb S. 269 (u. 253).
Betäubung S. 252.
Bittermittel S. 265.
Blähungen S. 265 u. 266.
Blasenschwäche S. 269.
Blasenspülung S. 268.
Blennorrhoe des Auges S. 262.
Blutarmut S. 272 (u. 252).
Blutgefäße S. 270.
Blutstillung S. 270.
Blutung, Uterus S. 269.
Blutvergiftung S. 255.
Brechmittel S. 266.
Brompräparate S. 253.
Bronchialasthma S. 264.
Bronchitis S. 263, 264.

Carminativa S. 266.
Cauteria S. 260.
Chininpräparate S. 255.
Chlorose S. 272 (u. 252).
Cholagoga S. 267.
Cholera S. 255.
Chronische Infektionen S. 255.
Chrysarobinpräparate S. 261.
Clavi S. 260.
Coffeinpräparate S. 268.
Combustio S. 260, 261.
Comedonen S. 261.
Conjunctivitis S. 262.
Corpus luteum-Präparate S. 271.
Cystitis S. 268.

Dämmerschlaf S. 252 (u. 269).
Darmlähmung S. 266.
Darmmittel S. 265 ff.
Desinfizientia S. 258.

Desinfizientia der Harnwege S. 268.
Desinfizierende Pulver S. 259.
Derivantia S. 256.
Diabetes S. 271.
Diabetes insipidus S. 271.
Diaphoretica S. 256.
Diarrhoemittel S. 266.
Dickdarmmittel S. 266.
Differente Narkotika S. 253.
Digestionstraktus S. 265.
Digitalispräparate S. 269.
Diphtherie S. 263.
Diuretica S. 267.
Drastica S. 266.
Duftstoffe S. 272.
Durchfallmittel S. 266.
Durchleuchtung, Röntgen S. 272.
Dysenterie S. 266.
Dysmenorrhoe S. 269 (u. 253).
Dyspepsiemittel S. 265.

Eierstockpräparate S. 271.
Einatmung S. 263 (Narkose S. 252).
Einblasungen, anästhetische S. 257.
Einblasungen, Nase S. 263.
Einblasungen, Ohr S. 263.
Einhüllende Mittel S. 267 (L.).
Einreibung S. 256.
Einträufelungen, anästhetische S. 257 (Auge S. 262).
Eisenmittel S. 272.
Eiweißpräparate S. 251.
Ekzem S. 261.
Emetica S. 266.
Emphysem S. 263 ff.
Emplastra S. 260.
Entfettung S. 271.
Entfiebernde Mittel S. 254.
Enthaarung S. 260.
Entkeimende Mittel S. 258.
Epheliden S. 260.
Epiphysenpräparate S. 271.
Erbrechen S. 265 u. 266.
Erektiva S. 269.
Erfrorene Haut S. 260.
Ernährung S. 251.
Erschlaffende Mittel der Gefäße S. 270.
Excitantia S. 251.
Expectorantien S. 264.

Fermente S. 265.
Fette, inn. S. 251; äuß. S. 259.
Fettleibigkeit S. 271.
Fiebermittel S. 254.
Filzläuse S. 261.
Fixiermittel S. 272.
Furunkulose S. 261 (u. S. 257 F.).
Fußschweiß S. 260.

Gallentreibend S. 267.
Gastralgie S. 265.
Gebärmutter S. 269.
Geburt S. 269.
Gefäßmittel S. 270.
Gefrieren S. 257.
Gelenkrheumatismus S. 254 (u. 256 D).
Geschlechtsorgane S. 269.
Getränke, kühlende S. 256.
Gichtmittel S. 271 (u. 254) [256 D].
Gold S. 255.
Gonorrhoe, Auge S. 262.
Gonorrhoe, Urethra S. 268, 269.
Granulationen S. 260.
Grippe S. 254.
Guajakolpräparate S. 255.
Gurgeln S. 262.

Haarentfernung S. 260.
Haarwässer S. 261.
Hämoglobinpräparate S. 272.
Harnorgane S. 267.
Harntreibende Mittel S. 267.
Hautjucken S. 261.
Hautmittel S. 259 ff.
Hautreizende Mittel S. 256.
Hefe S. 257.
Helminthica S. 267.
Hepar S. 267.
Herz S. 269 ff.
Hexamethylentetraminpräparate S. 268.
Hidrotica S. 256.
Hodenpräparate S. 271.
Holztränke S. 256.
Hühneraugen S. 260.
Hustenbefördernde Mittel S. 264.
Hustenmildernde Mittel S. 264.
Hydrargyrumpräparate S. 255.
Hyperacidität S. 265.
Hyperhydrosis S. 256 (lokal S. 260).
Hypertension S. 270.
Hypnotica S. 254.
Hypophysenpräparate S. 271.

Immunisierung, unspezifische S. 272.
Indifferente Narkotika S. 253.
Infektionen, chronische S. 255.
Infektionskrankheiten S. 254 ff.
Inhalation S. 263.
Inhalationsnarkose S. 252.
Injektionen in die Harnröhre S. 268.
Injektionsanästhetica S. 257.
Injektionsmittel bei Lues S. 256.
Injektionsmittel bei Tuberkulose S. 255.
Injektionsnarkotika S. 252.
Instillationen, anästhetische S. 262.

Intravenöse Ernährung S. 252.
Ischiasmittel S. 252.

Jodpräparate S. 256.
Juckstillende Mittel S. 261.

Kalkpräparate S. 254.
Kehlkopfmittel S. 262 ff.
Keimtötende Mittel S. 258.
Keratolytica S. 260.
Keratoplastica S. 260 u. 261.
Keuchhusten S. 264 (u. 253, 254).
Klebemittel S. 272.
Klistiere S. 267.
Klistiere zur Ernährung S. 252.
Kopfläuse S. 261.
Kopfschmerzmittel S. 252, 254.
Kopfwässer S. 261.
Körpergewichtssteigerung S. 251.
Krampfhemmende Mittel S. 252—254.
Krampfmildernd, Magen S. 265.
Krätze S. 261.
Kreislaufmittel S. 269, 270.
Kreosotpräparate S. 255.
Kohlehydrate S. 251.
Konstitutionskrankheiten S. 271.
Korrigentia S. 265, 272.
Kühlende Getränke S. 256.

Larynx S. 262, 263.
Läuse, Filz- 261.
Läuse, Kopf- S. 261.
Laxantia S. 266.
Leber S. 267.
Leukämie S. 272 (u. 252).
Lezithinpräparate S. 251.
Lokalanästhetica S. 257.
Lues S. 255, 256.
Lungenentzündung S. 265.
Lungentuberkulose S. 255 u. 263.

Magengeschwür S. 265.
Magenmittel S. 265.
Magenschmerzen S. 265.
Malaria S. 255.
Mammapräparate S. 271.
Martialia S. 272.
Mastdarmmittel S. 267.
Mechanica S. 272.
Medizinische Bäder S. 257.
Menstruationsbeschwerden S. 269 (u. 253).
Menorrhoe S. 269.
Mesenterialdrüsenpräparate S. 271.
Mitesser S. 261.
Morbus Basedowi S. 271 (u. 252, 254).
Mucilaginosa S. 267.
Mundmittel S. 262, 263.
Mundwässer S. 262.
Mydriatica S. 262.
Myotica S. 262.

Nachtschweiße S. 256.
Nährende Frauen S. 251, 269.
Nährklistiere S. 252.
Nährmittel S. 251.
Narbenerweichende Mittel 260.
Narcotica S. 252.
Narcotica differente S. 253.
Narcotica indifferente S. 253.
Nase S. 263.
Nebennierenpräparate S. 271.
Nervensystem S. 252.
Neuralgiemittel S. 252.
Nierenpräparate S. 271 (Harnorgane S. 267).
Nutrientia S. 251.

Obstipation S. 266.
Ohr S. 263.
Organpräparate S. 271.
Ovarienpräparate S. 271.
Oxyuris S. 267.

Pankreaspräparate S. 271.
Parathyreoideapräparate S. 271.
Parfum S. 272.
Pertussis S. 264.
Pflaster S. 260.
Phenylkarbonsäurepräparate S. 255.
Phosphor S. 252.
Phthiriasis S. 261.
Phthise S. 255.
Pinseln, Auge S. 262.
Pinseln im Munde S. 262.
Pinselungen, anästhetische S. 257.
Pneumonie S. 265.
Prophylaktische Einträufelung ins Auge S. 262.
Prophylaktische Harnröhreneinträufelung S. 268.
Prostatapräparate S. 271.
Prurigo S. 261.
Pruritus S. 261.
Puder S. 260.
Pulver S. 259, 260.
Pupillenerweiternde Mittel S. 262.
Pupillenverengernde Mittel S. 262.
Purgantia S. 266.
Purinderivate S. 268.
Putzpulver, Zahnpulver S. 263.
Pyämie S. 255.
Pylorospasmus S. 265.
Pyrazolonderivate S. 254.
Pyrogallolpräparate S. 261.

Quecksilberpräparate S. 255.

Rachenmittel S. 262.
Rachitis S. 271 (u. 254 251, 252, 271).
Reizmildernde Mittel bei Husten S. 264.

Reizmittel, allgemeine S. 251.
Reizmittel der Haut S. 256.
Renes S. 271 (Harnorgane S. 267).
Respirationstraktus S. 263.
Riechmittel S. 251.
Riechstoffe S. 272.
Röntgenkontraststoffe S. 272.
Rubefacientia S. 256.

Salicylderivate S. 252 (u. 256 D).
Salvarsanpräparate S. 256.
Säuretilgende Magenmittel S. 265.
Säurevermehrende Magenmittel S. 265.
Scabies S. 261.
Schattengebende Stoffe S. 272.
Scheide S. 269 (u. 259).
Schilddrüsenpräparate S. 271.
Schlafmittel S. 254.
Schleimige Mittel S. 267.
Schmerzstillende Mittel S. 252 (u. 256 D).
Schnupfen S. 263.
Schuppen, Kopf- S. 261.
Schutztropfen gegen Augengonorrhoe S. 262.
Schutztropfen gegen Gonorrhoe S. 268.
Schweiß, lokaler S. 260.
Schweißwidrige Mittel S. 256.
Schwielen S. 260.
Schwitzmittel S. 256.
Seborrhoe S. 261.
Sedativa S. 253.
Septische Erkrankungen S. 255.
Silbermittel S. 268.
Skorbut S. 271, 251, 254.
Skrofulose S. 251 II., S. 255 V., S. 256 3.
Sommersprossen S. 260.
Spastische Zustände am Darm S. 265.
Spülung von Wunden S. 259.
Spülwässer, Mund 262.
Spray, zur Vereisung S. 257.
Stillende Frauen S. 251, 269.
Stimulantia S. 251.
Stoffwechselmittel S. 251, 271.
Stomachica S. 265.
Stopfmittel S. 266.
Streupulver S. 259, 260.
Streupulver, anästhetische S. 257.
Stuhlverstopfung S. 266.
Stuhlzäpfchen S. 267.
Styptica S. 270.
Subkutane Arsenpräparate S. 252.
Subkutane Ernährung S. 252.
Subkutane Narkose S. 252.
Suppositorien S. 267.
Syphilis S. 255.

Tänie S. 267.
Tee, diuretischer S. 268.
Teerpräparate S. 261.
Tenesmen S. 265.
Testespräparate S. 271.
Tetanie S. 271, 251, 254.
Thymuspräparate S. 271.
Thyreoideapräparate S. 271.
Touchieren, Auge S. 262.
Touchieren, Rachen S. 262.
Trachom S. 262.
Trichine S. 267.
Trigeminusneuralgiemittel S. 252.
Trippermittel S. 268, 269.
Tropfen, Auge S. 262.
Tropfen, Nase S. 263.
Tropfen, Ohr S. 263.
Tropfen, Zahn S. 263.
Tuberkulin S. 255.
Tuberkulose S. 255.
Typhus S. 255.

Überhäutung S. 260.
Ulcus ventriculi S. 265.
Umschläge, desinfizierende S. 259.
Umschläge, hautreizende S. 256.
Unspezifische Immunisierung S. 272.
Urethritis S. 268.
Uterina S. 269.

Vagina S. 269.
Verbandbefestigung S. 272.
Verbrennung S. 260, 261.
Verdauungsmittel S. 265.
Vereisung S. 257.
Verengerung der Gefäße S. 270.
Verstopfung S. 266.
Verrucae S. 260.
Vesikantia S. 256.
Vitamine S. 251.
Vitium cordis S. 269.
Vomitus S. 265.

Warzenmittel S. 260.
Waschen von Wunden S. 259.
Wehenmittel S. 269.
Wundspülung S. 259.
Wundstreupulver S. 259.
Wurmmittel S. 267.

Zahneinlage S. 263.
Zahnpulver S. 263.
Zahnschmerzen S. 263.
Zahnwässer S. 262.
Zimtsäure S. 255.
Zuckerkrankheit S. 271.

Wirtschaftliche Verordnungsweise. (Pharmacopoea oeconomica.)

Von **Sanitätsrat Dr. E. Sardemann,**
Arzt in Marburg.

Wenn der Arzt Medikamente verordnet, muß der Kranke sie bezahlen oder ein Dritter wie etwa eine Krankenkasse, die ihren Mitgliedern gesetzlich freie Arznei zu liefern hat. Dadurch verfügen wir Ärzte ziemlich selbstherrlich über fremdes Vermögen. Solches Recht verpflichtet uns aber, in der heutigen teuren Zeit noch mehr als früher, mit dem fremden Gut schonlich und wirtschaftlich umzugehen. Die Kosten der Arzneistoffe regulieren sich nach dem Weltmarktpreise, und auch ihre Verarbeitung in den Apotheken ist viel kostspieliger geworden als früher. Mit dieser Teuerung hat, von einer verhältnismäßig dünnen Schicht der Bevölkerung abgesehen, das Einkommen der wenigsten Personen gleichen Schritt halten können. Alles ist zu Einschränkungen genötigt und Sparen ist eine ernstliche volkswirtschaftliche Pflicht geworden. Nirgendwo vielleicht hat das Sprichwort: „Viele Wenig machen ein Viel" so recht wie bei der Arzneiverschreibung.

Wie durch kleine Ersparnisse bei der einzelnen Verordnung dem Volksvermögen sehr ansehnliche Werte erhalten werden können, läßt sich durch wenige Zahlen klar machen. Wir haben in Deutschland heute etwa 20 Millionen Erwerbstätige, die in Krankenkassen versichert sind. In 1913, neuere Zahlen gibt es leider nicht, kamen auf den Versicherten jährlich rund 4.50 Mk. Kosten für Arznei. Wenn die Arzneimittel jetzt noch ebenso wohlfeil wären wie vor 8 Jahren, müßten die Krankenkassen im Jahre rund 90 Millionen Mark dafür ausgeben. Da die Medikamente aber jetzt 25—30mal so teuer sind, werden die Arzneikosten den Krankenkassen für 20 Millionen Versicherte 2—3 Milliarden kosten. Mit Milliarden zu rechnen haben wir ja jetzt gelernt; da macht es niemand mehr Schwierigkeiten auszurechnen, wieviel im ganzen gespart werden kann, wenn es gelänge, jede Verordnung um 5% zu verbilligen.

Die Verordnung möglichst wenig kostspielig zu machen, ist ärztliche Pflicht. Unnötige Verordnungen sind direkte Verschwendung und müssen ganz unterbleiben; andererseits aber darf den Patienten an Arzneien nichts entzogen werden, was zur Heilung oder Linderung ihrer Leiden zweckdienlich ist, selbst wenn die Verschreibung lediglich durch Suggestivwirkung diesen Zweck erreicht. Ja, wer von dieser seelischen Beeinflussung richtigen Gebrauch zu machen versteht, kann in dem Arzneiverbrauch seiner Kranken ohne weiteres Ersparnisse erzielen. Ist es doch eine bekannte Tatsache, daß viele Patienten physikalisch-diätetischen Vorschriften, die eine schnelle Heilung herbeiführen, viel williger nachkommen, wenn diese mit der gleichzeitigen Verordnung selbst einfachster und harmlosester Medikamente verbunden werden. Darin kann mancher Arzt von anderen mit angeborenem psychologischem Scharfblick begabten Krankenbehandlern lernen, die von dieser Tatsache ausgiebigen, und was wichtiger ist, wirksamen Gebrauch machen. Das darf aber nicht zum Schematismus führen, denn es gibt Personen genug, die bei solchen Gelegenheiten und im allgemeinen der arzneilichen Krücken auf dem Wege zur Genesung nicht bedürfen. Sie herauszufinden und bei ihnen an Medikamenten zu sparen, ist die Aufgabe des denkenden Arztes.

Die Sparsamkeit darf also nicht im arzneilichen Nihilismus gesucht werden. Das ist auch nicht die Meinung der Krankenkassen, denen an Ersparnissen in diesem Teil der Krankenhilfe, der sie so schwer belastet, ja ganz besonders viel gelegen sein muß — im Gegenteil — sie erklären immer wieder, daß für ihre kranken Mitglieder nur das Beste, weil Erfolgreichste gut genug sei, verlangen aber mit Recht die Verwendung des billigeren Mittels, wenn mehrere gleich wirksame zur Verfügung stehen.

Glücklicherweise gibt es wirklich Mittel und Wege, wirtschaftlich zu arbeiten. Wir können sparen, wenn wir, wo es paßt, Arzneien im Handverkauf statt durch Rezeptur verabfolgen lassen. Bei Arzneistoffen, die in der Wirkung einander nahekommen, kann man den billigeren den Vorzug geben; bei manchen sind wir durch die Not der Zeit sowieso dazu gezwungen. Sodann ist wohl zu überlegen, in welcher Zubereitung die Arzneistoffe gereicht werden sollen, denn auch für die Herrichtung sind die Apothekenpreise gar verschieden. Nicht zuletzt lassen sich viele Ersparnisse machen durch ärztliche Überwachung des Arzneiverbrauches und Wiederverwendung gebrauchter Arzneigefäße.

Wer das alles beherrschen will, muß ein guter Kenner der Arzneitaxe sein, die für ganz Deutschland die Preise der Arzneistoffe und für die Bereitung und Abgabe von Medikamenten einheitlich vorschreibt. In jeder Apotheke gelten die gleichen Preise; deshalb darf man nicht glauben, daß in der einen Arzneien billiger abgegeben würden als in der anderen. Überall ist ein Preis für die zu einem Medikament verordneten Arzneistoffe, und ihre Herrichtung durch den Apotheker zur Abgabe als Arznei. Wie der Preis eines Medikamentes zustande kommt, können wir uns an einem Beispiel schnell klar machen. Wir verschreiben folgendes Rezept:

Infus. rad. ipecac.	0,5 : 190,0
Morph. muriat.	0,05
Sir. alth.	ad 200,0

Wir haben hier 4 Arzneistoffe: Rad. ipecac., Morph. muriat., Aq. destill. und Sir. alth. Ihr Preis ist für die verordneten Mengen:

Rad. ipecac.	200 Pfg.	
Aq. destill.	110 „	
Morph. muriat.	500 „	
Sir. alth.	70 „	835 Pfg.
der Aufguß kostet	200 Pfg.	
das Glas	830 „	
Teuerungszuschlag	300 „	1330 Pfg.
		Mk. 22,10.

Wir erkennen bei dem gewählten Beispiel zugleich, daß der Preis für Arbeit und Gefäß oft erheblich höher sein kann, als der für das eigentliche Arzneimittel selbst.

Für den **Aufguß,** das **Infus,** erhält also der Apotheker 200 Pfg., ebenso teuer ist eine **Aufkochung.** Müssen **Salze** in einer Flüssigkeit **angerieben** oder **aufgelöst** werden, kostet das 100 Pfg. Für die **Mischung** flüssiger Stoffe stellt sich dagegen der Preis nur auf 50 Pfg. Flüssige Medikamente müssen selbstverständlich in Gläser gefüllt abgegeben werden. Dann wird das Glas mit einem Stopfen versehen und mit einem Zettel beklebt, auf den der Name des Empfängers, die Anweisung für den Gebrauch und (nicht in allen Bundesstaaten) die ärztliche Verordnung niederzuschreiben ist.

Man sieht, die Mischung von Flüssigkeiten ist erheblich billiger als Auflösung, Aufguß und Abkochung. Davon können wir, wenn wir sparen wollen, wohl Gebrauch machen. In jeder Apotheke müssen sog. galenische Arzneimittel vorrätig gehalten werden, das sind Arzneiherrichtungen von Arzneistoffen in bestimmter Form und von bestimmtem Gehalt an wirksamer Substanz. Von flüssigen galenischen Mitteln gibt es besonders Tinkturen und Fluidextrakte, bei diesen letzteren enthält ein Gewichtsteil Flüssigkeit ebenso viel der wirksamen Substanz. Gar manchmal können wir durch Mischung der entsprechenden Menge Fluidextraktes mit Wasser und einem Geschmackskorrigens ein wesentlich billigeres Medikament herstellen lassen, als es der Aufguß oder die Abkochung darstellt. Wenn wir dann allerdings in der Mischung noch ein Salz, etwa Morphium, auflösen lassen, geht der Vorteil wieder verloren, denn nun muß die Lösung mit 100 Pfg. berechnet werden, während sie bei einem Aufguß außer Anrechnung bleibt. Noch billiger verfährt man natürlich, wenn man die unveränderte Tinktur oder Fluidextrakt etwa in Zuckerwasser träufeln läßt. Solche galenischen Mittel gibt es nun nicht nur in flüssiger Form, sondern auch als Pulver, Salben, Pflaster, Pillen, Körner und Tabletten. Wenn man sie ohne weiteres verwenden kann, und das ist häufiger der Fall, als man denkt, ist das immer viel billiger als die Herstellung nach einem Rezept.

Jetzt müssen wir uns über den Preis der Arzneistoffe selbst unterhalten; sie sind bei vielen Drogen und Stoffen außerordentlich, zum Teil sogar ungeheuerlich in die Höhe gegangen, und was fast schlimmer ist, sie schwanken im Preise fortwährend hin und her. An dem einen kann man freilich festhalten, daß sie viel teurer sind als früher. Alle paar Wochen kommen Nachträge zur deutschen Arzneitaxe heraus, so daß man nie genau weiß, woran man eigentlich ist. Aber Pflicht des Arztes ist es, sich einigermaßen darüber unterrichtet zu erhalten, sonst kann er sicher sein, von seinen Kranken gelegentlich wenig freundlichen Vorhalt zu hören, die über den Preis der von ihrem Berater verschriebenen Arznei höchst verblüfft und nicht ganz ohne Recht erbost sind. So kostet heute die Lösung von 10 g Urotropin ohne jede Geschmacksverbesserung Mk. 71,60.

Auch die Steuergesetzgebung ließ die Pharmakopöe nicht unbeeinflußt. Abgesehen davon, daß die Umsatzsteuer (nicht bei Kassenrezepten) in den Gesamtpreis einer Arznei hineingerechnet werden muß, merken wir die Wein- und Spritsteuer recht unangenehm, **100 g,** schreibe hundert Gramm, Weiß- oder Rotwein kosten in der Apotheke 5,70 Mk. und Ungar-, griechischer Wein, Xeres usw. schon 8,40 Mk. Wer heute ohne die allerdringendste Indikation größere Mengen dieser Kostbarkeiten einem Kassenpatienten verschreibt, verdient, daß er — — es selbst bezahlen muß. Auch die so beliebten und oft — ach so unnötig in großen Mengen verschriebenen Einreibungsmittel sind dadurch unglaublich verteuert, ganz besonders dann, wenn sie den ebenfalls so teuer gewordenen Kampfer enthalten:

100 g	Linim. ammon. camphor.	22,20	Mk.
	Linim. sapon. camphor.	29,60	„
	Spir. camphor.	32,00	„
	Spir. russic.	28,80	„

Verhältnismäßig billig und deshalb allein für Kassenpraxis zulässig ist, wenn es denn einmal sein soll, Linim. sapon. ammon. 100 g: 5,40 Mk.; da es sehr schön riecht, wird es auch wohl wirksam sein.

Wenn jemand daran denkt, daß man in der guten alten Zeit für 8,30 Mk. sich einen Edelwein leisten konnte, muß ihn dieser Preis für ein leeres Arzneiglas, in dem 200 g einer meist recht übelschmeckenden Flüssigkeit verzapft werden, doch sonderlich anmuten.

Läßt man sich gar verleiten, ein kleines Gläschen mit eingeschliffener Tropfpipette zu verordnen, so hätte der wohlversorgte Patient sich einst drei Flaschen Schaumwein dafür leisten können. Bei diesen so unerfreulichen Preisen muß man allezeit den Kranken darauf aufmerksam machen, daß er bei Wiederholung von Arzneien das wohlgereinigte Glas in der Apotheke wieder abgibt; dann spart er wenigstens ungefähr die Hälfte des Gefäßpreises. Bei Kassenmitgliedern muß darauf streng gehalten werden, denn für Kassen besteht die außerordentlich wertvolle Bestimmung, daß bei Neuabgabe von flüssigen Arzneimitteln und Salben nur 10 und 20 Pfg. für Glas oder Kruke bis zu 100 resp. über 100 g in Ansatz gebracht werden dürfen, wenn das Gefäß zurückgeliefert wird. Da können in der Kassenpraxis mit dem Milliardenverbrauch viele Millionen gespart werden.

Daß bei der Verordnung von Medikamenten die Grenzen der Gewichtsmengen genauestens innegehalten werden müssen, wenn nicht gleich der Gefäßpreis einen hübschen Sprung nach oben machen soll, darf heute eigentlich keiner Erinnerung mehr bedürfen. Die Zahl der Gewichtsgrenzen hat sich übrigens vermehrt; man schreibe daher ad 20, 50, 100, 150, 200, 250, 300; größere Mengen darf man heute überhaupt nicht mehr auf einmal verordnen.

Bei weitem nicht alle Arzneistoffe eignen sich zur Herrichtung in flüssiger Form, sondern müssen als trockene Substanzen zum Einnehmen verordnet werden. Bei stark wirkenden Drogen sind die Mengen so klein, man denke an Atropin, daß sie mit anderen Stoffen gemengt werden müssen, um eine zum Einnehmen brauchbare Form: Pulver, Pillen zu bekommen.

Bei Pulvern handelt es sich oft um einfaches Mengen mit einem anderen indifferenten Pulver, meist Zucker. Die Mengung an sich kostet 100 Pfg., die Abteilung eines jeden Pulvers 10 Pfg., Mengung und Abteilung von 10 Pulvern, abgesehen von Schachtel, machen 2,00 Mk. Da ist es eine üble Verschwendung, gedankenlos die Mengung mit einem zweiten Stoff zu verordnen, wenn die Menge an sich groß genug ist, um als abgeteiltes Pulver verarbeitet zu werden, dann werden eben 100 Pfg. und der Preis für den Zucker, oder was es sonst ist, vergeudet. Man kann bei Salzen ruhig bis auf 0,3 g, bei leichten Pflanzenpulvern noch weiter hinuntergehen. Bei recht vielen Pulvern kann man getrost die doppelte Menge für ein Pulver verschreiben mit der Anweisung, jedesmal ein halbes Pulver einzunehmen. Verordnet man in diesem Sinne 5 Pulver statt 10, sind 50 Pf. gespart worden. Außerdem ist dann das Pulverkästchen noch 70 Pfg. billiger, denn der Preis eines Pulverkästchens für 1—5 Pulver beträgt 260 Pfg., für 6—10 Pulver 3,30 Mk. und für mehr als 10 Pulver 5,30 Mk., also heißt es auch hier mit Rücksicht auf den Pulverkästchenpreis aufpassen und nicht im alten Schlendrian 6—12 Pulver aufschreiben.

Die Pulver gelten im allgemeinen als teure Arzneiform, das trifft bei Verordnung einer größeren Zahl unbedingt zu, bei kleineren Mengen durchaus nicht immer. Natr. salic. z. B. kann man in Pulverform unbedenklich so geben, daß die Pulver halbiert werden. Wir stellen eine Verordnung in flüssiger der in Pulverform gegenüber:

Natr. salic. 10,00	520 Pfg.	Natr. salic. 10,00	520 Pfg.
Aq. dest. ad 200,00	110 „	divid. i. part. aequ.	100 „
Lösung	100 „	Abteilung	100 „
Glas	830 „	Pulverkästchen	330 „
Teuerungszuschlag	300 „	Teuerungszuschlag	300 „
	1860 Pfg.		1250 Pfg.

Die Pulver sind 6,10 Mk. billiger als die flüssige Arznei.

Wenn man aber damit zu rechnen hat, daß voraussichtlich größere Pulver längere Zeit genommen werden, so soll man, wo immer es nur möglich ist, statt ihrer Tabletten verordnen. Die Arzneitaxe enthält deren eine große Zahl, und wenn man mit ihnen nicht auskommt, liefert die chemische Industrie Tabletten aller möglichen Art mehr als genug. Stets werden die Tabletten billiger sein als durch Rezept verordnete Pulver.

Die chemische Industrie läßt sich vielfach durch Musterschutz den Namen ihrer Arzneistoffe sichern, die Bezeichnungen der Mittel dürfen dann von anderen Fabriken für das gleiche Präparat nicht gebraucht werden, während sie von allen hergestellt und unter ihrem wissenschaftlichen Namen in Verkehr gebracht werden können. Den geschützten Namen, nicht das Präparat, müssen dann die Kranken mit einem viel höheren Preis bezahlen, als wenn der Arzt ihnen das gleiche Medikament unter dem wissenschaftlichen Namen verschrieben hätte. Die Unterschiede sind oft so kolossal, daß namentlich die Kassen sehr darauf halten, daß nur die wissenschaftlichen Namen gebraucht werden dürfen, z. B. kosten 10 g Veronal 48,00 Mk., während 10 g Ac. diäthyl. barbitur. nur (sic!) 35,20 Mk. kosten, Urotropin in gleicher Menge 17,60 Mk., dagegen Hexamethylentetramin nur $^1/_2$ davon, 9,60 Mk. Also lieber Kollege, denke daran!!

Ad vocem: Chemische Industrie! Die wirft alljährlich ungezählte neue Medikamente auf den Markt, verlockend geschildert in ihrer unübertrefflichen Wirkung; diese belegt durch die besten klinischen Beobachtungen, mit deren Abdrücken die Ärztewelt geradezu überschwemmt wird, alle Mittel verteufelt kostspielig. Wie Meteore tauchen sie plötzlich in blendendem Glanz am Arzneihimmel auf, um meist ebenso schnell wie diese schönen Himmelsgebilde in ewiges Dunkel wieder unterzutauchen, gut, wenn es auch spurlos und ohne den Knall nicht geahnter, gefährlicher Nebenwirkungen usw. geschieht. Es kann nicht Aufgabe des Praktikers sein, seine Patienten mit diesen herrlichen, aber kostspieligen Neuerscheinungen zu füttern, am wenigsten auf Kosten einer Kasse. Die Kassenmitglieder sollen das Gute, das Beste haben. Das aber ist das Erprobte, also warte man, bis diese Neuigkeiten die Probezeit hinter sich haben.

Wenn es sich um die so kleinen Gewichtsmengen stark wirkender Mittel handelt, die längere Zeit gegeben werden sollen, wird man meist die Pillenform wählen, die allerdings von Kindern und gelegentlich auch von besonders unbegabten Erwachsenen nicht geschluckt werden können. Man vergegenwärtige sich dabei, daß die Pille, zu deren Herstellung ja noch eine plastische Masse gehört, im allgemeinen das Gewicht von 0,1 g nicht erheblich überschreiten soll. Damit hat man einen Anhalt, was man in Pillenform geben kann, und wo man das Pulver vorziehen soll. Man erinnere sich dabei, daß es keine starke Zumutung ist, statt einer mehrere Pillen nehmen zu lassen. Die Herstellung von 30 Pillen kostet 160 Pfg.

Dem äußeren Gebrauch dienen Einreibungen, Salben, Pasten und Pflaster. Die Bereitung ist nicht billig. Salben und Pasten kosten bis 100 g 150 Pfg., darüber hinaus 175 Pfg. Die Arzneitaxe enthält eine große Zahl von Salben und Pflastern, mit denen der Praktiker in den meisten Fällen auskommen kann. Darum soll er in der Regel darauf verzichten, die Bereitung womöglich wegen irgendeines kleinen Zusatzes, den er liebgewonnen hat, selbst vorzuschreiben. Damit spart er seinem Patienten mehr als er ahnt.

Überaus kostspielig sind heutzutage die Verbände. Sie können ja nicht umgangen werden, doch läßt sich an den Wundverbänden, besonders solcher reiner Wunden, ganz erheblich sparen, wenn statt der teuren Binden öfter Heftpflaster zur Befestigung des aufzusaugenden Materials und besonders bei nicht allzu großen Wunden die fertigen Heftpflaster mit Gazen, z. B.

Vulnoplast, Traumaplast usw. oder das sehr handliche und praktische Mastisol und dessen Ersatzmittel benutzt werden. Die fast unerschwingliche Baumwollwatte muß der Zellstoffwatte in geeignetem Falle auch Moospräparaten weichen.

Wenn wir uns nun mit Fleiß und Erfolg bemüht haben, recht wirtschaftlich zu bleiben, geht der ganze Vorteil wieder verloren, wenn die Medikamente etc. vom Kranken selbst vergeudet werden. Bekanntlich gibt es unzählige Menschen, die geradezu an Arzneihunger leiden. Sie können sich nicht genug tun im Verschreibenlassen und Einnehmen all der schönen Dinge, die wir im Arzneischatz haben, und besonders auch im Einreiben. Mit Arzneien, die auf 3 Tage berechnet waren, sind sie in 24 Stunden fertig und 100 g einer Einreibung genügen ihnen kaum für einen Tag. Solchem Schlendrian muß der Arzt gehörig auf den Dienst passen, den Arzneiverbrauch durch bestimmte Anweisung regeln und überwachen, dem Kranken sagen, dein Arzneiglas gibt soundsoviel Eß- oder Teelöffel, das reicht für die und die Zeit, oder vorschreiben, daß er von einer Einreibung eine bestimmte Menge, etwa einen Teelöffel voll, oder bei Salben nur eine Bohne oder ein nußgroßes Stück verbrauchen soll.

Da zur Nachtzeit für die Anfertigung eines Rezeptes ein Zuschlag von 3 Mk. erhoben werden kann, soll der auf Sparsamkeit bedachte Arzt sein Augenmerk darauf richten, daß seine Rezepte nachts nur in dringenden Fällen in die Apotheke gebracht werden. Er wird sich den Dank des Apothekers erwerben und sich seine Patienten dazu erziehen, daß sie ihn nicht nachts unnötig plagen.

Die hohen Preise der Arzneibereitung und der Gefäße lassen in vielen Fällen den Erwerb von fertigen Medikamenten im Handverkauf ratsam erscheinen. Doch muß man sich seine Kranken daraufhin ansehen, ob sie verständig genug sind, davon den richtigen Gebrauch zu machen, sonst wird die erhoffte Ersparnis zur Vergeudung. Auch muß man bedenken, daß den Gebrauch meist eine mündliche Verordnung regeln muß. Kommt der Patient nicht selbst, sondern irgendein minder begabter Bote, wie es in der Kassenpraxis häufig genug vorkommt, so ist durch die Übermittlung des Dritten das Unheil da. So ist es vorgekommen, daß eine Frau Liqu. plumbi. subac. eßlöffelweise trank, statt ihn mit der nötigen Menge verdünnt zu Aufschlägen zu benutzen, daß mehr als ein Kranker Stuhlzäpfchen verschluckte, statt sie in die dafür bestimmte Öffnung zu stecken usw. ad lib.: Der Arzt aber haftet für die so herbeigeführten Schäden.

Für die Kassen gibt es besondere Handverkaufstaxen; da ist es auch erlaubt, gegen einen geringen Aufschlag eine Anweisung durch die Apotheke schreiben zu lassen. Wo es möglich ist und namentlich ohne Gefahr für den Kranken geschehen kann, soll in der Kassenpraxis vom Handverkauf der ausgiebigste Gebrauch gemacht werden.

Wir glauben den Beweis geliefert zu haben, daß auch heute noch eine wirtschaftliche Verordnungsweise möglich ist, und meinen, darauf Verzicht leisten zu sollen, eine Anzahl von Musterbeispielen anzuführen. Denn auch bei der Rezeptierkunst muß Arznei und Arzneiform dem einzelnen Fall und den Einzelpersonen angepaßt werden. Austaxierte Musterbeispiele sind um so weniger am Platz, weil die Preise viel zu häufig wechseln. Was heute richtig war, ist übermorgen schon veraltet. Die Hauptsache ist, daß der Arzt in das Wesen der Rezeptierkunst eingedrungen ist. Dann beherrscht er das Gebiet selbständig und ist ohne weiteres befähigt, seinen Patienten so billig zu verschreiben, wie eben die Umstände es erlauben. Die Verordnung der wirksamsten Mittel unter Vermeidung unnötiger Verteuerung ist die wahre Pharmacopoea oeconomica.

Gebräuchliche Arzneimittel.

Von **Professor Dr. E. Frey**, Marburg.

Absinthii Herba. Von Artemisia Absinthium. Aromatisches Bittermittel. Bei Dyspepsie. Als Tee, 1 Teelöffel auf 2 Tassen heißen Wassers, oder Infus, 10 : 200 (Mehrwöchiger Gebrauch soll Schwindel, ja Krämpfe machen),

Absinthii Extractum. Bittermittel. Dickes Extrakt. Bestandteil des Elixir amarum und Aurant. comp. In Pillen. S. Absinth. Herba.

Absinthii Tinctura. Bittermittel zu 20—50 Tropfen mehrmals tägl. S. Absinth. Herba (1 g = 54 Tropfen),

! **Acetanilid, Antifebrin!**

Weiße, in Wasser schwer (bis 0,4%) lösliche Kristalle; in Alkohol löslich (bis 20%).

Wirkung: Antipyretisch, antineuralgisch, besonders letzteres.

Intoxikation: In größeren Gaben häufig Kollaps, Zyanose, Methämoglobinämie; daher besser Phenazetin, Antipyrin, Aspirin.

Indikationen: Fieber, Rheumatismus, Neuralgien etc.

! *Rezeptur:* Max. dos. 0,5! pro dosi; 1,5! pro die.

Rp. Acetanilid. 0,25
Sacch. 0,25.
MD. tal. dos. No. 10. S. bei Schmerzen 1 Pulver.

Kindern: Kleinen Kindern nicht, größeren pro Jahr 0,01 in Zuckerwasser.

Therapie der Intoxikation: Entleerung von Magen und Darm, viel alkalische Flüssigkeit, Wasser mit Natr. bicarbon.

Cave: Antipyrin, Chloralhydrat (= zerfließliche Massen). — Brom- und Jodsalze (= Fällung). — (Resorzin, Menthol, Thymol.)

Packung: Tabl. zu 0,5 und 0,25; Compretten MBK zu 0,25 (Glas zu 10 oder 25 Stück).

Acetoform. Essigzitronensaures Aluminium, Hexamethylentetramin. Wie essigsaure Tonerde, nur fest, klar löslich, haltbar, in 0,5—2% Lösung.

Acetonalzäpfchen, Kakaobutter mit 2% Alsol und 10% Trichlorbutylsalizylsäureester bei Hämorrhoiden.

Acetum. Essig. Enthält 6% Acid. acetic. Als Säure verdünnt bei Vergiftungen mit Laugen, zu kühlenden Getränken, zu Saturationen; ferner zu Umschlägen, Gurgelungen und Klistieren bei Oxyuren (1 g = 24 Tropfen).

Rp. Aceti 10,0
Aq. dest. ad 100,0
MDS. Im Fieber ab und zu 1 Eßlöffel.

Rp. Liq. Kalii carbonic. 15,0
Aceti 80,0
Sirup. simplic. 15,0
Aq. dest. ad 200,0
MDS. 2stündl. 1 Eßlöffel.
FMB. = Saturatio simplex.

Äußerlich: 2—5 Eßlöffel auf 200 Wasser oder Kamillentee zu Umschlägen oder Klistieren.

Cave: Nicht mit Acidum aceticum, konzentrierter Essigsäure, verwechseln!

Therapie der Intoxikation: Viel Wasser. Magnes. usta. Natr. bicarbonic. Magenspülung.

Acetum aromaticum. (Ol. Rosmarin., Junip., Lavand., Cinnam., Menth. āā 1, Ol. Citri, Cariophyll. āā 2, Spirit. 441. Acid. acet. dil. 650, Aq. 1900.) Zu Waschungen. (1 g = 36 Tropfen).

Acetum Digitalis. S. Digitalis. Zu 10—20 Tropfen bis zu 6mal am Tage. *Kindern:* Mit 1—5 Jahren 5 Tropfen; mit 5—10 Jahren 10 Tropfen.

Acetum pyrolignosum crudum oder rectificatum. Holzessig. Enthält 6% Essigsäure und teerhaltige Bestandteile. Zu Scheideneinspritzungen bei fötidem Ausfluß, Erosionen etc., und zwar 1 Eßlöffel auf einen Liter Wasser, zu Pinselungen bei Pharyngitis, rein, 2—3mal wöchentlich.

Acetum Sabadillae. (Sem. Sab. 5, Spir. 5, Ac. acet. dil. 9, Aq. 36.) Zu Waschungen gegen Kopfläuse. Nicht bei Schrunden, enthält Veratrin.

Acetum Scillae. S. Scilla (Scilla 5, Spir. 5, Ac. acet. dil. 9, Aq. 36). Als Zusatz zu diuretischen Mischungen oder in Saturation; sonst rein zu 5—10—30 Tropfen.

Acetylin. Name für Acetylsalizylsäure

Acidol. Salzsaures Betain, in Wasser lösliche Kristalle; spaltet (zu 40%) Salzsäure ab, also Ersatz für Salzsäure in fester Form. In Pastillen zu 0,5 Acidol = 3 Tropfen verdünnter Salzsäure, nach den Mahlzeiten 2 Pastillen in 1/2 Weinglas zu nehmen. Röhrchen zu 10 Stück.

Acidol-Pepsin. Nr. I und II. Pastillen Nr. I (stark sauer) = Acidol 0,4; Pepsin 0,1 entsprechen 8 Tropfen verdünnter Salzsäure; Pastillen Nr. II (schwach sauer) = Acidol 0,05; Pepsin 0,2; Sach. lact. 0,25 entsprechen einem Tropfen verdünnter Salzsäure. Haltbarer Ersatz der Pepsin-Salzsäure-Dragees. Röhrchen zu 10 Stück.

Acidum aceticum. Acetum glaciale, 96% Essigsäure. Zum Ätzen von Warzen. Vergiftung bei Verwechslung von Essig und „Essigessenz", d. h. reiner Essigsäure.

Therapie: Sofort viel Wasser, Magenspülung; Magnesia usta als bestes Antidot, doch sofort Alkalien, wie geschabte Kreide, auch Seifenwasser, Natrium bicarbonicum. Milch, Schleim.

Acidum aceticum dilutum. 30% Essigsäure. Zu Umschlägen bei Hautjucken und als blutstillendes Mittel äußerlich, z. B. in Mund- und Nasenhöhle. — Nicht mit Essig verwechseln!

Acidum acetylo-salicylicum. Aspirin.

Weiße Kristalle, in Wasser schwer löslich (bis 0,3%); in Alkohol löslich (bis 12%).

Wirkung: Wie Salizylsäure schmerzstillend und entfiebernd; spezifisch bei Gelenkrheumatismus. Es fehlt der Azetyl-Salizylsäure die Magenbelästigung der Salizylsäure oder des Natronsalzes derselben fast ganz, ebenso der schlechte Geschmack, der hier nur an Essigsäure erinnert. Dagegen besitzt dieser Ester die resorptiven Wirkungen der Salizylpräparate und auch ihre Nebenwirkungen wie Ohrensausen, Nierenreizung, die nur anfänglich auftritt. Zerfällt im Darm in Essigsäure und Salizylsäure. S. (Na. salicyl.)

Indikationen: Rheumatische Beschwerden, Schmerzen aller Art, Katarrhe der Nase, der Luftwege usw., fieberhafte Zustände. Gelenkrheumatismus.

Rezeptur: Als Pulver zu 0,5—1,0 oder als Tabletten 1—2 Stück, in Wasser zerfallen lassen, bei empfindlichem Magen nach Tisch 3—4mal tgl. bei Gelenkrheumatismus, und zwar anfangs große Dosen, später weniger; Influenza, fieberhaften Erkrankung, bei Schmerzen 0,5 (1 Tabl.) 3—4mal tgl.

Kindern unter 1 Jahr = 0,04; 2 Jahre = 0,1; 6 Jahre = 0,25.

Cave: Alkalien (= Zerlegung).

Packung: Tabl. zu 0,5. Auch Compretten MBK Acid. acetylosalicyl. c. Codeino (0,3+0,015) (Glas zu 25 oder 50 Stück).

! Acidum arsenicosum!

Arsenige Säure. Arsenik. Weißes, in Wasser schwer lösliches Pulver (bis zu 1%), in Alkalien leicht löslich.

Wirkung: Lokal. Bei längerer Einwirkung von arseniger Säure tritt Ätzung ein, die normales Gewebe sehr wenig, krankhaft verändertes dagegen intensiv angreift; daher die Verwendung zur Abtötung der Zahnpulpa (in 1—2 Tagen); zur Zerstörung von Lupusknoten der Haut bei Schonung der gesunden Umgebung, zur Zerstörung von Hautkarzinomen. Allgemeinwirkung: Nach längerer Zufuhr von Arsenik tritt Hebung des allgemeinen Ernährungszustandes ein; vermehrter Eiweiß- und Fettansatz, erhöhte Blut- und Knochenbildung, verbesserte Ernährung der Haut; daher macht bei wachsenden Tieren Arsenik die Knochen stärker, das Fell glänzender. Protozoen werden abgetötet, und zwar auch im Körper bei Einführung geeigneter organischer Arsenpräparate. Arsenik macht durch Erweiterung der Gefäße Blutdrucksenkung in etwas größeren Dosen.

Intoxikation: Akut: Es kann zu schnellem Tod unter Lähmungserscheinungen kommen, auch Krämpfen. Typische Form: Kratzen im Hals, Erbrechen, Durchfall, choleraartiges Krankheitsbild (Arsenikvergiftung: meist erst Erbrechen, dann Durchfall, Schmerzhaftigkeit der Leber, auch Ikterus; Cholera: keine Schmerzhaftigkeit des Leibes, erst Durchfall, kein Ikterus), später leichter Ikterus und die Folgen des Wasserverlustes. Bedingt wird dies Krankheitsbild durch die Gefäßlähmung, die besonders die Unterleibsgefäße betrifft und die zu Transsudation und Blutungen führt; ferner durch die Giftwirkung des Arseniks auf die parenchymatösen Organe, Verfettung der Leber; durch Schädigung der Nierengefäße kommt es zu Nephritis mit zeitiger Anurie. — Chronisch: Katarrhe der Schleimhäute, Konjunktivitis, Pharyngitis; Nervensymptome, Kopfschmerzen, Neuritis, Lähmungen; Pigmentation der Haut, Hautausschläge; Nephritis und fettige Degeneration von Organen, Leber, Niere, Herz; Anämie. — Außerdem gibt es eine Gewöhnung an Arsenik, es werden große Mengen (individuell wechselnd) von Arsenik vertragen, trotzdem kann es zu chronischer Vergiftung kommen; an Arsen per os gewöhnte Tiere sind subkutan wie normale durch Arsen zu vergiften. Erste Anzeichen einer chronischen Vergiftung: Konjunktivitis, Schleimhautkatarrhe, Verfärbung der Haut. Die Giftwirkungen der organischen Arsenverbindungen sind nicht identisch mit denen der Intoxikation durch arsenige Säure; sondern durch andersartige Verteilung des Arsens modifiziert; z. B. Optikusatrophie durch Arsenik bleibt nach Aussetzen des Mittels stationär oder wird besser, Sehstörung durch Atoxyl geht weiter bis zur Erblindung. Arsenwasserstoff, ein Gas, welches in chemischen Betrieben oder bei der Wasserstoffdarstellung aus unreinem Zink und Schwefelsäure (z. B. zur Füllung der Kinderballons) entsteht, führt zu einem schnellen Zerfall der roten Blutkörperchen, daher nach einiger Zeit Schwächegefühl, Atemnot, Hämoglobinämie und Hämoglobinurie; späterhin Anämie, Nephritis. Tod auch noch an der Anämie.

Neuere trypanosomentötende Mittel: Die Verteilung des Arsens im Körper kann durch die Verkuppelung mit organischen Körpern verändert werden; so kann ein Arsenikpräparat für die Trypanosomen giftiger, für den Wirtskörper ungiftiger gestaltet werden; wirksam sind in dieser Hinsicht nur die Körper mit dreiwertigem Arsen, nicht die mit fünfwertigem; es entstehen daher wohl im Körper Stoffe mit dreiwertigem As aus Stoffen mit fünfwertigem. Wie auch die Arsensäure (fünfwertiges As) ungiftiger ist als die arsenige Säure (dreiwertiges As).

Indikationen: Bei der Wirkung auf den Stoffwechsel gibt man Arsenik längere Zeit in Form einer Kur, meist steigend, dann wieder fallend. Die antiparasitäre Wirkung der neueren organischen Präparate wird in großer Dosis möglichst einmalig ausgenutzt.

1. Längere Zeit: Bei Hautkrankheiten wie Psoriasis, Lichen ruber, Ekzem — bei Anämie und Chlorose, manchmal in Verbindung mit Eisen, aber häufig auch dort wirksam, wo Eisen versagte, auch in Form der Eisen-Arsenquellen [Levico], wegen des Gehaltes an Eisensulfat nicht immer bekömmlich; oder der Kochsalzsäuerlinge [Maxquelle] besser bekömmlich) — bei Diabetes — bei Rhachitis und Osteomalazie (besser als der schlecht dosierbare Phosphor) — bei Neurosen, wie Chorea, Neuralgien, Kardialgie — bei Malaria, besonders in veralteten Fällen, bei Milztumor — bei Pseudoleukämie und allgemeiner Lymphombildung (daher auch bei Tumoren der Schädelbasis zu versuchen; Syphilis? Lymphom? [Salvarsan]) — bei allgemeinen Ernährungsstörungen, Rekonvaleszenz, Basedow.

Sehr wirksam sind auch die subkutanen Injektionen von Natrium monomethylarsin. Jeden zweiten Tag eine fertige Ampulle, 20 Injektionen.

2. Intravenös als Salvarsannatrium, Neosalvarsan oder Salvarsansilber bei Syphilis, Rekurrens, Malaria, bei Trypanosomiasis, bei Spirillosen.

Kontraindikationen zu 2. Alte Leute; Erkrankungen des Herzens, der Gefäße, Veränderungen im Zentralnervensystem.

Therapie der Intoxikation: Bei akuter Arsenvergiftung: Sofort Brechmittel, Cuprum sulfuricum (Rp. Cupri sulfuric. 0,75; Aq. dest. ad 75,0. MDS. Alle 5 Minuten 1 Eßlöffel, bis Erbrechen erfolgt). Magenspülung. Antidotum arsenici (Liquoris Ferri sulfuric. oxydat. 100,0; Aq. dest. ad 250,0. Ferner Rp. Magnes. ustae 15,0; Aq. dest. ad 250,0. Beide Mischungen zusammengießen, alle 10 Minuten 2 Eßlöffel anfangs, dann Magenspülung, die das vorläufig niedergeschlagene Gift entfernt). Messerspitzenweise Ferrum oxydatum saccharatum. Keine Alkalien. Später Schleim. (Arsenik dient als Gift gegen Ungeziefer, Ratten und kann durch die Tiere verschleppt werden; zum Haltbarmachen von Tierbälgen, Pelzen; ferner als Schweinfurter Grün als Farbe von Kleidern, Bändern, Tapeten; auch als Beize bei anderen Farben; ferner als Papierfarbe (Marken, Papiergeld).

! *Rezeptur:* Max. Dos. 0,005! pro dosi; 0,015! pro die.

Lokal als Ätzmittel in Pastenform (20%) nicht mehr verwandt; nur in der Zahnheilkunde:

Rp. Acidi arsenicos.
Cocain. hydrochlor. āā 0,5
Kreosoti q. s. ut f. pasta mollis.
DS. Äußerlich! Gift! Ein kleines Stück (stecknadelkopfgroß) in die gereinigte Zahnhöhle auf die bloßliegende Pulpa bringen, dann nach den Regeln der Zahnheilkunde verschließen.

Rp. Acid. arsenicos 0,1
Ferri reducti 5,0
Piperis nigri 10,0
Extr. et Pulver. Liq. q. s. ut f. pil. No. 100. DS. 3mal tägl. 1 Pille, allmählich steigend bis zu 3mal tägl. 3 Pillen. Jede Pille = 0,001 Ac. arsenicos.

Innerlich:

Rp. Acid. arsenicos. 0,05
Piperis nigri pulv. 1,5
Radicis Liquir. pulv. 3,0
Mucilagin. Gummi arabic q. s. ut f. pil. No. 50. S. 2mal tägl. 1 Pille. FMB. Jede Pille = 0,001 Ac. arsenicos. Pilulae asiaticae.
[S. a. vorst. Rez.]

Rp. Acidi arsenicosi 0,2
Ferri reducti 10,0
Chinin. hydrochloric. 2,5
Pulv. Fol. Digitalis titr. 2,5
Mass. pil. q. s. ut f. pil. No. 200. DS. 3mal tägl. 1—2 Pillen (steigend und wieder fallend) nach dem Essen (Anämie, Herzdilatation). (1 Pille = 0,001 Ac. ars.)

Rp. Acidi arsenicos. 0,2
Ferri reducti 10,0—20,0
Chinin. hydrochlor. 2,5—5,0
Extract. Strychni 1,0
Pulv. et Succ. Liquirit. q. s. ut f. Pil. No. 200. DS. 3mal tägl. 1 Pille (1. Woch.), dann 3mal tägl. 2 Pillen (2. u. 3. Woche), dann wieder fallend (= tonische Pillen zu 0,001).

Rp. Acidi arsenicos. 0,1
Ferr. lact. 10,0
Pulv. Fol. Digitalis titr. 2,5
Mass. pil. q. s. ut f. pil. No. 100. DS. 3mal tägl. 1—2 Pillen (steigend und wieder fallend) nach dem Essen (Herzdilatation bei Anämie). (1 Pille = 0,001.)

Die arsenhaltigen Quellen nach den beigegebenen Trinkschemata. Levico Schwachwasser (blaues Etikett), Levico Starkwasser (rotes Etikett); letzteres = 0,0006% arsenige Säure neben Eisensulfat und freier Schwefelsäure. Besser verträglich: Maxquelle zu Dürkheim = 0,0017% arsenige Säure. Andere Arsenquellen siehe Bäder.

Kinder: s. Liq. Kalii arsenicosi.

Packung: Compretten MBK. Acid. arsenicos. 0,001 (Glas mit 50 oder 100 Stück). — Compretten MBK. Ferrum cum Acido arsenicoso compositum (Ferr. hypophosphoros. 0,15; Acid. arsenicos. 0,001; Chinin. hydrochlor. 0,03; Strychnin. nitric. 0,001) (Glas mit 50 oder 100 Stück). — Ferner: Tablonettae (C. m.) acid. arsenicos. 50 oder 100 Stück zu 0,001. — Tablonettae (C. m.) Blaudii cum acid. arsenicos. 0,001 (50 oder 100 Stück).

Acidum benzoicum.

Flores Benzoes. Gelbliche, in Wasser schwer (bis 0,2%), in Alkohol leicht lösliche (bis 28%) Kristalle. Als Expektorans, besonders mit Kampfer zusammen bei stockender Expektoration und Kräftenachlaß. (In der Tinct. Opii benzoica.)

Rezeptur:

Rp. Acidi benzoici 0,3
Camphorae tritae 0,06
Sacch. 0,5
M. f. pulv. D. tal. dos. Nr. 5. ad chart. cerat. S. $^1/_2$ Pulver nach Vorschrift.
FMB.

Rp. Acid. benz.
Coffein. āā 0,2
M. F. p. D. tal. dos. Nr. 5 in chart. cerat. S. 2 stdl. 1 Pulver in Wein.

Rp. Acid. benz.
Camph. trit. āā 0,1
Sacch. 0,5
M. f. pulv. D. tal. dos. Nr. 5 ad chart. cerat. S. 1—2-stdl. 1 Pulver.

Rp. Acid. benz.
Camph. āā 0,1
Amyl. tritic.
Sacch. āā 0,2
M. f. p. D. tal. dos. Nr. 5. S. stdl. 1 Pulver.

Kindern: Mit 1—5 Jahren 0,03; mit 5—10 Jahren 0,05. Äußerlich: Zum Einblasen in die Nase.

Packung: Compretten MBK: Acid. benzoic. comp. (Acid. benzoic. 0,03; Cod. pur., Rad. Ipecacuanh. āā 0,0065; Cocain. hydrochlor. 0,0015; Menthol. 0,005; Ol. Menth. pip.).

Acidum boricum.

Borsäure. Weiße glänzende Kristalle, in Wasser bis 4% löslich, in Alkohol bis 4%. Mildes Antiseptikum, wenig giftig. Als Streupulver, in Salben, als Gurgelwasser, zu Spülungen.

Rezeptur:

Rp. Borsäure 20,0
1 Teelöffel auf 1/4 Lit. Wasser. Zu Umschlägen auf das Auge.

Rp. Acid. boric. 10,0
Aq. dest. 300,0
MDS. Gurgelwasser.

Rp. Acid. boric. 2,0
Glycerin. 40,0
MDS. Zu Pinselungen in Nase, Ohr.

Rp. Acid. salicyl. 0,1
Acid. boric. 1,0
Aq. dest. ad 100,0
MDS. Wundwasser zu Umschlägen und zu Spülungen der Nase.

Rp. Acid. boric. pulv. 5,0
Saccharin 0,01
M. f. pulv. S. Nach dem Trinken mit dem Haarpinsel in den Mund einstäuben (Soor).

Rp. Acid. boric. 1,5
Zinc. oxydat.
Amyl. āā 5,0
Vaselin. flav. ad 30,0
M. f. ungt. DS. Ekzemsalbe.

Rp. Acid. boric. 0,5
Resorcin. 1,0
Aq. amygdalar. amar. 3,0
Aq. dest. ad 100,0
MDS. Zur Inhalation bei Laryngitis acuta.

Rp. Acid. boric. 4,0
Aq. dest. ad 200,0
MDS. Zu Spülungen der Harnblase.

Rp. Acid. boric. 8,0
Acid. carbol. liq. 3,0
Vaselin. flav. 60,0
MDS. Mehrmals tgl. aufzutragen nach Waschung (Pruritus Vulvae).

Rp. Acid. boric.
Sulf. praecip. āā 1,0
Ungt. Paraffin. ad 50,0
M. f. ungt. DS. 2 mal tgl. aufzutragen nach Abseifen. (Herpes tonsur.)

Rp. Acid. boric. 5,0
Solve in Glycerini 5,0
Balsam. peruvian. 1,0
Vaselin. ad 30,0
M. f. ungt. DS. 2 mal tgl. einreiben (Exkoriationen, Rhagaden).

Rp. Acid. boric. pulv.
Coff. tost. āā 5,0
M. f. pulv. DS. Bei Keuchhusten 2 mal tgl. in die Nase einblasen.

Rp. Acid. boric. 1,0
Lanolin. 5,0
Vaselin. 14,0
M. f. ungt. DS. Augensalbe.

Rp. Acid. boric. 10,0
Spirit. coloniens.
Tinct. Myrrh.
Tinct. Rathanhiae aa 30,0
Ol. Menth. pip. 1,0
MDS. 1/2 Teelöffel auf 1 Glas Mundwasser.

Rp. Acid. boric. 3,0
Zinc. oxydat.
Amyl. āā ad 20,0
MDS. Puder.

Rp. Acid. boric. 15,0
Talc. 60,0
MDS. Puder.

Intoxikation: Bei innerer Anwendung oder als Salbe auf großen Wundflächen wie Brandwunden: Gastroenteritis, Nephritis, Kollaps, Ekzem, Urtikaria, Brüchigwerden der Nägel, Haarsausfall.

Therapie der Intoxikation: Entleerung, Anregung der Diurese. Symptomatisch. (Der chronische Genuß als Konservierungsmittel führt zu Kachexie.)

Acidi boric. Unguentum.
(Acid. boric. 1,0; Ungt. Paraffin. 9,0) als Wundsalbe.

Acid. camphoricum. Farblose, in Wasser schwer (0,6%), in Alkohol leicht lösliche (43%) Blättchen, zu 0,5—1,0 in Oblaten gegen Nachtschweiße, bei Katarrhen, Cystitis (bei Nierenschmerzen aussetzen).

! Acidum carbolicum!
Farblose, allmählich rot werdende Kristalle; Oxybenzol; bequemer dafür die folgende Form. Max. Dos. 0,1! pro dosi; 0,3! pro die.

! Acidum carbolicum liquefactum!
100 T. Karbolsäure und 10 T. Wasser. Rötliche Flüssigkeit, ist an Stelle von Acid. carbol. zu verordnen; es gelten die gleichen Maximalgaben. Löst sich bis zu 6% langsam in Wasser; erst liegen die roten Tropfen am Boden; also bis zur Lösung warten! (1 g = 36 Tropfen.)

Wirkung: Innerlich Karbolsäure nicht; durch Resorption von Schleimhäuten, Wundflächen etc. kann eine resorptive Wirkung, d. h. eine Vergiftung zustande kommen. Reine Karbolsäure ätzt; von $2^1/_2$—5% an reizen die Lösungen, von 5% an wird Eiweiß zur Gerinnung gebracht; bis 6% ist sie in Wasser löslich. Nach kurzer Reizung wirkt Karbolsäure anästhesierend. $2^1/_2$%ige Lösungen hemmen die Entwicklung von Bakterien, 3%ige töten sie; gegen Milzbrandsporen ist Karbol unwirksam.

Intoxikation: Äußerlich: Dringt durch die intakte Haut; Umschläge, auch mit 1%iger Lösung führen zu Kribbeln, Anästhesie und Gangrän (Finger). Bei Spülungen kann viel resorbiert werden. Innerlich: Verätzung des Mundes, Schlundes, Magens, Schweiß, Schwindel, Koma, Nephritis, der Harn wird an der Luft grün (höhere Oxydationsstufen des Phenols); Phenol wird teils zu Dihydroxybenzol oxydiert, zum größten Teil mit Schwefelsäure als gepaarte „Ätherschwefelsäure" ausgeschieden, daher Abnahme der freien Sulfate im Harn.

Indikation und Kontraindikation: Zur Desinfektion von Wunden 2—3%; zur Desinfektion von Instrumenten 5%; beim Herstellen der Lösungen muß das Wasser erwärmt und umgerührt werden, damit die ölige Karbolsäure nicht in Tropfenform am Boden bleibt. Nicht zu Umschlägen (Gangrän!); nicht zu Spülungen von Uterus und anderen Hohlorganen. In öliger Lösung ist die Karbolsäure nicht antiseptisch. Rein als Ätzmittel zur Kauterisation der Pulpa bei Karies der Zähne, bei Ulcus molle, Leichenvergiftung etc. Zu Injektionen in Hämorrhoidalknoten, Hydrozelen etc. s. die chirurgischen Lehrbücher. — Als Zusatz zum Haltbarmachen von Injektionslösungen (0,5%), z. B. Serum, Impfstoff. — Karbol wirkt juckstillend.

! *Rezeptur:* Max. Dos. 0,1! pro dosi; 0,3! pro die.

Rp. Acidi carbolici liqu. 1,0
Chloroform. 5,0
MDS. Auf Watte 1 Tropfen in die getrocknete Zahnhöhle.

Rp. Acidi carbol. liquefact. 2,0
Spiritus diluti ad 100,0
MDS. Zu Waschungen (juckstillend).

Rp. Acidi carbolici 0,3
Glycerin. puriss. ad 10,0
MDS. Ohrtropfen.

Rp. Acid. carbol. 2,0
Vaselin. ad 50,0
M. f. ungt. DS. Salbe gegen Jucken.

Rp. Karbolwasser im Handverkauf, Aqua carbolisata = 2%ige Lösung.

Rp. Acid. carbol. liquef.
Bals. peruvian.
Spirit. Lavandul. āā 5,0
Spirit. ad 300,0
MDS. Haarspiritus gegen Schuppen.

Rp. Aq. carbolisat. (2%) 20,0
Adip. Lanae
Vaselin. flav. āā ad 100,0
M. f. ungt. DS. Kühlsalbe bei Jucken.

Therapie der Intoxikation: Lokal Abwaschen mit Alkohol, auch mit Öl. Innerlich: Sofort Milch, reichlich Öl, Magenspülung mit Öl, Eiweißlösung (1 Hühnereiweiß in einer Tasse Wasser verrührt), Zuckerkalk, Kalkwasser mit Wasser verdünnt, Alkohol mit Wasser verdünnt, Rizinusöl, Exzitantien.

Cave: Antipyrin, Chloralhydrat, Kampfer, Naphthol, Phenacetin, Resorcin, Thymol (= flüssige Massen). — Brom, Jod (= Fällung). — Kollodium (= Fällung). — Eisensalze (= Verfärbung). — Alkalien (= Zersetzung). — Kaliumpermanganat, chlorsaures Kali, Pikrinsäure, Chromsäure (= Explosion).

Acidum chinicum. Chinasäure, Tetraoxybenzoesäure. Wird im Organismus zu Benzoesäure und als solche mit Glykokoll gekuppelt als Hippursäure ausgeschieden. Durch Wegfangen des Glykokolls versprach man sich eine Wirkung bei Gicht. weil Harnstoff und Glykokoll Harnsäure bilden könnten; die Richtigkeit dieser Erwägung ist fraglich, aber man hat Derivate in die Therapie eingeführt: Chinatropin, Sidonal, Urol, Urosin. Chinasäure selbst, weiße wasserlösliche Kristalle zu 0,5.

Acidum chromicum.

Chromsäure. Dunkelrote, lösliche Kristalle (zu 50% löslich). 10—50% als Stypticum (unter Leitung des Auges die blutende Stelle der Nasenscheidewand betupfen) oder als Ätzmittel zu 20—10% bei Warzen; Wirkung scharf begrenzt. Auch gegen Schweißfüße Einpinseln mit 5% Chromsäure, es dürfen keine Wunden vorhanden sein; wegen der Vergiftungsgefahr (Nephritis) besser Formalin. Bei innerer Vergiftung Ätzung, Erbrechen gelber und roter, auch grünblauer (Reduktion der Chromsäure zu Chromoxyd) Massen, Nephritis.

Therapie: Entleerung, Mag. usta, Natr. bicarbon., Aq. Calc. mit Wasser āā, Milch.

Cave: Bleisalze, Silbersalze (= Fällung). — Jod, Schwefel, Phosphor, Kohle, Kollodium, Zucker, Stärke, Lykopodium, Alkohol, Äther, Karbolsäure, Glyzerin, Tannin, sowie alle leicht oxydierbaren Stoffe (= Explosion).

Acidum cinnamylicum. Zimtsäure. Farbloses, grobkristallinisches Pulver, in kaltem Wasser schwer, in kochendem leicht löslich. Bei Tuberkulose in 1-, später 5%iger Emulsion intravenös empfohlen, von 1 mg dreimal die Woche an. (Vorsicht.) — Zimtsaures Natrium s. Hetol.

Acidum citricum.

Zitronensäure. Leicht lösliche Kristalle. Als kühlende Limonade eine Messerspitze auf 1/2 Liter Zuckerwasser oder Rp. Acid. citric. 10,0; Eleosacchar. Citri 5,0; Sacch. ad 100,0. MDS. 1 Teelöffel auf 1 Glas Wasser oder als Saturation: Rp. Potion. Riveri, d. h. Solution. Acidi citrici 4: 190; Natr. carbonic. pur. 9. Eßlöffelweise.

Cave: Doppelsalze von Natrium salicylicum, z. B. Theobromin natr. salicyl., ferner Succus Liquiritiae (= Fällung).

! Acidum diaethylbarbituricum!

Diäthylbarbitursäure, Diäthylmalonylharnstoff, Veronal. In Wasser schlecht lösliches (bis 0,6%) Kristallpulver von etwas bitterem Geschmack. Schlafmittel zu 0,3—0,5 als Pulver. Es wirkt prompt bei Schlaflosigkeit, wenn keine Schmerzen vorhanden sind; am anderen Tag oft noch etwas Müdigkeit. Nach einiger Zeit tritt Gewöhnung ein; es kann zu Veronalsucht kommen. Daher abwechseln mit Schlafmitteln. Große Dosen wirken betäubend, auch kreislaufschädigend. Im allgemeinen gut vertragen.

Rp. Acid. diaethylbarbituric. 0,3—0,5—0,75.
D. tal. dos. Nr. 5 S. 1 Pulver vor dem Schlafengehen. Max. Dos. 0,75! pro dosi; 1,5! pro die.

Acidum dipropylbarbituricum.

Dipropylbarbitursäure, Proponal, schlecht (0,05%) wasserlöslich. Schlafmittel ganz ähnlich dem Veronal, nur stärker wirkend. 0,1—0,15—0,2 als Pulver.

Acidum formicicum. Ameisensäure. Zu Spiritus formicarum: Acid. formic. 4; Spirit. 70; Aq. 26; Ameisenspiritus zu hautreizenden Einreibungen bei Schmerzen.

Acidum gallicum. Gallussäure (nicht Gerbsäure, Tannin). Schwer lösliche (0,7%) gelbe Kristalle. Innerlich bei Diarrhöe 0,25—1,0 als Pulver; äußerlich zum Pinseln bei Aphthen etc.: Acid. gallic. 5,0; Glycerin, 20,0 f. sol. DS. Zum Pinseln; entbehrlich.

Acidum hydrochloricum.

Salzsäure. 25%ige Lösung des reinen Gases (früher Acidum muriaticum genannt). Ersatz der fehlenden Salzsäure des Magens bei Dyspepsie; ferner als durstlöschendes Mittel und gegen Gicht. In reiner Form ätzend und flüchtig. Ac. hydrochlor. dil. = halb so stark, also 12,5% s. folg. (1 g = 20 Tropfen.)

Rezeptur:

Rp. Acidi hydrochlor. 1,0
Sirup. Rub. Idaei 20,0
Aq. dest. ad 200,0
MDS. 2stündl. 1 Eßlöffel.

Rp. Acidi hydrochlorici 5,0
Tincturae amarae 25,0
MDS. 3mal tgl. 15 Tropfen.
FMB. Tinctura amara acida.

Rp. Acid. hydrochlor. 5,0
Tinct. Rhei vin. 10,0
Elixir amar. 15,0
MDS. 3mal tgl. 10 Tropfen.

Rp. Acidi hydrochlorici 1,0
Pepsini 5,0
Sirup. Rub. Idaei 20,0
Aq. dest. ad 200,0
MDS. 2stündl. 1 Eßlöffel.

Rp. Acid. hydrochlor. 1,5
Extr. et Pulv. Gent. q. s. ut
f. pil. Nr. 60.
DS. 2—3 Pillen vor dem Essen.

Intoxikation: Erbrechen brauner Massen, Schmerzen, Nephritis mit blutigem Harn. An der Haut fehlen Ätzerscheinungen.

Therapie der Intoxikation: Sofort viel Wasser; als bestes Gegenmittel Magnesia usta, aber sofort Milch, Seifenlösung, geschabte Kreide, Schleim.

Cave: Die Salze schwächerer Säuren, wenn diese selbst schwer löslich sind, z. B. Natrium salicylicum (= Ausfallen der Salizylsäure). — Alkohol (= Hemmung der Pepsin-Salzsäure-Verdünnung).

Acidum hydrochloricum dilutum.

Verdünnte Salzsäure. Acid. hydrochlor. u. Aq. āā, s. vorstehend.

Rp. Acid. hydrochlor. dil. 20,0
DS. 3 mal tgl. 20 Tropfen in Wasser (1 g = 20 Tr.).

Rp. Acid. hydrochlor. dil. 10,0
Sirup. Cortic. Aurant. 20,0
MDS. Nach jeder Mahlzeit 20 Tropfen auf ein Weinglas Wasser.

Rp. Acid. hydrochlor. dil. 1,0
Inf. Rad. Althaeae 180,0
Sir. Rub. Id. ad 200,0
MDS. 2stündl. 1 Eßlöffel.

Rp. Extr. Condurango fluid. 15,0
Acidi hydrochlor. dilut. 1,0
Sirupi simpl. 20,0
Aq. dest. ad 200,0
MDS. 3 mal tägl. 1 Eßlöffel.

Rp. Acidi hydrochlor. dilut. 2,0
Sirup. Rub. Id. (oder Sirup. Cort. Aurantii) 20,0
Aq. dest. ad 200,0
MDS. 2stündl. 1 Eßlöffel.

Acidum lacticum. Milchsäure. Sirupartige Flüssigkeit. Äußerlich rein oder mit Wasser āā zum Ätzen bei Larynxtuberkulose; ferner zur Inhalation oder zur Pinselung bei Diphtherie, um die Membranen zu lösen: Acid. lactic. 3,0 : 100,0. Innerlich bei Diarrhöe der Kinder: Acid. lact. 2,0; Sirup. simpl. 20,0; Aq. dest. ad 100,0; teelöffelweise. — (Bei Hühneraugen s. Acid. salicyl.)

Acidum nitricum. Salpetersäure 25%. Äußerlich als Ätzmittel bei Warzen.

Intoxikation: Heftige Leibschmerzen, Erbrechen gelber Massen, gelbe Verfärbung der Mundwinkel. S. auch das Folgende.

Therapie der Intoxikation: Magnes. usta, Seife. Schleimige Mittel.

Cave: Glyzerin, Kohlehydrate, Phenole, Harze und ätherische Öle, Zellulose wie Pflanzenpulver, Holz etc. (= Explosion).

Acidum nitricum fumans. Rauchende Salpetersäure (86%). Starkes Ätzmittel! Bei Warzen.

Intoxikation: Wie vorige, außerdem machen die Dämpfe nach der Einatmung in chemischen Betrieben oft nach längerer Latenz die heftigsten Erscheinungen, Bronchopneumonie. Lungenödem mit Eindickung des Blutes, Erschwerung des Kreislaufes.

Therapie: Innerlich s. o., bei Einatmung s. u.

Cave: s. o.

Acidum nitrosum in Natrium nitrosum, Amylnitrit, Spiritus aetheris nitrosi enthalten.

Intoxikation: Blutdrucksenkung, schnellen Puls, Methämoglobinämie, Methämoglobinurie, blaugraue Verfärbung der Haut und Schleimhäute. Die Dämpfe der salpetrigen Säure und Salpetersäure (= Nitrose-Dämpfe) machen Bronchopneumonie mit Lungenödem. Eindickung des Blutes. Erschwerung des Kreislaufes.

Therapie der Intoxikation: s. o. Bei Einatmung: Sauerstoffinhalation. Digitalis.

Cave: Antipyrin. Alkaloide. Jodide. Bromide.

Acidum phosphoricum. Phosphorsäure, 25%. Klare Flüssigkeit. Innerlich als kühlendes Mittel in 1%iger Lösung: Rp. Acid. phosphoric. 2.0; Decoct. Rad. Althaeae 150.0; Sir. Rub. Id. ad 200,0. MDS. stündlich 1 Eßlöffel.

Acidum pikronitricum. Pikrinsäure. Trinitrophenol. Gelbe, in kaltem Wasser mäßig lösliche Kristalle. In ½%iger Lösung zu Umschlägen bei Verbrennungen, schmerzstillend.

Intoxikation: (bis 1%) Leibschmerzen, gelbes Erbrechen, Durchfälle, ikterische Hautverfärbung, Nephritis.

Therapie: Magenspülung, Eiweiß, Abführmittel, Alkalien.

Cave: Pflanzenpulver, Kohle, Schwefel, organische Salze, Jod, Zucker, Stärke, Lykopodium, Harze und Öle, Alkohole, Phenole (= Explosion). — Ebenso sind die pikrinsauren Salze, besonders das Ammoniumsalz explosibel.

Acidum pyrogallicum s. Pyrogallol.

Acidum salicylicum.

Salizylsäure. Farblose Nadeln, in Wasser schwer löslich (bis 0,15%), in Alkohol und Fetten gut (bis 25%) löslich. In der Weidenrinde, Pappelrinde, in Gaultheria procumbens als Wintergrünöl (= Salizylsäuremethylester).

Wirkung: Äußerlich wirkt Salizylsäure keratolytisch (Hühneraugen, Schälpaste), dringt durch die Haut unter Reizung ein, also bei äußerlicher Applikation im Harne nachweisbar; diese Anwendung ist zwar örtlich durch Hyperämie wirksam, fördert aber bei Gelenkrheumatismus nicht erhebliche Mengen in das erkrankte Gelenk. Die freie Säure wirkt antiseptisch (zum Einlegen von Früchten, in Limonaden), reizt eingeatmet zum Niesen. Das Natriumsalz ist antiseptisch unwirksam, man nimmt daher an, daß an den erkrankten Stellen durch die (dort sich stauende) Kohlensäure die Salizylsäure in Freiheit gesetzt wird und die Krankheitskeime vernichtet. Im Blute kreist sie als salzsaures Natrium, ob als Natriumsalz oder als Säure eingeführt. Innerlich belästigt sie den Magen, daher besser Natrium salicylicum oder Verbindungen der Salizylsäure, die in saurer Lösung unlöslich sind wie Aspirin etc. Wirkt nach der Aufnahme schmerzstillend, fieberherabsetzend, und zwar durch Beruhigung des temperaturregulierenden Zentrums, welches im Fieber krankhaft erregt ist und eine erhöhte Temperatur festhält, wie in der Norm die 37°; durch diese Beruhigung des Temperaturzentrums wird seine Regulation wieder auf 37° eingestellt und nun empfindet sich der Körper als zu warm, fängt an zu schwitzen und gibt durch die erweiterten Hautgefäße viel Wärme nach außen ab. Gegen akuten Gelenkrheumatismus spezifisch, wird in den erkrankten Gelenken gespeichert. Ausgeschieden wird Salizyl als Salizylursäure, mit Glykokoll gekuppelt, z. T. als solche, beide geben mit Eisenchlorid Violettfärbung.

Intoxikation: Alle Salizylpräparate machen leicht Ohrensausen, Schwerhörigkeit, Albuminurie, die jedoch trotz weiterer Medikation vorübergeht und durch Alkalien beseitigt wird. In größeren Dosen Schwindel, Sehstörungen, Herzschwäche, Abort.

Rezeptur: Innerlich 0,1—0,5—1,0; besser dafür Natrium salicylicum.

Äußerlich:

Rp. Acid. salicyl.
Lanolin.
Ol. Terebinth. āā 10,0
Adip. suill. ad 100,0
M. f. ungt. DS. Die schmerzhaften Gelenke damit einreiben. Flanell-Binde darüber.

Rp. Acid. salicyl. 0,5
Acid. boric. 5,0
Zinc. oxydat. crud. 10,0
Vaselin. flav. ad 50,0
MDS. Äußerlich.
FMB. = Pasta aseptica.

Rp. Acid. salicyl. 1,0
Vaselin. flav. 25,0
Zinc. oxyd.
Amyl. āā 12,0
M. f. past. DS. Äußerlich. (Lassarsche Paste bei Ekzem.)

Rp. Acid. salicyl. 3,0
Vaselin. ad 100,0
M. f. ungt. DS. zum Abweichen der Psoriasisschuppen, darauf Seifenwaschung (dann Chrysarobin).

Rp. Acid. salicyl. 5,0—10,0
Ol. olivar
Ol. Ricini āā 100,0
MDS. Den Kopf damit einreiben und für die Nacht verbinden, dann abseifen. (Ekzem des Kopfes zum Abweichen der Krusten.)

Rp. Acid. salicyl. 1,0
Spirit. q. s. ad solut.
Glycerin. ad 30,0
MDS. Zum Pinseln bei Stomatitis ulcerosa.

Rp. Acid. salicyl. 1,0
Tinct. benzoes 2,0
Vaselin. flav. ad 50,0
M. f. ungt. DS. Bei nässendem Ekzem.

Rp. Acid. salicyl. 0,1
Acid. boric. 3,0
Aq. dest. ad 100,0
MDS. Borsalizylwasser zu Umschlägen und Spülungen von Wunden.

Rp. Acid. salicyl. 1,0
Acid. lact. 1,0
Collodii elastic. ad 10,0
MDS. Hühneraugenkollodium.

Rp. Acid. salicyl. 3,0
Amyl. trit. 10,0
Talc. ad 100,0
MDS. Pulvis salicylicus cum Talco. Salizylstreupulver (Fußschweiß).

Rp. Acid. salicyl. 5,0
Ichthyol.
Glycerin. āā 10,0
Spiritus Menth. 100,0
MDS. Zum Bepinseln bei chron. Ekzem.

Rp. Acid. salicyl. 2,0
Spirit. Lavandulae
Spiritus coloniens. āā 50,0
Spiritus ad 100,0
MDS. Haarspiritus.

Rp. Acid. salicyl. 2,0
Acid. benzoic. 1,0
Seb. ovil. 97,0
MDS. Salizyltalg (Intertrigo).

Rp. Acid. salicyl. 1,0
Ext. Cannabis. indic. 0,1
Collodii elastic. ad 10,0
MDS. Hühneraugenkollodium.

Cave: Eisensalze (= Verfärbung). — Alkaloide (= Fällung), mit Ausnahme von Morphin und Kodein.

Acidum sulfuricum und
Acidum sulfuricum dilutum. Verdünnte Schwefelsäure. 1 T. Schwefelsäure und 5 T. Wasser. Als kühlende Mixtur: Acid. sulfur. dil. 0,5; Sirup. Cort. Auranth. 20,0; Aq. dest. ad 100,0, dafür besser Salzsäure oder Phosphorsäure. Ebenso Mixtura sulfurica acida. Hallersches Sauer. 1 T. Schwefelsäure und 3 T. Weingeist. Ätzt unverdünnt! Zu 5—10 Tropfen in viel Wasser; am besten vermieden.

Intoxikation: Starke Schmerzen. Erbrechen schwarzer Massen, auch Ätzschorfe am Munde schwarz, bei verdünnter Säure weiß. Nephritis. Man prüfe die Reaktion im Zweifelfalle. (Aufbewahren von Schwefelsäure zum Putzen in Bierflaschen.)

Therapie: Sofort verdünnen (dabei Wärmeentwicklung). Magnesia usta, Seifenlösung, Eis. Der Magenschlauch kann den brüchigen Magen perforieren.

Acidum tannicum.

Tannin, Gerbsäure. Gelbliches, in Wasser (bis 50%), Glyzerin, Alkohol lösliches (bis 33%) Pulver. Gibt mit Eisenchlorid Tinte. Fällt Eiweiß, Schleim, Leim, Alkaloide und Metallsalze. Belästigt den Magen. Adstringens und Styptikum; entfaltet diese Wirkungen nur lokal. Man gibt Tannin als Streupulver, zu Einblasungen; als Stopfmittel dafür, wegen der Wirkung auf die tieferen Darmabschnitte und zur Vermeidung der Magenbelästigung, besser die Gerbsäure in den Drogen, die allmählich ausgelaugt werden oder in Form von Tannigen, Tannalbin. Als adstringierendes Mittel für den Dickdarm im Klistier; als Gegenmittel gegen Alkaloidvergiftung zur Bildung unlöslicher Niederschläge, doch unzuverlässig, weil sich diese unlöslichen Salze z. T. durch die Salzsäure des Magens lösen oder doch später im Darm resorbiert werden; also nur provisorisch wirksam. Ebenso bei Metallvergiftung. Als Antidot am besten mit Natrium bicarbonicum zusammen.

Rp. Acid. tannic. 0,03—0,05
Sacch. 0,5
M. f. pulv. D. tal. dos. Nr. 10
S. 2 stündl. 1 Pulver.

Rp. Acid. tannic. 1,0
Sacch. ad 10,0
M. f. pulv. DS. Schnupfpulver bei Nasenbluten.

Rp. Acid. tannic. 1,0—4,0
Aq. dest. ad 200,0
M. f. sol. DS. Zum Klistier bei Dickdarmkatarrh.

Rp. Solut. Acid. tannic. 2,0 : 100,0
Zum Gurgeln und Inhalieren, Waschen oder bei Vulvitis nachts im Wattebausch zwischen die Labien.

Rp. Acidi tannic. 2,5
f. pulv. D. tal. dos. Nr. 5. S. 1 Pulver auf 1/4 l Wasser zum Klistier bei Dickdarmkatarrh.

Rp. Solut. Acid. tannic. 0,5—1,0 : 100,0
Zur Injektion in die Harnröhre.

Rp. Acid. tannic. 5,0
Spirit. ad 250,0
MDS. Zum Waschen bei Schweißen.

Rp. Acid. tannic. 10,0
Vaselin. ad 100,0
M. f. ung. DS. Frostsalbe.

Kindern: Unter 1 Jahr 0,005; mit 1—5 Jahren 0,01; mit 5—10 Jahren 0,02.

Cave: Alkalien (= dunkle Verfärbung). — Eisensalze (= Tinte). — Alkaloidsalze und Metallsalze (= Fällung). — Schleim in pflanzlichen Abkochungen, Leim, Gelatine, Eiweiß (= Fällung). — Chromsäure, chlorsaures Kali, Kaliumpermanganat, Pikrinsäure (= Explosion).

Acidum tartaricum.

Weinsäure. Leicht lösliche Kristalle (bis 50%). Etwas diuretisch. Zur Bereitung von Saturationen, Limonaden. Rp. Acid. tartaric. 2,0; Sacch. alb. 40,0; Ol. Citri 0,05. MDS. Limonadepulver.

Acidum trichloraceticum. Trichloressigsäure. Farblose, leicht zerfließliche Kristalle, in Wasser (bis 50%) und Alkohol leicht (bis 50%) löslich. Rein oder 1 : 10 als starkes Ätzmittel von Warzen, Kondylomen. Stark verdünnt (0,15 : 30,0) zum Pinseln bei Pharyngitis chronica.

Acitrin. Äthylester der Phenylcinchoninkarbonsäure (wie Atophan). Gelblichweißes Kristallpulver, besser verträglich als Atophan. Gichtmittel 3—6 mal 0,5 am Tage.

Packung: 20 Tabl. zu 0,5; Acitrin. comp.: 20 Tabl. zu 0,5 Acitrin + 0,0003 Colchicin.

Acoin. Lokales Anästhetikum für die Kornea: Rp. Acoin. 0,1; Natr. chlorat. 0,8; Aq. dest. ad 100,0; tropfenweise in den Bindehautsack; ohne Wirkung auf die Akkommodation. — Acoinöl 1%. Bei schmerzhaften Augenaffektionen. (Acoin ist stark wirksam, aber auch sehr giftig.)

! **Aconiti Tinctura!** Eisenhuttinktur. Tubera Aconiti 1,0; Spirit. dil. 10,0. Innerlich bei Neuralgien etc. angewandt. 5—8 Tropfen dreimal täglich. Max. dos. 0,5! pro dosi; 1,5! pro die s. f.

! **Aconiti Tubera!** Wurzelknollen von Aconitum napellus. Eisenhut. Kaum verwandt. Max. dos. 0,1! pro dosi; 0,3! pro die. Enthält Aconitin, das in verschieden wirksamer Form im Handel ist (neuerdings Aconit nitric. crist. zuverlässig); macht auf der Haut Prickeln, Anästhesie. Innerlich Erbrechen, Durchfall, Speicheln; erst Dyspnoe. dann Atemlähmung, Herzschlag erst langsam, dann unregelmäßig. Sonst Hautsymptome wie oben.

Angstgefühl, Trismus, Krämpfe; später aufsteigende Lähmung bei erhaltenem Bewußtsein (Delirien selten). Wird bei Rheumatismus, Gicht, besonders bei Neuralgien und Herzfehler angewandt wegen der digitalis- oder veratrinähnlichen Wirkung. Vergiftung durch Verwechslung der Knollen mit Meerrettig, Sellerie, der Blätter mit Petersilie. Therapie derselben symptomatisch.

Acopyrin. Azetylsalizylsaures Antipyrin, schwer löslich. Antipyreticum 0,5—1,0.

Actol. Milchsaures Silber. Zu 6% wasserlöslich. Desinfiziens zu Spülungen 1 : 1000. Vor Licht schützen.

Adalin. Bromdiäthylazetylharnstoff. Mildes Schlafmittel, Sedativum. In Wasser fast unlöslich, zu 0,5—1,0 als Pulver; Schlaf tritt nach ca. 1 Stunde ein, als Schlafmittel Dosen von 1,5 in heißem Wasser.

Kindern: Bei Pavor nocturnus, Keuchhusten: unter 1 Jahr 0,05—0,1; mit 1—5 Jahren 0,1; mit 5—10 Jahren 0,2.

Packung: Röhrchen mit 10 Tabl. zu 0,5.

Adamon. Dibromhydrozimtsäureborneolester. Weißes, unlösliches Pulver mit 35% Brom und 35% Borneol, ohne Geruch und Geschmack. Sedativum zu 3—5 Tabl. am Tage.

Kindern: Mit 1—5 Jahren 0,1; mit 5—10 Jahren 0,2.

Packung: 20 Tabl. zu 0,5.

Adeps benzoatus.

2% Benzoesäure enthaltendes Schweineschmalz, nicht so schnell ranzig werdende Salbengrundlage.

Adeps Lanae anhydricus.

Wollfett. Enthält Cholesterine und Cholesterinester der Fettsäuren, während die gewöhnlichen Fette Glyzerinester der Fettsäuren sind. Zersetzt sich nicht wie gewöhnliche Fette und nimmt viel mehr Wasser auf, bis zum Doppelten seines Gewichtes. Salbengrundlage, Schmelzpunkt 40°, wird mit Wasser und einem schmiegsamen Fett wie Vaselin āā oder mit 10% Paraffinum liquidum verordnet. Zusatz von Adeps Lanae und Wasser zu fetten Salben gibt Kühlsalben, die durch Verdunstung des Wassers kühlend wirken. Z. B.:

Rp. Zinc. oxydat. 20,0
Aq. Calcis 40,0
Adip. Lanae
Vaselin. āā ad 100,0
M. f. ungt. DS. Kühlsalbe.

Rp. Liquor. Aluminii acet. 10,0
Adip. Lanae 20,0
Vaselin. ad 100,0
M. f. ungt. DS. Kühlsalbe.
(S. a. Acid. carbol.)

(Im Gegensatz dazu die „Decksalben" s. Vaselin.)

Adeps Lanae cum Aqua.

Lanolin. Voriges mit 23,5% Wasser.

Adeps suillus.

Axungia porci. Schweineschmalz. Schmelzpunkt 36—46°. Salbengrundlage, wird leicht ranzig durch Abspalten von Fettsäure (s. Adeps benz.).

Adonidis vernalis Herba. Enthält Adonidin. Digitalisartig wirkend, besonders diuretisch; Magenbelästigung gering. Als Tee: 1 Eßlöffel auf eine Tasse Wasser 1—2mal tägl. oder Infus. Herb. Adonid. vern. 3,0 : 180,0; Sirup. Cort. Auranth. ad 200,0; 2stündl. 1 Eßlöffel.

! **Adrenalinum hydrochloricum!**

S. Suprarenin hydrochloricum. Wirksames Prinzip der Nebenniere. Macht peripher, d. h. lokal Gefäßverengerung, daher Erhöhung des Blutdruckes, regt die Herztätigkeit an. In physiologischer Kochsalzlösung unter Zusatz von Chloreton (0,5%) zur Haltbarmachung der Lösung 1 : 1000 gelöst. Als Zusatz zu Kokainlösungen zur Verstärkung der Wirkung und Abschwächung der Giftigkeit, als Styptikum und Exzitans. Max. dos. 0,001! pro dosi et die.

Packung: Adrenal. hydrochlor. solut. (0,1%) 30 ccm; 6 Ampull. zu 0,5 ccm.

Aether sulfuricus. Äther.

Äthyläther. Farblose Flüssigkeit, leicht entzündlich, sehr flüchtig; die Dämpfe sind mit Luft gemischt explosibel. Siedet bei 35°.

Wirkung: Erzeugt lokal durch schnelle Verdunstung Kälte; auf Schleimhäuten brennende Empfindung; subkutan Schmerz; die intrakutane Injektion kann leicht Gangrän machen. Nach der Aufnahme wirkt Äther exzitierend. Bei der (Theorie der Inhalationsnarkose s. Chloroform) Inhalation tritt nach längerem Exzitationsstadium Narkose ein; dabei starkes Speicheln, starke Absonderung von Bronchialsekret; der Kreislauf leidet in der Narkose wenig, daher bei nicht ganz intaktem Herzen dem Chloroform vorgezogen. Ein eventueller Atmungsstillstand ist durch künstliche Atmung leichter zu beheben als nach Chloroform. Dagegen werden Krankheiten der Respirationsorgane verschlimmert. Bei alten Leuten kommt es nach der Narkose leicht zu Pneumonie. Bei offenem Licht wegen der Feuersgefahr nicht anzuwenden.

Indikation: Als Exzitans per os oder subkutan. Als Inhalationsanästhetikum (in Form des besonders reinen Äther pro narcosi) tropfenweise auf die Maske. Zur Verkürzung des Exzitationsstadiums vorher Morphin, und zur Aufhebung der Sekretion Skopolamin subkutan.

Kontraindikationen: Alte Leute, Erkrankungen der Lungen und Bronchien.

Rezeptur: Rp. Äther. 10,0. DS. 1/2—1 Spritze subkutan. — Rp. Äther pro narcosi 100,0. — Rp. Äther. 10,0. DS. 5—10 Tropfen auf Zucker oder in Zuckerwasser. 1 g = 84 Tropfen. — Lokal in den hohlen Zahn: Rp. Menthol., Eugenol. āā 2,5; Chloroform., Aetheris āā 10,0; Tinct. Guajaci 25,0. MDS. Zahntropfen. (S. auch Spiritus aethereus und Spiritus aetheris nitrosi).

Kindern: Unter 1 Jahre 3 Tropfen; mit 1—5 Jahren 5 Tropfen; mit 5—10 Jahren 10 Tropfen innerlich.

Packung: Äther pro narcosi in Flaschen zu 100 ccm. — Amphiolen MBK Aether camphoratus (Kampfer 0,1; Äther ad 1 ccm) (Schachtel mit 5 oder 10 Stück).

Aether aceticus. Essigäther. Für die innerliche Anwendung geeigneter als Äther; zu 5—20 Tropfen in Wasser oder auf Zucker (1 g = 35 Tropfen) als Exzitans. — Zu Einreibungen bei Kopfschmerzen. — Als Riechmittel bei Ohnmacht; auch wohl subkutan 1—2 Spritzen.

Kindern: Unter 1 Jahr 2 Tropfen; mit 1—5 Jahren 5 Tropfen; mit 5—10 Jahren 10 Tropfen.

Aether bromatus. Bromäthyl. Äthylbromid, bei 38—40° siedend (nicht zu verwechseln mit Bromäthylen). In dunklem Glas. 5,0—15,0 zur Inhalation erzeugt kurzdauernde Narkose; Erholung schnell; zu längeren Narkosen nicht geeignet.

Aether chloratus.

Chloräthyl. Äthylchlorid. Farblose Flüssigkeit bei 12,5° siedend. Kommt daher in Flaschen mit Verschluß in den Handel, entweder mit Schraubverschluß oder besser mit „Momentverschluß“, d. h. selbstschließend. Verdunstet auf der Haut sehr schnell und erzeugt Kälteanästhesie, für kleine Operationen geeignet; ist leicht entzündlich (cave Thermokauter). (Auch zur Inhalationsanästhesie verwandt, die plötzlich einsetzt und besonderer Erfahrungen bedarf.) — Mit Methylchlorid, das noch tiefer siedet, daher noch energischer verdampft gemischt als Methäthyl im Handel; wirkt manchmal zu energisch durchfrierend.

Aethrole. Desinfektionsmittel, wasserlöslich, Derizinölseife mit antiseptischen Stoffen und ätherischen Ölen zur Desinfektion, zu Badezwecken.

! Aethylmorphinum hydrochloricum!

Dionin! Zu 7% wasserlöslich. Wirkt ähnlich wie Kodein, besonders als hustenstillendes Mittel gebraucht. Narkotische Wirkung gering. Rp. Aethylmorphin. hydrochlor. 0,01; Sacch. 0,5; M. f. pulv. D. tal. dos. No. 10. S. 3mal tgl. 1 Pulver. Oder Rp. Aethylmorphin. hydrochlor. 0,2; Aq. Amygd. amar. ad 20,0; MDS. abends 15—20 Tropfen bei Husten. Max. Dos. 0,03! pro dosi; 0,1! pro die. In der Augenheilkunde als lymphtreibendes Mittel (Chemosis, Ödem der Lider, ja des Gesichtes) als Salbe: Rp. Aethylmorphin. hydrochlor. 0,3—1,0; Vaselin. ad 10,0. M. f. ungt. DS. Augensalbe (Stärke ausprobieren); s. Dionin.

Kindern: Mit 1—5 Jahren 0,002; mit 5—10 Jahren 0,004.

Packung: s. Dionin.

Afenil. Kalziumchlorid-Harnstoff (11,42% Ca und 68,28% Harnstoff) in 10%iger Lösung. Kalkpräparat bei Urtikaria, Heufieber, Anaphylaxie. In Ampullen zu 10 ccm intravenös (auch subkutan), macht etwas Blutdrucksenkung, Hitzegefühl, zerfällt in wäßriger Lösung in die beiden Komponenten. Eventuell nach 2 Tagen wiederholen.

Afridolseife mit 4% oxymerkuri-toluylsaurem Natrium, greift die Instrumente und Hände nicht an.

! **Agaricinum!** Bestandteil (schwer löslich) des Lärchenschwammes, Boletus Laricis. Gegen die Nachtschweiße der Phthisiker, 5 Stunden vor dem Schweißausbruch: Rp. Agaricin. 0,5; Pulv. Doweri 0,5; Succ. et Pulv. Liquir. q. s. ut f. pil. No. 50. Um 5 Uhr 1—2 Pillen. — Rp. Agaricin. 0,01—0,02; Pulver. Doweri 0,3. M. f. pulv. D. tal. dos. No. 10. S. Um 5 Uhr 1 Pulver. — Max. Dos. 0,1! pro dosi et die.

Kindern: Unter 1 Jahr 0,001; mit 1—5 Jahren 0,002; mit 5—10 Jahren 0,003; mit 10—16 Jahren 0,005.

Agaroma. Agar-Agar mit Fruchtaroma bei habitueller Stuhlträgheit als Dickdarmreiz, weil unverdaulich und quellbar; s. Regulin.

Agobilin. Cholsaures und salizylsaures Strontium (0,12) und Phenolphthaleindiazetat (0,04) in Tabletten bei Gallensteinen nach dem Frühstück und Abendessen 1—2 Tabl.

Packung: Glas zu 20 und 40 Tabl.

Agomensin aus Corpus luteum bei Aplasie des Uterus etc. 3mal tägl. 1—3 Tabl.; s. auch Sistomensin.

Agurin.

Theobromino-natrium aceticum. Lösliches (bis 40%), hygroskopisches Pulver. Wirkt als Theobrominpräparat diuretisch; nach einigen Tagen läßt die Wirkung gewöhnlich nach; daher gibt man diese Präparate zwei Tage hintereinander, dann setzt man einige Tage aus. Theobromin wirkt auf die Niere selbst (die Glomeruli; daher vermehrt es bei darniederliegender Kochsalzausscheidung diese). Den Magen belästigt Agurin weniger als Diuretin, in dem Salizylsäure enthalten ist. Als Pulver zu 0,5 3mal täglich. Bis zu 1,0 pro dosi; 3,0 pro die. S. Theobrom. natr. acet.

Kindern: Mit 1—5 Jahren 0,5 tägl.; mit 5—10 Jahren 1,0 tägl.; mit 10—15 Jahren 2,0 tägl.

Packung: 10 Tabl. zu 0,5.

Cave: Säuren, Alkalien, Zucker, Gummi (= Fällung oder Zersetzung); Korrigens Aq. Menth. pip. oder Cinnamomi.

Airol. Bismutum subgallicum oxyjodatum. Graugrünes Pulver mit 21% Jod, auf Wunden Jod abspaltend und dabei rot werdend; als Wundstreumittel wie Jodoform, als Emulsion, in Salben 10%. Rp. Airol. 2,0; Aq. dest. 5,0; Glycerin. ad 20,0 zur Injektion in tuberkulöse Abszesse oder die Urethra. Airolpaste (Bruns). — Rp. Airol. 5,0; Mucilag. Gummi arab., Glycerin. āā 10,0; Bol. alb. 20,0. M. f. pasta mollis. Als Wundpaste. — Rp. Airol. 0,2; Ol. Cacao 2,0. M. f. Suppos. D. t. dos. No. 5. S. Airolstuhlzäpfchen. — Rp. Airol. 0,1; Ol. Cacao 1,0. M. f. Bacill. D. t. dos. No. 10. S. Airolwundstäbchen für Fisteln.

Albargin. Verbindung von Argentum nitricum und Gelatine, gelbes, leicht lösliches Pulver mit 15% Ag. Zur Injektion in die Harnröhre bei Gonorrhoe. Rp. Solution. Albargin. 0,1—0,2—0,4 : 200,0. Wirkt in die Tiefe.

Packung: 20 oder 50 Tabl. zu 0,2.

Aleudrin. Karbaminsäureester des Dichlorisopropylalkohols, weißes, kristallinisches Pulver, zu 0,75% in Wasser löslich, leicht löslich in Alkohol, Äther, Öl und Glyzerin. Schlafmittel zu 0,5—1,0—1,5 als Pulver oder Tablette.

Packung: 10 Tabl. zu 05,.

Aleuronat. Pflanzeneiweißpräparat. Zur Herstellung von Diabetikerbrot.

Alformin. 14% baz. Aluminiumformiat und 3% Ameisensäure zur Desinfektion wie essigsaure Tonerde in dreimal schwächeren Lösungen.

Alcohol absolutus. 1 g = 65 Tropfen. — S. Spiritus.

Alival. Joddihydroxypropan mit 63% Jod. Farblose Kristalle, leicht in Wasser, Alkohol und Öl löslich. Innerlich mehrmals tägl. zu 0,3. Intramuskulär zu 1,0; z. B. Alival 20,0; Aq. dest. 10,0 (gibt 20 ccm), davon 1 ccm = 1,0 Alival. Die Ausscheidung verläuft langsamer als bei Jodsalzen, weil es erst allmählich gespalten wird.

Packung: 10 oder 20 Tabl. zu 0,3; Ampullen zu 1 ccm = 1,0 Alival.

Almatein. Kondensationsprodukt aus Hämatoxylin und Formaldehyd; ziegelrotes Pulver, in Wasser unlöslich, in Alkalien und Alkohol löslich. Äußerlich bei schlecht heilenden Wunden in 20% Salben. Innerlich zu 0,1—0,2 3mal tägl. bei Urtikaria angewandt.

Kindern: Über 1 Jahr 0,1.

Allosan. Santolester der Allophansäure; dargestellt, um Santalol, das wirksame Prinzip des Sandelöls in feste kristallinische Form zu bringen. Geschmackloses, reizloses Pulver mit 72% Santalol. Als inneres Antigonorrhoikum 3mal tägl. 1,0. (Neben örtlicher Behandlung.)

Packung: 25 Tabletten zu 0,5.

Aloe.

Eingedickter Milchsaft aus den Blättern von Aloearten. Braune Masse. Stärkeres Abführmittel; wirkt nur auf den Dickdarm, d. h. erst nachdem Aloe in den Dickdarm übertritt, macht Kolikschmerzen und Hyperämie des Darms, der Nieren, des Uterus, daher nicht bei Gravidität und Nephritis. Wegen des bitteren Geschmackes gibt man Aloe meist in Pillen. Als starkes Drastikum zu 0,25—0,5. Enthält Anthrachinonderivate, die erst im Darm unter dem Einfluß der Galle (und auch von Eisen) abgespalten werden. Da die Wirkung erst nach einigen Stunden eintritt, gibt man Aloe früh oder abends.

Rp. Aloes 3,0
Tub. Jalap. pulv. 1,0
Spirit. sapon. q. s. ut f. pil.
No. 30. DS. 2 Pillen tgl.

Rp. Aloes 3,0
Sapon. Jalap. 2,0
Spirit. q. s. ut f. pil. No. 30.
DS. 3—6 Stück tgl.

Rp. Aloes pulv. 2,0
Rhizomat. Rhei pulv. 1,0
Mucilag. Gummi q. s. ut f. pil.
No. 30. DS. 2 Pillen tgl.

Rp. Aloes pulv. 3,0
Sapon. medic. 0,3
Glycerin. q. s. ut f. pil. No. 30.
DS. 2 Pillen tgl.

Aloes Extractum.

Trockenes Aloe-Extrakt; wie Aloe bei habitueller Obstipation.

Cave: Zu 0,05—0,25 als Abführmittel; zu 0,5 drastisch. Gravidität.

Rp. Extract. Aloes
Rhizomatis Rhei āā 1,5
Spiritus q. s. ut f. pil. No. 30.
DS. 1—2 Pillen abends.

Rp. Extract. Aloes
Extract. Rhei āā 3,0
Pulv et Succ. Liquirit. q. s. ut f. pil. No. 30. DS abends 3 Pillen.

Rp. Extract. Colocynthid. 0,2
Extract. Aloes 2,0
Resin. Jalap.
Sapon. medic. āā 1,0
Spirit. q. s. ut f. pil. No. 30.
DS. 1—2 Pillen.

Rp. Extract. Aloes 2,0
Podophyllin. 0,2
Sapon. Jalap. 2,0
Spirit. q. s. ut f. pil. No. 30.
DS. abends 2 Pillen.

Pilulae aloeticae ferratae.

Aloe und Ferr. sulf. sicc. āā mit Seifenspiritus; 1—2 Pillen zu 0,1 bei der Verstopfung Chlorotischer, 3mal täglich.

Aloes Tinctura. 1 Teil Aloe und 5 Teile Spirit. dil. zu 5—25 Tropfen als Stomachikum. — Besser die folgende.

Tinctura Aloes composita. Aloes 6,0; Rad. Gent., Rad. Rhei, Rhizom. Zedoariae, Croci āā 1,0; Spirit. dilut. 200,0. $^1/_2$—1 Teelöffel als Stomachikum.

Aloin. Bitterstoff aus Aloe; s. d. Compretten MBK Aloin. comp. (Aloin. 0,015; Extract. Bellad. 0,01; Extract. Casc. sagrad. 0,1). (Glas mit 50 Stück.)

Alsol. Aluminium acetico-tartaricum. Essigweinsaure Tonerde in fester Form, die sich leicht löst. 1—3% als Wund- und Gurgelwasser; 50% bei Frostbeulen.

Packung: Absol. Creme in Tube; Absol. Streupulver in Dose 125 g; Vaginalkugeln in Schachtel.

Althaeae Radix.

Eibischwurzel von Althaea officinalis. Wegen des Schleimgehaltes zur Reizmilderung als Dekokt 2,0—5,0—10,0 : 100,0. In Species pectorales.

Althaeae Sirupus. Zusatz zu expektorierenden Arzneien.

Alumen.

Alaun, Kalialaun, schwefelsaure Tonerde und schwefelsaures Kali. Große, farblose Kristalle, zu 8% in Wasser löslich. Wirkt adstringierend. Bei Durchfall und Darmblutungen, bei Hämorrhoidalblutungen innerlich und als Suppositorium. Als Gurgelwasser, Umschlägen, Injektionen, Pudern äußerlich. — Zur Inhalation bei Laryngitis 1—2%.

Rezeptur:

Innerlich:

Rp. Aluminis 0,1—0,5
Sacch. 0,5
M. f. pulv. D. tal. dos. No. 10.
S. 3mal tgl. 1 Pulver.

Rp. Aluminis 0,5
Aq. Foenicul. ad 100,0
MDS. 2stündl. 1 Teelöffel (Darmkatarrh der Kinder).

Äußerlich:

Rp. Aluminis
Acid. boric. āā 1,5
Amyl. 25,0
Calc. carbon. praecip. 10,0
MDS. Streupulver (Intertrigo).

Rp. Aluminis 1,0—5,0
Aq. dest. ad 100,0
MDS. Injektion in die Harnröhre, zu Umschlägen, Gurgelwasser.

Rp. Aluminis
Sacchar. alb. āā 20,0
MDS. Zu Einblasungen.

Rp. Aluminis 5,0
Adip. Lanae
Vaselin. flav. āā ad 50,0
M. f. ungt. DS. Alaunsalbe.

Als Suppositorium bei Hämorrhoidalblutungen:

Rp. Aluminis, Acid. tannic. āā 1,5; Olei Cacao 5,0. M. f. suppos. No. 5.

Kindern: Unter 1 Jahr 0,01, mit 1—5 Jahren 0,05; mit 5—10 Jahren 0,1.

Cave: Plumbum aceticum, Alkalien, Alkalikarbonate, Leim, Gelatine, Kalkwasser (=) Fällung.

Alumen ustum.

Gebrannter Alaun, zu 3% wasserlöslich, als adstringierendes Streupulver. Z. B. Rp. Aluminis usti, Acid. salicylic. āā 2,5; Talc. ad 100,0. MDS. Streupulver bei Schweißen.

Aluminii acetici Liquor s. Liq. Aluminium acetici.

Aluminium acetico-tartaricum. Alsol. Essigweinsaure Tonerde in fester Form, die sich leicht (50%) löst. 1—3% als Wund- und Gurgelwasser; 50% bei Frostbeulen; s. a. Alsol.

Aluminium lacticum wie essigsaure Tonerde in 0,5—2%igen Lösungen zu Umschlägen.

Alumnol. Naphtholsulphosaures Aluminium. Adstringierendes Mittel (bis 40% löslich) zum Spülen bei Wunden, zum Injizieren in die Harnröhre bei Gonorrhoe 0,5 bis 1,0—2,0%; als Streupulver 5,0 : 50,0 Talcum.

Alypin. Salzsaures Benzoyl-tetramethyldiamino-pentanol. Lösliches Lokalanästhetikum. Zersetzt sich beim Sterilisieren nicht, macht keine Mydriasis. Wie Kokain, weniger giftig, aber auch weniger wirksam (gelegentlich leichte Reizerscheinungen) angewandt zu Pinselungen 2—10%; zu Zahnextraktionen 2%.

Amidoazotoluol. Der wirksame Bestandteil des Scharlachrots regt die Überhäutung von Wundflächen an, wenn dieselben saubere Granulationen haben. Als Salbe, Streupulver oder Gaze. Rp. Amidoazotoluol. 4,0—8,0; Vaselin. flav. (oder Ol. olivar) ad 100,0. MDS. Auf Gaze gestrichen aufzutragen. (Zu 40% wasserlöslich.)

Ammonium bromatum. Ammoniumbromid mit 80% Brom. Wie Bromkalium als beruhigendes Mittel bei Keuchhusten, Epilepsie. Wird vom Magen schlecht vertragen. Zu 0,1—1,0 als Pulver verordnet und in Wasser gelöst zu nehmen, mehrmals täglich. Wird häufig mit Natr. oder Kal. bromat. unzweckmäßigerweise kombiniert.

Kindern: Unter 1 Jahr 0,15; mit 1—5 Jahren 0,25; mit 5—10 Jahren 0,3.

Packung: Tablonettae (C. m.) Bromi comp. 10 oder 20 Stück zu 0,2 Amm. bromat., 0,4 Kal. bromat., 0,4 Natr. bromat. (im Wasser auflösen).

Ammonii acetici Liquor. Spiritus Mindereri. Ammoniumazetatlösung, als Diaphoreticum 1—2 Teelöffel mehrmals täglich in Flieder- oder Lindenblütentee. (1 g = 23 Tropfen.)

Ammonii anisatus Liquor. Anisöl 1 Teil, Ammoniakflüssigkeit 5 Teile, Weingeist 24 Teile. Klare, gelbliche Flüssigkeit, ruft in Wasser eingetropft eine milchige Trübung hervor. Wirkt wie alle Ammoniakpräparate expektorierend (durch Erschlaffung der Broncheolen), dazu kommt die etwas zum Husten anregende Wirkung des Anisöles. Im Handverkauf als Hustentropfen. Stets verdünnen; s. Elixir e Succo Liqu. . — (1 g = 54 Tropfen).

Rp. Liquor. Ammon. anisat. 5,0
Sirup. Althaeae 30,0
Aqu. dest. ad 200,0
MDS. 3mal tägl. 1 Eßlöffel.
FMB. = Liquor pectoralis.

Rp. Liquor. Amonii anisat.
Tinct. Strammonii
Tinct. Opii simpl. āā 5,0
MDS. 3mal tägl. 15—20 Tropfen, in Wasser bei Emphysem und chronischer Bronchitis.

Rp. Infus. Radic. Senegae 5,0 : 100,0
Liquor. Ammon. anisat. 1,0
MDS. 1—2stündl. 1 Kinderlöffel. Expektorans für Kinder; bei Erwachsenen die 3—5fache Menge Liq. Amm. anis.

Rp. Liquor. Ammon. anisat.
Aqu. Amygdal. amar. āā 10,0
MDS. 3mal tgl. 20 Tropfen in Wasser.

Rp. Liquor. Ammon. anisat. Tgl. 5—10 Tropfen in Zuckerwasser, im Handverkauf.

Rp. Liquor. Ammon. anisat.
Tinct. Opii benzoic. āā 5,0
MDS. 3mal tgl. 10 Tropfen in Zuckerwasser.

Kindern: Rp. Liquor. Ammon. anisat. 0,5 (1. Halbjahr) —1,0 (2. Halbjahr) —2,0 (2. Jahr); Aq. dest. ad 100,0. MDS. 2stündl. 1 Teelöffel. Rp. Liq. Ammon. anisat. 4,0 (3. und 4. Jahr) —5,0 (später); Aq. dest. ad 200,0. 2stündl. 1 Kinderlöffel.

Cave: Alkaloide (z. B. Morphin, Codein), Metallsalze (= Fällung). — Formaldehyd (Entstehen von Hexamethylentetramin). — Jod und Jodsalze (= Explosion, Entstehen von Jodstickstoff). — Chlorkalk (= Explosion). — (Obige Mischung mit Tinkturen fallen wegen des Alkoholgehaltes nicht aus.)

Ammonium carbonicum. Hirschhornsalz. Ammoniumkarbonat. Sal volatile. Farblose, in Wasser lösliche (bis 16%) Kristalle, die nach Ammoniak riechen. Als Riechmittel bei Ohnmacht, innerlich als Expektorans; Rp. Ammon. carbon. 1,0; Sirup. simpl. 20,0; Aq. dest. ad 100,0; MDS. 2stündl. 1 Kinderlöffel bei chronischer Bronchitis der Kinder. — Ferner zur Inhalation (0,5%) bei Laryngitis oder Bronchitis.

Kindern: Unter 1 Jahr 0,015; mit 1—5 Jahren 0,02—0,1; mit 5—10 Jahren 0,3; mit 10—15 Jahren 0,5.

Ammonii caustici Liquor.

Ätzammoniakflüssigkeit. Salmiakgeist. Ammoniakgas 1, Wasser 10. Als Riechmittel und gegen Insektenstiche (1 g = 23 Tropfen).

Intoxikation: Innerlich wie Laugen (Verwechslung; dient als Putzmittel). — Eingeatmet (Platzen von Ballons, undichte Eismaschinen): Glottisödem, Bronchitis, Bronchopneumonie. — Resorptiv: Erregung nervöser Zentren, Krämpfe, psychische Erregung, verstärkte Atmung.

Therapie der Intoxikation: Essig verdünnt, Zitronensaft bei innerer Zufuhr; bei Einatmung Inhalation von Wasserdämpfen, sonst symptomatisch.

Ammonium chloratum.

Salmiak. Ammoniumchlorid. Weißes, in Wasser lösliches (bis 25%) Pulver. Expektorans, meist mit Succ. Liquir. zusammen in Lösung oder als Salmiakpastillen. Erweitert die kleinen Bronchien. — Auch zur Inhalation (0,5%) bei Bronchitis.

Rp. Amonii chlorat. 5,0
Succi Liquir. 2,0
Aqu. dest. ad 200,0
MDS. 2stündl. 1 Eßlöffel.
FMB. = Mixtura solvens.

Rp. Amomnii chlorat.
Liquoris ammon. anisat. āā 5,0
Succi Liquirit. 2,5
Aqu. dest. ad 160,0
MDS. 2stündl. 1 Eßlöffel.

Rp. Ammonii chlorat. 2,0—5,0
Tinctur. Opii simpl. 2,0
Succ. Liquirit. 7,0
Aqu. dest. ad 150,0
MDS. 2stündl. 1 Eßlöffel.

Rp. Decoct. Senegae 15,0 : 150,0
Amonii chlorat. 5,0
Succi Liquirit. 10,0
MDS. 2stündl. 1 Eßlöffel.

Rp. Infus. Radic. Ipecacuanh. 0,5 : 180,0
Ammonii chlorat. 5,0
Succ. Liquirit. 6,0
MDS. 2stündl. 1 Eßlöffel.

Rp. Decoct. Radic. Althaeae 10,0 : 180,0
Ammonii chlorat.
Succ. Liquirit āā 5,0
MDS. 2stündl. 1 Eßlöffel.

Als Pillen: Rp. Ammonii chlorati 3,0; Rad. et Succ. Liquirit. q. s. ut f. pil. No. 60. DS. 4mal tägl. 2 Pillen.

Kindern: Unter 1 Jahr 0,025; mit 1—5 Jahren 0,05; mit 5—10 Jahren 0,3; mit 10—15 Jahren 0,5. — Z. B. Rp. Ammonii chlorati 0,5 (1. Jahr) —1,0, (2. und 3. Jahr): 100,0; mit Succ. Liqurit. 2,0; davon 2stündl. 1 Teelöffel.

Ammonium chloratum ferratum. Eisensalmiak. Rotgelbes, hygroskopisches, leicht wasserlösliches Pulver. Als Expektorans bei Anämie, z. B. Rp. Ammon. chlorat. ferrat. 1,0; Succ. Liquirit. 3,0; Aq. dest. ad 120,0. MDS. 2stündl. Kinderlöffel.

Ammonium sulfoichthyolicum.

Ichthyol. Schwefelhaltiges Produkt der Destillation bituminösen Gesteins, teerartige Flüssigkeit, riecht stark. Innerlich als Ichthyolpillen zu 0,1 oder Rp. Ammon. sulfoichthyol. 10,0; Aq. dest. 20,0. MDS. 3mal tgl. 15 Tropfen in Wasser. Bei Tuberkulose, besonders tuberkulösen Durchfällen, Darmgeschwüren; hauptsächlich äußerlich bei Rheumatismus, Hautkrankheiten, gegen den Juckreiz bei Pruritus (nicht billig).

Rp. Ammon. sulfoichthyolic. 40,0
Spiritus ad 100,0
MDS. Auf das erkrankte Gelenk aufzupinseln und mit Watte zu bedecken. Bei Rheumatismus.

Rp. Ammon. sulfoichthyolic. 10,0
Aqu. dest. 10,0
Adip. Lanae 30,0
M. f. ungt. DS. 2mal tägl. auf das Gelenk aufzutragen und mit Watte zu umhüllen.

Rp. Ammon. sulfoichthyolic. 10,0
Glycerini ad 100,0
MDS. Ein Wattebausch damit getränkt in die Vagina einzuführen, bei Parametritis.

Rp. Ammon. sulfoichthyolic. 0,3—3,0
Zinc. oxyd.
Amyl. tritic. āā 7,5
Vasel. flav. ad 30,0
MDS. Ichthyolzinkpaste, bei Ekzem.

Rp. Ammon. sulfoichthyolic. 5,0
Zinc. oxyd.
Talc. āā 12,5
Glycerin.
Aqu. dst. āā 50,0
MDS. Umgeschüttelt aufzupinseln, bei Ekzem.

Rp. Ammon. sulfoichthyolic. 10,0
Vaselin. flav. ad 100,0
MDS. Salbe gegen Juckreiz.

Rp. Ammon. sulfoichthyolic. 1,0
Zinc. oxydat. 20,0
Magnes. carbonic. 10,0
MDS. Streupulver bei Verbrennungen.

Rp. Ammon. sulfoichthyolic. 2,0
Collod. elastic. ad 20,0
MDS. 1—2mal tgl. bei Erysipel aufzupinseln.

Amnesin. Name für Ampullen mit 0,015 Narkophin (als milchsaures Salz) + 0,2 Chinin. bihydrochloric. carbamidat. zur Schmerzlinderung der Geburt, wobei das Chinin die wehenschädigende Wirkung des Morphins kompensieren soll.

Amphiolen MBK. Name für Ampullen mit Arzneimischungen oder einzelne Arzneien zur subkutanen Injektion der Firmen Merck, Boehringer und Knoll. (Sind unter Packung bei den einzelnen Stoffen angeführt.)

Amphotropin. Kampfersaures Hexamethylentetramin. Weißes, in Wasser (bis 10%) lösliches Pulver, bei Blasenkatarrh 3—4mal 1 Tabl. zu 0,5.

Kindern: Mit 1—5 Jahren 0,1; mit 5—10 Jahren 0,25; mit 10—15 Jahren 0,25.

Amygdalae amarae (decorticatae). Bittere Mandeln; enthalten das Glykosid Amygdalin, welches durch ein ebenfalls in den Mandeln vorkommendes Ferment Emulsin gespalten wird, und zwar in Blausäure, Benzaldehyd und Zucker. Zusatz zu der Emulsion aus süßen Mandeln. S. d. — Amygdalin enthalten außerdem die Samen von: Pyrus Malus, Apfel; Pyrus communis, Birne; Prunus domestica, Pflaume; Prunus persica, Pfirsiche; Prunus Cerasus, Kirsche; Prunus avium, Vogelkirsche; Prunus Armeniaca, Aprikose; Prunus Laurocerasus, Kirschlorbeer; ferner Blätter, Blüten, Früchte von Prunus domestica, Zwetschge; Rinde von Prunus padus, Ahlkirsche; der Saft von Manihotarten, die Tapioka und Arrowroot, eine Stärkesorte, liefern; die Blüten von Prunus spinosa, Schlehdorn, Ribes aureum, Aquilegia vulgaris etc. — Zu 0,1% in Aqua Amygdalarum amararum oder Laurocerasi, mehr noch in den Schnäpsen Marasquino und Kirschwasser ist Blausäure selbst enthalten.

Intoxikation: Kratzender Geschmack, Würgen, Erbrechen, Herzklopfen, Angstgefühl (= Initialstadium); Atmung mühsam, Schwindel, Pupillen weit, Verwirrung, Hinstürzen (= dyspnoisches Stadium); Opistotonus, Trismus, epileptoide Krämpfe, Schaum vor dem Mund (= konvulsivisches Stadium); komplette Lähmung, Atemstillstand (= asphyktisches Stadium). Häufig verläuft die Vergiftung rapid: Hinstürzen oft mit Schrei, Krämpfe, Tod bei Aufnahme sehr großer Mengen. Das Blut ist, wenigstens am Anfang, hellrot, es nehmen die Gewebe den Sauerstoff aus dem Blute nicht auf; daher innere Erstickung.

Therapie der Intoxikation: Magenspülung mit Natrium thiosulfuricum (0,5%) oder auch mit Kaliumpermanganatlösung (0,1%) oder mit verdünnter Wasserstoffsuperoxydlösung. Nachher innerlich Natriumthiosulfat 5% eßlöffelweise, oder Wasserstoffsuperoxydlösung (von der 3%igen 1 Eßlöffel auf eine Tasse Wasser, davon 1 Eßlöffel). Natriumthiosulfat wirkt auch nach der Resorption, deshalb auch intravenös 5%ig zu versuchen, etwa 10 ccm. Sonst symptomatisch.

Amygdalae dulces (decorticatae). Süße Mandeln. Zur Herstellung der Emulsio Amygdal. dulc. Rp. Emulsion. Amygdalar. dulc. 18,0 : 180,0; Sirup. simpl. ad 200,0. M. f. Emuls. DS. 2stündl. 1 Eßlöffel. FMB. = Emulsio Amygdalae. — Oder Rp. Amygdal. dulc. decort. 20,0; Amygdal. amar. decort. 0,7; Sacch. 20,0; Traganth. pulv. 0,3; Aq. Aurant. Flor. 6,7; Aq. dest. 80,0. M. f. emuls. DS. 2stündl. 1 Eßlöffel (Pharm. gall.).

Amagdalarum amarum Aqua! Bittermandelwasser, enthält 0,1% Blausäure. 10—20 Tropfen innerlich, ad 2,0 pro dosi! ad 6,0! pro die. 1 g = 39 Tropfen; s. o. Amygdalae amarae.

Amygdalarum Oleum (dulce), Mandelöl. Fettes Öl enthält keine Blausäure. Zur Bereitung von Emulsionen.

Amygdalarum amarum Oleum aethereum. Also Ol. Amygd. amar. aeth. Giftig! Enthält Blausäure.

! Amylenum hydratum!

Amylenhydrat. Tertiärer Amylalkohol. Farblose, reizende Flüssigkeit, die sich in Wasser nur wenig (zu 11%) löst; mit Alkohol in jedem Verhältnis mischbar. Riecht kampfer- oder pfefferminzartig. Gutes Schlafmittel, keine Schädigung von Herz und Atmung, nur der Geschmack stört; am besten in Bier oder Rotwein zu nehmen, sonst in Kapseln. Zu 2,0—3,0 bis 4,0; ad 4,0! pro dosi; 8,0! pro die (1 g = 63 Tropfen).

Rp. Amylen. hydrat. 6,0
Aqu. dest. 50,0
Sirup. Cort. Aurant. 30,0
MDS. abends die Hälfte.

Rp. Amylen. hydrat. 3,0
Mucilagin. Gummi
Aqu. dest. āā 25,0
MDS. Zum Klistier.

Rp. Amylen. hydrat. 12,0
Tinct. Aurant. 100,0
MDS. abends 2 Eßlöffel in Tee (!)

Kindern: Unter 1 Jahr 0,05; mit 1—5 Jahren 0,2; mit 5—10 Jahren 0,3; mit 10—15 Jahren 0,5. — Z. B. Rp. Amylen. hydrat. 0,5; Succ. Liquirit. 5,0; Aq. dest. ad 30,0. MDS. Abends die Hälfte (5jähriges Kind).

Amylium nitrosum.

Amylnitrit. Gelbliche, brennbare Flüssigkeit, mit Wasser nicht mischbar, nach Fruchtbonbons riechend, etwas kratzig. Wird als leicht flüchtiger Körper bei der Einatmung schnell aufgenommen und entfaltet dann die Wirkung der Nitrite: Lähmung des Gefäßzentrums, daher Erweiterung der Gefäße, am Gesicht beginnend, Absinken des Blutdruckes mit seinen Folgen, der Abnahme des Vagustonus und kleinen schnellen Pulsen und Herzklopfen; etwas länger eingeatmet, Ohnmacht. Angewandt wird Amylnitrit bei vorhandenem oder vermutetem Gefäßkrampf, also bei Hemikranie, Asthma, Kokainvergiftung, Bleikolik, Angina pectoris, und zwar zu 1—2—4 Tropfen auf Löschpapier oder aufs Taschentuch getropft. Es kann leicht zu Ohnmacht kommen, daher den Patienten festhalten oder vorher hinlegen. Rp. Amylii nitrosi 2,5. DS. 4 Tropfen auf dem Taschentuch beim Anfall einzuatmen (1 g = 67 Tropfen).

Cave: Antipyrin, Alkaloide, Jodide, Bromide. Enthält salpetrige Säure, wird nur rein oder mit Spiritus gemischt verschrieben, da es sich in Wasser nicht löst. — Mit Spiritus gemischt entsteht Äthylnitrit und Amylalkohol; was weiter nichts schadet.

Amyloform. Formaldehydstärke, weißes unlösliches Pulver als Streupulver.
Amylum Oryzae. Reisstärke. Streupulver.

Amylum Tritici.

Weizenstärke. Streupulver oder als Kleister zu stopfenden Klistieren, 1 Teelöffel auf eine Tasse Wasser aufgekocht, innerlich von fadem Geschmack.

Anästhesin.

p-Amidobenzoesäure-Äthylester. Weißes, fast unlösliches Pulver ohne Geschmack und Geruch. Lokales Anästhetikum. Fast ungiftig.

1. Innerlich:

Rp. Anaesthesini 0,3—0,5
f. pulv. D. tal d. No. 10.
S. 3mal tgl. 1 Pulver (Magengeschwür).

Rp. Anaesthesini 0,2
Bismut. subnitric. 0,3
M. f. pulv. D. tal. d. No. 10.
S. 3mal tgl. 1 Pulver (Ulc. ventr.).

Rp. Anaesthesini 3,0
Bismut. subnitric. 2,0
Mucil. gummi 10,0
Sirup. simpl. 20,0
Aq. dest. ad 150,0
MDS. Umgeschüttelt 3mal tgl. 1 Eßlöffel (Magengeschwür).

Rp. Anaesthesini
Bismut. subnitric. āā 3,0
Magnes. ustae 40,0
M. f. pulv. D. S. 3mal tgl. 1 Teelöffel (Ulcus ventriculi).

2. Äußerlich:

Rp. Anasthesini 20,0
Talc.
Zinc. oxydat. ää 15,0
MDS. Wundstreupulver.

Rp. Anaesthesini 2,5—5,0
Adipis Lanae
Vaselin. ää ad 50,0
M. f. ungt. DS. Wundsalbe

3. Inhalation:

Rp. Anaesthesini 5,0
Mucil. Gummi 10,0
Aq. dest. ad 50,0
MDS. Umgeschüttelt zur Inhalation. (Schmerzende tuberkulöse Kehlkopfgeschwüre.)

4. Stuhlzäpfchen:

Rp. Anaesthesini 0,2
Ol. Cacao 1,5
M. f. supposit. D. tal. dos. No. 10. S. In den After einzuführen (Fissuren).

Rp. Anaesthesini 0,2
Zinc. oxydat. 0,2
Balsam. peruv. 0,1
Ol. Cacao 2,0
M. f. suppos. D. tal. d. No. 10. S. früh und abends 1 Zäpfchen einführen (Fissuren, Hämorrhoiden).

Packung: A. — Bonbons; A. — Suppos.

Aneson, Anesin. 1%ige wäßrige Lösung von Azetonchloroform. Lokales Anästhetikum.

Angelicae Radix. Engelwurzel von Archangelica sativa. s. folg.

Angelicae Spiritus compositus. (Rad. Angel. 16,0; Rad. Valerian. 4,0; Fruct. Junip. 4,0; Spirit. 75,0; Aq. 125,0; Camphor. 2,0). Zu Einreibungen.

Anisi Fructus. Von Anisum vulgare. Enthält Anethol, Expektorans und windtreibendes Mittel. Im Species laxantes und Species pectorales; s. a. d. folg.

Anisi Oleum. Anisöl; s. o. In Liq. Amonii anisatus. Hustenreizend.

Anisi stellati Oleum. Sternanis von Anisum stellatum; wie Anis (s. o.) und als Volksabortivum.

Anthrarobin. Derivat des Alizarins, gelblich weißes Pulver, unlöslich in Wasser, löslich (bis 20%) in Alkohol. Wie Chrysarobin verwandt, reizt weniger als dieses, z. B. bei Ekzem.

Rp. Anthrarobin. 2,0
Tumenolammon. 8,0
Aetheris sulfur. 20,0
Spiritus ad 60,0
MDS. Arningsche Pinselung.

Rp. Anthrarobin. 5,0
Ol. olivar. 40,0
Zinc. oxydat. 50,0
MDS. Zum Einreiben bei Ekzem.

Anthrasol. Hellgelbes, flüssiges Teerprodukt, mit absol. Alkohol, fetten Ölen, Paraff. liquid. mischbar; 90%iger Spiritus löst 10%. Statt Teer in Salben, Pasten, zu Pinselungen rein oder verdünnt.

Rp. Anthrasol. 2,0
Adipis suill. benzoat. ad 20,0
MDS. Teersalbe.

Rp. Anthrasol. 10,0
Spiritus saponat. 50,0
Spiritus ad 200,0
MDS. Zum Kopfwaschen.

Rp. Anthrasol.
Hydrarg. praecip. alb. āā 5,0
Adip. Lanae
Vaselin. flav. āā ad 50,0
M. f. ungt. DS. Psoriasissalbe.

Antidotum Arsenici. Liquor. Ferri sulfurici oxydati 100,0; Aquae destillatae 250,0; zweitens: Magnesiae ustae 15,0; Aquae destillatae ad 250,0; beide Mischungen vor dem Gebrauche zusammengießen, alle 10 Minuten 2 Eßlöffel anfangs. Dadurch wird bei Arsenvergiftung die arsenige Säure niederschlagen und es kann die Entleerung durch Magenspülung vorgenommen werden.

! Antifebrin s. Acetanilid!

Als Antipyretikum, Antineuralgikum, als Pulver zu 0,25—0,5. Max. Dos. 0,5! pro dosi; 1,5! pro die.

Antiformin. Gemisch von Alkalihypochlorid und Alkalihydrat zur Auflösung von Sputum und dessen Bakterien, nur die Tuberkelbazillen widerstehen; zum Nachweis der letzteren.

Antinosin. Nosophennatrium, blaues, wasserlösliches Pulver zu 2% als Wundspülflüssigkeit.

Antiphlogistine. Magnesiumsilikat, Glyzerin mit Borsäure, Salizylsäure, Jod und ätherischen Ölen. Die erwärmte Paste wird auf die Haut aufgestrichen und mit Watte bedeckt. Macht Hyperämie der Haut.

! Antipyrin!

Pyrazolonum phenyldimethylicum (s. d.). Weiße, in Wasser lösliche (bis 50%) Blättchen von bitterem Geschmack.

Wirkung: Beeinflußt die Zentren der Temperaturregulierung bei Fieber im Sinne einer Einstellung der Temperatur auf die Normaltemperatur (s. a. Na. salicylic. und Pyrazolon. phenyl-dimethylic.). Die fieberhafte Eigenwärme sinkt durch Wärmeabgabe, Schweißausbruch allmählich. Gleichzeitig lassen die Schmerzen, das Krankheitsgefühl etc. nach.

Nebenwirkung: Manchmal Erbrechen oder Erytheme, Exantheme, die jucken.

Indikation: Bei allen fieberhaften Zuständen als Antipyretikum, bei Neuralgien, Hemikranie, bei Chorea minor, bei Keuchhusten. Wirkt spezifisch bei akutem Gelenkrheumatismus.

! *Rezeptur:* Max. Dos. 2,0! pro dosi; 4,0! pro die.

Rp. Antipyrini 0,5—1,0
D. tal. dos. No. 10. S. 3mal tgl. 1 Pulver.

Rp. Antipyrini 10,0
Aqu. dest. 150,0
MDS. 3mal tgl. 1 Eßlöffel.

Rp. Antipyrini 0,5
Phenacetini 0,25
Coffeini 0,05
Acidi citrici 0,01
M. f. pulv. D. tal. dos. No. 6.
(Bei Migräne 1 Pulver.)

Rp. Antipyrini 0,5—1,0
Sirup. Cort. Aurant. 30,0
Aqu. dest. ad 100,0
MDS. 2stündl. 1 Kinderlöffel bei Keuchhusten (1 Kinderlöffel = 0,05—0,1 Antipyrin).

Kindern: Soviel Zentigramme als sie Monate, soviel Dezigramme als sie Jahre zählen. Nie über 0,5; 0,05 im 2. Halbjahr; mit 1 Jahr 0,1; mit 2 Jahren 0,2; mit 4 Jahren 0,25. — Also: 2,0 : 100,0; 3mal tägl. 1 Kinderlöffel (mit 2 Jahren).

Cave: Tannin, gerbsaure Pflanzenauszüge, Jod, Chinin, Sublimat (= Fällung). — Salpetrige Säure, also Spiritus aetheris nitrosi, Natrium nitrosum, Amylnitrit, Salpetersäure, Eisensalze, Ammoniak (= Verfärbung und Zersetzung). — Azetanilid, Natrium salicylicum, Salol, Chloralhydrat, Karbolsäure, Naphthol, Menthol (= zerfließliche Massen). — Hydrargyrum chloratum, d. h. Kalomel (= Löslichmachen des Quecksilbers, das dann gut resorbiert wird und giftig wirkt).

Antipyrinum amygdalicum, mandelsaures Antipyrin, Tussol s. d.

Antipyrinum salicylicum, Salipyrin, Pyrazolonum phenyldimethylicum salicylicum s. d.

Antisclerosin. Salzgemisch, die „Blutsalze“ in nicht ganz zutreffender Kombination enthaltend, gegen Arteriosklerose empfohlen, ohne wissenschaftliche Begründung.

Antispasmin. Narzeinnatrium-Natriumsalizylat mit 50% Narzein in Wasser leicht löslich, durch Kohlensäure leicht zersetzlich. Gegen Keuchhusten empfohlen. *Kindern:* Unter 1 Jahr 0,01; mit 1–5 Jahren 0,03; mit 5–10 Jahren 0,05; mit 10–15 Jahren 0,05. Also von einer 5%igen Lösung mit 1 Jahr 8 Tropfen (= 0,02); mit 5 Jahren 20 Tropfen (= 0,05).

Antistreptokokkenserum. Bei allen Streptokokkeninfektionen, also bei septischen Erkrankungen, bei Scharlach, Erysipel, Anginen und Mischinfektionen mit Streptokokken. Es wird subkutan zwischen die Schulterblätter injiziert, zu 25 ccm, 50 ccm und 100 ccm. Die Dose richtet sich nach der Schwere der Erkrankung und dem Alter des Patienten. Wenn der Prozeß resp. das Fieber nicht nachläßt, kann die Injektion an den beiden folgenden Tagen wiederholt werden (s. Abschnitt Siebert: Heilsera).

Antithyreoidinum Moebius. Das Serum von Hammeln, die der Schilddrüse beraubt sind. Hergestellt in der Erwägung, daß es sich bei Morbus Basedowi um eine zu starke Funktion der Schilddrüse handelt, die ihre Absonderungsstoffe in das Blut in zu reichlicher Menge abgibt, und daß bei fehlender Schilddrüse oder mangelhaft funktionierender andere Stoffe im Blute entstehen, die von der Schilddrüse gebunden werden, so daß in der Norm ein Gleichgewichtszustand, eine gewisse Absättigung von entgegengesetzt wirkenden Stoffen vorhanden ist, will Moebius bei Morbus Basedow', also bei zu viel Schilddrüsenstoffen die entgegengesetzt wirkenden und sie abbindenden Stoffe, wie sie bei fehlender Schilddrüse im Blute entstehen, dem Organismus zuführen. (Gegensatz von Morbus Basedowi und Myxödem.) Das Serum kommt mit Karbolsäure versetzt in Gläschen zu 10 ccm in den Handel. Es wird innerlich gegeben in Wasser, Wein oder Himbeersaft tropfenweise. Auch in Tabletten zu 20 Stück in einem Röhrchen; jede Tablette entspricht einem halben Kubikzentimeter = 10 Tropfen. Man gebraucht Antithyreoidin in Form einer Kur, steigend und fallend in der Dosierung, im ganzen 6—10 Flaschen, und beginnt mit 3mal täglich 10—15 Tropfen bis zu 80 bis 100 Tropfen, dann in derselben Weise wieder fallend. Oder als Tabletten: Immer zwei Tage, erst 3mal 1 Tablette, dann 3mal 2 Tabletten, dann 4mal 2 Tabletten, dann 5mal 2 Tabletten, dann 2 Tage Pause und wieder rückwärts. Die subjektiven Beschwerden schwinden meist, auch nimmt der Halsumfang häufig ab; die anderen objektiven Symptome bleiben häufig unbeeinflußt. Die Kur kann wiederholt werden.

Antituman. Eine Lösung von 2,5% chondroitinschwefelsaurem Natrium, gegen Karzinom empfohlen, und zwar in der Erwägung, daß besonders Knorpelgewebe dem Durchwuchern des Krebses einen Widerstand entgegensetzt und daß Chondroitinschwefelsäure ein spezifischer Bestandteil des Knorpels ist. Dosen: 0,1 subkutan. 1mal tägl., später 2mal tägl.; 4–6 Wochen lang. Ampulle zu 4,4 ccm.

Anusolzäpfchen. Anusol = Bismutum jodoresorcinicum. Jodresorzinsulfonsaures Wismut. Die Zäpfchen enthalten außerdem Zinkoxyd und Perubalsam. Bei Hämorrhoiden nach dem Stuhlgang einzuführen, schmerzstillend. Anusolzäpfchen Schachtel 10 Stück.

Anytin und

Anytole. Anytin = sulfosaures Ammoniaksalz, aus schwefelreichen Kohlenwasserstoffen gewonnen, leicht wasserlöslich, geruchlos, sonst wie Ichthyol, hält andere Stoffe in Lösung; diese Mischungen heißen Anytole: Kresol-Anytol, m-Kresolanytol, Benzol-Anytol, Guajakolanytol, Jodanytol.

Aolan. Milcheiweißlösung zur subkutanen Injektion. Zur unspezifischen Immunisierung bei Furunkulose, Sykosis und gonorrhoischen Komplikationen zu 0,2–0,3 intrakuta oder zu 10 ccm intragluteal empfohlen. Führt zu Leukozytose.

Aperitol. Isovaleryl-Azetyl-Phenolphthalein. Die Baldriansäure soll die Kolikschmerzen des Abführmittels Phenolphthalein vermindern. Als Tabletten oder „Aperitol-Frucht-Bonbons“ zu 0,2 Aperitol, mildes Abführmittel; Kindern ½—2 Bonbons, Erwachsenen 2—4 Bonbons, besonders bei chronischer Verstopfung. — Schachtel zu 16 Bonbons. A-Tabl. Röhre zu 12 Stück.

Apiolum cristallisatum. Petersilienkampfer, in Alkohol löslich. Zu 0,25 in Kapseln mehrmals tägl. bei Dysmennorrhoe, in Frankreich auch statt Chinin bei Malaria angewandt. — Apiolum album. Apiolum viride.

Apocynum cannabinum. Radix Apocyn. 1,0—2,0 mehrmals tägl. oder 15 auf 1/4 Liter Wasser als Dekokt, weinglasweise; Extractum Apocyn. zu 0,5—1,0 als Diuretikum. Wirkt digitalisartig.

Apolysin, Monophenetidinzitronensäure. Gelbes Pulver, zu 2% wasserlöslich. 0,5—1,0 als Pulver als Antipyretikum und Antineuralgikum wie Phenazetin.

! Apomorphinum hydrochloricum!

Weißes Pulver, das sich besonders gelöst leicht zersetzt und grün färbt. Durch Erhitzen von Morphin mit Salzsäure gewonnen (bis 2% wasserlöslich).

Wirkung: Es besitzt die beruhigende Wirkung des Morphins nur angedeutet; dagegen wirkt es prompt brechenerregend, was Morphin nur selten tut. Das Erbrechen tritt durch direkte Beeinflussung des Brechzentrums ein, nicht indirekt, wie bei den anderen Brechmitteln, etwa durch Reizung des Magens, auf reflektorischem Wege (wie auch vom Uterus aus; ferner wird Brechen von der Psyche aus, Ekel, ausgelöst). Dies ist wichtig, weil die reflektorisch wirkenden Brechmittel bei narkotischen Zuständen, Bewußtlosigkeit oder Unvermögen zu schlucken, z. B. bei steckengebliebenen Fremdkörpern im Ösophagus, versagen. Apomorphin wirkt bei subkutaner Applikation nach 5—10 Minuten und ist aus diesen Gründen als Mittel der ersten Hilfeleistung wichtig. Das Erbrechen tritt ohne lange Nausea ein, hinterher kann es bei Kindern, alten oder geschwächten Leuten zu Kollaps und Muskelerschlaffung kommen. Innerlich wirkt es schon in kleiner Gabe expektorierend.

Nebenwirkungen: Bei geschwächten Leuten kann Kollaps eintreten; große Gaben wirken atmungslähmend (desgleichen unreine Präparate).

Indikation: Brechmittel bei Vergiftungen, die den Magen angreifen, bei steckengebliebenen Fremdkörpern, die das Schlucken verhindern, bei Bewußtlosigkeit, wo Erbrechen indiziert ist.

! *Rezeptur*: Max. Dos. 0,02! pro dosi; 0,06! pro die.

Rp. Apomorphin. hydrochlor. 0,1
Aq. dest. ad 10,0
MD. in vitro nigro amplo. S. 1% Apomorphin. Zur subkutanen Injektion 1/2 bis 1 Spritze. (Erwachs. Brechmittel.)

Rp. Apomorphin. hydrochlor. 0,02
Aq. dest. ad 10,0
MD. in vitro nigro amplo. S. 0,2% Apomorphin. Zur subkutanen Injektion 1/2 bis 1 Spritze bei Kindern (über 2 Jahren).

Rp. Apomorphin. hydrochlor. 0,03
Morphin. hydrochlor. 0,03
Acid. hydrochloric. 0,5
Aqu. dest. ad 150,0
MD. in vitro nigro. S. 2-stündl. 1 Eßlöffel (Expektorans).

Rp. Apomorphin. hydrochlor. 0,05
Radic. et Succi Liquir. āā 3,0
M. f. pil. No. 50. S. 2stündl. 2—3 Pillen (Expektorans).

Rp. Apomorphin. hydrochlor. 0,01
Sirup. Althaeae
Aq. dest. āā 10,0
MDS. 2stündl. 10 Tropfen als Expektorans für Kinder (= 0,00025).

Rp. Apomorphin. hydrochlor. 0,05
Codein. phosphoric. 0,03
Acid. hydrochlor. 0,5
Aq. Menth. pip. 30,0
Aq. dest. ad 150,0
MD. in vitro nigro. S. 3mal tgl. 1 Eßlöffel (Expektorans).

Kindern: Mit 2 Jahren 0,001—0,0015; mit 2—10 Jahren 0,002—0,004 in $^1/_2$ ccm Wasser subkutan als Brechmittel (Rezept s. o.). — Als Expektorans: Von der Lösung: 0,01 (im 2. Halbjahr) — 0,02 (mit 1 Jahr) — 0,025 (mit 2 Jahren) : 100,0 2stündl. 1 Teelöffel; von der Lösung 0,04 (mit 3 Jahren) — 0,05 (mit 4—6 Jahren) : 200,0 2stündl. 1 Kinderlöffel. Zusatz dazu Acid. hydrochlor. 0,3 und Sirup. Althaeae 20,0; z. B.

Rp.	Apomorphin. hydrochlor.	0,025
	Acid. hydrochlor.	0,3
	Sirup. Althaeae	20,0
	Aq. dest. ad	100,0

MDS. 2stündl. 1 Teelöffel (Expektorans für ein Kind von 2 Jahren).

Cave: Alkalien (= Grünfärbung, Ausfallen). — Eisensalze, Jod, Kaliumpermanganat (= Oxydation). — Gerbsäure (= Fällung).

Packung: Subkutan = Compretten MBK Apomorphinum hydrochloricum 0,005 und 0,01 (Röhrchen mit 20 Stück). — Amphiolen MBK zu 0,005 oder 0,01 oder 0,02 (Schachtel mit 5 oder 10 Stück).

Aponal. Karbaminsäureester des Amylenhydrates. Weißes Pulver von pfefferminzähnlichem Geschmack. Mildes Schlafmittel, wirkt wie Amylenhydrat zu 1,0—2,0 als Pulver.

Kindern: Mit 1—5 Jahren 0,2; mit 5—10 Jahren 0,3.

Wirkung: Röhrchen mit 10 Tabl. zu 1,0.

Aquae sind wäßrige Lösungen oder Destillate von aromatischen Pflanzen mit Wasser. Offizinell sind: Aqua Amygdalarum amarum, Calcariae, carbolisata, chlorata, Cinnamomi, cresolica, destillata, Foeniculi, Menthae piperitae, Plumbi, Rosae. S. die einzelnen.

! Aqua Amygdalarum amararum!

Bittermandelwasser (Mandeln 12, Wasser 20, Weingeist 3). Max. Dos. 2,0! pro dosi; 6,0! pro die. Enthält 0,1% Blausäure. Tropfenweise (1 g = 39 Tropfen). S. Amygdalae amarae.

Kindern: 1 : 100 im 1. Jahr; 2 : 100 (2. Jahr); 3 : 100 (3. Jahr), teelöffelweise.

Aqua Calcariae.

Aqua Calcis. Kalkwasser (1 : 104). Auflösung von Kalkoxyd in Wasser, gibt mit Öl Emulsionen. Klare, farblose Flüssigkeit, säuretilgend. Innerlich bei Diarrhoe 1 Eßlöffel auf 1 Tasse Milch oder 50 auf 1 Liter Milch; äußerlich mit Leinöl bei Verbrennungen, zum Inhalieren bei Diphtherie.

Rp. Aquae Calcariae
Olei Lini āā 100,0
MDS. Äußerlich bei Verbrennungen, auch bei Ekzem.

Rp. Aquae Calcariae
Aquae destill. āā 50,0
MDS. Zum Inhalieren bei Rachenkatarrh mit zäher Absonderung zum Lösen der Membranen bei Krupp, Diphtherie oder zu Gurgelungen dabei.

Rp.	Aq. Calcis	20,0
	Zinc. oxydat.	10,0
	Adip. Lanae ad	50,0

M. f. ungt. DS. Kühlsalbe.

Rp.	Resorcin.	1,0
	Zinc. oxydat.	7,5
	Glycerin.	
	Acid. boric. pulv. āā	3,5
	Ol. Amygdal. dulc.	50,0
	Aq. Calc. ad	100,0

MDS. Umgeschüttelt abends aufzutragen (Seborrhoe).

Aqua carbolisata.

2 $\%$ige Karbolsäurelösung in Wasser; zur Desinfektion s. Acid. carbolic.

Aqua chlorata. Chlorwasser. Aqua chlori. Klare gelbgrüne Flüssigkeit von stechendem Geruch, 4 Teile Chlorgas in 1000 Teilen Wasser. Als Reagens und wohl auch zur Desinfektion.

Aqua cosmetica Kummerfeldii. FMB. Rp. Camphorae tritae, Gummi arabici āā 6,0, Sulfuris praecipitati 20,0—28,0; Aquae Calcariae ad 200,0. MDS. Äußerlich. Beispiel für kosmetische Wässer s. Benzoes Tinctura.

Aqua cresolica.

5 $\%$iges Kresolwasser zur Desinfektion. S. Cresolum.

Aqua Laurocerasi. Kirschlorbeerwasser, hergestellt aus den Blättern von Prunus Laurocerasus. Enthält 0,1 $\%$ Blausäure. Anwendung und Dosierung wie Aqua Amygdalarum amararum.

Aqua Plumbi.

Bleiwasser (Liquor Plumbi subacetici 1,0; Aquae ad 50,0). Zu Umschlägen. S. Plumb.

Arachidis Oleum. Erdnußöl aus den Früchten von Arachis hypogaea, fettes Öl, in allen pharmazeutischen Präparaten statt des früher gebrauchten Olivenöls (billiger und nicht so leicht ranzig werdend).

Arbutin. Glykosid aus Folia Uvae ursi (bis 11 $\%$ wasserlöslich), soll den wirksamen Bestandteil der Blätter darstellen, gelbes Pulver, in Wasser löslich, zu 1,0 bei Blasenleiden.

Arecolinum hydrobromicum. Alkaloid aus dem Semen Arecae von Areca catechu (bis 50 $\%$ wasserlöslich), in der Tierheilkunde als Wurmmittel, beim Menschen als pupillenverengerndes Mittel gebraucht, und zwar ein Tropfen der 1 $\%$igen Lösung ins Auge getropft.

Argentamin. Lösung von Äthylendiaminsilberphosphat enthält 10 $\%$ Argentum nitricum. Farblose Flüssigkeit, die mit kochsalzhaltigen und eiweißhaltigen Flüssigkeiten keine Fällung gibt und daher eine größere Tiefenwirkung besitzt als Argentum nitricum. In der Augenheilkunde zu 1—5 $\%$ bei Katarrhen der Bindehaut, bei Gonorrhoe als Injektion 1 : 500; 1 : 100. (Die Dosen beziehen sich auf die 10 $\%$ige Lösung, die Verdünnung 1 : 200 enthält also Silbernitrat 1 : 2000.)

Argentol. Oxychinolinsulfosaures Silber. Gelbes, wenig lösliches Pulver als Wundstreupulver oder Salbe 1 : 50 oder 1 : 100.

Argentum citricum. Itrol. Zitronensaures Silber. Weißes Pulver; in Wasser 1 : 4000 löslich. Als antiseptisches Streupulver für Wunden, in Lösung 1 : 4000—1 : 8000 zu Ausspülungen, z. B. der Urethra, in Salben 1—2 $\%$.

Argentum colloidale.

Kollargol. Kolloidales Silber. Wasserlösliches Silberpräparat mit 25 $\%$ Schutzkolloiden, löslich auch in eiweißhaltigen Flüssigkeiten. Grüne Lamellen, die sich in Wasser mit rotbrauner bis graugrüner Farbe lösen. Bei septischen Erkrankungen intravenös zu 5 ccm einer 2 $\%$igen Lösung = 0,1 oder als Klistier zu 1,0; z. B. Rp. Argent. coll. 2,0; Aq. dest. ad 50,0. MDS. Zu 2 Klistieren. Nach 2—3 Tagen kann man nochmals injizieren, und zwar größere Dosen, 8—10 ccm der 2 $\%$igen Lösung. Macht nach kurzem Abfall der Leukozytenzahl einen starken Anstieg derselben; auch oft Fieber.

Kindern: Intravenös 2 $\%$ige Lösung, davon mit 2—4 Jahren 1—2 ccm mit 5—7 Jahren 3—4 ccm, mit 8—12 Jahren 4—5 ccm.

Häufig auch in Form des Unguentum Argenti colloidalis Credé zu Einreibungen bei septischen Erkrankungen, wirkt nach der Aufnahme in die Körperflüssigkeiten, daher an beliebiger Stelle entfernt vom lokalen Prozeß einzureiben. Nach Säuberung der Haut werden 3,0 der Salbe (bei Kindern 1,0) 10 Minuten lang eingerieben, zweimal täglich oder einmal täglich. Zusammensetzung der Salbe: Kolloidales Silber 15 $\%$, Aqu. 5 $\%$, Adeps benzoatus 73 $\%$, Cer. flav. 7 $\%$.

Argentum foliatum. Blattsilber zum Versilbern von Pillen.

Argentum lacticum. Actol. Milchsaures Silber (bis 6% löslich). Zu Spülungen 1 : 1000. Desinfiziens. (Vor Licht schützen.)

Packung: 10 Tabl. zu 0,2.

! Argentum nitricum!

Salpetersaures Silber. Weiße Kristalle oder in Form von Stäbchen gegossen. Höllenstein. Lapis infernalis. Durch Licht wird metallisches Silber abgeschieden, die schwarzen Flecke werden mit Jodkaliumlösung oder Zyankalium entfernt.

Wirkung: Wie alle Metallsalze bringt Silbernitrat Eiweiß zur Gerinnung und wirkt daher ätzend; der Ätzschorf ist fest, nicht zerfließlich, daher wenig Tiefenwirkung, daher Abschließen der geätzten Stelle. Außerdem wird durch kochsalzhaltige Flüssigkeiten Chlorsilber gefällt, weiße käsige Massen, die im Licht violett, dann schwarz werden. Silbernitrat besitzt stark adstringierende Eigenschaften, wirkt besonders den Gonokokken gegenüber bakterizid. Bei Gonorrhoe tötet es die Gonokokken, doch nur an der Oberfläche, da es in die tieferen Schichten nicht eindringt, dabei entfaltet es eine Reizwirkung. Man verwendet daher lieber die Silberpräparate, die durch Eiweiß und Kochsalz nicht verändert werden und so in die Tiefe dringen und nicht reizen. Bei Anwendung als Ätzmittel (Verätzen kleinerer Geschwürchen im Munde durch Zahnzacken) ist die geringe Tiefenwirkung erwünscht, ebenso wie die Festigkeit des Schorfes, der die Wunde wie ein Verband bedeckt, daher tritt Nachlassen der Schmerzen ein.

Intoxikation: Akut durch Verschlucken des Ätzstiftes Ätzung des Magens; chronisch angewandt kann Argyrie auftreten, eine graue Verfärbung der Haut und Schleimhäute.

Indikationen: Innerlich als Adstringens bei Ulcus ventriculi, Darmtuberkulose, Dysenterie, Typhus, Darmkatarrh; ferner bei Nervenkrankheiten wie Epilepsie, Tabes, multipler Sklerose, Bulbärparalyse. — Hauptsächlich äußerlich; als Ätzstift bei granulierenden Wunden zur schnelleren Überhäutung, bei Unterschenkelgeschwüren, bei Geschwüren aller zugänglichen Schleimhäute, nicht im Rachen (Abbrechen und Verschlucken des Stiftes); in konzentrierter Lösung 10%ig zur Ätzung statt des Stiftes, die Lösung dringt besser in die Winkel der Wunde, des Geschwürs, auch zur Pinselung (1—2mal) bei nässendem Ekzem (wirkt schnell trocknend); 1—5%ig zu Pinselungen bei Katarrhen der Schleimhäute; bei Conjunctivitis catarrhalis 0,1—0,2; 0,5—1%ig bei Conjunctivitis gonorrhoica, prophylaktisch dagegen 1—2%ig (von 0,5% an kann an zarten Schleimhäuten Ätzung eintreten); 0,1—0,5%ig bei Gonorrhoe; 1%ig als Salbe bei granulierenden Wunden bis zur Überhäutung. Zur Blasenspülung bei Cystitis 1 : 3000 bis 1 : 1000. (Gut wirksam.)

! *Rezeptur:* Max. Dos. 0,03! pro dosi; 0,1! pro die. (Keine Kombinationen s. Cave.)

Rp. Argent. nitrici 0,1
Aquae dest. 150,0
MD. in vitro nigro. S. 3mal tägl. 1 Eßlöffel. (Ulcus ventr.) Oder 2stündl. 1 Teelöffel (Brechdurchfall).

Rp. Argent. nitric. 0,3
Boli albae 3,0
M. f. pil. No. 30. S. 3mal tägl. 1 Pille (Ulcus ventr., Epilepsie, Tabes).

Rp. Argent. nitrici 0,2:150,0
DS. Morgens nüchtern 1 Eßlöffel in einer Tasse warmen Wassers. 3—8 Wochen lang bei Ulcus ventriculi.

Rp. Argent. nitric. 0,04
Aqu. dest. 120,0
MD. in vitro nigro. S. Die Hälfte zum Klistier (Dysenterie).

Rp. Argent. nitric. 0,5
Ungt. Zinc. 10,0
Bals. peruv. ad 15,0
M. f. ungt. DS. zum Verband (adstringierende Salbe).

Rp. Argent. nitric. 0,02
Aq. dest. ad 20,0
MDS. Augentropfen (Konjunktivitis).

Rp. Argent. nitric. 0,05—0,1
Aqu. dest. ad 20,0
MD. in vitro nigro. S. Augentropfen ($^1/_4$—$^1/_2$%, Blennorrhoea neonator.).

Rp. Argent. nitric. 0,3—1,0
Aqu. dest. ad 1000,0
MD. in vitro nigro. S. zu Blasenspülung (Blasenkatarrh).

Rp. Argent. nitric. 0,5
Balsam. peruvian. 5,0
Vaselin flav. ad 50,0
M. f. ungt. S. Schwarzsalbe (Geschwüren, Warzen, granulierenden Wunden).

Rp. Argent. nitric. 0,5—2,0
Aqu. dest. ad 100,0
MD. in vitro nigro. S. $^1/_2$ bis 2% Silbernitrat zu Händen des Arztes, mit Pinsel zum Tuschieren, darauf mit Kochsalzlösung den Überschuß unschädlich machen.

Rp. Lapis infernalis 1,0
DS. Ätzstift zu Händen des Arztes.

Rp. Sol. Arg. nitric. 1,0—2,0 : 20,0
DS. 5—10% Höllenstein zum Betupfen bei chron. Mittelohreiterung von der 3.—4. Woche an.

Rp. Argent. nitric. 0,1—0,5
Aqu. dest. ad 50,0
MD. in vitro nigro. S. zur Injektion (Gonorrhoe).

Therapie der Intoxikation: Kochsalz, Eiweißlösung (Weißei mit Wasser verrührt), Milch, Magenspülung. Bei Argyrie machtlos.

Cave: Chloride, Bromide, Jodide, Zyanide, Azetate, Alkalien, Tannin (= Fällung). — Alkaloide, Glykoside, Kohlehydrate, Zucker, Phenole, Eiweiß, Leim, andere organische Stoffe (= Fällung, Zersetzung, Explosion beim Zerreiben, z. B. zu Pillenmasse). — Daher immer für sich allein in Lösung und als Pille mit Bolus.

Argentum nitricum cum Kalio nitrico.

Lapis infernalis mitigatus. 1 Teil Argentum nitricum, 2 Teile Kalium nitricum. Milderes Ätzmittel als der reine Argentum-nitricum-Stift.

Argentum proteinicum.

Protargol. Silberproteinverbindung mit 8,3% Silber, welche weder durch Kochsalz noch Eiweiß noch Alkalien gefällt wird. Gelbliches Pulver, in Wasser bis zu 33% löslich. Die Lösungen sind kalt und frisch zu bereiten. Ersatzmittel des Protargols zur Gonorrhoebehandlung; es dringt in die Tiefe der Schleimhaut und reizt wenig, kann mit Kochsalz kombiniert werden in physiologischer Kochsalzlösung. Gutes gonokokkentötendes Mittel, wirkt wenig adstringierend, daher zur ersten Behandlung der Gonorrhoe geeignet, bei welcher die Gonokokken getötet, der Schleimhautkatarrh, der sie mit hinausschaffen hilft, aber nicht bekämpft werden soll. (Nach Verschwinden der Gonokokken adstringierende Mittel gegen den zurückbleibenden Katarrh.) Die Injektionen anfangs dreimal täglich, davon eine $^1/_2$ Stunde zurückbehalten, später nur einmal diese protrahierte (3—4 Wochen). Auch zur Behandlung der Konjunktivitis und gegen Schnupfen. Zur Vaginalspülung $^1/_4$—$^1/_2$%; zur Mundspülung 1% bei Soor.

Rp. Argent. proteinic. 0,5—1,0
Glycerin. 0,5—1,0
Natr. chlorat. 1,2
Aqu. dest. ad 200,0
MD. in vitro nigro. S. zur Injektion in die Harnröhre (anfangs die schwachen Lösungen).

Rp. Argent. proteinic. 5,0—10,0
Aqu. dest. ad 100,0
MD. in vitro nigro. S. zum Tuschieren zu Händen des Arztes, mit Pinsel (Konjunktivitis).

Rp. Argent. proteinic. 1,0
Glycerin. 5,0
Aqu. dest. ad 30,0
MDS. 3mal tägl. 6 Tropfen in die Nase (Schnupfen).

Rp. Argent. proteinic.
Argent. colloidal. āā 1,0
Aqu. dest. ad 10,0
MDS. 3mal tägl. 6 Tropfen in die Nase (Schnupfen).

(Als Schutztropfen gegen Tripperinfektion 20%ig.)

Cave: Kokain, Zinc. sulfuric. (= Fällung).

Argilla.

Weißer Ton. Bolus alba, s. d. Als Streupulver und Pillenkonstituens.

Argochrom. Methylenblausilber. Mit 20% Silber gegen Sepsis und auch gegen Malaria intravenös zu 10 ccm der 1%igen Lösung (= 0,1) jeden zweiten Tag oder tägl.; bis 20 ccm = 0,2). Auch subkutan zu 5—10 ccm 1%ig. Soll die Venenwand schädigen können.

Packung: Ampullen zu 10 ccm 1%ig.

Argonin. Kaseinsilber. Enthält 4,3% Silber (bis 4% löslich). In 2%iger Lösung 4mal tägl. zu injizieren und 10 Minuten zurückhalten (Gonorrhoe); ätzt nicht.

Argyrol. Silbervitellin. Braunes lösliches Pulver; zu Injektionen bei Gonorrhoe 2,5—5%, bei Blennorrhoe 15%, nicht reizend.

Arhénal. Methylarsinsaures Natrium. In Wasser lösliche Kristalle. Zu 0,025 bis 0,05 täglich innerlich oder subkutan bei Hautkrankheiten, Malaria; eine Woche lang, dann eine Woche aussetzen; dann wieder ebenso. S. Na. monomethylarsinic.

Arhovin. Aromatisch riechende Flüssigkeit, die etwas brennend schmeckt und Diphenylamin, Thymol und Benzoesäure enthält. In Gelatinekapseln zu 0,25 mehrmals tägl. als inneres Mittel gegen Gonorrhoe, Cystitis empfohlen.

Packung: 15 × 0,25.

Aristochin.

Dichininkohlensäureester. In Wasser unlösliches und geschmackfreies Pulver, mit 96,1% Chiningehalt. Ersatz für das bittere Chinin, besonders bei Keuchhusten oder fieberhaften Zuständen (Typhus) zu 0,2 als Pulver 2stündlich; bis 1,0 mehrmals täglich.

Kindern: Unter 1 Jahr 0,05; mit 1—5 Jahren 0,1—0,3; 5—10 Jahren 0,3—0,5 (3mal täglich).

Packung: Röhrchen mit 20 Tabl. zu 0,5.

Aristol. Dijoddithymolum. Rötlichbraunes unlösliches Pulver; in fetten Ölen löslich. Wundstreupulver mit 45% Jod. In Salben bei Ulcus molle, Geschwüren aller Art (10%), auch zum Einstäuben auf Schleimhäuten (Pharyngitis, Rhinitis, Ozäna).

Rp. Aristol. 2,0
Vaselin. ad 20,0
M. f. ungt. S. Wundsalbe.

Rp. Aristol. 5,0
Ol. oliv.
Adip. Lanae āā ad 100,0
MDS. Auf Brandwunden aufzutragen.

Cave: Metallsalze (z. B. Bismut. subnitric.)

Arnicae Flores. Blüten von Arnica montana. Und Tinctura Arnicae zu Umschlagen verdünnt, 1 Teelöffel der letzteren auf 1 Liter Wasser. Veraltet. Kann Ekzem machen.

! Arsacetin! Natrium acetylarsanilicum! p-Azetyl-aminophenyl-arsinsaures Natrium, mit 21% Arsen. Weißes Pulver, in kaltem Wasser zu 10%, in kochendem zu 20% löslich. Organisches Arsenpräparat zur Behandlung der Syphilis, der Schlafkrankheit, der Trypanosomiasis. Max. Dos. 0,2! pro dosi et die. Jede Woche an zwei aufeinander folgenden Tagen 0,2 g in 10%iger Lösung subkutan bis 20 Injektionen. Wie bei Atoxyl sind auch bei Arsacetin Sehstörungen vorgekommen, die trotz Aussetzens des Mittels zur Erblindung geführt haben (Sehnervenatrophie). Daher besser Neosalvarsan.

Arsamon. Lösung von monomethylarsinsaurem Natrium in Ampullen zu 1 ccm 5% (= 0,05 g Natrium monomethylarsinic. und = 0,0133 g As); zur subkutanen Arsenkur, jeden zweiten Tag 1 ccm, 20 Injektionen.
Packung: Schachtel zu 20 Ampullen zu 1 ccm.

Arsan. Arsen+Glidine, ein Pflanzeneiweißstoff. In Tabletten zu 0,001 Acid. arsenicos. 2mal tägl. 1 Tablette bis 3mal tägl. 2 Tabletten.
Packung: 30 Tabletten.

Arsenferratin. Ferratin (organisch gebundenes Eisen) mit organisch gebundenem Arsen, in Tabletten zu 0,25; jede Tablette = 0,015 Eisen und 0,00015 Arsen. 3mal täglich 1—2 Stück nach dem Essen.
Packung: Glas 50 Tabletten zu 0,25.

Arsenferratose. 5%ige Auflösung des vorigen; enthält also 0,3% Eisen und 0,003% Arsen. Gut verträgliches Arsen-Eisen-Präparat. 3mal täglich Eßlöffel; Kindern 3mal täglich 1 Kinderlöffel. — In Flaschen.

Arsentriferrin. Triferrin (organisches Eisenpräparat) mit organisch gebundenem Arsen = 16% Eisen und 0,1% Arsen. In Tabletten zu 0,3; jede Tablette enthält 0,05 Eisen und 0,0003 Arsen. 3mal täglich 1 Tablette.
Packung: 30 Tabl. zu 0,3.

Arsentriferrol. Lösung des vorigen. Gut verträgliches Arsen-Eisen-Präparat. 3mal täglich 1 Eßlöffel; Kindern 3mal täglich 1 Kinderlöffel.
Packung: Flasche 300 g.

Arsenohyrgol. Lösung von methylarsinsaurem Natrium (mit 0,81% As) und merkurisalizylsaurem Natrium (mit 0,49% Hg) zur subkutanen Injektion bei Tabes und Paralyse. Jeden zweiten Tag eine Injektion von 2 ccm, im ganzen 15 Injektionen.
Packung: 10 Ampullen zu 2 ccm.

Artamin. Phenylcinchoninsäure. Wie Atophan. — 20 Tabl. zu 0,5.

Arterenol. Salzsaures Aminoäthanolbrenzkatechin. Wirkt wie Suprarenin, doch halb so schwach.

Arthigon. Gonokokkenvakzine zur subkutanen Injektion bei gonorrhöischen Komplikationen (Epididymitis und Arthritis). Flaschen zu 6 ccm.

Asa foetida. Stinkasant, Teufelsdreck. Harz von Ferulaarten. Als Antihysterikum zu 0,2—0,5 in Pillen; z. B. Rp. Asae foetidae 3,0; Spiritus dil. q. s. ut. f. pil. No. 30. DS. 3mal tägl. 3 Pillen.

Asae foetidae Tinctura. Asa foetida 1; Spiritus 5. Antihysterikum zu 15—20 Tropfen, mehrmals tägl. oder Tinktur. Asae foetidae, Tinctur. Valerian, āā 5,0; MDS. 20 Tropfen 3mal tägl.

Asaprol. Naphtholsulfosaures Kalzium, weißes leicht lösliches Pulver. Innerlich zu 0,5—1,0 als Antipyretikum und Antineuralgikum; äußerlich 5%ig zum Gurgeln als Antiseptikum.

Aseptol. Acidum sozolicum. o-Phenylsulfosäure, dicke rötliche Flüssigkeit (bis 33% löslich), riecht karbolartig. 10%ige Lösung als Desinfiziens.

Aspirin.

Acidum acetylo-salicylicum. 0,5—1,0 in Tabletten zu 0,5 als Antipyretikum, Antineuralgikum, Ersatz der Salizylsäure ohne Magenbelästigung s. Acid. acetylo-salicylicum.

Packung: Röhrchen mit 10 und mit 20 Tabl. zu 0,5 und Röhrchen zu 10 Tabl. zu 1,0.

Aspirin löslich, Kalziumsalz der Acetylsalizylsäure mit 10% Kalk wie Aspirin.

Aspirophen. Azetylsalizylsaures Amido-Phenazetin (in heißem Wasser leicht löslich), Antipyretikum und Antineuralgikum zu 1,0 mehrmals täglich.

Asterol. p-Phenolsulfosaures Quecksilber-Ammoniumzitrat, rötliches Pulver, in heißem Wasser löslich, Antiseptikum, Ersatz für Sublimat; mit 14% Hg. das 4mal schwächer wirkt; 0,2—0,4%ige Lösung, fällt Eiweiß nicht. Schachtel mit 12 Tabletten zu 2,0.

Astonin. Amphiolen MBK, zu 1 ccm mit Natrium glycerinophosphoric. 0,1; Natrium monomethylarsenicic. 0,05; Strychnin. nitric. 0,0005. Zur subkutanen Arsenkur jeden zweiten Tag 1 Ampulle subkutan; 20 Ampullen im ganzen.

Packung: Schachtel mit 20 Amphiolen.

Astrolin. Methyläthylglykolsaures Antipyrin, farbloses lösliches Pulver, schmeckt schwach bitter. Antipyretikum und Antineuralgikum wie Antipyrin zu 0,5 als Pulver.

Packung: 8 Tabl. zu 0,5.

Asurol.

Doppelsalz des Quecksilbersalizylats und des amidooxyisobuttersauren Natriums. Löslicher Ersatz des unlöslichen Quecksilbersalizylates. Enthält 40% Quecksilber. Zur intramuskulären Injektion bei Syphilis; die Substanz wird rasch resorbiert, aber im Körper langsam zerlegt, so daß sie in der Wirkung zwischen unlöslichen und löslichen Substanzen steht. Die Wirkung ist energisch, schon nach 24 Stunden kann Zahnfleischschwellung auftreten, die Gefahr für die Nieren soll gering sein. Neißer kombiniert Asurol mit grauem Öl, d. h. er unterstützt die langsame Wirkung des grauen Öles anfangs durch Asurol. Schmerzen gering, 2—3 Stunden. Neißer gibt in 6 Wochen 15 Injektionen zu je 2 ccm 5%igen Asurols. 1 ccm 5%iger. Lösung = 0,05 Asurol = 0,02 Hg.

Cave: Kochsalzzusatz (Sublimatbildung). Wirkung s. Hydrargyrum.

Packung: 10 Ampullen zu 2,2 ccm.

Atophan.

Phenylchinolinkarbonsäure. Unlösliches Pulver von bitterem Geschmack, in Alkalien löslich. Vermehrt ohne Diurese die Harnsäureausscheidung, wirkt schmerzstillend und antipyretisch; ferner entzündungshemmend wie Kalk. Bei Gicht, Rheumatismus manchmal besser wie Salizylsäure, macht nicht so starke Schweiße wie letztere. (Bei Magenbelästigung dafür Acitrin oder Novatophan). Als Pulver 0,5—1,0 1—4mal täglich.

Kindern: Mit 5—10 Jahren am Tage 1 g.

Packung: 20 Tabl. zu 0,5.

Atophan-Natrium. Lösliches Atophan s. d.

! Atoxyl!

Natrium arsanilicum! Mononatriumsalz der p-Aminophenylarsinsäure, weißes in Wasser lösliches Pulver mit 37,7% Arsen. Zu 20% nur in der Wärme löslich; die Lösungen werden durch Licht (also dunkles Glas) und Alkali zersetzt. Subkutan und intravenös anzuwenden. Das Mittel ist keineswegs ungiftig und hat häufig zu Erblindung Anlaß gegeben. Max. Dos. 0,2! pro dosi et die. Bei Schlafkrankheit, Syphilis, Malaria, auch schweren Hautkrankheiten. Man gibt von der erwärmten 20%igen Lösung

2 Teilstriche subkutan (nicht schmerzhaft) oder intramuskulär (= 0,04) und steigt allmählich; Injektionen über den anderen Tag. Bei Schlafkrankheit, Malaria auch in einmaliger größerer Dosis. Heute besser Neosalvarsan.

Atrabilin. Aus der Nebenniere gewonnenes Präparat wie Suprarenin, s. d.

! Atropinum sulfuricum!

Alkaloid, leicht lösliche (bis 50%) Kristalle; enthalten in Atropa Belladonna, Hyoscyamus niger, Datura Stramonium, Scopolia japonica. In diesen Pflanzen sind außerdem noch ähnlich wirkende Körper enthalten wie Hyoszyamin, Skopolamin. Atropinähnlich wirken ferner Homatropin und Ephedrin.

Wirkung: Atropin lähmt die Endigungen des parasympathischen Nervensystems: also Lähmung des Sphinkter pupillae (weite, reaktionslose Pupille und Gefühl der Blendung), Lähmung der Akkommodation (Sehstörung für die Nähe), Lähmung der Speicheldrüsenabsonderung (Trockenheit im Halse, Schlingbeschwerden), Aufhören der Bronchialabsonderung, Nachlassen eines etwa vorhandenen Krampfes der Bronchialmuskulatur, Lähmung der Vagusendigungen im Herzen (schnelle Pulse, bis 150 in der Minute), Lähmung des Vagus im Darm (Erschlaffung des Darmes, z. B. bei spastischer Obstipation, Bleikolik) und Beförderung der Darmbewegungen von seiten des Auerbachschen Plexus (bei atonischer Obstipation), Lähmung der Sekretionen im Magen-Darmtraktus, Lähmung der Schweißdrüsentätigkeit. Milch- und Harnabsonderung werden nicht aufgehoben. Es wird schnell ausgeschieden, nur die Pulsbeschleunigung, die Trockenheit und die Augenstörungen können bis zu einer Woche bestehen bleiben. Außer dieser peripheren Lähmung der parasympathischen Endigungen macht Atropin eine Erregung gewisser Zentren, des Atemzentrums, der Großhirnrinde.

Intoxikation: Außerdem Schlingbeschwerden, Aphonie wegen Trockenheit, erythemartige Rötung der Haut, Spannung im Kopf, Schwindel, Delirien, Tobsucht („Tollkirsche"), Dysurie, manchmal Krämpfe, Meteorismus, Brechreiz; zuletzt Kleinerwerden des Pulses, Koma, bleiche Haut.

Indikationen: In der Augenheilkunde zur Erweiterung der Pupille (für diagnostische Zwecke zu lange wirkend, hier besser Homatropin), bei Iritis (zur Ruhigstellung der Iris, sowie zur Lösung von hinteren Synechien) — bei Asthma bronchiale (zur Lösung des Krampfes) — bei Bronchorrhoen (vor Äthernarkosen zur Verminderung der Absonderung von Bronchialsekret, jetzt durch Skopolamin verdrängt) — bei Ulcus ventriculi (zur Verminderung des Magensaftes) — bei Bleikolik, spastischer Obstipation und bei Darmverschluß (Vorsicht, Erfolg unsicher, chirurgische Indikationsstellung!) — Zur Lösung von Tenesmen (Anus, Gallenwege, gynäkologische Leiden, hier meist als Suppositorium von Extract. Opii und Belladonnae) — bei Nachtschweißen der Phthisiker — bei Morphinvergiftung zur Anregung der Atmung, Verminderung des Sekretes in den Bronchien — bei Fliegenpilzvergiftung (je nach den Symptomen). — Auch gegen Speichelfluß bei Nervenleiden (Paralysis agitans).

! *Rezeptur:* Max. Dos. 0,001! pro dosi; 0,003! pro die.

1. Lokal: Zur Einträufelung in den Konjunktivalsack 1%ig; Eintritt der Wirkung nach 10—15 Minuten, nach 3 Tagen nimmt sie ab, hält bis eine Woche vor. Bei Iritis ist die Wirkung schwächer, es wird nach Bedarf eingetropft; stärkste Wirkung bei Einbringen eines Kristalles in den Bindehautsack; dabei muß der Tränensack komprimiert werden oder das untere Lid herabgezogen werden, damit es nicht in den Tränensack, in die Nase und so

zur Resorption kommt und Vergiftung macht (Trockenheit im Halse, Erweiterung der anderen Pupille).

Rp. Atropin. sulfuric. 0,05—0,1
Acid. boric. 0,3
Aqu. dest. ad 10,0
MDS. Augentropfen, $^1/_2$ bis 1% Atropin, mit Tropfglas.

Rp. Atropin. sulfuric. 0,05—0,1
Cocain. hydrochloric. 0,2
Acid. boric. 0,3
Aqu. dest. ad 10,0
MDS. Augentropfen, mit Tropfglas.

Rp. Atropin. sulfuric. 0,02—0,05—0,1
Adipis Lanae c. aqu. ad 10,0
(oder Vaselin. alb. ad 10,0)
M. f. ungt. DS. Augensalbe, mit Glasstab.

Rp. Atropin. sulfuric. 0,05
Cocain. hydrochloric. 0,01—0,02
Acid. boric. 0,3
Vaselin. alb. ad 10,0
M. f. ungt. DS. Augensalbe, 2—3 mal tägl. einstreichen (bei Kratzwunden d. Hornhaut).

Packung: Augencompretten MBK Atropin. sulfuric. 0,0003 und 0,003 und Atropin. sulfuric. + Cocain. āā 0,0003 (Röhrchen mit 20 Stück.)

2. Lokal als Suppositorium bei Tenesmus (z. B. Rhagaden ad anum); hier auch Extractum Belladonnae.

Rp. Atropin. sulfuric. 0,0005—0,001!
Olei Cacao 2,0
M. f. supp. D. tal. dos. No. III.

3. Innerlich als Pillen bei Nachtschweißen, Bleikolik, Speichelfluß (oder auch Lösung).

Rp. Atropin. sulfuric. 0,015
Bol. alb. q. s. ut f. pil No. 30.
S. abends 1 Pille (Nachtschweiße). (2 Pillen = 0,001!)

Rp. Atropin. sulfuric. 0,025
Succ.
Pulver. Rad. Liqu. q. s. ut f. pil. No. 50. DS. 1—2! Pillen. (2 Pillen = 0,001!) (Bleikolik.)

Rp. Atropin. sulfuric. 0,015
Morphin. hydrochloric. 0,3
Succ. et Pulver. Liquirit. āā 1,5
M. f. pil. No. 30. DS. 1—2! Pillen (2 Pillen = 0,001!) (Singultus, Kolik).

Rp. Solution. Atropin. sulfuric. 0,01 : 10,0
DS. 3 mal tägl. 8—10 Tropfen (10 Tropfen = $^1/_2$ mg).

Packung: Compretten MBK Atropin. sulfuric. 0,0005.

4. Subkutan:

Rp. Atropin. sulfuric. 0,01
Aqu. dest. ad 10,0
MDS. Zu Händen des Arztes; 0,1% Atropin ($^1/_4$—$^1/_2$—1! Spritze bei Magengeschw., Ileus.)

Rp. Atropin. sulfuric. 0,005
Aqu. dest. ad 10,0
MDS. Zu Händen des Arztes; 0,05% Atropin ($^1/_2$—1—2! Spritzen. 2 Spritzen = 0,001!). (Bei Magengeschwür, Ileus).

Rp. Atropin. sulfuric. 0,005
Morphin. hydrochloric. 0,1
Aq. dest. ad 10,0
MDS. Zur subkutanen Injektion (1 ccm = 0,01 Morphin und 0,0005 Atropin) (z. B. Singultus).

Packung: Amphiolen MBK Atropin sulfuric. 1/2 und 1 mg (Schachtel mit 5 oder 10 Stück); Subkutancompretten MBK Atropin. sulfuric. 0,0005 und 0,001 (Röhrchen mit 20 Stück).

5. Als Spray bei Asthma bronchiale, die Lösungen werden mit dem Zerstäuber in die Nase gebracht und inhaliert; in vielen Geheimmitteln. Einhorn empfiehlt die Nitrite von Atropin und Kokain; also Atropin. nitros. (1/2%), Cocain. nitros. (1%), Glyzerin (33%) und Wasser (66%). Auch als Räucherung werden atropinähnliche Stoffe verwandt, z. B. Stammoniumzigaretten. Oder als Spray zu 1/4 ccm im Stäublischen Apparat zu inhalieren: mit Adrenalin zusammen; 18 Tropfen der Adrenalinlösung (1 : 1000) und 2 Tropfen einer Lösung, die 0,1 Atropin. sulf. und 0,25 Cocain. hydrochloric. auf 10,0 Aq. enthält. Ebenfalls in diesem Apparat. Es kommt jedesmal 1/4 ccm zur Anwendung.

Kindern: Ins Auge 0,002 : 10,0; tropfenweise. — Unter 1 Jahr 1/10 mg; größeren Kindern von der Lösung 0,01 : 10,0 3mal tägl. bis zu 5 Tropfen (= 1/4 mg), von 10 Jahren ab subutan 1/4—1/3 mg (einmal).

Nebenwirkungen: Außer Vergiftungserscheinungen kommt es bei längerer Anwendung als Augentropfen zu follikulärem Katarrh.

Kontraindikation: Anlage zu Glaukom; es kann ein Glaukomanfall durch Eintropfen von Atropin ausgelöst werden.

Therapie der Intoxikation: Morphin. Auch Pilokarpin. Bei innerer Einnahme Tannin, Magenspülung, Darmentleerung.

Cave: Alkalien, Karbonate, Borax, Metallsalze, Jod, Gerbsäure (= Fällung).

Atropin. methylobromatum. Mit 20% Brom. Mildwirkender Ersatz für Atropin, ohne Akkommodationsstörung bei Einträufelung ins Auge; z. B. Atropin, methylobromat. 0,025; Aq. dest. ad 10,0; Mydriatikum. Oder subkutan: Rp. Atropin. methylobromat. 0,01; Aq. dest. ad 10,0; subk. 1 ccm.

Packung: Compretten MBK Atropin. methylobromat. 0,001. (Glas mit 25 Stück.)

Attritin. Eine Lösung von Natrium salicyl. zur intravenösen (Vorsicht) und intramuskulären Behandlung des Rheumatismus. Natr. salicyl. 17,5; Coffein. 2,5; Aqu. dest. ad 100,0. In zugeschmolzenen Ampullen zu 2,5 ccm. Man injiziert jedesmal 2 ccm.

Aurantii Flores. Blüten von Citrus Aurantium. Aqua Florum Aurantii. Orangenblütenwasser, als Geschmackskorrigens. Oleum Florum Aurantii. Orangenblütenöl. In Mixtura oleo-balsamica. Sirupus Florum Aurantii. Geschmackskorrigens.

Aurantii Fructus Cortex. Pomeranzenschalen. Extractum Corticis Aurantii. Geschmackskorrigens. Oleum zu Ölzuckern 1 Teil ätherisches Öl zu 50 Zucker; Sirupus 20 auf 200 Mixtur.

Aurantii Elixir compositum. 20—50 Tropfen.

Aurantii immaturi Fructus. In Tinctura amara.

Aurantii Tinctura. Cort. aurant 1 Teil; Spirit. dil. 5 Teile. Tropfenweise, als Zusatz zu anderen Tinkturen.

Aurum-Kalium cyanatum. Ist intravenös gegen Tuberkulose gegeben worden; macht Kapillarerweiterung. Zu 5—10 mg.

Autan. Gemisch von Paraformaldheyd und Bariumsuperoxyd; entwickelt Formaldehyddämpfe zur Zimmerdesinfektion.

Autoform. Gemisch von Paraformaldehyd und Kalium permanganicum; entwickelt Formaldehyddämpfe zur Zimmerdesinfektion.

Axungia porci = Adeps suillus.

Azodermin. Acetylamidoazotoluol, rötlichgelbes Pulver, in Wasser unlöslich, zur Beförderung der Überhäutung granulierender Wunden, wenig reizend, wenig färbend, soll keine anilinähnlichen Vergiftungserscheinungen machen; daher täglich anzuwenden. 8%ig in Salben und Pulvern auf granulierende Wunden.

Azodolen. Diacetyl-amidoazotoluol (= Pellidol) + Jodolen (eine Jodeiweißverbindung mit 30% Jod) āā, die Überhäutung granulierender Wunden befördernd, zu 2% in Salben.

Bacilli. Wundstäbchen aus Kakaoöl mit Zusatz von Arzneimitteln, für Fisteln, Urethra.

Bacillosan. Kultur von Bacillum acidi lactici. Tabl. zur Einführung in die Scheide bei Fluor.

Balsamum Copaivae.

Kopaivabalsam von Copaifera officinalis. Gelbbraune ölige Flüssigkeit soll bei Gonorrhöe sekretionsbeschränkend und diuretisch wirken. Nicht selten Verdauungsstörungen und Urtikaria, auch Nierenschmerzen. In Tropfen, Pillen, Kapseln oder als Emulsion. Bei Gonorrhoe neben örtlicher Behandlung (1 g = 38 Tropfen.)

Rp. Balsami Copaivae 30,0
DS. 3mal tägl. 10 Tropfen.
(In Zitronensaft.)

Rp. Balsami Copaivae
Tincturae aromaticae āā 7,5
MDS. 3mal tägl. 15 Tropfen.
FMB. = Tinctura Copaivae.

Rp. Balsami Copaivae 5,0
Magnesiae ustae q. s. ut f. pil. No. 50. DS. 3mal tägl. 5 Pillen.

Rp. Balsami Copaivae 15,0
Gummi arabici 7,5
Sirupi Corticis Aurantii 20,0
Aquae dest. ad 150,0
M. f. emulsio, DS. 3mal tägl. 1 Eßlöffel.

Rp. Capsul. gelatinos. Balsam. Copaiv. (0,6) D. No. 30. S. tägl. 2—4 Kapseln. (Zweckmäßigste Form.)

Balsamum peruvianum.

Perubalsam. Von Myroxylon Pereirae. Dicke dunkelbraune Flüssigkeit von angenehmem Geruch, kratzendem Geschmack. Soll sekretionsbeschränkend wirken, besonders bei Bronchorrhoe. Äußerlich wird Perubalsam mit bestem Erfolg als Konstituens für Salben oder auch rein verwandt zum Verbinden verschmutzter Wunden, von Rhagaden am Übergange von Schleimhaut und Haut, von wunden Brustwarzen (vor dem Trinken abwaschen!); ferner als bestes Krätzemittel. Zur Injektion als Emulsion bei Tuberkulose von Landerer empfohlen (enthält Zimtsäure, die das wirksame Prinzip sein soll) (1 g = 32 Tropfen) (teuer).

Innerlich:

Rp. Balsami peruviani 5,0
Olei Terebinth. 5,0
Gummi arab. 8,0
Sirup. Cinnamom. 15,0
Aqu. dest. ad 150,0
M. f. emulsio. DS. 3mal tägl. 1 Eßlöffel (Bronchoblennorrhoe).

Rp. Balsam. peruv. 5,0
Gummi arab. 5,0
Aqu. Flor. Aurant. ad 150,0
MDS. Umgeschüttelt 3mal tägl. 1 Eßlöffel (Bronchoblennorrhoe).

Rp. Balsam peruvian.
Gummi arab. āā 5,0
Tinctur. amar. 5,0
Aq. dest. 180,0
M. f. emuls. DS. Umgeschüttelt 2—4mal tägl. 1 Eßlöffel (Phthise).

2. Inhalation:

Rp. Balsam. peruvian. 10,0
Spirit. vini 5,0
MDS. 5 Tropfen auf heißem Wass. einzuatmen (Bronchoblennorrhoe).

Rp. Balsam. peruvian. 10,0
Olei Terebinth. 5,0
Spirit. 5,0
MDS. 5 Tropfen auf heißem Wass. einzuatmen (Bronchoblennorrhoe).

3. Äußerlich:

Rp. Balsam. peruvian. 30,0
DS. Die Hälfte am ganzen Körper mit Ausnahme des Kopfes einzureiben; nach 12 Stunden ein Bad. Am zweiten Tag wiederholen. (Bestes Mittel geg. Skabies, tötet Milben und Eier.)

Rp. Balsam. peruvian.
Glycerin.
Ol. Amygdal. dulc. āā 5,0
MDS. Gegen aufgesprungene Lippen oder wunde Warzen.

Rp. Balsam. peruvian.
Spiritus āā 20,0
MDS. Die Hälfte am ganzen Körper mit Ausnahme des Kopfes einzureiben; nach 12 Stunden ein Bad; am zweiten Tag zu wiederholen (Skabies). (Reibt sich leichter ein als das erste Rezept.)

Rp. Balsam. peruvian. 2,0
Ol. Ricini 3,0—10,0
Spirit. ad 200,0
MDS. Haarspiritus zum Befeuchten der Haare.

Rp. Resorcin. 3,0
Ol. Ricini 2,0
Balsam. peruvian. 0,5
Spiritus ad 100,0
MDS. Haarspiritus gegen Schuppen.

Rp. Balsam. peruvian.
Vaselin.
Adipis Lanae
Zinc. oxydat.
Talc. āā 10,0
M. f. ungt. DS. Wundsalbe.

Rp. Balsam. peruvian. 10,0
Spiritus 40,0
MDS. Äußerlich. FMB. = Spiritus peruvians.

Rp. Balsam. peruviani
Spiritus āā 10,0
MDS. Zum Bestreichen wunder Warzen.

Rp. Balsam. peruv.
Glycerin. āā 20,0
MDS. Mit Pinsel aufzutragen (Pruritus).

Rp. Balsam. peruvian. 50,0
DS. Wundbalsam für verschmierte Wunden an Fingern etc. Zu Händen des Arztes. Oder gegen aufgesprungene Lippen.

Rp. Argent. nitric. 0,1
Balsam peruv. 1,0
Vaselin. flav.
Lanolin. āā 5,0
M. f. ungt. DS. Schwarzsalbe für granulierende Wunden (bewährt).

Rp. Acid. boric. 5,0
Solve in Glycerin. 5,0
Adde Vaselin. 20,0
Balsam. peruvian. 2,0
M. f. ungt. 2 mal tägl. einreiben (Exkoriationen Rhagarden).

Rp. Bismut. subgallic. 0,2
Balsam. peruvian. 0,1
Zinc. oxydat. 0,2
Ol. cacao 2,0
M. f. suppos. D. tal. dos. No. 10. S. Stuhlzäpfchen bei Rhagaden.

4. Intravenös oder intraparenchymatös nach Landerer bei Tuberkulose: Rp. Bals. peruv.; Mucil. Gummi āā 1,0; Ol. Amygd. dulc. 1,0; Natr. chlorat. 0,7; Aq. dest. 100,0. M. f. emuls. Davon $^1/_2$—1 ccm zu injizieren.

Intoxikation: Ekzem, Urtikaria; Nephritis mit Hämaturie, Reizung der Blase; Brustwarzen gut abwaschen, wenn noch gestillt wird, dem Säugling kann schon die kleine Menge, die er auf diese Weise erhält, gefährlich werden.

Balsamum tolutanum. Tolubalsam. Erhärtetes Harz von Myroxylon Balsamum. Braunrotes Harz, zu gelbem Pulver zerreiblich, aromatisch riechend. Angewandt wie Perubalsam, zu 0,2—1,0 in Pillen, Emulsion.

Barutin. Doppelsalz von Theobromin-Barium und Natrium salicylicum. Lösliches, süßliches Pulver. Als Diuretikum zu 0,2—0,5 empfohlen, da Barium auf Herz und Gefäße digitalisartig wirkt. Noch keine größeren Erfahrungen. Siehe Bar. chlor.

Barium chloratum. Chlorbarium. Weißes, in Wasser lösliches (bis 28%) Pulver. Barium veranlaßt wohl durch Einwirkung auf die Muskulatur eine Kontraktion der Gefäße und dadurch eine Steigerung des Blutdruckes. Die wirksame Dosis liegt der tödlichen recht nahe. Ist als Digitalisersatz empfohlen worden. Wird innerlich genommen, nur unvollständig resorbiert, daher unsichere Dosierung. Subkutan Vorsicht, etwa 0,01.

Barium sulfuratum. Bariumsulfid. Schwefelbarium. Besitzt die keratolytische Eigenschaft der Schwefelalkalien in gesteigertem Maße. Dient als Enthaarungsmittel. Zu lange einwirkend, führt es zu Hautentzündung. Rp. Barii sulfurat., Zinc. oxydat. āā 5,0. MDS. Mit Wasser zu einer dicken Paste anzurühren, aufzutragen und 3—10 (!) Minuten liegen lassen; dann mit Öl, darauf mit Wasser gut abwaschen und einfetten.

Barium sulfuricum purissimum. „Chemisch rein zum innerlichen Gebrauch". Zur Schattenbildung bei Röntgendurchleuchtung des Magens. 80—100 g in 350—400 g Brei (Gemüse, Mondamin, Kartoffelmehl, Reisschleim; z. B. 20 g Mondamin in $^1/_2$ Liter Milch).

Belladonna.

Atropa Belladonna. Tollkirsche. Enthält Atropin, Hyoszyamin (isomer dem Atropin, aber stärker wirkend). Ähnlich wirken Hyoscyamus niger, Bilsenkraut; Datura Strammonium, Stechapfel (und die am Mittelmeer heimische Alraun, Atropa Mandragora, die schon den Alten bekannt war).

Wirkung: Atropin (s. d.) und Hyoszyamin wirken in ähnlicher Weise lähmend auf alle Endigungen der parasympathischen Nerven; lähmen also den Okulomotorius (weite Pupillen), die Speichelnerven (Trockenheit, Schlingbeschwerden), den Herzvagus (schnelle Pulse), den Darmvagus (Beruhigung des Darmes), die Schweißdrüsennerven. Verwandt hauptsächlich gegen Asthma (hebt den Bronchialkrampf auf) gegen Tenesmus, gegen Schweiße.

Intoxikation und Therapie derselben: (s. Atropin). Kleiner schneller Puls, weite Pupillen, rote Haut, Halluzinationen (Radix Belladonnae ist mit Schwarzwurzeln verwechselt worden), Magenspülung, Darmentleerung, Morphin, auch Pilokarpin, Tannin.

! Belladonnae Extractum!

Tollkirschenextrakt, s. vorstehend. Dickes, braunes Extrakt, in Wasser löslich. Max. Dos. 0,05! pro dosi; 0,15! pro die.

Rp. Extract. Belladonnae 0,5
Aq. dest. ad 30,0
MDS. 3mal tägl. 15—20 Tropfen in Zuckerwasser (Erbrechen bei Magenkarzinom).

Rp. Extract. Belladonn. 0,02—0,04
Opii 0,03
Olei Cacao 2,0
M. f. supp. D. tal. dos. No. 5. S. Bei Tenesmus, Blasenkrampf.

Rp. Fol. Belladonn.
Extract. Belladonn. āā 0,3
Succ. et Pulv. Liq. q. s. ut f. pil. No. 30. DS. morgens nüchtern 1 Pille, nach 8 Tagen steigend bis zu 4 Pillen (Stuhlträgheit).

Rp. Extract. Belladonnae 0,5
Succ. et Pulv. Liq. q. s. ut f. pil. No. 30. DS. 3mal tägl. 1—2 Pillen (Stuhlträgheit).

Rp. Extract. Belladonn. 0,2
Extract. Opii 0,2
Succ. et Pulv. Liq. q. s. ut f. pil. No. 30. DS. 3mal tägl. 1 Pille (Kolik, Bleikolik).

Rp. Extract. Belladonn. 0,02
Bismut. subnitric. 0,2
Magnes. ust. 0,4
M. f. pulv. D. tal. Dos. No. 10. S. 3mal tägl. 1 Pulver (Ulcus ventriculi, Kardialgie).

Rp. Extract. Belladonnae 0,3
Aq. Amygdalar. amar. 10,0
Tinct. Valerian. aeth. ad 15,0
MDS. 3 mal tägl. 20 Tropfen (Kolik, Dysmenorrhoe).

Rp. Bismut. subnitr.
Rhizom. Rhei āā 5,0
Natr. bicarbon. 20,0
Extr. Belladonnae 0,3
M. f. pulv. DS. 3 mal tägl. 1 Messerspitze (Ulcus, Cardialgie).

Rp. Tinct. opii simplic. 10,0
Extract. Belladonnae 0,5
Aq. dest. ad 100,0
MDS. 3 mal tägl. 5 ccm zum Klistier (Tenesmus).

Rp. Extract. Belladonnae 0,3
Tinct. Valerian. aeth. ad 10,0
MDS. 3 mal tägl. 15—20 Tropfen (Dysmenorrhoe).

Kindern: Um 1 Jahr 3 mal tägl. 1 Teelöffel von 0,02 : 100,0; 1 Jahr alt = 0,04 : 100,0, 1 Teelöffel; 2—3 Jahre = 0,06 : 100,0, 1 Teelöffel; später = 0,05 : 100,0, kinderlöffelweise. Bei krampfhaftem Husten, Keuchhusten: Rp. Extract. Belladonnae 0,05; Sirup. Althaeae 30,0; Aq. dest. ad 100,0. MDS. 3 mal tägl. 1 Teelöffel (Kind von 2 Jahren); oder als Suppositorium: Rp. Extract. Belladonnae 0,005; Codein. phosphoric. 0,01; Ol. Cacao ad 1,0. M. f. suppos. D. tal. dos. No. 10. S. 2 mal tägl. einführen. (Kind von 5 Jahren.) — Also unter 1 Jahr = 0,001; 1 Jahr = 0,002; 2—3 Jahre = 0,003; später = 0,005.

! **Belladonnae Folia!** Tollkirschenblätter, mit 0,3% Hyoszyamin; s. vorstehend und Atropin. Max. Dos. 0,2! pro dosi; 0,6! pro die. — Mit Folia Stramonii und Kalisalpeter zusammen in Räucherpulvern gegen Asthma.

Belladonnae Tinctura. Tollkirschentinktur (Fol. Bellad. 5, Spiritus 6); s. vorstehend und Atropin. Bis zu 10 Tropfen (1 g = 50 Tropfen). Oder Rp. Tinct. Belladonnae 5,0; Aq. Amygdal. amar. 25,0; Cocain. hydrochlor., Morphin. hydrochlor. āā 0,1. MDS. 2 mal tägl. 15 Tropfen (Gastralgie.)

Kindern: Tinct. Bellad.: von 2 Jahren an 1 Tropfen; mit 10 Jahren 3 Tropfen.

Benzacetin. Azetamidosalizylsäure. In Wasser schwer lösliche Kristalle, als Antipyretikum und Antineuralgikum zu 0,5—1,0 als Pulver.

Benzaldehyd. Farblose Flüssigkeit, die nach bitteren Mandeln riecht; statt des Oleum aethereum Amygdalarum amararum, das mit Blausäure verunreinigter Benzaldehyd ist, zu verordnen, als Parfüm für Seifen etc.

Benzinum Petrolei. Benzin. Feuergefährliche Flüssigkeit, die bei 40—60° oder bei 50—75° siedet. Innerlich gegen Gärungen 0,2—0,5 als Tropfen oder in Kapseln (entbehrlich); äußerlich zum Entfernen von Fett auf der Haut, auch zu Einreibungen gegen Parasiten: Benzin. Petrol. 15; Adip. suill. ad 50. Kann Hautreizungen machen.

Intoxikation: Bei Einatmung: Rausch, dann narkotische Erscheinungen, auch Pneumonie. Beim Trinken: Gastroenteritis (blutig), narkotische Erscheinungen, Nephritis und Pneumonie. (1 g = 71 Tropfen.)

Benzoe.

Flores Benzoes. Resina Benzoes. Harz von Styrax Benzoin. Durch Sublimation des Harzes wird Benzoesäure gewonnen. Verordnet als Acidum benzoicum, s. d.

Benzoes Tinctura.

Benzoe 1 Teil, Spiritus 5 Teile. Harzige Tinktur, die sich mit Wasser trübt und auf der Haut ein harziges Häutchen nach dem Trocknen hinterläßt. Zusatz zu Zahnwässern, zu Haarspiritus, z. B. Rp. Tinct. Benz. 2,0; Ol. Ricini 3,0; Spirit. ad 100,0; zu kosmetischen Waschungen, z. B. Rp. Borac. 15,0; Tincturae Benzoes 20,0; Aquae Rosae ad 200,0. S. Ein Eßlöffel zum Waschwasser, auf der Haut eintrocknen lassen. — (1 g = 60 Tropfen.)

Benzolum. Benzol. Aus Steinkohlenteer gewonnene farblose Flüssigkeit. Innerlich gegen Darmparasiten und Trichinen bis zu 6,0 in Kapseln (siehe Caps. gelodurat.) oder als Emulsion, neuerdings bei Leukämie empfohlen, mehrere Wochen lang 3—4 g tägl., z. B. Rp. Benzol. 6,0; Gummi arab. 8,0; Sirup. Cortic. Aurant. 20,0; Aq. dest. ad 180,0. M. f. emuls. DS. Umgeschüttelt 1—2stündl. 1 Eßlöffel. Nicht ungefährlich! Häufig Magenstörungen Aufstoßen, Schwindel (Narkotisches Gift, s. u., lange wirksam). — Äußerlich: Benzol. 10,0; Adip. suill. 20,0. M. f. ungt. DS. Zum Einreiben bei Krätze. — Im Klistier als Emulsion 1 : 100 bei Oxyuren.

Intoxikation: Bei Einatmung Schwindel, ganz plötzlich Tod; beim Trinken: Gastroenteritis, Narkose, Hämorrhagien. — (1 g = 50 Tropfen.)

Benzonaphthol. Benzoesaures Naphthol. Weißes, unlösliches Pulver, das im Darm in Benzoesäure und Naphthol zerfällt und auf diese Weise antiseptisch wirken soll, zu 0,5 mehrmals täglich.

Kindern: Unter 1 Jahr 0,1; mit 1—5 Jahren 0,25; mit 5—10 Jahren 0,3; mit 10—15 Jahren 0,5.

Benzosalin. Benzoylsalizylsäuremethylester. Unlösliches Salizylderivat. Antipyretikum und Antirheumatikum, zu 0,5—1,0 3mal tägl. (Tabletten zu 0,5).

Packung: 20 Tabl. zu 0,5.

Benzosol. Benzoylguajakol. Wird im Darm in Benzoesäure und Guajakol gespalten, zur Guajakoltherapie der Tuberkulose. Rp. Benzosol., Eleosacch. Menthae pip. āā 0,3. M. f. pulv. D. tal. dos. No. 20. S. 3mal tägl. nach dem Essen 1 Pulver.

Berberinum. Alkaloid, schmeckt bitter, daher als Bittermittel verwandt, soll sekaleartig wirken, daher in dieser Richtung versucht. Zu 0,025—0,05. Berberin. carbonic., hydrochlor., sulfuric. (In Italien gegen Milzschwellung bei Malaria.)

Bergamottae Oleum. Bergamottöl von Citrus Bergamottae. Wohlriechender Zusatz zu Salben, Pomaden.

Betol. Naphthalol. Salizylsäure-Naphthylester. Unlösliches Pulver wie Salol bei Blasenkatarrh, besonders gonorrhoischem, bei Fäulniszuständen des Darmes verwandt. Als Pulver 0,25—0,5 mehrmals tägl.

Betula alba. Birke. Abkochungen von den Blättern resp. der Extrakt wirken diuretisch. Extractum Betulae aquosum spissum, 1 : 200. 3mal tägl. diese Menge. Folia Betulae albae, als Infus. Folior. Betulae 30 : 200, 3mal tägl. diese Menge.

Bierhefe gegen Furunkulose oder weibliche Gonorrhoe s. Faex Cerevisiae.

Biocitin. Gemisch von Eierlezithin, Lezithalbumin und Milcheiweiß. Nährpräparat bei Schwächezuständen, in der Rekonvaleszens, bei Anämie, Nervenleiden.

Bioferrin. Hämoglobinpräparat mit Glyzerin und Tinctura aromatica. Teelöffelweise bei Kindern, eßlöffelweise bei Erwachsenen. Bei Chlorose, Anämie, s. Ferrum. — Flasche zu 200 g.

Bioglobin. 5% Extrakt aus Hämoglobin mit Wein. Bei Chlorose, Anämie, s. Ferrum.

Bioson. Eiweißpräparat mit Lezithin und Eisen. Kräftigungsmittel.

Bismalum. Bismutum methylenodigallicum. Graugelbes Pulver mit 29% Wismut, wirkt adstringierend. Innerlich 0,1—0,3 in Haferschleim bei Durchfall; äußerlich als sekretionsbeschränkendes Wundstreupulver bei Verbrennungen, Dekubitus, auf Nähte. — Siehe Bismutum.

Bismon. Kolloidales Wismutoxyd. Gelbliche Masse, in Wasser löslich, innerlich als Darmadstringens zu 0,25—0,5 in 10%iger Lösung, also 5 ccm davon in Milch oder Haferschleim bei Kindern.

Cave: Ulzerationen, tiefere Läsionen der Schleimhaut, da es dann resorbiert wird und (tödliche) Nephritis hervorruft, natürlich auch nie äußerlich. S. Bismutum.

Bismutose.

Wismut-Eiweiß-Verbindung mit 22% Wismut. Unlösliches, geschmackloses Pulver. Innerlich messerspitzenweise bei Diarrhöe der Säuglinge, größeren Kindern 1/2 Teelöffel voll, bei Magen- und Darmerkrankungen mit Durchfall, Ulcus ventriculi, Typhus. Z. B. Rp. Bismutose, Mucil. gummi arab. āā 10,0; Aq. dest. ad 100,0. MDS. Kinderlöffelweise.

Kindern: Unter 1 Jahr tägl. 1,0; mit 1—5 Jahren tägl. 3,0; mit 5—10 Jahren tägl. 4,0; mit 10—15 Jahren tägl. 5,0. — S. Bismutum.

Bismutum.

Wismut. Außer den 3 vorstehenden Wismutverbindungen werden verschiedene Salze des Metalles gebraucht, und zwar sind die meisten basisch und unlöslich. Verdünnt man eine Lösung vom Wismutnitrat, so fällt das basische unlösliche Salz = Bismutum subnitricum aus.

Wirkung: Wie alle Metalle wirken auch die Verbindungen von Wismut adstringierend und würden in höherer Konzentration ätzend wirken, wenn sich soviel von den Wismutsalzen lösen würde Der Vorzug der Wismutwirkung ist also die adstringierende nie bis zur Ätzung sich erstreckende Wirkung. Die Unlöslichkeit der meisten Salze verhindert auch ihre Resorption und eine Giftwirkung.

Intoxikation: Gelangen aber einmal größere Mengen des Metalles zur Aufnahme, wie es bei den großen Gaben zur Röntgendurchleuchtung geschehen kann, so kann eine Wismutvergiftung einsetzen; ebenso kann von Wunden eine Resorption von Wismut in toxischer Dosis erfolgen, z. B. bei Anwendung der Wismutbrandbinden. Auch die Wirksamkeit der Salze bei kleineren Wunden setzt eine Umwandlung in eine lösliche Form voraus, freilich scheinen nur Spuren löslich zu werden, denn Wismut wirkt etwas antiseptisch. Die Vergiftung besteht in Krämpfen, in Nephritis, in Ulzerationen im Munde und Dickdarm. Dort tritt auch eine schwarze Verfärbung der Schleimhäute durch Schwefelwismut ein (Zahnfleischsaum). Bei Bismutum subnitricum kann es auch zur Umwandlung des Nitrates zu Nitrit kommen und eine Nitritvergiftung eintreten: Senkung des Blutdruckes und Umwandlung des Hämoglobins in Methämoglobin, Braunfärbung des Blutes, graubraunes Aussehen der Schleimhäute, Kollaps. Diese Nitritvergiftung kann durch Benutzung von Bismutum carbonicum vermieden werden, aber es gibt auch eine echte Vergiftung durch das Metall selbst.

Indikationen: Bei kleinen Wunden als adstringierendes Streupulver, auch auf Nähte, es wirkt dort sekretionsbeschränkend. Innerlich bei Magengeschwür und als Darmadstringens, besonders bei Geschwüren (Typhus, Tuberkulose, Dysenterie). Ferner als Adstringens bei Gonorrhoe nach Verschwinden der Gonokokken.

Kontraindikationen: Bei großen Wundflächen, Brandwunden. Vorsicht bei den großen Mengen zur Röntgendurchleuchtung (Ersatzmittel des Wismut: Bariumsulfat).

Therapie der Intoxikation: Hinausschaffen des Stoffes; bei Bismutum subnitricum Bekämpfung der Methämoglobinämie: Anregung der Diurese, innerlich Natrium bicarbonicum, Aderlaß und Kochsalzinfusion, oder nur Kochsalzinfusion.

Bismutum bitannicum. Bräunliches Pulver, unlöslich mit 20% Wismut, zu 0,3—0,6 bei Diarrhöe. — S. Bismutum.

Bismutum carbonicum.

Ersatz für Bismutum subnitricum für die Röntgenuntersuchung. Kann aber auch Wismutvergiftung machen, allerdings nicht die häufigere Nitritvergiftung.

S. Bismutum.

Bismutum β-naphtholicum. Orphol. Naphtholwismut. Braunes, unlösliches Pulver; bei Diarrhöe zu 0,2—0,5 als Pulver. — S. Bismutum.

Bismutum phosphoricum solubile. In Wasser leicht löslich. Innerlich als Darmadstringens zu 0,2—0,4 in Lösung. Nicht zu empfehlen. — S. Bismutum.

Bismutum subgallicum.

Dermatol. Basisch-gallussaures Wismut, 46,6% Bi. Gelbes, feines, geruchloses Pulver, das nicht klumpt, unlöslich. Innerlich bei Magengeschwür, Darmkatarrh, Darmgeschwüren zu 0,2—0,5 als Pulver. Hauptsächlich äußerlich rein als Streupulver auf Nähte, auf kleinere Wunden, zur Nachbehandlung nach Nasen- und Ohroperationen, in der gynäkologischen Praxis etc. Oder mit Amylum āā oder in Salben 10—20%.

Rp. Bismut. subgallic. 20,0
DS. Wundstreupulver.

Rp. Bismut. subgallic.
Zinc. oxydat. āā 2,0
Vaselin. flav. ad 20,0
M. f. ungt. DS. Ekzemsalbe.

Rp. Bismut. subgallic. 20,0
Amyl. 10,0
Tac. ad 100,0
MDS. Fußstreupulver.

Rp. Bismut. subgallic. 0,2
Bals. peruvian. 0,1
Zinc. oxydat. 0,2
Ol. cacao 2,0
M. f. suppos. D. tal. dos. No. 5. S. Stuhlzäpfchen (Rhagaden, Hämorrhoiden).

S. Bismutum.

Bismutum subgallicum oxyjodatum. Airol, s. dort.

Bismutum subnitricum.

Magisterium Bismuti. Basisch salpetersaures Wismut, 73,5% Bi. Weißes, fast unlösliches Pulver. S. Bismutum

1. Innerlich: Als Pulver bei Magen- und Darmgeschwüren, bei Typhus, bei tuberkulösen Darmgeschwüren etc., nicht zu lange!

Rp. Bismut. subnitric. 0,5
Morphin. hydrochlor. 0,01
M. f. pulv. D. tal. dos. No. 6. S. 2mal tägl. 1 Pulver. (Magengeschwür, Darmgeschwür.)

Rp. Bismut. subnitric. 2,5—5,0
Mucilagin. gummi arab. 10,0
Sirup. Althaeae 20,0
Aq. dest. ad 150,0
MDS. Umgeschüttelt 1 Eßlöffel 3mal tägl. (Magengeschwür).

Rp. Bismut. subnitric.
Rhizomat. Rhei āā 5,0
Natrii bicarbonic. 20,0
M. f. pulv. DS. 3mal tägl. 1 Messerspitze (Magengeschwür).

Rp. Bismut. subnitric. 0,2
Anaesthesini 0,1
Sacchar. alb. 0,2
M. f. pulv. D. tal. dos. No. 10. S. 3mal tägl. 1 Pulver (Magengeschwür).

2. Äußerlich: In Salben, Streupulvern (nicht rein):

Rp. Bismut. subnitric. 4,0
Acid. boric. 2,0
Adip. Lanae 30,0
Ol. olivar. 10,0
M. f. ungt. DS. Salbe.

Rp. Bismut. subnitric. 5,0
Zinc. oxydat. 10,0
Aq. dest. ad 50,0
MDS. Umgeschüttelt mit Pinsel aufzutragen (Ekzem).

Rp. Bismut. subnitric. 5,0
Zinc. oxydat. 20,0
Vaselin. flav. ad 50,0
M. f. ungt. DS. Zinkwismutsalbe.

Rp. Bismut. subnitric. 10,0
Zinc. oxydat. 20,0
Talc. 20,0
MDS. Ekzempuder.

3. Injektion bei Gonorrhoe nach Verschwinden der Gonokokken gegen den zurückbleibenden Katarrh. Rp. Bismut. subnitric. 4,0; Aq. dest. ad 200,0. MDS. Umgeschüttelt früh und abends zu injizieren.

Kindern: Unter 1 Jahr 0,05; mit 1—5 Jahren 0,1; mit 5—10 Jahren 0,3; mit 10—15 Jahre 0,5. Also z. B. Rp. Bismut. subnitric. 1,0; Mucilagin. gummi arab.; Sir. simpl. āā 20,0; Aq. dest. āā 100,0. MDS. Umgeschüttelt 1 Kinderlöffel 3mal tägl.

Packung: Compretten MBK Bismut. subnitric. 0,3 (Glas mit 25 oder 100 Stück).

Bismutum subsalicylicum. Weißes, fast unlösliches Pulver, 56,4% Bi. Innerlich als Adstringens zu 0,25—0,5, wie Bismut. subnitric., wohl weniger zu empfehlen; äußerlich ebenso.

Kindern: Unter 1 Jahr 0,1; mit 1—5 Jahren 0,15; mit 5—10 Jahren 0,3; mit 10 bis 15 Jahren 0,5.

Bismutum tribromphenylicum. Xeroform. Gelbes, unlösliches Pulver, 45% Bi. Äußerlich rein als Streupulver auf Wunden, Nähte; zum Einblasen in Nase und Ohr; in Salben 10—20% mit Vasel. flav.; zum Trockenverband. Kann sterilisiert werden. S. Bismutum.

Blenal. Santalolkarbonat. Durch die Veresterung mit Kohlensäure ist die Reizwirkung des Sandelöls gemildert, zu 15 Tropfen 3mal tägl. bei Gonorrhoe, Blasenkatarrh. — Blenalkapseln 50 Stück.

Bleno-Lenicetsalbe. Salbe aus Lenicet (Aluminiumazetat) und Euvaselin (Vaselin, mit festem Paraffin härter gemacht) zur Behandlung der Augengonorrhoe Erwachsener. Erst 4 Tage lang (bis die Sekretion nachläßt) die 10%ige Salbe alle 2—3 Stunden einstreichen, dann die 5%ige so lange, bis die eitrige Sekretion ganz nachläßt (2—3 Wochen); dann wird Euvaselin eingestrichen und tägl. einmal 1 Tropfen einer 0,25%igen Arg. nitric.-Lösung eingetropft. Die anfänglichen Einstreichungen auch nachts. Die Salben sind in Tuben 10 und 5%ig vorrätig.

Bolus alba.

Weißer Ton. Kieselsaures Aluminium, unlöslich. Verwitterter Feldspath, früher nur als Pillenmasse benützt; neuerdings gegen Infektionen warm empfohlen, und zwar für die Wundbehandlung wie auch bei Cholera, Angina, Diphtherie. Absolut reizloses Pulver, als solches sterilisiert auf Wunden aufgestreut, soll bald zu Reinigung führen. Innerlich als Aufschwemmung bei Brechdurchfall bis 100 g, Kindern 10—50. Bei Diphtherie: Ein Viertel Pfund Ton mit einem Viertel Liter Wasser verrührt, davon alle 5 Minuten einen Teelöffel. Wirkt durch Adsorption der Giftstoffe, Fäulnisprodukte usw.; wirksamer noch ist Tierkohle, Carbo sanguinis. Bei längerer Zufuhr per os kann es zu Konkrementbildung im Darm kommen. Nicht sterilisierter Ton kann Tetanussporen enthalten; daher zweckmäßig „Bolus alba sterilisata" in Kompressen und Blechdosen.

Boralum. Aluminium borico-tartaricum. In Wasser löslich, adstringierende Aluminiumverbindung, reizlos, zu Spülungen und Einblasungen 5—10%ig, auch in Salben, z. B. Mittelohrkatarrh.

Borax. Natrium biboracicum. In kaltem Wasser zu 6%, in heißem leicht löslich, schwach adstringierend. Zu Umschlägen, Spülungen.

Rp. Boracis 50,0
DS. 1 Teelöffel auf 1/4 Liter Wasser zum Gurgeln und Mundauswaschen.

Rp. Solutionis Natrii biboracici 4,0 : 200,0
DS. Augenwasser zu Umschlägen.

Rp. Adipis Lanae 10,0
Boracis 1,0
Aq. Rosae ad 100,0
M. terendo. DS. Haarmilch (Schuppen).

Rp. Boracis 0,2—0,8
Aq. dest. ad 20,0
MDS. Augentropfen (1 bis 4%).

Rp. Boracis 5,0
Glycerini 25,0
MDS. Zum Pinseln bei Aphthen.

Rp. Boracis 15,0
Aq. dest. ad 150,0
MDS. 3mal tägl. 1 Eßlöffel etwas diuretisch (Blasensteine) [nicht lange].

Bornyval. Borneolester der Isovaleriansäure, wirksames Prinzip des Baldrians. Klare Flüssigkeit, nach Baldrian und Kampfer schmeckend. In Kapseln zu 0,25 nach dem Essen bei Hysterie, Neurasthenie. Bei Magenbeschwerden Milch nachtrinken lassen.

Packung: 25 Perlen zu 0,25.

Borovertin. Hexamethylentetramintriborat 51,5% Hexamethylentetramin + 48,5% Metaborsäure lösliches (bis 8%) Kristallpulver, zur Herbeiführung der sauren Reaktion des Harnes bei Cystitis, wirkt wie die Komponenten Hexamethylentetramin und Borsäure. Zu 0,5 mehrmals tägl. als Pulver.

Packung: 20 Tabl. zu 0,5.

Brom.

Reines Brom ist eine dunkelbraune, reizende Flüssigkeit (bis 3% wasserlöslich = Aqua bromata), die keine Anwendung findet.

Wirkung: Die Salze der Bromwasserstoffsäure, die Bromide, dienen als Beruhigungsmittel, die Wirkung tritt erst nach einiger Zeit ein; im Gegensatz zu anderen Salzen bleiben die Bromide lange Zeit im Blute und treten an Stelle des Kochsalzes, das sie aus dem Blute verdrängen (Substitution des Kochsalzes durch Bromnatrium); es erstreckt sich die Ausscheidung der Bromide auch nach einmaliger Gabe über sehr lange Zeit. Das Verhältnis Br : Cl im Harn ist gleich dem im Blutserum. Erst wenn diese Substitution eingetreten ist, beginnt die therapeutische oder toxische Wirkung. Daher muß bei jeder Bromkur beim Epileptiker die tägliche Kochsalzgabe konstant sein. Auch im Magen setzt sich Brom an Stelle von Chlor, also es tritt an Stelle von Salzsäure Bromwasserstoffsäure auf, was zu Magenbelästigung führt. Daher hat man organische Verbindungen des Broms eingeführt, die erst allmählich eine Abspaltung von Brom zulassen, das sich mit dem Natrium zu Bromnatrium umsetzt. Die Wirkung aber dieser Präparate beruht ebenfalls auf einer Substitution von Chlor durch Brom; es läßt sich also der therapeutische Effekt nur nach dem abspaltbaren Brom beurteilen und die Erscheinungen der Bromvergiftung sind bei therapeutisch ausreichenden Mengen auch bei organischen Verbindungen nicht zu vermeiden. Außerdem gibt es bromhaltige Verbindungen, die keine Brommittel sind, d. h. deren Brom nicht abgespalten wird, und die als ganzes Molekül wirken und auch als solches ausgeschieden werden (wie Chlor im Chloralhydrat nicht als Chlor, sondern durch Veränderung des Azetaldehyds wirkt, in den es eingetreten ist.) Diese Substitution des Chlors durch Brom im Blute beruht auf der Tatsache, daß die Nieren bei der Ausscheidung keinen Unterschied zwischen Bromnatrium und Chlornatrium machen, sondern das zugeführte Plus an Halogenen in dem Verhältnis ausscheiden, in dem sie beide im Blut vorhanden sind (z. B. 100% normales Chlornatrium + 10 Bromnatrium gibt 110% Halogenide, davon wird 10% ausgeschieden, also 9 Teile Chlor auf 1 Teil Brom, daraus resultiert die Verdrängung). Daher macht gleichzeitige Chlorentziehung die Bromkur besser wirksam. Es tritt eine beruhigende Wirkung ein, eine Erschwerung motorischer Aktionen, eine leichte Schläfrigkeit. Ein eigentliches Schlafmittel ist Brom nicht, nur beseitigt es eventuell vorhandene unangenehme Sensationen und setzt die Erregbarkeit der Großhirnrinde herab, was alles schlafbegünstigend wirkt. Besonders bei Epilepsie vermindert es die Neigung zu motorischen Entladungen und setzt die Zahl und Intensität der Anfälle herab.

Intoxikation: Längerer Gebrauch von Bromalkalien führt zu Bromismus, zu Magen- und Darmkatarrhen, zu Sensibilitätsstörungen, Gedächtnisschwäche, Motilitätsstörungen, Apathie. Aber auch schon kleinere Mengen führen häufig zu Nebenwirkungen: Bromakne, ein pustulöser Ausschlag, Reizung der Konjunktiva, der Bronchialschleimhaut, Erscheinungen, die lange vor dem eigentlichen Bromismus, wie Zittern, Hinfälligkeit, Schlafsucht, Ernährungsstörungen, auftreten.

Therapie der Intoxikation: Kochsalz. Geradeso wie Bromnatrium sich an Stelle des Chlornatrium setzt und im Blut hält, so verdrängt auch Chlornatrium wieder das Bromnatrium aus dem Blute.

(Das am häufigsten gebrauchte Bromsalz ist Kalium bromatum, s. d., z. B. Rp. Kalii bromati 20,0; Aq. dest. ad 200,0. 3mal tägl. 1 Eßlöffel.)

Nicht alle Brom enthaltenden Präparate spalten Brom ab, einige wirken auch als ganzes Molekül, z. B. Bromoform, Bromural.

Bromalinum. Hexamethylentetraminbromäthylat. Farblose Blättchen, in Wasser löslich. Brompräparat bei Epilepsie und als Sedativum zu 0,1—2,0 mehrmals tägl. als Pulver oder Tabletten.

Packung: 100 Tabl. zu 1,0.

Bromeigon. Bromeiweißverbindung mit 11% Brom. Messerspitzenweise oder als Tabletten als Brommittel.

Packung: 10 Tabl. zu 0,1 oder 10 Tabl. zu 0,5 oder 10 Tabl. zu 1,0.

Bromglidine. Brom an Pflanzeneiweiß gebunden. In Tabletten zu 0,05 Brom. 2 Tabletten mehrmals tägl. Bei nervösen Erregungszuständen.

Packung: 25 Tabl. zu 0,05 Brom; s. Brom.

Bromipin. 10% oder $33^1/_3$% Brom enthaltende Verbindung mit Sesamöl, fettes Öl; die schwächere Verbindung innerlich, 1 Teelöffel 3—4mal bei Erregungszuständen, die stärkere rektal zu 15—30 g abends.

Packung: 25 Bromipinkapseln 10% zu 1,0 oder 2,0; 25 Bromipintabletten zu 1,2 (= 0,4 Br oder 0,6 BrK).

Kindern: Unter 1 Jahr soviel Gramm als sie Monate zählen; z. B. Rp. Bromipin. (10%) 40,0; Sir. simp. 100,0; Sir. menth. pip. 50,0; Mucil. gummi arab. ad 250,0. MDS. Teelöffelweise. S. Brom.

Siehe auch Sabromin. Dibrombehensaures Kalzium, unlöslich, geschmacklos, zu 1,0 mehrmals tägl. als Brompräparat.

Bromocoll. Dibromtanninleim. Hellbraunes, geschmackloses, unlösliches Pulver, wird erst im Darm durch Alkalien gelöst. 20% Brom. 0,5—1,0 mehrmals tägl. als Pulver bei Erregungszuständen; bei Epilepsie von 10,0 tägl. an.

Packung: 50 Tabl. zu 0,5; s. Brom.

Bromocoll solubole. Hellgelbes Pulver, Bromokoll mit $^1/_3$ Borax, besonders äußerlich als juckstillendes Mittel in Seifen, Streupulver zu 10%.

Packung: 25 g Solutio Bromocoll. Zum Aufpinseln 10%; s. Brom.

! Bromoformium!

Farblose Flüssigkeit, wie Chloroform riechend und schmeckend, in Wasser schwer (bis 0,1%) löslich, in Alkohol leicht löslich. Wirkt wie Chloroform als ganzes Molekül, kein eigentliches Brompräparat. Bei Keuchhusten tropfenweise soviel Tropfen als Jahre (bis zu 6 Tropfen), in einen Kaffeelöffel Wasser hineingetropft einzunehmen. Der Tropfen sinkt darin unter. In brauner Flasche („Gift!"), wird bei Zersetzung durch freies Brom rot, dann unbrauchbar. Max. Dos. 0,5! pro dosi; 1,5! pro die. Ältere Kinder naschen es, also wegschließen. 1 g = 37 Tropfen.

Intoxikation: Narkose, die häufig plötzlich einsetzt.

Bromolum. Tribromphenol. In Wasser unlösliches Pulver, äußerlich als Antiseptikum in Salben 4,0 : 30,0; mit Glyzerin zu Pinselungen 1,0 : 25,0.

Bromotanum. Methylen-Bromtannin-Harnstoff, als Streupulver 10% mit Talkum.

Bromum. Braune Flüssigkeit, hat früher zur Desinfektion gedient, reizend und ätzend, auch die Dämpfe; gesättigte wässerige Lösung (3%) = Aq. bromata als Reagens. Gegen verspritztes Brom oder Bromwasser im Laboratorium Natriumthiosulfatlösung und Alkalien.

Bromural.

Monobromisovalerianylharnstoff. Leicht lösliches weißes Pulver. Sedativum, mildes Schlafmittel bei essentieller Schlaflosigkeit in Tabletten zu 0,3 bis 2 Tabletten (Neurasthenie). Kein eigentliches Brompräparat, da als ganzes Molekül wirksam.

Kindern: Unter 1 Jahr 0,01; mit 1—5 Jahren 0,05; mit 5—10 Jahren 0,15; mit 10—15 Jahren 0,3. Z. B. Rp. Bromural. 0,1; Codein. phosphor. 0,005; Sacch. alb. 0,4. MDS. Abends ein Pulver (Keuchhusten bei einem Kind von 5—8 Jahren).

Packung: 10 oder 20 Tabl. zu 0,3.

Bulbus Scillae. Meerzwiebel s. Scillae Bulbus.

Bursa pastoris. Hirtentäschelkraut. Als Sekaleersatz empfohlen, soll die gleichen wirksamen Bestandteile enthalten. Als 10%iges Infus zu 250 ccm, also tassenweise.

Butolan. Karbaminsäureester des p-Oxydiphenylmethans. Farb- und geruchloses, fast geschmackfreies kristallinisches Pulver, in Wasser schwer löslich, gegen Oxyuren empfohlen, 3mal tägl. 0,5.

Kindern die Hälfte bis $^1/_4$.

Butylchloralum hydratum. In Wasser schwer lösliche Blättchen. Wie Chloralhydrat angewandt. Mit Pyramidon genischt = Trigemin.

Butyrum Cacao = Oleum Cacao s. Cacao Oleum.

Byrolinum. Salbe aus Borsäure, Glyzerin und Adeps Lanae gegen aufgesprungene Lippen etc.

Cacao Oleum.

Kakaobutter. Festes Fett, bei 30—35° schmilzt es (also im Rektum), wenig zersetzlich zur Bereitung von Suppositorien oder mit flüssigem Öl gemischt zu Salben.

Cadechol. Kampfercholeinsäure. Additionsprodukt von Kampfer und Desoxycholsäure, in Wasser unlöslich, im Darm als Natriumsalz löslich, mit 15% Kampfer. Kampferpräparat zum inneren Gebrauch, 3—6mal 1 Tablette zu 0,1 Substanz (= 0,015 Kampfer).

Packung: Röhrchen mit 20 Tabl. zu 0,1.

Cadinum Oleum.

Kadeöl s. Pix liquida.

Calabarbohne. Fabae calabaricae. Daraus Extractum Fabae calabaricae, dickes Extrakt. Von Physiostigma venenosum. Enthalten Physostigmin, auch Eserin genannt, s. d.

Calamus. Acorus Calamus. Kalmus. Der Wurzelstock enthält ein ätherisches Öl und dient als Geschmackskorrigens und aromatisches Bittermittel zur Anregung der Verdauung.

Calami Oleum. Zu Ölzucker, 1 Teil Öl auf 50 Teile Zucker. Ferner: Rp. Ol. Cal. 1,0; Spiritus ad 100,0. MDS. Spiritus antirheumaticus seu Calami. FMB.

Calami Rhizoma. Kalmuswurzel. Als Stomachikum zu 0,5—1,0 als Pulver oder 15,0 : 150,0 als Infus. Auch zum Bade eine Abkochung von 500 in 2 Litern Wasser.

Calami Tinctura. Kalmustinktur. Innerlich zu 10—20 Tropfen als Stomachikum, äußerlich als Zusatz zu Zahnwässern. — 1 g = 54 Tropfen.

Calcaria, Kalzium.

Kalk. Äußerlich wird Kalk in Form des Kalkwassers verwandt als milde Lauge, z. B. mit Aqua āā zum Lösen diphtheritischer Membranen oder zur Herstellung einer Emulsion mit Öl (mit Leinöl āā bei Verbrennungen). Vielleicht wirkt der Kalk dabei etwas adstringierend. Außerdem kommen ihm Wirkungen nach der Aufnahme, also nach innerer Darreichung zu, und zwar dient er einerseits als Material, z. B. bei Erkrankungen des Knochensystems, oder wenn Ansprüche an den Kalkbedarf gestellt werden wie bei Gravidität. Andererseits hemmt Kalk entzündliche Exsudationen (Serumkrankheit, künstlich gesetzte Transsudationen), erhöht die Gerinnungsfähigkeit des Blutes (daher bei Menorrhagie gegeben), regt die Phagozytose an und wirkt beruhigend bei Krampfzuständen, die wie die Tetanie mit Kalkmangel einhergehen. Auch sonst wirkt er beruhigend auf das vegetative Nervensystem, weswegen man Kalk bei Basedow, auch bei Chorea etc. gibt. Die größte Menge des zugeführten Kalkes wird im Darm ausgeschieden, und zwar als phosphorsaurer Kalk, daher nimmt die Phosphorsäure im Harn nach Kalkgaben ab, was zu besserer Löslichkeit von Phosphaten führt; dadurch wird einer Steinbildung vorgebeugt (vorhandene Phosphatsteine werden wohl kaum gelöst), vielleicht auch durch Beschränkung der Schleimbildung, die vielleicht der Anfang der Konkrementbildung ist. Eine solche leicht adstringierende Wirkung wird den erdigen Wässern nachgesagt, die man gegen Katarrhe der Harnwege gibt. Im Knochen ist der Kalk als phosphorsaurer Kalk vorhanden, doch erscheint diese Verbindung als Medikament wegen der Unlöslichkeit und daher schweren Resorption ungeeignet. Man hat daher den gut löslichen milchsauren Kalk innerlich gegeben. Am wirksamsten ist Kalziumchlorid, das sehr schlecht schmeckt. Erfolg haben nur große Dosen. Im Blut bleibt der Kalk nur ganz vorübergehend, ebenso werden die Gewebe nicht kalkreicher, nur der Knochen. Zu warnen ist vor der intravenösen Injektion von Kalziumchlorid, welches zu systolischem Stillstand führt. S. Calcium chloratum.

Calcariae Aqua.

Kalkwasser s. Aqua Calcis. und oben.

Calcaria chlorata.

Chlorkalk. Calcium hypochlorosum. Unterchlorigsaurer Kalk mit 25% wirksamem Chlor. Durch die Kohlensäure der Luft wird die unterchlorige Säure frei, die in Chlor und Sauerstoff zerfällt; schneller geht diese Umsetzung bei Zusatz von Säure, z. B. mit roher Salzsäure āā. Dadurch wird eine Desinfektion des Raumes bewirkt; auch mit Wasser angerührt, zur Desinfektion der Hände nach Sektionen. Die Einatmung von chlorhaltiger Luft führt zur Entzündung der Luftwege. (Als Gegenmittel nicht Einatmung von Ammoniak, der selbst stark reizt; man könnte eine Lösung von Natriumbikarbonat inhalieren lassen. Dagegen macht Aufstellen von Schalen mit Ammoniak chlorhaltige Luft durch Salmiakbildung unschädlich.) Zur Desinfektion verschmutzter Wunden, entweder selbst in Lösung, z. B. Rp. Calcariae chloratae 10,0; Aq. dest. ad 400,0. MDS. Zu Umschlägen bei Gangrän; oder als Dakinsche Lösung: 20 g Chlorkalk, 1 Liter Wasser, 14 g Natriumbikarbonat und 2,5—4,0 g Borsäure = 0,5% Natriumhypochlorid zum Spülen infizierter Wunden (wird beim Stehen unwirksamer). Auch gegen Frostbeulen empfohlen: Rp. Calcariae chloratae 1,0; Vaselin. ad 10,0. M. f. ungt. SD. Erbsengroß abends auf Frostbeulen aufzutragen.

Cave: Ammoniak und Ammoniaksalze, Schwefel, Glyzerin, Fette und Öle, auch ätherische Öle (= Explosion).

Calcaria usta.

Gebrannter Kalk. Kalkoxyd, Ätzmittel. Wiener Paste: Calcariae ustae, Kalii caustici āā. Zur Desinfektion von Abgängen etc. 1 Kilo gebrannter Kalk + $^3/_4$ Liter Wasser = 2 Liter Kalkpulver; dazu 4 Liter Wasser = Kalkmilch zur Desinfektion.

Calcium carbonicum praecipitatum.

Kohlensaurer Kalk, Schlemmkreide. Weißes, unlösliches Pulver. Zu Zahnpulvern. (Häufig mit Seife, Geschmacksstoffen, Desinfizienzien).

1. Innerlich: Als säuretilgendes Mittel zu 0,5 mehrmals täglich. *Kindern:* Mit 1 Jahr 0,1; mit 1—5 Jahren 0,25; mit 5—10 Jahren 0,5.

2. Äußerlich: Zahnpulver, Zahnpasten, Zahnseifen.

Rp. Calcii carbonic. 74,5
Magnes. carbonic. 24,0
Ol. Menth. pip. 0,5
MDS. Pulvis dentifricius albus.

Rp. Calcii carbonic. praecip. 20,0
Cortic. Chinae 5,0
Myrrhae 1,0
Ol. Menth. pip. gtt. V
(oder Rhizomat. Calami 1,0)
MDS. Zahnpulver.

Rp. Calcii carb. praecip. 25,0
Camphor. trit. 3,0
Cortic. Quillajae 1,0
MDS. Pulvis dentifricius anglicus.

Rp. Calcii carbon. praecip. 30,0
Natr. perboric. 10,0
Sapon. med. 5,0
Ol. Menth. pip. gtt. VI
MD. ad vitr. ampl. bene claus. S. Zahnpulver, trock. aufbewahren (H_2O_2-Entwicklung).

Rp. Calcii carbon. praecip. 40,0
Rhizomat. Iridis 5,0
Ol. Menth. pip. gtt. IV
MDS. Zahnpulver.

Rp. Calcii carbon. praecip. 40,0
Sapon. med. 10,0
Ol. Menth. pip. gtt. VI
MDS. Zahnpulver.

Rp. Calcii carbonic. praecip. 20,0
Magnes. carbon. 10,0
Thymoli
Mentholi
Cort. Quillajae āā 1,0
Sapon. med. 3,0
Carmini 0,2
MDS. Rotes Zahnpulver.

Rp. Sapon. med. 5,0
Calcii carbon. praecipit. 20,0
Magnes. carbon. 5,0
Ol. Menth. pip. 0,5
Glycerini q. s. ut f. pasta. D. ad ollam albam. S. Weiße Zahnpaste.

Rp. Sapon. med.
Calcii carbon. praecipit.
Glycerin. āā 100,0
Ol. Menth. pip. gtt. VI
Carmini 0,3
M. f. massa aequalis, D. ad tubam stanneam (D. ad ollam albam). S. Rote Zahnpaste.

Rp. Sapon. med. 30,0
Calcii carbon. praecipit. 10,0
Ol. Caryophyll. 10,0
M. leni calore; effunde in vas amplum edoneum; fiat refrigerando massa firma aequalis. S. Zahnseife.

Calcium bromatum. Bromkalzium. Zerfließliches Salz, wirkt den beiden Komponenten entsprechend 10,0 : 100,0; davon 3mal tägl. 1 Kinderlöffel bis Eßlöffel.
Kindern: Unter 1 Jahr tägl. 1,0; später 2—3 g.

Calcium chloratum cristallisatum.

Kalziumchlorid. Hygroskopische Kristalle, zu 70% wasserlöslich (nicht mit Chlorkalk, Calcaria chlorata verwechseln!). Wirkt entzündungswidrig, hemmt Exsudationen und wirkt beruhigend auf das vegetative Nervensystem, auch sonst gegen Krampfzustände, Glottiskrampf, Tetanie, Basedow.

Indikationen: Blutgerinnung befördernd (bei Purpura haemorrhagica, Skorbut, starken menstruellen Blutungen) — exsudationswidrig (Urtikaria, Serumkrankheit, Pleuritis) — beruhigend bei Reizzuständen des vegetativen Systems (Basedow, Tetanie, Asthma bronchiale, Heuschnupfen, Glottiskrampf) — bei Kalkmangel (Osteomalazie, Rachitis) — auch prophylaktisch vor Heuschnupfen, Seruminjektionen.

Rezeptur (schmeckt schlecht): Große Dosen sind erforderlich; nicht intravenös, macht systolischen Herzstillstand. Innerlich 6—8 g am Tage.

Rp. Calcii chlorat. crist. 20,0
Aq. Cinnamomi ad 200,0
MDS. 4mal tägl. 1 Teelöffel (prophylaktisch gegen Serumkrankheit).

Rp. Calcii chlorat. crist. 100,0
Aq. dest. ad 500,0
MDS. 3mal tägl. 1 Teelöffel in Wasser (prophylaktisch gegen Heuschnupfen, lange Zeit vorher).

Rp. Calcii chlorat. crist. 20,0
Liquoris Ammon. anisat. 2,0
Gummi arab. 1,0
Saccharini 0,2
Aq. dest. ad 200,0
MDS. 6mal tägl. 1 Kinderlöffel (6 g am Tage).

Rp. Calcii chlorat. crist. 20,0
Sir. simpl. 40,0
Aq. dest. ad 400,0
MDS. Alle 2 Stunden 1 Eßlöffel.

Rp. Calc. chlorat. 30,0
Gummi arab. 2,0
Aq. dest. 250,0
Sir. simpl. ad 300,0
MDS. Am ersten Tage 8—10 g (also 80—100 ccm); später weniger (tetanoide Zustände bei Kindern).

Packung: Compretten MBK Calc. chlorat. crist. zu 0,1.

Calcium glycerinophosphoricum. Glyzerinphosphorsaurer Kalk, ein Bestandteil des Nervengewebes. In kaltem Wasser bis 6% lösliches Pulver; bei Erschöpfungszuständen, Neurasthenie, in der Rekonvaleszenz zu 0,2 bis 0,5 mehrmals täglich in Lösung (z. B. 2,0 : 150,0 Eßlöffelweise).

Calcium hypophosphorosum. Zu 1% in Wasser lösliche Kristalle. Eßlöffelweise in 1%iger Lösung. Kalkpräparat.

Calcium lacticum.

Milchsaurer Kalk. Lösliches (bis 9%) Kalksalz. Innerlich zu 0,2 bis 0,5—1,0 mehrmals täglich; auch als Schachtelpulver messerspitzenweise in Wasser gelöst zu nehmen. Bei starken Blutungen, entzündlichen Prozessen, Exsudationen, Reizzuständen und Kalkmangel; also bei Purpura, Hämophilie, Skorbut, Urtikaria, Asthma bronchiale, Tetanie, Glottiskrampf, Basedow, Osteomalazie und Rachitis, s. a. Calcium chloratum cristall. In Lösung: Rp. Calc. lactic. 10,0; Aq. dest. ad 150,0. MDS. 3mal tägl. 1 Eßlöffel.

Kindern: Unter 1 Jahr tägl. 0,5; mit 1—5 Jahren tägl. 1,0.

Packung: Compretten MBK Calc. lact. zu 0,5. — Ferner: Tablonettae (C. m.) Calc. lact. (50 Stück zu 0,5).

Calcium phosphoricum. Phosphorsaurer Kalk. In Wasser unlöslich und sehr schwer resorbierbar, daher durch milchsauren oder salzsauren Kalk zu ersetzen; s. d. zu 0,5 bis 2,0.

Kindern: Unter 1 Jahr 0,2; mit 1—5 Jahren 0,5; mit 5—10 Jahren 0,5; mit 10—15 Jahren 1,0.

Calcium sulfuratum. Schwefelkalzium. 0,05 mit Sacch. lact. 0,5 als Pulver mehrmals tägl. bei Erkrankungen der Luftwege; äußerlich als Depilatorium (besser Barium) und bei Akne: Rp. Calc. sulfurat. 1,0; Adip. Lanae, Adip. suill. āā 5,0. M. f. ungt. DS. Äußerlich.

Calcium sulfuricum praecipitatum.

Schwefelsaurer Kalk, Gips. (Nicht sulf. abkürzen, Verwechslung mit sulfurat.) Als genügend lösliches (bis 0,2%) Kalkpräparat innerlich zu 0,2 als Pulver mehrmals täglich.

Calcium sulfuricum ustum.

Gebrannter Gips. Zu Gipsverbänden.

Califig. Kalifornischer Feigensirup als Abführmittel, milde wirkend.
Packung: Flasche.

Calmonal. Kalziumbromidurethan. Leicht lösliches Kristallpulver mit 27% Brom, 6,8% Ca und 60% Urethan. Kalk und Brompräparat, Kombination nicht unzweckmäßig. Wird im Körper in die Komponenten gespalten. 3mal tägl. 1,0 oder abends 2,0.
Packung: 20 Tabl. zu 1,0.

Calomel.
Kalomel. Hydrargyrum chloratum, s. d.

Calomelolum. Kolloidales Calomel. Graues, in Wasser lösliches (bis 50%) Pulver. Enthält 75% Calomel und 25% Eiweißstoffe (Schutzkolloide) zu Salben und als Streupulver und als feuchter Verband zu 2%.

Calorose. Sterile Invertzuckerlösung von 73—75% zur Kalorienzufuhr.
Packung I: 100 g Zucker auf 1 Liter = 10%ige Lösung zur intravenösen Injektion. *Packung II:* 50 g Zucker auf 1 Liter = 5%ige Lösung zur subkutanen Injektion.

Camagol. Tabletten aus Kalziumphosphat und Magnesia citrica und Menthol mit 0,1 Ca und 0,01 Mg. Kalkpräparat.
Packung: 50 Tabl. zu 2,0.

Campechianum Lignum. Blauholz. Campecheholz als Dekokt (10,0 : 100,0) oder als Extractum Ligni Campechiani (trockenes Extrakt) zu 0,5 bis 1,0 als Pulver. Enthält eine Gerbsäure, gutes Adstringens. Z. B. Decoct. Lign. Campechian. 10,0 : 100,0; Tinct. opii benzoic. 0,5; Sirup. simplic. 20,0. MDS. 2stündl. 1 Teelöffel (Kind von 5 Jahren mit Darmkatarrh).

Camphora.
Kampfer. Weiße kristallinische Masse, in Wasser sehr schwer (bis 0,08%), in Alkohol, Äther, Fetten leicht löslich. Aus dem Kampferbaum, Cinnamomum Camphora, gewonnen. Zerreibt sich trocken schlecht, mit Alkohol und Äther angefeuchtet, leicht = Camphora trita. Kampfer ist flüchtig, daher als Pulver in Wachspapier.

Wirkung: Lokal wirkt Kampfer reizend auf der Haut und den Schleimhäuten, daher seine Verwendung als Kampferspiritus, im Opodeldok, in Salben, im Vinum camphoratum; daher auch bei innerer Einnahme das Gefühl von Brennen, Aufstoßen und Erbrechen. Resorptiv ist Kampfer ein Erregungsmittel der Atmung und des Kreislaufes, was sich besonders beim Darniederliegen dieser Funktionen erweist. Das geschädigte Herz wird durch Kampfer wieder zu kräftigen und regelmäßigen Schlägen veranlaßt. In großen Dosen macht Kampfer Krämpfe. Im Körper wird er mit Glukuronsäure gepaart und geht so in den Harn über, der reduzierende Eigenschaften gewinnt (also kein Zucker bei der Reduktionsprobe). Die Wirkung des Kampfers läßt schnell nach, daher wiederholt man die Gabe etwa 2stündlich. Vom Magen aus ist er schwer resorbierbar, meist ist die subkutane Injektion in öliger Lösung im Gebrauch.

Intoxikation: Krämpfe und Nephritis (Verwechslung von Rizinusöl mit Kampferöl).

Indikation: Darniederliegen der Atmung und des Kreislaufes, Kollaps jeder Art, bei Infektionen und Intoxikationen. Äußerlich bei Schmerzen aller Art zu Einreibungen, als Kampferwein zu Umschlägen bei schlecht heilenden Wunden, z. B. Unterschenkelgeschwüren. Bei Frostbeulen wird Kampfer als Salbe, Spiritus oder Vinum angewandt. Auch bei Phthise wird Kampfer längere Zeit gegeben (auch gegen Erektionen).

Rezeptur: 0,1 innerlich oder subkutan alle 2 Stunden oder nach Bedarf auch öfter.

1. Innerlich:

Rp. Camphorae tritae 0,1
Gummi arabici 0,3
M. f. pulv. D. tal. dos. No. 10 ad chart. cerat. S. 2stdl. 1 Pulver.

Rp. Camphorae tritae 1,0
Gummi arab. 10,0
f. c. Aq. dest. 150,0
emulsio. Adde
Sirupi simplicis 30,0
DS. 2stündl. 1 Eßlöffel. (Soviel Gummi ist zum Emulgieren des Kampfers notwendig, oder in folg. Form):

Rp. Camphorae tritae 0,06
Acidi benzoici 0,3
Sacchari 0,5
M. f. pulv. D. tal. dos. No. 5 ad chart. cerat. S. 1/2 Pulv. FMB.

Rp. Camphorae tritae 0,05
Sacchar. Lactis 0,5
M. f. pulv. D. tal. dos. No. 10 ad chart. cerat. S. 3stündl. 1 Pulver.

Rp. Olei camphorat. 10,0
Gummi arab. pulv. 5,0
Aq. dest. 100,0
f. emuls. adde
Sirup. simpl. 20,0
DS. 2stündl. 1 Eßlöffel

2. Klistier:

Rp. Camphorae tritae 0,5
Vitelli ovi unius
Aq. dest. 100,0
M. f. emulsio. DS. Die Hälfte oder den dritten Teil zum Klistier (ziemlich prompt wirkend).

Rp. Ol. camphorat. 10,0
DS. 1—2 ccm hoch in den Mastdarm zu injizieren (Kollaps).

3. Subkutan: Als Oleum camphoratum mit Olivenöl 10%, oder forte 20%, 1 Spritze:

Rp. Camphorae 1,0
Aetheris 2,0
Olei oliv. 8,0
MDS. 1/2—1 Spritze nach Bedarf.

Rp. Olei camphorati 20,0
DS. Zu Händen des Arztes, Kampferöl. 1/2—1—2 Sp. bei Kollaps.

Packung: Aether camphoratus in Amphiolen MBK (0,1 : 1,0) (Schachtel mit 5 oder 10 Stück).

4. Intravenös: Als Kampferwasser (Merck) 0,14% in einer Lösung der Blutsalze (Ringersche Flüssigkeit).

Packung: 100 ccm.

4. Äußerlich:

Rp. Camphorae tritae 2,0
Ol. Terebinth. 1,0
Vaselin. 20,0
M. f. ungt. DS. Frostsalbe.

Rp. Camphorae tritae 5,0
Vaselini flav. ad 50,0
MDS. Äußerlich. FMB. = Unguentum camphoratum seu contra Perniones.

Rp. Camphor. trit. 1,0
Cer. alb. 40,0
Balsam. peruvian. 1,5
Ol. lini 80,0
M. f. ungt. DS. Frostsalbe.

Rp. Camph. 5,0
Terebinth. 20,0
MDS. Äußerlich bei Frostbeulen.

Ferner als Kampferspiritus, als Linimentum saponatocamphoratum = Opodeldok, weiche Masse, die beim Einreiben zerschmilzt, als Spiritus saponatocamphoratus = flüssiger Opodeldok. Zum Einreiben. Als Vinum camphoratum zu Umschlägen.

Kindern: Soviel Zentigramm als das Kind Jahre zählt. Also Rp. Camph. trit. 0,01—0,03—0,05; Gummi arab. 0,5. MDS. 1 Pulver (Kind von 1—3—5 Jahren). Oder von obiger Emulsion ein Teelöffel (= 0,03). — Subkutan: 1—5 Teilstriche der 1 ccm-Spritze.

Cave: Karbolsäure, Chloralhydrat, Naphthol, Thymol, Salol, Resorzin (= flüssige Massen).

Camphoratum Oleum.

Kampferöl. Zur subkutanen Injektion bei Kollaps. Camphora 1 Teil auf Oleum olivarum 9 Teile. Zu 1/2—1 bis zu 2 Spritzen nach Bedarf, sonst 2stündlich. Auch bei Phthise zu 1/2 Spritze. — 1 g = 45 Tropfen. — S. Camphora.

Packung: Amphiolen MBK zu 1 oder 2 ccm; Schachtel mit 5 oder 10 Stück.

Camphoratum Oleum forte. Ol. camph. fort. Camphora 1 Teil, Oleum olivarum 4 Teile, zur subkutanen Injektion bei Kollaps zu 1/2—1 Spritze. — S. Camphora.

Packung: Amphiolen MBK zu 1 oder 2 ccm; Schachtel mit 5 oder 10 Stück.

Camphoratum Vinum. Kampferwein. Camphora 1,0; Spirit. 1,0; Mucil. Gummi arab. 3,0; Weißwein 45,0. Zu Umschlägen bei schlechter Granulationsbildung, z. B. bei Unterschenkelgeschwüren. — S. Camphora.

Camphoratus Spiritus.

Kampferspiritus. Camph. 1. Teil, Spirit. 7 Teile, Wasser 2 Teile. Zum Einreiben bei Schmerzen. — 1 g = 56 Tropfen. — S. Camphora.

Camphora bromata. Camphora monobromata. Zu 0,1—0,5 in Kapseln, Oblaten bei Neurosen, Reizzuständen des Urogenitalsystems, bei Herzklopfen.

Kindern: Mit 1—5 Jahren 0,05; 5—10 Jahren 0,25.

Packung: Compretten MBK Camphora monobromata 0,2 (Glas mit 25 Stück).

Camphoroxol. 1% Kampfer mit Alkohol und Wasserstoffsuperoxyd. Antiseptikum.

Camphosal. Kampfersäureester des Santalols, ein gelbes Öl, gegen Cystitis, Gonorrhoe. (Derselbe Name auch für ein ausländisches Einreibungsmittel.)

Camphosan. Santalol mit 15% Kampfersäuremethylester eine ölige Flüssigkeit prophylaktisch bei häufigem Katheterisieren oder bei Gonorrhoe zu 0,3 in Kapseln 3mal tägl. 2 Stück.

Packung: 32 Perlen zu 0.3.

Candiolin. Kalziumsalz eines Phosphorsäureesters als Nährpräparat; 3—4 Tabl. oder ein Meßgläschen voll in Speisen (nicht mitkochen).

Packung: 25 Täfelchen oder Schachtel zu 25 und 50 g.

Cannabis indicae Herba. Spitzen des indischen Hanfes, Cannabis sativa, durch ausgetretenes Harz zu einer braungrünen Masse verklebt. Haschisch. Wird in Asien und Afrika als Genußmittel geraucht, getrunken oder als Zuckerwerk verspeist. Enthält Cannabinol und führt zu Rauschzuständen und Schlaf. Wirkung der Präparate teils unsicher, teils unerwünscht, ja bedenklich. — Tinctura Cannabis indicae, 1 g = 60 Tropfen.

Cannabinol. Wirksame Substanz der Herba Cannabis indicae; s. d.

Cannabinon enthält Cannabinol von Herba Cannabis indicae; s. d. — Schwarzbraunes Balsamharz, zu 0,03—0,1 einmal tägl.

Cannabinum tannicum. Von Herba Cannabis indicae, s. d.

Cannabis indicae Extractum. Dickes, schwarzgrünes Extrakt, in Wasser unlöslich, als Narkotikum versucht zu 0,1, s. Herba Cannabis indicae.

! **Cantharides!** Spanische Fliegen. Lytta vesicatoria. Enthalten Kantharidin, eine stark hautreizende Substanz; Kantharidin ist in Fett löslich, durchdringt die Haut und ruft eine pustulöse Entzündung hervor, erst mit Serum, dann mit Eiter gefüllte Blasen; werden die Blasen angestochen und darauf Unguentum Cantharidum gebracht, so wird die Eiterung unterhalten. Als ableitendes Mittel, besonders früher, viel in Gebrauch. Auch von der Haut aus kann Resorption erfolgen, die zu schwerer Reizung der Nieren und Harnwege führt. Im Anfangsstadium dieser Entzündung kommt es zu Erektionen, daher galten Kanthariden als Aphrodisiakum. Innerlich genommen führen sie noch leichter zu Vergiftungen. Auch Delirien und Krämpfe. — Wird auch als Zusatz zu haarwuchsbefördernden Mitteln verwandt.

Indikationen: Innerlich keine. Immer Vorsicht! S. die folgenden Präparate. Max. Dos. 0,05! pro dosi; 0,15! pro die.

Therapie der Intoxikation: Alkalien, da bei alkalischem Harn die Nierenentzündung ausbleibt. Bei innerer Einnahme: Haferschleim, Eiweißwasser (1 Hühnereiweiß auf 1 Tasse Wasser), nicht Milch, nicht Fette. Kampferöl subkutan, Opium. Äußerlich: Kalte Umschläge.

Cantharidatum Collodium. Bleibt nach dem Eintrocknen als Häutchen zurück, Wirkung läßt sich begrenzen. Als Hautreizmittel. — S. Cantharides.

Cantharidinum. Wirksames Prinzip der Spanischen Fliegen. Zu 0,0003% löslich; C. sulfuric. zu 1% löslich; nicht anzuwenden. — S. Cantharides.

Cantharidum Emplastrum ordinarum. Spanischfliegenpflaster. Aus Wachs, Olivenöl, Terpentinöl mit 25% Kanthariden. Zieht nach 6—10 Stunden Blasen. Klebt schlecht, dafür leicht abzunehmen. Vorheriges Bestreichen mit Öl erhöht die Wirkung. Wird mit Heftpflaster befestigt.

Cantharidum Emplastrum perpetuum. Ziemlich gut klebendes Pflaster aus Kolophonium, Terpentin, Wachs, Euphorbium mit 10% Kanthariden; also schwächer als das ordinäre. Zieht selten Blasen, kann längere Zeit liegen bleiben, z. B. hinter dem Ohr bei Zahnschmerzen. Als ableitendes Mittel.

Cantharidum Unguentum. Spanischfliegensalbe. Zum Unterhalten einer Eiterung.

! **Cantharidum Tinctura!** Kantharidentinktur. Nicht innerlich! In Haarwässern zur Förderung des Haarwuchses (Erfolg zweifelhaft). Man würde die Tinktur 1 : 50 einreiben lassen (Niere!). — Oder Rp. Tct. Canth.; Resorcin. āā 4,0; Bals. peruv. 0,5; Ol. Ricini 5,0; Spirit. Lavand. ad 100,0. MDS. Haarspiritus. Max. Dos. 0,5! pro dosi; 1,5! pro die.

Capsicum tannuum. Capsicum longum. Spanischer Pfeffer. Appetitanregendes und verdauungsbeförderndes Mittel. Als Fructus Capsici. Piper hispanicus. Paprika in Pulvern zu 0,05—0,2. — Tinctura Capsici zu 10 Tropfen oder Zusatz zu Mixturen 2,5—5,0 : 100,0. — Capsicin zu 0,005—0,01 in Pillen. Kaum in Gebrauch.

Capsulae amylaceae. Oblatenkapseln. Für Pulver.

Capsulae gelatinosae. Gelatinekapseln, Leimkapseln. Für schlecht schmeckende Flüssigkeiten oder Pulver. Lösen sich leicht im Magen.

Capsulae geloduratae. Gehärtete Gelatinekapseln, mit Formalin behandelt, die sich erst im Darm lösen. Für Substanzen, die den Magen belästigen. Besonders erwähnenswert:

Bandwurmmittel Gelodurat für Erwachsene (Extr. Filic. 8,0; Tub. jalap. 0,5 in 8 Kaps.); dasselbe für Kinder (Extract. Filic. 2,8; Tub. jalap. 0,175 in 8 Kaps.). — Benzol, Ol. oliv. āā 0,25. — 30 Stück; Benzol, Ol. olivar. āā 0,5. — 20 Stück; Fol. Digital. titr. 0,05. — 20 Stück; Fol. Digital. titr. 0,1. — 20 Stück; Fol. Digital. titr. 0,1; Camph. 0,2. — 20 Stück; Fol. Digital. titr. 0,1; Coffein natr. benzoic. 0,2. — 20

Stück; Kal. jodat. 0,25. — 40 Stück; Kal. jodat. 0,5. — 20 Stück und 50 Stück; Kal. jodat. 0,5; Antipyrin. 0,15. — 20 Stück; Methylenblau 0,1. — 25 Stück; Natr. jodat. 0,25. — 30 Stück; Natr. jodat. 0,5. — 20 Stück; Ol. Chenopod. gutt. VIII c. Menthol. — 6 Stück; Ol. Santal. ost. 0,3. — 30 Stück; Ol. Santal. ost. 0,5. — 30 Stück; Phosphor. 0,0005; Ol. Amygdal. 0,25. — 50 Stück.

Capsulae operculatae. Gelatine-Deckel-Kapseln für kleine Mengen Pulver.

Captol. Kondensationsprodukt von Formaldehyd, Tannin und Chloral zu 25% in spirituöser Lösung im Handel, zu 1% als Haarwasser oder als Salbe gegen Seborrhoea capitis und Defluvium capillorum. Z. B. Rp. Captol 0,5; Acid. tartaric. 1,0; Acid. salicyl., Epicarin āā 2,0; Tct. Capsici 15,0; Ol. Ricini 2,5; Spiritus ad 200,0. MDS. Haarspiritus.

Carbenzym. Pflanzenkohle, die Trypsin aufgenommen hat. Äußerlich als Pulver bei Tumoren, Wunden; innerlich als Tabletten bei Meteorismus.

Packung: 25 Tabl.

Carboformal. Kohle mit Formaldehyd, Blocks zum Glühen zu Zimmerdesinfektion — Blechdose 2 Stück Blocks.

Carbo Ligni pulveratus. Holzkohle. Zu Zahnpulvern, weist aber Spitzen und Kanten auf, die die Zähne scheuern. Besser dafür Calcium carbonicum praecipitatum. Kohle absorbiert Gase (Holzkohle z. B. Ammoniak, daher bei Flatuleszenz) und Farbstoffe (besonders Tierkohle), deswegen beseitigt sie häufig üble Gerüche, wie jeder stark absorbierende Körper (Torf im Streuklosett); irgend eine Desinfektion ist aber damit selbstverständlich nicht gegeben, wie man früher annahm.

Packung: 10 Tabl. zu 0,5. — Ferner Tablonettae (C. m.) Carb. lign. (50 Stück zu 0,25). — Besser das folgende Präparat.

Carbo medicinalis.

Tierkohle. Adsorbiert gelöste Stoffe, Gifte, Gase usw. in hervorragender Weise (z. B. Strychnin, Farbstoffe); wird daher angewandt bei Intoxikationen, infektiösen Darmprozessen, Gärungen im Darm, Ruhr, hartnäckigen Diarrhöen, typhösen Durchfällen usw. Tee- bis eßlöffelweise in Wasser verrührt.

Oder Rp. Mag. peroxyd.; Elaeosacch. foen. āā 10,0; Carb. med. 30,0; Extr. Belladon 0,2; MDS 2—3 mal tägl. $^1/_4$—$^1/_2$ Teelöffel. (Flatuleszenz).

Packung: 50 oder 100 g oder 50 Compretten zu 0,25.

Carbo sanguinis. Tierblutkohle. S. Carbo medicinalis.

Packung: Compretten zu 0,1 und 0,25 (Glas mit 50 Stück).

Carbonis Liquor detergens. 1 Teil Steinkohlenteer mit 4 Teilen Tinctura Quillajae gemischt. Ein Teerpräparat zur Behandlung von Hautkrankheiten, Ekzem, Psoriasis in Verbindung mit Öl, Salben mit 5 bis 50%ig; als Schüttelmixtur aufzupinseln, z. B. 10%ig, z. B. Rp. Liq. carbon. deterg. 10,0; Zinc. oxyd. 10,0; Glycerin. 20,0; Aq. dest. ad 100,0. MDS. Umgeschüttelt aufzupinseln (trockenes Ekzem).

Carcolid. Carbo colloidalis. Sehr fein verteilte Blutkohle mit starker Adsorptionskraft bei Vergiftungen, Durchfall, Gärungen; teelöffelweise in Wasser verrührt.

Packung: 50 und 100 g.

Cardamomi Fructus. Von Cardamum minus. Malabarische Kardamomen. Aromatikum. Zu 0,25—1,0 in Pillen. (In Tinctura aromatica, Tinctura Rhei vinosa.)

Cardiotonin. Eine Lösung von wirksamen Stoffen von Convallaria majalis mit digitalisähnlicher Wirkung und von 2,5% Coffeinum-Natrium benzoicum. Wie Digitalis bei Herzneurosen, Kompensationsstörungen und Herzschwäche subkutan 1 ccm 3 mal tägl.

Carduus benedictus. Cnicus benedictus. Spinnendistel. Appetitanregendes Mittel. Als Extractum Cardui benedicti 0,5—1,0 in Pillen oder Mixtur. — Oder Herba Cardui benedicti. Als Pulver 1,0—2,0 oder Infus. Cardui benedicti 15,0 : 150,0.

Caricin. Keine chemische Substanz, sondern ein abführender Feigensirup (Caricae = Feigen). Enthält 75% Feigensaft, 20% Extractum Sennae, 5% Elixir. Aurant. Mildes Abführmittel. — In Flasche.

Carrageen. Irländisches Moos. Thallus von Chondrus crispus. Diese Algenarten enthalten 80% Schleim, die Abkochung erstarrt beim Erkalten. Reizmilderndes Mittel 2,0 : 250,0 im Dekokt als Schleim; 5,0 : 100,0 Milch (gekocht) als Gallerte.

Carvi Fructus und **Carvi Oleum.** Von Carum Carvi. Kümmel. Karminativum. Bei Kolik, Blähungen; Fructus als Infus (10,0 : 100,0) oder als Pulver zu 0,5—1,0; Oleum als Ölzucker oder 1—3 Tropfen auf Zucker. — Oder: Rp. Ol. Carv. 2,0; Tinct. Valerian. aeth. 18,0. MDS. 20 Tropfen bei Flatuleszenz.

Caryophylli. Gewürznelken und **Oleum Caryophyllorum,** Nelkenöl, Eugenol, Gewürz; die Nelken in Spezies aromaticae, Spiritus Melissae comp., Tinctura aromatica. In der Zahnheilkunde wird das Öl als Desinfiziens verwandt; z. B. Rp. Menthol., Eugenol. āā 2,5; Chloroform., Aetheris āā 10,0; Tinct. Guajac. 25,0. MDS. Zahntropfen. Oder mit Zinkoxyd zu einer Paste verrührt, zum Einlegen in den Wurzelkanal.

Cascara Sagrada.

Zu verschreiben als Cortex Rhamni Purshianae; die Rinde muß mindestens ein Jahr gelegen haben. Ein gutes Abführmittel bei chronischer Verstopfung; zu 0,25 oder in Form der im Handel befindlichen Pillen. Die Wirkung erstreckt sich auf den Dickdarm und tritt erst bei Ankunft der Droge dort ein, also ist das Mittel früh oder abends zu nehmen. Schlechter Geschmack. Am häufigsten in Form des flüssigen oder auch des trockenen Extraktes (z. B. der fertigen Pillen), s. u.

Cascarae Sagradae Extractum fluidum.

20—30 Tropfen bei habitueller Obstipation s. vorstehend. — 1 g = 40 Tropfen.

Kindern: 2—5—8 Tropfen bei 1—3—5 Jahren; mit 10 Jahren = 15 Tropfen.

Cascarae Sagradae Extractum siccum.

Zu Pillen bei chronischer Obstipation s. vorstehend. Rp. Extracti Cascarae Sagradae sicci, Rhizom. Rhei āā 3,0; Aq. dest. q. s. ut f. pil. No. 30. DS. Früh und abends 2 Pillen.

Packung: Tabl. zu 0,25 und 0,5 und 1,0 auch mit Kakao oder Zucker im Handel. — Compretten MBK Extr. Casc. sagr. 0,15 und 0,25 (Glas mit 25 oder 100 Stück). — Ferner: Tablonettae (C. m.) Cascar. sagr. (20 oder 50 Stück zu 0,15 oder 0,25).

Caseosan. 5%ige sterile Kaseinlösung zur unspezifischen Immunisierung. Intramuskulär und intravenös 1/2—2 ccm.

Packung: 10 Ampullen zu 1 ccm; — 6 Ampullen zu 5 ccm.

Castoreum cannadense oder sibiricum. Bibergeil. Präputialsekret des Bibers. Braune, stark riechende Masse. Antihysterikum, veraltet. Zu 0,1—0,5 mit Kal. bromatum zusammen als Pulver (teuer).

Castorei Tinctura. Bibergeiltinktur, s. vorstehend. Bei Hysterie mit Tinct. Valerian. zusammen, āā zu 20 Tropfen. — 1 g = 56 Tropfen (teuer).

Catechu. Extrakt aus dem Holze von Acacia catechu, braune, trockene Masse, enthält Gerbstoffe, daher als Adstringens und Antidiarrhoikum. Innerlich zu 0,5—2,0 als Pulver mit 0,01—0,02 Opium zusammen. Oder als Lösung 5,0 auf 100,0 heißen Wassers, eßlöffelweise. Zum Gurgeln 3%.

Kindern: Mit 1—5 Jahren 0,06; mit 5—10 Jahren 0,15; mit 10—15 Jahren 0,25. Z. B. Rp. Catechu 2,0; Decoct. Althaeae ad 100,0. MDS. Kinderlöffelweise.

Cave: Metallsalze und Alkalien.

Catechu Tinctura. Catechu 1 Teil, Spiritus 5 Teile. Als Antidiarrhoikum, des Gerbstoffgehaltes wegen, innerlich zu 20—30 Tropfen. Äußerlich als Zahntinktur.

Cellotropin. Benzoylester des Arbutins (des wirksamen Bestandteils der Bärentraubenblätter, das Hydrochinon abspaltet), weißes, schwer lösliches Pulver; 3mal tägl. zu 0,3—0,5 gegen Cystitis, Tuberkulose, Skrofulose.

Kindern: Mit 1—5 Jahren 0,1; mit 5—10 Jahren 0,25; mit 10—15 Jahren 0,25.

Centaurii Herba und Extractum. Von Erytraea Centaurium. Tausendgüldenkraut. Amarum. Zu Tinct. amara.

Cera alba.
Weißes Wachs (Schmelzpunkt 65°). Zu Salben.

Cera flava.
Gelbes Wachs (Schmelzpunkt 64°). Nicht so spröde wie weißes Wachs, daher zu Salben besser.
(Unguentum cereum = Ol. oliv. 7, Cera flav. 3.)

Ceresin.
= Paraffinum solidum.

Cerium oxalicum. Weißes, unlösliches Pulver gegen Erbrechen angewandt, z. B. bei Schwangeren, bei Seekrankheit zu 0,01—0,05 als Pulver mit Sacch. zusammen.

Cerolin. Hefefett. Gegen Akne und Furunkulose, leicht abführend. 3mal tägl. 1 Pille; bei

Kindern: 3mal tägl. 1 Milchzuckertablette.

Packung: 100 oder 50 Pillen zu 0,1; für Kinder: Fläschchen mit 100 Milchzuckertabletten zu 0,025.

Cerussa.
Plumbum carbonicum. Bleiweiß. Bleikarbonat. Weißes unlösliches Pulver. Äußerlich in Salben (3 : 10 Vaselin) und Pflastern als mildes Adstringens bei Exkoriationen, Dekubitus, Verbrennungen, nässenden Ekzemen, auch schlecht heilenden Wunden; s. Plumbum.

Cerussae Emplastrum. Bleiweißpflaster. Cerussae 7, Ol. oliv. 2, Emplastrum Lithargyri 12. Weißes hartes, nicht klebendes Pflaster, nicht reizendes deckendes Pflaster bei Frostschäden, drohendem Dekubitus.

Cerussae Unguentum.
Bleiweißsalbe. Cerussae 3, Unguent. Paraffin. 7. Austrocknende Salbe. Bei Dekubitus, Exkoriationen, nässenden Ekzemen; s. Cerussa.

Cerussae Unguentum camphoratum.
Unguentum Cerussae mit 10% Kampfer. Zugleich etwas reizend. Als Salbe für Frostschäden, bei Dekubitus oder bei drohendem Dekubitus, bei schlecht heilenden Wunden; s. Cerussa.

Cesol. Pyridincarbonsäuremethylester chlormethylat. Macht reichlich Speichelfluß und in größeren Dosen auch Schwitzen (wie Pilokarpin oder Akreolin). Gegen quälenden Durst empfohlen. Kapseln zu 0,1 1—2 Stück, oder subkutan 20%ig, mit 1/4 ccm beginnen bis zu 1 ccm (= 0,2).

Packung: 20 Kapseln zu 0,1 und 5 Ampullen zu 0,2.

Cetaceum. Sperma Ceti.
Walrat. Palmitinsäureester des Cetylalkohols. Als nicht ranzig werdende Salbengrundlage. Z. B. Unguentum Cetacei rosatum = Unguentum leniens = Cold cream: Rp. Cetacei 8,0; Cerae albae 7,0; Olei Amygdal. dulc. 60,0; Aq. dest. 25,0; Olei Ros. gutt. 2. Oder Unguentum leniens FMB: Rp. Cerae albae 13,5; Cetacei 7,5; Paraffin. solid. 10,0; Paraffin liq. 130,0; Sol. Boracis 2 : 25,0; Ol. Rosae gtt. III. MDS. Äußerlich.

Chamomilla vulgaris. Kamillen. Enthalten einen Bitterstoff und ein ätherisches Öl. Flores Chamomillae im Teeaufguß 10—20 auf eine Tasse Wasser, innerlich bei Koliken, Diarrhöen, als Diaphoretikum, — z. B. Rp. Flor. Chamomill., Flor. Sambuc., Flor. Tiliae, Rad. Valerian., Fol. Menth. pip. āā 10,0. MDS. 1 Eßlöffel auf 1 Tasse süßen Wassers (Dyspepsie); äußerlich zu Bädern (Fußbad = 100,0 Kamillen, Vollbad = 500,0—750,0 Kamillen), zu Umschlägen. Ähnlich die Flores Chamomillae Romanae. Römische Kamillen von Chamomilla Romana oder Anthemis nobilis. (Häufiger Bestandteil von abtreibenden Geheimmitteln.) —

Oleum Chamomillae aethereum. Ätherisches Kamillenöl. Wie Flores innerlich zu 1—2 Tropfen, auch zu Zahntinkturen.

Charta cerata. Wachspapier als Pulverkapseln bei flüchtigen Substanzen, z. B. Kampfer oder zum Abteilen von Salben.

Charta japonica. Japanisches Pflanzenpapier für schlecht schmeckende Pulver; das Pulver wird in die Mitte geschüttet, die vier Zipfel dann zusammengedreht, anstatt Oblaten.

Charta nitrata.

Salpeterpapier. Filtrierpapier, das mit Salpeterlösung 1 : 5 getränkt ist; bei Asthma in kleine Stücke geschnitten und angezündet, die Dämpfe einzuatmen.

Charta resinosa. Gichtpapier. Mit Pech, Kolophonium und Terpentin bestrichenes Papier. Als Hautreizmittel bei Gicht etc.

Charta sinapisata.

Senfpapier. Gepulverter schwarzer Senf mit Kautschuklösung auf Papier gebracht. Wird mit lauwarmem Wasser befeuchtet auf die Haut gelegt, als hautreizendes Mittel. Spaltet durch ein Ferment (Myrosin) aus einem Glykosid (myronsaures Kali) Allylsenföl ab, das die Haut reizt (durch kochendes Wasser wird das Ferment zerstört, daher nur lauwarm). Reinliche Art der Anwendung; sonst wie Senfteig (kann langanhaltende Rötung, Pigmentation etc. machen, daher nicht auf sichtbare Hautstellen).

Chenopodii anthelmintici Oleum.

Wurmsamenöl. Von Chenopodium anthelminticum. In Amerika offizinell, neuerdings gegen Askariden sehr gelobt statt des nicht unbedenklichen Santonins. Kur: die Patienten bleiben im Bett, erhalten 4—8—16 Tropfen (= 0,25—0,5—1,0 g) je nach dem Alter, in Zuckerwasser verquirlt, dann Milch zum Nachtrinken, nach einer Stunde ein Abführmittel, Ol. Ricini oder Pulv. Curellae, damit die narkotisierten Würmer, aber auch das Öl, das bei längerem Verweilen den Darm reizt, hinausgeschafft wird; bei Ausbleiben der Wirkung nachmittags noch einmal ein Abführmittel. Eventuell wird die Kur am Tage darauf wiederholt. Oder man gibt das Öl mit Mentholzusatz: Ol. Chenopod. anthel. gtt. 8, Menthol. 0,05 (6—8 Jahre); Ol. Ch. gtt. 10, (Menthol. 0,1 (9—10 Jahre); Ol. Chen. gtt. 12, Menthol. 0,15 (11—16 Jahre); Ol. Chen. gtt. 12—16, Menthol. 0,2 (über 16 Jahre); z. B. für Erwachsene: Rp. Olei Chenopodii anthelmintici gtt. 16; Mentholi 0,2. MD. tal. dos. No. 6 in caps. gelatinos. S. An zwei aufeinander folgenden Tagen je drei Kapseln (2stündl. 1 Kapsel), mit heißem Milchkaffee vormittags zu nehmen, 2 Stunden nach der dritten Wurmkapsel 2 Eßlöffel Rizinusöl. Kinder unter 14 Jahren erhalten nur eine zweimalige Gabe an zwei aufeinander folgenden Tagen. Immer wird hinter dem Mittel etwas warme Milch gegeben wegen des aromatischen Geschmackes des Öles. Manchmal etwas Schleim im Stuhl bei den Kuren. Vorsicht bei schlechtem Ernährungszustand und Verstopfung. Immer hinterher gut abführen. Auch in Geladuratkapseln (s. Caps. gelodurat.) zu 8, 12 und 16 Tropfen mit Menthol. — Oder 10 Tropfen auf $^1/_2$—1 Liter Wasser zur Irrigation bei Askariden.

Chinae Cortex.

Chinarinde. Von Cinchona succirubra, calisaya etc. stammend; enthält Chinin und Chinidin (beide antipyretisch wirksam, einander isomer); Chinchonin und Cinchonidin (beide Krampfgifte, einander isomer); Chinagerbsäure und Chinasäure.

Wirkung: Die Chinarinde setzt die fieberhaft erhöhte Temperatur herab, und zwar nur zu einem kleinen Teil (wie die anderen Antipyretika) durch Beeinflussung der die Temperatur regulierenden Zentren; daher wird der Temperaturabfall bei Chinin nicht wie bei den anderen Mitteln durch Vermehrung der Abgabe von Wärme (Erweiterung der Hautgefäße, Schweißausbruch = physikalische Regulierung der Körpertemperatur) bewirkt, sondern durch Einschränkung der Oxydationen, indem peripher die Verbrennungen gehemmt werden (= chemische Regulierung der Körpertemperatur). Außerdem unterscheidet sich die Entfieberung nach Chinin von der Wirkung der anderen Antipyretika durch den allmählichen Eintritt der Entfieberung, die lange Dauer des afebrilen Zustandes und den ganz allmählichen Anstieg des Fiebers nach dem Verklingen der Wirkung. Es fehlen also Hitzegefühl und Schweißausbruch bei dem Einsetzen der Entfieberung, Schüttelfröste beim Aufhören der Wirkung. Wegen der Verminderung der Verbrennungen wird der Eiweißumsatz eingeschränkt, der Stickstoffgehalt des Harnes nimmt ab, die Zahl der Leukozyten sinkt und die Harnsäureausscheidung geht herab. Chinin bewirkt eine Erhöhung der Leistungsfähigkeit der Muskulatur (weswegen es bei Wehenschwäche verwandt wird), Chinin schmeckt bitter und die Rinde, die auch eine Gerbsäure enthält, und ihre Präparate finden Anwendung als Tonikum (wegen der Appetitförderung der Bitterstoffe, der Einsparung von Nahrungsmaterial durch Beschränkung der Oxydationen und wegen der Muskelwirkung). Chinin tötet in großer Verdünnung Amöben, Infusorien, worauf die Wirkung bei Malaria beruht; besonders empfindlich sind die Malariaplasmodien während des Ausschwärmens, ehe sie in die Blutzellen eingedrungen sind, weswegen man Chinin am besten vor dem Anfall gibt. Schwere Malaria und gleichzeitige Chiningaben können zu Hämolyse führen mit blutigem Harn = Schwarzwasserfieber. Es kann sich auch bei Chininkuren eine Chininfestigkeit der Plasmodien ausbilden; dann Salvarsan. Chinin macht lokal Reizung, welche wegen der geringen Löslichkeit und daher der geringen Konzentration der Lösungen meist gering ist, aber doch bei subkutaner Injektion sich geltend machen kann. Auch in Haarwässern findet Chinin Anwendung. Die neutralen Salze sind schwer löslich, gut dagegen die sauren Salze; deswegen und weil die Droge Gerbsäure enthält, die alle Alkaloide in schwer lösliche Salze überführt, setzt man den Abkochungen der Rinde Säure zu.

Intoxikation: Manchmal besteht Idiosynkrasie gegen Chinin, es treten Urtikaria, Exantheme, Lidödem, Konjunktivitis auf. Von 1,5 g Chininsalz an treten Nebenerscheinungen auf: Chininrausch, Ohrensausen, Schwerhörigkeit, Schwindel, Sehstörungen, Kopfschmerz, die rasch verschwinden, nur die Ohr- und Sehstörungen können trotz Aussetzen lange bestehen bleiben. Größere Dosen führen zu bedenklicher Intoxikation, zu Krämpfen, Kollaps, Lähmung des Kreislaufes und der Atmung, Tod. Bei schwerer Malaria kann Chinin zu Schwarzwasserfieber führen, Fieber mit Zerstörung der Blutzellen veranlassen.

Indikationen: Cortex Chinae nur als Tonikum, Stomachikum bei Erschöpfungszuständen. Bei Malaria, Fieber, Keuchhusten, Menièreschem Schwindel Chininsalze (s. d.). Häufiger als die Rinde selbst: Extractum Chinae aquos. und spirit., Tinctur. Chinae und — am besten — Tinct. Chinae comp. und ähnliche Präparate.

Rezeptur: Bei Dekokten setze man die Säure vor dem Kochen zu, damit Chinin besser ausgezogen wird, nicht nachträglich. Man vermeide den Zusatz von Liq. Kalii acetici, da Chininazetat schwer wasserlöslich ist.

Rp. Corticis Chinae 20,0
Acid. hydrochlor. dilut. 2,0
Coque cum Aq. dest. q.
s. ad colaturam 200,0
DS. 4mal tägl. 1 Eßlöffel.

Rp. Corticis Chinae 10,0
Acid. hydrochlor. dilut. 1,0
Coque cum Aq. dest. q. s.
ad colaturam 170,0
Sirup. simpl. ad 200,0
DS. 3mal tägl. 1 Tee- bis Kinderlöffel (Keuchhusten der Kinder).

Rp. Corticis Chinae 10,0
Acid. hydrochlor. dilut. 1,0
Coque cum Aq. dest. q.
s. ad colaturam 180,0
Adde Sirup. Cort. Aurant. 20,0
DS. 2stündl. 1 Eßlöffel.

Rp. Corticis Chinae pulv. 0,5
D. tal. dos. No. X. S. Mit Wasser das trockene Pulver hinabspülen.

Cave: Alkalien, Karbonate, Borax, Metallsalze, Jod, Jodsalze, Tannin, gerbstoffhaltige Pflanzenextrakte (= Fällung). — Amylnitrit, Natrium nitrosum, Kaliumpermanganat (= Zersetzung, Oxydation, ev. Nitrierung). — Also nicht mit Tinct. Rhei oder mit Signatur „Umschütteln".

Chinae Extractum aquosum. Dünnes Extrakt zu 0,5—1,0, also 10—20 Tropfen. Kindern mit 1 Jahr 5 Tropfen, später Tinct. Chinae comp. — Stomachikum.

Chinae Extractum spirituosum. Trockenes Extrakt zu 0,5—1,0 in Pillen. Stomachikum.

Chinae Tinctura. Cort. Chinae 1 Teil, Spiritus dilutus 5 Teile. 20—50 Tropfen als Stomachikum. — 1 g = 54 Tropfen.

Chinae Tinctura composita.
(Cortic. Chinae 6,0; Cortic. Fructus Aurantii 2,0; Radic. Gentian. 2,0; Cortic. Cinnamomi cass. 1,0; Spiritus 50,0.) Zu 20 Tropfen bis $^1/_2$ Teelöffel mehrmals täglich als Stomachikum und Tonikum, das geeignetste Präparat in dieser Richtung. Auch als Zusatz zu Mixturen. — 1 g = 54 Tropfen.

Kindern: 5—10 Tropfen bei $^1/_2$—2 Jahren.

Cave: Tinct. Rhei (= Fällung).

Chinae Vinum. Chinawein = 40 g Chinarinde mit Vinum Xerense 1000 8 Tage lang ausgezogen, dann Zuckerzusatz und 2,0 Tinctura Cort. Aurantii. Angenehm bitter schmeckend, rotbraun. Eßlöffelweise als Tonikum, Stomachikum. — 1 g = 30 Tropfen.

Chinaphenin. Chininkohlensäurephenetidid. Geschmackloses in Wasser schwer lösliches Pulver, in Säuren leicht löslich. Wirkt wie die beiden Komponenten Chinin und Phenetidin. Antipyretikum und Antineuralgikum, milde wirkend, bei Neuralgien, Pertussis, Typhus Erwachsenen zu 0,5—1,5 als Pulver.

Kindern: Unter 1 Jahr 0,15; mit 1—5 Jahren 0,2; mit 5—10 Jahren 0,3; 3mal tägl. bei Keuchhusten.

Packung: 20 Tabl. zu 0,5.

Chinaphthol. Naphthosulfosaures Chinin. Gelbes, bitteres Pulver, zerfällt im Darm in Chinin und Naphthosulfosäure, daher als Antipyretikum und Darmdesinfiziens, zu 0,5 in Oblaten 3mal tägl.

Chinasäure. Acidum chinicum. Tetraoxybenzoesäure. Wird im Körper zu Benzoesäure und als solche mit Glykokoll gepaart als Hippursäure ausgeschieden. Fängt also Glykokoll ab. Man versprach sich davon eine Einschränkung der Harnsäurebildung, da aus Glykokoll und Harnstoff Harnsäure entstehen könnte. Bei Gicht zu 0,5. — Andere Präparate: Chinatropin, Sidonal, Urol, Urosin.

Chineonal. Diäthylbarbitursaures Chinin mit 63,8% Chinin und 36,2% Veronal. Wirkt den Komponenten entsprechend antipyretisch und beruhigend bei Fieber mit Unruhe, zur Schmerzlinderung der Wehen (die durch das Chinin dabei eher gefördert werden), bei Keuchhusten. Erwachsenen 3mal tägl. 0,2—0,3.

Kindern: Unter 1 Jahr 0,05; mit 1—5 Jahren 0,1; mit 5—10 Jahren 0,2.

Packung: 20 Tabl. zu 0,1 oder 0,2 oder 0,3.

Chinidinum hydrochloricum. Isomer mit Chinin. Gegen Vorhofflimmern, also bei Arrhythmia perpetua. Während drei Tagen 3mal tägl. 0,2 bis 4mal tägl. 0,2. Kann psychische Veränderungen, Erregungen machen; s. bes. das Folgende.

Chinidinum sulfuricum. Isomer mit Chinin, neben diesem in der Chinarinde enthalten. Setzt die Erregbarkeit des Herzens herab. Bei Vorhofflimmern, Arrhythmia perpetua bewährt. Zunächst Versuchsdosis von 0,2 in Pillen zu 0,1; dann tags darauf 0,4; wird auch dies gut vertragen, so noch einen zweiten Tag 2 Dosen von 0,4; diese Gaben 3—4 Tage lang. Hilft dies nichts, so auf 3mal 0,5 steigen. Später wieder mit den Dosen fallen.

Intoxikation: Erregungs- und Verwirrungszustände, daher nicht bei zerebraler Erkrankung.

Packung: Chinidinperlen zu 0,1.

Chinidinum tannicum. Keuchhustenmittel.

Kindern: Mit 1—5 Jahren 0,1; mit 5—10 Jahren 0,25; mit 10—15 Jahren 0,3.

Chininum.

Alkaloid aus Cortex Chinae, Chinarinde. Sehr schwer wasserlöslich. Auch die Neutralsalze lösen sich schwer, die sauren Salze leichter. Die leicht löslichen Salze werden auch subkutan angewandt, sie reizen recht. Häufig läßt man Chininsalze als Pulver nehmen und Säure nachtrinken, damit einerseits der bittere Geschmack weniger hervortritt, andererseits bald Lösung im Magen und Resorption erfolgt. Innerlich am zweckmäßigsten Chininum hydrochloricum bei der Malariabehandlung. Subkutan bei Malaria Chininum bihydrochloricum oder disulfuricum; das salzsaure Salz wird durch Antipyrinzusatz oder Urethanzusatz leicht löslich, auch in der Wärme in Wasser und Glyzerin āā leicht löslich. Bei Keuchhusten oder als Tonikum gibt man das schwer lösliche Chininum tannicum, was aber auch noch bitter schmeckt, oder Aristochin und Euchinin, die geschmackfrei sind.

Wirkung: S. Chinae Cortex. Für die Anwendung der Chininsalze ist hinzuzufügen: Die Wirkung auf fieberhafte Zustände ist bei Chinin keine so prompte wie die der gewöhnlich benutzten Antipyretika. Die entfiebernde Wirkung hält aber lange vor und ist hinsichtlich des Eintrittes und Verklingens der Wirkung sehr mild (kein Schweißausbruch und kein Schüttelfrost), außerdem spart Chinin Eiweiß. Bei Malaria spezifisch, den Erreger abtötend. Man gibt Chinin 6 Stunden vor dem Anfall. Am wirksamsten ist es bei Tertiana. Überhaupt immer dann, wenn die Fieberanfälle noch regelmäßig sind; in späteren Stadien scheinen Dauerformen der Erreger vorhanden zu sein, die resistenter sind und die den unregelmäßigen Fieberverlauf herbeiführen. Man gibt anfangs vor dem Anfall ein bis zwei bis dreimal große Dosen auf einmal, um eine möglichst große Konzentration im Blute bei Ausschwärmen der Erreger zu erreichen, später, wenn die Anfälle aufgehört haben, kleinere Gaben. Heute meist in Form einer Chininkur (s. u. Indikation). Auch prophylaktisch als Chininschutz. Manchmal besteht Idiosynkrasie gegen Chinin: Auftreten von Urtikaria, Exanthemen, Lidödem, Konjunktivitis.

Indikationen: Bei Malaria prophylaktisch: tägl. 0,3 abends; verstärkter Chininschutz: ebenso und außerdem 2 mal wöchentlich 3—4 mal 0,3; also nachmittags um 4 und 6 0,6 g. Oder alle 4 Tage 1,0—1,5. Chininschutz noch 2—3 Monate nach Verlassen der Infektionsgegend. — Chininkur nach Nocht: Ohne Rücksicht auf Fieber nach Stellung der Diagnose 4—5 mal 0,3 tägl. bis eine Woche nach der Entfieberung. Dann Nachbehandlung: 1 Tag Pause; 2—3 Chinintage zu 1,0 tägl.; 2 Tage Pause; 2—3 Chinintage; 3 Tage Pause; 2—3 Chinintage; 5 Tage Pause; so 6 Wochen lang; später bis 3 Monate nach der Entfieberung alle 4 Tage 1,0 Chinin. — (Bei chiningewöhnten Leuten erst 2—4 Wochen Pause; dann 10 Tage Chininkur: 3 Tage 1,2; 3 Tage 1,5; 4 Tage 1,8; 8 Tage Pause; dann ebensolche 10-tägige Chininkur; 10—12 Tage Pause; dann 3. Chininkur von 10 Tagen; dann Nachbehandlung nach Nocht (nach Teichmann)). — Bei Neuralgien, die periodisch auftreten, Trigeminusneuralgie. — Als Antipyretikum milde wirksam, aber wegen günstiger Allgemeinwirkung für längere Zeit recht gut. — Bei Keuchhusten zweimal täglich soviel Dezigramm als das Kind Jahre zählt. — Bei Menièrescher Krankheit 14 Tage lang 0,2 bis 0,3. — Als Stomachikum, Roborans, Tonikum als Tinktura Chinae comp. oder als Cortex Chinae, s. d. — auch als Haaröl bei Haarausfall.

Rezeptur: Siehe die einzelnen Präparate, besonders Chininum hydrochloricum.

Intoxikation: Idiosynkrasie (Urtikaria, Exantheme, Lidödem, Konjunktivitis). — Nebenwirkungen: Ohrensausen, Schwerhörigkeit, Schwindel, Sehstörungen; nach Aussetzen schwinden die Erscheinungen bis auf die Hör- und Sehstörungen schnell. — Krämpfe, Kollaps, Lähmung des Kreislaufes und der Atmung. Bei Malaria außerdem: Hämolyse mit blutigem Harn = Schwarzwasserfieber.

Chininum bihydrochloricum. Weißes leicht lösliches Pulver. Zu 0,25 bis 0,5 subkutan, z. B. in 25%iger Lösung 2,5 : 10,0 = 1—2 Spritzen, nachher leicht die Stelle massieren (schmerzhaft). Bei Keuchhusten wohl entbehrlich.

Chininum bisulfuricum. Zu 8% wasserlöslich, zu subkutaner Injektion (schmerzhaft). Zu 0,25—0,5; also immerhin große Flüssigkeitsmenge zu injizieren.

Chininum ferrocitricum. Chinineisenzitrat. Mit 10% Chinin und 21% Eisen. Als Tonikum, bei Anämie, in der Rekonvaleszenz zu 0,1—0,5 mehrmals als Pulver, z. B. Rp. Chinini ferro-citrici 0,1; Sacch. 0,5; M. f. pulv. D. tal. dos. No. 10. S. 3 mal tägl. 1 Pulver.

Chininum hydrochloricum.

Salzsaures Chinin mit 82% Chinin. Farblose Kristalle von stark bitterem Geschmack, in Wasser zu 3% löslich, in Alkohol zu 30%. Am meisten gebrauchtes Chininpräparat.

Wirkung: Siehe Chinae Cortex und Chinin. Wird durch Antipyrin oder Urethan leicht löslich.

Rezeptur: 1. Innerlich:

Rp. Chinin. hydrochlor. 0,5—1,0
D. tal. dos. No. 3 ad caps. amylac. S. 6 Stunden vor dem Anfall eine Kapsel (Malaria). [Kur siehe o. unter Chinin.]

Rp. Chinin. hydrochlor. 0,2
Sacchar. 1,0
M. f. pulv. D. tal. dos. No. 5.
S. Tagsüber die Pulver zu nehmen (Fieber, z. B. Pleuritis).

Rp. Chinini hydrochlor. 1,0
Extr. Gent. q. s. ut f. pil. No. 5. S. 6 Stunden vor dem Anfall die Pillen zu nehmen.

Rp. Chinin. hydrochlor. 0,2
Natr. salicyl. 0,5
M. f. p. D. tal. dos. No. 5 in caps. amyl. S. 3mal 1 Kapsel.

Kindern: Unter 1 Jahr 0,05; mit 1 Jahr 0,1; mit 2 Jahren 0,15; mit 3 Jahren 0,2; mit 4—5 Jahren 0,25; mit 10 Jahren 0,5. — Bei Malaria 0,3 bis 0,5 als Klistier (s. u.).

Rp. Chinin. hydrochlor. 0,6
Aq. dest.
Sirup. Rub. Idaei āā 15,0
MDS. 2mal tägl. soviel Teelöffel, als das Kind Jahre zählt, bis 3 Teelöffel (1 Teelöffel = 0,1).

Rp. Chinin. hydrochlor. 2,0
Sirup. Rub. Idaei 30,0
Aq. dest. ad 200,0
MDS. 2mal tägl. 1—2—3 Teelöffel (1 Teelöffel = 0,05).

Rp. Chinin. hydrochloric. 0,05
Natrii bicarbonic.
Sacch. alb. āā 0,15
M. f. pulv. D. tal. dos. No. X.
S. 3mal tägl. 1 Pulver
(Säugling m. Keuchhusten)

Packung: Tabl. zu 0,25 und 0,5; Compretten MBK zu 0,1 und 0,25 und 0,3 und 0,5 (Glas mit 10 oder 25 oder 50 Stück). — Ferner Tablonettae (C. m.) Chinin. hydrochlor. 0,1 oder 0,25 (10 oder 20 Stück).

2. Als Klistier:

Rp. Chinin. hydrochlor. 2,0
Decoct. Althaeae 50,0
MDS. Die Hälfte zum Klistier.

Rp. Chinin. hydrochlor. 4,0
Tinct. opii simpl. 1,0
Mucilagin. gummi ad 100,0
MDS. Zu vier Klistieren.

Kindern: Soviel Dezigramm, als das Kind Jahre zählt (s. o. unter innerlich):

Rp. Chinin. hydrochlor. 0,5
Tinct. Opii simpl. gtt. II
Mucilag. gummi ad 50,0
MDS. Die Hälfte zum Klistier (Malaria der Kinder).

Rp. Chinin. hydrochlor. 0,4
Mucil. Amyli tritici
Aq. dest. āā 25,0
MDS. Die Hälfte zum Klistier (Kind von 3 Jahren).

3. Subkutan oder intramuskulär:

Rp. Chinin. hydrochlor. 1,0
Urethani 0,5
Aq. dest. ad 10,0
MDS. Zur subkutanen Injektion (5 ccm).
(1 Spritze = 0,1 Chinin.)

Rp. Chinin. hydrochlor. 2,0
Antipyrini 2,0
Aq. dest. ad 10,0
MDS. Zur subkutanen Injektion (2—3 ccm).
(1 Spritze = 0,2 Chinin.)

Packung: Amphiolen MBK Chininum hydrochloricum carbamidatum zu 0,1 und 0,3 (Schachtel mit 5 oder 10 Stück).

4. Äußerlich:

Rp. Chinin. hydrochlor. 0,5
Natr. chlorat. 0,8
Aq. dest. ad 100,0
MDS. Zur Inhalation.

Rp. Chinin. hydrochloric.
Natrii bicarbonic. āā 0,01
Gummi arab. pulv. 0,25
M. f. pulv. D. tal. dos. No. V.
S. Zur Einblasung (bei Keuchhusten).

Rp. Chinin. pur. 2,0—4,0
Ol. olivar. 95,0
Ol. Bergamott. 0,5
MDS. Haaröl (Haarausfall).

Rp. Chinin. pur. 3,0
Bals. peruvian. 1,0
Ol. Ricini 3,0
Spiritus ad 100,0
MDS. Haarspiritus (Haarausfall).

Chininum sulfuricum. Weißes in Wasser nur zu 0,1% lösliches Pulver, bei Zusatz von wenig Schwefelsäure leicht löslich. Wie Chininum hydrochlor. Manchmal Magenbelästigung. Rp. Chinin. sulfuric. 0,5; Acid. sulfuric. dil. 2,0; Sirup. Cinnamom. 20,0; Aq. dest. ad 150,0. MDS. Alle 3 Stunden 1 Teelöffel bei Keuchhusten. Oder als Pulver Rp. Chinin. sulfuric. 0,5; D. tal. dos. No. 5 in caps. amylac. S. 6 Stunden vor dem Anfall 1—2 Kapseln. — Tabl. zu 0,25 und 0,5.

Chininum tannicum.
Gerbsaures Chinin, mit 30% Chinin. Wie alle gerbsauren Salze der Alkaloide schwer löslich (bis 0,1%). Als Pulver bei Keuchhusten. Rp. Chinin tannic. 0,1—0,2; Sacch. 0,4. M. f. pulv. D. tal. dos. No. 10. S. 3mal tägl. 1 Pulver. Oder: Rp. Chinin. tannic. 1,0—3,0; Natrii bicarbon. 20,0. MDS. 3—4mal tägl. eine Messerspitze in Kakao, Milch oder Pflaumenmus.
Kindern: 1 Jahr = 0,1; 2 Jahre = 0,2; 3—4 Jahre = 0,3; 5 Jahre = 0,4. Oder: Mit 1 Jahr tägl. 0,5; mit 1—5 Jahren tägl. 1,0; mit 5—10 Jahren tägl. 2,0.

Chinosol. Oxychinolinschwefelsaures Kalium. Gelbes, kristallinisches, in Wasser lösliches Pulver. Als Antiseptikum: Verbandwasser 1,0—2,0 : 1000,0; Streupulver 0,5 : 100,0 Talkum; Fußstreupulver 2,0 : 100,0 Talkum; als Antiseptikum 1,0 : 100,0; wenig giftig. — Tabl. zu 1,0.

Chinotropinum. Chinasaures Hexamethylentetramin. Chinasaures Urotropin. Weißes in Wasser lösliches Pulver von saurem Geschmack. Als Gichtmittel, da die Chinasäure, die zu Hippursäure im Körper wird, die Harnsäurebildung vermindern soll (s. Chinasäure). 2,0—3,0 am Tage, in Wasser gelöst; als Pulver zu 1,0 zu verordnen, jedes Pulver in 1/2 Liter Wasser gelöst zu trinken.

Chirosoter. Lösung von Wachs und Balsam in Tetrachlorkohlenstoff, erzeugt auf der Haut eine undurchlässige Schicht, wie Gummihandschuhe beim Operieren, zur Abdeckung der Haut des Operationsfeldes.

! **Chloralum formamidatum!** Chloralforamid. Chloralamid. Farblose Kristalle, zu 3% in Wasser löslich, etwas bitter schmeckend. Beim Erhitzen zersetzt es sich. Wirkt wie Chloralhydrat, s. das folgende, nur etwas schwächer: 2 g Chloralformamid = 1,5 g Chloralhydrat. Schlafmittel. Max. dos. 4,0! pro dosi; 8,0! pro die. Zu 2,0—3,0 in Wasser gelöst: Rp. Chlorali formamidati 4,0; Aq. dest. ad 200,0. MDS. Die Hälfte abends zu nehmen.
Cave: Alkohol, Ammoniak, Alkalien, Antipyrin, Permanganate. —

! **Chloralum hydratum!**
Chloralhydrat. Verbindung von Trichloraldehyd mit Wasser. Farblose Kristalle, die sich sehr leicht (bis 80%) in Wasser lösen, kratzend schmecken.
Wirkung: Lokal: Reizung der Haut und Schleimhäute, daher gibt man Chloralhydrat immer in Lösung, und zwar sehr verdünnt (bis zu 5%) oder in schleimigen Vehikeln. In Salben kann es zur Blasenbildung kommen. Bei der chronischen Vergiftung tritt Rachenkatarrh, Magenkatarrh und Verdauungsstörung auf. Resorptiv: Chloralhydrat ist ein sehr sicher wirkendes Schlafmittel, der Schlaf tritt ohne vorherige Erregung ein, die Nachwirkungen sind gering. Durch Chloralhydrat wird die Erregbarkeit der Großhirnrinde herabgesetzt; bei größeren Dosen auch die Reflexe, weswegen man es auch bei Tetanus, Strychninvergiftung, Tollwut gibt. Es eignet sich als Schlafmittel, besonders bei Fällen nervöser Schlaflosigkeit, auch psychischer Erregung, weniger bei Schlaflosigkeit bei Schmerzen, bei Husten

(cave Antipyrin). In größerer Dosis setzt es auch die Erregbarkeit der Medulla oblongata herab; daher leidet der Tonus der Gefäße = Lähmung des vasomotorischen Zentrums im verlängerten Mark und der Blutdruck sinkt; später leidet auch die Atmung und das Herz selbst; aber sehr viel früher schon der Blutdruck; daher Vorsicht bei nicht ganz intaktem Kreislauf (Säufer). Ausgeschieden wird Chloralhydrat mit Glykuronsäure gepaart, wodurch der Harn reduzierende Eigenschaften annimmt.

Intoxikation: Akut: Betäubung wie bei Chloroform. Aber auch nach medizinalen Dosen kann sich die Blutdrucksenkung geltend machen; Herzschwäche, Sinken der Temperatur, Störung der Atmung, wenn der Kreislauf vorher nicht intakt war. Als Nebenwirkung treten zuweilen auch nach kleinen Dosen Exantheme etc. auf. Chronisch: Rachenkatarrh, Magenstörungen, allgemeiner Verfall wie bei Alkohol.

Indikationen: Schlafmittel bei nervöser Schlaflosigkeit, bei psychischer Aufregung prompt Schlaf herbeiführend, auch längere Zeit anwendbar, ohne mit der Dosierung in die Höhe gehen zu müssen. Bei stärkeren nervösen Aufregungszuständen, wie Manie, Delirium in größerer Dosis; solche ebenfalls bei Krampfzuständen, Lyssa, Eklampsie, Strychninvergiftung, auch nervösem Erbrechen. — Äußerlich in Haarwässern und in hohle Zähne.

Kontraindikation: Kreislaufschwäche, Delirium potatorum, Herzfehler, Arteriosklerose. Ferner hochfiebernde Zustände. Kein Beruhigungsmittel bei Husten.

! *Rezeptur:* Max. dos. 3,0! pro dosi; 6,0! pro die.

Immer in Lösung, am besten schleimiger; nicht subkutan; auch bei Verdauungskrankheiten wird es schlecht vertragen.

1. Innerlich:

Rp. Chlorali hydrati 1,0—3,0
Sirup. Cort. Aurant.
Aq. dest. āā 20,0
MDS. Die Hälfte zu nehmen.
Für einmalige Anwendung.)

Rp. Chlorali hydrati 6,0
Aq. Menth. pip. 40,0
Sirup. simplic. 20,0
Aq. dest. ad 100,0
MDS. Nach dem Zubettgehen 1—2 Eßlöffel oder bei Krämpfen mehrmals tägl. zu nehmen. (1 Eßlöffel = 1,0 Chloralhydrat.)

Rp. Chlorali hydrati 10,0
Aq. dest. ad 150,0
MDS, 1—2 Eßlöffel zu nehmen, nach dem Zubettgehen oder bei Krämpfen mehrmals tägl. (1 Eßlöffel = 1,0 Chloralhydrat).

Rp. Chlorali hydrati 5,0
Sirup. Cort. Aurant. 25,0
Aq. dest. ad 75,0
MDS. 1—2 Eßlöffel nach dem Zubettgehen oder mehrmals tägl. bei Krämpfen zu nehmen (1 Eßlöffel = 1,0 Chloralhydrat).

Rp. Chlorali hydrati 10,0
Tinct. opii simpl. 5,0
Sirup. Cort. Aurant. 15,0
Aq. dest. ad 150,0
MDS. 1 Eßlöffel nach dem Zubettgehen (= 1,0 Chloralhydrat).

Kindern: 1 Jahr = 0,025—0,05; 2 Jahre = 0,05—0,1; 3 Jahre = 0,1—0,15; 4 Jahre = 0,2; 5 Jahre = 0,25. Bei Krampfzuständen, Lyssa, Spasmus glottidis:

Rp. Chlorali hydrati 1,0
Natrii bromat. 2,0
Sirup. Cort. Aurant. 20,0
Aq. dest. ad 100,0
MDS. $^1/_2$stündl. 1 Teelöffel (1 Teelöffel = 0,05 Chloralhydrat).

Rp. Chlorali hydrati 2,0
Mucilag. Salep.
Aq. dest. āā 40,0
Sir. simpl. ad 100,0
MDS. $^1/_2$stündl. 1 Teelöffel bis zum Nachlassen der Krämpfe (1 Teelöffel = 0,1 Chloralhydrat).

2. Klistier: Bei Krampfzuständen häufig angewandt. (Zweckmäßiger als Supposit.)

Rp. Chlorali hydrati 2,0
Mucilag. Gummi ad 50,0
MDS. Zum Klistier.

Rp. Chlorali hydrati 4,0
Mucilag. Gummi ad 100,0
MDS. Die Hälfte z. Klistier.

Kindern: 1 Jahr 0,025—0,05; 2 Jahre 0,05—0,1; 3 Jahre 0,1—0,15; 4 Jahre 0,2; 5 Jahre 0,25. Z. B. Rp. Chlorali hydrati 0,1; Mucilag. gummi ad 50,0. MDS. Die Hälfte zum Klistier. (Die Hälfte = 0,05 Chloralhydrat.) — Oder von einer 10$^0/_0$igen Lösung, mit 1—2 Monaten 1—2 ccm; 3—4 Monaten 2—3 ccm; 5—6 Monaten 3—4 ccm; 7—12 Monaten 5—7,5 ccm; 2 Jahren 7—10 ccm; 3—4 Jahren 10—15 ccm; 5—14 Jahren 15—20 ccm.

3. Äußerlich:

Rp. Chlorali hydrati
Camphorae āā 3,0
MDS. Auf Watte in den hohlen Zahn zur Schmerzstillung. (Die Mischung wird flüssig.)

Rp. Chlorali hydrati 5,0
Aq. dest. 180,0
Aq. Rosae ad 200,0
MDS. Kopfwasser b. Schuppen.

Rp. Chlorali hydrati
Acid. acetic. āā 3,0
Acid. salicyl.
Aetheris āā 2,0
Collodii 7,5
MDS. Zum Einpinseln (Verucae).

Cave: Alkohol, Ammoniak und Ammoniaksalze (also nicht mit Hustenmixturen zu kombinieren, die Ammoniak enthalten, was auch sonst unzweckmäßig ist), Antipyrin (bei Schlaflosigkeit im Fieber oder bei Schmerzen gibt man kein Chloralhydrat, so daß die Kombination nicht in Frage kommt), Permanganate. — Sonst: Alkalien, Ammoniak (Brom- und Jodsalze), Borax, Aqua Amygdalarum amararum (= Zersetzung). — Antipyrin, Kampfer, Natrium salicylicum; Phenazetin, Pyramidon, Salipyrin (= flüssige Massen).

Therapie der Intoxikation: Exzitantien, Hautreize, Kampfer, ferner subkutan Strychnin, Suprarenin.

Packung: Compretten MBK zu 0,5 oder 1,0 (Glas mit 10 oder 50 Stück).

! Chloroformium !

Chloroform. Trichlormethan. Farblose, klare Flüssigkeit von süßlichem Geruch und Geschmack, leicht flüchtig, bei 62° siedend, schwerer als Wasser; löst sich nur zu 0,75$^0/_0$ in Wasser, in dem Chloroform untersinkt; in Alkohol und Äther löslich. Chloroform zersetzt sich an Luft und Licht leicht, daher wird es in dunkler Flasche aufbewahrt; durch Alkoholzusatz wird es haltbarer, daher schreibt das Arznei-Buch einen Alkoholzusatz von 1% vor. Da zersetzte Präparate sehr schädliche Stoffe enthalten, verwendet man am besten kleine Flaschen, die ganz aufgebraucht werden; Chloroform, das den Vorschriften des Arzneibuches genügt, ist brauchbar; außerdem besonders reine Präparate: z. B. Chloroformium e Chloralo hydrato (durch Erhitzen von Chloralhydrat mit Alkali gewonnen); Chloroformium medicinale Pictet oder Eischloroform (durch Abkühlen auf —100° und durch Ausfrierenlassen gereinigtes Chloroform); Salizylidchloroform Anschütz (durch Erhitzen von Salizylidchloroform, in dem Chloroform die Rolle von Kristallwasser spielt, gewonnen). Reines Chloroform gibt, auf Filtrierpapier verdunstet, keinen Geruch ab. Mit Wasser geschüttelt, darf letzteres nicht sauer reagieren und mit Argentum nitricum keine Trübung geben. Im Notfall reinigt man verdächtiges Chloroform durch Schütteln mit dem vierfachen Volumen Wasser und gießt das Wasser oben ab. In der Flamme wird Chloroform zu stark giftigen und reizenden Stoffen, wie Chlor und Salzsäure (auch Phosgen) zerlegt, daher erfüllen diese Dämpfe das Zimmer beim Chloroformieren bei Gaslicht; am besten also kein Gaslicht, in Notfällen Lüftung, auch Aufstellen von Schalen mit Ammoniak.

Wirkung: Auf der Haut reizt Chloroform, daher mit Öl zu Einreibungen; wenn es auf der Haut nicht verdunsten kann, so dringt es durch dieselbe und kann Gangrän hervorrufen. (Z. B. die Flasche fällt um und Chloroform bleibt auf dem Operationstisch an der Haut des Patienten oder in einer Falte des untergelegten Billrothbattistes stehen.) Chloroform verhindert in wässeriger Lösung die Bakterienentwicklung, daher versetzt man zur Verhütung von Fäulnis Harn, eiweißhaltige Lösungen etc. mit etwas Chloroform. (Die Tätigkeit der Fermente wird dadurch nicht beeinträchtigt.)

Wenn Chloroformdampf eingeatmet wird, so löst sich eine bestimmte Menge davon im Blute; diese Menge ist abhängig von dem Prozentgehalt der Einatmungsluft: Ist doppelt so viel Chloroform in der Luft, so ist auch doppelt so viel im Blute; aus dem Blute nehmen die Gehirnzellen das Chloroform auf, wieder entsprechend dem Gehalt des Blutes an Chloroform; die Tiefe der Narkose ist also abhängig von der Konzentration des Chloroforms in der Einatmungsluft. Beim Eintritt der Narkose wandert Chloroform aus der Luft ins Blut, in die Gehirnzellen; beim Abklingen der Narkose dampft Chloroform aus dem Blute ab und die Gehirnzellen geben daraufhin Chloroform ans Blut ab; während der Narkose muß soviel Chloroform zugeführt werden, daß aus dem Blute nichts abdampft, dann herrscht Gleichgewicht. Daraus ergibt sich, daß die Zufuhr möglichst gleichmäßig sein muß, da die Tiefe der Narkose von der Konzentrat on der Chloroformdämpfe abhängt, nicht etwa von der Menge verbrauchten Chloroforms; also muß Chloroform tropfenweise immerfort in möglichst kleinen Mengen zugeführt werden, soll die Narkose gleichmäßig sein; wird auf einmal Chloroform aufgegossen und dann wieder gewartet, so schwankt die Narkose zwischen lebensgefährlicher Tiefe und Erwachen. Da der Gleichgewichtszustand erst nach einiger Zeit erreicht wird, so darf auch am Anfang nicht viel Chloroform aufgegossen werden; sonst kommt es zu Herzlähmung durch das chloroformreiche Blut, ehe Narkose der Gehirnzellen eingetreten ist (Tod durch Herzlähmung gleich am Beginn der Narkose). Diese Überladung des Herzblutes mit Chloroform kann anfangs leicht eintreten, wenn der Patient durch die riechenden Dämpfe den Atem anhält, dann bei eintretender Betäubung plötzlich tiefe Atemzüge macht und mit ihnen viel Chloroform einatmet. Also anfangs ganz allmählich Chloroform zuführen, bis das Toleranzstadium eintritt. Die

Wirkung der Chloroformeinatmung besteht in einem Exzitationsstadium, das bei Frauen und Kindern kurz ist, bei Männern länger, bei Säufern sehr ausgeprägt ist. Daher gibt man zweckmäßig vorher Morphin oder Skopolamin-Morphin; dadurch wird das Exzitationsstadium verkürzt, die notwendigen Mengen Chloroform verkleinert. Während dieses Stadiums sind die Pupillen weit und reagieren auf Lichteinfall; dann tritt allmählich Betäubung auf, zum Schluß hört der Tonus der Muskulatur auf. Dabei sind die Pupillen ganz eng = Toleranzstadium; für viele Operationen, Laparotomien, Reposition von Luxationen muß dies Stadium erreicht werden. Während des Eintrittes der Narkose häufig Erbrechen, beim Abklingen der Narkose regelmäßig Brechen. Beim Eintritt der Narkose kann das Erbrechen durch weitere Zufuhr bekämpft werden; der Kopf wird zur Seite gedreht und der Rachen ausgewischt. Werden die Pupillen, die dauernd zu beobachten sind, in der Narkose weit, so ist Gefahr im Verzuge, da Erstickung besteht; Chloroform fort, künstliche Atmung. Dabei reagieren die Pupillen nicht auf Lichteinfall; erwacht der Patient, werden auch die Pupillen weit, aber dann reagieren sie auf Licht. Der Puls, der ebenfalls während der Narkose zu überwachen ist, ist im Exzitationsstadium beschleunigt, dann wird er wieder langsamer; achtgeben, ob er klein wird! Die Haut des Patienten ist nur anfangs gerötet, dann wieder normal; wird sie blaß, so liegt der Kreislauf darnieder, was auf Lebensgefahr deutet. Wird sie blau, so besteht ein Atmungshindernis, entweder ist die Zunge herabgesunken oder es besteht Atemlähmung, was dem beobachtenden Narkotiseur nicht entgehen kann. Die Zunge wird durch Vorschieben des Kiefers nach vorn gebracht (da das Zungenbein mit nach vorn geht), oder durch eine Zungenzange, was zu starkem Nachschmerz der gequetschten Zunge führt, so daß Annähen der Zunge häufig das mildere Verfahren ist. Meist genügt Seitwärtslegen des Kopfes. Stets versorge sich der Narkotiseur mit Kiefersperre, Zungenzange und Stieltupfer, Spritze zur Injektion von Kampfer, Koffein, Suprarenin, damit im Augenblick alles zur Hand ist, auch bei Erbrechen. (Auch im eigenen Interesse des Arztes wichtig!) — Die Narkoseapparate verhindern eine starke plötzliche Überdosierung, nicht aber geringere Schwankungen, die auch schon gefährlich werden können, weil der Patient doch noch einen Teil der Einatmungsluft neben der Maske der Zimmerluft entnimmt, und dieser Teil ist von seiner Atemtätigkeit abhängig, nicht vom Apparat, immerhin ist die Zufuhr des Narkotikums gleichmäßiger als beim Auftropfen.

Intoxikation: Die Narkose selbst ist schon eine an Intensität bis zum höchst zulässigen Grade getriebene Wirkung, und die Überschreitung der Dosis um ein Geringes bedeutet Lebensgefahr, Übergreifen der Lähmung auf das Atemzentrum und das Herz. Die Gabenbreite zwischen narkotischer und tödlicher Gabe ist bei Chloroform sehr gering (bei Äther größer). Bei vorsichtiger Zufuhr von Chloroform sinkt der Blutdruck, und die Gefahr droht von seiten der Atemlähmung; bei schneller Zufuhr kann es zu meist dauernder Herzlähmung kommen. Auch die Atemlähmung durch Chloroform ist nicht stets durch Fortlassen von Chloroform und künstliche Atmung zu beheben (bei Äther dagegen meistens). Spätwirkung der Chloroformnarkose: Degenerative Veränderungen im Herzen, auch in der Niere. Besonders empfindlich gegen Chloroform erweisen sich Kranke mit Herzmuskelveränderungen, also mit Myokarditis, Herzfehlern, arteriosklerotischen Veränderungen.

Indikationen: Als Inhalationsanästhetikum bei Operationen, Geburten, bei heftigen Krampfzuständen; gefährlicher als Äther, aber in einzelnen Fällen unersetzlich, wo Äther nicht angewandt werden kann, bei offenem Licht, im Kriege; ferner indiziert bei allen Erkrankungen der Luftwege, die Äther verschlechtert. (Dagegen bei Herzerkrankungen Äther.) — Äußerlich als hautreizendes Mittel mit Öl bei Schmerzen zum Einreiben. Oder bei Zahnschmerz in den hohlen Zahn.

Kontraindikationen: Erkrankungen des Herzens, auch Schwächezustände desselben, also sowohl Myokarditis, Degeneratio cordis, Vitium, Arteriosklerose, Alkoholismus, Aneurysma, wie auch Anämie, allgemeine Ernährungsstörungen, Adipositas. Vorsicht bei Säuglingen und Greisen.

Therapie der Intoxikation: Chloroform fort, frische Luft, künstliche Atmung, Hautreize, Kampfer, Äther, Koffein, Suprarenin subkutan.

! *Rezeptur:* 1 g = 53 Tropfen.

1. Für die Narkose nur reinstes Chloroform in eben geöffneter dunkler Flasche.

2. Äußerlich als Einreibung; meist als Oleum Chloroformii, s. d.

Rp. Chloroformii 20,0
Spiritus camphorati 80,0
MDS. Äußerlich. FMB = Spiritus Chloroformii.

Rp. Chloroformii 20,0
Olei Rapae 80,0
MDS. Äußerlich. FMB = Oleum Chloroformii.

3. In den hohlen Zahn:

Rp. Camphorae 2,0
Ol. Cajeputi 5,0
Ol. Cariophyll. gtt. II
Chloroformii 10,0
MDS. Auf Watte in den Zahn.

Rp. Camphorae 1,0
Chloroformii 9,0
MDS. Auf Watte in den Zahn.

Rp. Mentholi
Eugenol. āā 3,5
Chloroformii
Aetheris āā 10,0
Tinct. Guajaci 25,0
MDS. Auf Watte in den Zahn.

Rp. Acidi carbolici 2,0
Chloroformi 6,0
MDS. Auf Watte in den Zahn.

4. Innerlich wenig angewandt (früher gegen Würmer). Max. dos. 0,5! pro dosi; 1,5! pro die.

Rp. Chloroformii 1,0
Tinctur. Valerian. aether. ad 20,0
MDS. Stündlich 20 Tropfen bei zugehaltener Nase bis zum Nachlassen des Schmerzes (bei Gastalgie) oder Aufhören des Schluckens (bei Singultus).

Chloroformii Oleum.

Chloroformöl. Chloroform und Erdnußöl zu gleichen Teilen. Wirkt örtlich reizend und anästhesierend; zu Einreibungen bei Muskelrheumatismus, Schmerzen aller Art.

Chlorosan. Chlorophyllpräparat mit Eisen und Kalk gegen Chlorose. *Packung:* 72 Tabl. zu 0,25.

Chlorylen. Trichloräthylen. 3mal tägl. 20—30 Tropfen auf Watte durch die Nase eingeatmet gegen Trigeminusneuralgie. — Originalpackung.

Cholelysin. 20%ige Lösung von Natrium oleinicum als gallentreibendes Mittel.

Cholera-Impfstoff. Aufschwemmung abgetöteter Cholerabazillen, 1 ccm = 5000 Millionen Keime zur prophylaktischen Impfung, 1/2 ccm, nach 5 Tagen 1 ccm subkutan.

Choleval. Kolloidales Silber mit gallensaurem Natrium (als Schutzkolloid). 10% Ag. Dunkelbraunes, wasserlösliches Pulver. Gonokokkentötend und zellösend. Zur Injektion bei Gonorrhoe in $^1/_4$—$1^1/_2$%igen Lösungen; zur Vaginalspülung bei Gonorrhoe $^1/_4$—1%; zur Verhütung der Ophthalmoblennorrhoe 1%.

Packungen: Röhrchen mit 10 Tabl. zu 0,25 oder 0,5 zur Lösung für die Injektion. — Choleval-Bolus 1,5 und 3,0% zur Vaginaltrockenbehandlung; Schachtel zu 125 g. — Vaginaltabletten zu 20 Stück. — Choleval-Stäbchen für Zervix und Urethra zu 25 und 50 Stück. — Auch Schutzstäbchen zur Prophylaxe.

Chologen. Enthält Podophyllin und Kalomel, Mittel bei Gallensteinen. No. I, II, III.

Chrysarobinum.

Gelbes Pulver, gereinigtes Goapulver aus Andira araroba. Chrysarobin geht durch Oxydation auf der Haut in Chrysophansäure über, die durch Alkalien rot wird, daher braunrote Flecke in der Wäsche und Rotfärbung des Harnes auf Alkalizusatz (wie nach Rheum und Senna, die auch Chrysophansäure enthalten). Auf der Haut wirkt Chrysarobin dadurch reduzierend. Es reizt, auch in der Umgebung, daher nicht im Gesicht und an den Händen zu verwenden, damit es die Augen nicht reizt. Kann leicht Nephritis machen, daher muß der Harn kontrolliert werden. Bei Psoriasis eins der wirksamsten Mittel (am Kopf dafür Naphthol oder Ungt. Hydrarg. praecip. alb.); auch bei anderen parasitären Hautkrankheiten, wie Herpes tonsurans, Ekzema marginatum, Pityriasis versicolor. Nicht zuviel Stellen auf einmal in Behandlung nehmen und nicht zu lange.

Rp. Chrysarobin. 2,5—5,0
Vaselin. flav. ad 25,0
M. f. ungt. DS. Äußerlich

Rp. Chrysarobin. 2,5—5,0
Traumaticin. ad 50,0
MDS. Zum Aufpinseln. (Psoriasis.)

Rp. Acid. salicyl. 10,0
Chrysarobin.
Ol. rusci āā 20,0
Sapon. virid.
Vaselin. flav. āā 25,0
M. f. ungt. DS. Dreuwsche Salbe bei Psoriasis. 6 Tage auf die Stellen aufpinseln.

Rp. Chrysarobin. 2,5
Ol. rusci 10,0
Acid. salicyl. 3,0
Sapon virid.
Adipis Lanae āā 15,0
M. f. ungt. DS. Äußerlich.

Cignolin. Dioxyanthranol. Gelbes Pulver, unlöslich (nur in Benzol löslich), synthetischer Ersatz für Chrysarobin, wie dieses gegen parasitäre Hautkrankheiten angewandt, also bei Psoriasis, Herpes tonsurans usw.; schon in geringerer Konzentration als Chrysarobin wirksam; $^1/_2$—2% in Salben oder $^1/_4$—$^1/_2$% in Benzol gelöst.

Cinae Flores. Zitwerblüten von Artemisia Cina. Enthalten Santonin und schmecken sehr schlecht bitter. Wurmmittel bei Askariden; auch bei Oxyuris vermicularis; s. Santonin. Kann Gelbsehen, Krämpfe, im Gesicht beginnend, machen.

Therapie: Magenspülung, Abführmittel, Chloralhydrat. (Bei Askariden Ol. Chenopodii):

Rp. Flor. Cinae 3,0
Mellis dep. ad 30,0
MDS. Auf 3mal zu nehmen mit je einem Teelöffel Rizinusöl.

Rp. Flor. Cinae 1,0
Sacchar. 0,5
MD. tal. dos. No. 4. S tägl. 2 Pulver zu nehmen mit je einem Löffel Rizinusöl.

Kindern: Mit 1 Jahr 0,5; mit 3 Jahren 1,0—1,5; mit 3—6 Jahren 3,0; später 4,0 pro die in 3 Teilen.

Cinnamomum Cassia. Cortex Cinnammomi. Chinesischer Zimmet. Geschmackskorrigens. In Aq. Cinnamom., Elixir Aurant. comp., Spirit. Melissae comp., Sirup. Cinnamom., Tinct. aromatica, Tinct. Chinae comp., Tinct. Cinnamomi, Tinct. opii crocat., Tct. Rhei aq. — Oleum Cinnamomi zu Ölzucker. In Mixtura oleoso-balsamica. — Sirupus Cinnamomi. — Tinctura Cinnamomi (Cortex Cinnamomi 1, Spiritus dil. 5). Cinnamomi ceylanici Cortex und Oleum, etwas schärfer.

Citarin. Anhydromethylenzitronensaures Natrium. Weißes, leicht lösliches (bis 40%) Pulver, spaltet Formaldehyd ab, als Gichtmittel, da Formaldehydharnsäure leicht löslich ist (manchmal Durchfall). 3mal tägl. 2,0 bei Gicht. Tabl. zu 1,0 und 2,0.

Citobarium. Bariumsulfat in gebrauchsfertiger Form zur Röntgendurchleuchtung des Magens. 4—6 gehäufte Eßlöffel in $^1/_2$ Liter kaltem Wasser verrührt, bis zur schleimigen Konsistenz erwärmt.

Packung für den inneren Gebrauch 200 g.

Citri Fructus Cortex. Cortex Citri Fructus. Zitronenschalen. Und daraus Oleum Citri und Sirupus Citri. Geschmackskorrigens.

Citrophen. Zitronensaures Phenetidin. Wie Phenazetin als Antipyretikum und Antineuralgikum. Zu 0,5 als Pulver. 3—6mal tägl.

Clauden. Dunkelbraunes wasserlösliches Pulver, aus Schweinelungen hergestellt. Blutgerinnung beförderndes Präparat, enthält Thrombokinase. Äußerlich auf blutende Wunden rein oder in 2,5%iger Lösung; auch subkutan in 5%iger Lösung kubikzentimeterweise.

Coagulen. Präparat zur Blutstillung aus Organen gewonnen, enthält Thrombokinase. Verkürzt die Zeit der Blutgerinnung. Man wendet eine 1%ige Lösung an (1 Tabl. zu 0,5 mit Kochsalzzusatz auf 50 ccm Wasser, im Erlenmeyer durch Aufkochen, mehrmals kurze Zeit sterilisieren), ev. auch in 2%iger Lösung (der Kochsalzgehalt steigt dann entsprechend), welche man mit der Spritze auf die blutende Stelle aufspritzt, oder man tränkt Tupfer damit. Intravenös als 3%ige Lösung in Ampullen, bis zu 20 ccm; dabei sehr langsam injizieren, 1 ccm pro Minute und beobachten (abnorme Rötung des Gesichtes, Schwarzwerden vor den Augen, Hustenreiz, Angstgefühl, Herzschmerzen, Aufregung). Intramuskulär und subkutan die 1%ige Lösung. Die Lösungen sind trüb und dürfen nicht filtriert werden, sondern werden bis zur Verteilung umgeschüttelt. Bei Blutungen in der Chirurgie und bei Lungen- und Magenblutungen. Auch innerlich 1—5%ige Lösungen bei Magenblutungen.

Packung: (früher mit Zucker, jetzt mit Kochsalz) Gläser mit 5 oder 20 Tabl. zu 0,5; Ampullen (3%) zu 20 ccm.

Coca Folia. Folia Coca. Von Erythroxylon Coca, enthalten Kokain. Nicht in Gebrauch. Die Einheimischen kauen die Blätter als Anregungsmittel bei Strapazen.

! Cocainum hydrochloricum!

Salzsaures Kokain. Weiße, gut wasserlösliche (bis 50%) Kristalle. Zersetzen sich schon durch Spuren Alkali beim Kochen, Sterilisieren. Benzoylecgoninmethylester. Alkaloid aus den Blättern von Erythroxylon Coca.

Wirkung: Lokal: Auf Gewebe gebracht, in die Kokain eindringen kann, Schleimhäute, Wunden, erzeugt es Lähmung der Nervenenden, der Nervenstämme und der Nervenzellen; ferner eine Kontraktion der kleinen Arterien, d. h. Anämie und Abschwellen des Gewebes. Diese lokale Wirkung ist abhängig von der Konzentration, nicht von der Menge. Kokain wird schnell resorbiert, teils verändert, teils rasch durch die Nieren ausgeschieden. Daher wechselt die aufgenommene und eventuell toxisch wirkende Menge je nach der Konzentration der Lösung, je nach der Menge Gewebe, die mit der Lösung in Berührung kommt; es kommt leicht zu Vergiftung bei konzentrierten Lösungen auf gut durchblutetem Gewebe, Schleimhäuten; viel weniger leicht, wenn dünne Lösungen mit viel Gewebe in

Berührung kommen, da wird ein Teil zerstört und die Resorption erfolgt langsam, so daß schon inzwischen ein Teil ausgeschieden wird. Es ist also auch leider die Giftigkeit von der Konzentration abhängig. Auch wirkt die Gefäßverengerung durch Kokain herabsetzend auf die Blutdurchströmung und die Resorption, daher bleibt es dort liegen, wo es wirken soll, und kommt nur langsam in jeweils geringer Menge in den Kreislauf, wo es Vergiftung machen könnte; daher erhöht auch Supraremninzusatz oder Abschnürung der Applikationsstelle (Finger) die Wirksamkeit und vermindert die Giftigkeit. Bei Entzündungen fehlt die Gefäßverengerung und es kommt bei Injektion in entzündetes Gewebe leicht zu Vergiftungen und die Anästhesie ist gering. Bei konzentrierten Lösungen ist die Maximaldosis schon eine gefährliche Gabe, bei Infiltrationen von viel Gewebe mit dünnen Lösungen kann sie erreicht werden. Immerhin ist bei Kokain Vorsicht geboten; es kommt leicht zu Intoxikationserscheinungen, d. h. zu Allgemeinwirkung: Blässe durch allgemeine Gefäßkontraktion, Schwindel, Übelkeit, Betäubung, Dyspnoe, tetanischen Krampfzuständen, Rauschzuständen, beschleunigten, kleinen Pulsen; schließlich Atemlähmung. — Kokain erweitert die Pupille durch Sympathikusreiz. — Bei innerer Eingabe leicht Gewöhnung; Kokainsucht!

Intoxikation: Ohnmacht, auch Aufregungszustände, Tobsucht, Lachen, Schwatzen, Herzbeschwerden, Atemstörungen, tetanischem Krampf. Chronische Vergiftung, wie Morphin, Gewöhnung und Kokainsucht (z. B. Schnupfen des Kokains), allgemeiner Verfall. (Noch schneller als bei Morphin tritt der Verfall ein, daher bei Morphinentziehungskuren ist Kokain als provisorischer Ersatz des Morphins ungeeignet.)

Indikationen: Zur Schmerzstillung lokal. Hauptsächlich bei Operationen, und zwar durch Bepinseln von Schleimhäuten, in Nase und Rachen, Kehlkopf, der Urethra, auch für die Untersuchung daselbst wichtig; in der Nase schwellen gleichzeitig die Muscheln ab, so daß der Einblick erleichtert wird. Zu Einträufelungen in den Konjunktivalsack vor Operationen. Zur Infiltrationsanästhesie in verdünnter Lösung unter Zusatz von Kochsalz, damit die Gewebe nicht quellen; erst wird die Haut infiltriert, dann schichtenweise die tieferen Gewebspartien. Zur Leitungsanästhesie werden die Nerven des Fingers, der Zehe am Grund des Gliedes gelähmt bei gleichzeitigem Abschnüren der Zirkulation durch einen Gummischlauch; auch sonst wird in die Nähe des Nervenstammes die Lösung injiziert, wodurch das von ihm versorgte Gebiet gefühllos wird. In gleicher Weise innen und außen vom Zahn vor Zahnextraktionen in kleiner Menge zu injizieren; ebenso zur Leitungsanästhesie in den unteren Teil des Wirbelkanals zu injizieren (= Lumbalanästhesie, die unteren Extremitäten, auch der Damm sind gefühllos; Gefahr dabei: Lähmung des Atemzentrums; auch zu Augenmuskellähmungen kann es kommen durch Degeneration der Nervenkerne, der motorischen Zellen in den Vorderhörnern). Heute in den meisten Fällen durch Novokain verdrängt, welches zwar weniger stark anästhesiert, aber in Verbindung mit Suprarenin hinreichend wirksam ist, und welches viel weniger giftig ist. Für eine länger dauernde Schmerzstillung, z. B. bei Brandwunden, bei Rhagaden etc. ist Kokain nicht geeignet, da es zu gut löslich und daher zu gut resorbierbar ist, weswegen es nur kurze Zeit wirkt und Vergiftungen machen kann; hier, sowie zur innerlichen Schmerzstillung bei Ulcus ventriculi sind die unlöslichen Anästhetika wie Anästhesin besser geeignet. Sonst bei Erbrechen, Gastralgie; ferner als Suppositorium. [Bei Tenesmus besser Opium und Belladonna.]

! *Rezeptur:* Max. dos. 0,05! pro dosi; 0,15! pro die.

1. Innerlich (selten angewandt, dafür Extr. Belladonn., Anästhesin):

Rp. Cocain. hydrochloric. 0,1
Aq. Amygdal. amar. ad 10,0
(oder Aq. Chloroformii ad 10,0)
MDS. 3mal tägl. 10 Tropfen (Gastralgie, Erbrechen).

Rp. Cocain. hydrochloric. 0,01—0,02
Sacch. 0,4
M. f. pulv. D. tal. dos. No. V; S. 1 Pulver zu nehmen (Gastralgie, Erbrechen).

(Nur wenige Dosen wegen der Gefahr der Kokainsucht.)

2. Suppositorien (besser dafür Opium-Belladonnae-Zäpfchen, Anästhesin): Rp. Cocain. hydrochloric. 0,02; Ol. Cacao 2,0. M. f. supp. D. tal. dos. No. V. S. Stuhlzäpfchen (Tenesmus).

3. In den Konjunktivalsack:

Rp. Cocain. hydrochloric. 0,2
Acid. boric. 0,3
Aq. dest. ad 10,0
MDS. 2%ige Kokainlösung; oder Augentropfen mit Tropfglas.

Rp. Cocain. hydrochloric. 0,2
Solut. Suprarenin. hydrochloric. (1,0 : 1000,0) gtt. V
Aq. dest. ad 10,0
MDS. Augentropfen; mit Tropfglas.

(Bei drohender Entzündung, nach Kratzwunden der Hornhaut mit Atropin, s. d.)

Rp. Cocain. hydrochloric. 0,5
Sol. Suprarenin. hydrochloric. (1,0 : 1000,0) 1,0
Aq. dest. ad 10,0
MDS. 5%ige Kokainlösung zu Händen des Arztes; 3mal im Abstand von einigen Minuten 1 Tropfen in den Bindehautsack vor Entfernung eines Fremdkörpers auf der Kornea.

Rp. Cocain. hydrochloric. 0,15
Vaselin. alb. ad 5,0
M. f. ungt. DS. Zum Verband des Auges bei Exkoriationen (3%).

Packung: Augen-Compretten MBK zu 0,003 (Röhrchen mit 10 oder 20 Stück).

4. Zu Pinselungen in Nase, Rachen, Kehlkopf: In 5—10 bis 20%iger Lösung; stets auf die Lösungen deutlich den Prozentgehalt vermerken (Verwechslungen). Von der 10%igen Lösung enthalten 10 Tropfen, von der 20%igen 5 Tropfen die Maximaldosis, also sehr wenig auftragen!

Rp. Cocain. hydrochloric. 0,5
Acid. boric. 0,15
Aq. dest. ad 5,0
MDS. 10%ige Kokainlösung zum Aufpinseln. Zu Händen des Arztes.

Rp. Cocain hydrochlor. 1,0
Aq. dest. 10,0
Adde Solution. Suprarenini hydrochlor. (1:1000) gtt. II.
MDS. 10%ige Kokainlösung zum Pinseln für den Arzt.

Rp. Cocain. hydrochloric. 0,1
Mentholi 0,2
Acid. boric. 10,0
MDS. 3mal tägl. 1 Prise bei Schnupfen (Gefahr der Kokainsucht).

Rp. Cocain. hydrochlor. 0,005
Mentholi 0,01
Sacch. q. s. ut f. Tabletta. D. tal. dos. No. 10. S. Nach Bedarf, z. B. vor dem Essen, eine Tablette langsam im Munde zergehen lassen (Dysphagie, Schluckweh bei Tonsillarabszeß, Kehlkopfgeschwür). [Nicht lange!]

Rp. Cocain. hydrochlor. 0,3
Camphorae 4,0
Bismuti subnitrici 30,0
MDS. Schnupfpulver bei Schnupfen. Vorsichtig wenig schnupfen. (Auch besteht die Gefahr der Kokainsucht.)

5. Subkutan; auch hier stets den Prozentgehalt auf der Flasche vermerken. [Besser dafür Novokain.]

Zu Zahnextraktionen:

Rp. Cocain hydrochlor. 0,05
Solution. Natrii chlorat. (0,9%) 5,0
Solution. Suprarenin. hydrochlor. (1 : 1000) gtt. V.
MDS. 1%ige Kokainlösung; $^1/_4$—$^1/_2$—1 Spritze ins Zahnfleisch zu injizieren.

Zur Leitungsanästhesie; an Finger oder Zehe (nach Abbinden):

Rp. Cocain. hydrochlor. 0,05
Solution. Natrii chlorat. (0,9%) 5,0
Solution. Suprarenin. hydrochlor. (1 : 1000) gtt. V.
MDS. 1%ige Kokainlösung; bis zu 2 Spritzen (2 Finger) zu injizieren.

Zur Infiltrationsanästhesie; erst intrakutan, dann schichtenweise tiefer unter Druck (nicht in entzündete Gewebe!):

Rp. Cocain. hydrochlor. 0,1
Solution. Natrii chlorati (0,9%) 100,0
Solution. Suprarenini hydrochlorici (1 : 1000) gtt. V.
MDS. 0,1%ige Kokainlösung zur Infiltration; hiervon 50 ccm die Max. dos. (An Extremitäten auch hier abbinden, Erfolg besser, Gefahr geringer.)

6. In den Lumbalsack: 0,005—0,02 nach den Regeln der Chirurgie.

Cave: Bei Zusatz von Suprarenin darf Sublimat nicht zugegeben werden, da letzteres das Suprarenin zersetzt, unter Rotfärbung. Beide Stoffe, Kokain und Suprarenin zersetzen sich leicht bei Luftzutritt und Licht, besonders in Gegenwart von Alkali, Karbonaten; Kokain wird gespalten, Suprarenin oxydiert. — Ferner: Metallsalze, Jod, Jodsalze, Arsenik (z. B. bei subkutaner Injektion), Tannin, gerbstoffhaltige Pflanzenextrakte und -tinkturen (= Fällung).

Therapie der Intoxikation: Bei Ohnmacht Tieflegen des Kopfes, aber gleich Kampfer, Äther subkutan; Alkohol innerlich. Amylnitriteinatmungen bei weitem nicht so wirksam, sie beseitigen nur den Gefäßkrampf. Trotz der Giftwirkungen von Kokain und Suprarenin in gleichem Sinne doch die Kombination praktisch (aus oben besprochenen Gründen); beide wirken erregend auf den Sympathikus (Gefäßkrampf und Pupillendilatation) oder Kokain macht die Sympathikusendigungen empfindlicher gegen Suprarenin. Leichte Vergiftungen nicht selten. Daher immer Vorsicht.

Packung: Tabletten nach Braun: A.: Suprarenin. bor. 0,00013; Coc. hydrochlor. 0,01; Natr. chlorat. 0,009; 20 Tabl. — B.: Supraren. bor. 0,00016; Coc. hydrochlor. 0,05; 20 Tabl. — C.: Supraren. bor. 0,00065; Coc. hydrochlor. 0,05; 20 Tabl. — Amphiolen MBK zu 0,01; 0,03 und 0,05 (Schachtel mit 5 oder 10 Stück). — Subkutan-Compretten MBK zu 0,01 und 0,02 und 0,03 (Röhrchen mit 20 Stück). — Subkutan-Compretten MBK Cocain. hydrochlor. c. Paranephrin 0,01 + 0,0002 und 0,02 + 0,0002.

Cochleariae Herba. Von Cochlearia officinalis. Löffelkraut. Im Infus 10%ig gegen Skorbut oder z. B. Rp. Herb. Cochlear. 50,0; Sem. Sinap. cont. 12,5; Vin. gallic. alb. 300,0; Macera per biduum; colaturae adde Spirit. aeth. chlorat. 6,0. MDS. 3mal tägl. 1/2 Weinglas bei Skorbut (Litten).

! Codeinum phosphoricum!

Kodein ist Methylmorphin, neben Morphin im Opium enthalten. Es ist ein weißes Pulver. Codein. phosphoric. ist gut (bis 22%) in Wasser löslich, die anderen Salze schwerer, daher fällt das phosphorsaure Kodein mit den Salzen anderer Säuren gemischt aus; die Base selbst löst sich nur zu 0,7%. In Spiritus ist Cod. phosphoric. schlecht löslich. Durch Alkalien fällt es aus, z. B. mit Liq. Ammon. anisat., dann muß die Mixtur vor dem Einnehmen umgeschüttelt werden.

Wirkung: Ähnlich wie Morphin, aber es fehlt die starke Wirkung des Morphins auf die Atmung, ferner fehlt die Stopfwirkung, auch ist es schwächer narkotisch und schmerzstillend. Also ist es als Schlafmittel bei Schmerzen weniger geeignet als Morphin, dagegen verdient es als Beruhigungsmittel bei Husten wegen der fehlenden Nebenwirkungen vor Morphin den Vorzug, da es den Hustenreiz in hervorragendem Maße herabsetzt. Auch tritt keine Gewöhnung ein.

Intoxikation: In größeren Dosen macht es Reflexübererregbarkeit und Krämpfe.

Indikationen: Zur Herabsetzung des Hustenreizes bei Laryngitis, bei trockener Bronchitis; auch bei Unterleibsschmerzen (pro dosi gewöhnlich 0,03).

! *Rezeptur:* Max. dos. 0,1! pro dosi; 0,3! pro die.

Rp. Codein. phosphoric. 0,6
Aq. dest. ad 20,0
MDS. 3mal tägl. 10—20 Tropfen (20 Tropfen = 0,03).

Rp. Codein. phosphoric. 0,25
Aq. dest. ad 10,0
MDS. 3mal tägl. 20 Tropfen (20 Tropfen = 0,025).

Rp. Codein. phosphoric. 0,4
Aq. Amygdal. amar. ad 20,0
MDS. 3mal tägl. 20 Tropfen (Gastralgie).

Rp. Codein. phosphoric. 0,3
Sirup. Rub. Id. 20,0
Aq. dest. ad 200,0
MDS. 3mal tägl. 1 Eßlöffel (1 Eßlöffel = 0,023).

Rp. Codein. phosphoric. 0,2
Decoct. Althaeae ad 100,0
MDS. 2stündl. 1 Teelöffel
(1 Teelöffel = 0,01).
(Kind von 10 Jahren mit Husten.)

Rp. Codein. phosphoric. 0,03
Sacch. Lact. 0,5
M. f. pulv. D. tal. dos. No. 5.
S. 3mal tägl. 1 Pulver.

Rp. Codein phosphoric. 0,05
Extract. Belladonn. 0,02—0,03
Ol. Cacao 2,0
M. f. suppos. D. tal. dos. No. 5. S. 2mal tägl. 1 Stück einzuführen (Nephrolithiasis, Cholelithiasis).

Rp. Codein. phosphoric.
Extract. Belladonn. āā 0,02
Natr. bicarbon. 0,5
Bismuth. subnitric. 0,2
M. f. pulv. D. tal. dos. No. 5
S. 1—3mal tägl. 1 Pulver (Kardialgie).

Rp. Codein. phosphoric. 0,02
Acid. acetylosalicylic. 0,25
Phenacetin. 0,5
M. f. pulv. D. tal. dos. No. X.
S. 3mal tägl. 1 Pulver bei Kopfschmerzen.

Rp. Codein. phosphoric. 0,9
Camph. trit. 2,0
Succ. Liquirit. q. s. ut f. pil. No. 30 (1 Pille = 0,03 Cod.).
S. Abends 1 Pille (bei Erektionen) oder 3mal tägl. 1 Pille (bei Phthise).

Auch subkutan anwendbar: Rp. Codein. phosphoric. 0,5; Aq. dest. ad 10,0. MDS. 5%ige Kodeinlösung zur subkutanen Injektion, 1 Spritze = 0,05. Oder als Tabletten.

Kindern: Unter 1 Jahr nicht; mit 1 Jahre 0,001; mit 2 Jahren 0,0015; mit 3 Jahren 0,002; mit 4 Jahren 0,003; mit 10 Jahren 0,01—0,015.

Cave: Alkalien, bes. Liq. Ammonii anisatus; Cod. fällt aus, bleibt am Boden liegen und wird zum Schluß auf einmal genommen (daher wenigstens „Umschütteln"); ferner Karbonate, Borax, Metallsalze, Jod und Jodsalze, Tannin, gerbstoffhaltige Pflanzenextrakte und Tinkturen (= Fällung). — Salpetrige Säure wie Spiritus aetheris nitrosi, Amylnitrit, Natr. nitrosum (= Zersetzung).

Packung: Compretten MBK Cod. phosphor. zu 0,015 oder 0,03 oder 0,05 (Glas mit 10 oder 25 oder 100 Stück). — Compretten MBK expectorans comp.: Acid. benz. 0,03; Rad. Ipecac., Cod. phosphor. āā 0,01; Ol. Menth. — Ferner: Tablonettae (C. m.) Cod. phosphor. 0,01 oder 0,03 oder 0,05 (10 oder 20 Stück); — Tablonettae (C. m.) Cod. phosphor. comp.: 20 Tabl. zu 0,001 oder 0,005 oder 0,025. — Codein ist teuer.

Codeini Sirupus (0,2%). Kodeinsirup 0,2%. 10 Tropfen = 0,001; 1 Teelöffel = 0,01; 1 Kinderlöffel = 0,02. Wie Kodein.

Codeonal. 2 Teile Codein. diaethylbarbituric. + 15 Teilen Natr. diaethylbarbituric., mit 12% Cod. diaethylbarbit. und 88% Natr. diaethylbarbit., zu 3% wasserlöslich. Wirkt den Komponenten entsprechend; 3mal tägl. 1 Tabl. zu 0,17 als Sedativum; 2—3 Tabl. abends als Schlafmittel.

Packung: 10 oder 20 Tabl. zu 0,17 (= 0,02 Cod. diaethylbarbitur. und 0,15 Natr. diaethylbarbitur.).

! Coffeinum !

Alkaloid aus den Kaffeebohnen, weiße glänzende Nadeln, zu 1% in Wasser löslich. Wird meist in Form der leicht löslichen Doppelsalze verwandt. Koffein ist Trimethylxanthin (Xanthin = Dioxypurin, Harnsäure = Trioxypurin), nahe verwandt mit den Dimethylxanthinen Theobromin und Theophyllin. Koffein findet sich in den Samen des Kaffeebaumes, Coffea arabica, den Blättern des Teestrauches, Thea chinensis, den Kolanüssen von Cola acuminata, im Paraguaytee, Maté, den Blättern von Ilex paraguayensis, und in der Guaranapaste von Paullinia sorbilis. Alle diese Drogen sind Genußmittel. Eine Tasse Kaffee = 0,1 Koffein.

Wirkung: Koffein macht eine Steigerung der Tätigkeit der Großhirnrinde, besonders bei Müdigkeit, Vergiftungen mit narkotischen Stoffen, erleichtert die Auffassung und vertreibt das Gefühl der Müdigkeit; auch im verlängerten Marke greift eine solche Erregung Platz, Erregung des vasomotorischen Zentrums und der Atmung; bei darniederliegender Zirkulation, Anhäufung des Blutes im Unterleib (Ohnmacht), tritt eine Verschiebung des Blutes ein: Gehirn und Haut werden wieder besser durchblutet, gleichzeitig erweitern sich die Koronararterien und die Nierenarterien: Verbesserung des Herzschlages und Diurese. Die absolute Kraft der Muskulatur und des Herzens nimmt zu. Dies Stadium der Erregung hält längere Zeit vor und wird nicht sobald von der depressiven Wirkung abgelöst wie bei Alkohol. Der Herzschlag wird durch Akzeleransreizung beschleunigt.

Intoxikation: Akut: Hitzegefühl, Schwindel, Herzklopfen, allgemeine Unruhe, ja Krämpfe. Chronisch: Neurasthenie.

Indikationen: Bei Ermüdungs- und Schwächezuständen, Vergiftungen mit narkotischen Substanzen (Alkohol) — als Herzmittel bei Kollaps, bei Angina pectoris, auch mit Digitalis bei Herzerkrankungen — als Mittel gegen Migräne (Gefäßwirkung) — als Diuretikum, hier wirken die Theobrominpräparate und Theozinpräparate stärker; reizlos, besonders bei Stauungsniere; bei darniederliegender Kochsalzausscheidung treibt es auch Kochsalz in den Harn (wohl durch Erweiterung der Glomerulusgefäße).

Kontraindikationen: Der Kaffeegenuß ist Nervösen und Herzkranken zu verbieten. Dafür Malzkaffee oder koffeinfreier Kaffee (Koffein ist durch Wasserdampf, Ammoniak und Benzol bis auf Spuren entfernt). Malzkaffee enthält ähnliche Röststoffe wie Kaffee und schmeckt ähnlich, koffeinfreier Kaffee schmeckt geradeso wie Kaffee, ist aber teurer als Malzkaffee.

! *Rezeptur:* Max. dos. 0,5! pro dosi; 1,5! pro die. Meist als Kaffee im Haushalt schnell bereitet, eventuell mit Kognak; sonst am häufigsten als die Doppelsalze. Rp. Coffein 0,1; Sacch. 0,4. M. f. pulv. D. tal. dos. No. 10. S. Im Anfall ein Pulver (Migräne). Oder Rp. Coffein. 0,1; Phenacetin. 0,5. M. f. pulv. D. tal. dos. No. 5. S. Im Anfall ein Pulver (Migräne).

Therapie der Intoxikation: Morphin, Chloralhydrat neben Entleerung des Magens und Darmes bei innerer Zufuhr.

Packung: Pastillen zu 0,05 und 0,1; Compretten MBK zu 0,1 und 0,2 (Glas mit 25 oder 50 Stück).

Coffeinum-Natrium benzoicum.

Coffeino-Natrium benzoicum. Coffeinum Natrio-benzoicum. Leicht lösliches (bis 33%) Koffeinpräparat, bei Migräne besonders als Herzmittel, weil auch die Benzoesäure erregend wirkt. Teils für sich allein, teils in Kombination mit Digitalis. Auch zur subkutanen Injektion geeignet. S. Coffeinum. Enthält ca. 50% Koffein. Rp. Coffein natr. benzoic. 0,3; Sacch. 0,2. M. f. pulv. D. tal. dos. No. 10. S. 3mal tägl. 1 Pulver. Oder Rp. Folior. Digital. pulver. 0,1; Coffein. natr. benzoic. 0,05. M. f. pulv. D. tal. dos. No. 10. S. tägl. 1—2 Pulver. Subkutan: Rp. Coffein. natr. benzoic. 2,0—5,0; Aq. dest. 10,0. MDS. Zur subkutanen Injektion 1/2—1 Spritze mehrmals täglich.

Kindern: Mit 1 Jahr 0,03; mit 2 Jahren 0,06; mit 5 Jahren 0,1; mit 5—10 Jahren 0,25. — Subkutan in 10%iger Lösung ebensolche Dosen.

Cave: Säuren und saure Fruchtsäfte wie Sirup. Citri oder Rub. Idaei (= Fällung).

Packung: Amphiolen MBK zu 0,1 und 0,25 (Schachtel mit 5 oder 10 Stück).

! Coffeinum-Natrium salicylicum!

Coffeino-Natrium salicylicum. Coffeinum Natrio-salicylicum. Lösliches (bis 33%) Koffeinpräparat als Mittel bei Migräne, Herzschwäche, auch subkutan, in doppelt so großer Gabe wie Koffein. Max. dos. 1,0! pro dosi; 3,0! pro die. Innerlich: Rp. Coffein. natr. salicyl. 0,2; Phenacetin. 0,5. M. f. pulv. D. tal. dos. No. 5. S. Im Anfalle ein Pulver (Migräne). Oder Rp. Coffein. natr. salicyl. 0,2; Antipyrin. 0,75. M. f. pulv. D. tal. dos. No. 5. S. Im Anfalle ein Pulver (Migräne). Subkutan: Rp. Coffein. natr. salicyl., Glycerin., Aq. dest. āā 5,0. MDS. 1/2—1 Spritze subkutan.

Kindern: Coffein.-Natr. salicyl. als Pulver mit 1 Jahr = 0,05; 2 Jahre = 0,1; 5 Jahre = 0,25.

Cave: Säuren und saure Fruchtsäfte wie Sirup. Citri und Rub. Idaei (= Fällung).

Packung: Amphiolen MBK zu 0,1 und 0,25 (Schachtel mit 5 oder 10 Stück) und Subkutan-Compretten MBK zu 0,05 (Röhrchen mit 20 Stück).

Coffeinum citricum. Zitronensaures Coffein, leicht wasserlösliches Koffeinsalz, häufig anstatt Koffein verordnet.

Colae Nuces. Kolanüsse. Enthalten Koffein. Von Cola acuminata. Extractum Colae fluidum als anregendes Mittel zu 1,0—2,0. — Sirupus Colae als anregendes Mittel Vinum Colae ebenfalls. — Compretten MBK Cola cum Lecithino: Extr. Colae spiss. 0,15; Lecithin. 0,05.

Colchicinum. Alkaloid (leicht löslich) aus der Herbstzeitlose, Colchicum autumnale. Macht in größeren Dosen Durchfall, Erbrechen, Delirien, schließlich Atemlähmung. Reizt lokal, also nicht subkutan. Gichtmittel zu 0,001 in Pillen oder Lösung.

Rp. Colchicin. 0,015—0,03
Pulv. et Succ. Liq. q. s. ut f. pil. No. 30. S. Im Gichtanfall am ersten Tag 2 mal tägl. 2 Pillen, später weniger (1 Pille = 0,0005—0,001).

Rp. Colchicin. 0,01
Aq. dest. ad 1 10,0
MDS. Im Gichtanfall am ersten Tag 2 mal tägl. 20 Tropfen (= 0,001); später weniger.

Therapie der Intoxikation mit Colchicin oder Herbstzeitlose: Brechmittel, Abführmittel, Exzitantien, Tannin (1%). — Nach anfänglicher Besserung manchmal doch noch Tod.

Packung: Compretten MBK Colchicin zu 0,001; Colchicin compos.: Colchicin 0,001; Extract. Colocynth., Chinin. sulfuric. āā 0,005 (Glas mit 25 oder 50 Stück).

! Colchici Tinctura!

Tinctur von Colchicum autumnale, Herbstzeitlose (Semen Colchici 1, Spiritus dil. 10). Macht in größeren Dosen Durchfall, Erbrechen, Delirien, schließlich Atemlähmung. Gichtmittel. Max. dos. 2,0! pro dosi; 6,0! pro die. 1 g = 54 Tropfen. Bei Gicht bis zu 20 Tropfen 3 mal tägl. Oder

Rp. Tinct. Colchici
Tinct. amarae āā 10,0
MDS. 3 mal tägl. 20 Tropfen.

Rp. Tinct. Colchici 13,0
Tinct. opii crocat. 2,0
MDS. 3 mal tägl. 15 Tropfen.

Therapie der Intoxikation: Brechmittel, Abführmittel, Exzitantien, Tannin (1 %).

Colchici Vinum. Wein aus Semen Colchici 1, Vinum Xerense 10. Von Colchicum autumnale, Herbstzeitlose. Wirkung, Anwendung und Gehalt wie Colchici Tinctura; s. d.

Collapiscolum. Hausenblase. Gibt 10,0—15,0 : 100,0 eine Gallerte. Mucilaginosum.
Collargol s. Argentum colloidale.

Collemplastra. Kautschukpflaster. — Collemplastrum adhaesivum (Wollfett 67, Bals. Copaivae 8, Kautschuk 25, Veilchenwurzel 25; Petroleumbenzin q. s.). — Collemplastrum Zinci. Zinkkautschukpflaster (Wollfett 268, Bals. Copaiv. 32, Zinkoxyd 114, Veilchenwurzel 55, Kautschuk 100, Petroleumbenzin 720). — Leukoplast ist ein gut klebendes weißes Kautschukpflaster. — Kautschuk ist der eingetrocknete Milchsaft tropischer Pflanzen (Apocynaceen, Euphorbiaceen, Moraceen, Urticaceen), löslich in Benzin, Benzol, Chloroform, nicht in Wasser oder Alkohol, macht die Pflaster gut klebend und verstärkt die Wirkung zugesetzter Medikamente, wie Salizyl, Seife, Karbol, vielleicht auch Quecksilber, durch Verhinderung der Verdunstung derselben und Erweichung der Epidermis, die durch den luftdichten Abschluß und die Hemmung der Schweißverdunstung zustande kommt. Wegen letzterer Eigenschaft der Kautschukpflaster setzt man ihnen adstringierende Mittel (Zinkoxyd) zu, wenn man nur die Klebkraft benutzen will, oder durchlöchert die Pflaster.

Collodium. Nitrozellulose, d. h. Schießbaumwolle in Äther-Alkohol gelöst. Nach dem Verdunsten bleibt ein zartes haftendes Häutchen auf der Haut zurück, das sich stark kontrahiert (daher nicht zirkulär um den Finger = Abschnüren der Blutzufuhr). Zum Verbinden kleiner Wunden, zur Aufnahme von Arzneimitteln, z. B. Collodium cantharidatum, s. d. Das Häutchen bekommt leicht Risse; s. Collodium elasticum.

Collodium elasticum. Collodium mit 3 % Rizinusöl. Dadurch springt das Häutchen nicht so leicht und kontrahiert sich nicht so stark; s. Kollodium.

! Colocynthidis Extractum! Trockenes alkoholisches Extrakt aus den geschälten Früchten von Citrullus Colocynthis. Drastisches Abführmittel, wirkt auf den Dünndarm und Dickdarm sekretionsvermehrend und die Bewegungen anregend; in etwas größeren Dosen Schleimabsonderung, auch Blutaustritt; daher Vorsicht. Will man Koloquinthen überhaupt anwenden, so gibt man Extractum Colocynthidis. Z. B. Rp. Extract. Colocynth., Extract. Rhei āā 0,5; Succ. Liquirit. q. s. ut f. pil. No. 30. S. 1—2 Pillen (1 Pille = 0,016). Oder Rp. Extracti Colocynthidis 0,4; Extracti Aloes 4,0; Resinae Jalapae, Saponis medicati āā 2,0; Spiritus q. s. M. f. pil. No. 50 DS. 1—2 Pillen FMB. = Pilulae laxantes fortes. — Max dos. 0,05! pro dosi; 0,15! pro die. *Cave:* Gravidität.

! Colocynthidis Fructus! Die geschälten Früchte von Citrullus Colocynthis. Drastikum. Macht leicht heftige Leibschmerzen und Darmentzündung. S. Colocynth. Extract. Max. dos. 0,3! pro dosi; 1,0! pro die.

! Colocynthidis Tinctura! Tinktur aus Fructus Colocynthidis 1, Spirit. 10. Drastikum. Macht leicht heftige Leibschmerzen und Darmentzündung. S. Colocynth. Extract. Max. dos. 1,0! pro dosi; 3,0! pro die. — 1 g = 60 Tropfen.

Colombo Extractum. Trockenes alkoholisches Extrakt von Radix Colombo, enthält nur den Bitterstoff, nicht auch die Schleimstoffe und Stärke der Wurzel. Zu 0,5—1,0 als Bittermittel bei Diarrhöe.

Kindern: Mit 1—5 Jahren 0,1; mit 5—10 Jahren 0,2.

Colombo Radix.

Wurzel von Jatrorrhiza Colombo. Enthält einen Bitterstoff, ferner Schleimstoffe und Stärke. Der Bitterstoff geht ins Infus über, welches also (wie auch das Extrakt) ein Bittermittel ist; Bitterstoff und Schleimstoffe und Stärke gehen ins Dekokt über, welches ein Bittermittel und Mucilaginosum ist. Am besten als Dekokt; bei chronischer Diarrhöe gut wirksam.

Rp. Decoct. Radic. Colombo 10,0—20,0 : 180,0
Sirup. Cort. Aurant. ad 200,0
MDS. 2stündl. 1 Eßlöffel.

Rp. Decoct. Radic. Colombo 20,0 : 175,0
Tinct. opii simpl. 3,0
Extract. Condurang. fluid. ad 200,0
MDS. 2stündl. 1 Eßlöffel.

Rp. Decoct. Radic. Colombo 5,0—8,0 : 100,0
Sirup. simpl. 20,0
Tinct. opii simpl. gtt. I—IV
MDS. 2stündl. 1 Kinderlöffel (Zusatz der Opiumtinktur: Kind von 1 Jahr 1 Tropfen, mit 2 Jahren 2—3 Tropfen; später 4 Tropfen auf obiges Dekokt).

Colophonium. Geigenharz aus Terpentin zu Pflastern.

Combelen. Mischung von 0,25 Etelen (Triazetylgallussäureäthylester) und 0,25 Resaldol (Resorzinbenzoesäureäthylester). Ein Stopfmittel.

Packung: 15 Tabl. zu 0,5.

Compretten MBK. Tabletten für den inneren Gebrauch oder Augencompretten zur Einführung in den Bindehautsack, Subkutancompretten zur Herstellung der Lösung in der Spritze. Sie enthalten reine Substanzen oder Arzneimischungen unter dem Namen der Arzneistoffe (und sind dort angeführt) oder zusammenfassende Bezeichnungen wie die folgenden: C. Expectorans comp. (Acid. benzoic. 0,03; Rad. Ipec., Cod. phosphor. $\overline{aa}$ 0,01; Ol. Menth. pip.) — C. Glycerophosphata comp. (Glyzerophosphate von Ca 0,1; Fe, Na $\overline{aa}$ 0,05; Chinin 0,005; Strychnin 0,001) — C. Laxativum vegetabile (Extr. Rhei 0,1; Aloes 0,03; Res. Jalapae, Podophyllin $\overline{aa}$ 0,01; Extr. Hyoscyam. 0,02; Ol. Menth. pip.) — C. Mixtura nervina (KBr, NaBr $\overline{aa}$ 0,4; NH_4Br 0,2; Ammon. valerianic. 0,05; Ol. Menth. pip.) — C. Mixtura solvens (Tct. Opii benz. gtt. XX; Ammon. chlorat. 0,2; Succ. Liquir. 0,1) — C. Sedans vegetab. (Extr. fluid. Viburni prunifol. 0,275; Piscidiae Erythrin. 0,125; Hydrastinin. 0,0025) — C. Stomachicum comp. (Extr. Chinae aquos. 0,05; Gentianae 0,02; Condurang. 0,05; Rhei cps. 0,02; Strychni 0,005) — C. Stomachicum v. Noorden (Extr. Bellad. 0,005; Nuc. vomic. 0,0025; Cod. phosphor. 0,005; Natr. bicarb., Eleosacch. Menth. pip. c. sacch. lact. $\overline{aa}$ 0,165). — C. Tinctura antidiarrhoica (Tct. Strychni gtt. II; Tct. Opii spl. gtt. V; Valerian. gtt. XV; Ol. Menth. pip.).

Condurango Cortex.

Die Rinde von Gonolobus Condurango enthält ein Glykosid, das in der Hitze gelatiniert, weswegen es nicht ins Dekokt gelangt, daher verordnet man die Mazeration oder das Extrakt. Als Stomachikum (das auch bei Karzinom den Appetit bessert). Rp. Macerationis Corticis Condurango 20,0 : 180,0; Sirup. Cort. Aurant. 20,0. MDS. 3mal täglich vor jeder Mahlzeit 1 Eßlöffel.

Condurango Extractum fluidum.

Zweckmäßige Form der Condurangodarreichung. Rein oder in Mixturen. Vorzügliches Stomachikum. 1 g = 40 Tropfen.

Rp. Extract. Condurango fluid. 30,0—50,0
DS. 15—20 Tropfen bis $^1/_2$ Teelöffel vor den Mahlzeiten

Rp. Extr. Condurang. fluid. 15,0
Tinct. Rhei vinos. 5,0
Sirup. Cort Aurant. 20,0
Aq. dest. ad 200,0
MDS. 1 Eßlöffel vor jeder Mahlzeit.

Rp. Extr. Condurang. fluid. 15,0
Acid. hydrochlor. dilut. 2,0
Sirup. simpl. 20,0
Aq. dest. ad 200,0
MDS. 1 Eßlöffel vor dem Essen.

Rp. Extr. Condurang. fluid.
Tinct. Chinae comp. āā 25,0
Ol. Menth. pip. gtt. V
MDS. 3stündl. 1 Teelöffel.

Kindern: Mit 1 Jahr 5 Tropfen, später 10 Tropfen.

Condurango Extractum spirituosum siccum (7 Teile der Rinde geben 1 Teil Extrakt). Zu 0,1 mehrmals täglich in Pillen. Als Stomachikum.

Condurango Vinum.

Condurango 1, Vinum Xerense 10, 8 Tage lang mazeriert. Eßlöffelweise. Als Stomachikum.

Conii Herba.

Blätter von Conium maculatum, gefleckter Schierling. Enthält Coniin, ein Alkaloid, welches ähnlich dem Nikotin wirkt. Lokal setzt es die Empfindung herab, resorptiv führt es Lähmung der motorischen Zentren in aufsteigender Reihe herbei, erreicht die Lähmung das Atmungszentrum im verlängerten Mark, so tritt der Tod ein. Arzneilich nicht anzuwenden. Ebensowenig Coniin, Coniinum hydrobromicum, Emplastrum Conii, Extractum Conii. — Vergiftung durch Verwechslung der Wurzel und des Krautes mit Suppengewürzen, Meerrettich, Pastinak, Petersilie, der Samen mit Fenchelsamen.

Therapie der Intoxikation mit Schierling: (Landschierling, gefleckter Schierling): Entleerung des Giftes, künstliche Atmung, auch Strychnininjektion.

Convallariae majalis Herba. Die Blätter des Maiglöckchens. Enthalten ein digitalisartig wirkendes Glykosid Convallamarin (verschiedene Handelspräparate) und werden als Volksmittel im Aufguß (10,0 : 200,0) bei Wassersucht gebraucht; das Kraut sowohl wie auch die daraus hergestellten Präparate sind von unzuverlässiger Wirkung. — Convallamarin, zu 0,05 etwa. — Extractum Convallariae majalis zu 0,1—0,2. — Tinctura Convallariae majalis zu 10 Tropfen.

Copaivae Balsamum s. Balsam. Copaivae zu 0,6 in Kapseln bei Gonorrhoe.

Corpora lutea siccata. Von der Kuh. Ist bei Schwangerschaftsbeschwerden, 2mal tägl. 1 Tabl. zu 0,05 gegeben worden.

Packung: 50 oder 100 Tabl.

Coryfin. Äthylglykolsäureester des Menthols, das letztere abspaltend, reizt daher wie dieses die Kältenerven, so daß Gefühl der Kühle auf der Haut und des Freiseins im Rachen auftritt. Eine Flüssigkeit zum Einpinseln der Stirn bei Kopfschmerzen oder als Bonbon bei Verschleimung der Redner.

Cotarninum hydrochloricum.

Salzsaures Cotarnin. Stypticin. Wird aus dem Narkotin des Opiums durch Oxydation gewonnen. Gelbe in Wasser lösliche Kristalle. Ruft Kontraktion des Uterus hervor, daher als blutungsstillendes Mittel bei Menorrhagien in Gebrauch; außerdem macht es eine Kontraktion der kleinen Arterien und dient daher als lokales Styptikum. Zu 0,05 mehrmals täglich (4—5mal); auch schon vor der Menstruation einige Tage in kleinen Dosen. Z. B.: Rp. Cotarnin. hydrochloric. 1,0; Aq. Menth. pip. ad 20,0. MDS. 4mal tägl. 20 Tropfen während der Menstruation. Oder subkutan: Rp. Cotarnin. hydrochloric. 1,0; Aq. dest. ad 10,0. MDS. 10%ige Cotarninlösung; 1 Spritze subkutan (Uterusblutung). Auch lokal, z. B. auf eine kleine Wunde die 10%ige Lösung oder etwas Watte mit dem Pulver.

Packung: Stypticin: 20 Tabl. zu 0,05; 5 Ampullen zu 1 ccm = 0,1.

Cotarninum phthalicum. Phthalsaures Cotarnin. Styptol. S. Cotarnin. hydrochlor. Zu 0,05 bei Uterusblutungen.
Packung: 20 Tabl. zu 0,05.

Coto Cortex. Kotorinde und die daraus hergestellte Tinctura Coto werden als Antidiarrhoica gebraucht, machen aber Übelkeit und Erbrechen. Cortex zu 0,5 mehrmals als Pulver, Tinct. zu 10–20 Tropfen mehrmals tägl. *Kindern:* Mit 1–5 Jahren 5 Tropfen; mit 10 Jahren 10 Tropfen. Milder sind die aus der Rinde hergestellten Stoffe: Cotoin, gelbes in Wasser unlösliches Pulver (Glykosid) zu 0,05–0,1 als Pulver mehrmals oder in Lösung (s. u.) – und Paracotoin, ein Alkaloid. Cotoin: *Kindern:* Mit 1–5 Jahren 0,002; mit 5–10 Jahren 0,005; z. B. Rp. Cotoin. 0,01; Spirit. 5,0; Sirup. simpl. 20,0· Aq. dest. 100,0. MDS. 3mal tägl. 1 Kinderlöffel bei 5jährigem Kind.

Cremor Tartari. Weinstein. S. Tartarus depuratus.

Creolinum. Aus Steinkohlenteer und Harzseifen hergestelltes Desinfiziens, welches mit Wasser milchige Trübung gibt. Als Desinfiziens 2–4%; zu Spülungen, Gurgelungen ¼–½%.

Creosot s. Kreosotum.

Creosotal s. Kreosotum carbonicum.

Cresolum crudum.

Kresol. Rohe Karbolsäure. Ist ein Gemenge der drei Kresole, Ortho-, Meta- und Parakresol. Kresol = Methylphenol. Gelbbraune, klare Flüssigkeit, die sich nicht klar mit Wasser mischt, jedoch mit Seifenlösungen klare Mischungen gibt, auch mit Alkohol. Wird zur Herstellung des Liquor Cresoli saponatus verwandt. Liquor Cresoli saponatus, Kresolseifenlösung = Cresolum crudum und Leinölkaliseife zu gleichen Teilen; braune ölige in Wasser lösliche Flüssigkeit (mit stark kalkhaltigem Wasser Niederschläge), als Desinfektionsmittel, dem Karbol ähnlich, nur lokal nicht so ätzend wie dieses, daher allgemein in Gebrauch, macht nur die Hände etwas schlüpfrig. Zur Desinfektion von Gegenständen, Bettschüsseln 5%, von Instrumenten 3%, zu Spülungen 0,2%. — Kresole lösen sich in Alkali: Kresolnatrium, alkalisch reagierend, nur zur Rohdesinfektion von Aborten, Bettschüsseln (z. B. auch Solutol) — Lösungen oder Kresole in kresotinsaurem Natrium = Kresotinkresol, neutral reagierend zur Desinfektion von Instrumenten 2—3%ig (z. B. auch Solveol). — 1 g Cresolum crudum = 45 Tropfen.

Creta alba = Calcium carbonicum praecipitatum s. d.

Crocus. Safran. Die Blütennarben von Crocus sativus. Als Färbemittel, Gewürz (Tinctura opii crocata) und als Emmenagogum. Sirupus Croci. Tinctura Croci.

! **Crotonis Oleum!** Krotonöl von Croton Tiglium. Stark reizendes Öl. Auf der Haut erzeugt es schnell Brennen, Pusteln (mit Öl 1 : 10 gemischt, auf die skarifizierte Haut gebracht, Eiterung = Baunscheidtismus); innerlich führt es stark ab, macht leicht heftige Darmentzündung (zu 10 Tropfen kann es schon tödlich wirken). Am besten ganz vermeiden. Max. dos. 0,05! pro dosi; 0,15! pro die. Z. B. Rp. Olei Crotonis 0,05; Olei Ricini ad 60,0. MDS. Stündlich 1 Eßlöffel bis zur Wirkung. Heftiges Abführmittel, nie längere Zeit.

Crurinum. Chinolin-Wismut-Rhodanat. Rotgelbes in Wasser unlösliches Pulver. Als Streupulver bei Ulcus cruris rein oder mit Amylum āā; auch bei Gonorrhoe zu Injektionen: Rp. Crurin. 1,0· Glycerin 5,0; Aq. dest. ad 200,0. M. f. emuls. D. S. Umgeschüttelt zu injizieren.

Cubebae. Kubeben. Samen von Piper Cubeba. Inneres Mittel bei Gonorrhoe, enthält ätherisches Öl und Harz. Wie Kopaivabalsam, oft mit ihm kombiniert. Reizt leicht den Magen, Darm und die Nieren und macht manchmal Hautausschläge. Bei Gonorrhoe neben örtlicher Behandlung. Rp. Pulveris Cubebarum 50,0. DS. 3mal tägl. eine Messerspitze in Oblaten zu nehmen. Oder Rp. Pulveris Cubebarum, Balsam. Copaivae āā 10,0; Magnes. ustae q. s. ut f. pil. No. 100. DS. tägl. 10—20 Pillen.

Cubebarum Extractum. Kubebenextrakt, flüssig, nicht mit Wasser mischbar. Wie Kubeben gegen Gonorrhoe angewandt. Reizt leicht den Magen, Darm und die Nieren und kann Hautausschläge machen. Rp. Capsul. gelatinos. cum Extract. Cubebarum et Balsam. Copaiv. āā 0,3. DS. Täglich

10 Stück. Rp. Extracti Cubebarum 4,0; Magnes. ustae 6,0; Mucilag. Gummi arab. q. s. ut f. pil. No. 100. DS. Tägl. 20—30 Pillen (teuer).

Cucurbitae maximae Semen. Semen Cucurbitae decorticatae. Kürbissamen. 50—100 frische enthülste Kürbissamen werden mit Zucker verrieben und mit Milch verrührt als Bandwurmmittel genommen, darauf Rizinusöl.

Cumarinum. Riechstoff des Waldmeisters, Asperula odorata. Als Desodorans des Jodoforms. — Zu 0,2% löslich.

Cupressi Oleum. Ätherisches Öl von Cupressus sempervirens. Wie Terpentinöl oder Öl. pini pumilionis auf Tüchern zur Inhalation bei Keuchhusten.

Cuprocitrol. 5—10%ige Salbe von Cuprum citricum in Tuben zur Trachombehandlung (milder als der Cuprumstift); 1 Tropfen in den Bindehautsack bringen und leicht massieren. Tuben zu 30, 20, 10 und 5 g.

Cuprol. Eiweißverbindung mit 6% Kupfer, wasserlöslich, zur Trachombehandlung 1—5%.

Cuprum aluminatum. Lapis divinus. Kupfersulfat mit Salpeter und Alaun zusammengeschmolzen. 1 Stift Cuprum aluminatum zu Händen des Arztes zum Tuschieren bei Trachom. — 0,02—0,05 : 10,0 als Augenwasser. — 0,5 : 100,0 als Injektion bei Urethritis.

! Cuprum sulfuricum!

Kupfersulfat. Blaue in Wasser lösliche (bis 22%) Kristallstücke.

Wirkung: Es wirkt lokal adstringierend und ätzend, daher in der Augenheilkunde bei Trachom in Gebrauch. Innerlich genommen, ruft es wie alle Metallsalze Erbrechen hervor, aber bei Kupfervitriol erfolgt das Erbrechen sehr schnell, ohne lange Nausea. Aufgenommen ist Kupfer ein Muskelgift, ferner führt es zu Nierenentzündung und Degeneration der parenchymatösen Organe, wie Leber.

Intoxikation: Es kann bei innerer Einnahme zur Vergiftung kommen, wenn die Brechwirkung nicht prompt eintritt, im allgemeinen sehr selten. Kinder haben schen die Kristalle als Bonbons gegessen. Für die längere Anwendung als Expektorans ist Kupfersulfat ungeeignet. Im Haushalt kann es zur Aufnahme von Grünspan kommen, wenn Speisen, die organische Säuren enthalten, längere Zeit in Kupfergefäßen stehen, dann tritt durch die kleinen Gaben kein Erbrechen auf, und sie werden resorbiert. Gekupferte Konserven (um die Farbe zu erhalten) sind ungiftig, die Mengen klein und die Form schwer resorbierbar. Eine chronische Kupfervergiftung ist nicht bekannt. Bei der akuten Vergiftung besteht Erbrechen grünblauer Massen.

Indikationen: Äußerlich: Als Kupferstift zum Tuschieren bei Trachom; zu Einträufelung ins Auge in $^1/_4$%iger Lösung; auch als Augensalbe. Innerlich: Als Brechmittel zu 0,1—0,3 als Pulver oder Lösung, letzteres wohl zweckmäßiger; bei Phosphorvergiftung wirkt Kupfersulfat nicht nur als Brechmittel, sondern gleichzeitig als Antidot, weil es den Phosphor oxydiert und selbst reduziert wird und dabei um die Phosphorstücke eine Hülle legt. Wird auch bei Diphtherie oder Krupp angewandt.

! *Rezeptur:*

1. Äußerlich:

Rp. 1 Kupferstift.
(Zu Händen des Arztes zum Tuschieren.)

Rp. Solut. Cupri sulfuric. 0,05 : 20,0
DS. Zur Einträufelung ins Auge mit Tropfglas.

Rp. Cupri sulfuric. 0,2—0,4
Unguent. glycerin. 20,0
Aq. dest. q. s. ut f. unguent.
DS. Augensalbe, mit Glasstab einzustreichen.

2. Innerlich als Brechmittel: Max. dos. 1,0! pro dosi; 1,0! pro die

Rp. Cupri sulfuric. 0,5	Rp. Cupri sulfuric. 0,75
Aq. dest. ad 50,0	Aq. dest. ad 75,0
MDS. Alle 5—10 Minuten 1 Kinderlöffel, bis Erbrechen erfolgt (1 Kinderlöffel = 0,1).	MDS. Alle 5—10 Minuten 1 Eßlöffel, bis Erbrechen erfolgt (1 Eßlöffel = 0,15).

(Bei jedem Brechmittel muß der Vermerk „bis Erbrechen erfolgt" hinzugefügt werden, damit nicht das Präparat versehentlich weiter gegeben wird.)

Kindern: Rp. Cupri sulfuric. 0,5
Aq. dest. ad 100,0
MDS. Kinderlöffelweise alle 5—10 Minuten, bis Erbrechen erfolgt.

Kindern: Mit 1—5 Jahren 0,05; mit 5—10 Jahren 0,1 pro dosi, bis Erbrechen erfolgt!

Therapie der Intoxikation: Gelbes Blutlaugensalz 1,0 : 100,0, alle 10 Minuten 1 Eßlöffel (anfangs, bis zur Magenspülung) (gibt einen Niederschlag von Ferrozyankupfer, braun), oder Magnes. usta., ferner Magen-Darmentleerung. Und symptomatisch.

Curare. Pfeilgift. Lähmt die motorischen Nervenenden. Zuletzt die der Atmung dienenden Muskeln. Daher hat man es bei Krämpfen gegeben; doch sind die Präparate so verschieden, daß ein so differentes Mittel für die arzneiliche Anwendung nicht sicher genug dosierbar erscheint.

Therapie der Intoxikation: Künstliche Atmung, Physostigmin.

Cusylol. Kupferzitrat und Natriumborozitrat, in $^1/_3$–5%iger Lösung gegen Trachom.

Packung: Zu 10 g.

Cycloform. Isobutylester der p-Amidobenzoesäure, weißes, schwer lösliches Pulver. Anästhetikum, innerlich in Pulvern zu 0,2, äußerlich in Salben 5–10% oder als Pulver auf schmerzenden Wunden, bei Fissuren.

Cymarin. Kristallinische Substanz aus Apocynum cannabinum, amerikanischer Hanf. Digitalisähnlich wirkend, besonders diuretisch, kann hypnotische Nebenerscheinungen machen. 2 mal tägl. bis 5 mal tägl. 1 Tablette zu 0,3 mg (Packung 50 Stück); auch intravenös bis zu 0,5 mg (Packung: 10 Ampullen zu 1,2 mg, also bis $^1/_2$ Ampulle).

Cynospathi Semen. Hagebuttenkerne. Samen von Rosa canina. Gequetscht 1 Eßlöffel auf 2 Tassen heißen Wassers. Diuretikum als Tee.

Cystopurin. Doppelsalz von Hexamethylentetramin und Natriumazetat, leicht (bis 50%) löslich, zu 0,5–1,0 3–5 mal tägl. bei Cystitis, Pyelitis usw. Tabl. zu 1,0.

Packung: 20 Stück.

Kindern: Mit 1–5 Jahren: 0,2; mit 5–10 Jahren: 0,3; später 0,5.

Dammar. Harz von Shorea Wiesneri, gelblichrötlichweiße Stücke, zu Pflastern.

Dakinsche Lösung. 20 g Chlorkalk (Calcaria Chlorata); 1 Liter Wasser; 14 g Natrium bicarbonicum; 2,5—4,0 Borsäure = 0,5%ige Lösung von Natriumhypochlorid, zum Spülen infizierter Wunden. Alte Lösungen sind weniger wirksam.

Decocta. Dekokte. Abkochungen. Zum Ausziehen von Wurzeln, Rinden, Hölzern wendet man die Abkochung an, während zartere Teile, wie Blüten, Blätter als Infuse, Aufgüsse, verwandt werden. Läßt man vorher die Droge in der Flüssigkeit weichen, so ergibt sich ein Mazerationsdekokt. Wenn keine näheren Angaben vom Arzt gemacht werden, so wird das Dekokt 1 : 10 angesetzt, falls es sich nicht um stark wirkende oder schleimige Drogen handelt. Sie werden kalt $^1/_2$ Stunde aufs Wasserbad gesetzt, dann noch warm abgepreßt.

Dermasan, Salizylseife s. Ester-Dermasan.

Dermatol. Bismutum subgallicum; s. d. Wundstreupulver rein, oder in Salben 10%ig, in Pulvern mit Amylum, Talkum 20%ig.

Desalgin. Eiweiß mit 25% Chloroform, als schmerzstillendes Mittel bei Magenschmerzen messerspitzenweise.

! **Diacetylmorphinum hydrochloricum!** Heroinum hydrochloricum! (bis 5% wasserlöslich). Diazetylmorphin wirkt noch energischer auf die Atmung als Morphin, es setzt also das geatmete Luftquantum stark herab; energisches Mittel gegen Hustenreiz, wo Morphin nicht genügt. In Pulvern oder in Lösung zu 0,003. Z. B. Rp. Diacetylmorphin. hydrochloric. 0,03; Aq. Amygd. amar. ad 10,0. MDS. 3mal tägl. 20 Tropfen bei Husten. Max. dos. 0,005! pro dosi; 0,015! pro die.

Diachylonpflaster = Emplastrum Lithargyri, Bleiglättepflaster; Diachylonsalbe = Bleipflaster und Olivenöl; s. Lithargyrum.

Dial. Diallylbarbitursäure. Farblose Kristalle, schwer wasserlöslich, in Alkohol besser löslich; enthält Kohlenstoffdoppelbindungen und wird im Körper oxydiert; schmeckt schwach bitter. Starkes Hypnotikum, 5mal so wirksam wie Diäthylbarbitursäure (Veronal). Schlafmittel; abends 1 Tablette zu 0,1 (die Tabl. lassen sich halbieren).

Dialacetin. Tabletten zu 0,1 Dial und 0,25 p-Azetaminophenolallyläther (ein Phenazetin, in dem die Äthylgruppe durch die Allylgruppe ersetzt ist). Starkes Hypnotikum. 1/2 Tabl. als Beruhigungsmittel, 1 Tabl. abends als Schlafmittel.

Dialysata Golaz. Aus frischen Pflanzen hergestellte Dialysate; 1 Teil Dialysat = 1 Teil der frischen Pflanze.

Dianol. Milchsaures Glyzerin zum Ätzen in der laryngoskopischen Praxis. Dianol I = Glyzerinmonolaktat (54,8% Milchsäure); II = Glyzerindilaktat (76,3% Milchsäure); III = Glyzerintrilaktat (87,7% Milchsäure).

Diaspirin. Bernsteinsäureester der Salizylsäure, weißes in Wasser schwer lösliches Pulver in Tabletten zu 0,5 wie Aspirin.

Didial. Tabletten zu 0,025 Äthylmorphin (Dionin) und 0,1 Diallylbarbitursäure (Dial). Starkes Hypnotikum. 1 Tabl. abends.

Digalen.

Digitoxinum solubile Cloetta. Eine wässerige Lösung von Digitaliskörpern mit 25% Glyzerin. 1 ccm der Lösung enthält 0,0003 der wirksamen Substanz; anfangs 3mal tägl. 1 ccm = 30 Tropfen = 0,15 g Folia Digitalis; 1 Digalentablette = 1/2 ccm Digalen = 15 Tropfen Digalen = 0,075 Folia Digitalis. Digalenkörnchen — feste Tropfen Digalen; immer nach dem Essen. Subkutan schmerzhaft. Intravenös bei akuter Herzschwäche (wenn vorher nicht schon Digitalis gegeben wurde) zu 1 ccm (Vorsicht).

Kindern: Unter 1 Jahr 3mal tägl. 1 Tropfen; mit 1 Jahr 3mal tägl. 2 Tropfen; mit 2 Jahren 3mal tägl. 3 Tropfen; mit 3—4 Jahren 5 Tropfen; mit 5 Jahren 7 Tropfen.

Packung: Fläschchen zu 15 ccm; Tabl.: Herzflasche zu 25 Stück oder Röhrchen zu 12 Stück; jede Tablette zu 0,5. Digalenkörnchen (= feste Tropfen) in Fläschchen; Ampullen zu 1,1; Schachtel zu 3, 6 oder 12 Stück.

Digifolin. Ein Digitalispräparat in Lösung, Tabletten oder Ampullen. 1 ccm (= 22 Tropfen) oder 1 Tablette oder 1 Ampulle = 0,1 Folia Digitalis. 3mal tägl. 1—2 Tabletten.

Kindern: Mit 1—5 Jahren tägl. 1/2 Tabl.; mit 5—10 Jahren tägl. 1 Tablette.

Packung: Tropfglas zu 20 ccm; Gläschen zu 12 oder 25 Tabletten; Schachtel mit 5 Ampullen zu 1 ccm.

Diginorm. Digitalispräparat in Lösung, Tabletten und Ampullen. 3mal tägl. eine Tablette oder 3mal tägl. 20 Tropfen.

Packung: 15 und 40 Tabl.; Glas zu 10 oder 20 ccm; Ampullen zu 1,1.

Digipan. Digitalispräparat in Lösung, Tabletten und Ampullen. 1 ccm = 24 Tropfen Digipan = 0,15 g Folia Digitalis; 1 Tablette = 1/2 ccm = 12 Tropfen Digipan = 0,075 g Folia Digitalis.

Packung: Glas zu 10 oder 15 ccm; Röhrchen zu 12 oder 25 Tabletten; Schachtel zu 6 oder 12 Ampullen zu 1,1 ccm.

Digipuratum.

Extractum Digitalis depuratum Knoll. Digitannoid. Gereinigtes Digitalisextrakt. Das Präparat wird im Froschversuch austitriert; ist in seiner Wirkung konstant, gut verträglich. 1 Tablette oder 1 ccm = 0,1 g stark wirksamer Folia Digitalis. Am ersten Tage täglich 4 Tabletten, am 2. und 3. Tage täglich 3 Tabletten, am 4. Tage tägl. 2 Tabletten nach dem Essen. — Digipuratum-Pulver 0,1 = 0,1 Fol. Digitalis. — Subkutan oder intramuskulär (kann reizen) 1 ccm der Glyzerinlösung.

Kindern: Vom Pulver: Mit 1 Jahr 0,01; mit 2 Jahren 0,015; mit 3 Jahren 0,02; mit 4—10 Jahren 0,03—0,07; über 10 Jahren 0,1 3mal am Tage. — Von der Lösung: Unter 1 Jahr 1—2 Tropfen; mit 1 Jahr 2 Tropfen; mit 2—3 Jahren 3 Tropfen; mit 4 Jahren 4 Tropfen; mit 6 Jahren 6 Tropfen; mit 10 Jahren 10 Tropfen 3mal am Tage.

Packung: Als Pulver in Gläsern zu 5 und 10 g; Digipuratum-Tabletten zu 0,1 in Röhrchen mit 6 oder 12 Tabletten; Fläschchen nur zum Einnehmen (wegen des Alkoholgehaltes nicht subkutan, für die chronische Kur) zu 10 ccm; Fläschchen zum Einnehmen und Injizieren (kann reizen) mit Glyzerin zu 10 ccm; Schachtel mit 6 Ampullen zu 1 ccm.

Digistrophan. Tabletten, die 0,1 Folia Digitalis und 0,05 Semen Strophanthi enthalten. — Tabl. Digistroph. diuret. mit 0,2 Natriumazetat und 0,35 Coff. natr.-salicyl. — Packung: 20 Tabl.

Digitalinum verum. Ein wirksamer Stoff der Digitalisblätter. Im Handel sind verschieden wirksame Präparate vorhanden: Digitalinum cryst., Digitalinum pur. amorphum, Digitalinum pur. pulv. germanicum.

! **Digitalis purpurea.**

Roter Fingerhut. Die Blätter des Fingerhutes enthalten drei Stoffe mit Herzwirkung: Digitoxin, Digitalein und Gitalin, ferner Digitonin, einen saponinähnlichen Körper, und Digitalin crystallisatum ohne Herzwirkung. — 1. Digitoxin crystallisatum (= Digitalin. pur. amorph.) ist in Wasser fast unlöslich, reizt lokal am stärksten von den Substanzen und kumuliert stark; es ist in der Tinktur enthalten, geht aber in das Infus nur in Spuren über. — 2. Digitalein, in heißem Wasser löslich, beim Stehen der Lösung sich schnell zersetzend, da es als Lakton zur Säure aufgespalten wird; es geht in das Infus über, welches also anfangs 100% davon enthält, später aber fast nichts mehr; es ist in Chloroform unlöslich. — 3. Gitalin, eine amorphe kaltwasserlösliche Substanz, welche gleichzeitig in Chloroform löslich ist, in das es aus dem kalten Wasser beim Schütteln übergeht. Durch Kochen zersetzt es sich zu kristallisiertem Anhydrogitalin. Es geht in das Infus über, wird aber beim Infundieren durch die Wärme zersetzt, so daß das Infus etwa 60% davon enthält; diese Menge zersetzt sich beim Stehen nicht weiter. Es ist ein weißes Pulver, welches sich in Wasser im Verhältnis von 1 : 600 löst. — Die lokale Reizwirkung entfalten die wirksamen Stoffe selbst, sie wird durch unwirksame Beimengungen erhöht. — Der Gehalt der trockenen Blätter an wirksamen Substanzen wechselt außerordentlich, da in ihnen feucht gesammelt, Zersetzungen vor sich gehen. Man hat daher, um dem Arzt ein konstant wirksames Präparat zu geben, die Wirksamkeit der Blätter titriert, und zwar durch den Versuch am Frosch; die für die Digitalissubstanzen charakteristischen Erscheinungen am Froschherzen bestehen in einer Frequenzhalbierung der Kammerpulse und schließlichem systolischem Stillstand.

Wirkung: Alle Digitalispräparate reizen lokal, verderben bei innerer Einnahme den Appetit, führen zu Übelkeit, ja Erbrechen und zu Durchfällen. Bei subkutaner Injektion kann es zu Eiterung kommen. Die Reizwirkung ist verschieden, z. B. geringer, wenn Digitonin fehlt, ganz aber läßt sie kein Digitalispräparat vermissen. Die Erscheinungen am Kreislauf betreffen das Herz und die Gefäße. Die Herzwirkung der Digitalis ist die Hauptwirkung, daneben unterstützt die Gefäßwirkung den therapeutischen Effekt. Das Herz arbeitet nach Digitalis kräftiger, das Pulsvolumen nimmt zu. Gleichzeitig werden die Pulse langsamer, und zwar durch eine zentrale Vagusreizung. Der Blutdruck nimmt im allgemeinen zu. Daran ist eine Kontraktion der Gefäße beteiligt. Diese Gefäßverengerung betrifft hauptsächlich die Splanchnikusgefäße, es wird also das Blut aus dem Unterleibe in andere Gefäßprovinzen gedrängt, die sich reflektorisch erweitern. Gleichzeitig tritt eine Gefäßerweiterung der Niere ein, wodurch die Diurese vermehrt wird. Bei größeren Gaben kommt es zu sehr langsamen Pulsen und zu Unregelmäßigkeiten, dann ist das therapeutische Stadium überschritten. Im Tierversuch tritt nach Digitalis systolischer Stillstand des Herzens ein; besonders an schlecht schlagenden Herzen regularisiert Digitalis die Herztätigkeit. Alle Wirkungen treten erst am zweiten Tage nach der Digitaliszufuhr auf oder noch später, Digitalis wirkt kumulierend, haftet lange, man muß also mit der Zufuhr aufhören, wenn die erwünschte Wirkung fast erreicht ist, um nicht über das therapeutische Stadium in das toxische zu kommen. Daher muß der Patient dauernd überwacht werden und der Puls usw. genau kontrolliert werden. — Bei Herzfehlern stellt das Herz durch dauernde Mehrarbeit (durch Auswerfen größerer Mengen Blut bei Insuffizienz einer Klappe, durch erhöhte Leistung bei Stenose) einen normalen Kreislauf her; kommt es aber einmal zu einer geringen Verschlechterung, so vergrößert sich diese fortwährend deswegen, weil das Herz selbst durch die Zirkulation seine Nahrung erhält und daher schlechter ernährt, auch wieder schechter schlägt, und zweitens, weil die Regulation des Blutdruckes durch den Vagus, die bei gleich kräftigen Pulsen in der Norm den Blutdruck auf einer mittleren Höhe hält, indem das Vaguszentrum durch hohen Druck gereizt, den Herzschlag bremst, durch Absinken des Blutdruckes einschläft, und dadurch die Pulse beschleunigt — hier eine weitere Verschlechterung der Zirkulation bedingt: bei Verschlechterung der Zirkulation sinkt der Blutdruck, der Vagus verliert seinen Tonus, es kommt zu schnellen Herzschlägen, welche (bei Stenose) das Herz nur unvollkommen füllen lassen, oder (bei Insuffizienz) das wirklich bewegte Quantum Blut im Verhältnis zum zurückfließenden verkleinern = Kompensationsstörung: Kleine frequente Pulse, Stauung in den Venen, Versiegen der Diurese, Dyspnoe, Hydrops. Wird in solchem Fall Digitalis gereicht, so werden die Herzschläge langsamer, das Herz füllt sich besser in der Diastole (bei Stenose), treibt während der langen Systole den Inhalt ganz aus und hindert während seiner Zusammenziehung wenigstens das Zurückfließen (bei Aorteninsuffizienz); gleichzeitig werden die Pulse größer, das Pulsvolumen nimmt zu und bewältigt nicht nur die normale Menge Blut, sondern diese plus der (bei Insuffizienz) zurückfließenden Menge; die Verengerung der Unterleibsgefäße schaltet die Blutmenge wieder auf andere Gefäßprovinzen um und treibt es aus dem Unterleibe heraus, wo es sich wegen des doppelten Kapillarsystems am meisten staute; damit hört die Atemnot auf, die das Atemzentrum wegen der mangelhaften Durchblutung zu schnellen Atemzügen veranlaßte, trotzdem dieser Kohlensäurereichtum nicht an der Atmung lag; die allgemeine Verbesserung der Zirkulation begünstigt neben der lokalen Gefäßerweiterung in der Niere die Diurese und führt dem Herzen selbst wieder mehr Nährmaterial und Sauerstoff zu. Und so schwinden die Kompensationsstörungen. — Liegen Herzmuskelerkrankungen vor, so ist die Wirkung der Digitalis keine so prompte, es muß eben eine gewisse Leistungsfähigkeit des Herzens da sein, da Digitalis auf die Herzmuskulatur wirkt und anfangs wegen der Gefäßkontraktion erhöhte Anforderungen an das Herz gestellt werden. Daher ist Vorsicht bei Degeneration des Herzmuskels geboten, ein solches Herz kann unter Digitalis akut versagen. Bei der Durchführung der Digitaliskur ist es Aufgabe des Arztes, die Magenstörungen nach Möglichkeit zu vermeiden und die Dosis im Körper bis zur Wirksamkeit aufspeichern zu lassen, ohne die therapeutische Gabe zu überschreiten; also mit einer wirksam werdenden Dosis zu fallen, um wegen der langen Nachwirkung nicht über das Ziel hinauszugehen.

Intoxikation: Die Gefahr bei der Durchführung einer Digitaliskur liegt in der Überschreitung des therapeutischen Stadiums wegen der kumulierenden Wirkung der Digitalis, daher genaue Überwachung des Kranken, die Wirkung hält lange vor und steigert sich allmählich. Schon während des Stadiums der langsamen Pulse deutet eine Arrhythmie und starke Verlangsamung auf beginnende Intoxikation; dabei sinkt der Blutdruck. Im letzten Stadium nimmt die Arterienspannung bei kleinen frequenten Pulsen ab, der Herzschlag wird unregelmäßig; es setzen zerebrale Symptome ein: Ohnmachten, anhaltende Übelkeit, Sehstörungen, Anurie, Krämpfe.

Indikationen: Bei allen Kreislaufstörungen, welche zu Stauungen führen, also bei Herzfehlern, bei Emphysem, chronischer Nephritis; bei akuter Endokarditis und Perikarditis, wenn sich Erscheinungen von Inkompensation zeigen; weniger sicher bei Erkrankungen des Herzmuskels; zweifelhaft ist die Wirkung zur Verhütung von Kreislaufschwäche bei fieberhaften Erkrankungen wie Pneumonie; bei akuter Herzschwäche vorsichtig; in Kombination mit Koffein, Kampfer; nicht bei drohender Herzlähmung. Auch bei Hämoptoe gerühmt; bei Angina pectoris.

Kontraindikation: Drohende Herzlähmung. Auch bei nervösen Herzbeschwerden besser nicht.

! *Rezeptur:* Max. dos. 0,2! pro dosi; 1,0! pro die. Die Blätter selbst in Pillen werden häufig besser vertragen als das Infus und wirken häufig stärker. Die ersten zwei Tage größere Dosen, dann weniger. Am besten verwendet man titrierte Blätter. Bei akuter Kompensationsstörung Infus.

1. Pulver und Pillen:

Rp. Pulv. Folior. Digital. titr. 1,5
Pulver. et Succi Liquir. q. s.
ut f. pil. No. 30. DS. 3mal tägl. 1—2 Pillen (1 Pille = 0,05 Fol. Dig.).

Rp. Pulver. Folior. Digital. titr. 1,5
Pulver. Rhizom. Rhei 1,0
Extract. Gent. q. s. ut f. pil. No. 30. DS. 3—4mal tägl. 2 Pillen (2 Pillen = 0,1 Fol. Dig.)

Rp. Pulver. Folior. Digital. titr. 1,5
Coffein. natr. benzoic. 2,0
Extr. Gentian. q. s. ut f. pil. No. 30. DS. 3—4mal tägl. 2 Pillen (2 Pillen = 0,1 Fol. Dig.).

Rp. Pulver. Folior. Digital. titr. 1,5
Chinin. hydrochlor. 0,3
Pulver. Rad. Liquir. et Succi Liquir. q. s. ut f. pil. No. 30. Tägl. 3—4 Pillen (1 Pille = 0,05 Fol. Dig.).

Rp. Folior. Digital. titr. 0,05
Bulb. Scillae 0,05
Sacch. 0,3
M. f. pulv. D. tal. dos. No. 10.
S. 2stündl. 1 Pulver.

Rp. Folior. Digital. pulv. titr. 0,1
Coffein. 0,05
Natr. bicarbon. 0,2
M. f. pulv. D. tal. dos. No. 10.
S. 2mal tägl. 1 Pulver.

Rp. Pulv. Fol. Digital. 0,06
Hydrarg. chlorat. (Calomel.) 0,2
Sacch. alb. 0,5
M. f. pulv. D. tal. dos. No. X.
S. 3mal tägl. 1 Pulver
(Diuretikum).

2. Infus. Kalt stellen! Ohne Sirup! Verdirbt sehr schnell.

Rp. Infus. Fol. Digital. titr.
1,3 : 200,0
MDS. 2stündl. 1 Eßlöffel
(1 Eßlöffel = 0,1 Fol. Dig.;
das Inf. langt für 2 Tage).

Rp. Infus. Fol. Digital. titr.
0,75 : 170,0
Liq. Kalii acetic. 20,0
Natr. bicarbonic. 2,0
Chloroformii gtt. II
MDS. 2stündl. 1 Eßlöffel
(1 Eßlöffel = 0,06 Fol.
Dig.; das Infus. langt für
2 Tage).

Rp. Infus. Fol. Digital. titr.
1,3 : 195,0
Tinct. Strophanth. 0,5
MDS. 2stündl. 1 Eßlöffel
(1 Eßlöffel = 0,1 Fol. Dig.;
das Infus. langt 2 Tage).

Rp. Inf. Fol. Digit. titr. 1,0 : 150,0
Coffein. citric. 1,0—2,0
Tinct. Strophanth. 0,5
Liquor. Kalil acetic. ad 200,0
MDS. 3stündl. 1 Eßlöffel
(= 0,08).

Packung: Geloduratkapseln; zweckmäßig wegen der fehlenden Magenbelästigung: Fol. Digital. titr. 0,05. — 20 St.; Fol. Digital. titr. 0,1. — 20 St.; Fol. Digital. titr. 0,1; Camph. 0,2. — 20 St.; Fol. Digital. titr. 0,1; Coffein. pur. 0,2. — 20 St.; Fol. Digital. titr. 0,1; Coffein. natr. benzoic. 0,2. — 20 St. — Digitalistabletten Winckel zu 0,05 (Corvult).

3. Angina pectoris und Hämoptoe:

Rp. Pulv. Folior. Digital. titr. 0,1
Morphin. hydrochlor. 0,005
Diuretin. 0,5
M. f. pulv. D. tal. dos. No. 5.
S. 1 Pulver zu nehmen
(Angina pectoris).

Rp. Pulv. Folior. Digital. titr. 0,02
Morphin. hydrochlor. 0,005
Sacch. 0,5
M. f. pulv. D. tal. dos. No. 10.
S. 2stündl. 1 Pulver (Hämoptoe).

4. Klistier: Rp. Infus. Folior. Digital. 0,75 : 150,0; Mucilag. Gummi arab. 50,0. MDS. Zu 4 Klistieren! 3—4 Klistiere täglich. (1 Klistier = 0,2! Fol. Digital.)

Kindern: Unter 1 Jahr Infus. 0,05 : 100,0; mit 1 Jahr 0,1 : 100,0; mit 2 Jahren 0,15 : 100,0; mit 4 Jahren 0,2 : 100,0; mit 5 Jahren 0,25 : 100,0; mit 10 Jahren 0,5 : 100,0. Davon immer 2stündl. 1 Teelöffel.

Therapie der Intoxikation: Kampfer; bei innerer Einnahme Entleerung von Magen und Darm. Tannin. — Bei einmaliger großer Gabe, wie bei Fingerhutvergiftung, treten außer den Erscheinungen am Kreislauf und den zerebralen Symptomen (s. o.) die lokalen, Brechen und Durchfall, ferner Anurie in den Vordergrund.

Cave: Säuren (= Zersetzung der Glykoside). — Saure Sirupe oder überhaupt Sirupe, weil sie sauer werden können (= Zersetzung der Glykoside) — Metallsalze, Jod, Tannin (= Fällung).

Digitalis Acetum. Digitalisessig. Wie Digitalis als Herzmittel und Diuretikum. Dosierung wie Tinctura Digitalis, also bis 1,5 pro dosi; bis 5,0 pro die. Zu 10—20 Tropfen in Zuckerwasser oder mit Sirup. simpl., z. B. Rp. Aceti Digitalis 10,0; Sirup simpl. 20,0; Aq. dest. ad 100,0. MDS. 3mal tägl. 1—2 Teelöffel. — Unzweckmäßig.

Digitalis Dialysatum Golaz.
Aus frischen Blättern hergestellt. 1 g Dialysat = 1 g frische Blätter = 0,2 g trockene Blätter. Also höchste Einzelgabe 1 ccm = 20 Tropfen. 3mal täglich 10—15—20 Tropfen.

Digitalis Folia s. Digitalis purpurea.

! **Digitalis Tinctura!**
Folia Digitalis 1, Spirit. 10. Max. dos. 1,5! pro dosi; 5,0! pro die.

Rp. Tinct. Digitalis 20,0
DS. 3mal tägl. 10—15—20 Tropfen für die chronische Digitaliskur. 1 g=54 Tropfen.

Rp. Tinct. Digitalis 5,0
Tinct. amarae 15,0
MDS. 3mal tägl. 20 Tropfen.

Rp. Tinct. Digitalis 10,0
Tinct. Strophanthi 5,0
MDS. 3mal tägl. 10 Tropfen.

Rp. Tinct. Digitalis
Tinct. Strophanth. āā 5,0
Tinct. Valerian. aeth. 10,0
MDS. 3mal tägl. 10 Tropfen.

Kindern: Soviel Tropfen als Jahre; oder Rp. Tinct. Digital., Tinct. amar. āā 5,0. MDS. 3mal tägl. 10 Tropfen für ein Kind von 5 Jahren.

Digitalon. Digitalispräparat in Ampullen zu 2 ccm zur intravenösen Injektion, entspricht 0,2 g Fol. Digit.

Digitalysatum (Bürger). Aus frischen Blättern hergestellt. 1 g Digitalysat = 1 g frische Blätter = 0,2 g trockene Blätter. Also höchste Einzelgabe 1 ccm = 20 Tropfen. 3mal tägl. 10—15 Tropfen.

Kindern: Soviel Tropfen als Jahre.

Packung: Flasche zu 10 ccm; Ampullen zu 2 ccm in Schachteln zu 3, 6 oder 12 Stück.

Digititrat, Tct. Digitalis titrata.
Packung : Tropfflasche zu 15 g.

Digitotal. Digitalispräparat. 1 ccm = 1 Tablette = 0,15 g Folia Digitalis; innerlich und subkutan (schmerzhaft). Flaschen zu 15 ccm; Röhrchen zu 25 Tabl.; Schachtel mit 6 Ampullen zu 1,1.

Digitoxinum crystallisatum (Merck). In Tabletten zu $^1/_4$ mg; davon 1 Tablette in 100 ccm lauwarmen Wassers unter Zusatz von 15 Tropfen Spiritus gelöst zu einem Klysma, oder in Wein innerlich. Subkutan schmerzhaft. Stark wirksam, stark kumulierend. 1 Tabl. = 0,235 g Folia Digital. Nicht über 1 Tabl. = $^1/_4$ mg.

Dijoddithymol = Aristol. S. d.

Dijodyl. Rizinstearolsäuredijodid. In Wasser unlösliche Kristallnadeln, mit 46,2% Jod. Wird ziemlich schnell ausgeschieden. Jodpräparat.

Packung: 2 Tabl. zu 0,3.

Diogenal. Dibrompropyldiäthylbarbitursäure. Unlösliches Kristallpulver, in Alkalien und Alkohol löslich, mit 41,6% Brom. Wie Veronal. In Tabletten zu 0,5.

Packung: Röhrchen mit 20 Tabl. zu 0,5.

! **Dionin!**
Aethylmorphinum hydrochloricum! Wirkt ähnlich wie Kodein, nur stärker (bis 7% löslich), besonders als hustenstillendes Mittel gebraucht; narkotische Wirkung gering. Max. dos. 0,03! pro dosi; 0,1! pro die. Rp. Dionin. 0,01; Sacch. 0,5. M. f. pulv. D. tal. dos. No. 10. S. 3mal tägl. ein Pulver Oder: Rp. Dionin. 0,2; Aq. Amygd. amar. ad 20,0. MDS. Abends 15—20 Tropfen bei Husten. — In der Augenheilkunde als lymphtreibendes Mittel in 1%iger Lösung oder als Salbe 0,3—1,0; Vaselin. alb. 10,0. Empfindlichkeit verschieden, daher Stärke ausprobieren. Kann Chemosis, Lidödem, ja Ödem des Gesichtes machen.

Kindern: Mit 1 Jahr 0,0005; mit 2 Jahren 0,001; mit 3 Jahren 0,002; mit 5 Jahren 0,003; mit 8 Jahren 0,005; mit 10 Jahren 0,006; mit 15 Jahren 0,008.

Cave: Alkalien (Liq. Ammonii anisatus), Karbonate, Borax, Metallsalze, Jod, Jodsalze, Tannin, gerbstoffhaltige Pflanzenextrakte und Tinkturen (= Fällung).

Packung: 10 oder 25 Tabl. zu 0,01 oder 0,015 oder 0,03. — Augencompretten zu 0,0005 oder 0,001 (Röhrchen mit 10 Stück).

Diphtherieserum.

Serum antidiphthericum. Serum von gegen Diphtheriegift immunisierten Pferden. Zusatz eines Antiseptikums. Prüfung auf Wertigkeit durch Bestimmung der Immunisierungseinheit (= 1 ccm eines Serums, von dem 0,1 ccm genügt, um an einem Meerschweinchen die gleichzeitig injizierte 10fache tödliche Giftmenge unschädlich zu machen). Prophylaktisch gibt man Erwachsenen 600—1000 I.-E., Kindern 500—600 I.-E. subkutan. Zu Heilzwecken sind 1000—1500 I.-E. notwendig. Es gibt verschiedene Präparate, die im Kubikzentimeter verschiedene Mengen I.-E. enthalten, 400fach oder 500fach vom Normalserum. Je hochwertiger das Serum ist, desto weniger braucht bei derselben Menge I.-E. injiziert zu werden, wodurch die Nebenerscheinungen durch das Pferdeserum geringer sind. Die Hauptsache ist die möglichst frühzeitige Anwendung, die spätere bei weitem größere Dosen nicht ersetzen können. Kommt man zeitig zu der Erkrankung, genügen kleine Dosen (600—1000 I.-E. bei Kindern, 1500 I.-E. bei Erwachsenen), an späteren Tagen zugezogen gibt man sofort große (2000 I.-E. bei Kindern, 3000 I.-E. bei Erwachsenen). Manchmal Nebenerscheinungen: Gelenkschwellungen, Hautausschläge. Bei zweiter Injektion kann es zu Erscheinungen der Anaphylaxie kommen, wenn die zweite Dosis nach längerer Zeit injiziert wird; innerhalb einer Woche Gefahr sehr gering.

Packung: Behrings Diphtherie-Heilmittel. Scherings Diphtherie-Antitoxin. Mercks Diphtherie-Heilserum. Diphtherie-Serum Rute-Enoch. S. Abschnitt Siebert: Heilsera.

Diplosal. Salizylsäureester der Salizylsäure. In Wasser schwer löslich. Salizylpräparat, das durch Wassereintritt 107% Salizylsäure entspricht. Zu 0,5—1,0 mehrmals tägl. als Pulver, bis zu 3,0—6,0 am Tage. — Tabletten 20×0,5.

! Diuretin!

Theobrominum-Natrium salicylicum. Schmeckt süßlich-salzig-laugenhaft wie Salizylsäure, macht Magenbelästigung wie diese. Zu 40% wasserlöslich; mit 48% Theobromin. Für 2 Tage, dann aussetzen, dann nach einigen Tagen wieder. Als Pulver zu 0,5—1,0 mehrmals tägl. Max. dos. 1,0! pro dosi; 6,0! pro die. Oder:

Rp. Diuretini 0,5—1,0 (!) Pulv. Fol. Digital. 0,05—0,1 M. f. pulv. D. tal. dos. No. X. S. 3mal tägl. 1 Pulver.	Rp. Diuretini 6,0 Aq. Menth. pip. Aq. dest. āā ad 200,0 MDS. Alle 3 Stunden 1 Eßlöffel.

Kindern: Mit 1 Jahr 0,05; mit 2 Jahren 0,1; mit 5 Jahren 0,25; mit 10 Jahren 0,35. Bis zu 2,0 am Tage. Z. B. Rp. Diuretini 1,0; Aq. Menth. pip. ad 70,0. MDS. 2stündl. 1 Kinderlöffel (= 0,15).

Cave: Säuren (Fruchtsäfte), Alkalien, Alkaloide, Metallsalze, Phosphate (= Fällung). — Sirupe (= Verfärbung).

Packung: Diuretin: 20 Tabl. zu 0,5. S. Theobromin.

Dormiol solutum (50%). Amylenchloral. Schlafmittel. Löst sich in Wasser nicht, schmeckt kampferartig. Rp. Dormiol. solut. (50%), Mucilag. Gummi arab., Sirup. simpl. āā 10,0; Aq. dest. ad 150,0. MDS. Umgeschüttelt 1—2 Eßlöffel vor dem Zubettegehen. Oder Rp. Capsul. cum Dormiol. solut. (50%) 0,5. D. tal. dos. No. 10. Vor dem Schlafengehen 2—3—4 Kapseln. — Kapseln 6×0,5.

Droserin-Tabletten. Extrakt aus Drosera rotundifolia, einer Fleisch fressenden Pflanze, gegen Keuchhusten. Tabletten verschiedener Stärke, Sirup und Tinktur.
Packung: 20 Tabl.

Duboisinum sulfuricum. Alkaloid aus Duboisia myoporoides, leicht löslich. Wirkt wie Atropin oder Skopolamin. $^1/_2$—1 mg innerlich oder subkutan bei Nachtschweißen, aufgeregten Irren oder in der Augenheilkunde als Mydriatikum, $^1/_2$—1%.

! **Duotal!** Guajacolum carbonicum! s. d. Max. dos. 1,0! pro dosi; 3,0! pro die

Dysenterieserum verschiedener Herkunft zu 10 ccm.

Egestogen. Kalziumkarbonat, Bolus, Pflanzenschleim und 0,2% Phenolphthalein in Tabletten zu 0,5 gegen Flatuleszenz.

Eglatol. Schmelzprodukt von Chloralantipyrin, Koffein, Menthol und Urethan; dicke Flüssigkeit, brennend schmeckend, in Alkohol löslich, in Wasser nur z. T., als Sedativum abends zu 1,0. (Nicht sehr zweckmäßige Kombination.)

Eisen-Elarson, s. d. mit 30 mg Eisen pro Tablette. — Glas zu 60 Stück.

Eisenphytin. Inositphosphorsaures Eisen, 1 Pille zu 0,15 Substanz = 0,01 Fe. 5mal 2 Pillen tägl.
Packung: Schachtel zu 40 Pillen.

Eisensajodin. Basisch jodbehensaures Eisen mit 25% Jod und 5,6% Eisen. 3mal tägl. 1 Tabl. zu 0,5.
Packung: 20 Tabletten zu 0,5.

Ektogan. Zinkhydroxyd mit ca. 50% Zinksuperoxyd; Wundstreupulver, das Wasserstoffsuperoxyd entwickelt.

Elarson. Strontiumsalz der Arsenobehenolsäure, hauptsächlich erst im Darm zerlegt. 1 Tablette zu $^1/_2$ mg Arsen. 3mal tägl. 1—2 Tabl.
Packung: 40 Tabl.

Elbon. Cinnamoyl-p-Oxyphenylharnstoff, wasserunlösliches Zimtsäurepräparat zur Tuberkulosebehandlung. Mehrmals tägl. 1 g.
Packung: Glas zu 10 oder 20 Tabl. zu 1,0.

Electrokollargol. Kolloides Silberpräparat, im elektrischen Lichtbogen zerstäubt. Eine Art der Darstellung kolloidaler Metalle; die andere bedient sich sog. Schutzkolloide, die das Metall in Lösung halten. Elektrokollargol zu 0,06% Ag und 10fach konzentriert zu 0,6% Ag. Intravenös von der verdünnten Lösung 1—2 Ampullen zu 5 ccm oder von der konzentrierten $^1/_2$—1 Ampulle zu 5 ccm bei Sepsis.
Packung: Schachtel zu 6 Ampullen zu 5 ccm.

Electroferrol. Kolloidale Eisenlösung, im Lichtbogen hergestellt, mit 0,5% Eisen. Intravenös $^1/_2$—1 ccm; nach 14 Tagen noch einmal.
Packung: Schachtel zu 10 Ampullen zu 1 ccm.

Electuarium. Latwerge. Mus. Z. B. Honig mit einem Pulver verrührt.

Electuarium e Senna (Fol. Sennae 1 Teil, Sirup. 4 Teile, Pulp. Tamarind. 5 Teile). Abführmittel teelöffelweise.

Eleosaccharum. Ölzucker. 1 Teil ätherisches Öl, 50 Teile Zucker. Konstituens für schlecht schmeckende Pulver: Eleosacch. Menth. pip., Eleosacch. Foenicul., Eleosacch. Citri.

Elixir amarum (Extract. Absinth. 5, Eleosacch. Menth. 1, Aq. 5, Tinct. arom. 1, Tinct. amar. 1). Bittermittel und Stomachikum zu 20—50 Tropfen mehrmals tägl. Die Bittermittel befördern die Sekretion und Resorption im Magen und Darm, wenn sie einige Zeit vor der Mahlzeit gegeben werden. Diese Wirkung hält einige Tage vor. — 1 g = 42 Tropfen.

Elixir Aurantii compositum. Stomachikum, teelöffelweise. — 1 g = 34 Tropfen.

Elixir e Succo Liquiritiae. Elixir pectorale. Brustelixir (Succ. Liquir. 1, Aq. Foenicul. 3, Liqu. Ammon. anisat. 1). Expektorans teelöffelweise. 1 g = 36 Tropfen.

Embarin. Gelbe Flüssigkeit mit 0,5% Akoin, Lösung von merkurisalizylsulfosaurem Quecksilber. 3% Hg. Intramuskulär 0,3—1,2 ccm alle Tage, allmählich steigend. Eine Kur 12—20 Injektionen. 1 Ampulle zu 0,03 Hg.

Emplastrum. Pflaster. Die Pflastermassen werden auf Leinwand gestrichen aufgelegt. S. die folgenden; ferner Collemplastra (Kautschuk) und Guttaplaste (Guttapercha).

Emplastrum adhaesivum. Heftpflaster (Emplastrum Plumbi 100, Cera flava 10, Kolophonium 10, Damar. 10, Terpentin 1).

Emplastrum adhaesivum anglicum (alb., nigr., rubr.). Fischleim auf Seide.

Emplastrum Cantharidum s. Cantharidum Emplastrum.

Emplastrum Cerussae s. Cerussa.

Emplastrum fuscum camphoratum. Mutterpflaster. Hamburger Pflaster (Mennige 30, Erdnußöl 61, Wachs 15, Kampfer 1). Volksmittel zum Zerteilen, Ableiten.

Emplastrum Hydrargyri s. Hydrargyri Emplastrum.

Emplastrum Lithargyri s. Lithargyri Emplastrum.

Emplastrum saponatum. Seifenpflaster (Empl. Litharg. 70, Cera flav. 10, Sap. med. 5, Camph. 1, Ol. arach. 1). Zum Schwielenerweichen.

Emplastrum saponatum salicylatum. Salizylseifenpflaster. Zum Schwielenerweichen.

Emulsio. Emulsion. Milchartige Flüssigkeit, in welcher ein Öl oder ein unlöslicher Stoff (Emulgendum) durch Eidotter, Gummi (Emulgens) in Aufschwemmung gehalten wird. Emulsiones verae sind Samenemulsionen, der Samen enthält Öl und Schleim, z. B. Emulsio Amygdalarum. FMB: Rp. Emulsionis Amygdalarum dulcium 18,0 : 180,0; Sirupi simplicis ad 200,0. M. f. emulsio. DS. 2stündlich 1 Eßlöffel. — Wenn nicht anders verordnet wird 1 Teil Samen auf 10 Teile Emulsion genommen. — Emulsiones spuriae sind Ölemulsionen aus 2 Teilen Öl, 1 Teil Gummi arabicum, 17 Teile Wasser. Für Harze, Balsame, ätherische Öle nimmt man auch Eidotter; Vitellum ovi unius = 10 Gummi arabicum in emulgierender Wirkung. Tragacanth ist 5mal so wirksam als Gummi. Z. B. Emulsio oleosa: Rp. Olei Amygdalarum dulc. 20,0; Gummi arab. pulv. 10,0; Aq. dest. ad 200,0. M. f. emuls. S. auch Emulsio ricinosa und Emulsio Olei Jecoris aselli.

Empyroform. Kondensationsprodukt von Teer und Formaldehyd, in Wasser unlöslich, Teerpräparat in Salben und Streupulvern 5—50%. Braunes Pulver, das die Wäsche nicht beschmutzt. Bei Hautkrankheiten, Ekzem als Teerersatz.

Enesol. Enésol. 3%ige Lösung von salizylarsinsaurem Quecksilber, zu 4% wasserlöslich, in Ampullen zu 2 ccm. Das weiße Pulver enthält 38% Hg und 14% As. — Kur: 10—15 Injektionen, subkutan, zu 2 ccm = 0,06 Enesol.

Packung: Schachtel mit 10 Ampullen zu 2 ccm. — Deutscher Ersatz dafür Modenol.

Eosot. Kreosotum valerianicum, s. d. Öl, in Wasser unlöslich, in Alkohol löslich. Kreosotpräparat, gut verträglich.

Packung: 100 Kapseln zu 0,1 oder 0,4.

Ephedrinum hydrochloricum. Alkaloid aus Ephedra vulgaris. Macht Mydriasis in 10%iger Lösung. Wie Homatropin.

Epicarin. β-Oxynaphthol-o-Oxy-m-Toluylsäure, gelblichbraunes Pulver von saurer Reaktion; in Wasser schwer, in Alkohol, Äther, Seifen leicht löslich. Gegen parasitäre Hautkrankheiten in Salben und spirituöser Lösung 10%.

Epiglandol. Epiphysenpräparat (Glandula pinealis); frei von Eiweiß und Lipoiden 1 ccm = 0,2 des frischen Organs. Soll auf die Geschlechtsfunktionen hemmend wirken. Als Anaphrodisiakum.

Epinephrin s. Suprarenin.

Epirenan s. Suprarenin.

Equiseti arvensis Dialysatum Golaz. Diuretikum aus Schachtelhalm.

Erepton. Abgebautes Eiweiß, braune hygroskopische Schollen, nach Fleischextrakt schmeckend. 12% Stickstoff. Wird gut resorbiert, als Nährklistier: Erepton 20,0; Malzzucker 20,0; Wasser ad 200,0. Nährklistier 3—4mal tägl. nach Reinigungsklistier.

Ergotin. Name für verschiedene Mutterkornpräparate, s. Sekale. — Compretten MBK Ergotin = 4 g Sekale.

Erucae Semen. Weißer Senfsamen von Sinapis alba.

Ervasin. Azetylparakresotinsäure. Weißes, schwer lösliches Kristallpulver; das Kalziumsalz ist löslich. Soll die Salizylsäure ersetzen wie diese.

Erystyptikum. Zweckmäßige Kombination von Hydrastis und Sekale. Bei heftigen Menstrualblutungen 3mal tägl. 20 Tropfen der Lösung.

Packung: Flasche mit 20 ccm.

Erythrolum tetranitricum. Nitroester des Erythrits, eines Zuckers. Wirkt gefäßerweiternd wie Amylnitrit, Natr. nitrosum oder Nitroglyzerin; die Wirkung setzt später ein und hält länger vor. Unlöslich in Wasser, löslich in Alkohol. Z. B. Rp. Erythrol. tetranitric. 0,1; Succ. et Pulv. Liquirit. āā 1,0. M. f. pil. No. XX. S. 1 Pille. — Bei Angina pectoris.

Packung: Compretten MBK zu 0,005.

Escalin. 2 Teile metallisches Aluminium und 1 Teil Glyzerin. In Pastillen zu 0,25. Adstringens an Stelle von Bismutum subnitricum bei Magengeschwür und Analfisteln, als Hämostyptikum bei Hämorrhoidalblutungen. 4 Pastillen in einem Glase Wasser verrührt oder als Stuhlzäpfchen 2—3 Stück tägl. — Röhre mit 5 Past., Supp. 12 Stück.

Eserinum s. Physostigminum.

Esterdermasan. Eine überfettete Seife mit 10% freier Salizylsäure und 10% Salizylestern. Zum Bestreichen der Haut bei Schmerzen, darauf mit Watte bedecken. Nicht einreiben, dabei können alle Salizylpräparate Hautreizung machen. Bei Rheumatismus, Neuralgien, Gicht usw. Esterdermasan-Vaginal-Kapseln (5%), bei Parametritis, Perimetritis, Oophoritis.

Estoral. Borsäureester des Menthols. Weißes kristallinisches Pulver, auf Schleimhäuten in seine Komponenten zerfallend; gegen Schnupfen lokal zu Einblasungen, zum Schnupfen.

Etelen. Triazetylgallussäureäthylester. In Wasser und Säuren (also im Magen) unlöslich, wird im Darm gespalten, Tanninpräparat gegen Darmkatarrhe, 3—4mal tägl. 1—2 Tabletten zu 0,5.

Packung: 15 Tabl. zu 0,5.

Eucainum B hydrochloricum.

Beta-Eukainhydrochlorid. Salzsaures Benzoyl-Vinyl-Diazetonalkamin. Kristallpulver, bis zu 4% in Wasser löslich. Ersatzmittel des Kokains, weniger giftig als dieses, aber auch weniger wirksam. Lokalanästhetikum, welches die Gefäße nicht wie Kokain zur Verengerung bringt, sondern eher etwas erweitert (Eukain A stark erweitert), daher kommt es nicht zu Schrumpfung des Gewebes. Wo ein Abschwellen erwünscht ist, setze man Suprareninlösung zu. Dadurch wird gleichzeitig die anästhesierende Wirkung des Eukains verstärkt. Die Lösungen können durch Kochen sterilisiert werden.

Rezeptur: Augenheilkunde: 0,2 : 10,0. — Zahnheilkunde: 0,2 bis 0,3 : 10,0 der Solut. Natr. chlorat. (0,9%) bis zu 1,5 ccm injizieren. Auch vor dem Gebrauch Zusatz von 3 Tropfen Solut. Supraren. hydrochlor. (1 : 1000) zu 1 ccm. — Infiltrationsanästhesie: 0,1 : 100,0 der Solut. Natr. chlorat. (0,9%) unter Zusatz von 3 Tropfen Solut. Suprarenin. hydrochlor. (1 : 1000) auf je 10 ccm. — Zu Pinselungen auf Schleimhäuten ist das salzsaure Salz zu wenig löslich, da muß man das milchsaure nehmen.

Eucainum lacticum. Milchsaures Eukain, löst sich bis zu 22% in Wasser, daher an Stelle des schwerlöslichen salzsauren Salzes verwendet. Lokales Anästhetikum, welches die Gefäße nicht verengert wie Kokain und auch nicht zu Schrumpfung des Gewebes führt. Kann durch Kochen sterilisiert werden; weniger giftig als Kokain, aber auch weniger wirksam.

Rezeptur: Augenheilkunde: 0,2 : 10,0. — Zahnheilkunde: 0,2 bis 0,3 : 10,0 der Solut. Natr. chlor. (0,9%). (Auch vor dem Gebrauch

3 Tropfen Solut. Suprarenin. hydrochlor. [1 : 1000] auf 1 ccm zu setzen). — Infiltrationsanästhesie: 0,1 : 100,0 der Solut. Natr. chlorat. (0,9%) unter Zusatz von 3 Tropfen Solut. Suprarenin. hydrochlor. (1 : 1000) zu je 10 ccm. — Zu Pinselungen in Nase, Rachen, Ohr: 1,0—1,5 : 10,0 Aq. dest.; will man abschwellend wirken, so auch hier Zusatz von 3 Tropfen Solut. Suprarenin. hydrochlor. (1 : 1000) zu 1 ccm. (Hier kein Zusatz von Kochsalz, die Lösung ist selbst schon konzentriert genug; auch kann das Eukain durch Kochsalz ausfallen.)

Eucalyptus globulus. Daraus das ätherische Öl: Oleum Eucalypti, 5—15 Tropfen auf Zucker oder in Kapseln mehrmals tägl. bei Typhus, bis zu 2,0 bei Anchylostomiasis mit Chloroform und Rizinusöl gegeben. — Tinctura Eucalypti: 5—10 Tropfen bei Keuchhusten. — Eucalyptol, Hauptbestandteil des ätherischen Öles. (Volksabortivum).

Eucasin. Kaseinammoniakverbindung. Nährpräparat zu 2—4 Eßlöffel in Suppen verrührt. Eiweißpräparat.

Eucerinum. Salbengrundlage, Ersatz für Lanolin. Das Wollfett verdankt seine Aufnahmefähigkeit für Wasser nicht dem Gehalt an Cholesterinestern, sondern den freien Wollfettalkoholen, dem Cholesterin und Oxycholesterin; diese zu 5% dem Unguentum Paraffini zugemischt, gibt eine geschmeidige Salbe — Eucerinum anhydricum; letzteres mit Wasser āā = Eucerinum, Kühlsalbe. — Dose c. aq. (100 g); Dose anhydr. (100 g).

Euchinin.

Äthylkohlensäureester des Chinins (90% Chinin). In Wasser sehr schwer löslich, ohne den bitteren Geschmack des Chinins. Keuchhustenmittel.

Kindern: Unter 1 Jahr 0,05; mit 1—2 Jahren 0,1; mit 3—6 Jahren 0,2; mit 7—10 Jahren 0,3; später 0,4. 3mal tägl.

Packung: 25 Tabl. zu 0,25 oder 0,5.

Eucupinum basicum. Isoamylhydrocuprein, ein Chininderivat. Zur Keimtötung im Organismus bei Grippe, Scharlach, 4mal tägl. 0,3 in Oblaten, aber nicht mehr als 1,2 am Tage, nicht mehr als 3 g im ganzen. Nebenwirkungen und Intoxikationserscheinungen: Sehstörungen, Erbrechen. Auch zur Injektion in die Gewebe in der Chirurgie, und zwar hier Eucupinum hydrochloricum 0,5—2%; zu Gurgelungen bei Diphtheriebazillenträgern 0,1%. Bei wirklich ausreichenden Dosen zur inneren Desinfektion besteht die Gefahr der Erblindung.

Euferol. Gelatineperlen mit 0,012 Eisen und 0,09 mg arseniger Säure. Entspricht im Arsengehalt einem Eßlöffel Levikostarkwasser, im Eisengehalt einem Eßlöffel Schwachwasser. Das Eisen ist als Oxydulsalz darin, vor Oxydation durch Öl geschützt. Man gibt 3mal tägl. 1 Perle, steigt bis 3mal tägl. 3 Perlen, um später wieder zu fallen.

Packung: 100 Perlen zu 0,25.

Eugenol = Oleum Caryophyllorum s. Caryophylli.

Eugallol. Pyrogallolmonoazetat. Sirupöse Flüssigkeit, in Wasser und Alkohol löslich. Ersatz für Pyrogallol. Der Essigsäureester wird erst auf der Haut durch das Alkali verseift, dann entsteht das stark reduzierende Pyrogallol, daher ist die Wirkung milder. Anwendung wie Pyrogallol bei Psoriasis usw.

Packung: 67% Lösung in Azeton.

Euguform. Teilweise azetyliertes Kondensationsprodukt aus Guajakol und Formaldehyd. Graues, wasserunlösliches Pulver, rein als Wundstreupulver oder 10% in Salben.

Eukodin. Kodeinbrommethylat statt Kodein; macht weniger leicht Krämpfe; zu 0,05.

Eukodal. Dihydrooxykodeinonchlorhydrat. Gelbliches kristallinisches Pulver, leicht in Wasser löslich. Morphinderivat, wie dieses. Bei Husten 0,0025—0,005; bei Schmerzen 0,005—0,01 3mal tägl.; subkutan 0,01; vor Operationen 0,02.

Packung: 10 oder 20 Tabletten zu 0,005; 5 oder 10 Ampullen zu 0,01 oder 0,02.

Eulatin. Amidobrombenzoesaures Dimethylphenylpyazolon. Antipyrinderivat.

Kindern bei Keuchhusten: Mit 1 Jahr 0,25 mit 5—10 Jahren 0,5.

Packung: Röhrchen mit 20 Tabletten zu 0,25.

Eumenol. Aus der Tangkuiwurzel. Gegen Amennorrhöe. Als Pulver oder Tabletten 0,3 mehrmals tägl.; als flüssiges Eumenol 2mal tägl. 1 Teelöffel.

Packung: 50 Tabl. zu 0,3.

Eumydrin. Atropinmethylnitrat. Wie Atropin; lähmt die Endigungen der parasympathischen Nerven, erregt aber zentral nicht wie Atropin, ist also ungiftiger. In der Augenheilkunde zur Erweiterung der Pupille 1—5%; innerlich gegen Nachtschweiße oder zur Einschränkung der Salzsäuresekretion des Magens zu 1 mg in Pillen. Oder 0,1:20,0; davon 2mal tgl. 10—20 Tropfen.

Eunatrol. Ölsaures Natrium, weißes wasserlösliches Pulver. Regt die Gallensekretion an. Morgens und abends 1,0. Z. B. Rp. Eunatrol. 5,0; Boli alb., Glycerin. q. s. ut f. pil. No. 20. DS. Früh und abends 4 Pillen (1 Pille = $^1/_4$ g). Bei Cholelithiasis längere Zeit.

Packung: 50 Pillen zu 0,1 oder 0,25.

Euphorine. Euphorin. Phenylurethan. Farblose Kristalle, in Wasser schwer löslich, gewürzig schmeckend. Antipyretikum und Antineuralgikum. Zu 0,1—0,5 als Pulver.

Euphthalminum hydrochloricum. Salzsaures Phenyl-glykolyl-n-methyl-β-vinyldiazetonalkamin. Erweitert kräftig, aber nur für kurze Zeit die Pupille, ohne Einfluß auf die Akkommodation. In 2—5%igen Lösungen.

Euphyllin. Theophyllin-Äthylendiamin. Weißes, leicht wasserlösliches Pulver mit 78% Theophyllin. Wirkt wie dieses diuretisch. Innerlich in Lösung zu 0,1 2stündlich (also 2,0 : 300,0; 2stündl. 1 Eßlöffel) oder als Suppositorium zu 0,36 3 Suppositorien tägl. oder auch intramuskulär (schmerzhaft) zu 0,36 = 1,5 ccm der Ampullen. 3 Injektionen.

Packung: Schachtel mit 10 Suppositorien zu 0,36 (mit Kakaobutter); Schachtel mit 6 Ampullen zu 2 ccm = 0,48 (davon 1,5 ccm = 0,36).

Europhen. Isobutylorthokresoljodid. Gelbes, in Wasser unlösliches Pulver mit 25% Jod. Jodoformersatz, zu 5—10% in Salben.

Eusemin. Name für Kokainlösung zu zahnärztlichen Operationen. 1 ccm = 0,0075 Kokain und 0,00005 Suprarenin (also $^3/_4$%ige Kokainlösung).

Eustenin. Doppelsalz von Theobrominnatrium und Jodnatrium. Lösliches hygroskopisches bitter schmeckendes Pulver mit 51,1% Theobrominnatrium und 36% Jodnatrium. In Lösung zu 0,5—1,0 (also 10,0 : 150,0; eßlöffelweise) gegen Arteriosklerose, Angina pectoris.

Euvaselin. Durch Paraffinum solidum gehärtetes Vaselin. — In Tube 50 g.

Exalgin. Methylazetanilid. Kristalle, in Wasser schwer löslich. Antipyretikum, Antineuralgikum wie Azetanilid zu 0,1—0,2 1—2mal tägl. als Pulver.

Exodin. Oxyanthrachinonderivat. Gelbes, geruch- und geschmackloses Pulver, in Wasser unlöslich. Wirkt wie die Anthrachinonderivate im Rhabarber, den Sennesblättern abführend. Die Wirkung erstreckt sich auf den Dickdarm, sobald dort ein Anthrachinonderivat ankommt, erfolgt Stuhlgang; die Ausstoßung fester Fäzes; ferner wird die (den Darminhalt eindickende) Antiperistaltik des ersten Teiles des Dickdarms aufgehoben: Entleerung flüssiger Fäzes. Die Wirkung tritt daher erst nach 6—8 Stunden auf. Zu 0,5 (in Tabletten zu 0,5) früh zu nehmen, eventuell 2 Tabletten.

Packung: 10 Tabl. zu 0,5.

Extractum. Extrakte unterscheiden sich durch ihre Konsistenz: 1. Dünne von Sirupkonsistenz; 2. dicke von Muskonsistenz; 3. trockene, die verrieben werden können. Ferner gibt es Extracta fluida, davon entspricht 1 Teil einem Teile der Droge. Offizinell sind: Extractum Absinthii (2), Aloes (3), Belladonnae (2), Calami (2), Cardui Benedicti (2), Cascarae sagradae fluidum, Cascarillae (2), Chinae aquosum (1), Chinae fluidum, Chinae spirituosum (3), Colocynthidis (3), Condurango fluidum, Cubebarum (1), Ferri pomati (2), Frangulae fluidum, Gentianae (2), Granati fluidum, Hydrastis fluidum, Hyoscyami (2), Opii (3), Rhei (3), Rhei compositum (3), Secalis cornuti (2), Secalis cornuti fluidum, Simarubae fluidum, Strychni (3), Taraxaci (2), Trifolii fibrini (2).

Faex medicinalis. Faex Cerevisiae siccum. Bei Furunkulose, die man auf Intoxikation vom Magen-Darmkanal aus zurückgeführt hat, ferner bei Dyspepsien, chronischer Obstipation hat man von der Hefedarreichung Gutes gesehen. Auch bei der Gonorrhöe des Weibes ist ein gärender Brei von Hefe und Zuckerwasser in die Vagina gebracht, von Nutzen gewesen. Ein haselnußgroßes Stück wird in Wasser verrührt vor jeder Mahlzeit genommen.

Fagi Oleum. Buchenteer, s. Pix liquida.

Ferratin.

Ferrialbuminsaures Natron, braunes lösliches Pulver. Mit 6% Eisen, welches in organischer, nicht ionaler Form darin enthalten ist, und sich mit den gewöhnlichen Reagenzien nicht nachweisen läßt; daher fehlt dem Präparat auch die Ätzwirkung (Magenbelästigung) der Metallsalze. Wirkung usw. s. Ferrum. Braunes, wasserlösliches Pulver zu 0,5 2—3 mal tägl.

Kindern: 0,1—0,2.

Cave: Saure Speisen.

Packung: 100 Tabl. zu 0,25 oder 10 Tabl. zu 0,25. — Ferratin in Lösung = Ferratose, s. d.

Ferratogen. Eisennukleinverbindung mit 1% Eisen. Gelbbraunes unlösliches Pulver. Wird im Magen nicht verändert, belästigt ihn daher nicht. Zu 3mal tägl. 2,0 als Pulver. S. Ferrum.

Ferratose.

Liquor Ferratini (mit 5% Ferratin und 0,3% Eisen). Ein Eßlöffel = 0,05 Eisen. 3mal tägl. 1 Eßlöffel. S. Ferrum. (Es gibt auch Arsenferratose.)

Packung: Flasche 250 g.

Ferrichthyolum. Ichthyolsulfosaures Eisen. Schwarzes unlösliches Pulver mit 3,5% Eisen. Zu 0,1 mehrmals tägl. S. Ferrum.

Packung: Tabl. 50 Stück.

Ferripyrin. Ferropyrin. Verbindung von 1 Eisenchlorid und 3 Antipyrin. Orangerotes Pulver, bis zu 20% in Wasser löslich, 12% Fe und 64% Antipyrin. Ätzt nicht, wirkt aber styptisch. Innerlich Rp. Ferripyrin. 0,5; Aq. dest. ad 100,0. MDS. 3mal tägl. 1 Kinderlöffel. Außer als Eisenpräparat kann das Mittel bei Magen-Darmblutungen gegeben werden, z. B. obige Lösung auf einmal, 2 Stunden darauf nochmals. Äußerlich als Styptikum in Substanz oder in 20% Lösung auf die blutende Stelle, z. B. auf Watte in die Nase. (Mehr als 20% löst sich in kaltem Wasser nicht, in warmem weniger.) Rp. Ferripyrin. 2,0; Aq. dest. ad 10,0. MDS. Auf Watte in die Nase oder Schnupfwasser.

Ferrum. Eisen.

Wirkung: Lokal: Lösliche Eisensalze fällen Eiweiß und wirken daher wie alle Metallsalze adstringierend, ätzend, styptisch. Eisen tritt in seinen Salzen 2 oder 3wertig auf, besonders die 3wertige Form ätzt. Man gibt daher innerlich lieber die Ferro- als die Ferrisalze, resp. man sucht die Oxydation von Ferro- zu Ferrisalz zu verhindern (z. B. durch Zuckerzusatz in Ferr. carb. sacch. und den Blaudschen Pillen, durch Öl in Euferol), damit die Magenbelästigung geringer ist. Innerlich genommen entfaltet Eisen eine Wirkung, die an die Wirkung der Metalle erinnert, die aber für gewöhnlich nicht in Erscheinung tritt, da nur geringe Mengen aufgenommen werden. Resorbiert wird das Eisen in anorganischer oder organischer (nicht salzartiger, nicht ionaler) Form; ausgeschieden wird es zum größten Teil mit den Fäzes, mit dem Harn nur in Spuren. Resorbiert führt es zur Verbesserung des allgemeinen Ernährungszustandes und zur Förderung der Blutbildung. Diese Wirkung scheinen bei gesunden Personen nur die anorganischen Eisenverbindungen zu entfalten, während bei anämischen alle Eisenpräparate wirken. Besonders deutlich tritt die Wirkung auf das Blutbild bei Chlorose und Anämie hervor. Dabei spielt das Eisen erstens als Material, zweitens als Reizmittel für die Blutbildung des Knochenmarkes eine Rolle. Letztere Wirkung besitzt auch Arsen, weswegen man häufig beide Stoffe miteinander kombiniert; manchmal wirkt Arsen noch dort, wo Eisen versagte. Man glaubte früher, die organischen Eisenmittel seien zweckmäßiger, weil sie das Eisen schon in ähnlicher Form enthalten wie es im Körper vorkommt; doch werden wohl diese Präparate alle vor der Resorption zerlegt; auch dachte man sich die Wirkung anorganischer Eisensalze so, als schütze dies Eisen nur das organische der Nahrung vor dem Niederschlagen durch den Schwefelwasserstoff des Darmes, daher man auch vom Mangan eine gleiche Wirkung erwartete, die es nicht besitzt. Der Wert der organischen Präparate liegt in ihrer guten Bekömmlichkeit. Denn die Störungen des Appetits und der Verdauung sind bei Eisenmedikamenten sehr häufig; sonst kommen Unregelmäßigkeiten in der Stuhlentleerung, auch Herzklopfen, Blutandrang nach dem Kopfe vor. Eigentliche Eisenvergiftungen sind nur nach subkutaner Injektion beobachtet worden: Zentrale Lähmung und Entzündung der Ausscheidungsstätten, des Darmes und der Nieren wie bei jeder Metallvergiftung.

Indikationen: Lokal als Styptikum in Form des Eisenchlorids, das sauer reagiert und stark ätzt und alles verschmiert; wird daher nur bei kleinen Schnittwunden verwandt; besser Ferripyrin. Innerlich: Chlorose; hier wirkt Eisen am sichersten, und zwar besonders bei Chlorosen, die zur Zeit der Pubertät auftreten. — Bei Anämie ist die Wirkung schon unsicherer, am besten bei Anämie nach Blutverlusten. — Bei anderen kachektischen Zuständen ist Eisen zu versuchen, zweckmäßig mit Arsen zusammen. — Bei der Arsenvergiftung in Form des Antidotum Arsenici; hier nicht spezifische Eisenwirkung, sondern Absorption des Arsens durch das voluminöse, ausgefällte Eisenoxydhydrat, das entleert werden muß; bleibt dies im Körper, so wird das Arsen später noch resorbiert.

Kontraindikationen: Magenkatarrh, Darmtuberkulose, Fieber, Menses.

Rezeptur siehe die einzelnen Präparate; ca. 0,05—0,1 pro dosi nach dem Essen. Aus Blut hergestellte Präparate sind: (alphabetisch) Fersan, Hämalbumin, Hämatinalbumin, Hämatogen, Hämol, Hämogallol, Roborin, Sanguinal. In nicht ionaler Form enthaltenes Eisen: Ferratin und Ferratose. In den meisten anderen Verbindungen ist das Eisen mehr oder weniger leicht abspaltbar. Die Salze organischer Säuren werden meist gut vertragen, die Verbindungen mit Zucker, Albuminaten und Peptonaten ebenfalls.

Cave: Alkalien (= Fällung). — Leicht oxydierbare Stoffe wie Jodide (= freies Jod). — Tannin und gerbstoffhaltige Pflanzenextrakte und Tinkturen (= Tinte). — Salizylsäure, Karbolsäure, Antipyrin, Pyramidon, Suprarenin, Resorzin, Alkaloide (= Verfärbung).

Ferrum aceticum. Liquor Ferri acetici mit 5% Eisen, daraus Tinctura Ferri acetici aetherea mit 4% Eisen (Liq. ferr. acet. 8; Spirit. 1; Aether acetic. 1) 20—60 Tropfen mehrmals tägl. in Wasser oder Sirup.

Ferrum albuminatum.

Eisenalbuminat, welches gut verträglich ist, in Form des **Liquor Ferri albuminati** mit 0,4% Eisen. Rotbraune, aromatisch schmeckende (Zimt), etwas trübe Flüssigkeit. — 1 g = 32 Tropfen.

Kindern: Tropfenweise 10—30 Tropfen (1—3 Jahre), Erwachsenen 3 mal täglich 1 Tee- bis 1 Eßlöffel; z. B. Rp. Liq. ferri album. 200,0. DS. 3 mal täglich ½—1 Teelöffel in Milch nach dem Essen.

Außerdem sind ähnliche Eisenalbuminate im Handel, die gut vertragen werden; s. Ferrum.

Ferrum cacodylicum s. Natrium cacodylicum. Arsen-Eisenpräparate zur subkutanen Arsen-Eisenkur in Amphiolen MBK zu 0,01 oder 0,03 oder 0,05 (Schachtel zu 5 oder 10 Amphiolen).

Ferrum carbonicum saccharatum.

Gezuckertes, kohlensaures Eisen mit 10% Eisen. Ferrokarbonat mit Zucker. Grünlichgraues Pulver, in Wasser unlöslich. Wird im Magen zu Eisenchlorür. Ganz gut verträglich, als Pulver zu 0,5 mehrmals täglich. Oder Rp. Ferr. carbonic. sacch. 0,1; Chinin. hydrochlor. 0,2; Sacch. alb. 0,3. M. f. pulv. D. tal. Dos. No. X. S. 3mal tägl. 1 Pulver nach dem Essen.

Kindern: Rp. Ferr. carbonic. sacch. 0,05—0,1; Sacch. lact. 0,5. M. f. pulv. D. tal. dos. No. X. S. 2mal tägl. 1 Pulver. — Kindern: Mit 1—5 Jahren 0,05; mit 5—10 Jahren 0,1.

Oder **Pilulae Ferri carbonici (Blaudii)**, aus Ferrum sulfuricum siccum 9,0; Kalium carbonicum 7,0; Magnesia usta 0,7; Eibischwurzel 1,4 und Glyzerin 4,0 = 100 Pillen. Es bildet sich Ferrokarbonat, der Zucker schützt vor Oxydation. Jede Pille enthält 0,03 Eisen. Zu 3mal 3 Stück nach dem Essen; s. Ferrum.

Packung: Tablonettae (C. m.) Blaudii (0,028 Fe) 50 oder 100 Tabl. zu 0,25. — Tablonettae (C. m.) Blaudii cum acid. arsenicos. 0,001. 50 oder 100 Tabl. zu 0,25.

Ferrum chloratum. Eisenchlorür, grün, stark hygroskopisch und sich leicht oxydierend. In Liquor Ferri chlorati (mit 10% Eisen), ferner Tinctura Ferri chlorati (Liq. ferri chlorat. 25; Spirit. dil. 225; Acid. hydrochlor. 1) und Tinctura Ferri chlorati aetherea (Tinctura toniconervina Bestuschefii) (Liq. Ferr. sesquichlor. 1; Äther 2; Spirit. 7; das Eisen wird reduziert = Eisenchlorür; Bildung von Aldehyd und Essigsäure) stark reizend, ätherisch. — S. Ferrum.

Ferrum citricum ammoniatum.

Ferriverbindung zu 0,2—1,0 mehrmals in Pillen oder Lösung, z. B. Rp. Ferr. citric. ammon. 5,0; Sirup. Cort. Aurant. 20,0; Aq. dest. ad 150,0. MDS. 3mal tägl. 1 Tee- bis 1 Eßlöffel nach dem Essen; s. Ferrum.

Ferrum citricum oxydatum.

Ferrizitrat zu 0,1—1,0 mehrmals täglich. Z. B. Rp. Ferr. citric. oxydat., Natr. bicarbon., Sacch. āā 10,0. MDS. Messerspitzenweise. Oder Rp. Ferr. citric. oxydat. 5,0; Radic. Gentian. 1,0; Extract. Gentian. 3,0. M. f. pil. No. 50. DS. 3mal tägl. 2 Pillen. FMB = Pilulae Ferri citrici; s. Ferrum.

Ferrum dialysatum oxydatum liquidum. Enthält 5% Eisenoxyd; zu 5 bis 20 Tropfen.

Ferrum glycerinophosphoricum. Bei Erschöpfungszuständen, Neurasthenie. Rp. Ferr. glycerinophosphoric. 2,0; Aq. dest. 130,0; Sirup. Cinnamomi ad 150,0. MDS. 3mal tägl. 1 Eßlöffel.

Ferrum jodatum.

Jodeisen. Hält sich nicht, wird durch Eindampfen von Liq. Ferr. jodati gewonnen. Etwas haltbarer soll Ferrum jodatum saccharatum sein, das man in Pillen gibt; Rp. Ferr. jodat. sacch., Sacch. Lact. āā 5,0. M. f. pil. No. 100. DS. 3mal 3 Pillen. Besser wohl die flüssigen Präparate von Jodeisen: Liquor Ferri jodati (Wasser 50, Jod 41 und Eisen q. s.) enthält 50% Eisenjodür, zu 5—10 Tropfen in Wasser mehrmals täglich (1 g = 19 Tropfen). Am besten wohl in Form des **Sirupus Ferri jodati**, 5% Jodeisen enthaltend, zu 3mal täglich 10—20 Tropfen in 1 Eßlöffel Wasser (1 g = 19 Tropfen). Oder Rp. Sirup. Ferri jodat. 20,0; Sirup. simplic. 80,0. MDS. 3mal täglich 1 Tee- bis 1 Eßlöffel. Oder Rp. Sirup. Ferri jodat.; Sir. simpl. āā 50,0. MDS. 3mal tägl. 1 Teelöffel.

Kindern: (Sirupus Ferri jodati) Mit 2 Jahren 2 Tropfen; mit 5 Jahren 8 Tropfen; mit 10 Jahren 15 Tropfen; mit 15 Jahren 20 Tropfen. Z. B. Rp. Sirup. Ferr. jodat. 5,0; Sirup. simpl. 40,0. MDS. 3mal tägl. 1 Teelöffel (8 Jahre).

Ferrum lacticum.

Ferrolaktat. Milchsaures Eisen (bis 2% löslich). Grünlichweißes Pulver mit 19% Eisen. Wird gut vertragen. Zu 0,3 mit Sacch. Lact. āā als Pulver 3mal täglich. Oder:

Rp. Ferri lactici 5,0
Radicis Gentianae 1,0
Extracti Gentianae 3,0
M. f. pil. No. 50. DS. 3mal tägl. 2 Pillen. FMB = Pilulae Ferri lactici.

Rp. Ferri lactici 2,0
Sacch. Lactis 20,0
M. f. pulv. DS. 3mal tägl. eine Messerspitze voll.

Rp. Ferr. lactic.
Extract. Chinae aquos. āā 4,0
Extr. Gentian. q. s. ut f. pil. No. 100. DS. 3mal tägl. 1—2 Pillen.

Kindern: Mit 1—5 Jahren 0,03; mit 5—10 Jahren 0,05; mit 10—15 Jahren 0,1.

Ferrum oxychloratum. Der Liquor Ferri oxychlorati dialysati, eine tiefrote Flüssigkeit mit 3½% Eisen zu 5—20 Tropfen, gut verträglich.

Ferrum oxydatum saccharatum.

Eisenzucker. Rotes süßes Pulver mit 3% Eisen, wird als Schachtelpulver verordnet, 3mal tägl. eine Messerspitze voll in Suppe. Wird auch bei empfindlichem Magen gut vertragen, als Tonikum bei atrophischen, anämischen, skrofulösen Kindern. Oder als **Sirupus Ferri oxydati** mit 1% Eisen 3mal tägl. ½—1 Teelöffel. (Im Handel verschiedene Eisensaccharate und Eisenmangansaccharate.)

Ferrum peptonatum siccum (25%) oder Ferrum peptonatum dialysatum siccum

mit 80% Eisen und 20% Pepton. Gut verträglich. Rp. Ferri peptonati dialysati sicci 5,0; Radicis Gentianae 1,0; Extracti Gentianae 3,0. M. f. pil. No. 50. DS. 3mal tägl. 2 Pillen. FMB = Pilulae Ferri peptonati.

Oder als **Liquor Ferri peptonati,** mildes Präparat teelöffelweise. Auch — wohl nutzlos — in Kombination mit Mangan, Liquor Ferri peptonati cum Mangano, ebenfalls teelöffelweise. Außerdem sind im Handel sehr viele Eisenpeptonatlösungen und Eisenmanganpeptonatlösungen, die gut verträglich sind.

Ferrum pomatum.

Apfelsaures Eisen in Extractum Ferri pomatum (Eisenfeilspäne und Apfelsaft), dickes, wasserlösliches Extrakt, in Pillen; z. B. Rp. Extract. Ferri pomat., Cortic. Chinae pulv. āā 5,0. M. f. pil. No. 100. DS. 3mal tägl. 5 Pillen. Oder meist als **Tinctura Ferri pomati** (0,5% Fe), tropfenweise bis ½ Teelöffel, meist verträglich, den Appetit nicht störend, z. B. appetitanregend Rp. Tinct. Ferri pomat., Tinct. Rhei aquos. āā 20,0. MDS. 3mal tägl. 20 Tropfen.

Ferrum pulverisatum. Gepulvertes Eisen, enthält oft Verunreinigungen, die den Magen verderben, auch Limatura Ferri genannt. Besser dafür Ferrum reductum.

Ferrum pyrophosphoricum cum Ammonio citrico. Enthält 18% Eisen zu 0,1 bis 0,5 in Pillen oder Lösung. Ferrum pyrophosphoricum allein unlöslich mit 30% Eisen. Früher auch Ferrum phosphoricum oxydulatum mit 39% Eisen bei Rachitis in Gebrauch.

Kindern: Rp. Ferr. pyrophosphoric. c. Ammonio citrico 1,5; Aq. dest. 20,0; Sirup. simpl. ad 150,0. MDS. 3mal tägl. 1 Teelöffel. — Das Präparat wird häufig als besonders verträglich gerühmt, was nicht der Fall ist.

Ferrum reductum.

Ferrum Hydrogenio reductum. Reines Eisen. Es wird durch die Salzsäure des Magens von dem verabreichten etwas gelöst. Gut verträglich, in Pillen.

Rp. Ferri reducti 5,0
Radicis Gentian. 1,0
Extract. Gentian. 3,0
M. f. pil. No. 50. DS. 3 mal tägl. 2 Pillen. FMB = Pilulae Ferri reducti.

Rp. Ferri reducti 5,0
Chinin. sulfuric. 1,5
Radic. Gentian. 0,5
Extract. Gentian. q. s. ut f. pil. No. 50. DS. 3 mal tägl. 2 Pillen nach dem Essen.

Rp. Ferri reducti 5,0
Extract. Chinae spirit. 1,0
Mucilag. Gummi arab. q. s. ut f. pil. No. 50. DS. 3 mal tägl. 2 Pillen nach dem Essen.

Rp. Ferri reducti 1,0
Magnesiae carbon. 4,0
Sacch. Lactis 20,0
M. f. pulv. DS. Messerspitzenweise 3 mal tägl.

Rp. Acid. arsenicos. 0,1
Ferr. reduct. 6,0
Chinin. hydrochloric. 4,0
Extr. et Rad. Gentian. q. s. ut f. pil. No. 100. DS. 3 mal tägl. 1 Pille.

Kindern: Mit 1—5 Jahren 0,005; mit 5—10 Jahren 0,01; mit 10 bis 15 Jahren 0,05.

Ferrum sesquichloratum.

Eisenchlorid. Zerfließliche Masse. Als **Liquor Ferri sesquichlorati** mit 10% Eisen. Eisenchloridlösung, rote Flüssigkeit, sauer reagierend, wirkt, von allen Eisensalzen am meisten ätzend. Als Styptikum in Gebrauch, aber die Ätzwirkung ist störend. Als Eisenchloridwatte bei kleinen Wunden. Innerlich bei Darmblutungen zu 2—5 Tropfen in Zuckerwasser (s. auch Eisenchloridgelatine); auch wohl bei Lungen- und Nierenblutungen angewandt (Erfolg zweifelhaft) (1 g = 17 Tropfen).

Cave: Mucilago Gummi arabici (= Fällung); in Verdünnung nicht mehr.

Ferrum sulfuricum.

Ferrosulfat. Grüne Kristalle, welche leicht ihr Kristallwasser abgeben und weiß werden. In Lösung (bis 33% löslich) oder an feuchter Luft oxydiert sich das Eisen unter Bräunung. Ferrum sulfuricum crudum. Eisenvitriol dient zur Desinfektion von Abtritten, auch zur Bindung von Schwefelwasserstoff vor dem Ausräumen, um Vergiftungen zu verhüten (auf 1 cbm 5 Kilo, umrühren, lüften). Außer dem wasserhaltigen Salz gibt es ein kristallwasserfreies Ferrum sulfuricum siccum, ein weißes Pulver mit doppelt soviel Eisen (30%). Als inneres Mittel wird Eisensulfat stets mit anderen Salzen gegeben, damit es sich umsetzen kann, z. B. mit Kaliumkarbonat in den Pilulae ferri carbonici. Sonst reizt es innerlich.

Rp. Ferri sulfurici 7,5
Magnes. ustae 1,0
Glycerin. q. s. ut f. pil. No. 50. DS. 3 mal tägl. 2 Pillen. FMB = Pilulae Ferri cum Magnesia.

Rp. Ferri sulfuric. sicc. 2,5
Aloes pulv. 2,5
Spirit. saponat. q. s. ut f. pil. No. 50. DS. Pilulae aloeticae ferratae. 3 mal tägl. 1—2 Pillen (Chlorose mit Verstopfung).

Der Liquor Ferri sulfurici oxydati, Ferrisulfatlösung, dient zur Bereitung von Antidotum arsenic.

Fersan. Aus Rinderblut mit Äther und Salzsäure gewonnen. Braunes Pulver, in Wasser löslich, zugleich Nährpräparat und Eisenmittel, mehrmals tägl. kaffeelöffelweise.

Fibrolysin.

Verbindung von 2 Thiosinamin (Allylthioharnstoff) mit 1 Natrium salicylicum. Löslich gemachtes Thiosinamin. Das Präparat kommt in 10%iger Lösung in Ampullen in den Handel, zu 2 ccm = 0,2 Thiosinamin. (Zersetzt sich an der Luft.) Subkutan injiziert wirkt es narbenerweichend, was bei Strikturen der Harnröhre, des Ösophagus nach Verätzungen, bei Narben nach Brandwunden, Dupuytrenscher Fingerkontraktur, Synechien der Iris, Schwerhörigkeit bei Verwachsung der Gehörknöchelchen usw. wichtig ist. Es findet eine Umwandlung von Kollagen in Leim statt. Vorsicht bei Leuten mit Laparotomienarben, bei Lungenspitzenschwielen, bei Ablatio retinae, frischer Keratitis, überhaupt Prozessen, die wieder aufflammen können. Zu einem Dauererfolg ist die mechanische Dehnung der Narbe erforderlich, also bei Strikturen sondieren, massieren. Nach der Injektion tritt senfartiger Geruch auf, manchmal Exantheme. Kur: Die Woche 2mal 1 Ampulle = 2 ccm subkutan oder intramuskulär injizieren, bis Erfolg eintritt.

Packung: 10 Amp. zu 2,3 ccm.

! Filicis Extractum! und Filicis Rhizoma.

Das Rhizom von Aspidium Filix mas enthält in frischem Zustande Substanzen, welche abtreibend auf den Bandwurm wirken. Diese Substanzen sind in älteren Drogen nur in geringer Menge enthalten, daher ist die Dosierung unsicher. Ebenso verliert das Extractum Filicis maris, ein ätherischer Auszug, der durch Chlorophyll grün gefärbt erscheint, bald an Wirksamkeit. Zu einer erfolgreichen Kur sind 20—25 der Wurzeln, 6—10 (!) des Extraktes notwendig. Die wirksamen Substanzen sind löslich in fetten Ölen, daher hat man vor der Zugabe von Rizinusöl gewarnt, aber Rizinusöl wird selbst sehr schwer resorbiert und wirkt gerade beschleunigend auf die Dünndarmpassage.

Intoxikation: Schon bei Dosen, die unter der Maximalgabe liegen, sind schwere Vergiftungen vorgekommen, einerseits wegen der wechselnden Stärke der Präparate, andererseits wegen der verschiedenen Empfindlichkeit des Patienten. Daher Vorsicht bei geschwächten Leuten; auch vermeide man angreifende Vorkuren; Wiederholung der Kur erst nach längerer Zeit. Symptome: Durchfälle, Sehstörungen, Krämpfe, Lähmungen, Tod. Auch nach der Erholung ist Erblindung zurückgeblieben.

Rezeptur: Man macht die Kur früh nüchtern, das Mittel wird auf einmal genommen, eine Stunde nach der letzten Gabe ein Abführmittel. Am Nachmittage vor der Kur Entleerung vorhandener Kotmassen, etwa durch Sennainfus (hier nicht Rizinusöl, welches unnötigerweise die Nahrung aus dem Dünndarm schafft, sondern ein Abführmittel, welches nur auf den Dickdarm wirkt). Dabei wird an diesem Vortage richtig gegessen, um den Patienten nicht zu schwächen. Der Stuhl wird in Wasser aufgenommen, um ihn auf Abgang des Kopfes zu kontrollieren. Dies erschweren feste Kotreste außerordentlich. Die Präparate schmecken sehr schlecht und führen leicht zu Erbrechen; immer ist eine solche Kur angreifend, daher zuvor genaue Diagnose. Vorsicht bei schwächlichen und anämischen Menschen. Extractum Filicis maris aethereum Max. dos. 10,0! pro dosi et die. Rp. Capsul. gelatinos. cum Extracti Filicis mar. aeth. recent. parat. 0,5. D. tal dos. No. 12—16. S. Früh nüchtern in einer halben Stunde zu nehmen. 1 Stunde nach der letzten Kapsel ein Eßlöffel Rizinusöl oder Bittersalz; bleibt Stuhlgang aus, dann nach einigen Stunden nochmals Bittersalz; Oder: Rp. Extr. Fil. mar. aeth. recent. parat., Rhizom. Filic. pulv. āā. 5,0. MDS. Morgens nüchtern in Einzelportionen, jede Portion in einer Oblate, innerhalb $^1/_2$ Stunde zu nehmen. Nach 1 Stunde ein Abführmittel. Oder Extract. Filic. mar. aeth. recenter parat. 8,0. DS. Teelöffelweise mit Zucker bestreut und etwas Zitronensaft in einer halben Stunde zu nehmen. 1 Stunde darauf ein Abführmittel. Oder eines der fertigen Bandwurmmittel, das nicht zu lange liegen darf; z. B. Bandwurmmittel Gelodurat (s. Caps. gelodurat.) für Erwachsene (Extr. Fil. 8,0; Tub. jal. 0,5 in 8 caps.), für Kinder (Extr. Fil. 2,8; Tub. jal. 0,175 in 8 caps.).

Kindern: Unter 2 Jahren nicht; mit 3 Jahren 1,5 Extr. Fil.; mit 5 Jahren 2,5; später bis zu 5,0. — Z. B. Rp. Extr. Filic. mar. 5,0; Mucilag. gummi 10,0; Sirup. simpl. 20,0. MDS. Auf zweimal zu nehmen (10jähriges Kind). Vielleicht besser Filmaron.

Therapie der Intoxikation: Gegen den Durchfall schleimige Mittel, keine fetten Öle, die zu weiterer Resorption führen; sonst symptomatisch.

Filmaron.

Gelbes Pulver, aus Rhizoma Filicis maris gewonnen, in Wasser unlöslich, in Öl leicht löslich. Wird daher in 10%iger Lösung in Rizinusöl verordnet.

Kur usw. s. Filicis Extractum. Erwachsene: Filmaroni Oleo soluti (10%) 7,0—10,0 in Gelatinekapseln oder teelöffelweise mit Zucker bestreut und etwas Zitronensaft innerhalb einer halben Stunde zu nehmen, 1 Stunde später ein Abführmittel.

Kindern: Filmaroni Oleo soluti (10%) 2,0—5,0. Ebenso. Seltener schlimme Vergiftungserscheinungen.

Flavicid. 2, 7 Dimethyl-3-Dimethylamino-6-Amino-10-Methylakridiniumchlorid. Desinfizienz gegen grampositive Kokken (Staphylokokken, Streptokokken, Pneumokokken, Diplobazillen); auch in eiweißhaltigen Lösungen. Abtötung in 1 : 300000 bis 1 : 1 Million. Spülungen 1 : 5000 bis 1 : 1000; Bäder zu 0,02% bei Furunkulose; Gurgelungen 1 : 5000 bei Diphtheriebazillenträgern; 2%ige alkoholische Lösung zur Desinfektion der Hände.

Flores. Offizinell sind: Flores Arnicae, Chamomillae, Cinae, Koso, Lavandulae, Malvae, Rosae, Sambuci, Tiliae, Verbasci, s. die einzelnen.

Foeniculi Aqua, Fructus, Oleum, Sirupus. Fenchelsamen enthalten ein ätherisches Öl, Oleum Foeniculi, welches als Aromatikum Anwendung findet. (In Spezies laxantes, Pulv. Liquirit. comp., Sirup. Sennae.) Es gilt als windetreibend in der Kinderpraxis. Aqua Foeniculi (1 g = 21 Tropfen) als Zusatz oder Konstituens, Oleum (1 g = 44 Tropfen) als Eleosaccharum, Fruktus als Zusatz zu Tee oder allein 2—3 Teelöffel auf zwei Tassen Wasser bei Leibweh. Sirupus als Zusatz. — Aq. Foeniculi auch als Zusatz zu Augentropfen (schmerzstillend, s. Zinc. sulfur.).

Folia. Offizinell sind: Folia Althaeae, Belladonnae, Coca, Digitalis, Farfarae, Hyoscyami, Juglandis, Malvae, Melissae, Menthae piperitae, Salviae, Sennae, Strammonii, Trifolii fibrini, Uvae ursi. S. die einzelnen.

Fomitin. Extrakt aus Fomes cinnamomeus und ignarius, zwei Baumschwämmen. Braune bittere Flüssigkeit. Eßlöffelweise gegen Dysmenorrhöe.

Formaldehyd solutus.

Eine Lösung von 35% gasförmigen Formaldehyds in Wasser.

Wirkung: Formaldehyd ist leicht flüchtig, daher reizen die Dämpfe der Lösung schon die Augen und Nase. Denn es entfaltet eine örtlich stark irritierende Wirkung, da Formaldehyd mit vielen Stoffen eine Verbindung eingeht. Aus diesem Grunde wirkt er auch stark bakterientötend; ebenso härtet er Gelatine, Eiweiß. Auf die Haut gebracht, führt Formaldehyd zu einer Atrophie der Schweißdrüsen, weshalb er zum Pinseln bei Fußschweiß angewendet wird; hier ist er das zweckmäßigste Mittel. Verdampft desodoriert er gut (es entsteht beim Verbrennen von Alkoholdämpfen in Gegenwart von Platinblech Formaldehyd, der den Zigarrenrauch niederschlägt = rauchverzehrende Lampe); in Gegenwart von Wasserdämpfen bildet sich auf allen Gegenständen, die mit Formaldehyddampf in Berührung kommen eine stark desinfizierende Lösung = Zimmerdesinfektion. Bei längerer Anwendung auf der Haut in konzentrierten Lösungen gerbt er sie und macht sie rissig. Seine Giftigkeit ist gering, nur steht seine starke Reizwirkung einer ausgedehnten Anwendung entgegen. In Lösung, besonders in konzentrierter Lösung kondensiert er sich zu unlöslichem Paraformaldehyd. Mit Ammoniak bildet er Hexamethylentetramin, so daß nach der Desinfektion die Räume durch Ammoniakdämpfe wieder von dem reizenden Formaldehyd befreit werden. — Als formaldehydabspaltende Präparate (wie Hexamethylentetramin) zur Desinfektion der Harnwege.

Intoxikation: Bei innerer Einnahme entsteht starke Reizung der ersten Wege und zentrale Lähmung; ferner Nephritis mit blutigem Harn.

Indikation und Rezeptur: Händedesinfektion: $^1/_2$% Formaldehyd, also 1 Eßlöffel auf 1 Liter Wasser. — Desinfektion der Instrumente (greift sie an): 10%, also 100 Formaldehydlösung + 300 Wasser. — Zum Aufwischen der Fußböden: 1%, also 2 Eßlöffel auf 1 Liter Wasser. — Zu Spülungen der Vagina usw. 0,01%, also 8 Tropfen auf 1 Liter. — Zu Mundspülungen 1 : 1000, also 8 Tropfen auf 100 ccm Wasser oder 20 Tropfen auf ein volles Glas Wasser. — Zur Spülung (selten) bei Mittelohreiterung 0,02%, also 15 Tropfen auf 1 Liter. — Bei Fußschweiß unverdünnt oder mit Aq. āā einmal aufpinseln.

Therapie der Intoxikation: Liquor Ammonii anisatus, reichlich mit Wasser verdünnt. (Früher hieß Formaldehyd solutus Formalin, womit manche auch das Formaldehydgas bezeichneten, was zu Irrtümern führte; Formaldehyd solutus ist nicht mißverständlich. Nicht Formaldehydum solutum.)

Cave: Ammoniak (= Bildung von Hexamethylentetramin.)

Formalinpastillen

zur Raumdesinfektion bestehen aus Paraformaldehyd, einer unlöslichen Polymerisationsform des Formaldehyds; beim Erhitzen entwickeln sie Formaldehyddämpfe. — Pro Kubikmeter Raum sind 5 Pastillen = 5 g Formaldehyd erforderlich (und Wasserdampf).

Formamint-Tabletten.
Bestehen aus Milchzucker und Formaldehyd, jede = 0,01 Formalin. An Stelle des Gurgelns oder bei Kindern, die nicht gurgeln können. Bei Mund- und Rachenerkrankungen, Angina; ferner prophylaktisch bei Ansteckungsgefahr. Die Tabletten (etwas nach Fruchtbonbons schmeckend) langsam im Munde zergehen lassen; alle Stunden bis alle halbe Stunde eine. Ungiftig; in einzelnen Fällen ist es zu Urtikaria gekommen (Idiosynkrasie).

Packung: Glas mit 50 Tabl.

Forman und **Formanwatte.** Chlormethylmenthylester, der durch Wasser in Formaldehyd, Menthol und Salzsäure gespalten wird. Schafft bei Schnupfen das Gefühl der Erleichterung.

Formicarum Spiritus. Ameisenspiritus mit 4% Ameisensäure. Zu hautreizenden Einreibungen.

Formicin. Formaldehyd + Azetamid. Spaltet Formaldehyd ab. Sirupöse Flüssigkeit, zu Spülungen, Verbänden 2%.

Frangulae Cortex und Frangulae Extractum fluidum.

Rinde von Rhamnus Frangula und Fluidextrakt daraus (1 g = 40 Tropfen). Enthält Emodin, d. h. Trioxymethylanthrachinon, das in den Dickdarm übergetretenen Defäkation veranlaßt (= Ausstoßung fester Fäzes) und die den Darminhalt eindickende Antiperistaltik des ersten Dickdarmteiles aufhebt (= Ausstoßung flüssiger Fäzes). Wirkt also erst nach Stunden. Bei chronischer Verstopfung; kann längere Zeit gegeben werden. Rp. Corticis Frangulae 50,0. DS. 1 Eßlöffel auf 2 Tassen Wasser als Tee. Oder Rp. Decocti Corticis Frangulae 15,0—30,0 : 200,0. Als Extractum Frangulae fluidum zu 20—40 Tropfen; oder Rp. Extr. Frang. fluid. 20,0; Sir. Mannae ad 100,0. MDS. 1 Teelöffel.

Frangulax. Extrakt aus Rhamnus Frangula in Tabl. Abführmittel, abends 1—2 Tabl.
Packung: Schachtel zu 40 Tabl.

Fructus. Offizinell sind: Fructus Anisi, Aurantii immaturi, Capsici, Cardamomi, Carvi, Colocynthidis, Foeniculi, Juniperi, Lauri. S. die einzelnen.

Fucol. Öliger Auszug von etwas Jod enthaltenden Meeresalgen. Soll als Ersatz des Lebertrans dienen. Ölige Flüssigkeit, Kindern 3mal tägl. 1 Kinderlöffel.

Furfur tritici. Weizenkleie zu Bädern bei Ekzem, zu Kataplasmen.

Furunculine. Trockene Bierhefe, bei Furunkulose 3mal tägl. 1 Teelöffel.

Gadol. 50%ige Lebertranemulsion. (Gadus Morrhua = Kabeljau.)

Gadose. Dorschlebertran, Wollfett und Vaselin; Salbengrundlage, kann 400% Wasser aufnehmen.

Galbanum. Gummi-resina Galbanum. Hautreizendes Harz in Emplastrum Litharg. comp.

Gallae. Galläpfel. Hervorgerufen auf den Trieben von Quercus infectoria durch Einlegen der Eier der Gallwespe (cynips). Zu Tinctura Gallarum (Gallae 1; Spiritus 5). Enthält Gallusgerbsäure. 1 g = 54 Tropfen. Die Tinktur als Adstringens zu 20 Tropfen mehrmals tägl. — Oder als Mundspülwasser: Rp. Tinct. Gallar.; Tinct. Myrrhae āā 15,0; Ol. Menth. pip. gtt. VII. MDS. 30 Tropfen auf ein Glas Wasser zum Spülen.

Gastrosan. Bismutum bisalicylicum. Weißes unlösliches Pulver mit 48% Wismut und 50% Salizylsäure. Wie Bismutum subnitricum als Adstringens für den Darm. 3mal tägl. 0,5—1,0.
Kindern: Mit 1—5 Jahren 0,25; mit 5—10 Jahren 0,3; mit 10—15 Jahren 0,5.
Packung: Röhrchen mit 20 Tabletten zu 0,5; Schachtel mit 10 oder 20 Zeltchen zu 0,75.

Gaudanin. Lösung von Gummi in Benzin, bildet auf der Haut einen Überzug wie Gummihandschuhe.

Gaultheriae Oleum. Wintergrünöl. Ätherisches Öl aus Gaultheria procumbens ist Salizylsäuremethylester. Als Salizylsäurepräparat innerlich zu 10—20 Tropfen in Milch oder Kapseln. Äußerlich auf die Haut aufgetragen bei schmerzhaften Affektionen, reizt ziemlich stark. Synthetisch als Methylum salicylicum zu verordnen.

Gelatina alba.

Weißer Leim. Enthält 0,6% Kalk. Wirkt sowohl lokal als auch nach der Resorption, die Gerinnung des Blutes fördernd. Daher bei Blutungen der Nase, des Darmes, der Lunge usw. sowohl innerlich wie rektal, wie subkutan. Manchmal Fieber, Urtikaria, Albuminurie.

Cave: Gelatine ist sehr schwer zu sterilisieren und enthält häufig Tetanuskeime; auch bei Verordnen des Sterilisierens sind nach der Anwendung Tetanusinfektionen vorgekommen, daher stets zu verordnen: Gelatina sterilisata Merck 10% in zugeschmolzenen Glasröhrchen zu 40 ccm. Erwachsenen 40 ccm (das ganze Röhrchen, erwärmt zu injizieren), Kindern 5—10 ccm.

Äußerlich als Zinkleim bei Reizzuständen der Haut, zum Schutz überhäuteter Unterschenkelgeschwüre: Rp. Zinc. oxydat., Gelatin. āā 15,0; Glycerin. 25,0; Aq. dest. 45,0. MDS. Zinkleim. Im Wasserbade erwärmen und aufpinseln.

Gelonida. Tabletten, welche 10% einer sehr quellbaren Substanz (Gelatine + Formaldehyd = Trioxymethylengelatine) enthalten, daher leicht zerfallend, mit Arzneizusätzen, z. B. Gelonida Aluminii subacetici gegen Darmkatarrhe und Oxyuren; Gelonida antineuralgica oder stomachica fortiora).

Gelsemii Tinctura von Gelsemium sempervirens. Zu 5—15 Tropfen bei Neuralgien, auch Rp. Tinct. Gelsem., Tinct. Colchic. āā 5,0. MDS. 3mal tägl. 10 Tropfen.

Gentiana. Radix Gentianae. Enzianwurzel von Gentiana lutea. Bittermittel als Stomachikum. Hauptsächlich für Pillen mit Extractum Gentianae zusammen, einem dicken Extrakt. Als Stomachikum auch die Tinctura Gentianae (Rad. Gent. 1; Spirit. 5). Zusatz zu vielen anderen Bittermitteln. — 1 g = 54 Tropfen.

Geosot. Guajacolum valerianicum, s. d.
Packung: 100 Kapseln zu 0,1—0,5.

Glvasanzahnpaste mit Hexamethylentetramin.

Glandole. Organextrakte, frei von Eiweiß und Lipoiden. In Tabletten und Ampullen zur subkutanen Injektion. — Epiglandol aus Zirbeldrüse gegen abnorme Libido; 1 ccm = 1 Tabl. = 0,2 g frisches Organ. — Luteoglandol aus Corpus luteum gegen menstruelle Störungen; 1 ccm = 1 Tabl. = 1 g frisches Organ. — Ovoglandol aus Ovarien gegen klimakterische Beschwerden; 1 ccm = 1 Tabl. = 1 g frisches Organ. — Pituglandol aus Hypophyse gegen Wehenschwäche, auch Asthma; 1 ccm = 1 Tabl. = 0,2 frischer Infundibularteil der Hypophyse. — Testiglandol aus Stierhoden gegen Impotenz; 1 ccm = 1 Tabl. = 4 g frisches Organ. — Thyreoglandol aus Thyreoidea gegen thyreogene Insuffizienz; 1 ccm = 1 Tabl. = 1 g frisches Organ.

Glandulae lupuli. Früchte von Humulus lupulus, Hopfen. Enthalten einen Bitterstoff; werden gegen Pollutionen angewandt; Wirkung zweifelhaft. Rp. Glandul. lupuli 0,1—0,5; Sacch. alb. 0,5. M. f. pulv. D. tal. dos. No. X. S. Abends 1 Pulver.

Glandulae siccatae. Verschiedene getrocknete Drüsen: Glandulae mesenterii siccatae (= Coeliacin), Mesenterialdrüsen gegen Sklerodermie (nicht bei Basedow); 1 g = 1 g frische Drüse; Tabl. zu 0,3. — Glandulae parathyreoideae sicc., Epithelkörperchen gegen Tetanie; Tabl. zu 0,1 g Epithelkörperchen. — Glandulae prostatae sicc., gegen Prostatorrhöe. — Glandulae thymi sicc. Thymus gegen verzögerte Entwickelung der Kinder, Rachitis, auch Basedow; 1 g = 6 g frischer Drüse; Tabl. zu 0,01 trockenes Organ. — Glandulae thyreoideae sicc., Thyreoidea gegen thyreogene Insuffizienz; 1 g = 6 g frischer Drüse in Tabletten zu 0,1 oder 0,3.

Glanduitrin. Hypophysenpräparat. Wirkung usw. s. Hypophysensubstanz. 1 ccm der fertigen Lösung entspricht 0,1 oder 0,2 g der frischen Drüse. In Ampullen im Handel.
Packung: 3 Ampullen.

Glättolin. Talkum, Karaubawachs āā; 0,2% Benzaldehyd; 0,5% Paraffin. liq. Zum Glätten rauher Krangenränder; das Karaubawachs hat bei Idiosynkrasie zu Hautentzündung geführt.

Glidine. Weizeneiweiß mit Arzneizusätzen.

Glycasine. Weiche Salbe aus stearinsauren Alkalien und 60% Glyzerin, Gleitmittel für Katheter.

Glycerinum.

Farblose, sirupartige Flüssigkeit von süßem Geschmack, mit Wasser und Alkohol in jedem Verhältnis mischbar. Dient als Konservierungsmittel, z. B. für Fermente, als Zusatz zu Salben, als Lösungsmittel (mit Wasser zusammen), z. B. für Alkaloide; ferner als wasseranziehendes Mittel, welches dadurch einen Reiz ausübt, z. B. als Klysma abführend, als Tropfen im Ohr sekretaufsaugend, als Tampon in der Vagina abschwellend. In großen Dosen ins Blut gelangt, löst es die roten Blutkörperchen auf. (Innerlich gegen Trichinen empfohlen.) — 1 g = 26 Tropfen.

Rp. Glycerin. 30,0
DS. 1 Teelöffel voll rein oder mit Wasser verdünnt auf 1 Klistier.

Rp. Glycerin. 2,0
Gelatin. q. s. ut f. suppos. D. tal. dos. No. 5. S. 1 Stück einzuführen.

Rp. Glycerin., Aq. Rosae āā 25,0
MDS. Bei aufgesprungenen Händen oder Lippen einzureiben.

Rp. Acidi tannici 5,0
Glycerin. 20,0
MDS. 1 Tampon damit getränkt in die Vagina einführen.

Rp. Glycerin. 1,0
Ol. Cacao 2,0
M. f. suppos. D. tal. dos. No. 5 S. 1 Stück einzuführen.

Rp. Extract. Opii 0,5
Glycerin. purissimi 5,0
M. filtra! Adde Acid. carbol. 0,04
DS. Ohrentropfen bei akuter Mittelohrentzündung einzutropfen.

Cave: Chloralhydrat (= Zersetzung). — Kalium chloricum, Acidum chromicum, Acidum picrinicum, Kalium permanganicum, Calcaria chlorata (= Explosion); s. a. Ungt. Glycerini, ein Kleister.

Glycosal. Salizylsäureglyzerinester. Zu 1% wasserlöslich. Salizylpräparat wie Aspirin zu 0,5—1,0 als Pulver; rektal: Rp. Glycosal. 10,0; Tinct. Opii simpl. 1,0; Mucilag. gummi, Aq. dest. āā ad 100,0. Umgeschüttelt zu vier Klistieren. Äußerlich 20%ige alkoholische Lösung zum Einpinseln der Gelenke usw.

Packung: 10 Tabl. zu 1,0.

Gonargin. Gonokokkenvakzine. S. Abschnitt Impfstoffe.

Gonokokkenvakzine. S. Abschnitt Impfstoffe.

Gonorol. Aus Sandelholzöl. Farblose ölige Flüssigkeit wie Oleum Santali bei Gonorrhoe innerlich neben örtlicher Behandlung.

Packung: 10 Kapseln zu 0,3 oder 0,5.

Gonosan.

20% Kawaharz (in Piper methysticum) und 80% Oleum Santali. Ölige hellgrüne Flüssigkeit in Kapseln zu 0,3 täglich 8—10 Stück; soll sekretionsbeschränkend und schmerzstillend bei Gonorrhoe wirken, wird gelobt. Inneres Mittel bei Gonorrhoe neben örtlicher Behandlung. Rp. Capsul. gelatinos. c. Gonosano (0,3). D. tal. dos. No. 50. S. 3mal tägl. 1 Kapsel; am besten in Milch.

Packung: 40 Kapseln zu 0,3.

Gonostyli. Zur örtlichen Behandlung der Gonorrhoe; sie bestehen aus Dextrin, Zucker Stärke und Glyzerin und schmelzen zu einem Schleim in 15—30 Minuten. Gonostyli mit 1% Choleval; mit 1% Argonin; mit 0,2—0,75% Albargin; mit 0,1—0,2% Arg. nitric.; mit 0,1—2,0% Protargol; mit 0,5% Zinc. sulfuric.; bei weiblicher Gonorrhoe mit 6% Protargol oder 8% Choleval. In Röhrchen zu 20 Stück.

Granati Cortex.

Granatwurzelrinde von Punica Granatum. Enthält Pelletierin, viel Gerbsäure. Bandwurmmittel. Die Rinde muß erst mit kaltem Wasser ausgelaugt, dann gekocht werden. Frische Droge ist sehr wirksam, alte sehr viel weniger. In großen Gaben macht es Übelkeit, Erbrechen und Durchfall; auch Erblindung ist vorgekommen. Im allgemeinen wird Extract. Filicis vorgezogen. Rp. Cortic. Granati 30,0—50,0 macera per horas 12 cum Aquae destill. 300,0; deinde coque ad colaturae 250,0; adde Sirupi Cortic. Aurant. 30,0. DS. Auf 3 Portionen morgens nüchtern innerhalb einer Stunde zu nehmen. Nachmittag vorher Sennainfus, 1 Stunde nach der Einnahme des Dekoktes Rizinusöl. Den Stuhl in Wasser auffangen und den Kopf suchen. Auch Pelletierin anstatt der Rinde. Bei Kindern besser vermeiden. Extractum Granati, dickes Extrakt und Extractum Granati fluidum haben keinen Vorzug vor der Rinde.

Kindern: Mit 1—5 Jahren 5,0—10,0; mit 10 Jahren 20,0.

Granugenol. Gelbes Mineralöl wie Perubalsam auf Wunden oder Granulationen, rein oder Rp. Granugenol. 50,0; Zinc. oxydat. 40,0; Magnes. carbonic. 10,0. Soll die Überhäutung anregen.

Grippeserum. Pferdeserum, gegen Influenza, Grippe und Streptokokken immunisiert in Ampullen zu 50 oder 25 ccm zur intramuskulären Injektion, auch für den inneren Gebrauch. S. Abschnitt Sera.

Grotan. Chlor-m-Kresol und dessen Natriumsalz. Zu 1% wasserlösliches Desinfiziens, reagiert alkalisch, greift die Instrumente nicht an; in 0,5—1,0%iger Lösung.

Guajaci Lignum. Enthält Saponine und Harz. Wurde als Dekokt bei Syphilis gegeben. 10,0: 100,0.

Guajaci Resina. Guajakharz und **Tinctura Guajaci** (Res. 1; Spirit. 5) dienen als Reagenz auf oxydierende Substanzen und als harzige Substanz zum Verkleben, z. B. von Watte im hohlen Zahn, s. Chloroform oder Menthol.

Guajacolum.

Guajakol. Brenzkatechinmethyläther (zu 1,5% löslich). Farblose Flüssigkeit in Alkohol löslich. Hauptbestandteil des durch Destillation von Buchenholzteer gewonnenen Kreosots. Steht dem Karbol nahe. Bei Lungentuberkulose wird das Allgemeinbefinden und der Husten gebessert. Reizt den Magen (besser Guajacol. carbon.). Zu 0,1—0,2 in spirituöser Lösung oder Kapseln oder Pillen.

Rp. Guajacol. 2,0
Tinct. Gentian.
Spirit. āā 30,0
Aq. dest. ad 200,0
MDS. 3mal tägl. 1 Tee- bis 1 Eßlöffel nach Tisch in Wasser (= 0,05—0,15).

Rp. Guajacol. 2,5
Rad. Liquirit. 5,0
Kalii carbon. 0,5
Glycerin. q. s. ut f. pil. No. 50.
DS. 3mal tägl. 2 Pillen.
FMB. = Pilulae Guajacoli 0,05.

Rp. Guajacol. 6,0
Tinct. Gentian. ad 30,0
MDS. 3mal tägl. 5 Tropfen (= 0,05).

! Guajacolum carbonicum!

Duotal. Guajakolkarbonat. Weißes kristallinisches Pulver, mit 90% Guajakolgehalt; in Wasser unlöslich, löslich in Alkohol; ist von der Ätzwirkung des Guajakols frei und wird erst im Darm in Kohlensäure und Guajakol gespalten. Bei Lungentuberkulose 0,2—0,5—1,0 als Pulver 3mal täglich nach dem Essen, allmählich steigend. Max. dos. 1,0! pro dosi; 3,0! pro die. Gutes Gujakolpräparat, das den Magen nicht reizt. Rp. Guajacol. carbonic. 0,5. D. tal. dos. No. 20. S. 3mal tägl. 1 Pulver nach dem Essen.

Packung: 20 Tabl. zu 0,3 oder 0,5 Duotal.

Guajacolum valerianicum. Geosot. Isovaleriansaures Guajakol. Gelbliche ölige Flüssigkeit, in Wasser etwas löslich. Guajakolpräparat zu 0,2 in Gelatinekapseln 3—6 Stück tägl.

Guajacose. Flüssige Guajakolsomatose mit 5% guajakolsulfosaurem Ca, tee- bis eßlöffelweise nach dem Essen bei Phthise.

Guajasanol. Salzsaures Diäthylglykokollguajakol. In Wasser lösliche Kristalle (bis 50%), äußerlich als Desinfiziens zu 1—2%, innerlich als Guajakolpräparat zu 0 1—3,0 in Oblaten 3mal tägl.

Gummi arabicum. Arabisches Gummi. Zu schleimigen Vehikeln bei reizenden Stoffen oder reizmildernd bei Katarrh der Verdauungsorgane, Vergiftungen etc. Als **Mucilago Gummi arabici** (1 Teil Gummi, 2 Teile Wasser). Z. B. Rp. Mucilaginis Gummi arabici, Sirupi simplicis āā 20,0; Aquae destillatae ad 200,0. MDS. 2stündlich 1 Eßlöffel. FMB. = Mixtura gummosa.

— Oder als **Pulvis gummosus** (5 Teile Gummi, 3 Teile Rad. Liquirit., 2 Teile Sacch.). Bei Bereitung einer Ölemulsion nimmt man die Hälfte des Gewichtes Öl an Gummi, z. B. Emulsio Olei Ricini: Ol. Ricin. 20,0; Gummi arab. pulv. 10,0; Aq. dest. 170,0.

Cave: Adrenalin, Apomorphin, Morphin und Opium, Karbolsäure, Pyrogallol, Naphthol, Thymol, Kreosot, Guajakol (= Verfärbung und manchmal Fällung). — Alkohol, Äther (Tinkturen), Ferrum sesquichloratum, Borax (= Fällung); verdünnter Liquor. Ferri sesquichlorati und verdünnte Mucilago fällen sich nicht.

Guttapercha. Der eingetrocknete Milchsaft von Bäumen. Bräunliche Masse; Guttapercha alba weiß; Guttapercha lamellata. Benutzt zu Zahnkitt. In Chloroform löslich, bleibt daher wie Kollodium als feines Häutchen auf der Haut zurück, wenn das Chloroform verdunstet ist. 1 Teil Guttapercha, 9 Teile Chloroform = Traumatizin, z. B. Rp. Chrysarobin. 5,0; Traumaticin. 50,0. MDS. Zum Aufpinseln bei Psoriasis. — Als Guttapercha-Pflastermulle. Dabei dient der mit Guttapercha getränkte Mull als wasserdichter Abschluß, die Haut quillt darunter und nimmt die zwischen Mull und Haut liegenden Arzneistoffe besser auf. Guttapercha-Pflastermulle befördern also die Resorption des darauf gestrichenen Pflasters. — Guttaplaste mit (auf 2000 qcm): Zinc. oxyd. 10,0 = reizloser Schutzverband; Pyrogallol 5,0 oder 10,0 bei Psoriasis. Acid. arsenicos. 10,0, Hydr. 10,0 bei Warzen; Chrysarobin 5,0 Psoriasis; Hydr. 20,0 oder Hydr. 20,0 und Acid. carbolic. 7,5 bei Furunkeln; Acid. salicyl. 10,0 oder 25,0 oder 50,0 oder 10,0 und Kreosot 20,0 oder Acid. salicyl. 20,0 und Kreosot 40,0 oder Acid. salicyl. 50,0 und Kreosot 50,0 zur Schälung; Acid. salicyl. 20,0 und Extr. Cannab. ind. 5,0 bei Hühneraugen, Ichthyol 10,0 bei Erysipel, Entzündungen.

Guttaeplaste = Guttapercha-Pflastermulle; s. Guttapercha.

! **Gutti!** Gummi resina Gutti. Gummigut. Gummiharz von Garcinia Hanburyi. Drastikum. Max. dos. 0,3! pro dosi; 1,0! pro die. In Pulvern und Pillen; wenig gebraucht und entbehrlich.

Gynoval. Isovaleriansäureester des Isoborneols. Baldrianpräparat, 3mal tägl. 8 Tropfen oder 1—2 Perlen 1 Stunde nach dem Essen. Bei Schlaflosigkeit das Doppelte.

Packung: 25 Perlen zu 0,25.

Haemalbumin. Lösliches Hämoglobinpräparat mit ca. 50% Hämatin und Hämoglobin, 46% Serumeiweiß, 4% Salzen. Messerspitzenweise als Hämoglobinpräparat (1 = 6 Blut) von saurem Geschmack (enthält die Stoffe als saure Albuminate).

Haematicum. Lösung von milchsaurem Eisen, Zucker und aromatischen Stoffen. — In Flasche 250 g.

Haematin-Albumin. Enthält die aus Ochsen- und Schweineblut gewonnenen Albuminstoffe, Hämoglobin und Serumalbumin. Bräunliches Pulver, in Wasser löslich.

Packung: Tabl. 0,2.

Haematogenum. Blutlösung defibriniert. Enthält Hämoglobin, Glyzerin und 10% Alkohol, sterilisiert. Flüssiges Hämoglobinpräparat kinderlöffelweise bis eßlöffelweise. (Bei Kindern ist der Alkoholgehalt zu berücksichtigen.) — Flasche.

Haematogen Sicco. Getrocknetes Blutpräparat, es löst sich in Wasser; ca. 90% Eiweiß, 0,3% Eisen. Messerspitzenweise oder als Tabletten.

Haemoglobinum. Aus Blut dargestelltes Hämoglobin schmeckt schlecht, wird nicht gut resorbiert und ist schwer bakterienfrei zu bekommen. Daher die vielen Präparate, die Keimfreiheit und guten Geschmack erstreben, auch gute Resorptionsverhältnisse schaffen wollen. Präparate: Aus Rinderblut dargestelltes Hämoglobin Radlauer, Nardi, Pfeuffer enthalten ca. 95% Hämoglobin = 0,5% Eisen. Messerspitzenweise oder in Tablettenform.

Haemol und **Haemogallol.** Stromafreie Auflösung von Blutkörperchen mit Zinkstaub reduziert = Hämol, mit Pyrogallol reduziert = Hämogallol. Beide Präparate sind unlöslich, geschmacksfrei und belästigen den Magen nicht. Zu 3mal tägl. 0,5. —

Packung: Hämol 100 Tabl. zu 0,25; Hämogallol 100 Tabl. zu 0,25. — Außerdem gibt es Arsenhämol, Bromhämol, Jodquecksilberhämol, Kupferhämol, Zinkhämol.

Hamamelides Extractum. Von Hamamelis Phytolacca. Teelöffelweise gegen Hämorrhoiden. (In vielen Geheimmitteln.)

Hediosit. Körper der Zuckerreihe mit 7 Kohlenstoffatomen, Anhydrid der Glykoheptonsäure. Weißes, süß schmeckendes Pulver, in Wasser leicht löslich, wird vom Zuckerkranken verbrannt, zu 10 g tägl.; Dosen über 20 g führen ab.

Hedonal. Methylpropylkarbinolurethan. Mildes Schlafmittel, das sich in Wasser schwer löst, den Kreislauf kaum beeinflußt, erst nach einiger Zeit wirkt. Zu 1,0—2,0 als Pulver. Eventuell warmen Tee nachtrinken, damit es sich im Magen löst; andererseits führt dies zu Diurese, was den Schlaf stört. Hedonal wirkt selbst diuretisch, was sich manchmal bemerkbar macht. Auch vor der Chloroformnarkose ist es zur Unterstützung gegeben worden; es soll das Exzitationsstadium abgekürzt und der Verbrauch an Chloroform dadurch eingeschränkt werden.

Kindern: Mit 1—5 Jahren 0,25; mit 5—10 Jahren 0,3; mit 10 bis 15 Jahren 0,5. Z. B. Rp. Hedonal. 1,0; Spirit. vini dilut.; Sirup. Cinnamom. āā 30,0; Ol. Carvi gtt. II. MDS. Abends 1 Kinderlöffel.

Hegonon. Silber-Ammoniak-Albuminose mit 7% Silber, in Wasser zu 10% mit alkalischer Reaktion löslich. Gegen Gonorrhöe 0,25%ige Lösungen zur Injektion.

Helleborein. Glykosid aus Radix Hellebori viridi, Nieswurzel, Christrose, welches digitalisartig wirkt. Es gibt auch eine Tinctura Hellebori. Als Volksmittel bei Wassersucht angewandt, können diese Stoffe Vergiftungen machen.

Helmitol. Anhydromethylenzitronensaures Urotropin. Neu-Urotropin. Spaltet wie Urotropin Formaldehyd ab, zur Behandlung von Pyelitis, Cystitis, auch gonorrhoischer Urethritis posterior. Zu 1,0 als Pulver in Wasser gelöst zu nehmen.

Kindern: Mit 1—5 Jahren 0,1 —0,25; später ebenfalls 0,25.

Packung: 30 Tabl. zu 0,5.

Herba, das ganze Kraut, Stengel, Blätter, Blüten. Offizinell sind: Herba Absinthii, Cardui benediciti, Centaurii, Lobeliae, Melilothi, Serpylli, Thymi, Violae tricoloris. S. die einzelnen.

! **Heroinum hydrochloricum!** Diacetylmorphinum hydrochloricum! (bis 5% löslich). Es wirkt noch energischer auf die Atmung als Morphin, es setzt also das geatmete Luftquantum stark herab; energisches Mittel gegen Hustenreiz, wo Morphin nicht genügt. In Pulvern oder Lösung zu 0,003. Z. B. Rp. Heroini hydrochloric. 0,03; Aq. Amygdal. amar. ad. 10,0. MDS. 3mal tägl. 20 Tropfen bei Husten. Max. dos. 0,005 ! pro dosi; 0,015 ! pro die.

Hetocresolum. Zimtsäuremetakresol. Weißes kristallinisches Pulver, in Wasser und Glyzerin unlöslich, in Alkohol etwas löslich. Zur Behandlung chirurgischer Tuberkulose Einspritzung einer 10%igen Aufschwemmung in Wasser, davon 1/2—2 ccm in den Abszeß, auch mit Jodoform kombiniert.

Hetol. Zimtsaures Natrium (bis 5% löslich). S. Natr. cinnamylicum. — 12 Amp.

Hetralin. Dioxybenzolurotropin. Zu 0,5 mehrmals täglich, wie Urotropin bei Cystitis, Pyelitis als Formaldehyd abspaltendes Mittel.

Packung: 20 Tabl. zu 0,5; 10 Pastillen zu 0,5.

Hexal. Sulfosalizylsaures Hexamethylentetramin. Wasserlösliche Kristalle. Blasenantiseptikum zu 0,5 3—6mal täglich nach dem Essen, als Pulver zu verschreiben, in Wasser einzunehmen; Lösungen sind nicht haltbar.

Kindern : Mit 1—5 Jahren 0,1; mit 5—10 Jahren 0,25; mit 10 bis 15 Jahren 0,5.

Packung: 20 Tabl. zu 0,5.

! Hexamethylentetramin!

Urotropin! Kristalle, die sich in Wasser bis 40% lösen. Entsteht aus Formaldehyd und Ammoniak.

Wirkung: Nach innerer Aufnahme findet im Harne, aber nur bei saurer Reaktion, eine Abspaltung von Formaldehyd statt. Dadurch erlangt der Harn bakterientötende oder doch entwicklungshemmende Eigenschaften. Außerdem wird durch Formaldehyd die Harnsäure in eine leicht lösliche Form überführt, so daß das Lösungsvermögen des Harnes für Harnsäure durch Hexamethylentetramingebrauch verbessert werden kann, ohne daß der Harn seine saure Reaktion einbüßt, wie nach der Zufuhr großer Alkalimengen, die auch die Harnsäure im Harn lösen. Hexamethylentetramin sowie alle seine Abkömmlinge belästigen den Magen etwas, machen auch gelegentlich Durchfälle.

Intoxikation: Nach größeren Gaben kann es zu Blasenreizung, auch zu Nierenreizung mit Blut und Eiweiß im Harn kommen.

Indikationen: Bei Pyelitis und Cystitis; bei Typhus mit Bakteriurie; bei Scharlach; auch zur Verhütung der Scharlachnephritis versucht (Erfolge wechselnd). — Bei Uratsteinen, auch bei Gicht. Am besten wirkt es bei Cystitis.

! *Rezeptur:* Als Pulver, Tablette oder in Lösung. Max. dos. 1,0! pro dosi; 3,0! pro die.

Rp. Hexamethylentetramini 0,5
D. tal. dos. No. 20. 2—4
Pulver am Tage.

Rp. Hexamethylentetramini 10,0!
Aq. dest. ad 150,0
MDS. 2—3 mal 1 Eßlöffel (!) am Tage.

Kindern: Mit 1 Jahr 0,05; mit 2 Jahren 0,1; mit 5 Jahren 0,2; mit 10 Jahren 0,4; z. B. von der Lösung 2,0 : 100,0 kinderlöffelweise (mit 5 Jahren).

Packung: 20 Tabl. zu 0,5; Compretten MBK zu 0,5 (Glas mit 25 Stück).

Hexophan. Oxyphenyldikarbonsäure. Ockergelbes in Wasser, Alkohol unlösliches Pulver, in Alkalien löslich. Wie Atophan bei Gicht zu 1,0.

Packung: 10 oder 20 Tabl. zu 1,0.

Hirudines. Blutegel.

Histamin. β-Imidazolylaethylamin. Reizt die parasympathischen Nervenenden und führt zu langsamen Pulsen, Blutdrucksenkung, Bronchialkrampf und löst Wehen aus, s. Sekale. Zu 20 Tropfen der 0,1%igen Lösung = 0,001, nicht mehr als Wehenmittel.

Holocainum hydrochloricum. Salzsaures Diäthoxyäthenyldiphenylamin, bis 2% löslich. Lokales Anästhetikum in 1%iger Lösung in der Augenheilkunde, vorübergehend etwas Reizung und Schmerz beim Einträufeln; kann durch Kochen sterilisiert werden.

Holopon. Ultrafiltrat des Opiums, die Alkaloide enthaltend, ohne die kolloidalen Bestandteile. 10 Holopon = 1 Opium. Wie Opium, auch subkutan anwendbar.

Packung: 25 Tabl. (= 0,05 Opium); 6 Ampullen zu 1 ccm (= 0,1 Opium).

! **Homatropinum hydrobromicum!** Homatropin ist dem Atropin verwandt (Atropin = Tropin + Tropasäure; Homatropin = Tropin + Mandelsäure) und wirkt ganz ähnlich, nur etwas schwächer (bis 20% löslich). In der Augenheilkunde zur Erweiterung der Pupille zu Untersuchungszwecken benützt, weil seine Wirkung nach 5 Stunden verklingt, während die des Atropins viele Tage bestehen bleibt. Daher sind die lästigen Blendungserscheinungen schneller vorbei. Rp. Homatropini hydrobromici 0,05; Aq. dest. ad 5,0. MD. in vitro nigro. S. 1% Homatropinlösung für den Arzt. Max. dos. 0.001! pro dosi; 0,003! pro die.

Packung: Augencompretten MBK zu 0,0005.

Hormonal. Peristaltikhormon, aus Milz extrahiert, regt zu 15—20 ccm intramuskulär injiziert die Peristaltik an; es soll nach einmaliger Anwendung bei chronischer Obstipation dauernd regelmäßigen Stuhl herbeiführen, nur anfangs muß kurze Zeit nach der Injektion Rizinusöl gegeben werden. Meist tritt nach der Injektion Fieber auf, es sind auch schon Fälle von Kollaps vorgekommen. Kein Morphin gleichzeitig!

Packung: Blaue Flaschen für die intravenöse, braune Flaschen für die intramuskuläre Injektion, letztere mit 0,25% Eukain versetzt.

Humagsolan. Hornhydrosylat bei unkompliziertem Haarschwund (z. B. neben Bestrahlung). 3mal tägl. 2 Tabl. nach dem Essen.

Hydrargyrum. Quecksilber.

Wirkung: Das Metall entfaltet in Form seiner löslichen Salze eine energische bakterientötende Wirkung, ferner verbindet es sich mit Eiweiß und wirkt dadurch lokal ätzend. Bei den unlöslichen Salzen oder dem Metall selbst sind diese Wirkungen nur angedeutet, nur insoweit vorhanden, als lösliche Verbindungen daraus entstehen. Aber in allen Formen findet eine solche Abspaltung von wirksamem Quecksilber statt, und zwar wirken die Quecksilberionen, komplexe Verbindungen nur insoweit sie sekundär Hg-Ionen abspalten. Eine Resorption des Quecksilbers kommt bei jeder Art der Anwendung und Form zustande, so daß eine Vergiftungsgefahr immer besteht. Meist wird die desinfizierende Wirkung des Quecksilbers und seine spirochätentötende Eigenschaft benutzt und die eigentliche Wirkung auf den Organismus als Nebenwirkung angesehen. Aber z. B. bei Kalomel ist die Quecksilberwirkung Ziel der Medikation. Diese erstreckt sich auf den Darm und die Niere. Hg wirkt abführend, als Kalomel wohl durch Spuren im Darm entstehender löslicher Hg-Verbindungen. Nach der Resorption kommt es, häufig erst am nächsten Tage, zu Diurese. In anderer Form in den Körper gelangt, verursacht Hg nicht als erstes Symptom Durchfall, sondern eine Zahnfleischlockerung mit vermehrtem Speichelfluß; aus der einfachen Stomatitis kann die ulzeröse Form werden. Diese Stomatitis kann bei Hg-Kuren durch sorgfältige Reinigung des Mundes verhütet oder doch beschränkt werden. Außerdem kommt es manchmal zu Hautausschlägen. Gelangen größere Mengen von Hg in den Körper, so tritt Intoxikation ein.

Alle diese Wirkungen beruhen vielleicht in letzter Linie auf einer Kapillarerweiterung, wie sie alle Metalle hervorrufen, deren toxische Grade dann zu einer Stase führen.

Intoxikation: Solche kann bei Anwendung von metallischem Hg bei Schmierkuren, bei Injektionskuren, aber auch bei Anwendung von Kalomel zustande kommen. An leichtesten tritt sie bei Anwendung löslicher Hg-Salze ein, z. B. nach Sublimat bei Anwendung als desinfizierende Spülung (jetzt verlassen). Außer der Zahnfleischerkrankung kommt es zu Durchfällen, ja zu diphtherischer Entzündung des Darmes, besonders des Dickdarmes. Es scheint als wirke hier wie im Munde Bakterienreichtum und Hg zusammen. Ferner tritt Nephritis ein, Degeneration der Nierenepithelien und Verkalkung. Häufig verläuft eine akute Hg-Vergiftung — durch Anurie — erst in einigen Tagen tödlich. — Chronische Intoxikation äußert sich in nervösen Erscheinungen, dem Tremor mercurialis (bis zu Krämpfen) und dem Erethismus mercurialis, Reizbarkeit, Schreckhaftigkeit, neben Entzündungen des Mundes und Darmes und Hautausschlägen. Die Ausscheidung des Quecksilbers erfolgt durch den Harn und den Darm, und zwar äußerst langsam.

Indikationen: Zunächst wird die desinfektorische Wirkung benutzt, in Form der Sublimatlösung, auch in Form der grauen Salbe bei Hautparasiten.

In Salbenform (Ungt. Hydrargyri praecipitati albi) gegen parasitäre Hautkrankheiten oder gegen Liderkrankungen (Hydrarg. oxydat. flav.). — Als Abführmittel Kalomel, welches allmählich in lösliche Form übergeführt wird; bleibt diese Abführwirkung aus, so ist Rizinusöl nachzugeben, damit eine Resorption des Quecksilbers verhindert wird; Kalomel ist als Abführmittel bei infektiösen Prozessen des Darmes sehr beliebt wegen der gleichzeitigen desinfizierenden und entleerenden Wirkung, aber nicht ungefährlich, weil gelegentlich tödliche Mengen resorbiert werden können; daher wird es in neurer Zeit als Abführmittel nicht mehr gern verwandt. — Als Diuretikum bei gesunder Niere, oft noch von Erfolg, wenn andere Maßnahmen versagt haben; die Wirkung tritt häufig erst am nächsten Tage ein. Bei kranker Niere zu verwerfen, da es dann zu tödlicher Vergiftung kommen kann, zum wenigsten zu weiterer Schädigung der Niere. Die diuretische Wirkung ist wohl eine Gefäßwirkung, die schädigende eine Beeinflussung der Gefäße und des Nierenepithels. — Die Hauptanwendung aber ist die Therapie der Syphilis. Man nimmt eine direkte Abtötung der Spirochäten im Körper als Ursache der Wirksamkeit an. Es gehört zu einer erfolgreichen Kur eine reichliche Überschwemmung des Körpers mit Hg; schon nach kleinen Mengen schwinden die Syphilissymptome, erst nach großen bleiben die Rückfälle aus. Bei längerer Zufuhr per os machen sich die Darmwirkungen besonders geltend, weswegen man Hg entweder als Schmierkur (energische Kur) oder als Injektionskur zuführt. Hier unterscheidet man zwischen löslichen und unlöslichen Verbindungen; die löslichen wirken schnell, aber nicht nachhaltig, die unlöslichen langsamer, aber länger; unlösliche Verbindungen bleiben zunächst liegen und werden allmählich resorbiert, was unregelmäßig geschehen kann. Reizt bei einer intramuskulären Injektion ein Stoff, und das tun mehr oder minder alle Hg-Präparate, so kommt es zu entzündlichen Vorgängen, die das Präparat von der Resorption abschließen; später erfolgt dann eine Aufnahme, man überzeuge sich also immer, ob noch alte Infiltrate vorhanden sind, ehe man neue Hg-Mengen injiziert, sonst kann es zu Vergiftungen kommen. Man wählt immer eine neue Stelle der Glutäalgegend und geht dabei nach einem festen Schema vor. Die nur halb gefüllte Spritze (ohne Luftblasen) wird eingestochen, dann wird etwas angesaugt; kommt Blut, so ist man in einer Vene, und es kann bei Injektion öliger Lösung zu Lungenembolie kommen; dann nimmt man eine andere Stelle. Man macht eine solche Kur etwa sechs Wochen lang und injiziert von den löslichen Salzen häufiger als bei unlöslichen. Immer muß die Mundpflege gut sein; jedesmal nach dem Essen Reinigen der Zähne mit weicher Bürste und Spülen mit Kalium chloricum usw., ebenso abends. Besonders bei der primären und sekundären Form ist Quecksilber wirksam, während im tertiären Stadium Jod die Symptome schneller beseitigt.

Rezeptur: Siehe die einzelnen Präparate (auch Asurol; Ol. cinereum).

Cave: Bei innerer Brom- oder Joddarreichung entsteht an der Applikationsstelle von Hg Reizung, z. B. Kalomeleinstäubung ins Auge bei innerer Jodkalidarreichung = Entzündung der Bindehaut. — Cave: (aus chemischen Gründen) Alkalien, Eiweiß (= Niederschlag). — Lösliche Merkurosalze werden durch Chloride, Bromide, Jodide und Alkalien gefällt. — Lösliche Merkurisalze geben mit Chloriden, Bromiden, Doppelsalze mit Jodiden Fällung, ebenso mit Alkalien und Ammoniak.

Therapie der Intoxikation: Bei innerer Einnahme Magenentleerung, Eiweißlösung (Weißei, in Wasser verrührt), Milch, Eisenpulver. Sonst symptomatisch.

Hydrargyrum. Hydrargyrum vivum. Das Metall findet Anwendung in Form der grauen Salbe und des Pflasters. In dem feinverteilten Zustande in der grauen Salbe wird bei innerer Einnahme viel Hg resorbiert, während das Metall selbst fast ungiftig bei Einnahme per os ist. Letzteres, das Metall selbst, wurde in großen Mengen früher gegen Darmverschluß gegeben und hat in dieser Form zu keiner Vergiftung geführt wegen der relativ kleinen Oberfläche, an der allein eine Umsetzung stattfinden kann. Die graue Salbe ist früher innerlich gegen Würmer angewandt worden und hat sich als sehr giftig erwiesen; ist heute noch als Abtreibungsmittel in Gebrauch, weswegen gelegentlich Vergiftungen durch Einnehmen von grauer Salbe vorkommen. Hg verdampft leicht und es kann dadurch zu einer Aufnahme durch die Lungen kommen (Gewerbevergiftung der Spiegelbeleger, der Glasbläser, die mit Luftpumpen arbeiten oder in Laboratorien); (vielleicht auch bei der Schmierkur die Hauptresorptionsstelle).

Hydrargyri Emplastrum. Quecksilberpflaster (Hydrarg. 2; Adeps. Lanae 1; Empl. Litharg. 6; Cera flava 1). Wird bei Entzündungen, entstehenden Furunkeln, geschwollenen Drüsen usf. angewandt.

Hydrargyri Unguentum cinereum.

Graue Quecksilbersalbe. Graue Salbe (Hydrarg. 30, Adeps Lanae 45, Ol. Arachid. I, Adeps suillus 40, Sebum 24). Lokal: Bei Entzündungen von Drüsen, bei Pleuritis, in die Umgebung von Entzündungsherden, von Furunkeln usw. einzureiben; etwa erbsengroße Stücke, wohl nicht zweckmäßig; will man hier Hg anwenden, so als Quecksilberpflastermull. Ferner zur Vertilgung von Kopf- und Filzläusen. — An 3 Tagen hintereinander einzureiben (oder auch weiße Präzipitatsalbe). Allgemeinwirkung: Bei Entzündungen des Auges, Iridozyklitis usw. — Hauptsächlich bei Syphilis als Schmierkur. Diese Art der Hg-Zufuhr ist eine energische Kur. Das Hg dringt dabei bis in die Talg- und Schweißdrüsen, außerdem werden die Dämpfe eingeatmet. Es werden an aufeinanderfolgenden Tagen eingerieben: Unterschenkel, Oberschenkel, Oberarme, Unterarme, Brust, Rücken, am 7. Tage Bad, dann von neuem. Oder: Linker Unterschenkel, rechter Unterschenkel, linker Oberschenkel, rechter Oberschenkel, linker Arm, rechter Arm, am 7. Tage Bad, dann von neuem. Es werden jedesmal 3,0 g eingerieben, nach der Einreibung Trikotjacke und Hose. Kur: 30 Einreibungen in 5 Wochen, auch länger. Rp. Unguenti Hydrarg. cin. 3,0. D. tal. dos. No. XII ad chart. cerat. S. Nach Vorschrift jedesmal ein Päckchen einzureiben (für 14 Tage). — Oder Quecksilber-Resorbin 33%, in abgeteilter Tube zu 30,0; jedesmal 3 g einzureiben.

Kindern: Säuglingen wegen der Zartheit der Haut nicht; später 0,2 bis 0,5—1,0; z. B. Rp. Ungt. Hydrarg. ciner., Adip. suill. āā 0,5. M. D. tal. dos. No. XX ad chart. cerat. S. Tägl. 1 Päckchen einzureiben.

Hydrargyri Oleum cinereum.

Nur besonders gut zubereitete Präparate werden vertragen, solche sind das Oleum cinereum „Zieler" (in Oleum Dericini) (von Kade-Berlin) und das Mercinol der Engelapotheke in Breslau. Beide = 40 g Hg auf 100 ccm. Man injiziert bis 0,15 Hg mit besonderen kleineren genau geteilten Spritzen, z. B. der Zielerschen Rekordspritze, die 15 Teilstriche zu je 0,01 Hg der 40%igen Mischung enthält, also im ganzen 15 mal $^1/_{40}$ ccm = $^3/_8$ ccm. Jede Woche wird bis eine ganze solche Spritze = 0,15 Hg (oder auch 2 mal eine halbe) injiziert. Eine Kurdauer 5 Wochen lang. Die Wirkung setzt ziemlich spät ein, hält aber sehr lange vor. Häufig kombiniert man daher die Injektionen von grauem Öl mit solchen von Asurol, welches schnell wirkt. — Die Injektionen werden intramuskulär (besonders sorgfältig s. o. bei Hydrargyrum) ausgeführt. — Nach der Kur 5 Wochen Pause, dann eine ebensolche Kur. — Weniger gut sind Anfertigungen des Öles in folgender Form: Rp. Hydrarg., Adipis Lanae āā 3,0; Ol olivar. 4,0. MDS.

2—4 Teilstriche (einer gewöhnlichen Spritze) zu injizieren. Vorsicht! Im ganzen 6 Injektionen bis zu 12 Injektionen.

Cave: Nephritis.

Packung: Die beiden oben genannten Präparate oder Amphiolen MBK Oleum cinereum 40% (Glas zu 5 oder 10 ccm).

Hydrargyrum benzoicum oxydatum. Benzoesaures Quecksilberoxyd. Weißes kristallinisches, unlösliches Pulver, löslich in Kochsalzlösung und Alkohol, mit 43,5% Hg zur intramuskulären Injektion bei

Kindern: Im 1. Jahr ½%ige Lösung, davon mit 1 Monat 2 Teilstriche = 0,001; mit 2—3 Monaten 3 Teilstriche = 0,0015; mit 4—6 Monaten 4 Teilstriche = 0,002; mit 7—12 Monaten 5 Teilstriche = 0,0025; von 1 Jahr ab eine 1%ige Lösung, davon mit 1 Jahr 3 Teilstriche = 0,003; mit 2 Jahren 4 Teilstriche = 0,004; mit 3—4 Jahren 5 Teilstriche = 0,005; mit 5 Jahren 6 Teilstriche = 0,006; mit 5—14 Jahren 6—10 Teilstriche = 0,006—0,01. — Also Rp. Hydrarg. benzoic. oxydat. 0,05; Natr. chlorat. puriss. 0,1; Aq. dest. ad 10,0. MDS. ½% Hg benzoic. oxydat., zu Händen des Arztes.

! Hydrargyrum bichloratum corrosivum!

Sublimat. Quecksilberchlorid. Weiße kristallinische Stücke oder weißes Pulver, zu 6% in Wasser, zu 30% in Alkohol löslich.

Wirkung: S. Hydrargyrum. Sublimat fällt Eiweiß und ätzt daher. Im Überschuß von Eiweiß sind diese Quecksilberalbuminate löslich. Daher kommt es nach lokaler Anwendung zu zeitweiser Festlegung des Sublimates und zu späterer Resorption. Daher dürfen nie ausgedehnte Wundflächen mit Sublimatlösung gespült werden, besonders keine Höhlen. Die Ätzwirkung wird benutzt zum Schälen der Haut bei Sommersprossen (Auflegen eines Leinwandstückchen mit 1% Sublimatlösung getränkt, 4 Stunden lang; es entsteht eine Dermatitis von 8 Tagen). Sublimatlösungen reagieren sauer; durch Kochsalzzusatz werden sie neutral durch Bildung eines Doppelsalzes und fällen in diesem Zustande Eiweiß nicht mehr. Daher setzt man den Lösungen zur subkutanen Injektion Kochsalz zu. Sublimat ist ein starkes Desinfiziens; für die Hände ist zu bemerken, daß die Haut entfettet sein muß, also Seifenwaschung, Abreiben mit Alkohol. Auch den Lösungen zur Desinfektion wird Kochsalz zugesetzt, damit man sie mit gewöhnlichem, nicht destilliertem Wasser bereiten kann, ohne Fällungen befürchten zu müssen. Innerlich als Pillen nur mit Ton. Metallgegenstände werden ruiniert.

Indikationen: Äußerlich: Zur Desinfektion der Haut ½—1 : 1000. Zur Wunddesinfektion wenig geeignet, da es reizt und keine Tiefenwirkung besitzt, überhaupt zu leicht Verbindungen mit dem Eiweiß eingeht, dem Serum, Eiter, Wundgrund. Auch zu Spülungen des Rachens nicht zweckmäßig. Dagegen für den Konjunktivalsack. Ferner zum Imprägnieren von Verbandstoffen, die meist zur Kenntlichmachung rot gefärbt sind. — Innerlich bei Syphilis als Pillen (häufig Darmstörungen). — Subkutan bei Syphilis Injektionskur 6 Wochen lang täglich 1 ccm der 1%igen Lösung. (Leicht Stomatitis.) — Ferner zu Bädern bei Syphilis 2,0—5,0 (Holzwanne).

! *Rezeptur:* Max. dos. 0,02! pro dosi; 0,06! pro die.

1. Hautdesinfektion: Angerersche Sublimatpastillen zu 1,0 oder 2,0 g Gewicht, bestehend aus Sublimat und Kochsalz zu gleichen Teilen, mit Anilinfarbstoff rot gefärbt und in schwarzes Papier mit der Aufschrift „Gift!" eingewickelt. (Sind von Kindern schon für Zuckerzeug gehalten worden.) 1 Pastille zu 1,0 Gewicht = 0,5 Sublimat; 1 Pastille zu 2,0 Gewicht = 1,0 Sublimat. Im Liter gelöst also ½—1‰. — Wird durch Seife unwirksam (= Fällung).

2. Äußerlich:

Rp. Hydrarg. bichlorat. 0,1
Hydrarg. praecipit. alb. 1,0
Ungt. lenientis ad 20,0
MDS. Sommersprossensalbe; dünn einreiben und 4 Stunden liegen lassen; dann indifferente Salbe bis zur Abheilung der enstehenden Dermatitis.

Rp. Hydrarg. bichlorat. 0,1
Glycerin. 3,0
Spiritus 70,0
Aq. coloniens. ad 100,0
MDS. Haarspiritus bei luetischem Haarausfall.

3. Augenheilkunde:

Rp. Hydrarg. bichlorat. corros. 0,004
Natr. chlorat. 0,12
Aq. dest. ad 20,0
MDS. Augentropfen; Sublimat 1 : 5000.

Rp. Hydrarg. bichlorat. corros. 0,002
Vasel. alb. ad 10,0
MDS. Sublimataugensalbe (1 : 5000) mit Glasstab einzustreichen.

Rp. Solutionis Hydrarg. bichlorati corrosivi 0,05 : 500,0.
DS. Sublimat (1 : 10 000) zu Umschlägen aufs Auge.

4. Innerlich:

Rp. Hydrarg. bichlorat. corros. 0,15
Bol. alb. 3,0
Glycerini, Aq. dest. q. s. ut f. pil. No. 30. DS. 2 mal tägl. 2 Pillen (2 Pillen = 0,01).

Rp. Hydrarg. bichlorat. 0,25
Natr. chlorat. 2,5
Aq. dest. ad 25,0
MDS. 2 mal tägl. 10—20 Tropfen (20 Tropfen = 0,01).

5. Subkutan:

Rp. Hydrarg. bichlorat. corros. 0,25
Natr. chlorat. 2,5
Aq. dest. ad 25,0
MDS. Zur subkutanen Injektion (1 Spritze = 0,01) 1% Sublimat.

Packung: Amphiolen MBK Hydrargyrum bichloratum cum Natrio chlorato (0,01 + 0,1).

6. Bäder: 1 Angerersche Sublimatpastille zu einem Bad für ein Kind bei hereditärer Lues. Erwachsenen: Rp. Hydrarg. bichlorat. corros. 5,0; Spiritus ad 100,0. MDS. Zusatz zum Bade.

Kindern: Hydrarg. bichlorat. 0,005; Aq. dest. 5,0. Davon im ersten Lebensjahr 2—3 Tropfen 2 mal täglich in Milch. Zur Injektion: Hydrarg. bichlorat. 0,05; Natr. chlorat. 0,5; Aq. dest. ad 10,0. MDS. Zur intramuskulären Injektion, 2 mal die Woche 1/2 Spritze bei Kindern von 5—10 Jahren. Später bis 1 Spritze.

Intoxikation: s. o. bei Hydrargyrum. Sublimat ist das Quecksilbersalz, welches am häufigsten zu Vergiftungen führt, besonders bei Leuten, denen der Stoff zugänglich ist (Heilpersonal). Außer den resorptiven Vergiftungserscheinungen kommen bei Sublimat noch lokale Ätzerscheinungen hinzu. Tod häufig erst nach Abklingen der akuten Erscheinungen nach einigen Tagen wegen der Nierenschädigung.

Cave: Alkaloide, Alkalien, Tannin, überhaupt organische Stoffe (= Fällung). — Metalle, Metallsalze (= Zersetzung, Amalgambildung). — Kalkhaltiges Wasser, Seife, Karbonate, Ammoniak (= Fällung). — Kali chloricum (= Explosion).

Packung: Angerersche Sublimatpastillen zu 0,5 Sublimat oder 1,0 Sublimat (mit Eosin rot gefärbt und in schwarzes Papier mit Aufschrift „Gift" gewickelt).

! Hydrargyrum bijodatum rubrum !

Quecksilberjodid. Scharlachrotes Pulver, in Wasser unlöslich, aber durch Jodkali löslich gemacht. In Pillen oder in Jodkalilösung innerlich. Reizt den Magen und Darm.

Max. dos. 0,02! pro dosi; 0,06! pro die.

Rp. Hydrarg. bijodat. 0,2
Kal. jodat. 10,0
Aq. dest. ad 200,0
MDS. 3mal tägl. 1 Eßlöffel (= 0,015).

Rp. Hydrarg. bijodat. 0,2
Natr. jodat. 0,2
Natr. chlorat. 0,075
Aq. dest. ad 10,0
MDS. Alle 2 Tage intramuskulär $^1/_2$—1 (!) Spritze (1 Spritze = 0,02).

Rp. Hydrarg. bijodat. 0,1—0,2
Kal. jodat. 10,0
Decoct. Sarsaparill. off. ad 300,0
MDS. 3mal tägl. 10—15 ccm bei Syphilis (auch „Metalues").

Kindern: Rp. Hydrarg. bijodat. 0,01
Natr. jodat. 0,01
Natr. chlorat. 0,08
Aq. dest. ad 10,0
MDS. Kindern unter 1 Jahr jeden 4. oder 3. oder 2. Tag 0,2—0,3 ccm subkutan (= 0,0002—0,0003); mit 1 Jahr jeden 2. Tag 0,5 ccm (= 0,0005); mit 3 Jahren 1 ccm (= 0,001); mit 5 Jahren 2 ccm (= 0,002).

Hydrargyrum chloratum. Calomelas.

Quecksilberchlorür. Kalomel. Weißes Pulver, in Wasser unlöslich. Vor Licht und Feuchtigkeit geschützt aufbewahren, da sonst Umsetzung zu Sublimat und Quecksilber eintritt. (Daher mit Sacch. Lactis zusammen.)

Wirkung: S. Hydrargyrum. Kalomel wird innerlich genommen allmählich gelöst und entfaltet so eine abführende und desinfizierende Wirkung. Es darf als Laxans nie längere Zeit gegeben werden; auch muß nach seiner Einnahme Stuhl eintreten, damit nicht giftige Mengen resorbiert werden, eventuell Rizinusöl. Lokal als mildes Kaustikum und Desinfektionsmittel in der Augenheilkunde benutzt. Stärkere Lokalwirkungen entfaltet es nach vorheriger Auftragung von Kochsalzlösung, z. B. bei Kondylomen. Kalomel wirkt diuretisch; darf aber nur bei gesunder Niere gegeben werden.

Indikationen: Innerlich als Pulver bei Darmkatarrh, am Anfange des Typhus; ferner als Laxans. Neuerdings wird der innere Gebrauch stark eingeschränkt wegen der Vergiftungsgefahr. — In kleinen Dosen als

Quecksilberpräparat bei Syphilis der Kinder; hier stört zuweilen die abführende Wirkung. Der Stuhl wird nach Kalomel grün. Auch bei starker Darmfäulnis, die Stühle verlieren den Fäulnisgeruch. — Als Diuretikum 1—2 Tage innerlich, manchmal von guter Wirkung, bei gesunder Niere (!). — In der Augenheilkunde bei skrofulöser Konjunktivitis, Phlyktänen, hier als Hydrargyrum chloratum vapore paratum, besonders fein verteilt (Cave: Brom oder Jod innerlich). — In derselben Form (vap. parat.) zum Bestreuen der Kondylomata lata nach vorheriger Bepinselung mit Kochsalzlösung. Hydr. vap. par. wird nur äußerlich gebraucht, wäre etwa doppelt so stark wirksam als gewöhnliches Kalomel. — Als Suspension in Öl zur intramuskulären Hg-Kur; Injektionen alle 8 Tage von je 1 ccm einer 10%igen Suspension in Olivenöl, ca. 6 Wochen lang; energische schnell wirkende Kur für einen kräftigen Mann. (Cave: Knotenbildung, dann sofort aussetzen.)

Rezeptur:

1. Innerlich:

Rp. Hydrarg. chlorat. (Calomel.) 0,2
Sacch. Lactis 0,3
MD. tal. dos. No. 3. S. 2-stündl. 1 Pulver (Laxans).

Rp. Hydrarg. chlorat. (Calomel.) 0,2
Sacch. Lactis 0,3
M. f. pulv. D. tal. dos. No. 3.
S. Früh, mittags u. abends 1 Pulver (Diuretikum).

2. Äußerlich:

Rp. Hydrarg. chlorat. (Calomel.) 5,0
Adipis Lanae
Vaselin. āā 20,0
M. f. ungt. DS. Ekzemsalbe.

Rp. Hydrarg. chlorat. vap. parat. (Calomel.) 5,0
DS. Zu Händen des Arztes zum Aufstreuen auf Kondylome nach vorheriger Befeuchtung mit Kochsalzlösung.

3. Konjunktivitis: Rp. Hydrarg. chlorat. vapore parati (Calomel.) 5,0. D. In scatul. S. Zum Einstäuben ins Auge für den Arzt.

4. Injektion: Rp. Hydrarg. chlorati vapore parati (Calomel.) 1,0; Ol. oliv. opt. 9,0. MD. in vitr. cum epistom. vitr. S. Umschütteln. Zur Injektion. $^1/_2$—1 Spritze zu injizieren. Oder „Vasenol. Calomel. sterilisat. 10%“ ebenso. — Oder mit der Zielerschen Spritze (die in 15 Teilstrichen 15 $^1/_{40}$ ccm = $^3/_8$ ccm enthält, so daß jeder Teilstrich dieser Spritze bei einer 40%igen Lösung gleich 0,01 ist) von „Oleum Calomelanos (40%) Zieler“ 7—10 Teilstriche, also 0,07—0,1 Kalomel. Oder mit derselben Spritze die gleiche Dosis von Amphiolen MBK Oleum Calomelanos 40% (Glas zu 5 oder 10 ccm).

Kindern: Bei Diarrhöe: Unter 1 Jahr 0,01; mit 1 Jahr 0,02; mit 2 Jahren 0,05. — Als Antisyphilitikum: Kindern unter 1 Jahr 0,005 bis 0,008; mit 1 Jahr 0,01; mit 2 Jahren 0,015; mit 5 Jahren 0,03; mit 10 Jahren 0,05 3mal tägl. Z. B. Hydrarg. chlorat. (Calomel.) 0,005—0,01; Sacch. lactis 0,3. M. f. pulv. D. tal. dos. No. 15. S. 3mal tägl. 1 Pulver. — Intramuskulär (s. o.) zu 0,001 in Paraffin.

Cave: Bei Einstäubung ins Auge: Brom und Jod innerlich, es entsteht ätzendes Quecksilberbromid und Jodid.

Cave: (aus chemischen Gründen) Eiweiß, Blausäure, Milchsäure, Salzsäure, Karbonate, Alkohol, Alkalien, Magnesia usta (= Bildung von Sublimat); besonders wichtig ist: Organische Substanzen, Licht, Saccharum (= Bildung von Sublimat; daher immer mit Milchzucker zu verschreiben, weil letzterer wenig hygroskopisch ist, so daß die zur Umsetzung erforderliche Feuchtigkeit fehlt).

Packung: Tablonettae (C. m.) Calomel. 20 Tabl. zu 0,005 oder 0,01 oder 10 oder 20 Tabl. zu 0,1.

! **Hydrargyrum cyanatum!** Quecksilberzyanid (7 % wasserlöslich). Fällt Eiweiß nicht, daher bei Injektionen lokal wenig reizend, aber giftiger wie Sublimat. Wasserlöslich. Max. dos. 0,01! pro dosi; 0,03! pro die. — S. Hydrargyrum und Hydrargyrum bichloratum.

Hydrargyrum formamidatum liquidum (1 %).

Quecksilberformamid (1 %). Zu Injektionen wie Sublimat als lösliches Salz, fällt Eiweiß nicht, daher lokal wenig reizend. Zu 1 ccm der 1 %igen Lösung. — 30 Injektionen. S. Hydrargyrum und Hydrargyrum bichloratum.

Hydrargyrum jodatum flavum. Quecksilberjodür. In Wasser kaum löslich. Wie Kalomel bei Lues congenita innerlich. Etwas reizend. — S. Hydrargyrum und Hydrargyrum chloratum Rp. Hydrarg. jodat. flav. 0,5; Opii pur. 0,3; Succ. Liq. 2,0; Pulv. rad. Liq. 3,0; Adip. Lanae 1,0. M. f. pil. No. 50. DS. 3mal tägl. 1 Pille.

Kindern: Rp. Hydrargyr. jodat. flav. 0,005; Sacch. lact. 0,5. M. f. pulv. D. tal. dos. No. XXX. S. 2mal tägl. 1 Stück. Und zwar Kindern unter 1 Jahr 0,005; mit 5—10 Jahren 0,01; mit 10—15 Jahren 0,015.

Hydrargyrum oxycyanatum.

Quecksilberoxyzyanid. Zu 5 % lösliche, farblose Kristalle. Fällt Eiweiß nicht, lokal wenig reizend, aber giftiger als Sublimat. Als Desinfiziens (in blau gefärbten Pastillen) wie Sublimat, zu Injektionen $^1/_2$ bis 1 ccm 1 %.

Packung: 10 Pastillen zu 0,5 oder 1,0; s. Hydrargyrum und Hydrargyrum bichloratum.

! **Hydrargyrum oxydatum! Hydrargyrum oxydatum rubrum.** Rotes Quecksilberoxyd. Besser das gefällte gelbe, weil dies feiner verteilt ist. Max. dos. 0,02! pro dosi; 0,06! pro die. Unguentum Hydr. rubr. ist 1 : 9 Ungt. Paraffini; diese Salbe ist noch 1 : 10 mit Fett zu verdünnen.

! Hydrargyrum oxydatum via humida paratum!

Hydrargyrum oxydatum flavum! Gelbes Quecksilberoxyd. Zu Salben bei Ekzem des Lidrandes nach Hordeolum, z. B. Rp. Hydrargyri oxydati via humida parati 0,1; Adipis Lanae, Vaselini flavi āā ad 10,0. M. f. ungt. DS. Augensalbe. Max. dos. 0,02! pro dosi; 0,06! pro die.

Hydrargyrum praecipitatum album.

Weißes Quecksilberpräzipitat. Quecksilberammoniumchlorid. Als **Unguentum Hydrargyri praecipitati albi** oder **Unguentum Hydrargyri album** (1 : 10 Vaselin) bei Ekzem, Impetigo, Psoriasis im Gesicht, luetischem Haarausfall usw. als solche oder mit Vaselin und Lanolin āā verdünnt. Rein gegen Filzläuse, an 3 Tagen hintereinander einzureiben. Auch bei Lidekzem: Rp. Hydrargyr. praecipit. alb. 0,1; Zinc. oxydat., Amyli āā 1,5; Vaselin. ad 10. M. f. ungt. DS. Augensalbe.

Cave: Brom oder Jod innerlich bei obiger Augensalbe (starke Reizung).

Hydrargyrum sulfuratum rubrum. Zinnober. Rotes, unlösliches Pulver. Zusatz zu Schwefelsalben: Rp. Hydrarg. sulfurat. rubr. 0,5; Sulfur. sublimat. 12,5; Vaselin. flav. ad 50,0. M. f. ungt. DS. Äußerlich (Follikulitis). — Auch als Zusatz zu grauer Salbe, um sie unkenntlich zu machen (z. B. Einreibungskur als „Massage").

! Hydrargyrum salicylicum!

Anhydrid der o-Quecksilbersalizylsäure. Unlösliches Hg-Präparat für die intramuskuläre Injektion, die organische Verbindung spaltet leicht Quecksilber als Salz ab und wirkt daher wie die löslichen Salze schnell, aber nicht nachhaltig. Kur: Alle 4 Tage $^1/_2$—1 ccm der 10%igen Aufschwemmung in Paraffinum liquidum. Rp. Hydrarg. salicylic. 1,0; Paraffin. liquid. ad 10,0. MD. in vitr. cum epistom. vitr. S. Umgeschüttelt zu Injektionen. Eines der am häufigsten angewandten Präparate zur Injektion. — Man achte auf den verschiedenen Prozentgehalt der fertigen Lösungen. Die 40%igen Aufschwemmungen werden mit der Zielerschen Spritze ($^3/_8$ ccm in 15 Teilstriche geteilt, 1 Teilstrich bei 40% = 0,01) bis 10 Teilstriche injiziert. — Max. dos. 0,02! pro dosi et die.

Kindern: In 1%iger Aufschwemmung in Paraffinum liquidum, jeden 3. Tag 1 mg pro Körperkilo, nach 1 Jahre bis zu 2 mg pro Körperkilo. Mit 1 Jahr 0,005; mit 1—5 Jahren 0,01; mit 5—10 Jahren 0,02; mit 10 bis 15 Jahren 0,03.

Packung: Vasenol-Hydrargyrum salicylicum steril. 10% zu 15 g. — Amphiolen MBK Hydrargyrum salicylicum cum Paraffino liquido (40% Hg. salic.) (Glas zu 5 ccm oder 10 ccm mit weitem Hals).

Hydrargyrum tannicum.

Hydrargyrum tannicum oxydulatum. Gerbsaures Quecksilberoxydul. Unlösliches grünes Pulver, aus dem Quecksilbermetall durch Alkalien abgeschieden und zum Teil resorbiert wird. Soll gut verträglich sein. Inneres Hg-Präparat. 0,02—0,05 mit Sacch. Lactis als Pulver, 3mal tägl.

Kindern: Mit 1 Jahr 0,01; mit 1—5 Jahren 0,02; mit 5—10 Jahren 0,03; mit 10—15 Jahren 0,03.

Hydrargyrum thymolicum. Thymolquecksilber wie Hydrargyrum salicylicum in 10%iger Suspension in Paraffinum liquidum intramuskulär, alle 4 Tage 1 ccm.

Hydrastis Extractum fluidum. Flüssiges Extrakt von Rhizoma Hydrastis canadensis. Schmeckt bitter und enthält das Alkaloid Hydrastin. Dies wirkt auf Uterus und Gefäße zusammenziehend und wird als Styptikum bei Menorrhagien und Metrorrhagien gebraucht, wohl auch sonst bei Blutungen als Styptikum. Zu 20—40 Tropfen 3mal tägl. in Wasser oder Rp. Extract. Hydrast. fluid., Aq. dest. āā 20,0; Sirup. Cinnamom. 10,0. MDS. 3mal tägl. 1 Teelöffel. Sicherer in der Wirkung: Hydrastinin oder Cotarnin (Stypticin, Styptol). — 1 g = 53 Tropfen. (teuer).

! **Hydrastininum hydrochloricum!**

Salzsaures Hydrastinin, ein Spaltprodukt des Hydrastins aus Hydrastis canadensis. Wirkt besser als Hydrastin. Gelbe Nadeln, in Wasser (bis 33%) und Alkohol löslich, bitter schmeckend. Innerlich bei Menorrhagien und Metrorrhagien, auch wohl sonst als Styptikum. Wirkt zusammenziehend auf Uterus und Gefäße. Max. dos. 0,03! pro dosi; 0,1! pro die. — Zu 0,025 3mal tägl. — Nicht abkürzen!

Rp. Hydrastinin. hydrochlor. 0,3
Pulv. et Succ. Liq. q. s. ut f. pil. No. 30. DS. 2stündl. 1 Pille (= 0,01).

Rp. Hydrastinin. hydrochlor. 0,75
Pulv. et Succ. Liq. q. s. ut f. pil. No. 30. DS. 3mal tägl. 1 Pille (= 0,025).

Rp. Hydrastinin. hydrochlor. 0,25
Aq. dest. ad 10,0
MDS. 3mal tägl. 20 Tropfen in Zuckerwasser (20 Tropfen = 0,025).

Rp. Hydrastinin. hydrochloric. 0,25
Aq. dest. ad 10,0
MDS. $2^1/_2$%ige Hydrastininlösung. 1 Spritze subkutan (= 0,025).

Packung: 15 Tabl. zu 0,025; 10 Gelatinekapseln zu 0,025; Compretten MBK Hydrastininum compositum (Hydrastinin. hydrochlor. 0,025; Extract.

fluid. Secal. cornut. 0,05; Extract. Viburn. prunifol. fluid. 0,1) (Glas mit 25 Stück). — S. auch Erystyptikum. — (Hydrastinin ist teuer.)

Hydrastinum hydrochloricum. Salzsaures Hydrastin aus Hydrastis canadensis, leicht löslich. Selbst nicht anzuwenden, dafür Hydrastinin oder Cotarnin.

Hydrogenium peroxydatum solutum (3%). Wasserstoffsuperoxyd in Lösung. Farblose Flüssigkeit, die leicht Sauerstoff entwickelt und dadurch desinfizierend und auch lokal blutstillend und bleichend wirkt (auf den Zähnen und Haaren). Ist ungiftig, nur in hohen Konzentrationen reizend, unter 3 Gewichtsprozenten nicht mehr reizend. Vorzügliches Mittel zur Desinfektion von eiternden Wunden, zum Spülen des Mundes usw. Von allen Mundspülwässern am besten bakterientötend. Reagiert selbst sauer, enthält aber häufig außerdem noch Säure. Mit Blut in Berührung gebracht, erfolgt sehr stürmische Sauerstoffentwicklung, daher dürfen große Wundflächen, seröse Höhlen nicht damit gespült werden, sonst wird viel resorbiert, im Blut zu Sauerstoff zerlegt, und es kann zu Gasembolie kommen. Diese stürmische Sauerstoffentwicklung reinigt die Wunden gut von Eiter, Gewebsfetzen, löst angetrocknete Gase bei Tamponade los. Man verwendet am besten ein säurefreies Präparat = Perhydrol Merck, welches 30 Gewichtsprozente Sauerstoff entwickelt, während das gewöhnliche Wasserstoffsuperoxyd 3 Gewichtsprozent liefert. Man verdünnt sich also Perhydrol aufs 10fache = Hydrogen. peroxydat. solut. 3 Gewichtsprozent, zur Anwendung aber noch weiter bis 0,5—1%; zum Spülen 1 Teelöffel des 3%igen Präparates auf 1 Glas Wasser. Das Alkali des Glases zersetzt es, weswegen es nicht in Flaschen mit Patentverschluß aufbewahrt werden soll; Zertrümmern der Flasche; s. a. Perhydrol.

Hygiama. Nährpräparat aus Milch, Malz und Pflanzeneiweiß. Feines hellbraunes Pulver. Löffelweise.

Hyoscinum hydrobromicum s. Scopolaminum hydrobromicum.

! **Hyoscyami Extractum!** Bilsenkrautextrakt von Hyoscyamus niger. Enthält Hyoscyamin, dem Atropin isomer, aber stärker wirkend als dieses (auch in der Tollkirsche, Atropa Belladonna ist Hyoscyamin neben Atropin enthalten); ferner Hyoscin = Skopolamin. Wirkung wie Atropin: Lähmung der Endigungen der parasympathischen Nerven: Erweiterung der Pupille, Versiegen der Speichelsekretion, der Schweißsekretion, Beschleunigung des Herzschlages, Behebung eines Darmkrampfes, aber auch Beschleunigung der Darmbewegungen bei Reizzuständen des Sympathikus. Vergiftung wie Atropin, außer den angeführten Symptomen rote Haut; meist sind die Erregungen hier nicht so ausgesprochen wie bei der Vergiftung der Tollkirsche. Angewandt bei Hustenreiz und Kolik. Max. dos. 0,1! pro dosi; 0,3! pro die. Rp. Extract. Hyoscyami, Fol. Hyoscyami āā 1,5. M. f. pil. No. 30. S. 3mal tägl. 1 Pille. Oder als Tropfen: Rp. Extract. Hyoscyami 0,5; Aq. Amygdal. amar. ad 20,0. MDS. 3mal tägl. 15 Tropfen in Brusttee. Therapie der Vergiftung: Magen- und Darmentleerung: Tannin. Pilokarpin. Evtl. Morphin.

Hyoscyami Folia. Bilsenkraut von Hyoscyamus niger. s. Hyoscyami Extractum.

Hyoscyami Oleum. Fol. Hyosc. 100; Liq. Ammon. caust. 3; Spirit. 75; Ol. arachidis 1000. Zu schmerzstillenden Einreibungen.

Hyoscyaminum crystallisatum, hydrochloricum, sulfuricum. Dafür Atropin oder Skopolamin. S. Hyoscyami Extractum.

Hypnalum. Chloralantipyrin. 45% Chloral, 55% Antipyrin. Farblose Kristalle, zu 6% in Wasser löslich. Schlafmittel. Zu 1,0—1,5—2,0 als Pulver zu verordnen, in Wasser gelöst zu nehmen.

Kindern: Mit 1—5 Jahren 0,2; mit 5—10 Jahren 0,3; mit 10—15 Jahren 0,5.

Hypophysensubstanz.

Der infundibulare Teil der Hypophyse, Glandula pituitaria, liefert ein inneres Sekret, welches in Form der Hypophysenextrakte arzneilich verwandt wird. Die Präparate enthalten 10% Hypophysensubstanz (Glanduitrin, Pituglandol, Pituitrin) oder 0,1% der wirksamen Körper (Hypophysin). Die Präparate kommen in sterilen Ampullen in den Handel, für die subkutane Injektion.

Wirkung: Hypophysensubstanz wirkt wie Suprarenin erregend auf alle vom Sympathikus innervierten Organe ein; aber die Wirkung hält längere Zeit an und betrifft die einzelnen Organe in verschiedener Intensität. Für die arzneiliche Anwendung kommt neben der Steigerung des Blutdruckes hauptsächlich die Beeinflussung des Uterus in Betracht. Zum Unterschied von Sekale ruft Hypophysensubstanz keine Dauerkontraktion, sondern Wehen hervor. Dabei ist der nicht schwangere Uterus oder der Uterus, welcher noch nicht am Ende der Schwangerschaft steht, weniger empfindlich, als der Uterus während der Geburt; hier scheint er während der Austreibungszeit und in der Nachgeburtsperiode prompt auf die Hypophysensubstanz zu reagieren, während der Eröffnungszeit weniger. Die Hypophysensubstanz ruft unter Gefäßerweiterung der Niere eine Diurese hervor. Bei Diabetes insipidus setzt sie die Harnmenge herab. — Die Gefäßwirkung ist peripher wie die des Suprarenins; nur die erste Injektion ist wirksam, bleibt es aber lange Zeit. Suprarenin und Hypophysensubstanz verstärken sich in der Wirkung; doch ist die Wirkung beider nicht identisch: nach Vergiftung mit Ergotoxin, welches die fördernden sympathischen Enden lähmt, senkt Suprarenin den Blutdruck (= Umkehr der Wirkung), Hypophysensubstanz hebt die Ergotoxinlähmung der Vasokonstriktoren auf. — Es handelt sich dabei um mehrere Substanzen, deren eine hauptsächlich auf den Blutdruck, die zweite auf die Atmung, den Blutdruck und den Uterus wirkt; die beiden letzten beeinflussen den Uterus stark, so daß die Uteruswirkung bei den Hypophysenpräparaten im Vordergrunde steht.

Indikationen: Bei Wehenschwäche, hauptsächlich in der Austreibungszeit, bei Uterusatonie, auch bei Blutungen nach der Geburt. Zur Einleitung der künstlichen Frühgeburt nicht geeignet. — Bei Asthma bronchiale, bei Diabetes insipidus; bei Sklerodermie.

Rezeptur: s. die einzelnen Präparate.

Hypophysin.

Hypophysenpräparat, Wirkung usw. s. Hypophysensubstanz. Die isolierten wirksamen Substanzen in chemisch reiner Form als Salze (Sulfate). Die fertige Lösung ist 0,1%ig. In der Geburtshilfe zu 0,5 ccm subkutan, sonst 0,75—1,0 ccm. Intravenös zu 0,5 ccm, mit Kochsalzlösung verdünnt; langsam injizieren, um Kollaps zu vermeiden; überhaupt intravenös Vorsicht!

Packung: Ampullen zu 0,5 und 1,0 ccm in Schachteln mit 3 oder 5 Stück.

Ichthalbin. Ichthyoleiweiß mit 40% Ichthyol. Braunes Pulver, ohne Geruch, als Ichthyolpräparat bei Tuberkulose innerlich, zu 1,0—2,0 als Pulver oder als Schachtelpulver mit Sacch. āā messerspitzenweise. Auch äußerlich als Streupulver.

Kindern : Unter 1 Jahr 0,15; mit 1—5 Jahren 0,2; mit 5—10 Jahren 0,5; mit 10 bis 15 Jahren 0,5.

Packung: 30 Tabl. zu 0,3; 10 Past. zu 0,3.

Ichthargan. Ichthyolsulfosaures Silber, braunes lösliches Pulver mit 30% Silber und 12% S., schwach eiweißfällend, also adstringierend wirkend. Als Antigonorrhoikum und Adstringens. Konjunktivalsack: Rp. Ichthargan. 0,2; Aq. dest. ad 10,0. MDS. Ins Auge einzuträufeln. — Harnröhre: Rp. Ichthargan. 0,1; Aq. dest. ad 200,0. MDS. Zu Einspritzungen.

Ichtoform. Ichthyolsulfosäure und Formaldehyd, schwärzliches, unlösliches Pulver. Äußerlich als Streupulver rein. Innerlich bei Tuberkulose, tuberkulösen Durchfällen 1,0—2,0 als Pulver.

Kindern: Unter 1 Jahr 0,2; mit 1—5 Jahren 0,5; mit 5—10 Jahren 0,5.

Ichthyolum s. Ammonium sulfoichthyolicum.

Infusa. Infuse werden von zarteren Drogen hergestellt, wie Blüten, Blättern; mit heißem Wasser übergossen, 5 Minuten stehen lassen; Riechstoffe, wie ätherische Öle werden durch längeres Kochen verflüchtigt; handelt es sich dagegen um das Ausziehen schwer löslicher Stoffe, gerbsaurer Salze, so wendet man Dekokte an; oder auch bei Hölzern und Wurzeln. Wenn bei wenig wirksamen Drogen nichts vorgeschrieben wird, wird 1 Teil der Droge zu 10 Teilen Kolatur genommen. Infusum Sennae compositum. Wiener Tränkchen. Tee- bis eßlöffelweise als Abführmittel.

Insipin. Sulfat des Chinindiglykolsäureesters mit 72,2% Chinin. Geschmackloses Chininpräparat, das im Darm schnell gespalten wird. Wie Chinin. hydrochloric.

Kindern: 3mal tägl. 0,05—0,1 bei Keuchhusten; bei Malaria: Unter 1 Jahr 5mal tägl. 0,05; mit 1—5 Jahren 5mal tägl. 0,1; mit 5—10 Jahren 5mal tägl. 0,15.

Packung: 25 Tabl. zu 0,25.

! Ipecacuanhae Pulvis opiatus!

Pulvis Doveri (Rad. Ipecac. 1, Opii 1, Sacch. Lactis 8). Enthält 1% Morphin. Beruhigendes Pulver bei Hustenreiz, auch bei profusen Diarrhöen. Max. dos. 1,5! pro dosi; 5,0! pro die. Mehrmals täglich 0,1 bis 0,5 als Pulver.

Kindern: Unter 1 Jahr nicht; 1 Jahr 0,02; 2 Jahre 0,03; 5 Jahre 0,05; später 0,1. S. Opium; auch Ipecacuanhae Radix.

Packung: Compretten MBK zu 0,3 (Glas mit 25 oder 100 Stück).

Ipecacuanhae Radix.

Brechwurzel. Von Cephaelis Ipecacuanha. Enthält die Alkaloide Cephaelin und Emetin, die brechenerregend (vom Magen aus) wirken und die adstringierend wirkende Ipecacuanhagerbsäure. Dient daher als Brechmittel, in kleineren Dosen als Expektorans und als Mittel gegen Ruhr in großen Dosen. Emetin soll dabei spezifisch auf den Erreger der bazillären Ruhr wirken. Die wirksamen Stoffe werden ziemlich langsam ausgelaugt, daher als Brechmittel nicht Radix, sondern Infus oder besser noch Tinktur. Immerhin ist die Wirkung nicht sehr prompt; bei den großen Dosen, die man bei Ruhr gibt, tritt sie nur anfangs auf. Diese langsame Wirkung ist dagegen als expektorierende Medikation von Vorteil, daher hauptsächlich in dieser Richtung verwandt. Wegen der verhältnismäßig milden Wirkung geringe Nausea und geringer Kollaps, als Brechmittel bei schwachen Personen.

Rezeptur:

1. Brechmittel:

Rp. Rad. Ipecacuanh. pulv. 1,0
D. tal. dos. No. 3. S. Alle 10 Minuten 1 Pulver, bis Erbrechen erfolgt.

Rp. Inf. Rad. Ipecacuanh. 3,0 : 50,0
DS. Alle 10 Minuten 1 Eßlöffel, bis Erbrechen erfolgt.

2. Expektorans:

Rp. Rad. Ipecacuanh. pulv. 0,25
Sirup. Althaeae ad 30,0
MDS. Umgeschüttelt 1 Teelöffel 3mal tägl.

Rp. Inf. Rad. Ipecac. 0,5 : 150,0
Liq. Ammon. anisat. 5,0
MDS. 2stündl. 1 Eßlöffel.

Rp. Inf. Rad. Ipecac. 0,5 : 180,0
Ammon. chlorat. 4,0
Sirup. Althaeae ad 200,0
MDS. 2stündl. 1 Eßlöffel.

Rp. Inf. Rad. Ipecac. 0,5 : 150
Morphin. hydrochloric. 0,02
MDS. 2stündl. 1 Eßlöffel.

Rp. Pulv. Rad. Ipecac. 1,0
Morphin. hydrochloric. 0,1
Mass. pil. q. s. ut f. pil. No. 50.
DS. 3mal tägl. 1 Pille.

3. Gegen Ruhr:

Rp. Inf. Rad. Ipecac. 12,0 : 500,0
3mal tägl. 80 ccm.

Rp. Rad. Ipecacuanh. 1,0—2,0
D. tal. dos. No. V. S. Mit Bolus aufgeschwemmt 3-mal tägl. nach 20 Tropfen Opiumtinktur sd nehmen.

Rp. Inf. Rad. Ipecac. 1,0 : 150,0
Tinct. opii simpl. 1,0
Decoct. Cort. Simarub. 10,0 : 150,0
Mucilag. gummi 25,0
MDS. Zum Klistier jeden zweiten Tag nach einem Reinigungsklistier.

Kindern:

1. Brechmittel:

Rp. Rad. Ipecacuanh. pulv. 0,5
Aq. Menth. pip.
Sirup. simpl. ãã 25,0
MDS. Umgeschüttelt alle 10 Minuten 1 Teelöffel (im ersten Jahr) bis 1 Eßlöffel, bis Erbrechen erfolgt.

Rp. Inf. Rad. Ipecacuanh. 1,0 : 50,0
DS. Alle 10 Minuten 1 Teelöffel, bis Erbrechen erfolgt. (Kind über 1 Jahr; darunter die Hälfte.)

Rp. Rad. Ipecacuanh. 2,0
Oxymel. Scillae 30,0
Aq. dest. ad 100,0
MDS. Alle 10 Minuten 1 Teelöffel, bis Erbrechen erfolgt.

2. Expektorans:

Rp. Inf. Rad. Ipecac. 0,25 : 80,0
Sirup. Althaeae ad 100,0
MDS. 2stündl. 1 Teelöffel (mit 1 Jahr).

Rp. Inf. Rad. Ipecac. 0,25 : 80,0
Liq. Ammon. anisat. 1,0
Sirup. Althaeae ad 100,0
MDS. 2stündl. 1 Teelöffel.

3. Bei Dysenterie große Dosen 2,0—8,0 : 200,0. Infus.

Cave: Nicht mit Tart. stibiat. zusammen. Letzteres wirkt schnell, so daß Ipecacuanha nicht zur Wirkung kommt. Bei kleiner Dosis von Tart. stibiat. wird die Nausea nur verlängert.

Ipecacuanhae Radix sine Emetino. Ipecacuanhawurzel ohne das brechenerregende Emetin zur Behandlung der Ruhr (?) S. vorstehend.

Ipecacuanhae Sirupus. (Tct. Ipecacuanh. 1, Sirup. spl. 9; also 1% Rad. Ipec.) Teelöffelweise bei Erwachsenen Expektorans, bei Kindern Brechmittel.

Ipecacuanhae Tinctura.

(Rad. Ipecac. 1; Spirit. 9) s. Ipecac. Radix. besser als das Infus.

Erwachsenen: Als Expektorans 20—30 Tropfen mehrmals täglich, eßlöffelweise als Brechmittel.

Kindern: Tropfen als Expektorans; unter 1 Jahr 1 Tropfen, 1 Jahr 2 Tropfen, 2 Jahre 3 Tropfen usw.; als Brechmittel unter 1 Jahr 3 Tropfen, 1 Jahr 6 Tropfen, 2 Jahre 10 Tropfen, größeren 10—15—20 Tropfen.

Ipecacuanhae Vinum (Rad. Ipecac. 1, Vinum 9). Wie Tinctura Ipecacuanhae. — 1 g = 30 Tropfen.

Iridis Rhizoma. Veilchenwurz. Zusatz von Pulvern.

Isatophan. Methoxychinolinkarbonsäure. Zitronengelbes Kristallpulver, wie Atophan bei Gicht, Rheumatismus, geschmacklos. Zu 0,5 mehrmals täglich.

Packung: 20 Tabl. zu 0,5.

Isoform. Parajodoanisol. Farbloses Pulver, in Wasser schwer löslich. Da es in reinem Zustande explosibel ist, kommt es mit phosphorsaurem Kalk āā in den Handel. Es reizt auf Wunden etwas, wirkt durch Abspaltung von Sauerstoff antiseptisch, und zwar auch in eiweißhaltigen Flüssigkeiten; von großen Wundflächen aus kann es zu Resorption und Intoxikation kommen. Als Isoformgaze zu Verbänden. Isoformpasta in Tube 30 g.

Isopral. Trichlorisopropylalkohol. Weiße Kristalle, in Wasser bis zu 3%$_0$ löslich. Riecht kampferartig und schmeckt scharf. Hypnotikum wie Chloralhydrat zu 0,5—1,0 als Pulver in einer Oblate zu nehmen.

Kindern: Mit 1—5 Jahren 0,1; mit 5—10 Jahren 0,3.

Packung: 20 Dragées zu 0,5.

Isticin. 1,8-Dioxyanthrachinon. Dem Emodin (in Rheum, Senna, Frangula, Aloe) ähnlich; schwerlösliches, goldgelbes Kristallpulver. Abführmittel, auf den Dickdarm wirkend, bei Verstopfung früh oder abends 1—1½—2 Tabletten zu 0,15.

Kindern: Mit 1—5 Jahren 0,05; mit 5—10 Jahren 0,1.

Packung: 30 oder 60 Tabl. zu 0,15.

Itrol. S. Argentum citricum. Schwer lösliches weißes Pulver, zu antiseptischen Spülungen 1 : 4000—1 : 8000 oder als Wundstreupulver oder in Salben 1—2% oder in Wundstäbchen 1—5%.

Jaborandi Folia. Blätter von Pilocarpus pennatifolius. Diaphoretikum, enthält Pilokarpin, welches weniger Nebenwirkungen macht als die Blätter.

Jalapae Pilulae.

Jalapenpillen (Sapo jalapin. 0,075, Tubera Jalap. 0,025), zu 2—5 Stück. Drastikum zur einmaligen Darmentleerung bei Kotstauungen. Größere Dosen führen zu Darmentzündung, wässerigen und schleimigen Stühlen. S. Jalapae Tubera.

Jalapae Resina.

Extrakt aus Tubera Jalapae, viermal so wirksam. Drastikum zur einmaligen Darmentleerung bei Kotstauungen, z. B. Rp. Resin. Jalap. 0,15; Sacch. 0,3. M. f. pulv. D. tal. dos. No. 2. 1 Pulver zu nehmen; wenn nach 6 Stunden kein Stuhl erfolgt, noch das zweite. Sonst als Zusatz besonders zu Aloe; s. dort.

Jalapae Tubera.

Wurzelknollen von Ipomoea Purga. Enthält Convolvulin. Drastikum. Jalapenwurzel ist ein kräftiges Abführmittel und eignet sich zur einmaligen Anwendung bei Kotstauungen, es führt wässerige Entleerungen herbei durch Reizung des Dünndarmes. Kontraindiziert ist es bei Entzündungen des Darmes. Häufig kombiniert man es mit Aloe (s. dort). Als Drastikum den Koloquinthen vorzuziehen. In Pillen und Pulvern zu 0,1 bis 0,2—0,5. Auch bei Hydrops zur Ableitung auf den Darm. Z. B. Rp. Tuber. Jalap. 0,2; Sacch. 0,3. M. f. pulv. D. tal. dos. No. 10. 2mal tägl. 1 Pulver.

Jalapinus sapo.

Sapo jalapinus. (Resina Jalapae, Sapo medicatus aa.) Für sich als Pille geformt zu 0,1. 3mal tägl. 2—3 Pillen. Oder als Zusatz zu Abführpillen. S. Pilulae jalapae.

Jequiritol. Ein haltbares Präparat von Jequirity, den Samen von Abrus precatorius, Paternostererbsen (rote, ovale kleine Erbsen mit einem schwarzen Punkt, häufig auf Muschelkästen usw. angebracht). Diese Samen enthalten Abrin, das lokal starke Entzündung hervorruft, resorptiv ähnlich wie Bakterientoxine wirkt; gegen dieses Gift lassen sich Tiere immunisieren, das Immunserum, das lokal und resorptiv schützt, heißt Jequiritolserum. Benutzt wird Jequiritol zum Herbeiführen einer lokalen Entzündung bei Pannus bei Trachom, da eine solche Entzündung die Trübungen aufhellt. Jequiritol kommt in verschiedenen Stärken in den Handel. Man beginnt mit der schwächsten Lösung und steigt täglich, bis der gewünschte Grad erreicht ist. Nach Abklingen der Entzündung wiederholt man die Behandlung, so oft es notwendig erscheint. Ist die Entzündung zu stark, so beseitigt man sie durch Eintropfen von Jequiritolserum. Jequiritol in verschiedenen Stärken und Jequiritolserum in einer Verpackung zu haben.

Jequirity s. Jequiritol. Die roten Beeren haben schon bei Kindern zu Vergiftungen geführt. Therapie: Jequiritolserum, sonst symptomatisch. Zur Aufhellung des Pannus bei Trachom s. Jequiritol. Z. B. Rp. Maceration. Semin. Jequirity 3,0—5,0 : 100. MDS. Zum Einträufeln ins Auge 3mal tägl. (eventuell auch noch am anderen Tage).

Joddiuretol. Name für Tabletten aus 0,5 Theobromin und 0,2 Jodkali gegen Angina pectoris. 3mal tägl. 1—2 Tabl.

Packung: 20 Tabl.

Jodferratose. Ferratose mit Jod. Enthält 0,3% Jod und 0,3% Eisen. Erwachsenen eßlöffelweise, Kindern teelöffelweise. — Flasche 250 g.

Jodfortan. Jodkalziumharnstoff. Jodpräparat, das nicht so leicht zu Jodismus führt. In Tabletten zu 0,1 Jod; 3mal tägl. 1—3 Tabletten nach dem Essen.

Packung : 100 Tabl. zu 0,25 oder 25 Tabl. zu 0,25.

Jodglidine. Verbindung von Glidine, einem Pflanzeneiweißstoff, mit Jod. Dunkelgelbes Pulver. Enthält 10% Jod. Als Tabletten zu 0,5.

Packung: 10 Tabl.

Jodipin 10% und 25%. Jodadditionsprodukt des Sesamöls. Organisches Jodpräparat, welches langsam Jod abspaltet. Das 10%ige Präparat ist eine gelbe, ölige Flüssigkeit für den inneren Gebrauch. Es wird als solches resorbiert, und dann wird allmählich Jod abgespalten (Depotbehandlung). Davon 3mal täglich 1 Teelöffel. Das 25%ige Präparat ist eine dicke, rötliche Flüssigkeit für die intramuskuläre Injektion; sie muß vor der Injektion etwas angewärmt werden. Täglich 5—20 ccm in die Glutäalmuskulatur zu injizieren oder über den anderen Tag. Nach einer Woche Pause.

Packung: 50 Tabl. zu 0,2 (25%); Gelatinekapseln 10 zu 1,0 (10%) oder 2,0 (10%); 10 zu 1 0 (25%); 10 zu 2,0 (25%). S. Jodum und Kalium jodatum.

! Jodi Tinctura!

(Jod 1, Spiritus 10.) Braune Flüssigkeit. Äußerlich zu Pinselungen bei Pleuritis, Gelenkentzündungen als ableitendes Mittel; öftere Pinselungen rufen Hautentzündung hervor. Neuerdings zur Hautdesinfektion. Auch zur Einspritzung in Fisteln, Zysten usw. zum Hervorrufen einer adhäsiven Entzündung oder bei Pharyngitis chronica zum Pinseln. (Milder ist Jodjodkalilösung: Jodi 0,04; Kal. jodat. 0,4; Aq. ad 100,0 oder stärker: Jodi 2,0; Kal. jodat. 4,0; Aq. ad 100,0.) Auch zu Spülungen: Rp. Kalii jodat. 5,0; Tinct. Jodi 20,0; Aq. dest. ad 200,0. MDS. Äußerlich. 1 Eßlöffel auf einen Irrigator Wasser. FMB = Solutio Jodi Lugol. (1 g = 60 Tropfen).

Innerlich selten; z. B. Rp. Tct. Jodi 25 gtt.; Natr. jodat. 0,1; Aq. Menthae pip., Sir. simpl. āā 25,0; Aq. dest. ad 200,0. MDS. 3—5mal $^1/_2$—1 Eßlöffel (Erbrechen). Max. dos. 0,2! pro dosi; 0,6! pro die. S. Jodum.

Jodival. Monojodisovalerianylharnstoff. Organisches Jodpräparat mit 47% Jod in Tablettenform zu 0,3; 3mal tägl. 1—2 Tabl.

Kindern: Mit 1—5 Jahren 0,1; mit 5—10 Jahren 0,2; mit 10—15 Jahren 0,3.

Packung: 10 Tabl. zu 0,3. — S. Jodum.

! Jodoformium!

Jodoform. Gelbes Pulver von durchdringendem Geruch, fast unlöslich (bis 0,007%) in Wasser, etwas löslich in Spiritus und Ölen, zu 10% löslich in Äther (97% Jod).

Wirkung: Jodoform wird jetzt nur örtlich angewandt; es entfaltet dabei eine desinfizierende Wirkung, die das Präparat selbst nicht zeigt. Es handelt sich dabei um eine Abspaltung von Jod, die zwar nur in sehr geringem Grade, aber sehr nachhaltig erfolgt. Wegen dieser Dauerwirkung findet es Anwendung zur Desinfektion eiternder Fisteln, auf suspekten Wunden, bei tuberkulösen Abszessen, überall dort, wo eine einmalige energischere Desinfektion ausgeschlossen ist. Bei Tuberkulose hat man von spezifischer Wirkung gesprochen. Jodoformpulver selbst ist nicht steril.

Nebenwirkungen: Manche Menschen haben eine Idiosynkrasie gegen Jodoform. Viele stört auch der durchdringende Geruch. Dieser wird verdeckt, wenn Jodoform mit Kumarin, dem Geruchsstoff des Waldmeisters, zusammen aufbewahrt wird; oder mit Tonkabohnen oder Vanillin in demselben Gefäß; er soll auch beim Vermischen von Jodoform mit gepulvertem geröstetem Kaffee āā verdeckt werden oder durch Zusatz von Oleum Sassafras (FMB). Aber auch bei nicht überempfindlichen Personen kommen Ekzeme und Exantheme vor, die in der Umgebung der Wunde sehr lästig sind.

Intoxikation: Bei ausgedehnter Anwendung auf größeren Wundflächen kann es zur Resorption kommen, daher stets sparsame Anwendung. Die resorptiven Vergiftungen verlaufen sehr langsam. Erst tritt Kopfschmerz und Unruhe ein. Dann treten Zustände von Narkose auf, wie bei Chloroform und Herzstörungen; ferner kommt es zu einer Degeneration der parenchymatösen Organe, von Herz, Leber, Niere mit Eiweiß im Harn; auch Zerfall der roten Blutkörperchen kann eintreten. Amblyopie.

Indikationen: Streupulver für den Trockenverband frischer Wunden. — Zur Tamponade eiternder Geschwüre. Und zwar speziell bei tuberkulösen Eiterungen, skrofulösen Drüsenvereiterungen, Knocheneiterungen und zur Injektion in kalte Abszesse als Jodoformglyzerinaufschwemmung und als Jodoformstäbchen bei tuberkulösen Fisteln. Ferner spezifisch bei weichem Schanker. — Innerlich wird Jodoform nicht mehr angewandt. — Auch bei Gonorrhoe.

! *Rezeptur:* Max. dos. 0,2! pro dosi; 0,6! pro die.

Rp. Jodoform. 1,0
Vaselin. flav. ad 10,0
M. f. ungt. D. in oll. alb.
S. Augensalbe.

Rp. Jodoform.
Ol. Cacao āā 1,0
M. f. bacill. D. tal. dos. No. 6.
S. Urethralstäbchen, tägl. 1 Stäbchen einzuführen.

Rp. Jodoform. 1,0
Ol. Cacao 2,0
Ol. Amygdal. dulc. q. s. ut f. bacill. D tal. dos. No. 5.
S. Jodoformstäbchen (Bubo, tub. Fisteln).

Rp. Jodoform. 5,0
Glycerin. pur. ad 50,0
MDS. Jodoformglyzerin. Zur Injektion in tuberkulöse Abszesse, einige Kubikzentimeter alle 14 Tage (ca. 5 Injektionen).

Rp. Jodoform. 2,0
Unguent. Glycerin. ad 20,0
MDS. Jodoformsalbe bei schuppenden Ausschlägen. 1 mal tägl. einstreichen.

Rp. Jodoform. 2,0
Vaselin. flav.
Adip. Lanae āā ad 50,0
M. f. ungt. DS. Salbe bei Verbrennungen.

Rp. Phenol. camphor.
Naphthol. camph. āā 3,0
Guajakoli 15,0
Jodoform. 20,0
Lanolin.
Spermaceti āā 50,0
MDS. Zur Injektion in Fisteln nach Sequesterentfernung.

Rp. Jodoform. 2,0
Collod. elast. ad 20,0
MDS. Zum Bedecken kleiner Wunden; bei Hautausschlägen.

Therapie der Intoxikation: Wegschaffen des Jodoforms. Sonst symptomatisch. Innerlich Natr. bicarbonicum.

Wegen der Ekzeme durch Jodoform, wegen des Geruches und wegen der Intoxikationsgefahr viele Ersatzmittel des Jodoforms, die wohl alle die spezifische Wirkung des Jodoforms nicht besitzen.

(Der Geruch an Gegenständen wird durch Waschen mit Terpentinöl beseitigt.) — (Jodoform ist teuer.)

Jodoformium Eka-. Eka-Jodoform. Gemisch von Jodoform und Paraformaldehyd, ist selbst steril; Streupulver.

Jodoformogen. Jodoformeiweiß mit 12% Jodoform. Riecht weniger als Jodoform. Streupulver.

Jodol. Tetrajodpyrrol. Hellbraunes, geruchloses unlösliches (bis 0,02%) Pulver mit 89% Jod. Als Streupulver und in Salben, Kollodium wie Jodoform.

Jodomenin. Jod-Wismut-Eiweiß. Gegen Säure beständig, zerfällt im Darm in Jodkali und Wismuteiweiß. Jodpräparat, 3mal tägl. 0,5—1,0.
Kindern: Mit 1—5 Jahren 2mal tägl. 1/2 Tabl.
Packung: 25 Tabl. zu 0,25.

Jodopyrin. Jodantipyrin. Farblose, geruch- und geschmacklose Kristalle, in Wasser unlöslich, in Spiritus löslich. Antipyretikum, Asthmamittel zu 1,0 als Pulver 3mal tägl. zu nehmen und Milch nachtrinken. — Tabl. zu 0,3.

Jodostarin. Taririnsäuredijodid. Festes Jodfett mit 47,5% Jod, in Wasser unlöslich. Jodpräparat in Tabletten: 1 Tablette zu 0,25 Jodostarin = 0,16 Jodkali. 1—3mal tägl. 1—2 Tabl.
Kindern: Mit 1—5 Jahren tägl. 1 Tabl., mit 5—10 Jahren tägl. 2 Tabl.
Packung: Röhrchen mit 10 oder 20 Tabl. zu 0,25.

Jodothyrin. Der wirksame Bestandteil bei Schilddrüseneinnahme, Thyreojodin, das etwa 10% Jod enthält, ist mit Milchzucker verdünnt, so daß 1 g 0,3 mg Jod enthält. Besitzt keinen charakteristischen Geschmack. Als Schilddrüsenpräparat zum Ersatz des fehlenden Sekretes der Schilddrüse bei Myxödem, Cachexia strumipriva. Auch bei Fettleibigkeit zu Entfettungskuren. Gibt man zuviel, so treten die Erscheinungen der Hyperfunktion der Schilddrüse, Morbus Basedowi auf: Abmagerung, Schlaflosigkeit, Pulsbeschleunigung, Exophthalmus. Erwachsenen 0,3 1—3 mal tägl.
Kindern: Mit 1—5 Jahren tägl. 0,25; mit 5—10 Jahren tägl. 0,5; mit 10—15 Jahren 0,75.
Packung: 25 Tabl. zu 0,3 oder 10 Pastillen zu 0,3.

! Jodum!

Jod. Schwarze glänzende Blättchen von charakteristischem Geruch, leicht flüchtig, in der Wärme violette Dämpfe bildend. In Wasser unlöslich (bis 0,02%), in Alkohol bis 9%, in Äther bis 50% mit brauner Farbe löslich, in Chloroform violett gefärbt, leicht löslich. In den Lösungen von Jodiden löst sich Jod: Jodjodkalilösung, Solutio Lugoli, von brauner Farbe. Stärkekleister (gestärkte Handtücher) färbt es blau.

Wirkung: Mit Eiweiß bildet es Verbindungen, wodurch es ätzend wirkt, wie Chlor oder Brom. Es entfaltet also eine Reizwirkung, die man besonders in Form der Tinctura Jodi benutzt; hierbei ist zu bemerken, daß die lokale Applikation von Jod auf die Haut wohl nur geringe Mengen von Jod in die darunter befindlichen Gewebe bringt, daß aber die Hyperämie der Stelle sich auch auf tiefere Gewebe erstrecken kann. Es durchdringt dabei die Epidermis, wirkt also auch in ihren tieferen Schichten z. B. desinfizierend, wohin die gewöhnlichen Desinfizien nicht kommen. Durch Alkalien entstehen Jodide, die aber leicht zersetzlich sind. Es kommt bei jeder Jodmedikation leicht zu Entzündungen der Schleimhäute, der Talgdrüsen = Jodschnupfen, Jodakne. In Höhlen injiziert, ruft Jod eine fibrinöse Entzündung hervor, was man in Form der Lugolschen Lösung zur Verödung von Hydrozelen usw. benutzt hat, was bei Vergiftungen zu Pleuraexsudaten führt. Jod wirkt ziemlich stark desinfizierend, allerdings wird es leicht durch die Eiweißkörper des Wundgrundes, des Serums usw. festgelegt; besonders ausgeprägt ist die Wirkung in statu nascendi. Resorbiert wirkt freies Jod wie die Salze, es führt zu Einschmelzung von entzündlichem Gewebe. Wird jetzt nur lokal verwandt, z. B. zur Zerstörung von Lupusknoten; s. Kalium jodatum.

Intoxikation: Reizung der Schleimhäute, Jodschnupfen (daher die Verwendung als Expektorans), Konjunktivitis und Lidödem. Katarrh der Stirnhöhlen (Kopfschmerz), Speichelfluß. Entzündung der Pleura mit Exsudation. Entzündung des Kehlkopfes und der Bronchien (Steigerung des Auswurfes bei Tuberkulösen). Beschleunigung des Pulses. Bei gesteigerter Sekretion der Schilddrüse, bei Morbus Basedowi, auch bei latenten Formen, bei Kropf, kann es zu manifesten Erscheinungen kommen: Herzbeschwerden, Schlaflosigkeit, Exophthalmus, Abmagerung = Jodbasedow; auch nach ganz geringen Mengen. Bei stärkerer Intoxikation Degeneration von Leber und Niere und Zerfall der roten Blutkörperchen mit Hämoglobinurie.

Indikationen: Jod selbst wird nur äußerlich, z. B. bei Lupus, in Form der Lugolschen Lösung (milde) oder der Jodtinktur (stärker) verwandt; für die innere Anwendung die Jodsalze. — (Lugolsche Lösung = Jod-Jodkali-Lösung; z. B. 0,1 : 1,0 : 100,0).

! *Rezeptur:* Max. dos. 0,02! pro dosi; 0,06! pro die.

Zum Pinseln bei Pharyngitis chronica. — Lugolsche Lösung = Jod-Jodkali-Lösung; z. B. 0,1 : 1,0 : 100,0. — Für die innere Anwendung die Jodsalze.

Rp. Jodi 2,0
Kal. jodat. 5,0
Glycerin. 10,0
MDS. 4mal tägl. auf die Lupusknötchen aufpinseln. Oder bei Herpes tonsurans.

Rp. Jodi 1,0
Kal. jodat. 2,0
Vaselin. ad 15,0
MDS. 3mal tägl. erbsengroß einzureiben bei Kropf (der sich häufig zurückbildet).

Therapie der Intoxikation: Natriumthiosulfat 2% zum Einnehmen, eßlöffelweise; auch zur Magenspülung Natriumthiosulfatlösung 0,5%. Sonst Milch, Eiweißwasser, Natr. bicarbonic.

Cave: Bei Kalomeleinstreuung ins Auge entsteht eine ätzende Verbindung, wenn man innerlich Jod gibt (= Konjunktivitis). — Aus chemischen Gründen: Alkaloide, Metallsalze, Tannin (= Fällung). — Amylum, stärkehaltige Pflanzenpulver (= Blaufärbung) — Ätherische Öle, Chloralhydrat (= Zersetzung). — Ammoniak und Ammoniaksalze, auch Hydrargyrum praecipitatum album (= Explosion; Entstehen von Jodstickstoff).

Jodvasogen. Zu Einreibungen.

Joha. Ein gebrauchsfertiges Salvarsanpräparat für die intramuskuläre Injektion. Ampullen mit Jodipin und Adeps Lanae anhydricus mit 40% Salvarsan. 1 ccm = 0,4 Salvarsan, 1,5 ccm = 0,6 Salvarsan. S. Arsenik. Vor der Injektion muß die Ampulle 2 Minuten lang in kochendes Wasser gehalten werden.

Jothion. Dijodhydroxypropan. Gelbliche, ölige Flüssigkeit mit 80% Jod. In Wasser zu 1% löslich, in Olivenöl zu 30%; mit Alkohol, Äther, Chloroform in jedem Verhältnis mischbar. Nur äußerlich anzuwenden, und zwar zu Pinselungen rein oder mit Öl wie Jodtinktur, ferner zu Einreibungen (mit Adeps Lanae anhydricus āā oder 1 : 2—3), um eine allgemeine Jodwirkung unter Umgehung des Magens zu erzielen; dabei wird es resorbiert und z. T. zerlegt, es kommt also zu einer langdauernden allmählichen Jodwirkung.

Juniperi Fructus. Wacholderbeeren von Juniperus communis. Diuretikum als Infus 10—20 : 200 oder 1 Eßlöffel auf 2 Tassen Wasser; ferner zu Spiritus Junip., Succus Junip.

Juniperi Oleum. Wacholderöl zu reizenden Einreibungen.

Juniperi Oleum empyreumaticum. Wacholderteer s. Pix. liquida.

Juniperi Spiritus. Zu Einreibungen.

Juniperi Succus inspissatus. Wacholdermus. Braune, dickflüssige Masse. Diuretikum teelöffelweise oder als Zusatz zu diuretischen Mixturen (20,0—50,0 : 200,0).

Kalium aceticum.

Essigsaures Kalium. Wirkt wie alle Kalisalze diuretisch. Zerfließlich (bis 75% löslich), daher als Liquor Kalii acetici vorrätig (33,3%). Entweder für sich allein: Rp. Liquoris Kalii acetici 10,0—30,0; Aq. dest. (oder Aq. Petroselini) ad 200,0. MDS. 2stündl. 1 Eßlöffel. Oder häufiger als Zusatz zu anderen diuretischen Mixturen; z. B. Rp. Infus. Folior. Digitalis 1,0 : 150,0; Liquoris Kal. acet. 30,0; Natr. bicarbonic. 2,0; Chloroformii gtt. II. MDS. 2stündl. 1 Eßlöffel.

Kindern: Mit 1—5 Jahren 0,5; mit 5—10 Jahren 2,0 pro dosi.

Kali causticum fusum.

Ätzkali. Kaliumhydroxyd. Die Ätzung läßt sich schwer begrenzen und geht in die Tiefe, da kein unlöslicher Ätzschorf entsteht; daher einerseits bei Schlangenbiß, dem Biß toller Hunde zweckmäßig, andererseits für gewöhnlich zum Verätzen ungeeignet; man hat daher früher Ätzkali mit gebranntem Kalk, resp. Kalziumhydroxyd āā gemischt (= Wiener Ätzpaste, mit Alkohol angefeuchtet), um die Ätzung zu begrenzen, da die Kalkverbindungen mit Eiweiß nicht so löslich sind wie die des Kaliums (bleibt 5 bis 30 Minuten liegen). Ätzkali erweicht auch die Epidermis, daher gebraucht zu erweichenden Bädern oder auch zum Erweichen der Nägel, z. B. bei eingewachsenem Nagel: Man befeuchtet ihn mit einer warmen Lösung (40%) von Kali causticum und schabt die erweichte Schicht ab, darauf wieder, bis er papierdünn, sich hervorheben und abschneiden läßt. Ebenso verfährt man bei Splittern unter dem Nagel, man erweicht den Nagel und schabt ihn ab, bis der Splitter ganz zutage liegt.

Intoxikation: Die Ätzschorfe bei Vergiftungen mit Alkalien sind, wenigstens anfangs glasig, durchsichtig, zerfließlich, fühlen sich seifenartig schlüpfrig an im Gegensatz zu den harten Ätzschorfen bei Säurevergiftung. Farbe hellrot.

Therapie der Intoxikation: Sofort reichlich Wasser trinken lassen. Magenspülung wegen der Zerfließlichkeit der verätzten Stellen äußerst gefährlich. Daher nur Milch, Schleim, auch verdünnten Essig, verdünnten Zitronensaft.

Kali caustici Liquor. 15% Ätzkali enthaltend. S. o.

! Kalii arsenicosi Liquor!

Solutio arsenicalis Fowleri. Enthält 1 % arsenige Säure, mit Lavendelspiritus parfümiert. Der Spirituszusatz bedingt, daß nicht wie bei Wasser 20 Tropfen 1 g ausmachen, sondern 32 Tropfen = 1 g. 1 Tropfen = 0,0003 Acid. arsenicos. Als Tropfen 2—10! Tropfen 3mal tägl. in Wasser.

Max. Dos. 0,5! pro dosi; 1,5! pro die.

Rp. Liq. Kal. arsenicos. 2,0
Aq. Cinnamomi. ad 10,0
MDS. 3mal tägl. 10 Tropfen
(= 0,001 Arsenik).

Rp. Liq. Kal. arsenicos. 5,0
Tinct. Chinae comp. 45,0
MDS. 3mal tägl. 20 Tropfen
(= 0,001 Arsenik).

Rp. Liq. Kal. arsenicos. 4,0
Aq. dest. ad 200,0
MDS. 3mal tägl. 1 Teelöffel
(= 0,001 Arsenik).

Rp. Liq. Kal. arsenicos.
Aq. Menth. pip. aa 10,0
MDS. 3mal tägl. 4 Tropfen
(= 0,001 Arsenik).

Zur subkutanen Injektion nicht geeignet. Man hat statt dessen eine Lösung von arsenigsaurem Natrium in Wasser anfertigen lassen (neutralisierte Lösung von 1 : 1000; davon 1 ccm = 0,001 Arsenik) oder die Pearsonsche Flüssigkeit (= Liquor. Natrii arsenicici (also arsensaures Na) 1 : 600,0; davon 1/4 Spritze) verwandt; besser wohl Natrium monomethylarsenicicum oder dimethylarsenicicum (Natr. cacodylicum), s. d.

Kindern: Liquor. Kal. arsenicos. 3,0; Aq. Menthae pip. ad 10,0; davon zuerst 2mal tägl. 1 Tropfen im 2. Jahre, alle 3 Tage steigend bis 2mal tägl. 3 Tropfen (2. Jahr), 4 Tropfen (im 3. Jahre), 6 Tropfen (im 5. Jahre), 8 Tropfen (im 10. Jahre), 10 Tropfen älteren Kindern. Dann wieder fallend. Nach dem Essen. — Bei älteren Kindern bei Chorea, Anämie usw. Liq. Kal. arsenicos. 4,0; Liq. Ferri albuminat. ad 100,0. MDS. 3mal tägl. 1/2 (mit 6—7 Jahren) bis 1 Teelöffel (später). — Kleinen Kindern bei Darmkatarrh: Liq. Kal. arsenicos. gtt. I (2. Halbjahr) bis gtt. II (mit 1 Jahr): 50,0. Davon alle 3 Stunden 1 Teelöffel.

Kalium bicarbonicum. Doppeltkohlensaures Kali, wie Natrium bicarbonicum, doch sind die Natriumsalze besser; zu 20% löslich.

Kalium bichromicum. Doppeltchromsaures Kali. Rote Kristalle. Zu 9% löslich. Man hat es als Ätzmittel wie Chromsäure bei Fußschweiß angewandt, doch gefährlich, dafür Formaldehyd. Zum Füllen der Elemente.

Kalium bitartaricum = Tartarus depuratus. S. d.

Kalium bromatum.

Bromkali. Weiße, wasserlösliche (bis 33%) Kristalle. 67% Brom.

Wirkung: Bromkali ist das am häufigsten verordnete Bromsalz. Besser Bromnatrium; eine Giftwirkung des Kalisalzes an sich ist bei innerer Zufuhr wohl ausgeschlossen. Die Bromsalze wirken beruhigend; diese Wirkung tritt erst nach einiger Zeit auf. Bromid wird sehr verspätet ausgeschieden, und zwar handelt es sich nicht um eine Festlegung an irgend einer Stelle, sondern es kreist Bromnatrium im Blute. Dabei verdrängt es das Chlornatrium, das Kochsalz, aus dem Blute, so daß Chlorverarmung eintritt. In den Harn wird Chlornatrium und Bromnatrium im selben Verhältnis zueinander ausgeschieden, wie die Stoffe im Blute vorhanden sind. Wächst also durch eine Bromnatriumgabe der Halogengehalt des Körpers von den normalen 100% auf 110%, so wird das Plus von 10% ausgeschieden, und zwar 1 Teil Bromsalz auf 9 Teile Kochsalz; es hat sich also Brom an Stelle von Chlor gesetzt. Daher verdrängt Brom das Chlor, wie auch Chlor das Brom. Daher muß bei einer Bromkur stets auf den Kochsalzgehalt der Nahrung geachtet werden; will man die Bromdosen miteinander vergleichen oder eine gleichmäßige Bromwirkung auf längere Zeit erhalten (Epilepsie), so muß der Kochsalzgehalt der Nahrung täglich derselbe sein. Bei Kochsalzentziehung wirkt Brom schneller. Man gebe Bromsalze stets nach dem Essen.

Nebenwirkungen: Bromakne, Reizung der Konjunktiva, der Bronchialschleimhaut, der Nasenschleimhaut, Magenstörungen.

Intoxikation: Magen- und Darmkatarrh, Apathie, Motilitätsstörungen, Zittern, Hinfälligkeit, Abmagerung, Schlafsucht.

Indikationen: Sedativum bei nervösen Personen; ein eigentliches Schlafmittel ist Bromkali nicht, aber es kann durch Beseitigen von unangenehmen Sensationen, durch Abstumpfung gegen äußere Eindrücke den Schlaf begünstigen (Aufregung, Herzklopfen). — Hauptanwendungsgebiet ist die Epilepsie. Hier setzt es die Zahl und Intensität der Anfälle herab. Es wird bei konstanter Kochsalzzufuhr zuerst in kleineren Dosen, dann steigend, bis der gewünschte Effekt eingetreten ist, gegeben. — Auch bei Chorea minor, bei Keuchhusten, beim Erbrechen Schwangerer; doch sei man bei Kindern, wenigstens für längere Zeit vorsichtig.

Rezeptur: Bromkali wird stets auf gefüllten Magen und in viel Wasser gelöst gegeben.

Rp. Kal. bromat. 0,5
D. tal. dos. No. 10. S. 3mal tägl. 1 Pulver in einem Glase Wasser nach dem Essen (Neurasthenie, Erbrechen Schwangerer).

Rp. Kal. bromat. 50,0
DS. In 1/4 Liter Wasser zu lösen; davon 1 Teelöffel = 1 g in Milch oder Wasser zu nehmen. (Epilepsie: anfangs 3, steigend bis 6, evtl. auch mehr.)

Rp. Kal. bromat. 50,0
DS. In einer Weißweinflasche Wasser gelöst; davon 1 Eßlöffel = 1 g.

Rp. Kal. bromat. 40,0
Infus. Rad. Valerian. (10%) ad 200,0
MDS. 3mal tägl. 1—2 Teelöffel (1 Teelöffel = 1 g).

Rp. Sol. Kal. bromat. 6,0—10,0 : 180,0
Liq. Kal. arsenicos. 2,0
MDS. 3mal tägl. 1 Eßlöffel (= 0,5—0,9 Kal. bromat. und 0,0016 Arsenik).

Rp. Kal. bromat. 10,0
Aq. dest. ad 150,0
MDS. 3mal tägl. 1 Eßlöffel in einem Glase Wasser. (Epilepsie: anfangs, dann steigend bis zu 6 g = 6 Eßlöffel.)

Rp. Kal. bromat. 10,0
Aq. dest. 20,0
MDS. 3mal tägl. 25 Tropfen zu nehmen, in Milch oder Wasser (= 0,5).

Rp. Kal. bromat. 10,0
Antipyrin. 3,0
Codein. phosphor. 0,4
Aq. Menth. pip. ad 150,0
MDS. Abends 1 Eßlöffel (= 0,04 Cod.; 1,0 Kal. bromat.). Bei Neuralgien.

Rp. Infus. Rad. Valerian. 6,0 : 180,0
Kal. bromat. 6,0—12,0
MDS. 3mal tägl. 1 Eßlöffel (= 0,5—1,0).

Rp. Kal. bromat. 3,0
Mucilag. Gummi arab.
Aq. dest. āā ad 50,0
MDS. Die Hälfte zum Klistier (Erbrechen Schwangerer).

Kindern: Unter 1 Jahr 0,1—0,2; 1 Jahr 0,3; 2 Jahre 0,3—0,4; 5 Jahre 0,5—1,0. Z. B. Rp. Sol. Kal. bromat. 2,0—5,0 : 100,0. DS. 2mal tägl. 1 Kinderlöffel, eventuell steigend. Dauerdosen (am besten zu vermeiden): Mit 1—2 Jahren 0,1 pro dosi, 0,3 pro die; mit 3—5 Jahren 0,2 pro dosi, 0,5 pro die; mit 6—11 Jahren 0,5 pro dosi, 1,0 pro die; mit 12—16 Jahren 0,5 pro dosi, 2,0 pro die. — Die geistige Entwicklung soll bei Dauerdosen leiden.

Therapie der Intoxikation: Kochsalz.

Cave: Chloralhydrat, Paraldehyd, Kalomel (= Zersetzung).

Packung: Compretten MBK Kalium bromatum 0,5 oder 1,0 (Glas mit 25 oder 50 Stück). — Tablonettae (C. m.) Kal. bromat.; 10 oder 20 Tabletten zu 0,5.

Kalium carbonicum. Kohlensaures Kali. Wie Soda. Zu 50% löslich. Zu Saturationen oder äußerlich zur Entfettung der Haut. Z. B. Rp. Kal. carbon. 2,0; Tinct. Benz. 10,0; Aq. Ros. ad 200,0. MDS. 2 Eßlöffel zum Waschwasser bei fettiger Haut. S. auch Liq. Kal. carbon.

Kalii carbonici Liquor (Kalium carbonicum 11; Aq. 20). Als Alkali in Verdünnung. Zu Saturationen: Rp. Liquoris Kalii carbonici 15,0; Aceti 80,0; Sirupi simplicis 15,0; Aquae destillatae ad 200,0. MDS. 2stündl. 1 Eßlöffel. FMB = Saturatio simplex.

Kalium carbonicum crudum. Rohes kohlensaures Kali. Wie Soda zum Bad, erweichend auf die Haut wirkend. 100,0—200,0 zu einem Bade.

Kalium chloricum.

Chlorsaures Kali. Weißes, lösliches (bis 5%) Kristallpulver, das leicht Sauerstoff abgibt und dadurch desinfizierend wirkt. In Lösung zum Spülen des Mundes, innerlich nicht. Auch beim Spülen nichts verschlucken; nach der Aufnahme kann es zu Methämoglobinämie kommen: braune Verfärbung der Schleimhäute, ins Graue spielend. Kollaps, Nephritis (nach anfänglicher Polyurie). Auch bei Quecksilberkuren zur Mundpflege. Eine Messerspitze auf ein Glas Wasser oder als Mundwasser zu 2—3%. Z. B. Rp. Kal. chloric. 50,0. D. cum signo veneni. S. 1 Teelöffel auf ein Glas Wasser zum Gurgeln, nicht verschlucken.

Therapie der Intoxikation: Magenspülung, Exzitantia, Anregung der Diurese, Kochsalzinfusion, Natr. bicarbon.

Cave: Alle leicht oxydierbaren Substanzen werden meist unter Explosion oxydiert — Jod, Schwefel, Glyzerin, Alkohol, Äther, Karbolsäure, Lykopodium, Stärke; besonders wichtig: Kohle, Tannin, Zucker; also nicht als Zahnpulver mit Kohle, nicht als innerliches Pulver mit Zucker (= Explosion).

Packung: Compretten MBK Kalium chloricum cum Borace et Cocaino hydrochlorico (Kalium chloric.; Borax āā 0,15; Cocain. hydrochloric. 0,00025; Ol. Menth.). (Glas mit 25 oder 50 Stück.)

Kalium dichromicum s. Kalium bichromicum.

Kalium ferricyanatum. Ferrizyankali. Rotes Blutlaugensalz. Zu 28% löslich. Reagens.

Kalium ferrocyanatum. Ferrozyankali. Gelbes Blutlaugensalz. Zu 20% löslich. Reagens.

Kalium jodatum.

Jodkali. Weiße, leicht wasserlösliche (bis 57%) Kristalle mit 76,5% Jod.

Wirkung: Jodsalze werden schnell resorbiert und mit dem Harn entleert, nur ein Teil tritt in organische Bindung in der Schilddrüse. Aus den Salzen kann Jod selbst frei werden, welches lokal reizt; dies wie auch die Jodsalze selbst führen zu: Jodschnupfen, ferner Konjunktivitis, Tränenfluß,

Stirnhöhlenkopfschmerz, Speichelfluß, vermehrte Sekretion der Bronchien, zuweilen auch Kehlkopfentzündung, ja Glottisödem. Auf der Haut Jodakne. Leichte Erscheinungen wie Jodschnupfen bleiben fast nie aus; gehen häufig bei weiterer Medikation zurück; Zufuhr von Alkalien bessern den Zustand (Natr. bicarbon.). Bei Kranken kommt es zu einer Einschmelzung von entzündetem Gewebe, Drüsenschwellungen bei Skrofulose gehen zurück, die Tertiärerscheinungen der Syphilis schwinden auffallend schnell, ohne daß eine Heilung der Syphilis erreicht wird. Bei Arteriosklerose, Aortenaneurysma usw. wirkt Jodkali günstig, die Wirkung ist nicht aufgeklärt. Bei trockener Bronchitis wird die Expektoration erleichtert, das Sekret flüssiger, bei Tuberkulose der Auswurf vermehrt. Bei Muskellähmungen, bei Neuralgien, bei chronischer Arthritis, bei Asthma ebenfalls von günstigem Einfluß, der unerklärt ist. Eine Affinität hat Jod zur Schilddrüse, bei Strumen (vor der Kolloidentartung) kommt es zu Rückbildung; bei Veränderungen der Schilddrüse kann es zu Abmagerung, Nervosität, Zittern, Exophthalmus kommen, kurz zu Erscheinungen des Basedow (= Jodbasedow), die sich nur äußerst langsam zurückbilden. Bei Vergiftungen mit Metallen findet nach Jodkali eine schnellere Ausscheidung des Metalles statt. Aktinomykose wird günstig beeinflußt. — Langsamer wird das Jod der Jodfette ausgeschieden, die erst im Organismus gespalten werden.

Indikationen: Tertiäre Syphilis. (Auch dort, wo nur die Möglichkeit einer syphilitischen Erkrankung vorliegt, versäume man nie eine Jodkalikur, da sie schnell Aufklärung schafft: z. B. bei Lupus; handelt es sich doch um Syphilis, so wird bei Unterlassung der Jodkur kostbare Zeit verloren und der Prozeß schreitet fort; handelt es sich wirklich um Lupus, so schadet die kurze Kur dem Patienten kaum. Das gleiche gilt bei Karzinom — (tertiäre Lues?) — Bei Arteriosklerose. — Bei trockener Bronchitis, Asthma, den Katarrhen der Emphysematiker. — Bei Drüsenschwellungen, entzündlichen Hypertrophien. — Skrofulose. — Chronischen Gelenkentzündungen. — Chronischen Neuralgien. — Bei Struma. — Bei chronischer Blei- und Quecksilbervergiftung. (Bei Struma und Lymphdrüsenanschwellung auch äußerlich.)

Kontraindikation: Bei Veränderungen der Schilddrüse, bei Kropf immer große Vorsicht; schon kleine Dosen können zu Jodbasedow führen.

Rezeptur: 0,1—0,5—1,0 nach dem Essen in Milch; schmeckt kratzig, salzig; daher nicht Sirup als Korrigens.

Rp. Kal. jodat. 10,0
Aq. dest. 20,0
MDS. 3mal tägl. 20 Tropfen in viel Milch.

Rp. Kal. jodat. 5,0
Natr. bicarbon. 5,0
Aq. dest. ad 150,0
MDS. 1—3mal tägl. 1 Eßlöffel in viel Milch.

Rp. Kal. jodat. 10,0
Aq. menth. pip. 15,0
Aq. dest. ad 150,0
MDS. 3mal tägl. $^{1}/_{2}$—1 Eßlöffel nach dem Essen.

Rp. Kal. jodat. 5,0
Succ. Liquirit. 5,0
Aq. dest. ad 150,0
MDS. 3mal tägl. 1 Eßlöffel.

Rp. Kal. jodat. 5,0—10,0
Extr. secal. cornut. 1,0
Aq. dest. ad 300,0
MDS. 3mal tägl. 1 Eßlöffel (Angina pectoris).

Rp. Jodi 1,0
Kal. jodat. 2,0
Vaselin. ad 15,0
M. f. ungt. DS. Erbsengroß einzureiben (Kropf).

Kindern: Unter 1 Jahr 0,01; mit 1 Jahr 0,02; mit 2 Jahren 0,03; mit 3—4 Jahren 0,04; mit 5 Jahren 0,05; mit 8 Jahren 0,1; mit 10 Jahren 0,2 3mal tägl. Also: Rp. Kal. jodat. 0,15; Aq. dest. ad 150,0. MDS. 3mal tägl. 1 Kinderlöffel in Milch (unter 1 Jahr). Oder: Rp. Kal. jodat. 0,2; Aq. dest. ad 100,0. MDS. 3mal tägl. 1 Kinderlöffel in Milch (1 Jahr). Rp. Sol. Kal. jodat. 0,5 : 100,0. DS. 3mal tägl. 1 Kinderlöffel in Milch (5 Jahre).

Cave: Kalium chloricum, Kalium permanganicum, Liquor. Ferri sesquichlorati (= Freiwerden von Jod; ebenso in Fetten, ranzigen Salben, letzteres durch Zusatz von Natriumthiosulfat zu verhindern). — Alkaloide, Metallsalze wie Silber-, Blei- und Quecksilbersalze, auch Kalomel, Liquor. Kalii arsenicosi (= Fällung). — Ammoniak, Liquor. Amonii anisatus (= Explosion; Entstehen von Jodstickstoff). — Licht (= Freiwerden von Jod).

Packung: Geloduratkapseln zu 0,25 und 0,5; Compretten MBK zu 0,1 oder 0,5 (Glas mit 25 oder 50 Stück). — Tablonettae (C. m.) Kal. jodat. zu 0,5; 10 oder 20 oder 50 Stück.

Kalii jodati Unguentum. Jodkalisalbe (Kal. jodat. 20, Natriumthiosulfat 1/4, Aq. 15, Adeps suillus 165). Beim Ranzigwerden des Fettes (Abspaltung freier Fettsäuren) wird Jod frei, dies verhindert der Zusatz von Thiosulfat. Zur lokalen Einreibung bei Struma, Drüsenschwellungen usw. — Will man freies Jod zu der Salbe setzen, so ist das Natriumthiosulfat wegzulassen. S. o. bei Jodum und Kalium jodatum.

Kalium nitricum. Salpetersaures Kali. Kalisalpeter (bis 20% löslich). Als Pulvis temperans: Kal. nitric. 1, Tartar. dep. 3, Sacch. 6, teelöffelweise oder als Charta nitrata, Filtrierpapier, das mit Salpeterlösung 1 : 5 getränkt ist und dessen Dämpfe bei der Verbrennung bei Asthma eingeatmet werden.

Kalium permanganicum.

Übermangansaures Kali. Dunkelviolette Kristalle, zu 5% in Wasser löslich. Wirkt oxydierend, daher desinfizierend und desodorisierend. Dabei wird es reduziert zu braunem Manganoxyd, dessen Flecken mit Essig, Kleesalz oder Zitronensäure entfernt werden. Von der 1%igen Lösung ein Teelöffel auf ein Glas Wasser zum Gurgeln, zu Spülungen bei jauchigen Wunden 1/2%, zu Einspritzungen in die Harnröhre bei Gonorrhoe 0,1 : 200,0. In Substanz ätzt es auf der Haut und auf Wunden; man hat daher Warzen damit weggebracht: Ein gelochtes Heftpflaster schützt die Umgebung, mehrere solche klebt man zur Bildung einer kleinen Grube übereinander, die man mit Kal. permang. füllt und mit Heftpflaster verschließt. Die Ätzung geht ziemlich tief! Ferner als Antidot bei Schlangenbiß 1/2 Spritze einer 1%igen Lösung in die Umgebung der Wunde zu spritzen; bei Morphinvergiftung innerlich 0,1 : 100,0. Eßlöffelweise. Bei Soor zum Bepinseln: Kal. permanganic. 0,25 : 50,0 Wasser. — 0,05% zur Blasenspülung.

Cave: Organische Substanzen oder andere leicht oxydierbare Körper reduzieren das Kal. permang. Trocken damit verrieben, Explosion. Daher stets in reiner wässeriger Lösung. — Alkaloide (= Oxydation der letzteren in Lösung). — Jod, Schwefel, Glyzerin, Alkohol, Äther, Karbolsäure, Lykopodium, Zucker, Tannin (= Explosion).

Kalium sulfo-guajacolicum. Thiokol. Weißes, geruchloses, lösliches Pulver mit 52% Guajakol, reizlos. An Stelle von Guajakol zu 1,0—2,0 mehrmals täglich in Lösung. Rp. Kal. sulfo-guajacol. 15,0; Sir. Cort. Aurant. 20,0; Aq. dest. ad 150,0. MDS. 3mal tägl. 1 Eßlöffel.

Packung: 25 oder 50 oder 100 g; Tabl. zu 0,5 oder 1,0.

Kalium sulfo-kreosotinicum. Gelbbraunes, geruchloses, wasserlösliches Pulver mit 33% Kreosot. Kreosotpräparat. Zu 2—5 g tägl.

Packung: Flaschen mit 25 oder 50 oder 100 g.

Kalium sulfuratum. Schwefelkalium. Schwefelleber. Innerlich nicht. Äußerlich zu Waschungen 5 : 100 oder zu Bädern Kalium sulfuratum crudum pro balneo 50—100 zu einem Vollbad in einer Holz- oder Porzellanwanne bei Blei- und Quecksilbervergiftung, bei Rheumatismus, bei Hautkrankheiten.

Kalium sulfuricum. Schwefelsaures Kali. Kaliumsulfat. Als Zusatz zu Abführmitteln; bis 9% löslich. Wie Natrium sulfuricum.

Kalium tartaricum. Tartarus tartarisatus. Weinsaures Kali (Tartarus dep. ist das saure Salz). Leicht lösliches (bis 50%) Kristallpulver, zu 1,0—3,0 als Pulver oder in Lösung, in kleinen Dosen als Diuretikum, in größeren als mildes Laxans.

Kindern: Mit 1—5 Jahren 0,2; mit 5—10 Jahren 0,3 als Diuretikum.

Kalmopyrin. Acetylsalizylsaures Kalzium mit 79,7% Acetylsalizylsäure und 13% Kalk, weißes Pulver, mit schwach saurer Reaktion in Wasser bis zu 20% löslich, etwas bitter schmeckend; lösliches Aspirin. Wie dieses in Tabletten zu 0,5 oder in Lösung, z. B. Rp. Infus. Ipecac. 0,5 : 180,0; Kalmopyrin. 3,0—5,0; Sir. simpl. ad 200,0. MDS. 2stündl. 1 Kinderlöffel.

Kindern: Mit 1—5 Jahren 0,1; mit 5—10 Jahren 0,3; mit 10 bis 15 Jahren 0,5.

Packung: 10 Tabl. zu 0,5.

Kalomel s. Hydrargyrum chloratum.

Kalomelol. Kolloidales Kalomel mit 75% Kalomel (= 66% Quecksilber) und 25% Eiweißstoffen als Schutzkolloiden. Weißgrau, zu 2% mit milchiger Trübung löslich. Zu Einreibungen an Stelle der Quecksilberschmierkur in Salben mit 45% Kalomelol oder als Streupulver zur Behandlung syphilitischer Lokalerscheinungen. Tabletten für den inneren Gebrauch.

Packung: 20 Tabl. zu 0,01.

Kalzan. Doppelsalz von milchsaurem Kalk und milchsaurem Natrium. — Kalkpräparat in Tabletten zu 0,5.

Kindern: 1—2 Tabl.

Packung: Schachtel mit 10 Röhrchen mit je 9 Tabl.

Kalzine. Chlorkalziumgelatine. Kalkpräparat zur subkutanen Injektion bei Blutungen (Hämophilie, Purpura, Skorbut, wobei auch die Gelatine als solche eine Rolle spielt), bei exsudativen Prozessen (Serumexantheme, Urtikaria, Pleuritis), bei Reizzuständen des vegetativen Nervensystems (Asthma bronchiale, Basedow, Tetanie) und bei Osteomalazie und Rachitis. (Sterile Gelatine von Merck.)

Kindern: 3—5 ccm bei Melaena neonatorum.

Kamala. Drüsenhaare auf den Früchten von Mallotus philippinensis. Rotes Pulver, Bandwurmmittel, das zugleich abführend wirkt. Erwachsenen auf einmal 6,0—12,0 als Bissen, als Latwerge oder als Schüttelmixtur; z. B. Rp. Kamalae 12,0. DS. In einer halben Stunde in zwei Portionen in Wein zu nehmen. Oder Rp. Kamalae 12,0; Sirup. Cort. Aurant., Mucilag. Gummi arab. āā 25,0; Aq. dest. ad 200,0. MDS. Umgeschüttelt in einer halben Stunde in zwei Portionen zu nehmen.

Kindern: Mit 1—5 Jahren 1,0; mit 5—10 Jahren 2,0; mit 10—15 Jahren 3,0. Z. B. Rp. Kamalae 1,5—3,0; Pulp. Tamarind. 20,0. M. f. electuar. DS. Innerhalb $^1/_2$ Stunde zu nehmen.

Kava-Kava. Die Wurzel von Piper methysticum enthält ein Harz, welches anästhesierend wirkt und als inneres Gonorrhoemittel zur Schmerzstillung gebraucht wird. (Auch zur Herstellung eines berauschenden Getränkes [s. Neurocardin] verwandt.) S. Gonosan.

Kefyr. Milch, welche durch einen kaukasischen Pilz vergoren ist und Kohlensäure und Alkohol enthält. Je nach der Zeit der Einwirkung unterscheidet man 1tägigen, 2tägigen und 3tägigen Kefir. Junger Kefir führt ab, alter wirkt verstopfend. Man setzt der Kuhmilch (die analoge Gärung der Stutenmilch ist Kumis) den Pilz (wie Hefe) zu und stellt sie warm; in Kefirpastillen zur Herstellung.

Keratin. Hornsubstanz. Dient zum Überziehen von Pillen, die sich erst im Darm lösen sollen.

Kino. Schwarzrote, trockene Masse, durch Einschnitte in die Rinde von Pterocarpus Marsupium gewonnen. Enthält Gerbsäure. Innerlich als Antidiarrhoikum zu 0,5—1,0 bei Durchfällen, Ruhr, Blutungen. Äußerlich als Streupulver.

Kino Tinctura. Tinct. Kino (Kino 1; Spirit. 5). Innerlich wie Kino zu 15—30 Tropfen bei Durchfällen, Ruhr, Blutungen. Gerbsäure enthaltend.

Koagulen s. Coagulen.

Kolanin. Tabletten von Nuces Colae. 1 Tabl. = 2,8 frischer Droge. Koffeinpräparat gegen Müdigkeit. S. Nuces Colae. (Schachtel zu 20 und 50 Stück.)

Kolae Semen s. Colae Semen. Compretten MKB Kola cum Lecithino (Extr. Kolae spiss. 0,15; Lecithin. puriss. Merck 0,05) (Glas mit 25 oder 50 Stück).

Kosinum. Wirksamer Bestandteil von Flores Koso, gelbe Kristalle, als Bandwurmmittel zu 0,5—1,0—2,0 in Oblaten als Pulver (schwer löslich). Es gibt mehrere Präparate im Handel, daher nicht verwechseln: **Kosin crystallisatum.** Gelbe Nadeln, zu 0,0015—0,002; dazu ein Abführmittel als Bandwurmmittel. Die Dosen sind also außerordentlich verschieden!

Koso Flores. Blüten von Hagenia abyssinica. In frischem Zustande ein gutes Bandwurmmittel, zu 20,0—30,0 als Latwerge (Pulv. Flor. Koso, Mel dep. āā 20,0. M. f. elect. DS. Auf 2 mal in $^1/_2$ Stunde) oder komprimiert.

Kindern: Mit 1—5 Jahren 2,0; 5—10 Jahren 5,0; 10—15 Jahren 10,0.

Kreosotal. Kreosotum carbonicum. S. d.

! Kreosotum!

Kreosot. Klare, schwach gelblich gefärbte ölige Flüssigkeit (bis 0,2% wasserlöslich), durch Destillation aus dem Buchenholzteer gewonnen. Riecht rauchähnlich und schmeckt brennend. Enthält hauptsächlich Guajakol. Reizt lokal. Also innerlich nur in Verdünnung oder in Kapseln, als Pillen. Wirkt bei Lungentuberkulose günstig, lange zu gebrauchen. Auch bei Brechdurchfall als Desinfiziens. Äußerlich rein auf Watte in den hohlen Zahn. Max. dos. 0,5! pro dosi; 1,5! pro die. — 1 g = 38 Tropfen.

Rp. Kreosot. 5,0
Succ. Liquirit.
Pulv. Liquirit. q. s. ut f. pil. No. 100. DS. 3 mal tägl. 1—2—3 Stück steigend nach dem Essen.

Rp. Kreosot. 8,0
Tinct. Gentian. 20,0
MDS. 3 mal tägl. nach dem Essen 10 Tropfen in Wasser oder Milch auf gestoßenem Zucker in Oblate.

Rp. Kreosot. 1,0—3,0
Ol. jecor. Asell. ad 200,0
MDS. 2 mal tägl. 1 Eßlöffel nach dem Essen.

Rp. Kreosot. 0,05
Spiritus 0,25
Mucilag. Salep. ad 120,0
MDS. 2 stündl. $^1/_2$—1 Teelöffel (Brechdurchfall der Kinder).

Rp. Kreosot. 0,1
Aq. Menth. pip. 170,0
Mucilag. Salep ad 200,0
MDS. 2 stündl. 1 Eßlöffel bei Erbrechen der Schwangeren.

Rp. Kreosot. 1,5
Solve in Olei Amygdal. 30,0
Gummi arab. 20,0
Aq. dest. 80,0
Sir. Amygdal. 20,0
M. f. emuls. DS. 2—5 mal tägl. 1 Teelöffel (= 0,075).

Kindern: Kreosot. 1,0; Ol. Sesam. ad 100,0; davon $^1/_2$ Teelöffel 2 mal tägl. nach dem Essen Kindern von 1 Jahr. Später 1 Teelöffel. Größeren Kindern: Kreosot. 3,0; Tinct. Gentian. ad 15,0. 3 mal tägl. 5—10 Tropfen in Zuckerwasser nach dem Essen im späteren Kindesalter. Bei Brechdurchfall s. oben.

Packung: 10 oder 100 Gelatinekapseln zu 0,1 oder 0,2 oder 0,3 oder 0,5.

Kreosoti Pilulae.
(Kreosot. 5; Rad. Liquirit. pulv. 9,5; Glycerin. 0,5 = 100 Pillen.) Jede Pille enthält 0,05 Kreosot. 3 mal tägl. 1 Pille, steigend bis 3 mal tägl. 10 Pillen. Größte Einzelgabe 10 Pillen, größte Tagesgabe 30 Pillen. Zweckmäßige Form der Kreosotdarreichung.

Kreosoti Tinctura (Kreosot 1; Tinct. Gentian. 4). Zu 3 mal 1—5—10—15 Tropfen allmählich steigend.

Kreosotum carbonicum.
Creosotal. Kreosotal. Kreosotkarbonat. 90% Kreosot. Weil die alkoholischen Gruppen im Kreosot die lokale Reizwirkung bedingen, hat man sie durch Säureradikale besetzt, um die Reizwirkung des Kreosots auf den Magen zu mildern. Zähflüssige hellbraune Masse, mit Alkohol, Äther und Ölen mischbar, in Wasser unlöslich. Besser verträglich als Kreosot. Rein zu 3 mal tägl. 2—5—25 Tropfen bis 1 Teelöffel in Apfelmus oder hinterher Kaffee nachtrinken. Oder in Lebertran oder in Kapseln. Z. B. Rp. Kreosot. carbon.; Ol. jecoris aselli āā 20,0. MDS. 3—4 mal tägl. 25 Tropfen.

Kindern: Im 1. Jahr 2 Tropfen; mit 1 Jahr 3 Tropfen; später 5 bis 10 Tropfen in Lebertran. Z. B. Rp. Kreosot. carbonic. 3,0 (mit 1 Jahr) bis 5,0 (mit 2 Jahren); Ol. jecoris aselli ad 100,0. MDS. Teelöffelweise.

Packung: Flaschen zu 25, 50 und 100 Creosotal.

Kreosotum valerianicum. Eosot. Isovaleriansäureester des Kreosot. Wird gut vertragen, besser als Kreosot (s. Kreosot. carbonic.). Gelbliche, ölige Flüssigkeit, mit Alkohol, Äther, Ölen mischbar. Zu 0,2—0,5—1,0 mehrmals tägl. in Lebertran, Haferschleim oder Gelatinekapseln.

Krysolgan. Amino-auro-thiophenolcarbonsaures Natrium. Mittel bei Tuberkulose zur intravenösen Injektion 0,025 in 0,25 ccm (bei Nierentuberkulose 0,01); 0,05 in 0,5 ccm; 0,1 in 1 ccm sterilem redestilliertem Wasser bis zu 0,1 in 1 ccm steigend mit langen Pausen. Reaktion nach Art der Tuberkulinreaktion.

Packung: Ampullen zu 0,05 oder 0,1 oder 0,2.

Kumys. Stutenmilch, die einer alkoholischen Gärung unterworfen ist (s. Kefyr).

Lacalut. Aluminium lacticum. Ersatz der essigsauren Tonerde in fester Form, zur Herstellung klarer und haltbarer Lösungen 1—2% zu Umschlägen.

Packung: 10 g.

Lactagol. Extrakt aus Baumwollensamenmehl. Weißes Pulver. Soll zu 3—4 Teelöffeln genommen die Milchsekretion stillender Frauen erhöhen. — Karton.

Lactis Saccharum. Milchzucker. Zieht an der Luft nicht so leicht Feuchtigkeit an als Rohrzucker, daher wird er bei wasseranziehenden Substanzen als Konstituens verwandt. Schmeckt weniger süß als Rohrzucker. In größeren Dosen bei Kindern leicht abführend (teelöffelweise).

! **Lactophenin!** Lactylphenetidinum! S. d. Max. dos. 0,5! pro dosi; 3,0! pro die.

! **Lactylphenetidinum!**
Laktophenin! Weißes Kristallpulver, in Wasser schwer löslich (bis 0,2%). Wirkt wie Phenazetin (= Azetphenetidin) antipyretisch, antineuralgisch. Diese Mittel sind etwas milder als Azetanilid und führen nicht so leicht zu Kollaps. Bei größeren Gaben können die gleichen Vergiftungen auftreten wie bei allen Anilinderivaten: Kollaps und Methämoglobinämie, graubraune Verfärbung der Schleimhäute. Zu 0,3—0,5 mehrmals tägl. als Pulver, mit Wasser hinabspülen. Max. dos. 0,5! pro dosi; 3,0! pro die. Die Entfieberung erfolgt allmählich, ebenso der Wiederanstieg des Fiebers.

Kindern: Mit 2 Jahren 0,05; mit 4 Jahren 0,1; mit 10 Jahren 0,2.

Laevulose. Fruchtzucker. Weiße, krümelige Masse, in Wasser löslich, süß. Wird om Diabetiker ausgenutzt.

Laminaria. Laminariastifte. Getrocknete Stiele von Laminaria digitata, die in Wasser stark quellen. Zur Dilatation des Zervikalkanales.

Lanolinum = Adeps Lanae cum Aqua.

Lanolinum anhydricum = Adeps Lanae anhydricus.

Lapis infernalis s. Argentum nitricum.

Lapis mitigatus = Argentum nitricum cum Kalio nitrico.

Lapis pumicis. Bimsstein. Zerrieben als feiner Sand zu Seifen, zur Entfernung des Zahnsteins usw.

Larginum. Silberalbuminat mit 11% Silber, zu 10% in Wasser löslich, grauweißes Pulver. Zu Injektionen bei Gonorrhoe 0,25—1,5 : 100,0.

Larosan. Kaseinkalzium mit 25% CaO zum Zumischen zur Milch bei Ernährungsstörungen und Durchfällen.

Packung: 5 Schachteln zu 20 g.

Laudanon. Mischung der Opiumalkaloide; Laudanon I: Auf 10 Teile Morphin 6 Narkotin, 1 Kodein, 2 Papavarin, 0,5 Thebain und 0,5 Narcein; Laudanon II: Auf 10 Morphin 2 Narkotin, 1 Kodein, 0,1 Papaverin, 0,5 Thebain, 0,1 Narcein und 6,3 Milchzucker. Also Morphin + Nebenalkaloide āā, anstatt Opium zu 0,02, also doppelter Dosis wie Morphin.

Packung: 20 Tabletten zu 0,01; Ampullen, Schachtel mit 3 oder 6 Ampullen zu 0,02; 2%ige Lösung zum Einnehmen (Dosis 20 Tropfen), Flasche mit 10 ccm; Sirup, 100 ccm der Lösung 0,05 : 100,0 (Dosis 1 Eßlöffel). — Laudanon-Skopolamin-Ampullen mit 0,04 Laudanon und 0,0004 Skopolamin; Schachtel mit 3 Ampullen.

Kindern: Von Laudanon-Sirup 1/4—1 Teelöffel.

Laudanum = Opium.

Lavandulae Flores. Lavendelblüten. Aromatikum. Zu Kräuterkissen und Spezies. — Oleum Lavandulae, als Milchzucker, 1 g = 52 Tropfen. — Spiritus Lavandulae, Zusatz zu Einreibungen, 1 g = 52 Tropfen. Im Liquor Kalii arsenicosi.

Lecithinum. Lezithin. Distearinglyzerinphosphorsäurecholinester. Fettähnliche Substanz, besonders im Nervensystem vorkommend, aber in jeder Zelle vorhanden. Gelbliche halbfeste Masse, in Wasser aufquellend, in Alkohol und Äther löslich. Aus Eidotter dargestellt (= Ovolezithin). Neuerdings werden viele Präparate zur Stärkung bei Erkrankungen des Nervensystems hergestellt.

Lenicetum. Lenizet. Feines Aluminiumazetat, in Wasser schwer löslich. Als Streupulver mit Talkum 10—30%, als Salbe mit Vaselin ebenso, als Puder usw. und als Blenolenicet.

Lenigallol.

Pyrogalloltriazetat. Erst durch die alkalischen Sekrete der Haut wird es zu Pyrogallol verseift, das dann seine reduzierende Wirkung entfaltet. Daher ist die Wirkung von Lenigallol milder als die von Pyrogallol. Bei Psoriasis, Ekzem: Rp. Lenigallol. 0,3—3,0; Zinc. oxydat., Amyl. tritici āā 7,5; Vasel. flav. ad 30,0. MDS. Äußerlich.

Lenirobinum. Chrysarobintetraazetat. Wirkt milder als Chrysarobin, das erst aus Lenirobin durch das alkalische Hautsekret frei wird. Wie Chrysarobin.

Leptinol. Kolloidales Palladiumoxydulhydrat = $Pd(OH)_2$ in Paraffin zu 2,5% Pd gelöst. Ölige, schwarze Flüssigkeit, soll katalytisch die Fettverbrennung fördern, ist als Entfettungsmittel subkutan zu 1,5 ccm wöchentlich angewandt worden.

Leukofermatin. Antiferment des Blutes gegen das tryptische Leukoferment, gewonnen durch Behandeln von Tieren mit Pankreastrypsin; zur Injektion in Abszesse nach Entleerung derselben zur Hemmung der Einschmelzung.

Packung: 20 und 50 cm.

Leukogen. Polyvalente Staphylokokkenvakzine. Emulsion abgetöteter Staphylokokken, mit bestimmtem Keimgehalt im Kubikzentimeter. Alle 10 Tage eine Injektion, allmählich mit der Keimzahl steigend; fieberhafte Reaktionen möglichst vermeiden. Lange Kuren sind erforderlich.

Leukoplast. Kautschukheftpflaster, gut klebend, reizlos.

Levistici Radix. Liebstöckelwurzel. Zu diuretischem Tee 10 : 100.

Levuretin. – Levurine. – Levurinose. Getrocknete Bierhefe, bei Furunkulose 3mal tägl. 1 Teelöffel. S. Faex medicinalis.

Liantral. Steinkohlenteer, durch Benzin gereinigt. Teerartige Masse, in Öl oder Spiritus löslich. 10—20% in Spiritus oder Ol. olivar. oder Adeps Lanae. Als Teerpräparat bei Hautkrankheiten.

Lichen islandicus. Isländisches Moos. Cetraria islandica. Enthält einen Bitterstoff und Stärke, daher erstarren die konzentrierteren Dekokte (15,0 : 100,0). Volksmittel bei Schwindsucht.

Lignum s. die einzelnen, z. B. Campechianum Lignum, Guajaci Lignum.

Limonen. Ölige Flüssigkeit nach Orangen riechend; neuerdings bei Bronchorrhoe, bei Gangraena pulmonum, bei riechendem Auswurf der Phthisiker zur Inhalation empfohlen, 15—30 Tropfen auf heißes Wasser.

Linimenta
sind Mischungen von Ätzammoniak und fetten Ölen, es entstehen Ammoniakseifen. Zu hautreizenden Einreibungen.

Linimentum ammoniato-camphoratum.
(Liq. Ammon. caust. 2; Ol. camphorat. fort. 3, Ol. arachid. 5). Flüchtiges Kampferliniment.

Linimentum ammoniatum.
(Liq. Ammon. caust. 1; Ol. arachid. 4). Flüchtiges Liniment. Auch mit Chloroform 1,0—5,0 : 10,0 Liniment.

Linimentum saponato-camphoratum.
Opodeldoc. (Sap. med. 40; Camph. 10; Spirit. 420; Ol. Thymi 2; Ol. Rosmarin. 3; Liq. Ammon. caust. 25). Weiße dickflüssige Masse, die in der Wärme der Hand schmilzt. (Flüssiger Opodeldoc = Spirit. camph. 60; Spirit. saponat. 175; Liq. Ammon. caust. 12; Ol. Thymi 1; Ol. Rosmarin. 2 = Spiritus saponato-camphoratus.)

Lini Oleum. Leinöl. Öl aus Leinsamen. Fettes Öl zu Sapo kalinus, mit Aq. Calcis āā gegen Verbrennungen.

Lini Semen. Leinsamen. Samen von Linum usitatissimum, Flachs. Zu Breiumschlägen. Vom fetten Öl, dem Leinöl, befreite Samen = Placenta Seminis Lini, Leinsamenkuchen, zu Breiumschlägen.

Lipojodin. Dijodbrassidinsäure-Äthylester. Weiße unlösliche Nadeln mit 41% Jod. Jodpräparat in Tabletten zu 0,3.
Kindern: Mit 1—5 Jahren 0,1; mit 5—10 Jahren 0,3.
Packung: Glas mit 10 oder 20 Tabl. zu 0,3.

Liquiritiae Radix.
Süßholzwurzel von Glycyrrhiza glabra. Enthält Zucker und Glyzyrrhizin. Expektorans und Korrigens, ferner Pillenkonsistens (mit Succus āā = Pillenmasse). Im Brusttee, Species pectoralis: Rad. Alth. 8; Rad. Liquirit. 3; Rhizom. Irid. 1; Fol. Farfar. 4; Flor. Verbasci, Fructus Anisi āā 2. Ferner als Kurellasches Brustpulver, Pulvis Liquiritiae compositus: Sacch. 6; Fol. Sennae, Rad. Liquirit. āā 2; Fruct. Foenicul., Sulfur depur. āā 1. Wirkt milde expektorierend und abführend; Erwachsenen teelöffelweise, Kindern messerspitzenweise.

Liquiritiae Sirupus. Brauner Sirup. Zusatz zu expektorierenden Mixturen oder Korrigens.

Liquiritiae Succus
und Liquiritiae Succus depuratus. Lakritzensaft, Extrakt aus Radix Liquiritiae. Succus ist ein Pulver, zu Pillen oder als Korrigens in Lösung (Mixtura solvens). Succus dep. ist ein dickes Extrakt, Anwendung ebenso. Daraus Elixir e Succo Liquiritiae, Brustelixir: Succ. Liquirit. 1;

Aq. Foenic. 3; Liq. Ammon. anisat. 1. Mehrmals tägl. 20 Tropfen bis 1/2 Teelöffel rein oder in Wasser oder Tee.

Liquitalis. Lösung der kaltwasserlöslichen Glykoside des Digitalisblattes, hauptsächlich Gitalin enthaltend. Braungrüne Flüssigkeit, für Injektionszwecke farblose Flüssigkeit. 1 ccm = 0,15 Fol. Digitalis titrata. Innerlich 1 ccm = 35 Tropfen = 0,15 Fol. Digit. Injektion intravenös oder intramuskulär 1 Ampulle zu 1 ccm = 0,15 Fol. Digit.

Packung: Flasche zu 15 oder 60 ccm; 6 Ampullen zu 1 ccm.

Liquores. Offizinell sind: Liquor Aluminii acetici, Aluminii acetico-tartarici, Ammonii anisatus, Ammonii caustici, Cresoli saponatus, Ferri albuminati, Ferri jodati, Ferri oxychlorati dialysati, Ferri sesquichlorati, Kali caustici, Kalii acetici, Kalii arsenicosi, Kalii carbonici, Natrii caustici, Natrii silicici, Plumbi subacetici. S. die einzelnen.

Liquor Aluminii acetici.

Essigsaure Tonerde in Lösung. Enthält 8% Aluminiumazetat. Dient zu antiphlogistischen Umschlägen, adstringierend und desinfizierend. Zu 2 Eßlöffel auf 1/4 Liter Wasser zu Umschlägen. Oder als Mundspülwasser 10 Tropfen auf ein Glas Wasser. Lösung nicht haltbar, besonders verdünnt nicht. Reizloses, dabei wirksames antiseptisches und adstringierendes Mittel zu Umschlägen, daher die vielfache Anwendung. — (1 g = 21 Tropfen.)

Liquor Ammonii acetici s. Ammonii acetici Liquor.

Liquor Ammonii anisatus s. Ammonii anisatus Liquor.

Liquor Ammonii caustici s. Ammonii caustici Liquor.

Liquor carbonis detergens. Mischung von 1 Teil gereinigtem Steinkohlenteer und 4 Teilen Tinct. Quillajae. An Stelle von Teer in Schüttelmixturen zur Trockenpinselung bei Ekzem: Rp. Liq. carbon. deterg. 20,0; Zinc. oxydat., Amyl. āā 25,0; Glycerin, Aq. dest. āā 15,0. MDS. Umgeschüttelt aufzupinseln. Oder: Rp. Ammon. sulfoichthyol. 5,0; Liq. carbon. deterg. 20,0; Zinc. oxydat., Amyl. āā 20,0; Glycerin. Aq. dest. āā ad 100,0. MDS. Umgeschüttelt aufzupinseln.

Liquor Cresoli saponatus.

(Cresolum crudum, Leinölkaliseife āā.) Braune, ölige Flüssigkeit, in Wasser, Alkohol löslich. Zur Desinfektion, dem Karbol ähnlich, doch lokal nicht so reizend, daher allgemein für die Anwendung im Hause bevorzugt. Mit kalkhaltigem Wasser gibt es Niederschläge. Zur Desinfektion von Gegenständen, Bettschüsseln 5%; von Instrumenten 3%; zu Spülungen 0,2%.

Liquor Ferri albuminati s. Ferrum albuminatum.

Liquor Ferri chlorati s. Ferrum chloratum.

Liquor Ferri oxychlorati s. Ferrum oxychloratum.

Liquor Ferri peptonati s. Ferrum peptonatum.

Liquor Ferri sesquichlorati s. Ferrum sesquichloratum.

Liquor Kalii acetici s. Kalium aceticum.

Liquor Kalii arsenicosi s. Kali arsenicosi Liquor.

Liquor Kalii caustici s. Kali causticum.

Liquor Natrii caustici s. Natrium causticum.

Liquor Natrii silicici s. Natrium silicicum.

Liquor Plumbi subacetici s. Plumbum subaceticum.

Lithanthracis Oleum. Gasteer, wie Holzteer zur Behandlung von Hautkrankheiten: Rp. Ol. Lithanthracis 5,0—30,0; Spirit. 20,0; Aceton. ad 100,0. MDS. Zum Pinseln.

Lithargyrum.

Plumbum oxydatum. Bleiglätte, gelbliches Pulver. Dient mit Fetten zusammen zur Bereitung von Pflastermassen. Emplastrum Lithargyri s. Emplastrum Plumbi s. Emplastrum simplex s. Emplastrum Diachylon simplex s. Bleipflaster: Litharg., Ol. arachid., Adeps suill. āā 5, mit Aq. 1 zusammengekocht = eine weiße Pflastermasse, aus welcher Heftpflaster, Gummipflaster und Hebrasalbe gemacht wird. — Emplastrum adhaesivum, Heftpflaster: Emplast. Litharg. 40; Paraff. sol., Paraff. liq. āā 2,5; Colophon. 35; Dammar 10 zusammengeschmolzen und mit einer Kautschuklösung in Petroleumbenzin erwärmt (Emplastrum adhaesivum anglicum = Fischleim auf Seide mit Benzoesäure, nicht auf Wunden). — Emplastrum Lithargyri compositum, Gummipflaster: Emplastrum Litharg. 24; Cera flav. 3; Gummi ammoniacum, Gummi galbanum, Terebinthina āā 2. Ein gut klebendes Pflaster, gelbbraun, das hautreizende Substanzen enthält, zum „Reifen" von Furunkeln, Abszessen, als „Zugpflaster". — Unguentum diachylon, Bleipflastersalbe, Hebrasalbe: Emplastr. Litharg., Vaselin. āā, weiße Salbe gegen chronische nässende Ekzeme bewährt; am besten dick auf Flanell gestrichen aufzulegen, mit Öl abzuwaschen.

Lithium aceticum. Wirkt wie Kalium aceticum diuretisch; s. Lithiumsalze.

Lithium bromatum. Zu 62% wasserlöslich. Wie Kalium bromatum; s. Lithiumsalze.

Lithium carbonicum. Zu 1% wasserlöslich, in kohlensaurem Wasser zu Lithium bicarbonicum leicht wasserlöslich. Als Diuretikum und harnsäurelösendes Mittel zu 0,05 bis 0,25; s. Lithiumsalze.

Lithium citricum. Zu 33% wasserlöslich. Zu 0,1—0,5 als Diuretikum und harnsäurelösendes Mittel; s. Lithiumsalze.

Lithium jodatum. Leicht löslich. Wie Kalium jodatum; s. Lithiumsalze.

Lithium salicylicum. Zu 50% löslich. Wie Natrium salicylicum; s. Lithiumsalze.

Lithiumsalze wirken als blutfremde Salze diuretisch, man könnte sie etwa so verwenden wie Liq. Kal. acet. als Zusatz zu diuretisch wirkenden Mixturen. Wenn sie eine Säure enthalten, welcher eine besondere Wirkung zukommt, wie Li. bromat., Li. jodat., Li. salicylic., so kommt nur die Wirkung der sauren Komponente zum Ausdruck. Da harnsaures Lithium etwas wasserlöslicher ist als harnsaures Natrium, so hat man eine Zeitlang Li-Salze bei Gicht gegeben. Im Blut oder den Körperflüssigkeiten aber kommt es kaum zur Bildung dieses Salzes, eher schon bei der schnellen Elimination des Li im Harn, doch spielt hier die Reaktion für die Löslichkeit die Hauptrolle. Man hat daher die Li-Therapie verlassen.

! **Lobeliae Herbae!** Kraut von Lobelia inflata. Macht schon in kleinen Dosen Vaguslähmung, hebt daher bei Asthma den Bronchialkrampf auf. Max. dos. 0,1! pro dosi; 0,3! pro die. Als Tinctura Lobeliae.

Intoxikation: Brechen, Benommenheit, Herzschwäche.

! **Lobeliae Tinctura!** Lobelientinktur (Herb. Lobel. 1; Spirit. dil. 10). Macht schon in kleinen Dosen Vaguslähmung und hebt daher den Bronchialkrampf bei Asthma auf. Reizt das Atemzentrum. Bei Asthma zu 10—20 Tropfen. Max. dos. 1,0! pro dosi; 3,0! pro die.

Rp.	Ammonii jodat.	2,0	Rp.	Kal. jodat.	8,0
	Amonii bromati	3,0		Tinct. Lobel.	12,0
	Tinct. Lobel.	80,0		Tinct. Opii benzoic.	25,0
	Sirup. Althaeae ad	100,0		Aq. dest. ad	200,0
	MDS. Im Anfall 10 Tropfen nach Bedarf (Asthma).			MDS. 3mal tägl. 1 Eßlöffel (!) (Asthma).	

Intoxikation: Herzschwäche, Brechen, Benommenheit.

Lobelin (Ingelheim). 0,003 subkutan bei Atemlähmung (Vorsicht). In Ampullen.

Lugolsche Lösung = Jodjodkalilösung; s. Jodum und Kalium jodatum.

Luminal. Phenyläthylbarbitursäure, Phenyläthylmalonylharnstoff. Weißes etwas bitteres Kristallpulver, fast unlöslich in Wasser, in Alkalien leicht löslich. Schlafmittel und Sedativum (Schlaflosigkeit, Erregung, tabische Krisen, Chorea, Tetanus, neurasthenische Zustände) stärker als Veronal. Als Pulver zu 0,1—0,2; bei Geisteskranken zu 0,3; auch bei Epilepsie bis zu 3mal täglich 0,1; bei fortgesetzter Darreichung alle 4—5 Tage eine Pause von 2 Tagen. Subkutan 1 ccm der 20%igen Lösung von Luminalnatrium in frisch sterilisiertem Wasser, vorsichtig auch etwas mehr (reizt lokal). Rektal 0,3 in 2 g Oleum Cacao als Stuhlzäpfchen.

Kindern: Mit 5 Jahren 0,05; mit 10 Jahren 0,1.

Packung: Luminal: 10 Tabl. zu 0,1 oder 0,3; Luminalnatrium als Pulver (nur frische Lösungen).

Lupuli Glandulae. Hopfenmehl, durch Sieben der Hopfenzapfen (Strobili lupuli) von Humulus lupulus, gewonnen, auch Lupulin genannt. Enthält einen Bitterstoff, eine sedative Wirkung kommt ihm wohl nicht zu, wie man glaubte. Also wohl nur Amarum. Zu 0,1—1,0.

Luteoglandel. Extrakt aus Corpus luteus, frei von Eiweiß und Lipoiden. Bei menstruellen Störungen. 1 ccm = 1 Tabl. = 1 g frischen Organes. Zu 3mal tägl. eine Tabl.

Packung: 20 Tabl.; 3 oder 6 oder 12 Ampullen.

Lycetol. Dimethylpiperazintartrat. Weißes, wasserlösliches, schwach sauer schmeckendes Pulver, zur Harnsäurelösung bei Gicht empfohlen. 2mal tägl. 1,0—1,5 in alkalischem Wasser (mit Mag. ust. zusammen in Selterswasser).

Lycopodium. Bärlappsamen, die Sporen von Lycopodium clavatum. Ein sehr feines, leicht gleitendes Pulver zum Bestreuen der Pillen, auch in Streupulvern, stark wasseraufsaugend. Backt nicht zusammen. Z. B. Rp. Zinc. oxydat. 5,0; Lycopod. 30,0. MDS. Puder (nässendes Ekzem).

Lysargin. Kolloidales Silber. Als Einreibung in Salben (Lysargin 0,5; Aq. dest. 10,0; Adip. Lanae ad 30,0) oder intravenös 1—2%ige Lösung mit kleinen Dosen beginnen, wie Argentum colloidale bei Sepsis usw.

Lysoform. Ein Desinfektionsmittel, das Formalin und Kresol enthält, und das wenig und nicht unangenehm riecht. Gelbliche in Wasser und Alkohol lösliche Flüssigkeit. Zur Händedesinfektion 2%, zu Spülungen 1%. Im allgemeinen sind für die Händedesinfektion die Formalinpräparate unsicherer als die Kresole.

Lysol. Ähnlich dem Liquor Cresoli saponatus zusammengesetzt, d. h. Alkaliphenole und Seifen enthaltend. Braune klare Flüssigkeit, die sich mit Wasser zu einer etwas trüben Lösung mischt wegen des Kalkgehaltes des Wassers, der die Seife ausfällt. Ätzt lokal weniger als Karbol und wirkt gut desinfizierend, riecht stark und macht die Hände schlüpfrig. Zur Händedesinfektion (2—3 Eßlöffel zu 1 Liter Wasser), Instrumentendesinfektion und zur Spülung von Wunden, Vagina (1 Eßlöffel auf 1 Liter Wasser, von Mund usw. 0,1—1,0%).

Intoxikation: Es ist in selbstmörderischer Absicht häufig zu Vergiftungen gekommen. Sie erscheinen als lokale Verätzungen in Ösophagus und Magen und als zentrale Lähmungssymptome; ferner tritt Nephritis auf. Erbrechen, Magenschmerzen, Somnolenz, grüner Harn wie bei Karbol.

Therapie der Intoxikation: Magenspülung. Symptomatisch. Sehr gelobt wird das Einbringen von Öl 100 g, von Eiweißlösung (Milch oder Weißei, mit Wasser verquirlt) oder auch von Butter in den Magen.

Lytophan. Phenylchinolinkarbonsäure. Wie Atophan bei Gicht, Rheumatismus 4mal tägl. 0,5.

Packung: 20 Tabletten zu 0,5.

Macis und **Macidis Oleum.** Samenmantel von Myristica fragrans, Muskatnuß und das Öl daraus. Gewürz, in Mixt. oleoso-balsamica.

Magnesia usta.

Gebrannte Magnesia. Weißes, sehr leichtes Pulver, in Wasser unlöslich. Wird durch Säuren als Salz gelöst, während es selbst, Magnesiumoxyd, eine unlösliche Base darstellt. Daher bestes Mittel bei Säurevergiftung, selbst nicht ätzend (als Base) und doch in überschüssiger Menge beizubringen (Depot). Dabei entwickelt sich nicht Kohlensäure wie bei den ebenfalls eine Alkalireserve darstellenden Bikarbonaten, die den Magen auftreibt. Auch gegen Säuregärungen des Magens. Als Schüttelmixtur oder als Schachtelpulver. Leicht abführend.

Rp. Magnes. ustae 10,0
Aq. dest. ad 150,0
MDS. Umgeschüttelt, eßlöffelweise (Säurevergiftung).

Rp. Magnes. ustae 5,0
Aq. dest. 150,0
Aq. Flor. Aurant. 20,0
MDS. Umgeschüttelt, alle Stunden 1 Eßlöffel (Gasauftreibung).

Siehe auch Antidotum arsenici (Arsenik). Oder als Schachtelpulver mit Eleosacch. Foenic. 5,0 āā, messerspitzenweise.

Cave: Hydrarg. chloratum (= Sublimatbildung).

Magnesium borocitricum. Gegen Blasenkatarrh messerspitzenweise mit Zucker in Wasser gelöst. Oder mit Eleosacch. Citri āā, messerspitzenweise.

Magnesium carbonicum.

Magnesiumkarbonat. Unlösliches Pulver, als säuretilgendes Mittel, in größeren Dosen mildes Abführmittel, äußerlich auch als Streupulver. Als Schachtelpulver, als Pulvis Magnesiae cum Rheo. Magnesiumkarbonat ist sehr leicht, 1 Teelöffel voll wiegt kaum 0,5 g, also nicht zu viel verschreiben (10 g). Teelöffelweise.

Magnesiae Pulvis cum Rheo.

Pulv. Magn. c. Rheo. Kinderpulver (Magnes. carb. 50; Eleosacch. Foenic. 35; Rhiz. Rhei 15). Bei Kindern messerspitzenweise mehrmals tägl. als mildes Abführmittel.

Magnesium citricum effervescens. Abführende Brausemischung, teelöffelweise in Wasser.

Magnesium-Perhydrol s. Perhydrol.

Magnesium sulfuricum.

Magnesiumsulfat. Bittersalz. Abführmittel. Zu 50% wasserlöslich. Beide Komponenten, Magnesiumion und Sulfation sind schwer resorbierbar und halten daher im Darm so viel Wasser fest, daß eine dem Blut gleich konzentrierte Lösung entsteht. Es ist also hier die Verflüssigung des Darminhaltes (im Dickdarm) die Ursache der Abführwirkung, während die anderen Abführmittel die Darmbewegungen beschleunigen und dadurch den flüssigen Dünndarminhalt austreiben. In großen Dosen, d. h. höheren Konzentrationen kann Bittersalz reizend wirken. Milder ist die Abführwirkung von Natriumsulfat. Solche schwer resorbierbare Salze wirken schnell abführend, wenn sie in verdünnter Lösung eingeführt werden, langsam, d. h. nach einigen Stunden, wenn konzentrierte Lösungen gegeben werden (z. B. zur Entwässerung des Organismus). Vom Magnesiumsulfat wird ein Teil, das Magnesium, noch schlechter aufgenommen (weil z. B. die Fette zu unlöslichen Magnesiumseifen im Darm gefällt werden), als das Sulfat, und zwar erscheint 10mal mehr Sulfat im Harn als Magnesium, daher bei chronischer Zuführung allmähliche Alkaliverarmung, weswegen man zur chronischen Kur (z. B. mit Mineralwässern) gern alkalische Mineralwässer verwendet. — Magnesiumsalze wirken narkotisch, und zwar wie Kurare durch Lähmung des Überganges des Nervenreizes auf den Muskel, aber auch sonst im Nervensystem;

Gefahr dabei Atemlähmung. Man hat daher das Magnesiumsulfat subkutan (oder auch intralumbal) gegen Tetanie und Tetanus gegeben; antagonistisch wird diese Lähmung durch Kalk beeinflußt, d. h. aufgehoben. Zur Herabsetzung pathologischer Reizbarkeit 20%ige Lösung von Magnesiumsulfat, davon bis zu 40 ccm tägl. subkutan bei Tetanie.

Kindern: Bei Spasmophilie 8%ig, davon bis zu 0,2 pro Körperkilo. Bei Tetanus gibt man Erwachsenen in 15—20%iger Lösung 10 ccm intralumbal oder 40 ccm subkutan bis zur Erschlaffung der Muskulatur; Vorsicht! Atemlähmung. Bei Atemlähmung Physostigmin, auch Chlorkalzium vorsichtig versuchen, etwa als Afenil in fertigen Ampullen.

Rezeptur:

Rp. Magnes. sulfuric. 100,0
DS. 1 Teelöffel auf 1 Glas lauwarmes Wasser.

Rp. Magnes. sulfuric. 3,0
Aq. dest. ad 100,0
MDS. Zu 2 Klistieren.

Rp. Magnes. sulfuric. 25,0
Aq. Cinnamom. 50,0
Aq. dest. ad 200,0
MDS. Weinglasweise.

Rp. Magnes. sulfuric. 4,0
Aq. dest. ad 50,0
Sterilisa. DS. 2,5 ccm unter die Bauchhaut zu spritzen (Kind).

Magnesium sulfuricum siccum. Magnesiumsulfat, Bittersalz ohne Kristallwasser. Infolgedessen stärker wirkend, daher in kleinerer Dosis als das vorige in Pulvermischungen.

Mallebrein. 25%ige Lösung von chlorsaurem Aluminium, davon 20 Tropfen auf 3 Eßlöffel Wasser zum Gurgeln bei Angina usw. (kann reizen).

Malonal = Diäthylbarbitursäure, Veronal. (Diäthyl-malonyl-Harnstoff.)

Maltyl. Malzextrakt. Gelbes Pulver, wasserlöslich. 88,5% Kohlehydrate. Nährpräparat.

Malzextrakte.

Extractum Malti. Die Malzextrakte des Handels sind teils dicke Extrakte, teils Pulver. Beide Sorten werden Kindern teelöffelweise, Erwachsenen eßlöffelweise gegeben. Vorzügliche Nährpräparate. Auch in Kombinationen mit Eisen, Chinin, Kalk, Lebertran usw. im Handel. Beim Keimen des Getreidesamens spaltet ein Ferment, die Diastase, die Stärke des Kornes in Dextrin und Maltose; dies Korn heißt jetzt Malz, es schmeckt süß. Malzextrakt enthält ca. 3—8% Eiweiß, 70% Kohlehydrate, davon über die Hälfte Maltose und 1—3% Salze.

Mammae siccatae. 1 Teil = 8,75 frisches Organ. Tabl. zu 0,1.

Mammin. Milchdrüsenpräparat. 50 Tabl. zu 0,1 oder 0,5.

Manna. Der eingetrocknete Saft von Fraxinus Ornus, enthält Mannit. Führt leicht ab. Zu 10,0 bei Kindern.

Mannae Sirupus. Teelöffelweise bei Kindern (Säuglingen) leicht abführend, auch als Zusatz zu Abführmitteln.

Maretin. Karbaminsäure-Tolylhydrazid. Antipyretikum zu 0,1—0,25. Es ist zu Zersetzung des Blutfarbstoffes gekommen. Zu vermeiden.

Mastisol. Auflösung von Mastix zum Ankleben von Verbänden vorzüglich; auch zum Festleimen der Bakterien in der Umgebung einer Wunde empfohlen, doch besser Reinigung der Wunde und Umgebung. — Flasche zu 80 g; auch fertige Verbandmittelpackungen.

Mastix.

Harz von Pistatia Lentiscus. In Wasser unlöslich, in Alkohol löslich. Zusatz zu Pflastern, Klebemittel für Verbände, Klebemittel für Bartspiritus, zu Zahnkitt usw. Zum Ankleben von Verbänden Mastisol (s. d.) oder Rp. Mastic. 20,0; Benzol. 50,0; Ol. Lini gtt. XX; Colophon. 10,0; Terebinth. venet. 7,0; MDS. Äußerlich (Nordmann).

Mattan. Gelblichweiße Paste aus Gleitpuder 36, Wasser 24, Vaselin 20 bestehend, glänzt auf der Haut nicht. Es gibt Zinkmattan, Schwefelmattan usw.

Medinal (solubile).

Veronalnatrium. Natrium diaethylbarbituricum. In Wasser lösliches (bis 14%) Natriumsalz des Veronals. Vor dem Schlafengehen als Schlafmittel zu 0,3—0,5—0,75 in etwas Wasser. Oder als Klistier: Rp. Medinal. solub. 0,3—0,5; Aq. dest. ad 5,0. Oder subkutan dieselbe Lösung; Rp. Medinal. solub. 0,6—1,0; Aq. dest. ad 10,0. MDS. Die Hälfte (= 5 ccm) zu injizieren. Lösungen frisch.

Kindern: Mit 1—5 Jahren 0,025; mit 5—10 Jahren 0,075; mit 10 bis 15 Jahren 0,1.

Packung: 10 Tabl. zu 0,5; 5 Stück Suppositorien.

Medulla ossium rubra. sicc. 1 Teil = 5 Teile frischen Organes.

Mel. Mel depuratum. Mel despumatum. Honig. Gereinigter Honig. Besteht aus Trauben- und Fruchtzucker und ätherischen Ölen der betreffenden Pflanzen; außerdem enthält er Pollenkörner. Als Korrigens, auch als mildes Laxans, früher auch als Zusatz zu Pinselsäften. Hauptsächlich zu Latwergen.

Mel boraxatum. Honig mit 5% Borax zu Pinselungen – Mel rosatum. Rosenhonig, mit Rosenwasser und etwas Gerbsäure bereiteter Honig, zu Pinselungen. – Oxymel simplex, Sauerhonig mit 1% Essigsäure.

Melissae Folia. Karminativum bei Kolik usw. im Infus 10,0 : 100,0. Z. B. Rp. Infus. Fol. Melissae 7,5 : 150,0; Tinct. Opii simpl. 3,0; Sirup. simpl. 15,0. MDS. 2stündl. 1 Eßlöffel. — Aqua Melissae als Zusatz. — Spiritus Melissae compositus, Karmelitergeist. (Fol. Melissae 14; Cort. Aurant. 12; Semen. Myrist. 6; Cort. Cinnammom., Caryophyll. āā 3; Spirit. 150; Aq. 250; Destillat von 200.) Innerlich bei Flatulenz, Kolik zu 20 Tropfen bis teelöffelweise; äußerlich als Riechmittel und zu Einreibungen.

Melonin. Schildkrötentuberkulosevakzine.

Melubrin. Phenyldimethylpyrazolon-amidomethansulfosaures Natrium. Weißes in Wasser zu 50% lösliches Kristallpulver. Antipyretikum und Antineuralgikum, als Pulver oder in Lösung zu 1,0. Kann Magenstörungen machen, doch wirkt es langsamer als Salizylsäure, daher nicht so starker Schweiß. Auch subkutan oder intramuskulär: Rp. Melubrin. 7,5; Aq. dest. ad 15,0 ccm. DS. 3mal tägl. 1 Spritze (nicht haltbar).

Kindern: Mit 1—5 Jahren 0,1—0,25; mit 5—10 Jahren 0,3—0,5; mit 10—15 Jahren 0,5—0,6.

Packung: Glas mit 25 Tabl. zu 1,0 oder 50 Tabl. zu 0,5; Schachtel mit 10 Ampullen zu 2 ccm = 1,0; 5 oder 10 Ampullen zu 4 ccm; Glasröhrchen mit 10 Tabl. zu 1,0.

Menolysin. Name für Tabletten zu 0,005 Yohimbinum hydrochloricum, ist bei Amenorrhoe verwandt worden; s. Yohimbin.

Mensan. Gelbes flüssiges Extrakt aus entölten Haselnüssen. 16 ccm = 125 g Nüsse. Gegen Uterusblutungen eßlöffelweise.

Menthae piperitae Folia.

Pfefferminze. Enthält Pfefferminzkampfer in dem ätherischen Öl. Karminativum und Zusatz zu schlecht schmeckenden Arzneien. Als Tee, ½—1 Eßlöffel auf eine Tasse, bei Blähungen, Erbrechen, Kolik, Diarrhöe, Singultus, Magengärungen. Schmeckt zuerst etwas brennend, dann kühlend; stärker ausgeprägt sind diese Eigenschaften bei dem Pfefferminzkampfer, dem Menthol. — Aqua Menthae piperitae. 1 g = 24 Tropfen. Destillat von Wasser und Fol. Menth. pip., enthält ätherisches Öl. Zusatz. — Oleum Menthae piperitae. 1 g = 51 Tropfen. Das ätherische Öl der Pfefferminze enthält viel Menthol. Zusatz zu Spirituosen, Mundwässern, als

Ölzucker, damit getränkte Zuckerplätzchen = Rotulae Menthae piperitae, Pfefferminzplätzchen. — Sirupus Menthae piperitae und Spiritus Menthae piperitae, Zusatz. 1 g = 60 Tropfen.

Mentholum.

Pfefferminzkampfer, kristallisiert an kühlem Orte aus Oleum Menthae piperitae aus. In Wasser unlösliche, farblose Kristalle, in Alkohol, Äther, Chloroform und fetten Ölen löslich. Wirkt nach anfänglicher Reizung anästhesierend, dabei tritt ein Gefühl der Kühle auf dort, wo Kältenerven vorhanden sind. Menthol ist antiseptisch. Resorptiv wirkt es wie Kampfer.

Indikationen: Anästhesierend und kühlend bei Schnupfen — kühlend als Migränestift. — Anästhesierend auf Schleimhäuten und im hohlen Zahn, bei Pruritus, Furunkel des Gehörganges. — Ebenso bei Erbrechen. — (Gegen Winde meist als Pfefferminztee.) — Innerlich auch als Sedativum, den gewöhnlichen Kampfer an Wirkung übertreffend. — Antiseptisch als Mundwasser und gegen Oxyuren.

1. Nase:

Rp. Mentholi 0,5
Acid. boric. pulv. 15,0
MDS. Schnupfpulver bei Schnupfen.

Rp. Mentholi 0,2
Cocain. hydrochlor. 0,1
Acid. boric. 10,0
MDS. 3mal tägl. 1 Prise aufzuschnupfen bei Schnupfen.

Rp. Mentholi 0,1
Ol. Arachidis ad 20,0
MDS. Zum Klistier bei Oxyuren.

Rp. Mentholi 0,5
Chloroformii ad 5,0
MDS. 3 Tropfen aus der Hohlhand einzuatmen bei akuten Schnupfen.

2. Ohr:

Rp. Mentholi 1,0
Ol. olivar. ad 10,0
MDS. Auf Watte ins Ohr bei Ohrfurunkel.

3. Mundhöhle und Zahn:

Rp. Mentholi 1,0
Ol. Foenicul. gtt. III
Ol. Menth. pip.
Ol. Cinnamom.
Ol. Caryophyll āā gtt. II
Spiritus ad 100,0
MDS. 20 Tropfen zum Mundspülwasser.

Rp. Mentholi
Ol. Caryophyll. āā 2,5
Chloroform.
Aetheris āā 10,0
Tinct. Guajaci 25,0
MDS. Auf Watte in den hohlen Zahn.

Rp. Mentholi
Ol. Caryophyll. āā 2,5
MDS. Auf Watte in den hohlen Zahn.

4. Äußerlich:

Rp. Mentholi 3,0
Spiritus ad 100,0
MDS. Mentholspiritus zum Waschen bei Pruritus.

Rp. Mentholi 0,5
Zinc. oxydat.
Amyl. āā 7,5
Vaselin. ad 30,0
M. f. ungt. DS. Äußerlich. (Juckstillend.)

5. Innerlich:

Rp. Mentholi 0,5
Spiritus
Sirup. simpl. ää ad 50,0
MDS. 3mal tägl. 1 Teelöffel.

Rp. Mentholi 3,0
Sacch.
Gummi arab. ää 1,0
Ungt. Glycerin. q. s. ut f. pil. No. 30. DS. 3mal tägl. 1 Pille (= 0,1).

Cave: Karbolsäure, Chloralhydrat, Naphthol, Thymol, Resorcin, Salol (= flüssige Massen).

Packung: Compretten MBK Mentholum comp. (Borax 0,1; Menthol. 0,02) (Glas mit 25 oder 50 Stück). — Desgleichen c. Cocaino (0,002) (Glas mit 25 Stück).

Mercinol. Graues Öl: Hydrargyrum 40; Lanolin steril. 15; Ol. Dericin. 45. — 40% graues Öl zur intramuskulären Quecksilberbehandlung s. Hydrargyri Ol. cin.

Mercoid. Suspension von merkurisalizylsulfosaurem Natrium (wasserlöslich) und Kalomel (wasserunlöslich) in Paraffin liquidum. 1 ccm Mercoid = 0,08 Hg, davon 0,04 löslich und 0,04 unlöslich. Soll die schnelle Wirkung der löslichen Präparate mit der anhaltenden der unlöslichen vereinigen. Zu 0,5—1,0 in der Woche zu injizieren; 8 Injektionen zu einer Kur. Besser wohl je nach den Erscheinungen individualisieren.

Packung: 12 ccm.

Mercolint. Mit Hg imprägniertes Gewebe, auf der Haut zu tragen, um die Dämpfe zur Einatmung zu bringen, an Stelle der Schmierkur, weniger wirksam.

Mergal. Mischung von 1 Teil chlorsaurem Hg mit 2 Teilen Tannalbin in braunen Gelatinekapseln zu 0,15 mit 6,5% Hg = 0,01 Hg; gelbliches Pulver, in Wasser und Alkohol fast unlöslich, in Kochsalzlösung löslich; 3mal 1 Kapsel bis 5mal 1 Kapsel steigend. Inneres Hg-Präparat.

Packung: 50 Kapseln.

Merjodin. Sozojodol = Hg. Tabletten mit 0,0033 Hg und 0,0021 Jod. 3mal tägl. 2—3 Tabl.

Kindern: Mit 5 Jahren tägl. 1 Tabl.; mit 10 Jahren tägl. 2 Tabl.

Mesotan. Methyloxymethylester der Salizylsäure. Gelbliche, ölige Flüssigkeit, in Wasser unlöslich, mit Ölen mischbar. Salizylpräparat zur äußeren Anwendung. Es wird schnell resorbiert, darf nicht eingerieben werden, da es sonst reizt; immer verdünnen. Dabei kommt die örtlich reizende Wirkung der Salizylsäure zur Geltung. Rp. Mesotan., Ol. olivar. ää 10,0. MDS. Aufzupinseln. Oder: Rp. Mesotan. 2,0; Vaselin. flav. ad 20,0. M. f. ungt. DS. Äußerlich.

Methäthyl = Mischung von Aether chloratus und Methylum chloratum, s. letzteres. Dient zum Vereisen der Haut zur Anästhesie. Zweckmäßige Mischung.

Methylenum caeruleum. Tetramethylthioninchlorid. Methylenblau. In Wasser bis 2% löslich. Blaues Pulver. Wird bei Neuralgien, Herpes zoster, Muskelrheumatismus angewandt. Auch bei Malaria; ferner zu diagnostischen Zwecken bei Nierenerkrankungen. Manchmal bei habituellem Kopfschmerz wirksam. In größeren Dosen Blasenreizung (Muskatnuß soll dies verhüten).

Rp. Methyleni caerulei 0,1—0,3
Sacch. ad 0,5
MDS. In Oblaten zu nehmen. Bei Malaria 5mal tägl. 0,1, bis 8 Tage nach der Entfieberung.

Rp. Methyleni caerulei
Pulv. Liquirit. ää 1,5
Succ. Liquirit. q. s. ut f. pil. No. 30. DS. 3mal tägl. 1 Pille.

Subkutan: Rp. Methyleni caerulei 0,4; Aq. dest. ad 20,0. MDS. 2%ige Methylenblaulösung zur subkutanen Injektion, 1—4 Spritzen.

Kindern: Mit 5 Jahren 0,01; mit 10 Jahren 0,05.

! Methylsulfonalum!

Trional. Diäthylsulfonmethyläthylmethan. Farblose, etwas bitter schmeckende Kristalle, in Wasser schwer löslich (0,3%), in Alkohol leicht löslich (3%). Schlafmittel. Wirkt besser wie Sulfonal, auch etwas schneller. Immerhin dauert der Eintritt des Schlafes längere Zeit, die Wirkung hält lange vor; manchmal tritt auch am nächsten Abend noch Schlaf ein. Die Wirkung auf die Zirkulation ist gering. Niemals längere Zeit geben, chronische Vergiftung: Verdauungsstörungen, Ataxie, Auftreten eines Farbstoffes im Harn (Hämatoporphyrin). Gutes Schlafmittel für einige Male. Max. dos. 2,0! pro dosi; 4,0! pro die. Als Pulver zu 0,5—1,5. Rp. Methylsulfonali 1,0. f. pulv. D. tal. dos. No. 3. S. Abends 1 Pulver in heißem Wasser zu nehmen.

Methylum chloratum. Chlormethyl. Wie Chloräthyl zum Vereisen der Haut vor kleinen Operationen. Siedet noch tiefer als Chloräthyl, daher führt die Gefrierung manchmal zu Zerstörung des Gewebes; in Mischung mit Chloräthyl kann dagegen Chlormethyl die Wirkung verstärken.

Methylum salicylicum. Künstliches Gaultheriaöl. Salizylsäuremethylester. Als Salizylsäurepräparat innerlich zu 10—20 Tropfen in Milch oder Kapseln. Äußerlich auf die Haut aufgetragen bei schmerzhaften Affektionen, reizt ziemlich stark.

Migraenin. Mischung von Antipyrin, Koffein und Zitronensäure. Als Pulver bei Kopfschmerzen zu 0,5—1,0 (= Pyazolonum phenyldimethylicum cum Coffeino citrico).

Packung: 5 Tabl. zu 1,1 oder 21 Tabl. zu 0,37.

Minium. Mennige. Plumbum hyperoxydatum rubrum. Zu Pflastern. Dient als Mittel zum Dichten von Rohrverbindungen (Gasröhren) und kann dabei zu chronischer Bleivergiftung führen.

Mitin. Fettemulsion und nicht emulgiertes Fett. Salbengrundlage. Mitinpuder, Lichtmitin, Frostmitin. — Mitinum mercuriale zur Schmierkur in abgeteilten Tuben zu 30 g.

Mixtura gummosa.

(Gummi arab., Sacch. āā 15; Aq. dest. 170.) Zusatz zu kratzenden Arzneien oder allein als schleimiges Mittel.

Mixtura oleoso-balsamica.

Hoffmannscher Lebensbalsam. Bräunlichgelbe, angenehm riechende Flüssigkeit. (Bals. peruv. 4; Ol. Lavand., Ol. Caryophyll., Ol. Cinnamom., Ol. Thym., Ol. Citr., Ol. Macid., Ol. Flor. Aurant. aa 1; Spirit. 240.) Zu Einreibungen bei Schmerzen — (teuer).

Mixtura sulfurica acida. Hallersches Sauer (konz. Schwefelsäure 1; Spirit. 3). Es enthält Äthylschwefelsäure. Ätzt unverdünnt! Als saures Mittel zu 5 Tropfen in Zuckerwasser oder 5 : 100 Himbeersirup. Immer in großer Verdünnung. Entbehrlich.

Mollin. Überfettete Seife. Salbengrundlage.

Modenol. Lösung von salizylarsinsaurem Hg in Ampullen zur Injektionskur. 1 ccm = 0,03 Modenol. 2 ccm zu injizieren; 10—15 Injektionen.

Packung: 10 Ampullen zu 2 ccm (s. auch Enesol).

Monotal. Methylglykolsäureester des Guajakols. In Ölen lösliche Flüssigkeit. Zur Einreibung bei Schmerzen, Jucken der Haut.

Morbicid. Formaldehydseife zur Desinfektion.

Moronal. Basisch formaldehydschwefligsaures Aluminium. Wie essigsaure Tonerde, Lösungen sind klar und haltbar und kochbeständig. Antiseptikum und Adstringens. Wundwasser zu 1—2%; Gurgelwasser zu 1/2—1%. Im Handel eine 25%ige Lösung, davon 1/2 Teelöffel auf ein Wasserglas = Gurgelwasser; 2 Teelöffel auf ein Wasserglas = Wundwasser.

Packung: Flaschen zu 10, 25, 50 und 100 g Substanz. Oder als 25%ige Lösung: 100 ccm.

Morphin.

Morphin ist das wichtigste Alkaloid aus dem Opium, darin zu ca. 12% enthalten. Es bildet mit Säuren in Wasser lösliche Salze und wird hauptsächlich als Morphinum hydrochloricum gebraucht.

Wirkung: Eine lokale Wirkung kommt arzneilich nicht in Frage. Die resorptive Wirkung besteht in anfänglicher Erregung und späterer Narkose. Doch weist der Verlauf dieser Erscheinungen einige Besonderheiten auf, die vom Verlauf der Wirkung der indifferenten Narkotika der Alkoholgruppe abweichen. Morphin wirkt als Alkaloid erstens nicht auf alle Organismen oder Zellen, zweitens besteht ein quantitativer Unterschied bei den einzelnen Tieren und drittens greift es auslesend an einzelnen Stellen im Körper an. Anfänglich tritt leichte Rötung der Haut auf und geistige Lebhaftigkeit, die nicht mit motorischen Impulsen wie bei Alkohol verknüpft ist, sondern einen ruhigeren Rauschzustand darstellt. Bald geht dieser Zustand in ein zufriedenes Träumen über, darauf stellt sich Schlaf ein. Schon am Anfange ist die Aufnahmefähigkeit für Reize herabgesetzt, besonders schmerzhafte Empfindungen werden vermindert; sodann setzt eine beruhigende Wirkung auf die Atmung ein, Verminderung des Hustenreizes, weswegen Morphin gerade in dieser Richtung, Herabsetzung der Schmerzempfindung und des Hustens, schon in Dosen wirksam ist, die im allgemeinen betäubend noch nicht wirken. Auf Herz und Gefäße wirkt Morphin nicht ein. Dagegen steigert es den Tonus einiger Ringmuskeln, die Pupille wird durch Reizung des Okulomotorius verengt, der Pylorustonus, auch der der Magenmitte, wird erhöht, ebenso verengern sich die Schließmuskeln des Anus und der Blase. Außerdem findet eine Ruhigstellung der Darmbewegungen statt, besonders dann, wenn sie krankhaft verstärkt waren. Eine solche tonuserhöhende Wirkung besitzt Morphin auch den quergestreiften Muskeln gegenüber. Durch zentrale Einwirkung im Rückenmark kann es (mehr noch andere Opiumalkaloide) zu Krämpfen führen, die denen nach Strychnin gleichen. Diese Wirkung tritt aber nur bei Vergiftungen gelegentlich einmal auf. Bei größeren Dosen beherrscht die Einwirkung auf die Atmung neben der allgemeinen Betäubung das Bild. Das Blut ist schon in den Arterien dunkelgefärbt und mit Kohlensäure beladen. Das Atemzentrum, welches bei einem bestimmten Kohlensäuregehalt des Blutes die Atemzüge anregt, läßt sich unter Morphin eine stärkere Kohlensäureanhäufung gefallen. Atmet man kohlensäurehaltige Luft, so wird das geatmete Quantum Luft pro Minute unter Morphin lange nicht so vergrößert, wie ohne Morphin. Und so ist auch die Schädigung der Atmung bei der Morphinvergiftung die Gefahr: der Patient stirbt an Atemlähmung.

Nebenwirkungen: Es tritt manchmal Urtikaria auf. Einige Menschen reagieren mit Erbrechen und langdauernder Übelkeit auf Morphin. Will man nur die beruhigende Wirkung bei Schmerzen oder Aufregungszuständen des Großhirns erzielen, so stört die stopfende Wirkung, die in allen Fällen einsetzt. Manche Geisteskranke mit Sinnesstörungen werden durch Morphin noch verwirrter. Häufig ist Harnverhaltung.

Intoxikation: Akut: Morphinvergiftungen können schon nach 0,05 g in bedenklicher Stärke auftreten, Kindern können Bruchteile eines Milligrammes gefährlich werden. Die Gefahr besteht von seiten der Atmung. Erst sekundär leidet die Zirkulation. Chronisch: Bei jeder Morphinmedikation besteht die Gefahr der Morphinsucht. Es tritt rasch eine Gewöhnung an Morphin ein, so daß immer größere Gaben zur Erzielung der Wirkung nötig sind, und es entwickelt sich ein Zustand, bei dem erst nach der gewohnten Morphingabe normales Wohlbefinden besteht. Ohne Morphin sind die Patienten ängstlich, nervös, reizbar. Dabei entwickelt sich gleichwohl eine chronische Vergiftung, bestehend in Apathie, Reizbarkeit, Verdauungsstörungen, Anämie, Herzklopfen, unruhigem Schlaf, Eiweiß- und Zuckerausscheidung, Abmagerung. Bei plötzlicher erzwungener Abstinenz treten Abstinenzerscheinungen auf: Schlaflosigkeit, Diarrhöen, Herzklopfen, ja Delirien und Tobsucht, manchmal Kollaps. Dabei besteht unüberwindlicher Morphinhunger, der auf jedem Wege seine Befriedigung sucht.

Indikationen: 1. Schmerzen, schon in kleinen Dosen beseitigt Morphin Schmerzen aller Art, auch unangenehme Sensationen. Hierbei habe man die Gefahr der Morphinsucht immer im Auge, besonders, wenn es sich um chronische schmerzhafte Leiden handelt. Nie gebe man dem Patienten oder seiner Umgebung die Spritze in die Hand; man suche mit Antipyrin, Phenazetin usw. auszukommen, wenn es sich nicht um vorübergehende Zustände (Verletzungen) handelt. Andererseits spare man nicht mit Morphin, wo es sich um unheilbare Erkrankungen, um heftige Schmerzen akuter Natur handelt oder wo das Ableben bevorsteht. — 2. Schlaflosigkeit bei Schmerzen, die die Kräfte des Patienten verzehrt, mit Ausnahme von nervöser Schlaflosigkeit; hier die gewöhnlichen Schlafmittel. — 3. Bei manchen Formen psychischer Erregung, zur Vorbereitung der Narkose, zur Verminderung des Chloroformgebrauchs und Verkürzung des Exzitationsstadiums. Bei der Unruhe bei Atropinvergiftung. Auch bei Epilepsie. Bei Krampfzuständen von seiten des Rückenmarkes besser Chloralhydrat, da Morphin selbst die Reflexerregbarkeit des Rückenmarkes steigert. — 4. Bei Husten, wo dieser wenig Sekret herausbefördert, also bei trockenen Katarrhen, bei Laryngitis, wo das erkrankte Organ der Ruhe bedarf. Bei Pleuritis, wo Sekret nicht gefördert wird und nur die Entzündung gesteigert wird. Bei Hämoptoe. Dagegen nicht bei starker Schleimsekretion, wo das Sekret aus den Bronchien herausgehustet werden muß. — 5. Bei Atemnot. Ist die Dyspnoe durch schlechte Zirkulation bedingt, wie bei Herzfehlern, so entsteht sie dadurch, daß das Atemzentrum zu wenig Blut und damit auch zu wenig Sauerstoff erhält; diese Dyspnoe ist schädlich, da sie unnütze Muskelanstrengung bedingt, die wiederum Sauerstoff verbraucht. Hier gebe man Morphin. Ist die Atemnot durch ein Atemhindernis bedingt, so ist sie zur Erhaltung des Lebens nötig; hier muß man zwischen der objektiven Verschlechterung und dem subjektiven Leiden des Patienten abwägen. — 6. Zur Ruhigstellung des Darmes bei Entzündungen; meist gibt man hier Opium, dessen Wirkung durch die anderen Opiumalkaloide modifiziert wird. Bei Blutungen aus dem Darm, bei Durchfällen nach Entleerung des Darmes durch ein Abführmittel.

Kontraindikationen: Kindliches Alter. Auch größeren Kindern nur in minimalen Dosen. Bei Erwachsenen droht immer die Gefahr der Morphingewöhnung. Die einzelnen Kontraindikationen (bei Rückenmarkskrämpfen, bei Dyspnoe durch Stenose oder bei Husten bei viel Sekret, bei Durchfällen bei infektiösem oder fauligem Darminhalt); s. Indikationen.

Therapie der Intoxikation: Magenspülung mit Kaliumpermanganatlösung 1 : 1000. Auch bei subkutaner Vergiftung; denn Morphin wird in den Magen ausgeschieden und dann wieder resorbiert. Also auch später Magenspülung und auch bei subkutaner Vergiftung. Atropin (besser Suprarenin). Dieses stellt die Erregbarkeit des Atemzentrums wieder her (neuerdings bestritten), so daß das Blut wieder besser arterialisiert wird. Auch vermindert es die Schleimsekretion, die manchmal bei dem fehlenden Hustenreiz bei Morphinvergiftung bedenklich wird, da das Sekret in den Bronchien durch die wenig kräftigen Atemzüge nicht herausbefördert wird, sondern nur zu Schaum geschlagen wird; hier verhindert Atropin wenigstens die Absonderung von neuem Sekret. Eventuell künstliche Atmung für lange Zeit. Ferner stets Exzitantien, Suprarenin, Kampfer, Koffein. Innerlich auch Tannin zum Niederschlagen des Morphins, doch ist Morphintannat in Salzsäure löslich, also mit Na bicarbonicum zusammen. Oder Kaliumpermanganic. (1 : 1000) innerlich zur Oxydation des Morphins. Brechmittel wirken häufig schlecht wegen der zentralen Betäubung. Ebenso sind zur Darmentleerung kräftige Abführmittel am Platze. Auch Atropin muß in großer Gabe (über Max. Dos.) injiziert werden. Auf die Blasenentleerung (Harnverhaltung) ist zu achten. Anregung der Atmung am besten durch Suprarenin (1 : 1000; $^1/_2$ ccm mehrmals subkutan). — Therapie der chronischen Vergiftung: Entziehungskuren sind nur in Anstalten durchzuführen. Der anfänglich gute Wille des Patienten scheitert an seinem Morphinhunger und auf allerlei Schleichwegen verschafft er sich doch Morphin; wie ja überhaupt der Energiemangel das Charakteristikum aller Giftsucht ist. Es gibt eine allmähliche Entwöhnung, eine schnelle und eine plötzliche. Die Resultate sind häufig schlecht. Bei der allmählichen wird die Morphinmenge langsam herabgesetzt; bei der schnellen wird Morphin in einigen Tagen entzogen oder gleich ganz und die Abstinenzerscheinungen durch Schlafmittel bekämpft. Bei der plötzlichen in ähnlicher Weise. Rückfälle sind häufig.

Rezeptur siehe die einzelnen Präparate. Angewandt wird Morphinum hydrochloricum, Opium, Extractum Opii, Tinctura Opii simplex, benzoica und crocata, Pantopon, Narcophin, Laudanon, Pulvis Ipecacuanhae opiatus (Kodein, Dionin, Heroin).

! Morphinum hydrochloricum!

Salzsaures Morphin. Farblose Kristalle oder weißes Pulver, bis zu 4% in Wasser löslich. Die Lösungen von Morphin verderben leicht, besonders die Lösung in Aq. Amygd. amar., die eine andere Tropfenzahl hat als Wasser (Wasser: 20 Tropfen = 1 g; Aq. Amygd. amar. 39 Tropfen = 1 g). Das früher benutzte Morphinum aceticum ist in Lösung nicht beständig. Man vermeide Morphin als Zusatz zu lokal wirkenden Medikamenten wie Augentropfen oder in der Kokainlösung zur Infiltration, in Salben und gebe lieber, wenn man Morphinwirkung wünscht, getrennt davon Morphin; bessere Dosierung. Ausnahme hiervon: Suppositorium von Morphin und Atropin oder Extr. Belladonnae, hier wirkt Atropin lokal (auch nach der Resorption lokal) und Morphin für sich resorptiv. Wirkung usw. s. Morphin. Max. dos. 0,03! pro dosi; 0,1! pro die.

1. Subkutan:

Rp. Morphin. hydrochlor. 0,1
Aq. dest. ad 10,0
MDS. 1%ige Morphinlösung. 1 Spritze subkutan (= 0,01).

Rp. Morphin. hydrochlor. 0,1
Atropin. sulfuric. 0,005
Aq. dest. ad 10,0
MDS. Morphin 1% und Atropin 0,05% zur subkutanen Injektion (1 ccm = 0,01 Morphin und 0,0005 Atropin) bei Patienten, die auf Morphin erbrechen.

Packung: Amphiolen MBK zu 0,01 oder 0,02 oder 0,03; Schachtel mit 5 oder 10 Stück. — Subkutancompretten MBK zu 0,01 oder 0,02 oder 0,03; Röhrchen mit 20 Stück. — Subkutancompretten MBK Morphin. hydrochlor. + Atropin. sulfuric. (0,01+0,0002 oder 0,02+0,0002); Röhrchen mit 20 Stück.

2. Innerlich:

Rp. Morphin. hydrochlor. 0,05
Aq. dest. ad 5,0
MD. In vitro guttato. S. 5 bis 20 Tropfen zu nehmen (20 Tropfen = 0,01; doppelt so stark als mit Aq. Amygdal. amar.).

Rp. Morphin. hydrochlor. 0,05
Aq. Amygdal. amar. ad 5,0
MD. In vitro guttato. S. 5 bis 20 Tropfen zu nehmen (20 Tropfen = 0,005).

Rp. Morphin. hydrochloric. 0,01
Sacch. 0,5
M. f. pulv. D. tal. dos. No. 5.
S. Abends 1 Pulver zu nehmen (Schmerzen).

Rp. Morphin. hydrochlor. 0,002—0,005
Sacch. 0,5
M. f. pulv. D. tal. dos. No. 10.
S. 3mal tägl. 1 Pulver bei Hustenreiz.

Rp. Morphin. hydrochlor. 0,05
Mixtur. gummos. ad 150,0
MDS. 3mal tägl. 1 Eßlöffel (Hustenreiz, Dysphagie, Tonsillarabszeß).

Rp. Morphin. hydrochlor. 0,005
Plumb. acet. 0,02
Sacch. 0,3
M. f. pulv. D. tal. dos. No. 10.
S. 2stündl. 1 Pulver. (Hämoptoe).

Rp. Morphin. hydrochlor. 0,15
Pulv. et Succ. Liquirit. q. s.
ut f. pil. No. 30. S. 1—3 Pillen (1 Pille = 0,005).

Rp. Morphin. hydrochlor. 0,15
Bol. alb. 3,0
M. f. pil. No. 30. S. 1—3 Pillen (1 Pille = 0,005).

Rp. Morphin. hydrochlor. 0,03; Emuls. oleos. oder Emuls. amygdal. ad 150,0.
MDS. Mehrmals tägl. 1 Eßlöffel (Hustenreiz, Dysphagie, Tonsillarabszeß).

Packung: Compretten MBK Morphinum hydrochloricum 0,01; Glas mit 10 oder 50 Stück.

3. Suppositorium oder Klistier (um Morphin unter Umgehung des Magens zur Wirkung zu bringen; bei Tenesmen wendet man häufiger Opium-Belladonna-Suppositorien an):

3. Suppositorium oder Klistier:

Rp. Morphin. hydrochlor. 0,1
Atropin. sulfuric. 0,005
Aq. dest. ad 50,0
MDS. 1 Teelöffel in den Mastdarm zu injizieren (=0,01 Morphin u. 0,0005 Atropin).

Rp. Morphin. hydrochlor.
Extract. Belladonn. āā 0,01
Ol. Cacao 2,0
M. f. supp. D. tal. dos. No. 5.
S. In den Mastdarm einzuführen.

Kindern: Größte Vorsicht! Schon Bruchteile eines Milligrammes sind gefährlich. Unter 1 Jahr nicht. Mit 1 Jahr 0,0002; 2 Jahre 0,0005; 3 Jahre 0,0005; 5 Jahre 0,001; 10 Jahre 0,005. — (1 Teelöffel von 0,01 : 100,0 = 0,0005; 1 Spritze von 0,01 : 10,0 = 0,001.)

Cave: Alkalien, auch Liquor Ammonii anisatus, Karbonate, Borax, Metallsalze (Sublimat), Jod und Jodsalze, Tannin und gerbstoffhaltige Pflanzenextrakte und -tinkturen (= Fällung).

Morphinum sulfuricum. Schwefelsaures Morphin. Zu ca. 6% in Wasser löslich. Wie Morphinum hydrochloricum.

Morphosan. Morphinbrommethylat. Weiße Nadeln, zu 5% in Wasser löslich. Wie Morphin, bei Morphinentziehungskuren.

Moschus. Inhalt der Beutеldrüse des männlichen Moschustieres, Moschus moschiferus. Bräunliche stark riechende Masse. Vielfach verfälscht. Früher als Exzitans in Gebrauch. Zu 0,1—0,5 als Pulver in charta cerata.

Moschi Tinctura (Moschus 1; Aq., Spirit. āā 25). Exzitans. Zu 1,0—2,0. Veraltet.

Mucilago Gummi arabici. (Gummi arabicum 1; Aq. 2.) Als schleimiges Mittel reizmildernd oder als Zusatz zu kratzenden Arzneien. — 1 g = 19 Tropfen.

Cave: Alkohol (Tinkturen), Äther, Ferrum sesquichloratum, Borax (= Fällung; verdünnter Liquor Ferri sesquichlorati und verdünnte Mucilago Gummi fällen sich nicht).

Mucilago Salep. (Radix Salep pulv. 1; Aq. 10; geschüttelt; dann 90 Teile heißes Wasser zugefügt und bis zum Erkalten geschüttelt.) Konzentriertere Lösungen geben Gallerte. Schleimiges Mittel, reizmildernd.

Muiracithin. Extractum Muirae Puamae (Potenzholz Brasiliens) und Lecithin. Soll bei Impotenz helfen. 3mal tägl. 2 Pillen, mehrere Wochen lang.
Packung: 60 Pillen.

Multanin. Basisch gerbsaures Aluminium. Graues Pulver im Magen unlöslich, zerfällt erst im Darm in seine Komponenten. Darmadstringens. In Tabletten zu 0,5 oder 1/2 Teelöffel.
Kindern: 0,1—0,5.
Packung: 20 Tabl. zu 0,5.

Mydrin. Mischung von 10 Teilen Ephedrin und 1 Teil Homatropin, beide als salzsaure Salze. Macht in 10%iger Lösung Mydriasis, die nach einigen Stunden wieder verschwindet, ohne die Akkommodation zu lähmen. Zu Einträufelungen ins Auge zu diagnostischen Zwecken. Rp. Mydrin. 0,5; Aq. dest. ad 5,0.

Myristicae Semen. Muskatnuß. Nuces moschatae. Gewürz. Sem. Myr. pulv. s. auch Macis.

Myrrha. Gummi-Resina Myrrha. Früher als Stomachikum, Expektorans und Emenagogum; jetzt nur äußerlich zu Zahntinkturen.

Myrrhae Tinctura (Myrrha 1; Spirit. 5). Adstringens. Myrrhentinktur zu Mundwässern, gibt wegen des ausfallenden Harzes mit Wasser eine milchige Trübung. Zu Pinselungen des Zahnfleisches: Rp. Tinct. Myrrhae, Tinct. Rathanhiae āā 10,0. Oder: Rp. Tinct. Myrrhae, Tinct. Gallarum āā 15,0; Ol. Menth. pip. gtt. VII. MDS. 30 Tropfen auf ein Glas Wasser zum Mundspülen.

Myrtilli Fructus. Heidelbeeren. Extractum Fruct. Myrtill., Extract. Folior. Myrtill. fluid. Heidelbeeren wirken adstringierend, enthalten Arbutin. Daher als Antidiarrhoikum (Abkochung im Hause zu bereiten) benutzt. Auch gegen Diabetes gegeben. Auch äußerlich bei Hautkrankheiten können die Extrakte aufgepinselt werden.

Naftalan. Salbe aus einem Destillationsprodukt von Rohnaphtha mit 3% Seife. Bei Ekzem, Verbrennungen aufzutragen wie Ichthyol oder Teerpräparate, nicht bei starker Entzündung.

Naphthalinum. Weiße glänzende Blättchen von durchdringendem Geruch, aus Steinkohlenteer. In Wasser fast unlöslich (bis 0,1%), löslich in Äther, Chloroform und heißem Alkohol. Innerlich als Darmdesinfiziens bei Katarrhen, bei Oxyuren als Klistier mit Öl (1—2% Naphthalin in Öl). Schmeckt brennend, daher als Kapseln oder in Schleim zu nehmen. 0,1 als Pulver. Z. B. Rp. Naphthalin. 0,05—0,1; Sacch. alb. 0,5; M. f. pulv. D. tal. dos. No. VIII. S. 4mal tägl. 1 Pulver, 2 Tage lang (zweite Kur erst nach einer Pause von 14 Tagen). — Äußerlich bei Skabies, Herpes tonsurans zu 10% in Öl oder Vaselin.
Intoxikation: Lokal: Entzündung. Innerlich: Gastroenteritis, Nephritis, Reizung der Harnwege, zentrale Erregung und Lähmung, Retinitis und Katarakt.
Therapie der Intoxikation: Magenspülung mit Öl oder Milch; aber diese Stoffe nicht im Magen lassen. Abführmittel (Karlsbader Salz).

Naphtholum.

Beta-Naphthol. (Alpha-Naphthol ist giftiger.) Ein karbolähnlicher Körper (Karbol = OH-Gruppe an einem Kohlenstoffring; Naphthol = OH-Gruppe an einem Doppelring). Weißes Pulver, in Wasser schwer, in Alkohol leicht löslich. Riecht karbolähnlich. Desinfiziens. Äußerlich bei Skabies, Psoriasis, Prurigo, Ekzem, Seborrhoe. Wird von der Haut resorbiert, und kann dann Vergiftungen machen, also nicht zu lange. Es kommt zu Nephritis, Hämoglobinurie, auch zu zentralen Krämpfen und Lähmungen (auch Retinitis und Katarakt). Immer den Harn dauernd auf Eiweiß kontrollieren. Bei Psoriasis behandelt man die erkrankten Stellen an Kopf und Händen mit Naphthol, am übrigen Körper mit Chrysarobin; dies würde an jenen Stellen angewandt zu Konjunktivitis führen.

Rp.	Naphtholi	2,0	Rp.	Naphtholi	1,0
	Spiritus ad	100,0		Vaselin. ad	20,0
	MDS. Äußerlich (Ekzem).			M. f. ungt. DS. Äußerlich (Ekzem).	

Rp. Naphtholi 10,0
Sulfuris praecip. 50,0
Vaselin.
Sapon. virid. āā 25,0
M. f. pasta. DS. Schälpaste (Sykosis, Akne).

Rp. Naphtholi 10,0
Vaselin. flav. ad 100,0
MDS. Salbe bei Favus (nach Epilation).

Rp. Naphtholi
Sapon. kalin. āā 10,0
Vaselin. ad 100,0
M. f. ungt. DS. Bei Psoriasis.

Rp. Naphthol.
Sulfur. dep. āā 10,0
Sapon. virid. 50,0
Adip. suill. 100,0
MDS. Krätzsalbe (2 mal auftragen, dann baden).

Rp. Naphtholi 2,0
Glycerin. 1,0
Spiritus saponat. kalin. ad 50,0
MDS. Tägl. das Gesicht damit waschen (Sommersprossen).

Cave: Karbolsäure, Antipyrin, Camphora, Menthol (= flüssige Massen). — Salizylsäure (= Fällung).

Narcophin.

Narkotin-Morphin-Mekonat. Doppelsalz von Morphin und Narkotin, einem reichlich im Opium vorkommenden fast unwirksamen Alkaloid, mit der im Opium vorkommenden Mekonsäure. Die Kombination von Morphin und Narkotin wirkt stärker narkotisch als es dem Morphingehalt entspricht, trotzdem Narkotin selbst nicht wirksam ist. Die Wirkung auf das Atemzentrum ist bei dem Gemisch geringer als bei reinem Morphin; es beeinträchtigt also Narkophin den Sauerstoffgehalt des Blutes weniger als Morphin. 0,03 Narkotin entsprechen 0,01 Morphin. Innerlich wie Morphin zu 0,015 (Tabletten), subkutan 1 ccm der 3%igen Lösung = 0,03. Zum Dämmerschlaf mit Skopolamin zusammen.

Packung: 20 Tabl. zu 0,015; 5 oder 10 Ampullen zu 1,1 ccm 3%. — Narkophin-Skopolamin-Lösung in Ampullen zu 0,03 Narkophin und 0,0003 Skopolamin; Schachtel mit 5 oder 10 Ampullen.

Natrium aceticum. Essigsaures Natrium (zu 50% löslich). Wirkt wie Kalium aceticum, doch fehlt die diuretische Wirkung. Durch Verbrennung der Essigsäure entsteht Kohlensäure, die den Körper durch die Lunge verläßt, teils als Karbonat im Harn erscheint, daher wird der Harn alkalisch. (Die diuretische Wirkung des blutfremden Kaliums fehlt.)

! **Natrium acetyl-arsanilicum!** Arsazetin! Max. dos. 0,2! pro dosi et die. S. Arsazetin.

! **Natrium arsanilicum!** Atoxyl. Max. dos. 0,2! pro dosi et die. S. Atoxyl.

Natrium arsenicum. Liquor Natrii arsenicici, Pearsonsche Flüssigkeit. 1 : 600. S. unter Liquor Kalii arsenicosi.

Natrium benzoicum. Wie Acidum benzoicum gebraucht, als Expektorans und Exzitans. Weißes zu 25% lösliches Pulver. Auch als Desinfiziens bei Darmkatarrhen und bei Tuberkulose zur Inhalation (5%) angewandt; auch wie Natr. salicyl. bei Gelenkrheumatismus. Rp. Natrii benzoici 10,0; Sirup. Cort. Aurant. 20,0; Aq. dest. ad 200,0. MDS. 2stündl. 1 Eßlöffel. — Oder: Rp. Natrii benzoici 0,5—2,0; Aq. dest. ad 50,0. MDS. 2stündl. 1 Teelöffel.

Kindern: Unter 1 Jahr 0,3; mit 1—5 Jahren 0,5; mit 5—10 Jahren 1,0; mit 10—15 Jahren 2,0 tgl.

Natrium biboracicum. Name für Borax. S. d.

Natrium bicarbonicum.

Natriumbikarbonat. Doppelkohlensaures Natrium. Weißes Pulver, zu 8% in Wasser löslich. Neutral reagierendes Salz, welches säuretilgend wirkt. Innerlich messerspitzenweise bei abnormen Gärungen im Magen-Darmkanal, bei Sodbrennen; als Alkali bei Katarrhen zur Lösung des Schleimes, zum Alkalischmachen des Harnes. Besonders in Form von Mineralwässern bei Gicht, Diabetes. Im Koma als Pulver. Zur Inhalation schleimlösend. Auf Wunden schmerzstillend. Häufig in Kombination mit Rhabarber, als Brausemischungen. Als Alkali bei Säurevergiftung stört die Auftreibung des Magens durch die entstehende Kohlensäure. Besser dafür Magnesia usta. Aber sonst als nichtätzendes Alkali wichtig, z. B. bei Methämoglobinämie, bei Coma diabeticum usw., wo es auf Resorption des Alkalis ankommt. Als Schachtelpulver, z. B. Rp. Natr. bicarbonic. 25,0; Eleosacch. Foenicul. 5,0. M. f. pulv. DS. Messerspitzenweise. — Oder Lösung: Rp. Natr. bicarbon. 10,0; Tinct. Aurant. 5,0; Glycerin. 10,0; Aq. dest. ad 200,0. MDS. 2stündlich 1 Eßlöffel. FMB = Mixtura Natrii bicarbonici. — Zur Magenspülung: Rp. Natr. bicarbon. 10,0; Aq. dest. ad 500,0. — Zur Inhalation: Rp. Natr. bicarbonic., Natr. chlorat. āā 2,0; Aq. dest. ad 200,0. MDS. Zur Inhalation. — Äußerlich: Rp. Natr. bicarbonic. 1,0; Borac. 5,0; Aq. Ros. ad 200,0. MDS. 2 Eßlöffel zum Waschwasser bei fettiger Haut.

Packung: Compretten MBK Natrium bicarbonicum cum Oleo Menthae pip. (0,3 Na. bicarbon.); Glas mit 25 oder 50 Stück.

Natrium bromatum.

Natriumbromid. Bromnatrium, zu 45% in Wasser löslich. Enthält 73% Brom. Wie Kalium bromatum. Als beruhigendes Mittel bei Chorea, Keuchhusten, Erbrechen Schwangerer. Fördert den Schlaf. Bei Epilepsie in großen Dosen. Kann zu Bromakne, Magenstörungen führen wie die anderen Bromsalze. Das beste der Bromsalze, die Kombination mit anderen Bromsalzen bietet keine Vorteile. (Das Nähere siehe bei Brom und Kalium bromatum.) Rp. Natr. bromat. 10,0; Aq. dest. ad 150,0. MDS. 1 Eßlöffel (= 1 g) in Wasser. Rp. Natr. bromat. 3,0; Mucil. Gummi arab., Aq. dest. āā ad 50,0. MDS. Die Hälfte zum Klistier. (Erbrechen Schwangerer.)

Kindern: Rp. Solution. Natr. bromat. 2,0—5,0 : 100,0. DS. 2mal täglich 1 Kinderlöffel (1—5 Jahre).

Cave: Chloralhydrat, Paraldehyd, Kalomel (= Zersetzung).

Packung: Compretten MBK zu 0,5 und 1,0; Glas mit 25 oder 50 Stück. — Ferner Tablonettae (C. m.) Natr. bromat.; 10 oder 20 Tabl. zu 0,5; 10 oder 20 oder 50 Tabl. zu 1,0.

Natrium cacodylicum s. kakodylicum.

Natrium carbonicum.

Natriumkarbonat. Soda. Kristallisiertes kohlensaures Natrium, zu 38% löslich. Reagiert alkalisch. Zum Waschen, zum Auskochen der Instrumente (2%). Zu Saturationen. Zum Erweichen von Cerumenpfröpfen (2—5%) z. B. Rp. Natrii carbonic. 0,5; Glycerin., Aq. dest. āā 5,0. MDS. 3mal tägl, 1 Tropfen ins Ohr; 1—2 Tage zur Cerumenerweichung.

Natrium carbonicum crudum. Soda. Zu Waschungen (2%).
Natrium carbonicum siccum. Ohne Kristallwasser zu Pulvern.

Natrium causticum. Ätznatron. Weiße Stangen, an der Luft zerfließlich. Ätzt. Die Ätzung geht in die Tiefe und verflüssigt die Gewebe. In Wasser gebracht löst es sich unter starker Erwärmung zu Natronlauge = Liquor Natrii caustici. 1 g = 17 Tropfen.

Intoxikation: s. Kali causticum.

Natrium chloratum.

Chlornatrium. Kochsalz, zu 27% wasserlöslich. Dient zum Herstellen des dem Körper angemessenen osmotischen Druckes von Lösungen, also als Zusatz zu verdünnten Kokainlösungen, zu Spülwässern, damit die Gewebe in Berührung mit diesen Lösungen weder schrumpfen noch quellen. Nur bei genau gleichem osmotischem Druck einer z. B. subkutan injizierten Lösung ist eine solche Injektion schmerzlos (Verwendung als indifferentes Salz). Ferner hat die Zufuhr von Kochsalz eine Beschleunigung der Blutgerinnung zur Folge, weswegen man Kochsalz bei inneren Blutungen (Hämoptoe usw.) als Styptikum gibt. In größeren Dosen innerlich gegeben, führt es ab, nach der Resorption wirkt es diuretisch. Auch als Zusatz zu abführenden Klistieren. Als Mittel gegen Bromismus. Zur Neutralisation von Arg. nitric.-Lösungen, bei verschlucktem Höllensteinstift. Äußerlich als Bad, ca. 3%, Kindern weniger, Erwachsenen etwas mehr.

Rezeptur: Bei Hämoptoe ein Teelöffel in einem Glase Wasser gelöst innerlich; bei Blutungen aus einem Magengeschwür intravenös: Rp. Natr. chlorat. 2,0; Aq. dest. ad 20,0. M. Sterilis. D. ad vitrum amplum. S. 5 bis 10 ccm intravenös zur Blutstillung (Ulcus ventriculi). — Als physiologische Kochsalzlösung: Rp. Natr. chlorat. 8,0; Natr. carbonic. 0,1; Aq. recent. dest. ad 1000,0. M. sterilis. DS. Physiologische Kochsalzlösung zur subkutanen oder intravenösen Injektion bei akuten Blutverlusten, bei Wasserverarmung, bei Cholera usw., auch bei Kollaps; häufig mit Zusatz von Solut. Suprarenin. hydrochlor. (1 : 1000) 8 Tropfen auf 1 Liter (intravenös). Besser dafür Ringerlösung mit Zusatz von Kalk und Kali: Rp. Natrii chlorati 9,0; Calcii chlorat. 0,3; Kalii chlorat. 0,3; Natrii bicarbonic. 0,1. Aq. recent. dest. ad 1000,0. M. Sterilis. DS. Ringersche Flüssigkeit. — Zusatz zu abführenden Klistieren 1 Teelöffel. — Zur Inhalation ebenfalls 0,8%.

Natrium chloricum. Chlorsaures Natrium, dafür Kalium chloricum, haltbarer. Zu Gurgelungen als desinfizierendes Mittel (zu 50% löslich).

Intoxikation: Wie Kal. chloric. Methämoglobinämie.

Cave: Mit leicht oxydierbaren Substanzen gibt es Explosion (Zucker, Schwefel, Lykopodium usw.).

Natrium cinnamylicum. Hetolum. Zimtsaures Natrium. Weißes Kristallpulver zu 5% in heißem Wasser löslich. Bei Tuberkulose subkutan oder intravenös zu injizieren, 0,1 ccm der 5%igen Lösung, allmählich steigend bis 1,0 ccm; die Woche 2mal. Die Lösung filtrieren und kochen.

Natrium hypochlorosum. Das wirksame Prinzip in der Dakinschen Lösung. Herstellung: 20 g Chlorkalk, 1 Liter Wasser; 14 g Natrium bicarbonicum und 2,5—4,0 Borsäure = 0,5%ige Lösung von Natriumhypochlorid zum Spülen infizierter Wunden. Wirksam durch Abgabe von Chlor.

Natrium jodatum.

Jodnatrium. Farblose Kristalle, zu 62% wasserlöslich; wie Kalium jodatum; s. dort.

Natrium jodicum. Jodsaures Natrium, an Stelle von Natrium oder Kalium jodatum empfohlen. Innerlich wohl besser Kalium jodatum. Äußerlich wirkt es antiseptisch.

Cave: Mit leicht oxydablen Substanzen (Zucker, Schwefel, Amylum, Lykopodium gibt es Explosion wie Kali chloricum).

Natrium kakodylicum. Dimethylarsinsaures Natrium, kakodylsaures Natrium. Farbloses Kristallpulver, wasserlöslich mit 75% Arsen. Wird zum größten Teil im Harn unverändert ausgeschieden, daher werden so große Arsenmengen vertragen. Der Harn und Schweiß nehmen einen unangenehmen Knoblauchgeruch an. Innerlich zu 0,1—0,2 am Tage. Subkutan täglich 0,03—0,05. Kur etwa 15—20 Spritzen jeden zweiten Tag eine. — S. Ac. arsenicos. und Natr. monomethylarsenic.

Kindern: Mit 3 Jahren 0,005; mit 10 Jahren 0,02.

Packung: Amphiolen MBK Natrium kakodylicum 0,01 oder 0,03 oder 0,05 oder 0,1; Schachtel mit 5 oder 10 Ampullen.

Natrium monomethylarsenicicum. Monomethyl-Dinatriumarseniat. Arsenpräparat, welches nur teilweise im Körper zerlegt wird und dessen Arsen daher nur z. T. zur Wirkung kommt. Zur subkutanen Arsenkur. Jeden zweiten Tag eine Spritze; Kur 15—20 Injektionen zu 0,05. — S. Ac. arsenicosum.

Kindern: Rp. Natr. monomethylarsenic. 0,1; Aq. dest. 100,0; Sirup. Chinae 50,0. MDS. Täglich 1 Teelöffel (= 0,003) für ein Kind von 1 Jahr.

Packung: Amphiolen MBK Natrium monomethylarsenicicum zu 0,01 oder 0,03 oder 0,05; Schachtel mit 5 oder 10 Amphiolen. — Astonin: Amphiolen MBK mit Natr. monomethylarsenicic. 0,05; Natr. glycerinophosphoric. 0,1; Strychnin. nitric. 0,0005; Schachtel mit 10 Amphiolen. — Arsamon: Natr. monomethylarsenicic. 0,05 in Ampullen zu 1 ccm; Schachtel mit 20 Stück.

Natrium nitricum. Natronsalpeter. Salpetersaures Natrium. Natriumnitrat. Wirkt schwach diuretisch (bis 45 % löslich).

! Natrium nitrosum! Salpetrigsaures Natrium. Natriumnitrat (bis 40 % löslich). Die salpetrigsauren Salze (ebenso Nitroglyzerin und Amylnitrit) erweitern durch Lähmung des Gefäßzentrums die Blutgefäße. In größeren Gaben kommt es zu Ohnmacht und Kollaps. Außerdem wird der Blutfarbstoff zu Methämoglobin umgewandelt, das zur Sauerstoffübertragung unfähig ist; es tritt braungraue Verfärbung der Schleimhaut und der Haut ein. Angewandt bei Angina pectoris. Max. dos. 0,3! pro dosi; 1,0! pro die. Rp. Solution. Natr. nitros. 1,0 : 150,0. DS. Beim Anfalle 1 Eßlöffel. Oder Rp. Kal. nitric. 29,7; Natr. nitros. 0,3. MDS. Im Anfall eine Messerspitze in Wasser gelöst zu nehmen. Immer Vorsicht!

Cave: Alkaloide, Antipyrin, Jodide, Bromide (= Zersetzung, Nitrierung oder Oxydation).

Natrium nucleinicum. Nukleinsaures Natrium. Die Nukleinsäure aus Bierhefe gewonnen, mit 8,9 % P selbst unlöslich, als Natriumsalz löslich, regt subkutan eine Hyperleukozytose an. Zu 0,5—1,0 in 10%iger Lösung. Bei Infektionskrankheiten.

Packung: 10 Ampullen zu 11 ccm = 1,0 Natr. nucleinic.

Natrium oleinicum. Ölsaures Natrium. Eunatrol. Weißes, wasserlösliches Pulver. Regt die Gallensekretion an. Morgens und abends 1,0. Z. B. Rp. Natr. oleinic. 5,0; Bol. alb., Glycerin. q. s. ut f. pil. No. 20. DS. Früh und abends 4 Pillen (1 Pille = $^1/_4$ g). Bei Cholelithiasis längere Zeit.

Natrium perboricum. Überborsaures Natrium. Bis 2 % löslich; entwickelt Wasserstoffsuperoxyd (und Borsäure). Zu desinfizierenden Einstäubungen oder Zusatz zu Zahnpulvern (s. Calc. carbonic.).

Natrium phosphoricum. Phosphorsaures Natrium. Führt etwas ab. Gegen Basedow angewandt. Rp. Natr. phosphoric. 10,0; Aq. dest. ad 180,0. MDS. 3mal tägl. 1 Eßlöffel.

Natrium salicylicum.

Salizylsaures Natrium. Weißes, in Wasser sehr leicht lösliches Pulver (bis 50 %). Gibt mit verdünnter Eisenchloridlösung Violettfärbung.

Wirkung: Dem Natriumsalz der Salizylsäure fehlt die Reizwirkung, die epithelauflockernde und antiseptische Wirkung der freien Säure. Die resorptiven Wirkungen sind die gleichen: Es setzt die fieberhaft erhöhte Körpertemperatur herab, und zwar durch Beruhigung des Temperaturzentrums. Es erfolgt also der Abfall der Temperatur, weil die auf einen abnorm hohen Temperaturgrad regulierenden Zentren der Wärmeregulierung unter der Einwirkung des Mittels wieder auf die normale Körpertemperatur „eingestellt" werden und nun die normale Körpertemperatur erstreben. Sie erreichen dies wie gewöhnlich (bei gesteigerter Körpertemperatur, z. B. durch große körperliche Anstrengungen oder hohe Außentemperatur) dadurch, daß sie die Wärmeabgabe vergrößern, die Hautgefäße erweitern und durch Schweißsekretion einen Wärmeverlust herbeiführen. Die Entfieberung tritt also auf, veranlaßt durch die Temperaturzentren, nicht erzwungen, wie im kalten Bade, wo der Patient „friert" und seine Verbrennungen steigert, weil die Zentren die pathologisch hohe Temperatur erstreben; auch nicht wie bei Chinin, wo die Verbrennungen herabgesetzt werden. Diese Entfieberung tritt bei salizylsaurem Natrium ziemlich schnell ein, so daß ein deutlicher Schweißausbruch erfolgt (man zieht daher neuerdings milder, d. h. langsamer wirkende Mittel vor). Außer dem Temperaturzentrum werden auch die Zentren der Schmerzempfindung beruhigt, narkotisiert, es wirkt also salizylsaures Natrium schmerzstillend. Besonders wirksam bei akutem Gelenkrheumatismus, es wird in den erkrankten Gelenken gespeichert. Vielleicht wird dort lokal durch die (angehäufte) Kohlensäure die Salizylsäure frei, welche antiseptisch wirkt, was das Natriumsalz nicht tut. Schon in medizinalen Dosen macht es Ohrensausen und Schwerhörigkeit; in größeren kann es zur Dyspnoe und Herzschwäche führen, auch zu Sehstörungen. Häufig reizt es bei der Ausscheidung die Nieren, es tritt Eiweiß und Zylindrurie auf. Diese Nierenreizung klingt meist trotz Fortgebrauches des Mittels ab, sie kann durch Gaben von Natr. bicarbonic. (6—10 g am Tage, je nach der Nahrung) verhindert werden. Sehr häufig verdirbt es den Appetit, wohl weil es durch die Salzsäure des Magens in freie Säure umgesetzt wird. Auch schmecken die Lösungen sehr schlecht süßlich-salzig. Als Fiebermittel wird es jetzt meist durch die modernen Antipyretika ersetzt. Bei Gelenkrheumatismus wirkt es spezifisch. Wenn Salizyl versagt, wirkt oft Antipyrin oder Atophan. Man behandelt den akuten Anfall anfangs mit hohen Dosen, darauf gibt man kleinere. Wegen des eigenartigen Geschmackes nimmt man als Korrigens nicht Sirup, sondern Succ. Liquirit. oder Aq. Menthae pip. — Ausgeschieden wird die Salizylsäure als Salizylursäure, mit Glykokoll gekuppelt.

Intoxikation: Ohrensausen, Sehstörungen, Benommenheit, Nierenreizung. Diese Symptome verlieren sich nach Aussetzen rasch. Die Nierenreizung geht trotz weiteren Gebrauches zurück und kann durch große Gaben Na. bicarbon. (alkalischer Harn) verhütet werden. Größere Gaben: Dyspnoe und Herzschwäche.

Indikationen: Bei akutem Gelenkrheumatismus am ersten Tage 4,0—8,0, dann weniger. — Als Antipyretikum 3mal täglich 1,0. — Ebenso gegen rheumatische Schmerzen. Die Magenbelästigung vermindert man durch Eingeben nach dem Essen oder durch Zusatz von Natr. bicarbonic. und verhindert man bei der Anwendung per Klysma. Die modernen Ester der Salizylsäure belästigen den Magen sehr wenig, sie sind im sauren Magensaft nur sehr wenig löslich und werden erst im Darm durch das dort vorhandene Alkali gespalten, und zwar verschieden schnell (verseift), wobei salizylsaures Natrium entsteht. Daher darf man diese Präparate nicht mit Natrium bicarbonicum kombinieren. Auch wirken sie wegen der allmählichen Spaltung über längere Zeit, während salizylsaures Natrium wegen der schnellen Aufnahme und schnellen Ausscheidung kurz und intensiv wirkt. Man gibt daher salizylsaures Natrium in kleinen häufigen Einzeldosen. Im sauren Harn wirkt Salizylsäure desinfizierend bei Cystitis.

Rezeptur:

Rp. Natr. salicylic.
Natr. bicarbonic. āā 0,5
M. f. pulv. D. tal. dos. No. 20.
S. Alle Stunden 1 Pulver.

Rp. Natr. salicylic. 10,0
Aq. dest.
Mucilag. Gummi arab. āā ad 150,0
MDS. 2stündl. 1 Eßlöffel voll als Klistier.

Rp. Natrii salicylici 5,0—10,0
Aq. Menth. pip.
Aq. dest. āā ad 150,0
MDS. 2stündl. 1 Eßlöffel.

Rp. Natr. salicylic. 5,0—10,0
Succ. Liquirit. 10,0
Aq. dest. ad 150,0
MDS. 2stündl. 1 Eßlöffel.

Kindern: Mit 1 Jahr 0,05, 6mal tägl., mit 2 Jahren 0,1, 6mal tägl.; mit 3—4 Jahren 0,15, 6mal tägl.; mit 5 Jahren 0,2, 6mal tägl.; mit 10 Jahren 0,4, 6mal tägl. Also: Rp. Natr. salicyl. 0,5; Aq. dest. ad 100,0. MDS. 2stündl. 1 Kinderlöffel (Kind von 1 Jahr mit Rheumatismus). Bei fieberhaften Krankheiten gibt man weniger, etwa die Hälfte. Z. B. Rp. Natr. salicyl. 1,0; Ammon. chlorat. 3,0; Succ. Liquirit. 2,0; Aq. dest. ad 200,0. MDS. 2—3stündl. 1 Teelöffel (= 0,025) bei Kindern mit Influenza.

Packung: Tabl. zu 0,25 oder 0,5 oder 1,0.

Natrii silicici Liquor. Natronwasserglas. Zu erhärtenden Verbänden.
Natrium sozojodolicum s. Sozojodol.
Natrium subsulfurosum s. Natrium thiosulfuricum.

Natrium sulfuricum.

Schwefelsaures Natrium. Glaubersalz. In Wasser lösliche (bis 25%) Kristalle. Ist schwer resorbierbar und hält deshalb dem osmotischen Druck des Blutes entsprechend Wasser im Darm zurück und verhindert so die normale Eindickung des Darminhaltes. Wirkt abführend, ohne unangenehme Nebenerscheinungen. Ein Eßlöffel voll, in einem Viertel Liter warmen Wassers gelöst zu trinken. (Auch bei Vergiftung mit Plumbum aceticum.) In Pulvermischungen das doppelt so stark wirkende Natrium sulfuricum siccum ohne Kristallwasser. — Z. B. Rp. Natr. bicarbon.; Natr. sulfuric.; Eleosacch. Foenicul. āā 10,0; Extr. Belladonnae 0,25. MDS. Tägl. 1 Messerspitze.

Natrium sulfuricum siccum.

Kristallwasserfreies Glaubersalz für Pulvermischungen. Im künstlichen Karlsbader Salz, Sal Carolinum facticium (Natr. sulfuric. sicc. 22; Natr. chlorat. 9; Natr. bicarbon. 18). Abführmittel wie Natrium sulfuricum, nur in halb so großer Dosis.

Natrium sulfurosum. Schwefligsaures Natrium. Erhält die rote Farbe des Hackfleisches, ohne vor Zersetzung zu schützen. Wird verbotenerweise Fleischwaren zugesetzt, um frische Herstellung vorzutäuschen. Schweflige Säure erhält auch die weiße Farbe der getrockneten Äpfelscheiben, die sonst braun werden. Entsteht beim Schwefeln des Weinfasses, der Konservengläser usw.

Natrium thiosulfuricum. Natrium subsulfurosum. Natriumthiosulfat. Unterschwefligsaures Natrium. Bis 50% löslich. Bei Verätzungen mit freiem Brom oder Bromwasser im Laboratorium, bei Vergiftungen durch innere Aufnahme von Brom, Bromwasser, von Jodlösung, Jodtinktur, Chlorwasser, Zyankali. Äußerlich in 5%iger Lösung. Innerlich 4,0 : 200,0, eßlöffelweise. Es entsteht Bromnatrium und Jodnatrium.

Neo-Bornyval. Isovalerylglykolsäureester des Borneols. Ölige Flüssigkeit, ist gegen Säure (Magensaft) widerstandsfähiger als Bornyval; belästigt also den Magen weniger. Wird im Darm zu Borneol, Baldriansäure und Glykosäure gespalten. Baldrianpräparat. 3mal tägl. 1 Perle zu 0,25.

Packung: Schachtel mit 25 Perlen zu 0,25.

Neoform. Oxytrijodphenolwismut. Gelbes, unlösliches Pulver, Wundstreupulver

Neohexal. Sekundäres sulfosalizylsaures Hexamethylentetramin (2 Mol. Hexam. und 1 Mol. Sulfisalizyls.). Leicht lösliches farbloses Pulver, besser bekömmlich als Hexal. Bei Cystitis. 3mal täglich 1—2 Tabl. zu 0,5.

Packung: Röhrchen mit 20 Tabletten zu 0,5; Glas mit 50 Tabletten zu 0,5.

Neopyrin. Valeryl-Amidoantipyrin. Weiße, bitter schmeckende Kristalle, schwer löslich. Wie Pyramidon.

Neosalvarsan.

Dioxydiamidoarsenobenzol-monomethansulfinsaures Natrium. Ein Salvarsan, welches sich in Wasser mit neutraler Reaktion löst; die Lösungen sind nicht haltbar und dürfen nicht erwärmt werden. Es zersetzt sich an der Luft noch leichter als Salvarsan (daher Ampullen mit Sprung verwerfen). Die Zersetzungsprodukte sind stark toxisch. Das Wasser muß frisch destilliert sein; Anwendung intravenös. Die Dosen sind etwas größer als die des Altsalvarsans, und zwar entsprechen 0,15 Neosalvarsan = 0,1 Altsalvarsan. Man nimmt auf 0,15 Neosalvarsan 25 ccm 0,4%iger (nicht höher konzentriert) Kochsalzlösung oder auf 0,3 6 ccm, auf 0,45—0,6 10 ccm Wasser. Die Lösungen werden mit 21° eingespritzt, auch vorher nicht höher erwärmt. Bei Syphilis, auch bei Malaria, Trypanosomiasis, Spirillosen (Rekurrens), Hautkrankheiten. Männern: 0,45—0,6; Frauen: 0,3—0,45.

Intoxikation: Manchmal angioneurotischer Symptomenkomplex: Gefäßerweiterung, Hitzegefühl, Erbrechen, Durchfall, langsamer, unregelmäßiger Puls; dagegen $^1/_2$ ccm Suprareninlösung (1 : 1000) subkutan.

Kindern: 0,15—0,3; Säuglingen 0,025—0,075.

Packung: Ampullen zu 0,045 oder 0,075; oder 0,15 oder 0,3; oder 0,45 oder 0,6.

Neurocardin. Durch Fermentwirkung aus den Kawaharzen von Piper methysticum hergestellt. Besitzt beruhigende bis hypnotische Wirkung und setzt den Blutdruck herab. Bei Arteriosklerose und Nephritis. 3mal tägl. 1—2 Teelöffel in einem Weinglase Wasser. Kur: 8—10 Fläschchen.

Neurofebrin. Neuronal und Antifebrin āā in Tabletten zu 0,5.

Packung: 10 Stück.

Neuronal. Bromdiäthylacetamid. Weiße Kristalle, nicht ganz zu 1% in Wasser löslich. In Alkohol löslich. Schmeckt bitter. Wirkt hypnotisch, und zwar als ganzes Molekül, nicht wegen des Bromgehaltes. Es wird im Körper nur zum Teil gespalten, daher nicht eigentliches Brompräparat oder doch nur in geringer Dosis ein solches. Schlafmittel bei nervöser Schlaflosigkeit, wirkt auch beruhigend bei Erregungszuständen, bei Epilepsie. Als Pulver zu 0,5—1,0—1,5. Am besten in Oblaten oder als Tabletten.

Packung: 10 Tabl. zu 0,5.

Neutralon. Aluminiumsilikat (Bolus). Feines lockeres weißes unlösliches Pulver zur Abbindung der Magensäure teelöffelweise in einem Glase Wasser verrührt.

Packung: Schachtel zu 100 g oder mit 25 abgeteilten Pulvern.

Neu-Urotropin. Urotropin novum. Anhydromethylenzitronensaures Urotropin. Wirkt wie Urotropin durch Abspaltung von Formaldehyd desinfizierend bei Cystitis. 3mal tägl. 1,0 in Wasser gelöst zu nehmen.

Packung: 20 Tabl. zu 0,5.

Nirvanol. Phenyläthylhydantoin. Schlecht wasserlösliches fast geschmackfreies farbloses Kristallpulver. Schlafmittel. Soll keine schädigende Wirkung auf den Kreislauf besitzen. Manchmal am anderen Tage Kopfschmerzen. Bei längerer Medikation oder großen Dosen kann es zu Exanthemen der Haut und Schleimhäute (Mund, Anus, Harnröhre) kommen. Abends 0,25—0,5.

Kindern: Mit 1—5 Jahren 0,05; mit 5—10 Jahren 0,075; mit 10—15 Jahren 0,1.

Packung: Schachtel mit 15 Tabl. zu 0,3 oder mit 10 Tabl. zu 0,5. — Nirvanol-Natrium zur intramuskulären Injektion 0,5. — Packung: 10 Ampullen zu 4 ccm = 0,5.

Nitroglycerinum. Nitroglyzerin. Trinitrin. Glyzerinnitrat. Eine ölige Flüssigkeit, in Wasser nur zu 0,1% löslich, die sehr leicht mit großer Gewalt explodiert. In alkoholischer Lösung oder in öliger Lösung nicht explosibel. Wirkt wie Amylnitrit durch Lähmung des vasomotorischen Zentrums gefäßerweiternd, verursacht Rötung der Haut, des Gesichts und schnellen Puls. Nur tritt die Wirkung bei Nitroglyzerin langsamer ein und hält länger vor als bei Amylnitrit. Bei manchen Menschen erzeugen schon Spuren heftiges Kopfweh, Nausea und obige Symptome. Bei Angina pectoris, Hemikranie, auch Asthma. Man beginnt mit einem Tropfen der 1%igen Lösung in Öl oder Spiritus (auf Zucker) und kann allmählich steigen. Oder 10 Tropfen der 0,1%igen Lösung in Alkohol in etwas Wasser im Anfall. Am besten wohl als Pastillen zu 0,0005.

Packung: Pastillen zu 0,0005; Compretten MBK zu 0,0005 (Glas mit 25 Stück).

Normalin. Chlorkalzium und Agar. Kalkpräparat in Tabletten zu 0,75 Substanz = 0,25 Calc. chlorat. crist. Zu 4 Tabletten innerlich; s. Kalzium.

Normosal. Steriles Serumsalz, d. h. Gemisch der im Serum vorhandenen Salze zur Herstellung von Lösungen zu Infusionen (= Ringerlösung, besser als physiologische Kochsalzlösung). In Ampullen. 10 g für 1 Liter; 50 g für 5 Liter; 100 g für 10 Liter.

Packung: Schachtel mit 6 Ampullen zu 1 g für je 100 ccm Lösung.

Nosophen. Tetrajodphenolphthalein. Gelbliches unlösliches Pulver, das Natriumsalz löst sich (blau). Als Jodoformersatz, Streupulver, Gaze.

Novarial. Gereinigtes Ovarienpräparat. 1 Teil = 10 Teile frisches Organ. Schachtel mit 50 oder 100 Tabl.

Novaspirin. Ester der Salizylsäure und Methylenzitronensäure. Mit 62% Salizylsäure. Wird wie Aspirin angewandt, ist im sauren Magensaft noch unlöslicher als Aspirin, soll daher nie Magenbelästigung hervorrufen. Zu 0,5 mehrmals tägl.

Kindern: Mit 1—5 Jahren 0,25; mit 5—10 Jahren 0,3; mit 10 bis 15 Jahren 0,5.

Packung: 10 Tabl. zu 0,5.

Novasurol. Doppelverbindung von oxymerkuri-chlorphenoxylessigsaurem Natrium und Diäthylmalonylharnstoff mit 33,9% nicht ionisiertem Quecksilber. Wasserlösliches, Eiweiß nicht fällendes Hg-Präparat zur intramuskulären Injektion in 10%iger Lösung 0,1—0,2 (= 0,0339 bis 0,0678 g Hg), also 1—2 ccm 2mal wöchentlich. Auch als Diuretikum zu 0,75 ccm bis zu 1,0 ccm alle 4 Tage empfohlen bei gesunder Niere.

Kindern: 0,5—1,0 ccm der 5%igen Lösung.

Packung: 10 Ampullen zu 2,2 ccm (10%).

Novatophan. Äthylester der Methyl-phenyl-chinolin-karbonsäure. Gelbliches, in Wasser und Alkalien unlösliches Pulver; wie Atophan bei Gicht, Rheumatismus, nur geschmacksfrei. Zu 0,5 mehrmals tägl.

Noviform. Tetrabrombrenzkatechinwismut. Gelbliches, geruchloses, unlösliches Pulver mit 30% Wismutoxyd. Wundstreupulver.

Packung: Streuflasche zu 5 g.

Novocain hydrochloricum.

Novokain. Salzsaures p-Aminobenzoyldiäthylaminoäthanol. Lösliche Kristalle. Lokales Anästhetikum wie Kokain, weniger giftig, etwas schwächer wirksam. Die Lösungen können sterilisiert werden. Die Wirkung ist nicht solange dauernd wie die des Kokains, daher stets in Kombination mit Suprarenin. Ist an Stelle von Kokain in der Infiltrationsanästhesie, der Leitungsanästhesie, der Lumbalanästhesie und in der Zahnheilkunde zu verwenden. Es wird wie Kokain durch Alkali zerstört, daher muß man Reste von Alkali (Soda, Seife, Lysol) vermeiden und man hat, um Lösungen haltbar zu machen, auf 1 Liter 3 Tropfen verdünnte Salzsäure zugegeben, um das Alkali des Glases zu binden. Auf der anderen Seite verstärkt ein Alkalizusatz durch Freimachen der Basis, die dann in verstärktem Maße in das Nervengewebe übertritt, die Wirkung, längere Einwirkung aber spaltet das Novokain. Man hat folgenden Alkalizusatz empfohlen: Für die 2%ige Lösung: Natr. bicarbonic. puriss. 0,15; Natr. chlorat. 0,1; Novocain. hydrochloric. 0,6; Aq. dest. steril. ad 30,0. — Für die 1,5%ige Lösung: Natr. bicarbonic. puriss. 0,2; Natr. chlorat. 0,2; Novocain. hydrochlor. 0,75; Aq. dest. steril ad 50,0. — Für die 1%ige Lösung: Natr. bicarbonic. 0,25; Natr. chlorat. 0,5; Novocain. hydrochlor. 1,0; Aq. dest. steril. ad 100,0. — Für die 0,5%ige Lösung: Natr. bicarbonic. puriss. 0,15; Natr. chlorat. 0,5; Novocain. hydrochlor. 0,5; Aq. dest. steril. ad 100,0. Doch kann dann kein Suprarenin zugegeben werden, weil dies durch Alkali zerstört wird; und Suprarenin verstärkt ebenfalls die Wirkung und setzt die Giftwirkung herab durch Verlangsamung der Resorption, so daß es vorteilhafter erscheint, die Lösungen unter Vermeidung von Alkali mit Suprarenin herzustellen. — Der Praktiker, welcher die frischen Lösungen jeweils ohne Umstände herstellen will, benutzt am besten die fertigen Tabletten, welche in der vorgeschriebenen Flüssigkeitsmenge gelöst und in einem kleinen (beigegebenen) Tiegelchen aufgekocht werden. Novokain wird durch ausgiebige Berührung mit den Geweben zerlegt, daher sind schwache Lösungen, die mit großen Gewebsmassen in Berührung kommen, weniger giftig als konzentrierte Lösungen.

Nebenwirkungen: Wie Kokain, doch viel seltener; bei der Lumbalanästhesie: Blasenschwäche, Lähmungen.

Rezeptur: Stets ist auf der Flasche der Prozentgehalt zu vermerken (oder auch außerdem noch der Verwendungszweck, z. B. zu Pinselungen, zur Injektion), nicht nur Novokainlösung; sonst kann es zu Verwechslungen kommen!

1. Infiltrationsanästhesie:

0,5%; Maximaldosis davon 100—125 ccm. Rp. Novocain. hydrochlor. 0,5; Solution. Natr. chlorat. physiolog. 100,0; Solution. Suprarenin. hydrochloric. (1 : 1000) gtt. X. MDS. ½% Novokain.

Packung: Tabletten A (für 0,5%): Novokain 0,125; Suprarenin 0,000125; 1 Tablette ist in 25 ccm Kochsalzlösung (0,9%) aufzulösen (Röhrchen mit 10 Tabletten). — Lösung A (0,5%): Novokain 0,125; Suprareninlösung 2½ gtt. Kochsalzlösung ad 25 ccm (Fläschchen mit 25 ccm).

2. Leitungsanästhesie:

2,0%; Maximaldosis davon 5 ccm. Rp. Novocain hydrochlor. 0,1; Solution. Natr. chlorat. physiologic. 5,0; Solution. Suprarenin. hydrochlor. (1 : 1000) gtt. V. MDS. 2% Novokainlösung für die Leitungsanästhesie.

Packung: Tabletten B (für 2%): Novokain 0,1; Suprarenin 0,00025; 1 Tablette ist in 5 ccm Kochsalzlösung (0,9%) aufzulösen (Röhrchen mit 10 Tabletten). — Lösung B (2%): Novokain 0,1; Suprareninlösung 5 gtt.; Kochsalzlösung ad 5 ccm; Ampullen zu 1, 2 oder 5 ccm. — Tabletten E (für 2%): Novokain 0,02; Suprarenin 0,00005; 1 Tablette ist in 1 ccm Kochsalzlösung (0,9%) aufzulösen (Röhrchen mit 20 Tabletten). — Lösung E (2%): Novokain 0,02; Suprareninlösung 1 gtt.; Kochsalzlösung ad 1 ccm; Ampullen zu 1 ccm in Schachtel mit 10 Ampullen. — Tabletten D (für 2%): Novokain 0,2; Kochsalz 0,06; 1 Tablette ist in 10 ccm sterilem destilliertem Wasser zu lösen; auf 5 ccm gibt man 1—5 Tropfen Suprareninlösung (1 : 1000) zu (Röhrchen mit 10 Tabl.). — Tabletten F (für 2%): Novokain 0,05; 1 Tabl. ist in 2,5 ccm steriler 0,6%iger Kochsalzlösung zu lösen; dazu 2 Tropfen Suprareninlösung (1 : 1000) (Röhrchen mit 20 Tabl.). — Tabletten S (fü 2%): Novokain 0,06; Kochsalz 0,022; 1 Tablette ist in 3 ccm sterilem Wasse zu lösen; dazu 3 Tropfen Suprareninlösung (1 : 1000) (Röhrchen mit 15 Tabl.

3. Lumbalanästhesie:

5%; Maximaldosis davon 3 ccm (evtl. 10%; Maximaldosis davon 1,5 ccm); gebräuchliche Dosis von der 5%igen Lösung 2 ccm (evtl. von der 10%igen Lösung 1,25 ccm). Rp. Novocain. hydrochlor. 0,15; Solution. Suprarenin. hydrochlor. gtt. V; Aq. dest. steril. ad 3,0. MDS. 5% Novokain für die Lumbalanästhesie.

Packung: Tabletten C (für 5%): Novokain 0,05; Suprarenin 0,000083; 3 Tabletten sind in 3 ccm sterilem Wasser zu lösen (Röhrchen mit 20 Tabl.). — Lösung C (5%): Novokain 0,15; Suprareninlösung 5 gtt.; Aq. steril. dest. ad 3 ccm; 10 Ampullen zu 3 ccm. — 10%ige Lösung: Novokain 0,2; Suprareninlösung 5 gtt.; Kochsalzlösung ad 2 ccm; davon 1,25—1,8! 10 Ampullen zu 2 ccm.

4. Augenheilkunde:

Zu Einträufelungen: 2—5% (—10%); Rp. Novocain. hydrochloric. 0,1—0,25; Solution. Suprarenin. hydrochloric. (1 : 1000) gtt. V; Solution. natr. chlorat. physiolog. ad 5,0. MDS. 2—5% Novokain zu Einträufelungen.

Packung: Tabletten B (für 2%): Novokain 0,1; Suprarenin 0,00025; 1 Tablette ist in 5 ccm Kochsalzlösung (0,9%) zu lösen (Röhrchen mit 10 Tabl.). — Lösung B (2%): Novokain 0,1; Suprareninlösung 5 gtt.; Kochsalzlösung ad 5 ccm; Ampullen zu 1, 2 oder 5 ccm. — Tabletten E (für 2%): Novokain 0,02; Suprarenin 0,00005; 1 Tabl. ist in 1 ccm Kochsalzlösung zu lösen (Röhrchen mit 20 Tabl.). — Lösung E (2%): Novokain 0,02; Suprareninlösung 1 gtt.; Kochsalzlösung ad 1 ccm; 10 Ampullen zu 1 ccm. — Tabletten D (für 2%); Novokain 0,2; Kochsalz 0,06; 1 Tablette ist in 10 ccm sterilem destilliertem Wasser zu lösen; auf je 5 ccm Zusatz von 1—5 Tropfen Suprareninlösung (1 : 1000) (Röhrchen mit 10 Tabl.). — Tabletten F (für 2%): Novokain 0,05; 1 Tablette ist in 2,5 ccm steriler 0,6%iger Kochsalzlösung zu lösen; Zusatz von 2 Tropfen Suprareninlösung (1 : 1000) (Röhrchen mit 20 Tabl.). — Tabletten S (für 2%): Novokain 0,06; Kochsalz 0,022; 1 Tablette ist in 3 ccm sterilem Wasser zu lösen, Zusatz von 3 Tropfen Suprareninlösung (1 : 1000) (Röhrchen mit 15 Tabl.). — Tabletten C (für 5%): Novokain 0,05; Suprarenin 0,000083; 3 Tabletten sind in 3 ccm sterilem Wasser zu lösen (Röhrchen mit 20 Tabl.). — Lösung C (5%): Novokain 0,15; Suprareninlösung 5 gtt.; Aq. steril. dest. ad 3 ccm; 10 Ampullen zu 3 ccm. — Tabletten F (für 5%): Novokain 0,05; 1 Tablette ist in 1 ccm sterilem destilliertem Wasser zu lösen (Röhrchen mit 20 Tabl.). — Eventuell 10%: Lösung 10%: Novokain 0,2; Suprareninlösung 5 gtt.; Kochsalzlösung ad 2 ccm; 10 Ampullen zu 2 ccm.

5. Nase und Kehlkopf:

5—10%; zu Pinselungen; Maximaldosis von der 5%igen Lösung 3,0 ccm; von der 10%igen Lösung 1,5 ccm; Rp. Novocain. hydrochlor. 0,25 bis 0,5; Solution. Suprarenin. hydrochloric. (1 : 1000) gtt. V; Aq. steril. dest. ad 5,0. MDS. 5—10% Novokain zu Pinselungen.

Packung: Tablette C (für 5%): Novokain 0,05; Suprarenin 0,000083; 3 Tabletten sind in 3 ccm sterilem Wasser zu lösen (Röhrchen zu 20 Tabl.). — Lösung C (5%): Novokain 0,15; Suprareninlösung 5 gtt.; Aq. steril. dest. ad 3 ccm; 10 Ampullen zu 3 ccm. — Tabletten F (für 5%): Novokain 0,05; 1 Tablette ist in 1 ccm sterilem destilliertem Wasser zu lösen (Röhrchen mit 20 Tabl.). — 10%ige Lösung: Novokain 0,2; Suprareninlösung 5 gtt.; Kochsalzlösung ad 2 ccm; 10 Ampullen zu 2 ccm.

6. Urologie:

Für die Behandlung mit Silbersalzen gibt es ein Novocainum nitricum, da das N. hydrochloricum mit dem Silber eine Fällung von Chlorsilber geben würde. Man setzt den fertigen Lösungen das Nitrat zu 3% zu.

7. Zahnheilkunde:

1,5% zu Extraktionen; man injiziert $^3/_4$ ccm in die Schleimhaut an der Außenseite der Alveole und $^1/_4$ ccm in die Schleimhaut an der Innenseite; für Dentinanästhesie, zum Separieren, Abschleifen der Zähne, Wurzelspitzenresektionen reicht meist eine 1%ige Lösung aus. Bei locker sitzenden Wurzeln, zum Anpassen von Kronenringen und zur Anästhesierung der Schleimhaut kann man 10%ige Lösungen aufpinseln. Zur Dentinanästhesie oder Anästhesierung der Pulpa kann man ein Stäbchen (s. u. Packung) vermittelst eines leicht benetzten Kugelstopfers in die Kavität bringen und unter zunehmendem Druck einige Zeit darin belassen. Zur Extraktion: Rp. Novocain. hydrochlor. 0,15; Solution. Suprarenin. hydrochloric. (1 : 1000) gtt. X; Solution. Natr. chlorat. physiolog. ad 10,0. MDS. 1,5% Novokain zur Injektion bei der Extraktion.

Packung: Tabletten G (für 1,5%): Novokain 0,015; Suprarenin 0,00005; 1 Tablette ist in 1 ccm steriler 0,6%iger Kochsalzlösung zu lösen. — Novokain-Suprareninstäbchen für Druckanästhesie: Novokain 0,01; Suprarenin 0,0002; Röhrchen mit 20 Stäbchen.

Novojodin. Urotropindijodid und Talkum āā Wundstreupulver.

Olea. Teils fette Öle, Glyzerinester der Fettsäuren, in Wasser unlöslich, nicht flüchtig (1), teils ätherische Öle, mit Wasserdämpfen flüchtig, durch Destillation von Pflanzen erhalten (2), teils Arzneimischungen (3). Offizinell sind: Oleum Amygdalarum (1), Anisi (2), Arachidis (1), Cacao (1), Calami (2), camphoratum (3), camphoratum forte (3), cantharidatum (3), Carvi (2), Caryopyllorum (2), Chloroformii (3), Cinnamomi (2), Citri (2), Crotonis (1), Foeniculi (2), Hyoscyami (3), Jecoris Aselli (1), Juniperi (2), Lauri (2), Lavandulae (2), Lini (1), Macidis (2), Menthae piperitae (2), Nusticae (1), Olivarum (1), Ricini (1), Rosmarini (2), Santali (2), Sesami (1), Sinapis (2), Terebinthinae (2), Terebinthinae rectificatum (2), Thymi (2). S. die einzelnen. — (Ätherische Öle sind teuer.)

Oleum Arachidis. Erdnußöl. Von Arachis hypogaea. Fettes Öl, hauptsächlich aus dem Triglyzerid der Arachinsäure neben Triolein bestehend, hellgelb, geruchlos; in den offizinellen Präparaten jetzt an Stelle des Olivenöles verwandt.

Oleum camphoratum. Kampferöl (Camphora 1; Ol. oliv. 9) s. Camphora und Camphoratum Oleum.

Oleum camphoratum forte (Camphora 1; Ol. oliv. 4); s. Camphora und Camphoratum Oleum.

Oleum cinereum s. Hydrargyri Oleum cinereum.

Oleum Jecoris Aselli.

Lebertran. Das Fett der Leber von Gadus Morrhua, Kabeljau. Hellgelbes Öl. Nährpräparat bei Skrofulose, Rachitis, Anämie, besonders der Kinder, leicht resorbierbar, zwischen den Mahlzeiten eßlöffelweise. Schmeckt schlecht. Wirkt vielleicht durch den Gehalt an sogenannten akzessorischen Nährstoffen — (teuer).

Packung: Kapseln zu 0,6 oder 1,0 oder 2,0 oder 3,0 oder 5,0.

Olei Jecoris Aselli Emulsio.

Lebertran 500; Gummi 5; Traganth 5; weißer Leim 1; Kalziumhypophosphit 5; Zimtwasser 100; Benzaldehyd 3 Tropfen; Zuckersirup 84; Wasser 300.

Omelsan. Natriumboroformiat und Kieselgur. Wundstreupulver.

Olivarum Oleum. Olivenöl. Zu Salben, Einreibungen; als Vehikel für Injektionen. Ist innerlich als Ölkur bei Gallensteinen gegeben worden. Z. B. Rp. Ol. Olivar. 200,0; Spirit. vini 20,0; Vitell. ov. II; Menthol. 0,1. MDS. Auf einmal zu nehmen.

Ononidis Radix. Wurzel von Hauhechel, Ononis spinosa. Zu diuretischem Tee, 10,0 : 150,0.

Oophorin. Ovarienpräparat aus getrockneten Ovarien, 10 Teilen des frischen Organs entsprechend. Bei klimakterischen Beschwerden oder nach Kastration.

Packung: 50 Tabletten zu 0,1 oder 0,3 oder 0,5.

! **Opium!**

Eine braune Masse, der eingetrocknete Milchsaft der angeritzten Fruchtkapseln von Papaver somniferum, Mohn. Enthält ca. 12% Morphin; ferner Nebenalkaloide: Kodein, Thebain, Narkotin, Narzein, Papaverin. Die ersten drei Alkaloide sind Phenanthrenderivate, die letzten drei Isochinolinderivate. Diese Alkaloide sind an Mekonsäure gebunden; außerdem sind im Opium noch Zucker, Eiweiß, Schleim enthalten. Opium ist zum Teil in Wasser löslich, schmeckt bitter, riecht eigentümlich. Opium pulveratum enthält 10% Morphin.

Wirkung: In der Hauptsache ist die Opiumwirkung eine Morphinwirkung, nur wird sie durch die anderen Alkaloide etwas modifiziert. Besonders die Darmwirkung tritt mehr in den Vordergrund, schon kleine Dosen, die Allgemeinerscheinungen nicht machen, wirken beruhigend auf den Darm, schmerzstillend und stopfend. Außer dieser Darmwirkung wird die allgemeine Empfindlichkeit herabgesetzt, besonders die Schmerzempfindlichkeit, ferner tritt eine Beruhigung der Atmung ein, der Hustenreiz wird vermindert. In größeren Dosen leidet durch Betäubung des Atemzentrums der Sauerstoffgehalt des Blutes. — Die therapeutisch bei Opium hauptsächlich benützte Darmwirkung setzt sich zusammen aus der den Tonus des Sphinkter pylori, den Tonus der Magenmitte und des Spinkter ani verstärkenden Morphinwirkung und der eine Erschlaffung herbeiführenden. Wirkung der anderen Alkaloide; auch kommt bei krankhaft erregtem Darm dem Morphin eine beruhigende Wirkung zu. Dies sowie die zentral schmerzstillende Komponente bedingt die prompte Wirkung des Opiums bei Koliken, Tenesmus, Schmerzen des Unterleibes. — Zuweilen stört ein leichter Rauschzustand bei größeren Dosen; auch kann die Aufhebung des Schmerzes die Diagnosenstellung erschweren.

Intoxikation: Allgemeine Betäubung, Bewußtlosigkeit, tiefes Koma; besonders die Atmung leidet, sie ist oberflächlich und langsam, aber, worauf es besonders ankommt, unzureichend, das Blut ist blau. Dabei sind die Pupillen eng durch Krampf des Okulomotorius. In einzelnen Fällen auch Krämpfe, die vom Rückenmark ausgehen wie bei Strychnin. (Besonders bei Kindern.)

Indikationen: 1. Entzündungen des Darmes, Peritonitis usw., kurz zur Ruhigstellung des Darmes. — 2. Schmerzen, besonders im Bereich des Darmes oder des Unterleibes, bei Bleikolik. — 3. Bei Durchfällen, wenn faulige oder infektiöse Massen nicht vorhanden sind, also häufig erst Rizinusöl, dann Opium; so bei Durchfall durch Diätfehler. — 4. Bei Husten, wo dieser kein Sekret hinausbefördert, also bei Pleuritis, trockenen Bronchialkatarrhen, Laryngitis oder auch in Kombination mit expektorierenden Stoffen (Tinct. Opii benzoica). Nicht bei profuser Schleimabsonderung. — 5. Bei Schlaflosigkeit bei Schmerzen. — 6. Zur Beruhigung bei manchen Formen von Geisteskrankheiten, bei Epilepsie. — 7. Bei Atemnot, heftigen Schmerzen, zur Vorbereitung für die Operation, bei Atropinvergiftung besser Morphin.

Kontraindikationen: Kindliches Alter; in den ersten zwei Lebensjahren zu vermeiden. Bei Durchfällen, wenn noch die Ursache des Durchfalles, verdorbene Speisen, im Darme sind. Viele Ärzte vermeiden Opium bei Appendizitis, weil sein Nutzen objektiv zweifelhaft ist und nur die Schmerzen beseitigt werden, was zur Verschleierung des Krankheitsbildes führt.

Therapie der Intoxikation: Exzitantien, Atropin oder Suprarenin subkutan zur Besserung der Atmung. Magenspülung mit Kalium permanganicum (1 : 1000) wiederholt, weil Morphin wieder in den Magen ausgeschieden wird. Darmentleerung. Achtung auf Blasenentleerung, häufig Harnverhaltung.

! Rezeptur : Max. dos. 0,15! pro dosi; 0,5! pro die.

Rp. Opii pulv. 0,05
Sacch. 0,4
M. f. pulv. D. tal. dos. No. 10.
S. Alle 3 Stunden 1 Pulver.

Rp. Opii pulv. 0,01—0,02
Plumb. acet. 0,02
Sacch. 0,3
M. f. pulv. D. tal. dos. No. 10.
S. Alle 2 Stunden 1 Pulver (Hämoptoe, Darmblut.).

Rp. Opii pulv. 0,05
Bismut. subnitric. 0,5
M. f. pulv. D. tal. dos. No. 10.
S. 3mal tägl. 1 Pulver (Ulc. ventr.).

Rp. Opii pulv. 0,03
Tannigen. 0,5
M. f. pulv. D. tal. dos. No. 10.
S. 2stündl. 1 Pulver (Durchfall).

Oder als Pillen: Rp. Opii pulv. 1,0; Extr. Gentian. q. s. ut f. pil. No. 30. DS. 3mal tägl. 1 Pille (= 0,03).

Kindern: Unter 2 Jahren nicht; mit 2 Jahren bis 0,002; mit 5 Jahren 0,005.

Packung: Compretten MBK Opium pulv. 0,03 oder 0,05; Glas mit 25 oder 50 Stück.

! Opii Extractum!

Trockenes Extrakt, in Wasser löslich, gereinigtes Opium. Enthält 20% Morphin. Wird dort angewandt, wo man Opium in Lösung geben will. Max. dos. 0,1! pro dosi; 0,3! pro die.

Rp. Extract. Opii 0,2
Aq. Foenicul. ad 100,0
MDS. 3mal tägl. 1 Teelöffel.

Rp. Extract. Opii 0,05
Ol. Cacao 2,0
M. f. supp. D. tal. dos. No. 5.
S. 3mal tägl. 1 Stuhlzäpfchen einzuführen.

Rp. Extr. Opii 0,2
Extr. Belladonnae 0,1
Extr. Strychni 0,1
Extr. et Rad. Gentian. q. s. ut f. pil. No. X. S. Alle 3 Stunden 1 Pille (Darmkolik).

Rp. Extr. Opii 0,03
Extr. Belladonnae 0,02
Ol. Cacao 2,0
M. f. supp. D. tal. dos. No. V.
S. 3mal tägl. 1 Stuhlzäpfchen einzuführen (Tenesmen, Gallenkolik).

Kindern: Unter 3 Jahren nicht, mit 3 Jahren 0,002; mit 5—10 Jahren 0,005; mit 10—15 Jahren 0,01.

Opii Tinctura benzoica.

Tct. Opii benzoic. Benzoehaltige Opiumtinktur. Bräunlichgelbe Flüssigkeit. Enthält 0,05 $^0/_0$ Morphin, ist 20mal so schwach als einfache Opiumtinktur (Opium 0,5 $^0/_0$, Ol. Anis. 0,5 $^0/_0$, Kampfer 1 $^0/_0$, Acid. benzoic. 2 $^0/_0$). Die Kombination von Expektorantien und dem beruhigenden Opium ist zweckmäßig. Die Hustenstöße werden seltener und wirksamer, da das Hüsteln wegfällt wegen Beruhigung des Atemzentrums; wenn aber genügend Schleim am Kehlkopf angesammelt ist, wird ausgehustet. Bei Husten 30—40 Tropfen. 1 g = 54 Tropfen.

Kindern: Mit 1 Jahr 3 Tropfen; mit 3 Jahren 5 Tropfen; mit 5 bis 6 Jahren 10 Tropfen. Rp. Tinct. Opii benzoic. 1,0—2,0 : 100,0 (Aq. dest. 80,0 und Sirup. Althaeae 20,0); 2stündlich 1 Teelöffel (Kind mit 1 Jahr); Tinct. Opii benzoic. 3,0 : 100,0; 2stündlich 1 Teelöffel (Kind mit 2 Jahren); Tinct. Opii benzoic. 4,0—5,0 : 100,0; 2stündlich 1 Teelöffel (Kind mit drei Jahren). Und so fort, d. h. einer Mixtur von 100, die teelöffelweise genommen wird, muß man so viel Gramm zusetzen, als man Tropfen im Teelöffel wünscht, da 20 Tropfen = 1 g und 20 Teelöffel 100 g sind.

Cave: Gerbsäuren (Tinct. Rhei), Jod, Metallsalze (= Fällung).

! Opii Tinctura crocata!

Tct. Opii crocat. Safranhaltige Opiumtinktur (Opium 15; Crocus 5; Caryophyll., Cort. Cinnam. **āā** 1, Spirit. dil., Aq. **āā** ad 150). Enthält 1 $^0/_0$ Morphin. Wie Tinctura Opii simplex. Zu 5—10 Tropfen, auch bis 20 bis 30 Tropfen. Max. dos. 1,5! pro dosi; 5,0! pro die (1,0 = 45 Tropfen). Oder auch mit anderen Tinkturen, z. B. Tinct. Valerian. **āā** zu 10—15 Tropfen. Oder: Rp. Tinct. Opii crocat. 5,0; Aq. Melissae 10,0. MDS. 3mal tägl. 10 Tropfen bei Dysmenorrhoe (Krokus führt zu Uteruskontraktionen; Abtreibungsmittel).

Kindern: Vorsicht. Mit 1 Jahr $^1/_2$—1 Tropfen; mit 5 Jahren 3 Tropfen, mit 10 Jahren 3—5 Tropfen.

Cave: Gerbsäure wie Tinct. Rhei oder Rhei vinosa, Jod, Metallsalze (= Fällung).

! Opii Tinctura simplex!

Tct. Opii simplex. (Opium 1, Spirit. dil., Aq. **āā** ad 10). Enthält 1 $^0/_0$ Morphin. Max. dos. 1,5! pro dosi; 5,0! pro die. Auf Zucker oder in Wasser zu 5—10 Tropfen. Auch mehr bis 20—30 Tropfen (1,0 = 45 Tropfen). 8 Tropfen bewirken bei Durchfall gewöhnlich Nachlaß der Schmerzen und Entleerungen (auch Tinctura thebaica genannt).

Rp. Tinct. Opii simplicis 5,0
Tinct. Valerian. aether. 10,0
Ol. Menth. pip. gutt. III
MDS. Choleratropfen, 10 bis 20 Tropfen zu nehmen.

Rp. Tinct. Opii simplicis 2,0
Aq. dest. ad 150,0
MDS. 2stündl. 1 Eßlöffel.

Rp. Tinct. Opii simplic. gtt. X—XX
Aq. ad 50,0
MDS. Zu einem Klysma.

Rp. Tinct. Opii simplic. 5,0
Extr. Belladonnae 0,2
Aq. ad 50,0
MDS. 3mal tägl. 5 ccm zu einem Klistier.

Kindern: Vorsicht. Mit 1 Jahr $^1/_2$—1 Tropfen; mit 5 Jahren 3 Tropfen; mit 10 Jahren 5 Tropfen. — Z. B. Rp. Tinct. Opii simplic. gtt. II; Aq. Foenicul.

ad 100,0. MDS. 2stündlich 1 Kinderlöffel (zweites Halbjahr); — Rp. Tinct. Opii simpl. gtt. III—IV; Aq. Foenicul. ad 100,0. MDS. 2stündlich 1 Kinderlöffel (mit 1—2 Jahren). — Später so viel Gramm auf 100, davon 1 Teelöffel, wie man Tropfen geben will; also Rp. Tinct. Opii simpl. 3,0 : 100,0. MDS. 3mal tägl. 1 Teelöffel (= 3 Tropfen, da 20 Tropfen = 1 g und 20 Teelöffel = 100 sind).

Cave: Gerbsäuren, wie Tinct. Rhei und Rhei vinosa, Metallsalze, Jod (= Fällung).

Packung: Compretten MBK Tinctura Opii simplex gtt. X (Glas mit 25 oder 50 Stück); Compretten MBK Tinctura antidiarrhoica (Tinct. Strychni gtt. II; Tinct. Opii simpl. gtt. V; Tinct. Valerian. gtt. XV; Ol. Menth. pip.). (Glas mit 25 oder 50 Stück).

Opsonogen. Polyvalente Staphylokokkenvakzine. Erst 1/2 ccm von No. I (Stärke: 1 ccm = 100 Millionen Keime) steigend bis 2 ccm No. II (Stärke: 1 ccm = 500 Millionen Keime) subkutan.

Optannin. Basisch gerbsaurer Kalk, unlöslich. Darmadstringens bei Durchfall, 3mal tägl. 2,0.

Kindern: Unter 1 Jahr 0,25; mit 1—5 Jahren 0,5; mit 5—10 Jahren 0,5.

Packung: 15 Tabletten zu 0,5.

Optarson. Solarsonlösung mit 1 mg Strychnin pro ccm Solarson; siehe dort.

Optochin. Äthylhydrokuprein, ein Alkaloid der Chinarinde. Tötet die Pneumokokken im Körper bei innerer Einnahme ab, doch sind dazu Dosen erforderlich, welche auf das Auge (Amblyopie mit Sehnervenatrophie und engen Gefäßen) wirken können. Am besten wegen der langsamen Resorption die Base, Optochinum basicum, innerlich, dazu Milchdiät wegen gleichmäßiger Resorption. Man gibt bei Pneumonie 5mal am Tage 0,2 = tägl. 1,0 (niemals über 1,2!); bei den geringsten Sehstörungen aussetzen.

Kindern: Größeren Kindern 0,1 5mal am Tage.

In der Augenheilkunde bei Ulcus Corneae (Pneumokokkeninfektion): Nach Kokainisierung (5%) Betupfen des Geschwürs mit 2% Optochinum hydrochloricum; außerdem 6mal täglich Optochin-Atropin-Augensalbe: Rp. Optochin. hydrochloric. 0,1; Atropin. sulfur. 0,2; Vaselin ad 10,0. M. f. ungt. DS. 6mal tägl. einstreichen.

Packung: Optochin. bas.: 25 Perlen zu 0,1.

Optone. Abgebaute lösliche Organpräparate zur subkutanen Injektion. Corpus luteum-Opton; Hypophysen-Opton; Ovarial-Opton; Testes-Opton; Thymus-Opton; Tyreoidea-Opton. In Ampullen.

Packung: Schachtel mit 3 oder 5 oder 10 Ampullen.

Orexinum tannicum. Gerbsaures Phenyldihydrochinazolin. Orexin selbst schmeckt brennend scharf, das gerbsaure Salz weniger. Als appetitsteigerndes Mittel wie Pfeffer zu 0,5—1,0.

Orphol. Naphtholwismut. Als Antidiarrhoikum zu 0,3. Z. B. Rp. Calc. carbonic.; Calc. phosphor. āā 25,0; Orphol. 5,0. MDS. 3mal tägl. 1 Teelöffel als Antidiarrhoikum.

Kindern: Unter 1 Jahr 0,01; mit 1—5 Jahren 0,1; mit 5—10 Jahren 0,25.

Orthoform neu. Orthoform novum. Amido-p-Oxybenzoesäuremethylester. Weißes, sehr wenig lösliches Pulver, lokales Anästhetikum auf Wunden, Geschwüren, auch bei Ulcus ventr. Äußerlich als Streupulver mit Talkum 20%, zum Bepinseln von Schleimhautgeschwüren (tuberkulöses Kehlkopfgeschwür) mit Olivenöl 20%. Innerlich als Pulver zu 0,5 bei Ulcus ventriculi. Orthoform hat eine phenolähnliche Gruppe und entfaltet daher wie Karbol eine lokale Ätzwirkung, d. h. es reizt gelegentlich (Ekzeme, ja Gewebsnekrose). Aus demselben Grunde soll es nicht mit Antipyrin oder Argent. nitric. kombiniert werden. Auch zu Allgemeinerscheinungen (Kollaps) ist es gekommen, wenn große Flächen (Brandwunden) mit Orthoform bestreut wurden. Besser dafür Anästhesin.

Ortizon. Wasserstoffsuperoxyd und Harnstoff; feste Wasserstoffsuperoxyde mit 34% H_2O_2, neutral; 5 g auf 50 Wasser = 3% Wasserstoffsuperoxyd. Wie dieses auch als Wundstifte, Mundkugeln.

Orypan. Aus Reiskleie, soll die sogenannten akzessorischen Nährstoffe enthalten. Flüssigkeit zu 20 Tropfen oder als Sirup teelöffelweise.

Oryzae Amylum. Reismehl wie Amylum tritici, Weizenmehl als Puder.

Ovaraden. Ovarienpräparat bei klimakterischen Beschwerden, Kastration; 1 Teil = 2 Teile frisches Organ. 3mal tägl. 1 Tabl. zu 0,25.
Packung: 30 Tabl. zu 0,25.

Ovaria siccata. Ovarienpräparat. Bei klimakterischen Beschwerden, Kastration.
Packung: 50 Tabl. zu 0,5.

Ovarlin. Ovarienpräparat, getrocknetes Organ; 1 Teil = 10 Teile frisches Organ. 3mal tägl. 1 Tabl.
Packung: 50 Tabl. zu 0,3.

Ovogal. Verbindung von Gallensäuren mit Eiweiß. Grünlichgelbes Pulver, in Alkalien löslich. Wirkt gallentreibend. Messerspitzenweise bei Cholelithiasis.
Packung: 50 Kapseln zu 0,5.

Ovoglandol. Ovarienpräparat, frei von Eiweiß und Lipoiden. Bei klimakterischen Beschwerden oder nach Kastration, 3 Tabl. tägl. oder 1 Ampulle subkutan. 1 ccm = 1 g frisches Organ.
Packung: Röhrchen mit 20 Tabletten; Schachtel mit 3 oder 6 oder 12 Ampullen.

Oxycamphora solut. 50%. Oxaphor. 50%ige alkoholische Lösung des Oxydationsproduktes des Kampfers (das Pulver selbst hält sich nicht). Beruhigt die Atmung bei Dyspnoe. Belästigt den Magen etwas. Zu 20 Tropfen oder Rp. Oxaphor. 10,0; Spiritus 20,0; Aq. Menth. pip. ad 150,0. MDS. 3mal tägl. 1 Eßlöffel.
Kindern: 5—10 Tropfen.

Oxygar. Wasserstoffsuperoxyd und Agar-Agar gegen Darmgärung.

Oxymors. Essigsaures und benzoesaures Aluminium. Gegen Oxyuren als „Kurpackung" (Tabletten, Analsalbe, Einlauf).

Palmitinsäurethymolester. Spaltet im Darm Thymol ab, gegen Trichinose empfohlen, morgens nüchtern und vor jeder Mahlzeit 2 Teelöffel voll in Milch-Kaffee.

Pankreatin. Gelbliches Pulver, enthält das Ferment der Bauchspeicheldrüse. Als verdauungsbeförderndes Mittel. Wird z. T. durch den Magensaft unwirksam. Zu 0,5 als Pulver. — Es gibt auch Pankreatinum Glycerino solutum 10%.
Packung: 100 oder 50 Tabl. zu 0,25.

Pankreon.

Verbindung von Pankreatin mit Tannin. In Wasser und verdünnten Säuren unlöslich, in verdünnten Alkalien löslich. Widersteht dem Magensaft besser als Pankreatin, ist daher wirksamer. Befördert die Verdauung bei Mastkuren, bei Achylia gastrica. Auch sonst als Pankreaspräparat gebraucht bei Pankreasdiabetes, bei Morbus Basedowi. Zu 0,5 kurz vor dem Essen.

Kindern: Unter 1 Jahr 0,1; mit 1—5 Jahren 0,2.

Packung: 50 Tabl. zu 0,25.

Pantopon.

Enthält die Alkaloide des Opiums als salzsaure Salze. 1,0 Pantopon = 5,0 Opium = 0,5 Morphin, also in doppelt so großer Gabe wie Morphin, in dieser Dosis aber stärker wirkend als Morphin, weil noch die anderen Alkaloide unterstützend wirken. Wie Opium innerlich zu 0,005—0,02 als Pulver, oder Tablette oder als Lösung 2%ig; von dieser Lösung 1 ccm. Auch subkutan 1 ccm der 2%igen Lösung. Für den Dämmerschlaf gibt es auch Pantopon-Skopolamin-Lösungen in Ampullen. Ferner Pantoponsirup 0,075 : 100,0 Sirup.; 2 Eßlöffel (= 0,02) davon.

Kindern: Unter 1 Jahr nicht; über 1 Jahr 10 Tropfen des Sirups (0,075 : 100,0) = 0,0004; mit 2—5 Jahren 1—2 Tropfen der 2%igen Lösung = 0,001—0,002; mit 10 Jahren 5 Tropfen der 2%igen Lösung = 0,005.

Packung: 20 Tabl. zu 0,01; 10 ccm einer 2%igen Lösung; 100 Pantoponsirup (0,075 : 100,0), davon 1 Teelöffel = 0,003 (entsprechend 0,0015 Morphin). 1 Eßlöffel = 0,01 (entsprechend 0,005 Morphin). — Ampullen: 3 oder 6 oder 12 Ampullen (2%) zu 1 ccm = 0,02; Pantopon-Skopolamin-Ampullen zu 0,04 Pantopon und 0,0006 Skopolamin (kräftige Dosis; es genügen 6 bis

8 Teilstriche der Spritze meist; immer den Patienten nach der Operation beobachten, ob die Atmung nicht behindert ist, da der narkotische Zustand lange anhält).

Papaverinum hydrochloricum. Opiumalkaloid der Isochinolingruppe, weiße Kristallmasse, in Wasser löslich (besser löslich das schwefelsaure Salz). Lähmt die glatte Muskulatur des Verdauungstraktus, gegen Pylorospasmus, Erbrechen (Schwangerer, Seekrankheit), gastrische Krisen, Koliken; auch gegen Gefäßkrisen, Angina pectoris, zur Herabsetzung des Blutdruckes. Innerlich zu 0,04 — 0,1 (tägl. nicht über 0,3!). Subkutan zur Herabsetzung des Blutdruckes 0,02—0,04; sonst 0,04—0,1. Intravenös 0,005—0,04. Z. B. Rp. Atropin. sulfur. 0,01; Papaverin. hydrochloric. 1,0; Aq. dest. ad 20,0. MDS. 1 ccm zur subkutanen Injektion (= 0,0005 Atropin und 0,05 Papaverin).

Kindern: Zur Lösung des Pylorospasmus vor dem Trinken von der Lösung 0,1 : 100,0. 1 Teelöffel = 0,005; mit 1—5 Jahren von dieser Lösung 1 Kinderlöffel bis 1 Eßlöffel (= 0,01—0,015).

Packung: 20 Tabl. zu 0,04 Papaverin hydrochloricum. Schachtel mit 3 oder 6 oder 12 Ampullen zu 0,04 Papaverin sulfuricum.

Papaveris Oleum. Fettes Öl aus Mohnsamen, enthält kein Morphin.

Papaveris Sirupus. Sirupus Diakodii. Sirupus Diakodion. Enthält etwas Morphin, wirkt beruhigend. Aus unreifen Mohnköpfen hergestellt. Teelöffelweise, nicht bei Kindern.

Papayotin. Aus dem Milchsaft von Carica Papaya. Enthält ein eiweißverdauendes Ferment, das auch in alkalischen Medien wirkt. 1 Teil des Fermentes peptonisiert 200 Teile Blutfibrin. Innerlich als Pulver zu 0,15 bis 0,5 bei Anazidität, Gastroektasie (nicht bei Superazidität und Ulkus), äußerlich zum Lösen von Diphtheriemembranen, einzustäuben oder alle halbe Stunden bepinseln, z. B. Rp. Papayotin. 10,0; Acid. carbol. liquefact. 2,0; Aq. dest. ad 100,0. MDS. Zur Pinselung.

Packung: 20 Pastillen zu 0,15 — (teuer).

Paracodin. Weinsaures oder salzsaures Salz des dihydrierten Kodeins. Wirkt stärker als Kodein bei Hustenreiz und Kopfschmerzen; Angewöhnung findet nicht statt. 3 mal tägl. 0,01—0,03 Paracodin. tartaric. oder subkutan 1 ccm = 0,02 Paracodin. hydrochloric.

Kindern: Mit 5—10 Jahren 0,005—0,01.

Packung: 20 Tabl. zu 0,01 Paracodin. tartaricum; 6 Ampullen zu 0,02 Paracodin hydrochloricum.

Paraffinum liquidum. Bei der Destillation von Petroleum bleiben die Vaseline zurück, durch deren weitere Behandlung die Paraffine erhalten werden. Sie sind chemisch indifferent. Paraffinum liquidum ist ein farbloses Öl. Als Vehikel für Hg zu Injektionen. Zu Salben mit Paraffinum solidum zusammen; man verwendet lieber Vaselinum.

Paraffinum solidum. Ceresin. Feste, weiße Masse. S. Paraff. liqu. Zu Salben mit Paraff. liquid. zusammen. S. Paraff. Unguentum. Neuerdings werden feste Paraffine in geschmolzenem Zustande zur Ausfüllung von Defekten eingespritzt; man verwendet Paraffine von verschiedenem Schmelzpunkte von ca. 40—60⁰.

Paraffini Unguentum. Paraffinsalbe (Paraffinum solidum 1; Paraffinum liquidum 4). Man verwendet dafür meist Vaselinum. Diese Mineralfette nehmen kaum Wasser auf, sind also zweckmäßig als deckende Salben bei Ekzem, bei Herpes, sind unzweckmäßig zu Kühlsalben, bei denen durch Wasserverdunstung des mitverriebenen Wassers eine Abkühlung erzielt werden soll. Sie führen aber nicht zu einer Erweichung der Haut, der Herpesbläschen usw., daher Decksalbe, z. B. zum Schutz der Haut bei darüberfließendem Sekret in der Nähe von Fisteln.

! **Paraldehyd!**

Polymerisationsform des Azetaldehyds. Eine Flüssigkeit von scharfem brennendem Geschmack und eigenartigem ätherischem Geruche (feuergefährlich). Löst sich in Wasser nur zu ca. 9%. Schlafmittel ohne Einfluß auf Herz und Atmung. Es stört nur der Geschmack und Geruch der Ausatmungsluft am nächsten Tage. Immer in viel Wasser. Die Wirkung erinnert an die des Alkohols, es tritt erst ein Exzitationsstadium auf. Die Wirkung hält nicht so lange vor wie die von Chloralhydrat, dafür ist Paraldehyd auch ungefährlich. Max. dos. 5,0! pro dosi; 10,0! pro die. Zu 2,0—3,0—4,0 in viel Wasser, auch Rotwein oder Tee (Pfefferminztee). 1 g = 57 Tropfen.

Rp. Paraldehyd 4,0—6,0
Sirup. Rub. Id. 20,0
Aq. dest. ad 200,0
MDS. Abends die Hälfte auf einmal zu nehmen.

Rp. Paraldehyd 4,0
Mucilag. Gummi arab.
Aq. dest. āā 25,0
MDS. Zum Klistier.

Kindern: Von 1 Jahr ab stündlich, bis Schlaf eintritt, 0,05 pro Lebensjahr; also z. B. Rp. Paraldheyd 0,5; Sirup. Rub. Id. 10,0; Aq. dest. ad 50,0. MDS. Alle Stunden 1 Teelöffel, bis Schlaf eintritt.

Cave: Brom- und Jodsalze (= Zersetzung).

Paralysol. Verbindung von Parakresol mit Parakresolkalium unter Zusatz von 15% fester Seife zu Tabletten geformt. 2 Tabletten (zu 1,0 jede) entsprechen an Desinfektionswert 3 g Lysol oder Liquor Kresol. sapon. oder 4 g Karbolsäure. Zur Desinfektion der Hände usw. 1,0 auf 100 Wasser; mit kalkhaltigem Wasser gibt die Seife Fällungen.

Packung: Paralysoltabletten 15 Stück.

Paramorphan. Salzsaures Salz des dihydrierten Morphins. Soll nicht zu Gewöhnung führen, belästigt den Magen. Zu Morphinentziehungskuren subkutan wie Morphin zu 0,02.

Packung: 6 Ampullen zu 0,02.

Paranephrin solut. (1 : 1000). Präparat aus Nebennieren gewonnen. S. Suprareninum.

Packung: 10, 20 und 30 ccm.

Pararegulin. (Paraffinum liquidum mit 10% Kaskaraextrakt.) Wenn bei chronischer Obstipation Regulin (Agar-Agar mit Kaskaraextrakt) allein noch nicht eine genügende Menge Schlacke im Darm darstellt, die gequollen den Dickdarm reizt, so gibt man zur Unterstützung noch 3 Kapseln Pararegulin zu 3,0.

Paratophan. Methyl-phenyl-chinolinkarbonsäure, gelbliche unlösliche Kristalle, wie Atophan, nur geschmackfrei.

Pasta Guarana. Erhärtete, schwarze Paste aus den Samen von Paullinia sorbilis. Enthält 5% Koffein. Als Pulver zu 0,5—2,0 mit Zucker āā (bitter) gegen Migräne.

Pavon. Opiumpräparat, doppelt so wirksam als Opium (25% Morphin, 8% Narkotin, 1,5% Papaverin, 0,4% Kodein, 0,2% Thebain, 0,2% Narzein). Wie Morphin oder Opium zu 0,02 innerlich oder subkutan.

Packung: Tabletten zu 0,02; 2%ige Lösung zu 15 ccm; 5 oder 20 Ampullen zu 0,02 (= 1 ccm); — Pavon-Skopolamin-Ampullen zu 0,02 Pavon und 0,0003 Scopolamin. hydrobromic., Schachtel mit 5 oder 20 Stück.

Pegnin. Labferment zum Ausfällen der Kuhmilch; weil Kuhmilch im Magen im Gegensatz zu Frauenmilch grobe Gerinnsel bildet, soll das Kuhkasein vorher gefällt werden und durch Schütteln in der Flasche in feine Verteilung gebracht werden.

Pelletierinum tannicum. Alkaloid aus Cortex Granati. Das gerbsaure Salz ist schwer (bis 0,1%) löslich und daher auch schwer resorbierbar, führt nicht so leicht zu Vergiftungserscheinungen wie Pelletierinum sulfuricum. Zu 0,5—1,0—1,5 morgens nüchtern (meist 0,8), 1/2 Stunde darauf ein Abführmittel. Erfolg nicht ganz zuverlässig, Vergiftungen nicht selten.

Kindern: Über 1 Jahr bis 0,2 (Vorsicht). — Bei Kindern und schwächlichen Leuten besser vermeiden.

Pellidol. Diazetyl-Amidoazotoluol, rotgelbes, wasserunlösliches Pulver, in Fetten und Alkohol löslich; dient wie Scharlachrot zur Überhäutung granulierender Wundflächen, färbt nicht. Zu 2% in Lanolin oder Vaselin.

Penghawar Djambi, Penawar Djambi (= Heilmittel aus Djambi). Fasern um die Blattstiele von Cibotium Barometz (Barometz = Pflanzenschaf, weil die Fasern in Form eines Schafes zusammengebunden auf den Markt kommen). Die braunen Fasern dienen wie Watte zur Blutstillung.

Pepsinum. Aus Schweinemagen hergestellt, gelblichweißes Pulver von brotartigem Geruche. In Verbindung mit Salzsäure verdaut es in der Wärme gekochtes Hühnereiweiß oder Fibrin. Man gibt es bei mangelhafter Magenverdauung, meist ist aber Pepsin in ausreichender Menge vorhanden. Man gibt es in Lösung mit Salzsäure oder als Pulver und läßt Salzsäure nachher in Wasser nehmen.

Rp. Pepsini 5,0
Acidi hydrochloric. dil. 2,0
Tincturae Aurant. 5,0
Sirup. simpl. 20,0
Aq. dest. ad 200,0
MSD. 2stündl. 1 Eßlöffel.
FMB = Mixtura Pepsini.

Rp. Pepsini 0,25
Sacch. Lactis 0,5
M. f. pulv. D. tal. dos. No. 10.
S. Nach jeder Mahlzeit ein Pulver; darauf: 5—10 Tr. Acid. hydrochloric. dil. in einem Weinglas Wasser. (Rp. Acid. hydrochlor. dil. 10,0. MDS. 5—10 Tropf. in 1 Weinglas Wasser.)

Cave: Alkohol, Alkalien, Metallsalze (= Fällung).

Packung: Compretten MBK Pepsinum cum Acido tartarico (Pepsin 0,2; Acid. tartar. 0,065; Natr. chlorat. 0,035) (Glas mit 25 Stück). — Compretten MBK Pepsinum compositum (Pepsin. 0,2; Bismut. subnitric. 0,2; Extr. Strychni 0,005) (Glas mit 25 Stück). — Ferner Tablonettae (C. m.) Pepsin 0,13; Bism. subnitr. 0,13; Carb. sang. 0,13; Acid. hydrochlor. q. s. — 10 oder 20 Tabl.

Pepsini Vinum. Pepsinwein (Pepsin 24; Glyzerin 20; Acid. hydrochlor. 3; Aq. 20; nach 8 Tagen dazu: Sirup. simpl. 92; Tinct. Aurant. 2; Vinum Xerens. 839). Eßlöffelweise bei den Mahlzeiten.

Pepton. Peptonum siccum. Zu Nährklistieren.

Pergenol.

Festes Wasserstoffsuperoxyd. Eine Mischung von Natrium perboricum und Natrium bitartaricum, aus der beim Auflösen in Wasser Wasserstoffsuperoxyd, Borsäure und neutrales Natriumtartrat entsteht. Und zwar liefert es 12% Wasserstoffsuperoxyd und 22% Borsäure. Es geben also 10 g Pergenol mit 120 Wasser eine 1%ige Wasserstoffsuperoxydlösung. Oder 1 Eßlöffel (= 8 g) auf 100 Wasser = 1% Wasserstoffsuperoxyd; 1 Teelöffel (= 2 g) auf 100 Wasser = 1/4% Wasserstoffsuperoxyd. Zum Waschen von Höhlen, zum Spülen bei Verbandwechsel, Abszessen usw. Es gibt auch Pergenol-Mundpastillen zum Zergehenlassen im Munde (zu 0,1) und Pergenol-Mundwassertabletten (zu 0,5) als Zusatz zum Spülwasser.

Packung: 25 Tabl. zu 0,5; 50 Mundpastillen zu 0,1; 60 Mundwassertabletten zu 0,5.

Perhydrit.

Wasserstoffsuperoxyd in fester Form. Eine haltbare Verbindung von Perhydrol (= säurefreies Wasserstoffsuperoxyd 30% von Merck) und Harnstoff. Mit 34—35% Wasserstoffsuperoxyd. Als Pulver oder Tabletten zu 1,0. Zur Herstellung von Wasserstoffsuperoxydlösungen in der Außenpraxis oder auf Reisen. 10 g Perhydrit auf 100 Wasser = 3% Wasserstoffsuperoxyd, 3 g Perhydrit auf 90 Wasser = 1% Wasserstoffsuperoxyd. Die Auflösung wird durch Erwärmen des Wassers auf 40° beschleunigt, auch werden dadurch die Lösungen kräftiger desinfizierend.

Packung: 10 oder 25 oder 50 Tabl. zu 1,0.

Perhydrol.

Konzentriertes Wasserstoffsuperoxyd, säurefrei von Merck. Wasserstoffsuperoxyd reagiert selbst sauer, aber die Produkte des Handels enthalten außerdem noch Säure. Perhydrol dagegen ist säurefrei; wichtig zum Beispiel bei Ohrspülungen. Es zersetzt sich durch das Alkali des Glases, deshalb kommt es in Flaschen in den Handel, die innen mit Paraffin ausgegossen sind. (Der Paraffinverschluß wird schichtweise so lange abgeschabt, bis 2 Öffnungen im Paraffinblock sichtbar werden, dann läßt sich der Inhalt ausgießen.) Perhydrol enthält 30 Gewichtsprozente Wasserstoffsuperoxyd = 100 Volumenprozente Sauerstoff. Man verdünnt es auf das 10fache = gewöhnliches Hydrogenium peroxydatum solutum (3 Gewichtsprozente) oder noch weiter bis 0,5—1,0%. Farblose Flüssigkeit, die leicht Sauerstoff abspaltet und dadurch desinfizierend wirkt und auch lokal blustillend wirkt. Ist ungiftig. Nur in hohen Konzentrationen reizend, unter 3% nicht mehr. Vorzügliches Mittel zur Desinfektion auf Körpergeweben, wo giftige Desinfizientien nicht anwendbar sind. Bei eiternden Wunden, zum Spülen des Mundes; von allen Mundspülwässern am besten bakterientötend. Mit Blut in Berührung gebracht, erfolgt sehr stürmische Sauerstoffentwicklung, die Eiter, Schmutz, Gaze von dem Wundgrund loslöst. Große Wundflächen, seröse Höhlen dürfen damit nicht gespült werden, sonst erfolgt Aufnahme ins Blut, dort wird das Wasserstoffsuperoxyd zerlegt, und es kann zu Gasembolie kommen. Wirkt auch desodorierend und bleichend. (Mehrmaliges Abwaschen mit 3% Wasserstoffsuperoxyd bleicht die Haare; sie fallen dann an störenden Stellen nicht so auf.)

Packung: Flaschen zu 50 und 200.

Perhydrol, Magnesium-. Magnesium-Perhydrol mit 15% Magnesium-Superoxyd und Magnesium-Perhydrol mit 25% Magnesium-Superoxyd. Weißes unlösliches Pulver, das in saurer Flüssigkeit zu H_2O_2 und Magnesiasalzen zerfällt. Es entsteht im Magen Wasserstoffsuperoxyd. Bei Blähungen, Gärungen, Dyspepsie, Hyperazidität. Zu 0,5—1,0 als Pulver oder Tabletten zu 0,5. Oder: Rp. Magnesium-Perhydrol, Eleosacch. Foenic. āā 10,0; Carb. medic. 30,0; Extr. Bellad. 0,2. M. f. pulv. subt. DS. 2—3mal tägl. $^1/_4$—$^1/_2$ Teelöffel in etwas Wasser nach dem Essen. (Gärungsdyspepsie.)

Packung: 20 oder 50 Tabl. zu 0,5.

Perhydrol. Zink-. Zink-Perhydrol mit 50% Zinksuperoxyd. Äußerlich als Adstringens und Desinfiziens. Als Streupulver mit Talkum āā, zu 20% in Lanolin.

Packung: Tube: Perhydrol-Salbe mit 15% Perhydrolzink.

Perichol. Name für Tabletten, enthaltend Cadechol pulv. 0,1 und Papaverin 0,03; gegen Angina pectoris und Hypertonie.

Packung: 20 Tabl.

Peristaltin. Wasserlösliches Glykosid aus Cascara sagrada. Abführmittel zu 0,05, wirkt erst nach längerer Zeit. Auch subkutan zu 0,3 ccm der 10%igen Lösung in Ampullen.

Packung: 20 Tabl. zu 0,05; 5 Ampullen mit 10%iger Lösung zu 0,3.

Peroninum. Salzsaures Benzyl-Morphin. Lösliches bitteres Pulver. Wie Kodein oder Dionin verwandt. Bei Schmerzen, besonders aber bei Hustenreiz. Zu 0,02—0,04. Z. B. Rp. Peronin. 0,25; Sirup. Althaeae 10,0; Aq. dest. ad 50,0. MDS. Abends bei Husten 1 Teelöffel (= 0,025).

Perrheumal. Salbe mit 10% Trichlorbutylalkohol-Salizylsäureester und -Azetylsalizylsäureester zu Einreibungen bei Rheumatismus.

Pertussin. Extractum Thymi saccharatum gegen Keuchhusten tee- bis eßlöffelweise.

Perugen. Synthetischer Perubalsam; s. d.

Peruol. Benzoesäurebenzylester. Farb- und geruchloses Öl anstatt Perubalsam (4 Einreibungen in 2 Tagen gegen Krätze) in 25%iger Lösung in Rizinusöl (in reinem Zustande reizt es).

Packung: Flasche mit 50 g.

! Phenacetinum!

Azetphenetidin. Oxäthylazetanilid. Kristallinisches, farbloses, unlösliches Pulver. Statt Azetanilid zu verwenden. Es führt nicht so leicht zu Kollaps und Methämoglobinbildung. Als Antipyretikum und Antineuralgikum. Besonders gegen Schmerzen der Tabiker, bei Migräne. Die Nebenwirkungen sind ziemlich selten. Max. dos. 1,0! pro dosi; 3,0! pro die. Als Pulver zu 0,5. Z. B. Rp. Phenacetin.; Pyrazolon. phenyldimethyl. āā 0,4; Coffein. 0,15. MDS. Bei Kopfschmerz 1 Pulver.

Kindern: Mit 2 Jahren 0,05; mit 3 Jahren 0,1; mit 5 Jahren 0,2.
Cave: Chloralhydrat, Salizylsäure (= zerfließliche Massen).
Packung: Tabletten zu 0,25 oder 0,5 oder 1,0; Compretten MBK zu 0,5 (Glas mit 10 oder 25 oder 100 Stück). — Compretten MBK Phenacetinum compositum (Phenazetin 0,25; Koffein 0,05; Acid. citric. 0,05) (Glas mit 10 oder 25 oder 100 Stück). — Ferner Tablonettae (C. m.) Phenazetin 10 oder 20 Tabl. zu 0,25 oder 05; Tablonettae (C. m.) Phenacet. comp.; Phenazetin 0,25; Coff. citric. 0,05. — 10 oder 20 Tabl.

Phenacodin. Gläser mit 10 Tabletten zu 0,5 Phenazetin; 0,06 Koffein; 0,02 Kodein und 0,2 Pasta Guarana.

Phenokoll hydrochloricum. Salzsaures Amidoazetphenetidin. Phenazetin, doch statt der Essigsäure die Amidoessigsäure (Glykokoll). Farblose, bittere Kristalle, zu 6% wasserlöslich. Wie Phenazetin Antipyretikum und Antineuralgikum zu 0,5. — Mit 1 Jahr 0,025; mit 5 Jahren 0,1, mit 10 Jahren 0,25.

Phenolphthaleinum.

Phenolphthalein. Abführmittel, verhältnismäßig milde und sicher. Ein gelblichweißes Pulver, in Wasser unlöslich, in Alkalien mit roter Farbe löslich (Indikator). Kolikschmerzen gering. Zu 0,05—0,2 als Pulver mit Sacch. Meist 0,1 als abführende Dosis. Als Purgentabletten oder Aperitol (= Verbindung von Phenolphthalein mit Essig- und Baldriansäure).
Packung: Compretten MBK Phenophthalein zu 0,05 oder 0,1 (Glas mit 25 oder 50 Stück).

Phenoval. Bromisovalerylparaphenetidin. Unlösliche weiße Kristalle, Sedativum, mildes Schlafmittel, setzt die fieberhafte Temperatur nicht herab. Zu 0,5—1,0.
Kindern: Mit 1—5 Jahren 0,3; mit 5—10 Jahren 0,5.
Packung: 10 Tabl. zu 0,5.

Phenylum salicylicum. Salol. Phenylester der Salizylsäure. In Wasser unlösliches weißes Kristallpulver, in Alkalien zu Salizylsäure (= 60%) und Karbol (= 40%) gespalten. Als geschmackloses Salizylpräparat, aber wegen des Phenolgehaltes nicht zweckmäßig, durch Aspirin zu ersetzen. Bei Darmkatarrh als Desinfiziens; hier wirkt nur der Karbolanteil. Als gutes Desinfiziens der Blase; hier wirkt hauptsächlich der Salizylsäureanteil. Auch als Mundwasser wohl nur schwach desinfizierend. Kann wegen des Karbolgehaltes giftig wirken; grüner Harn, Nierenentzündung. Zu 1,0 als Pulver (fast geschmacklos, daher ohne Korrigens). Mundspülwasserzusatz, z. B. Odol mit starkem Zusatz von Pfefferminzöl. Oder auch z. B. Rp. Phenyl. salicyl. 3,0; Ol. Menth. pip., Ol. foenic. āā gtt. III, Ol. Cinnam., Ol. Caryophyll. āā gtt. II, Spiritus ad 100,0. MDS. Tropfenweise zum Mundspülwasser. (Auch Saccharinzusatz wirkt etwas desinfizierend.)
Kindern: Mit 1—5 Jahren 0,05; mit 5—10 Jahren 0,1; mit 10 bis 15 Jahren 0,2—0,3.
Cave: Antipyrin, Camphora, Chloralhydrat, Menthol, Thymol (= zerfließliche Massen).
Packung: Compretten MBK zu 0,5 (Glas mit 10 oder 25 Stück).

Phenylurethanum. Euphorin. Antipyretikum und Antineuralgikum zu 0,1 bis 0,5 bis zu 1,0 als Pulver.

Phobrol. 50%ige Lösung von p-Chlor-m-Kresol in rizinolsaurem Kalium. Desinfiziens wie Kresolseifenlösung zu 1/2%.
Packung: Flasche zu 250.

! **Phosphorus!** Phosphorus lucidus. Gelber Phosphor. Weißgelbe, wachsartige Stücke, die sich an der Luft unter Entflammung oxydieren und an der Luft rauchen, im Dunkeln leuchten. Phosphor muß daher unter Wasser aufbewahrt werden. Er ist im Wasser unlöslich, leicht löslich in fetten Ölen, doch in solcher Lösung nicht haltbar; auch ölige Lösungen rauchen und leuchten bei Luftzutritt. Licht und höhere Temperatur wandeln ihn in ungiftigen roten Phosphor um, eine andere Modifikation.

Wirkung: In kleinen Dosen längere Zeit zugeführt, wirkt Phosphor wie Arsen, hebt den allgemeinen Ernährungszustand, verbessert insbesondere das Knochenwachstum, die massive Kortikalis wird stärker. Daher wendet man ihn bei Rachitis, Tetanie, Osteomalazie usw. an. Verdirbt leicht den Magen. — Während Kalkzufuhr in großen Dosen die Übererregbarkeit des Nervensystems bei Tetanie nur vorübergehend bessert, tut dies Phosphorlebertran dauernd.

Intoxikation: Akut: Erbrechen nach Phosphor riechender, im Dunkeln leuchtender Massen. Bei ganz akuter Vergiftung Tod durch Herzlähmung. Bei etwas längerer Darmerscheinungen im Vordergrund, Erbrechen, auch Durchfall, Schmerzhaftigkeit der Leber, Ikterus, Blutungen, Nephritis. Die Köpfchen der Phosphorzündhölzer enthalten $^1/_3$—1 mg Phosphor, 30—100 enthalten die tödliche Dosis, dabei spielt die Löslichkeit eine große Rolle; in Milch sind sie gefährlicher. Dauert die Vergiftung länger, so lassen die Erscheinungen wieder nach, dann aber setzt das Bild der akuten Leberatrophie ein, erst große Leber, dann Schrumpfung, Auftreten von Aminosäuren im Harn, Ikterus. — Chronisch: In den Fabriken der Phosphorzündhölzer kommt es bei Arbeitern zu chronischer Vergiftung; Nekrose der Kiefer, besonders wo kariöse Zähne vorhanden sind; Geschwüre, die mit Einschmelzung und starker Kallusbildung der Knochenlade einhergehen, so daß der ganze Kiefer zerstört werden kann. Sektionsbefund der akuten Intoxikation: Verfettung der Leber, der Niere, des Herzens, Blutungen.

Indikationen: Tetanie, Rachitis; Glottiskrampf; auch bei Osteomalazie, Knochenerkrankungen, verspäteter Kallusbildung bei Knochenbrüchen, in letzteren Fällen besser Arsen. Die Resorption des Phosphors ist unsicher (ölige Lösung und Zersetzung).

! *Rezeptur:* Max. dos. 0,001! pro dosi; 0,003! pro die. Vorsicht! Man gibt Phosphor in öliger Lösung, in Olivenöl oder Lebertran, und zwar 0,0005 bei Erwachsenen, 0,00005 bei Kindern 1—2 mal tägl.

Rp. Phosphor. 0,01
Ol. Amygdal. dulc. ad 100,0
MDS. 1—2 mal tägl. 1 Teelöffel (= 0,0005).

Rp. Phosphor. 0,01
Ol. Amygdal. dulc.
Mucilag. gummi arab. āā 10,0
Aq. dest. ad 100,0
MDS. 1—2 mal tägl. 1 Teelöffel (= 0,0005).

Rp. Phosphor. 0,01
Ol. jecoris Aselli ad 100,0
MDS. 1—2 mal tägl. 1 Teelöffel (= 0,0005).

Rp. Phosphor. 0,005
Solve in
Ol. Amygdal. dulc. 15,0
Gummi arab. 7,5
Aq. dest. q. s. ad emuls. 130,0
Sirup. simpl. 10,0
MDS. 1—2 mal tägl. 1 Eßlöffel (= 0,0005).

Kindern: 0,00005 1—2 mal tägl. in Lebertran. Nicht für lange.

Rp. Phosphor. 0,001
Ol. jecoris Aselli ad 100,0
MDS. 1—2 mal tägl. 1 Teelöffel (= 0,00005).

Therapie der Intoxikation: Magenspülung mit Cuprum sulfuricum n Lösung (1 %), auch als Brechmittel, weil einerseits Cuprum sulfuricum brechenerregend wirkt, andererseits den Phosphor oxydiert, dabei entsteht ungiftige phosphorige Säure und Phosphorsäure und außerdem metallisches Kupfer, welches sich auf dem Phosphor niederschlägt und die Stücke vor weiterer Resorption schützt. Ferner Magenspülungen mit 0,1% Kaliumpermanganatlösung, welche ebenfalls oxydierend auf den Phosphor wirkt, z. B. im Dunkeln leuchtendes Phosphoröl nicht mehr aufleuchten läßt. Man hat auch nichtrektifiziertes (altes) Terpentinöl empfohlen, welches Sauerstoff aufgenommen und Ozon gebildet hat; Ol. Terebinth. non rectificat. 10 Tropfen in Gummischleim zu nehmen (Erfolg unsicher). Dagegen kein Rizinusöl, weil Öl den Phosphor löst und resorbierbar macht, trotzdem von Rizinusöl sehr wenig aufgenommen wird, also auch nicht von dem darin gelösten Phosphor, wichtig dagegen ist das Vermeiden von Milch, die schon oft die Vergiftung aufs schwerste verschlimmert hat, da die Laien immer Milch bei Vergiftungen geben (nur bei Ätzgiften zweckmäßig, Metallen usw.). Sonst symptomatisch.

Packung: Geloduratkapseln zu 0,0005 mit Ol. Amygdal. dulc. 0,25 (50 Stück).

! Physostigminum salicylicum!

Eserinum salicylicum. Alkaloid (zu 0,7% löslich) aus den Kalabarbohnen von Physostigma venenosum. Die Lösungen färben sich schnell rot.

Wirkung: Physostigmin erregt alle Endigungen des parasympathischen Nervensystems, macht besonders enge Pupillen mit Akkommodationskrampf; Speicheln und Schweißausbruch; heftige Erregung der Darmbewegungen; auch Erregung des Uterus.

Intoxikation: Erbrechen, Speicheln, Schwitzen, enge Pupillen, Dyspnoe.

Indikationen: In der Augenheilkunde zur Verengerung der Pupille und dadurch zur Erniedrigung des intraokularen Druckes bei Glaukom. — Zur Anregung der Darmtätigkeit bei postoperativer Darmlähmung innerlich oder subkutan. — Bei Kurarevergiftung.

Kontraindikationen: Gravidität; es kann zu Abort kommen.

Therapie der Intoxikation: Atropin subkutan. Bei innerer Einnahme Magenspülung mit Tannin.

! *Rezeptur:* Max. dos. 0,001! pro dosi; 0,003! pro die.

1. Augenheilkunde:

Rp.	Physostigmin. salicyl.	0,01—0,05
	Acid. boric.	0,2
	Aq. dest. ad	10,0
	MDS. $^1/_{10}$—$^1/_2$% Physostigmin zum Einträufeln.	

Rp.	Physostigmin. salicyl.	0,01
	Pilocarpin. hydrochloric.	0,2
	Cocain. hydrochloric.	0,3
	Solution. Suprarenin (1 : 1000)	1,5
	Aq. dest. ad	10,0
	MDS. Augentropfen.	

Rp.	Physostigmin. salicylic.	0,01
	Cocain. hydrochloric.	0,2
	Pilocarpin. hydrochloric.	0,2
	Aq. dest. ad	10,0
	MDS. Augentropfen.	

Mit Tropfglas (in der Augenheilkunde oft Eserin genannt). Man komprimiere den inneren Augenwinkel, d. h. den Tränenkanal nach der Einträufelung, damit die Resorption von seiten der Tränenwege und der Nase verhindert wird. (Cave: Zusatz von Sublimat.)

2. Gegen Darmlähmung: Subkutan 0,0005—0,00075. Rp. Solut. Physostigmin. salicyl. 0,01 : 10,0. DS. $^1/_2$—$^3/_4$ Spritze subkutan.

Kindern: Subkutan 0,000 025.

Cave: Sublimat (= Zersetzung). — Alkalien, Borax, Metallsalze, Jod und Jodsalze, Tannin (= Fällung).

Packung: Augencompretten MBK zu 0,0001 (Röhrchen mit 20 Stück.)

Physostigminum sulfuricum. Eserinum sulfuricum. Leichter in Wasser löslich (bis 16%) als das salizylsaure Salz, aber an der Luft zerfließlich. In der Tierheilkunde, wo größere Mengen injiziert werden (bei Pferden). Sonst wie Physostigmin. salicylic.

Physostol. 1%ige Lösung von Physostigmin (die Base) in Olivenöl, haltbar; die wässerigen Lösungen halten sich nicht, sondern zersetzen sich unter Rotfärbung. Zum Einträufeln ins Auge.

Packung: Glas mit 5 g.

Picrotoxinum. Bitterstoff aus den Kokkelskörnern von Anamirta cocculus. Macht Krämpfe, die vom Hirn ausgehen, Erbrechen, Speicheln, Delirien. Ist gegen die Nachtschweiße der Phthisiker angewandt worden.

Therapie der Intoxikation: Symptomatisch, Chloralhydrat.

! Pilocarpinum hydrochloricum!

Alkaloid aus den Folia Jaborandi von Pilocarpus pennatifolius. Besitzt weniger Nebenwirkungen als Folia Jaborandi. Zu 9% löslich.

Wirkung: Wie Physostigmin erregt Pilokarpin die Endigungen des parasympathischen Nervensystems; macht also Verengerung der Pupille, Speichelfluß, Schwitzen, Erregung der Darmbewegungen, Erregung des Uterus.

Intoxikation: Erbrechen, starker Schweiß, Bronchialabsonderung und Speicheln stark gesteigert, Lungenödem. Langsamer Puls.

Indikationen: Zur Entwässerung des Körpers bei Hydrops. Verlust an Wasser bis 4 Kilo. Der Schweiß tritt auch ohne Erwärmung des Körpers im Bett ein. — Zur Aufsaugung von Exsudaten, z. B. bei Pleuritis, bei Mittelohrkatarrhen oder Labyrintherkrankungen, Chorioiditis, Netzhautablösung. — Zur Eliminierung giftiger Stoffe mit dem Speichel und Schweiß, bei Urämie, bei chronischer Blei- und Quecksilbervergiftung. — Bei Hautkrankheiten, Prurigo, Ekzem, Urtikaria, Hautjucken bei Ikterus, auch zur Beförderung des Haarwuchses. — Als Expektorans zur Lösung von Diphtheriemembranen. (Steigert die Bronchialabsonderung stark, Gefahr des Lungenödems.) — In der Augenheilkunde als pupillenverengerndes Mittel (Glaukom).

Kontraindikation: Gefahr des Lungenödems, steigert stark die Bronchialabsonderung. — Bei Gravidität kann es zu Abort kommen, also nie bei Schwangeren. — Vorsicht bei Herzschwäche!

! *Rezeptur:* Max. dos. 0,02! pro dosi; 0,04! pro die.

1. Innerlich:

Rp. Pilocarpin. hydrochloric. 0,3
Pulv. et Succ. Liquirit. āā 3,0
M. f. pil. No. 30. S. 3mal tägl. 1 Pille (= 0,01).

Rp. Pilocarpin. hydrochloric. 0,1
Aq. dest. ad 50,0
MDS. 3mal tägl. 1 Teelöffel (= 0,01).

Rp. Pilocarpin. hydrochloric. 0,1
Tinct. aromatic.
Aq. dest. āā 25,0
MDS. 3mal tägl. 1 Teelöffel (= 0,01).

2. Subkutan:

Rp. Pilocarpin. hydrochloric. 0,1
Aq. dest. ad. 10,0
MDS. 1% Pilokarpin; 1 Spritze subkutan (= 0,01).

3. Augenheilkunde zum Einträufeln (s. auch Physostigmin):

Rp. Pilocarpin. hydrochloric. 0,2
Aq. dest. ad 10,0
MDS. Augentropfen mit Tropfglas.

Rp. Physostigmin. salicyl. 0,01
Pilocarpin. hydrochloric. 0,2
Cocain. hydrochloric. 0,1
Aq. dest. ad 10,0
MDS. Augentropfen.

Kindern: Innerlich: Mit 1 Jahr 0,0005; mit 5 Jahren 0,0025; mit 8—10 Jahren 0,005. — Also von einer $^1/_2$%igen Lösung mit 1 Jahr 2 Tropfen; mit 5 Jahren 10 Tropfen; mit 8—10 Jahren 20 Tropfen. Oder ein Teelöffel von der Lösung 0,005 : 50,0 (mit 1 Jahr); von der Lösung 0,025 : 50,0 (mit 5 Jahren); von der Lösung 0,05 : 50,0 (mit 10 Jahren). — Subkutan: Rp. Pilocarpin. hydrochloric. 0,025; Aq. dest. ad 5,0. MDS. $^1/_2$%ige Pilokarpinlösung; davon mit 1 Jahr $^1/_{10}$ Spritze; mit 5 Jahren $^1/_2$ Spritze; mit 8—10 Jahren 1 Spritze.

Therapie der Intoxikation: Atropin. Sonst symptomatisch; bei innerer Aufnahme Magenspülung mit Tannin.

Cave: Alkalien, Borax, Metallsalze, Tannin (= Fällung).

Packung: Augencompretten MBK zu 0,00015 (Röhrchen mit 20 Stück). — Amphiolen zu 0,005 oder 0,01; Schachtel mit 5 oder 10 Stück. — Subkutancompretten MBK zu 0,005 oder 0,01 (Röhrchen mit 20 Stück).

Pilulae aloeticae ferratae s. Aloe.

Pilulae asiaticae s. Arsenik.

Pilulae Blaudii s. Ferrum carbonicum.

Pilulae Ferri carbonici s. Ferrum carbonicum.

Piperazin. Diäthylendiamin. Wasserhelle Kristalle, mit alkalischer Reaktion zu 30% wasserlöslich. Löst Harnsäure im Reagenzglas, auf Zusatz einer Lösung der Blutsalze fällt sie wieder aus. Bei Gicht, harnsauren Konkrementen empfohlen (Sidonal = Chinasaures Piperazin). 1,0 am Tage in Sodawasser auf einzelne Portionen verteilt.

Packung: 10 Tabl. zu 1,0.

Piscydia Erythrina. Als Extractum fluidum, Schlafmittel, $^1/_2$—1 Teelöffel, in vielen Arzneikombinationen.

Pittylen. Kondensationsprodukt von Formaldehyd und Nadelholzteer, gelbbraunes Pulver, in Wasser unlöslich, in Alkalien und Alkohol lösliches Teerpräparat. 5—10% in Salben oder als Schüttelmixtur gegen Ekzem; als Seife zu Kopfwaschungen (als Pixavon).

Pituglandol.

Hypophysenpräparat. Wirkung usw. s. Hypophysensubstanz. Pituglandol ist 10%ig, d. h. 10 ccm der Lösung entsprechen 1 g der Drüse. Frei von Eiweiß und Lipoiden. In Tabletten und Ampullen im Handel.

Packung: 20 Tabl.; 3 oder 6 oder 12 Ampullen zu 1,1 ccm.

Pituitrin.

Hypophysenpräparat. Wirkung usw. s. Hypophysensubstanz. 1 ccm der fertigen Lösung entspricht 0,1 oder 0,2 g der frischen Drüse. In Ampullen im Handel zur subkutanen Injektion.

Kindern: $^1/_4$—$^1/_2$ ccm.

Packung: 3 oder 6 Ampullen zu 1 ccm.

Pixavon. Flüssigkeit, Seife und Pittylen, ein Teerpräparat enthaltend, zu Kopfwaschungen.

Pix liquida.

Teer. Durch Destillation von Nadelholz gewonnen, enthält aromatische Körper, riecht eigentümlich, braunschwarze dicke Masse. Wirkt desinfizierend, keratolytisch und keratoplastisch. Bei Hautkrankheiten, besonders schuppenden Affektionen viel verwandt; nicht bei akuten Entzündungen der Haut. Teer führt leicht zu Akne, dies soll durch Zusatz von Schwefel oder Salizylsäure zu den Teersalben verhindert werden. Immer mit schwachen Konzentrationen beginnen. Bei ausgedehnter Anwendung kommt es zu resorptiven Erscheinungen: wie bei Karbolvergiftung zu Nephritis mit grünem Harn, Schwindel, Erbrechen, Durchfall, auch Krämpfen. Es gibt verschiedene Sorten: Oleum cadinum = Kadeöl von Juniperus oxycedrus; Oleum Juniperi empyreumaticum = Wacholderteer; Oleum Fagi = Buchenteer; Oleum Rusci = Birkenteer. (Außer dem Holzteer wird Steinkohlenteer in Form des Liq. Carb. deterg. und Ol. Lithanthrac. angewandt.) 1 g = 36 Tropfen.

Rezeptur:

Rp. Picis liquidae
Spiritus āā 10,0
MDS. Zum Pinseln.

Rp. Picis liquidae
Sulfur. praecip. āā 10,0
Vaselin.
Sapon. virid. āā 20,0
M. f. ungt. DS. Wilkinsonsche Salbe (zum Erweichen von Krusten).

Rp. Picis liquidae
Sapon. virid.
Spiritus āā 25,0
MDS. Flüssige Teerseife. Reizt stark.

Rp. Olei cadin. 50,0
DS. Zum Pinseln.

Rp. Ol. Rusci 1,0—5,0
Sulfur. praecip. 2,0—10,0
Adip. Lanae 15,0—10,0
Adip. suill. benz. ad 50,0
M. f. ungt. S. Ekzemsalbe (milde).

Rp. Picis liquidae 5,0
Vaselin. flav. 15,0
M. f. ungt. DS. Teersalbe.

Rp. Ol. Rusci 1,0
Zinc. oxydat.
Amyl. āā 25,0
Vaselin. ad 100,0
M. f. ungt. DS. 1%ige Teerzinkpaste.

Rp. Picis liquidae (oder Ol. Junip. emp.)
Sapon. virid. āā 25,0
Spiritus 50,0
MDS. Hebras flüssige Teerseife (Psoriasis).

Rp. Ol. Rusci 5,0—15,0
Spirit. ad 50,0
M. filtra. DS. Zum Pinseln.

Rp. Kali caust. 10,0
Ol. Rusci
Aq. dest. āā ad 100,0
MDS. Bei Favus nach der Epilation zur Desinfektion.

Rp. Ol. Rusci 2,0
Zinc. oxydat. 4,0
Adip. Lanae
Vaselin.
Amyl. āā 15,0
Ungt. lenient. ad 60,0
MDS. Paste (milde).

Picis Aqua. Teerwasser (Teer 1; Bimsstein 3; mit 7,5 Teilen Wasser geschüttelt und filtriert). Zu Waschungen oder Inhalationen mit Aq. āā bei Bronchorrhoe.

Plumbi Aqua.

Bleiwasser (Liquor Plumbi subacetici 1; Aq. dest. ad 50). Zu adstringierenden Waschungen und Umschlägen bei nässenden Hautleiden usw. Trübt sich leicht durch Bildung von kohlensaurem Blei (weiß). Nicht zu Umschlägen aufs Auge, wenn Kornealgeschwüre, Exkoriationen vorhanden sind, da es dann zu Bleiinkrustationen kommt, die sich nicht mehr aufhellen; man versucht dazu Lösungen von Ammoniumtartrat; s. Plumbum.

Cave: Salzsaure, schwefelsaure, phosphorsaure Salze, Jodsalze, Bromsalze, Opium, Tannin, Jod, Mucilago, Gummi (= Fällung).

Plumbi Aqua Goulardi (Liquor Plumbi subacetici 1; Spiritus 4; Aq. ad 50). Wie Bleiwasser. — S. Plumbum aceticum.

Plumbi subacetici Liquor.

Bleiessig (Bleiazetat 3; Bleioxyd 1; Wasser 10). Basisches Bleiazetat in Lösung. Nur in Verdünnung äußerlich; 1 Teelöffel auf 1 Tasse Wasser = Aqua Plumbi (s. d.) zu adstringierenden Umschlägen. S. a. Plumbum und Plumbum aceticum.

Plumbi Unguentum.

Bleisalbe (Liquor Plumbi subacetici 1; Unguentum Paraffini 9), s. Plumbum.

Plumbum. Blei.

Wirkung: Blei wirkt wie alle Metalle eiweißfällend, indem es Metallalbuminate bildet. Daher entfaltet es auf Gewebe eine adstringierende und ätzende Wirkung; dabei tritt die Ätzwirkung weit in den Hintergrund und die adstringierende Wirkung bleibt dem Blei in fast jeder Form erhalten, so daß es zu Umschlägen, Salben und Pflastern die weitgehendste Anwendung findet. Nach der Aufnahme kleiner Mengen von Blei, etwa in Form des Plumbum aceticum, gerinnt das Blut, aus einem peripheren Gefäß entnommen, schneller; daher seine (fast verlassene) Anwendung als Styptikum bei Hämoptoe. Zu akuten Vergiftungen kommt es dabei nicht leicht, weil mit Ausnahme des essigsauren Bleies alle Bleisalze schwer löslich sind, so salzsaures, schwefelsaures, kohlensaures Blei. Dagegen ist das doppeltkohlensaure Blei löslich. Alle diese Salze aber führen so wie auch metallisches Blei selbst leicht zu chronischer Vergiftung.

Intoxikation: Nach der Aufnahme von größeren Mengen Plumbum aceticum mit Durchfall, Gastroenteritis, Nephritis und Stomatitis (selten); meist verläuft sie mehr chronisch. — Chronisch: Auch in sehr geringer Menge dem Körper zugeführt, veranlaßt Blei in jeder Form eine chronische Vergiftung. Gelegenheit dazu bietet metallisches Blei bei Benutzung von Gegenständen aus Bleilegierungen, Bleiglasur, oder wenn Bleilot in Speisen gerät (Konservenbüchsen), wenn weiches Wasser längere Zeit in den Bleileitungen des Hauses steht (über Nacht, besonders bei Luftzutritt, d. h. wenn die Leitung über Nacht leerstand); nach dem verbotenen Ausgießen von schadhaften Stellen in Mühlsteinen kann Blei in das Mehl kommen (epidemieartiges Auftreten der Vergiftung). Ferner sind Maler der Gefahr ausgesetzt (Bleiweiß, Kremser Weiß, Bleikarbonat), ferner wird Mennige zum Dichten von Leitungsröhren verwandt. Hauptsächlich sind die Schriftsetzer der chronischen Vergiftung ausgesetzt (Sauberkeit der Hände, besondere Reinigung vor der Nahrungsaufnahme). Auch nach längerer äußerer Anwendung medizinal oder als Schminke. Zunächst tritt eine graue Verfärbung des Zahnfleisches auf = Bleisaum, es findet sich eine basophile Körnelung der Blutkörperchen; dann treten die Symptome der Bleivergiftung auf: Bleikolik und Bleilähmung. Krampfhafte Zusammenziehung der Darmmuskulatur mit Verstopfung. Lähmung der Extensoren der Hand und Finger, Krämpfe der Waden- und Sohlenmuskulatur. Amblyopie und Amaurose. Auch zentale nervöse Störungen. Anämie und Abmagerung. Harter gespannter Puls = Bleipuls. Auch Nephritis. Manchmal leichter Ikterus. Gicht.

Indikationen: Innerlich als Styptikum selten angewandt. — Äußerlich als adstringierendes Mittel bei nässenden Affektionen der Haut von vorzüglicher Wirkung; unter dem Schutz der entstehenden Bleialbuminate erfolgt Heilung. Hier besonders in Form der Hebrasalbe, Unguentum diachylon (Bleipflaster und Olivenöl; siehe Lithargyrum, Bleioxyd); in Form der Bleiweißsalbe, Unguentum Cerussae (s. Cerussa; auch Unguentum Cerussae camphorat.); in Form der Dekubitussalbe, Unguentum Plumbi tannici (s. dort). Auch zu Umschlägen in Form von Bleiwasser. Als adstringierendes Mittel bei Gonorrhoe nach Abtötung der Gonokokken zur Bekämpfung des zurückbleibenden Katarrhs, also wie alle Adstringentien nicht am Anfang.

Kontraindikation: Bleiwasser oder Bleisalben werden viel in der Augenheilkunde angewandt; dabei darf aber ein Defekt der Kornea nicht vorliegen, sonst kommt es zu Bleiinkrustation, zu einer gesättigt weißen Verfärbung der Hornhaut und zu dauernder Trübung. Da nun bei Entzündungen der Konjunktiva resp. der Hornhaut solche Epitheldefekte leicht vorkommen können, tut man gut, Bleipräparate niemals dabei anzuwenden, ja vorsichtshalber überhaupt nicht am Auge anzuwenden. Die Trübung soll sich durch Ammoniumtartratlösungen etwas aufhellen.

Rezeptur siehe die einzelnen Präparate.

Therapie der Intoxikation: Innerlich Jodkali, welches die Ausscheidung der Metalle begünstigt. Bei innerer Vergiftung durch Plumbum aceticum, des einzigen löslichen Bleisalzes (daher Reagens) gibt man Natrium sulfuricum, erstens als Abführmittel, zweitens um das Blei als unlösliches Bleisulfat vor der Resorption zu schützen. Bei Bleikolik: Atropin oder Morphin, dies wirkt hier abführend.

! Plumbum aceticum!

Neutrales Bleiazetat. Essigsaures Blei. Farblose, leicht lösliche Kristalle. Die Lösung trübt sich leicht durch Aufnahme von Kohlensäure aus der Luft, es bildet sich unlösliches weißes Bleikarbonat, während Bleibikarbonat in Wasser löslich ist. Äußerlich wendet man meist das basische Bleiazetat an, das in Lösung den Liquor Plumbi subacetici (stets verdünnen) darstellt. — Rp. Plumb. acet. 0,5—1,0; Aq. dest. ad 200,0. MDS. Zur Injektion in die Harnröhre bei Gonorrhoe. — Innerlich bei Hämoptoe und Darmblutungen; nicht aber als Adstringens bei Entzündungen des Darmes.

! *Rezeptur:* Max. dos. 0,1! pro dosi; 0,3! pro die.

Rp. Opii pulv. 0,01—0,02
Plumbi acetic. 0,02
Sacchar. 0,5
M. f. pulv. D. tal. dos. Nr. 10.
S. Alle 2 Stunden 1 Pulver (Darmblutungen, Lungenblutungen).

Rp. Plumb. acetic. 0,025
Acid. benzoic. 0,3
Camph. trit.
Stib. sulfurat. aurantiac. āā 0,05
Sacch. alb. 0,3
M. f. pulv. D. tal. dos. Nr. X. S. 2stündl. 1 Pulver bei Lungenödem.

Cave: Salzsaure, schwefelsaure (z. B. Zinc. sulfuric. zu Injektionen), phosphorsaure, kohlensaure Salze (= Fällung). — Alkalien, Alkaloide, Muc. Gummi, Eiweiß, Opium, Tannin, Jod- und Bromsalze (= Fällung).

Plumbum carbonicum. Cerussa. Bleiweiß. Bleikarbonat. Weißes, unlösliches Pulver. Äußerlich in Salben (3 : 10 Vaselin) oder als Unguentum Cerussae (Bleiweißsalbe) und Pflastern als mildes Adstringens bei Exkoriationen, Dekubitus, Verbrennungen, nässenden Ekzemen, auch schlecht heilenden Wunden. S. Plumbum und Cerussa. Als Cerussa zu verordnen.

Plumbum oxydatum. Bleiglätte. Lithargyrum s. Lithargyrum.

Plumbi tannici Unguentum.
Dekubitussalbe. Austrocknende Salbe (Acid. tannic. 1; Liquor Plumbi subacetic. 2; Adeps suill. 17).

Pneumokokkenserum zu 100 oder 200 Immunisierungseinheiten siehe Abschnitt Siebert: Heilsera.

! Podophyllinum!
Aus dem Rhizom von Podophyllum peltatum gewonnenes Extrakt, ein Gemenge harziger Körper, in Wasser unlösliches gelbes Pulver. Abführmittel, regt die Darmbewegungen an und veranlaßt eine Sekretion in den Darm, in großen Dosen Darmentzündung, wirkt wie Jalapa und Koloquinten. Wird besonders in kleinen Dosen längere Zeit bei chronischer Obstipation oder bei Gallensteinen gebraucht.

! *Rezeptur:* Max. dos. 0,1! pro dosi; 0,3! pro die. Am besten in Pillen zu 0,01—0,03.

Rp. Podophyllin. 0,3
Succ. et Pulver. Liq. q. s. ut f. pil. No. 30. DS. Abends 2 Pillen.

Rp. Podophyllin. 0,6
Extr. Belladonnae 0,15
Pulver. et Succ. Liq. āā 1,5
M. f. pil. No. 30. DS. Abends 1—2 Pillen.

Oder als Zusatz zu Pillen mit Aloe, Resina Jalapae (s. d.).

Kindern: Mit 1—3 Jahren 0,005; mit 3—5 Jahren 0,01; mit 5 bis 10 Jahren 0,015; mit 10—15 Jahren 0,02—0,025.

Pollantin. Heufiebermittel. Serum gegen das Gift der Pollen von Gramineen in flüssiger und fester Form. Zum Einträufeln in Auge und Nase, oder zum Einstäuben in Auge und Nase.

Packung: Flüssig in Flasche; trocken in Flasche.

Potio Riveri. Riverscher Trank (Acid. citric. 4; Aq. 190; gelöst, dazu Natr. carbon. 9) Oder (60 frischer Zitronensaft, 130 Wasser, dazu 9 Natr. carbon.). Erfrischendes Mittel.

Preglsche Jodlösung; enthält 0,035—0,04% freies Jod neben Hypojodid- und Jodnatrium zur Spülung von Wunden, des Mundes; auch intrapleural. — Zu Injektionen bis 40 bis 80 ccm.

Propaesin. p-Amidobenzoesäure-Propylester. Weißes unlösliches Pulver, wirkt lokal anästhesierend wie Anästhesin als lokales Anästhetikum. Innerlich zu 0,5; Stuhlzäpfchen zu 0,25.

Packung: 12 Stück.

Proponal.
Acidum dipropylbarbituricum. Dipropylmalonylharnstoff (zu 0,05% wasserlöslich). Dem Veronal ähnlich, die Propylverbindung, während Veronal die Äthylverbindung ist. Wirkt (wie immer, wenn eine längere Seitenkette an einer Verbindung hängt) stärker als Veronal. Sonst gleichartig. Schlafmittel als Pulver zu 0,1—0,2 bis zu 0,3.

Kindern: Mit 1—5 Jahren 0,01; mit 5—10 Jahren 0,05—0,1.

Packung: 10 Tabl. zu 0,1 oder 0,2.

Protargol.
Argentum proteinicum. Silbereiweißverbindung mit 8,3% Silber, welche weder durch Kochsalz noch Eiweiß noch Alkalien gefällt wird. Gelbliches Pulver, in Wasser bis zu 33% löslich. Die Lösungen sind kalt und frisch zu bereiten. Gonokokkentötendes Mittel, das sehr wenig reizt, da es mit Eiweiß nicht reagiert; es dringt in die Tiefe der Schleimhaut, kann mit Kochsalz kombiniert werden, in physiologischer Kochsalzlösung. Gutes gonokokkentötendes Mittel mit Tiefenwirkung, wirkt wenig adstringierend, daher zur ersten Behandlung der Gonorrhoe geeignet, bei welcher die Gonokokken getötet, der Schleimhautkatarrh, der sie mit herausschaffen hilft, aber nicht bekämpft werden soll. Erst nach Verschwinden der Gonokokken

gibt man gegen den zurückbleibenden Katarrh adstringierende Mittel. (Innere Mittel wirken nur symptomatisch gegen die Schmerzen.) Die Injektionen anfangs 3mal täglich, davon eine eine halbe Stunde zurückbehalten, später nur einmal diese protrahierte (3—4 Wochen). Auch zur Behandlung der Konjunktivitis und gegen Schnupfen.

Rp. Protargol. 0,5—1,0
Glycerin. 0,5—1,0
Natr. chlorat. 1,2
Aq. dest. ad 200,0
MD. In vitro nigro. S. Zur Injektion in die Harnröhre. (Anfangs die schwachen Lösungen.)

Rp. Protargol. 5,0—10,0
Aq. dest. ad 100,0
MD. In vitro nirgo. S. Zum Tuschieren zu Händen des Arztes; mit Pinsel (Konjunktivitis).

Rp. Protargol. 1,0
Glycerin. 5,0
Aq. dest. ad 30,0
MDS. 3mal tägl. 6 Tropfen in die Nase bei Schnupfen.

Rp. Protargol.
Argent. colloidal. āā 1,0
Aq. dest. ad 10,0
MDS. 3mal tägl. 6 Tropfen in die Nase bei Schnupfen.

(Als Schutztropfen gegen Tripperinfektion 20%.)
Cave: Kokain, Zinc. sulfuric. (= Fällung).

Prothämin. Nährpräparat aus Blut mit 93% Eiweiß, teelöffelweise.

Protylin. Eiweißpräparat in Tabl. zu 0,25.
Packung: 100 Tabl.

Pulpa Tamarindorum s. Tamarindorum Pulpa.

Pulvis aerophorus. Brausepulver. Natrium bicarbonicum 26; Acid. tartric. 24; Sacch. 50. Als hygroskopisch im Glase zu verordnen. Als Vehikel für Pulver, die in einem Glase Sodawasser usw. zu nehmen sind. 1 Teelöffel auf 1 Glas Wasser. Um einen ausgeprägteren Geschmack dem Wasser zu geben, auch statt Sacch. in obiger Mischung Eleosaccharum Citri, ebenfalls 1 Teelöffel auf 1 Glas Wasser während des Aufbrausens zu trinken.

Pulvis aerophorus anglicus. Das Bikarbonat getrennt in gefärbter Kapsel, die Säure in weißer Kapsel. Natr. bicarbon. 2,0 in chart. colorat.; Acid. tartar. 1,5 in chart. alb. Erst den Inhalt der gefärbten Kapsel in einem Glase Wasser lösen, dann den der weißen zugeben, während des Aufbrausens trinken.

Pulvis aerophorus laxans. Abführendes Brausepulver. Tartar. natronat. pulv. 7,5; Natr. bicarbonic. 2,5 ad chart. colorat. und Acid. tartaric. 2,0 in chart. alb. Erst den Inhalt der gefärbten Kapsel in einem Glase Wasser lösen, dann den der weißen Kapsel (die Säure) zusetzen, während des Aufbrausens zu trinken. Leicht abführend.

Pulvis aromaticus (Cort. Cinnam. 5; Fruct. Cardamom. 3; Rhizom. Zingiber. 2). Gewürziges Pulver für schlecht schmeckende Substanzen.

Pulvis Doweri s. Pulvis Ipecacuanhae opiatus.

Pulvis gummosus (Gummi arab. 50; Radix Liquiritiae 30; Sacch. 20). Reizmilderndes Pulver, schleimiges Mittel, zu Pulvern mit reizenden Substanzen.

! **Pulvis Ipecacuanhae opiatus!**
Pulvis Doveri (Rad. Ipecac. 1; Opii 1; Sacch. Lactis 8). Enthält 1% Morphin. Beruhigendes Pulver bei Hustenreiz und bei profusen Diarrhöen. Die Kombination eines hustenberuhigenden Mittels mit einem Expektorans ist zweckmäßig, da die Beruhigung nicht bis zur Narkose getrieben wird und auf diese Weise die unwirksamen Hustenstöße (das Hüsteln) wegfällt; ist aber ein Schleimklumpen an der Glottis angehäuft, so wird er auf diesen

starken Reiz hin ausgehustet. Expektorantien können dabei das Sekret vermehren, verflüssigen. Max. dos. 1,5! pro dosi; 5,0! pro die. Mehrmals täglich zu 0,1—0,5; meist zu 0,3 als Pulver. — S. Ipecacuanhae Radix und Opium.

Kindern: Unter 1 Jahr nicht; mit 1 Jahr 0,005—0,01; mit 2 Jahren 0,01—0,02; mit 5 Jahren 0,03—0,05; später 0,05—0,1.

Packung: Compretten MBK Pulvis Ipecacuanhae opiatus 0,3 (Glas mit 25 oder 100 Stück).

Pulvis Liquiritiae compositus.

Kurellasches Pulver. Brustpulver (Fol. Sennae 15; Rad. Liquiritiae 15; Fruct. Foenicul. 10; Sulfur. depurat. 10; Sacch. 50). Wirkt abführend (Senna, Schwefel) und expektorierend (Schwefel Rad. Liquirit.) 1/2 bis 1 Teelöffel mit etwas Wasser hinunterspülen.

Kindern: Messerspitzenweise.

Pulvis Magnesiae cum Rheo.

Magnesia carbon. 50; Eleosacch. Foenicul. 35; Rad. Rhei 15. Messerspitzenweise als säuretilgendes abführendes Pulver. Sehr leicht, höchstens 20 g verordnen.

Pulvis salicylicus cum Talco.

Salizylstreupulver (Acid. salicyl. 3; Amyl. tritici 10; Talc. 87). Streupulver bei Fußschweiß, die Salizylsäure wirkt antiseptisch und beseitigt die Zersetzung des Schweißes und den Geruch.

Purgatinum. Diazetylester des Trioxyanthrachinons. Wie in Rhabarber, Senna und der Faulbaumrinde ist das Trioxyanthrachinon nicht frei, sondern als Ester vorhanden und wird erst allmählich zerlegt, daher eine milde und späte Abführwirkung. Ist daher früh oder abends zu nehmen. Der Harn wird danach auf Alkalizusatz rot. Zu 0,5—1,0 als Pulver abführend.

Packung: Tabl. zu 0,25.

Purgen. Abführmittel in Tablettenform. Enthält Phenolphthalein. S. dieses.
Packung: Schachtel mit Tabletten zu 0,05 oder 0,1 oder 0,5 Phenolphthalein für Kinder, Erwachsene und Bettlägerige.

Purostrophan. Name für kristallinisches Gratus-Strophanthin. S. Strophanthi Semen. Wirkt wie Digitalis. Innerlich zu 1/2 mg, subkutan zu 1/4 mg.
Packung: Glas mit 10 Tabletten zu 1/2 mg = 0,0005 oder zu 1 mg = 0,001; 5 Ampullen zu 1 ccm = 1/4 mg = 0,00025 oder zu 1/2 mg = 0,0005.

Pyocyanase. Aus Reinkulturen von Bacillus Pyocyaneus hergestellte dunkelbraune Flüssigkeit. Enthält bakteriolytische Stoffe. Zum Einstäuben mittelst Ballon bei Diphtherie. Angina; kurz hintereinander 3 mal.
Packung: Flasche zu 10 ccm oder 2 Ampullen zu 5 ccm.

Pyoctanin aureum. Auramin. Anilinfarbstoff. Gelbes Pulver, wenig wasserlöslich. Desinfizierend zu 0,1 % als Streupulver oder Lösung. S. das folgende.

Pyoctanin caeruleum. Methylviolett. Blaues Pulver, leicht löslich. Desinfizierend zu 0,1 % als Streupulver oder Lösung. Anilinfarbstoff (Tintenstift).

Cave die Konjunktiva, es sind mit Tintenstift schwere Verätzungen vorgekommen. Die Flecken gehen mit Seifenspiritus weg.

! Pyramidon!

Pyrazolonum dimethylaminophenyldimethylicum. Dimethylamido-Antipyrin. Geschmackloses Pulver, zu 4 % in Wasser löslich.

Wirkung: Die Wirkung von Pyramidon ist ganz analog der des Antipyrins, nur 2—3 mal stärker, man gibt also Pyramidon in 1/3—1/2 der Dosis von Antipyrin. Es wirkt entfiebernd durch Beeinflussung des Wärmezentrums, die Entfieberung soll noch allmählicher erfolgen als bei Antipyrin; ebenso steigt nach Verklingen der Wirkung das Fieber wieder ganz allmählich an. Es fehlt also der Schweißausbruch bei der Entfieberung und der Schüttelfrost bei Wiederanstieg der Temperatur. Gleichzeitig läßt das Krankheitsgefühl, die Schmerzen usw. nach. —Entfieberung s. Pyrazolon. phenyldimethyl. und Natr. salicylic.

Indikationen: Alle fieberhaften Zustände; auch lange Zeit zu geben. — Schmerzen aller Art. — Auch bei Typhus und Tuberkulose.

! *Rezeptur:* Max. dos. 0,5! pro dosi; 1,5! pro die. Meist als Pulver.

Rp. Pyramidoni 0,2—0,3 D. tal. dos. No. 10. S. 3mal tägl. 1 Pulver (bei Schmerzen genügt meist 0,2).	Rp. Pyramidoni 1,0—1,5 Aq. dest. ad 75,0 MDS. 3mal tägl. 1 Eßlöffel (= 0,2—0,3).

Kindern: Unter 1 Jahr 0,005—0,01; mit 1 Jahr 0,02; mit 5—10 Jahren 0,1; nie über 0,25.

Cave: Tannin, gerbsäurehaltige Pflanzenauszüge, Jod, Chinin, Sublimat (= Fällung). — Salpetrige Säure, Spiritus aetheris nitrosi, Natrium nitrosum, Amylnitrit, Salpetersäure, Eisensalze, Ammoniak (= Verfärbung und Zersetzung). — Azetanilid, Natrium salicylicum, Salol, Chloralhydrat, Naphthol, Menthol (= zerfließliche Massen). — Hydrargyrum chloratum (= Sublimatbildung).

Packung: 20 Tabl. zu 0,1 oder 10 Tabl. zu 0,3.

Pyramidon bicamphoricum. Saures, kampfersaures Pyramidon (zu 4% löslich). Gegen die Schweiße und das Fieber der Phthisiker. In etwa doppelt so großen Dosen wie Pyramidon.

Packung: 25 Tabl. zu 0,25. — Es gibt auch ein Pyramidon camphoricum zu 0,5.

Pyramidon salicylicum. Salizylsaures Pyramidon (zu 5% löslich). Bei Rheumatismus zu 0,5. — S. Pyramidon.

Packung: 21 Tabl. zu 0,25.

! Pyrazolonum dimethylaminophenyldimethylicum!

Pyramidon. S. Pyramidon. Max. dos. 0,5! pro dosi; 1,5! pro die.

! Pyrazolonum phenyldimethylicum!

Antipyrin. Weiße, in Wasser bis 50% lösliche Blättchen von bitterem Geschmack.

Wirkung: Es setzt die fieberhaft erhöhte Körpertemperatur herab, und zwar durch Beruhigung der Temperaturzentren. Es erfolgt also der Abfall der Temperatur, weil die auf einen abnorm hohen Grad regulierenden Zentren der Wärmeregulierung unter der Einwirkung des Mittels wieder auf die normale Körpertemperatur „eingestellt“ werden und nun die normale Körpertemperatur erstreben. Sie erreichen dies wie gewöhnlich (bei gesteigerter Körpertemperatur durch große körperliche Anstrengungen oder hohe Außentemperatur) dadurch, daß sie die Wärmeabgabe vergrößern, die Hautgefäße erweitern und durch Schweißsekretion einen Wärmeverlust herbeiführen. Die Entfieberung tritt also auf, veranlaßt durch die Temperaturzentren, nicht erzwungen, wie im kalten Bade, wo der Patient „friert“ und seine Verbrennungen steigert, weil die Zentren nach wie vor die pathologisch hohe Temperatur erstreben; auch nicht wie bei Chinin, wo die Verbrennungen herabgesetzt werden. Diese Entfieberung tritt bei Antipyrin ziemlich langsam ein, so daß der Schweißausbruch gering ist, auch beim Verklingen der Wirkung die Temperatur nur allmählich wieder ansteigt, nicht unter Schüttelfrost. Gleichzeitig schwindet das Krankheitsgefühl, Kopfschmerzen, Schlaf tritt ein, Nahrungsbedürfnis. Auch sonst werden die Zentren der Schmerzempfindung beruhigt, daher ist Antipyrin ein Mittel gegen Schmerzen im allgemeinen.

Nebenwirkung: Manchmal Erbrechen oder Erytheme, Exantheme, die jucken.

Indikation: Bei allen fieberhaften Zuständen als Antipyretikum, bei Neuralgien, Hemikranie, bei Chorea minor, bei Keuchhusten; bei Gelenkrheumatismus spezifisch.

! *Rezeptur:* Max. dos. 2,0! pro dosi; 4,0! pro die.

Rp. Pyrazolon. phenyldimethylic. 0,5—1,0
D. tal. dos. No. X. S. 3 mal tägl. 1 Pulver.

Rp. Pyrazolon. phenyldimethylic. 10,0
Aq. dest. ad 150,0
MDS. 3 mal tägl. 1 Eßlöffel.

Rp. Pyrazolon. phenyldimethylic. 0,5
Phenacetin. 0,25
Coffein. 0,05
Acidi citrici 0,01
M. f. pulv. D. tal. dos. No. 6.
(Bei Migräne 1 Pulver.)

Rp. Pyrazolon. phenyldimethylic. 0,5—1,0
Sirup. Cortic. Aurant. 30,0
Aq. dest. ad 100,0
MDS. 2stündl. 1 Kinderlöffel bei Keuchhusten (1 Kinderlöffel = 0,05—0,1).

Kindern: Soviel Zentigramme als sie Monate, soviel Dezigramme als sie Jahre zählen. Nie über 0,5; im zweiten Halbjahr 0,05; mit 1 Jahr 0,1; mit 2 Jahren 0,2; mit 4 Jahren 0,25. — Also 2,0 : 100,0; 3 mal tägl. 1 Kinderlöffel (mit 2 Jahren).

Cave: Tannin, gerbsaure Pflanzenauszüge, Jod, Chinin, Sublimat (= Fällung). — Salpetrige Säure, also Spiritus aetheris nitrosi, Natrium nitrosum, Amylnitrit, Salpetersäure, Eisensalze, Ammoniak (= Verfärbung und Zersetzung). — Azetanilid, Natrium salicylicum, Salol, Chloralhydrat, Karbolsäure, Naphthol, Menthol (= zerfließliche Massen). — Hydrargyrum chloratum, also Kalomel (= Löslichmachen; daher Resorption und Vergiftung).

Packung: Tabl. zu 0,25 oder 0,5 oder 1,0.

Pyrazolonum phenyldimethylicum cum Coffeino citrico. Migraenin. Als Pulver bei Kopfschmerzen zu 0,5—1,0.

Packung: 5 Tabl. zu 1,1 oder 21 Tabl. zu 0,37

! Pyrazolonum phenyldimethylicum salicylicum!

Salipyrin. Salizylsaures Antipyrin. Farbloses, nach Salizylsäure schmeckendes Pulver, in Wasser schwer löslich (bis 0,4%). Antipyretikum und Antineuralgikum, den beiden Komponenten entsprechend. Als Pulver zu 1,0—1,5. Max. dos. 2,0! pro dosi; 6,0! pro die.

Packung: Tabl. zu 0,5 und 1,0.

Pyrenol. Salizylsäure, Benzoesäure und Thymol, als Natriumsalz zusammengeschmolzen. Wirkt den Komponenten entsprechend antipyretisch und expektorierend. In Wasser löslich. Als Pulver zu 0,5—1,0.

Packung: 20 Tabl. zu 0,5 oder Kapseln zu 0,5.

Pyridinum. Bestandteil des Steinkohlenteers. Unangenehm riechende Flüssigkeit, zum Denaturieren des Alkohols verwandt. Bei Asthma läßt man etwas Pyridin auf einen Teller gegossen einatmen.

Pyrogallolum.

Acidum pyrogallicum. Trihydroxybenzol. Weiße, bittere in Wasser lösliche Kristallblättchen. Sehr energisches Reduktionsmittel, das aus der Luft in alkalischer Lösung energisch den Sauerstoff absorbiert, sich dabei bräunend. Sehr wirksames Mittel bei Hautkrankheiten, besonders Psoriasis, Favus und Lupus, nur für die ausgedehntere Anwendung zu giftig. Es werden von erkrankten Hautpartien zur Vergiftung ausreichende Mengen resorbiert, niemals auf größere Hautflächen auftragen. Zum Bestreichen der Psoriasisstellen in 1%iger spirituöser Lösung; meist als 10%ige Salbe: Rp. Pyrogallol. 2,0; Vaselin. ad 20,0. M. f. ungt. DS. 1 mal täglich die erkrankten Stellen einfetten; dieselbe Salbe im Verband bei Lupus, einige Tage hintereinander, bis die Herde nekrotisch sind. Immer bei der Anwendung von Pyrogallol große Vorsicht.

Intoxikation: Nephritis und Methämoglobinbildung. Dunkler Harn, graubraune Verfärbung der Schleimhäute. Auch die lokale Wirkung ist stark; als Verband aufgelegt, wirkt es mazerierend, das Gewebe zerstörend, daher bei Lupus zur Zerstörung der Knoten angewandt. Stets nur kleine Stellen behandeln.

Pyrogallolum oxydatum. Wie Pyrogallol. Soll nicht so giftig sein und auch nicht so stark reizen. Schwarzbraunes Pulver, durch Oxydation aus Pyrogallol mit Luft und Ammoniak gewonnen. S. Pyrogallol.

Quassiae Lignum und **Quassiae Extractum** (trocken) von Quassia amara. Bittermittel. Lignum als Infus 5 : 100 und Extractum in Pillen.

Quebracho Cortex und **Tinctura Quebracho** (Kebratscho). Von Aspidosperma Quebracho. Mittel gegen Dyspnoe und Asthma, bei Emphysem, auch bei Diarrhoe. Die Wirkungsweise ist nicht geklärt. Cortex als Pulver messerspitzenweise, Tinctura teelöffelweise, auch ein trockenes, alkoholisches Extrakt in Pillen zu 0,1. — 1 g der Tinktur = 54 Tropfen.

Kindern: Mit 1—5 Jahren 10 Tropfen der Tinktur; mit 5—10 Jahren 20 Tropfen.

Quecksilberresorbin. Grau oder durch Zinnober rot gefärbt (damit der Patient das Medikament und damit seine Erkrankung nicht erfährt) zu $33^{1}/_{3}$ oder 50% in graduierten Tuben zur Schmierkur.

Quercus Cortex. Rinde von Quercus robur, Eiche, enthält Gerbsäure; im Dekokt 20 : 200 als adstringierendes Mittel.

Quillajae Cortex. Von Quillaja saponaria. Seifenrinde. Enthält Saponin. Wirkt expektorierend und lokal reizend. Wie Radix Senegae angewandt. Rp. Decoct. Cort. Quillajae 5,0 : 200,0. DS. 2stündl. 1 Eßlöffel. Oder zu Spülungen bei Ozäna. Rp. Decoct. Cort. Quillajae 2,0 : 200,0. DS. Zum Spülen der Nase oder zum Gurgeln; denn auch beim Gurgeln entfaltet es seine expektorierende Wirkung, ohne den Magen zu belästigen. Bei spärlichem zähem Sekret ohne Hustenreiz. — Als Zusatz zu Zahnpulver s. Calc. carbonic.

Rachitol = Glandulae suprarenales siccatae. Tabletten mit 0,005 g Nebennierensubstanz.

Radix. Offizinell sind: Radix Althaeae, Angelica, Colombo, Gentianae, Ipecacuanhae, Levistici, Liquiritiae, Ononidis, Pimpinellae, Ratanhiae, Sarsaparillae, Senegae, Taraxaci cum herba, Valerianae. S. die einzelnen.

Rapae Oleum. Rüböl. Fettes Öl.

Ratanhiae Extractum. Ratanhiaextrakt, trocken. Innerlich als Pulver zu 0,5 bis 1,0; oder als Mixtur 5,0 : 150,0; eßlöffelweise. S. Ratanhiae Radix. Adstringens bei Diarrhöe.

Ratanhiae Radix. Ratanhiawurzel von Krameria triandra, enthält 30% Gerbsäure, wirkt daher adstringierend, besonders bei chronischer Diarrhöe und zum Pinseln des Zahnfleisches, auch zu Mundwässern verwandt. Als Pulver zu 0,5 mehrmals täglich oder im Dekokt. 15 : 200. 2stündlich 1 Eßlöffel. Meist als Tinktur.

Ratanhiae Tinctura. Ratanhiatinktur. Adstringens s. Ratanhiae Radix. Innerlich als Zusatz zu stopfenden Mixturen, z. B. Decoctum Salep (5 Tinct. Rat. : 200 Decoct. Sal.). Äußerlich als Mundwasser 20 Tropfen.

auf ein Glas Wasser. Rein zum Pinseln des gelockerten Zahnfleisches bei Mundkrankheiten, Skorbut usw. — 1 g = 54 Tropfen.

Regulin. Agar-Agar mit 25% **Extrakt.** Cascara sagrada. Agar-Agar quillt auf und bedingt einen schlackenreichen Kot, da bei chronischer Verstopfung eine zu ausgiebige Ausnützung der Nahrung als Ursache derVerstopfung gilt; der Zusatz von Cascara-sagrada-Extrakt soll dabei die chemische Reizwirkung – sonst durch die Fäulnisprozesse in der Darmschlacke gegeben – ersetzen. Bei chronischer Verstopfung zu 2–4 Teelöffel pro Tag.

Packung: Schachteln zu 50, 100, 500 und 1000 g oder 20 Tabletten zu 1,0; auch in Biskuitform.

Renes siccatae. 1 Teil = 6 Teile frisches Organ, in Tabletten zu 0,1.

Renovasculin. 10%ige Milchzuckerlösung zur Prüfung der Ausscheidung des Milchzuckers bei Nierenkranken. In Ampullen zu 20 g.

Resaldol. Äthylester der Dioxybenzoylbenzoesäure. Gelbliche leicht lösliche Kristalle, dem Cotoin verwandt. Setzt den Darmtonus herab. Bei spastischen Durchfällen 3mal tägl. 1,0.

Kindern: Mit 1–5 Jahren 0,05; mit 5–10 Jahren 0,15.

Packung: 15 Tabl. zu 0,5.

Resorbin. Wasserhaltige Salbengrundlage aus Mandelöl und Wachs mit etwas Gelatine, Seife und Lanolin. Läßt sich gut in die Haut einreiben. Z. B. als Unguentum Hydrargyri cinereum cum Resorbino paratum (33%) in abgeteilter Tube.

Resorcinum.

Dioxybenzol. Weiße, an der Luft rot werdende Kristalle, in Wasser (bis 50%) und Alkohol löslich. Wirkt desinfizierend wie Karbol und reduzierend. Zur Desinfektion z. B. zu Injektionen in die Harnröhre und bei Hautkrankheiten benutzt. Gutes Mittel bei Akne (Schälpaste, Resorzinzinkpaste einige Tage lang) und bei Kopfschuppen als Haarspiritus (nicht bei Hellblonden). Wenig giftig; auch innerlich bei Gärungen, Soor usw. (Die Flecken in der Wäsche werden mit Zitronensaft entfernt.)

1. Äußerlich:

Rp. Resorcin. resublimat.
Acid. salicyl. āā 3,0
Aq. dest. 40,0
Spiritus ad 100,0
MDS. 2mal tägl. zum Abreiben bei Pityriasis.

Rp. Resorcin. resublimat.
Zinc. oxydat.
Amyl. āā 15,0
Vaselin. flav. ad 100,0
M. f. pasta. DS. Resorzin-Schälpaste. Einige Tage tägl. aufzutragen, bis sich die Haut schält (Akne).

Rp. Resorcin. 1,0
Zinc. oxydat. 10,0
Ol. Amygdal. dulc. 50,0
Aq. Calc. ad 100,0
MDS. Umgeschüttelt bei Ekzem, abends aufzupinseln.

Rp. Resorcin. resublimat. 0,3—3,0
Zinc. oxydat.
Amyl. āā 7,5
Vaselin. flav. ad 30,0
M. f. pasta. DS. Resorzinpaste.

Rp. Resorcin. resublimat. 3,0
Ol. Ricini 2,0—3,0
Spiritus ad 100,0
(Ev. Ol. Lavandul.
Ol. Cinammom.
āā gtt. 8)
(Oder Bals. peruvian. 0,3)
MDS. Haarspiritus. Morgens mit einem Läppchen oder mit Watte auf der Kopfhaut einreiben bei Schuppen (Ol. Ric. je nach der Fettigkeit des Haares).

Rp. Resorcin. 0,2
Tinct. Benzoes ad 10,0
MDS. Zum Einpinseln (Ekzem).

Rp. Resorcin. 1,0
Sulfur. praecip. 5,0
Vaselin. flav. ad 50,0
M. f. ungt. DS. Bei Komedonen, Akne.

Ohrtropfen 3—5%
Nasenspülung ½—1% (Diphtherie)
Zum Kehlkopfpinseln 1—2%
Dickdarmspülung 0,1% (chron. Katarrh).

2. Zur Injektion in die Harnröhre:

Rp. Resorcin. resublimat. 2,0
Aq. dest. ad 100,0
MDS. Zur Injektion in die Harnröhre.

3. Innerlich:

Rp. Resorcin. resublimat. 2,0
Sirup. Cort. Aurant. 20,0
Aq. dest. ad 150,0
MDS. 2stündl. 1 Eßlöffel.
(Unstillbares Erbrechen.)

Kindern: In den ersten Monaten täglich 0,1; später täglich 0,2; über 1 Jahr täglich 0,3; über 2 Jahre täglich 0,4.

Rp. Resorcin. 0,1
Inf. Flor. Chamomill. ad 50,0
MDS. 2stündl. 1 Teelöffel.
(Säugling mit Brechdurchfall.)

Rp. Resorcin. 2,0
Sirup. Cort. aurant. 20,0
Aq. dest. ad 150,0
MDS. 2stündl. 1 Teelöffel.
(Kind mit 2 Jahren.)

Cave: Antipyrin, Salizylsäure, Camphora, Menthol, Pyramidon (= flüssige Massen). — Metallsalze, Jodsalze (= Verfärbung).

Rhamni catharticae Fructus. Die Beeren von Rhamnus cathartica. Kreuzdornbeeren. Abführmittel im Dekokt 10 : 100.

Rhamni catharticae Sirupus. Abführmittel bei Kindern zu ½ Teelöffel.

Rhamni Purshinanae Cortex. Offizineller Name für Cascara sagrada. S. dort. Die Extrakte sind unter dem Namen Extr. Cascarae sagradae zu verordnen. Abführmittel zu 0,25. Die Extrakte s. Cascara sagrada.

Rhei Extract. Pulv. usw. (Zusammenfassung).

Der Wurzelstock des Rhabarbers, Rhizoma Rhei, früher Radix Rhei genannt, enthält einen Bitterstoff, Gerbsäure und Emodin (= Methyltrioxyanthrachinon) und wirkt daher einerseits appetitanregend, besonders in kleinen Dosen (wegen der ersten beiden Stoffe), andererseits in größeren Dosen abführend. Manchmal hinterbleibt nach der Anwendung als Laxans eine Stuhlverstopfung. Man verwendet Rhabarber als Stomachikum und Laxans auch in chronischen Fällen, nur darf man in solchen die Medikation nicht lange fortsetzen. Der Stuhlgang erfolgt erst vom Dickdarm aus, wenn Rhabarber in denselben übertritt, also erst nach einigen Stunden. Der Harn wird nach Rhabarbergebrauch auf Alkalizusatz rot. (Es entsteht Chrysophansäure = Methyldioxyanthrachinon.) Mildes Abführmittel ohne Nebenerscheinungen, welches besonders auf den Appetit nicht ungünstig, sondern fördernd einwirkt. Daher die häufige Anwendung bei schwächlichen Leuten. Wünscht man stärkere Wirkung, so kombiniert man Rhabarber mit anderen Abführmitteln.

Cave: Mit Eisensalzen gibt die Gerbsäure Tinte, mit Alkaloiden — z. B. Tct. Chinae comp. und Tct. Rhei vinosa āā (Umschütteln!) — Niederschläge; daher nicht mit Tct. Strychni und Opii.

Rhei Extractum.

Trockenes Extrakt. In Pillen: Rp. Extract. Rhei, Pulver. Rhei āā 1,5. M. f. pil. No. 30. DS. 5 Stück als Stomachikum, 10 Stück als Laxans. Extractum Rhei wirkt doppelt so stark als Pulvis Rhei.

Rhei Extractum compositum.

Trockenes Extrakt (Extr. Rhei 6; Extract. Aloes 2; Resin. Jalap. 1; Sapo. medic. 4). Wirkt viel stärker abführend. Rp. Extract. Rhei comp. 5,0, f. l. a. Pil. No. 50. DS. Abends 2 Pillen = schwache Abführpillen (auch bis 4 Stück).

Rhei Rhizoma. Rhei Radix.

Rp. Rhabarberpulver 10 g; messerspitzenweise. Oder:

Rp. Rhizomatis Rhei pulv.
Natr. sulfuric.
Magnes. ust. āā 10,0
MDS. 3mal tägl. 1 Messerspitze.

Rp. Rhizomatis Rhei pulv.
Magnes. ust.
Eleosacch. Citri āā 10,0
MDS. 3mal tägl. 1 Messerspitze (weniger abführend als das obige Pulver).

Rp. Rhizomatis Rhei pulv.
Natr. bicarbonic. āā 0,25
M. f. pulv. D. tal. dos. No. 10.
S. 3mal tägl. 1 Pulver (Dyspepsie).

Rp. Infus. Rhizom. Rhei 5,0—8,0 : 180,0
Natr. bicarbonic. 5,0—8,0
Ol. Menthae pip. gtt. II
MDS. 3mal tägl. 1 Eßlöffel.

Rp. Natr. bicarbonic.
Pulv. Rhizomat. Rhei
Natr. sulfuric.
Eleosacch. Foenicul. āā 20,0
Extract. Belladonnae 0,5
M. f. pulv. DS. 3mal tägl 1 Messerspitze

Kindern: Pulvis Magnesiae cum Rheo (Magnes. carbon. 50; Eleosacch. Foenicul. 35; Rhizomat. Rhei 15); messerspitzenweise mehrmals als mildes Abführmittel (Kinderpulver).

Packung: Tabl. zu 0,15 oder 0,25 oder 0,5 oder 1,0; Compretten MBK zu 0,25 oder 0,5 (Glas mit 25 oder 50 Stück). — Ferner Tablonettae (C. m.) Rhei 20 oder 50 oder 100 zu 0,25 oder 0,5.

Rhei Tinctura aquosa.

Infus aus Rhizom. Rhei 10; Borax 1; Kal. carbonic. 1; Aq. dest. 90; Aq. Cinnamom. 15; Spiritus 9. — Rp. Tinct. Rhei aquosae 50,0. DS. 20 Tropfen. — 1 Teelöffel als Stomachikum, 1 Eßlöffel als Abführmittel. Oder: Rp. Tinct. Rhei aquos. 25,0; Magnes. carbonic. 5,0; Aq. Foenicul. 50,0. MDS. Vor der Mahlzeit 1 Teelöffel umgeschüttelt. — 1 g = 28 Tropfen.

Kindern: Als Abführmittel: Mit 1—5 Jahren 20 Tropfen, mit 5 bis 10 Jahren 1 Teelöffel.

Rhei Tinctura vinosa.

Rhizom. Rhei 8; Cort. Fruct. Aurant. 2; Fruct. Cardamom. 1; Vin. Xerens. 100; Sacch. 12. Rp. Tinct. Rhei vinos. 20,0. DS. 20 Tropfen vor dem Essen. Oder Rp. Tinct. Rhei vinos., Tinct. amar. āā 25,0. MDS. 1 Teelöffel vor dem Essen. Oder: Rp. Extract. Condurang. fluid. 15,0; Tinct. Rhei vinos. 10,0; Sirup. cort. Aurant. 20,0; Aq. dest ad 200,0. MDS. 1 Eßlöffel vor dem Essen. — 1 g = 30 Tropfen.

Kindern: Als Stomachikum: Mit 1—5 Jahren 5 Tropfen; mit 5 bis 10 Jahren 10 Tropfen; mit 10—15 Jahren 15 Tropfen.

Cave: Tinct. Chinae (oder „umschütteln"); Opii, Strychnin etc. Die Gerbsäure fällt Alkaloide. — Eisensalze (= Tinte).

Rheumasan. Salbe mit 10% Salizylsäure zum Bestreichen der Haut über erkrankten Gelenken bei Rheumatismus. — In Tube.

Rhizoma. Wurzelstock. Offizinell sind: Rhizoma Calami, Filicis, Galangae, Hydrastis, Iridis, Rhei, Veratri, Zedoariae, Zingiberis. S. die einzelnen.

Rhodaform. Methyl-hexamethylentetramin. Spaltet sowohl in saurem wie alkalischem Harn Formaldehyd ab, bei Cystitis 3—4mal täglich 0,5.

Packung: Tabl. zu 0,5.

Ricini Oleum.

Fettes Öl aus den Samen von Ricinus communis. Die Staude wird in den Gärten bei uns gezogen und die gelbbraun gescheckten Samen (wie Bohnen, „Türken"), die einen Giftstoff, das Rizin, enthalten, können von Kindern zum Spielen benützt werden. Unterschied zwischen Bohnen und Rizinussamen, die ganz gleich gefleckt aussehen können: Die Rizinussamen sind an einem Pol angewachsen, die Bohnen am Hilus (in der Mitte der Konkavität) der nierenförmigen Bohne. Der Giftstoff geht nicht in das Öl über. — Rizinusöl ist das Triglyzerid der Rizinolsäure.

Wirkung: Rizinusöl ist ein indifferentes Öl, etwas zäh, im angewärmten Zustande leichter flüssig, von hellgelber Farbe. Es schmeckt widerlich fade. Im Darm wird es zu Glyzerin und rizinolsaurem Natrium verseift, auch in dieser Form wirkt es nicht reizend, weshalb man Rizinusöl auch bei Reizzuständen des Darmes, bei Darmkatarrh geben kann. Schon im Dünndarm beginnt die Wirkung, es entleert also den ganzen Darm. Die Bedeutung des Rizinusöls liegt also in der reizlosen Wirkung und der Entleerung des Dünn- und Dickdarms.

Indikationen: Anführmittel, wenn es gilt den Darm zu säubern, z. B. bei faulendem Inhalt, bei Anwesenheit von Giftstoffen (nicht wenn das Gift in Öl sich löst, s. unten); ferner bei akuter infektiöser Diarrhöe zur Enleerung der den Darmkatarrh veranlassenden Massen, darauf Stopfmittel. — Zweitens als Abführmittel, wenn es auf milde Wirkung ankommt, z. B. nach Operationen, bei Gravidität, im Wochenbett, wenn stärker wirkende, Hyperämie veranlassende Mittel ungeeignet erscheinen. — Äußerlich als fettes Öl, z. B. Zusatz zu Haarspiritus, um das Haar nicht zu sehr zu entfetten.

Kontraindikationen: Für die längere Anwendung ungeeignet, verdirbt den Appetit. Auch bei Vergiftungen mit öllöslichen Substanzen, wie bei Phosphorvergiftung, auch bei Anwendung von Extractum Filicis maris wird vor Rizinusöl gewarnt, weil die wirksamen Substanzen sich in Fetten lösen und so resorbiert werden könnten, aber andererseits ist Rizinusöl nur schwer resorbierbar und schafft das Gift rasch durch den Darm.

Therapie der Intoxikation mit Rizin: Rizin findet sich in den Samen (s. oben) und in dem nach Auspressen des Öles zurückbleibenden Kuchen. Es macht heftige Entzündung des Darmes und agglutiniert die roten Blutkörperchen. Rizin gehört zu den Giften, gegen welche der Organismus sich immunisieren läßt, wie Abrin aus Jequirity. Es gibt also ein Antirizinserum, das die gegebene Therapie darstellt. Sonst Entleerung des Darmes, schleimige Mittel.

Rezeptur: Rizinusöl im Handverkauf zu 1—1½ Eßlöffel; der schlechte Geschmack wird etwas verdeckt, wenn man Rizinusöl auf einen Löffel warmen schwarzen Kaffees draufgießt oder in Bierschaum nehmen läßt. Bei Kindern den Löffel halb voll Honig, halb voll Rizinusöl oder auch mit grobkörnigem Zucker verrührt oder in Kapseln.

Rp. Ol. Ricini 10,0
Gummi arab. pulv. 5,0
Aq. dest. ad 100,0
M. f. emuls. DS. Auf einmal zu nehmen.

Rp. Ol. Ricini 30,0
Gummi arab. pulv. 15,0
Sirup. Menth. pip. 20,0
Aq. dest. ad 150,0
M. f. emuls. DS. 2—3 Eßlöffel auf einmal

Packung: Kapseln mit 0,5 oder 1,0 oder 2,0 oder 3,0 oder 5,0 — (teuer).

Ristin. 25%ige Alkohol-Glyzerin-Lösung des Monobenzoesäureesters des Äthylenglykols. Farbloses Antiskabiesum, 30—50 g 3 Tage hintereinander einreiben.

Roborin. Calcium haemalbuminatum. Schwarzes Pulver aus Rinderblut, unlöslich; 80% Eiweiß, 4% Kalk, 0,5% Eisenoxyd und 0,1% Phosphor. Eisenpräparat (Hämoglobin).

Rodagen. Aus der Milch thyreoidektomierter Ziegen, gegen Basedow tägl. 5—10 g.
Packung: Tabl. zu 2,0.

Rosae Aqua. Rosenwasser. Destillat von Rosenblüten mit Wasser. Äußerlich mit Glyzerin āā gegen aufgesprungene Hände — (teuer).

Rosae Flores. Rosenblätter von Rosa centifolia. Zu Rosenöl und Rosenwasser.

Rosae Oleum. Ätherisches Rosenöl. Geruchskorrigens für Salben. — 1 g = 50 Tropfen.

Rosatum Unguentum. Rosensalbe (Aq. Rosae 5; Cera alb. 10; Adeps suillus 50).

Rosmarini Folia, Oleum, Spiritus. Von Rosmarinus officinalis. Enthält das angenehm riechende Öl, welches stark reizt. Als Geruchskorrigens, das Öl tropfenweise in Salben, Spiritus zu Waschungen. Gilt im Volk als Abortivum. — Vom Öl: 1 g = 51 Tropfen.

Rosmarini Unguentum compositum (Adeps 16; Cer flav., Ol. Nustic. āā 2; Ol. Rosmarin., Ol. Juniper. āā 1). Reizende Salbe.

Rubi Idaei Sirupus. Sirup von Rubus Idaeus, Himbeere. Rote Flüssigkeit, mit Alkalien sich verfärbend, säuerlicher Sirup; s. Sirupus.

Ruhrserum. a) Antitoxisch, b) polyvalent bei Bakterienruhr 20—50 ccm; siehe Abschnitt: Siebert, Heilsera.
Packung: 10 oder 20 ccm.

Rusci Oleum. Birkenteer wie Pix liquida angewandt; s. dort.

Rutae Folia. Von Ruta graveolens, Gartenraute, enthält einen die Nieren und Harnwege reizenden Stoff und wird als Volksabortivum gebraucht.

Sabadillae Acetum.

Läuseessig. Aus Semen Sabadillae von Sabadilla officinarum gewonnen, enthält Veratrin. Zum Einreiben gegen Kopfläuse; bei zerkratzter Haut Vorsicht; es kann von dem giftigen Veratrin resorbiert werden.

Sabinae Extractum, Oleum, Summitates. Von Juniperus Sabina, Sadebaum, enthält ein reizendes ätherisches Öl. Als Volksabortivum gebraucht.
Intoxikation: Enteritis, Nephritis; auch Krämpfe, Trismus.
Therapie: Herausschaffen aus dem Magen, Abführmittel, symptomatisch.

Sabromin. Dibrombehensaures Kalzium. (Als fettsaurer Kalk Ähnlichkeit mit Seife, daher der Name.) Weißes Pulver, in Wasser und Alkohol unlöslich; enthält 29% Brom und 3,8% Kalk. Wie Bromkali zu 0,5—1,0 mehrmals tägl. als geschmackloses unlösliches Brompräparat. S. Brom und Kalium bromatum.

Kindern: Über 1 Jahr tägl. 0,5 (1 Tabl.), mit 5—10 Jahren tägl. 1,0 (2 Tabl.).

Packung: 20 Tabl. zu 0,5.

Saccharin. Orthosulfaminbenzoesäureanhydrid. Weißes Pulver, 500 mal so süß wie Zucker, in Wasser schwer löslich (bis zu 0,3%), in Alkalien leicht löslich. An Stelle von Zucker bei Diabetikern. Als Zusatz zu Zahnwässern soll es außerdem desinfizierend wirken. Darf nicht mitgekocht werden.

Saccharum. Saccharum album. Zucker. Weißes Kristallpulver, in Wasser löslich. Als Konstituens für Pulver und Geschmackskorrigens.

Saccharum Lactis. Milchzucker, durch Eindicken von Molken gewonnen. Schwach süßlich schmeckendes Kristallpulver, welches weniger leicht Wasser aus der Luft an sich zieht als gewöhnlicher Zucker. Daher wird er zum Verreiben bei allen Substanzen angewandt, welche hygroskopisch sind, oder welche sich in der Nässe zersetzen können. (Häufig enthält Milchzucker Bakterien oder noch Eiweißreste, s. Herstellung.)

Sajodin. Kalziumsalz der Monojodbehensäure. Farbloses, unlösliches Pulver mit fast 25% Jod. Als fettsaures Kalzium seifenähnliche Verbindung, daher der Name. Jodpräparat wie Jodkali, doch ohne Geschmack und Geruch zu 3mal tägl. 0,5—1,0 nach dem Essen.

Packung: 20 Tabl. zu 0,5.

Sal Carolinense naturale siccum. Natürliches Karlsbader Salz in Pulverform, abgedampft, enthält alle Salze. 6 g auf 1 Liter entspricht dem Brunnen. Wirkt säurebindend, leicht abführend, auch diuretisch.

Sal Carolinense naturale crystallisatum. Durch Auskristallisieren gewonnenes Salz, enthält in der Hauptsache Natriumsulfat.

Sal Carolinum factitium. Künstliches Karlsbader Salz. Bei Magenkatarrh, chronischem Darmkatarrh, auch Diabetes und Gallenleiden in Form einer Kur anzuwenden, früh nüchtern trinken, dann spazieren gehen, dann Kaffee usw. Rp. 40 g künstliches Karlsbader Salz; 1 Teelöffel auf 1/2 Liter warmen Wassers (6 g auf 1 Liter entspricht dem Brunnen).

Salen. Methyl- und Äthylglykolsäureester der Salizylsäure. Ölige Flüssigkeit, äußerlich zum Bepinseln der erkrankten Gelenke usw. bei Rheumatismus mit Spiritus āā. Oder als Salenal, einer Salbe mit 33 1/3% Salen in Tube.

Salep Tubera.

Knollen von Orchideenarten, enthalten Schleim und Stärke. Als reizmilderndes schleimiges Mittel. 2,0 : 100,0 gibt beim Kochen eine steife Galerte. Meist als Mucilago Salep, 1 Teil Tubera Salep mit 10 Teilen Wasser angerührt, dazu 90 Teile kochenden Wassers.

Salicin. Glykosid in Weiden- und Pappelrinden, das durch Fermente in Glykose und Saligenin, den Salizylalkohol, zerfällt. Wirkt antipyretisch zu 0,25—2,0.

Saligenin. Salizylalkohol. Farblose Kristalle, in Wasser und Alkohol löslich. Zu 0,25—2,0 antipyretisch..

Salimentholum. Salizylester des Menthols. Hellgelbe Flüssigkeit, innerlich etwas reizend, Antipyretikum und Darmdesinfiziens in Kapseln zu 0,25 und 1,0. Äußerlich in Salben.

! Salipyrin!

Pyrazolonum phenyldimethylicum salicylicum. Salizylsaures Antipyrin. Farbloses nach Salizylsäure schmeckendes Pulver, in Wasser schwer löslich (bis 0,4%) mit 42,3% Salizylsäure und 57,7% Antipyrin. Antipyretikum und Antineuralgikum, den beiden Komponenten entsprechend. Als Pulver zu 1,0—1,5. Max. dos. 2,0! pro dosi; 6,0! pro die.

Kindern: Mit 1—5 Jahren 0,25; mit 5—10 Jahren 0,3; mit 10 bis 15 Jahren 0,5.

Packung: 10 oder 20 Tabl. zu 0,5 oder 1,0.

Salit. Salizylsäureester des Borneols. Braune ölige Flüssigkeit, mit Öl oder Alkohol mischbar. Mit Ol. olivarum āā äußerlich die Haut über den erkrankten Gelenken bei Rheumatismus einzupinseln.

Salochinin. Salizylsäureester des Chinins. Entsprechend den Komponenten antipyretisch und besonders antineuralgisch wirksam.

Farbloses, geschmackloses Pulver. Als Pulver zu 1,0—2,0; der Hälfte Chinin entsprechend.

Packung: 20 Tabl. zu 0,25 oder 0,5.

Salocollum. Salizylsaures Phenokoll. Farbloses, schwer lösliches Pulver, den Komponenten entsprechend wirksam. Als Pulver zu 1,0—2,0 als Antipyretikum und Antineuralgikum.

Salocreolum. Salizylsäureester des Phenols. Braune, ölige Flüssigkeit, in Wasser unlöslich, löslich in Alkohol. Äußerlich zu Einreibungen auf die trockene Haut über erkrankten Gelenken, bei Schmerzen usw.

Salol.

Phenylum salicylicum. Phenylester der Salizylsäure. S. Phenylum salicylicum.

Packung: Tabl. zu 0,25 oder 0,5 oder 1,0.

Saloformin. Salizylsaures Hexamethylentetramin, weißes kristallinisches Pulver, leicht in Wasser und Alkohol löslich, spaltet Formaldehyd und Salizylsäure ab, Desinfiziens für die Harnwege und Gallenblase. Zu 0,5—1,0 mehrmals täglich als Pulver oder Tablette.

Kindern: Mit 1—5 Jahren 0,25; mit 5—10 Jahren 0,3; mit 10 bis 15 Jahren 0,5.

Packung: Röhrchen mit 20 Tabl. zu 0,5.

Salophen. Azetyl-p-Amidosalol. Weißes in Wasser schwer lösliches Pulver, in Alkohol löslich. Antipyretikum und Antineuralgikum als Pulver zu 0,5.

Kindern: Mit 1—5 Jahren 0,1; mit 5—10 Jahren 0,3; mit 10—15 Jahren 0,4.

Packung: 10 Tabl. zu 0,5.

Salosantal. Lösung von Salol in Oleum Santali mit Ol. Menth. pip. Als inneres Mittel bei Gonorrhoe zu 10—20 Tropfen auf Zucker oder zu 0,5 in Kapseln neben Lokalbehandlung. Auch bei Cystitis und Bakteriurie; nicht bei Nephritis.

Packung: 30 Kapseln zu 0,3 oder 0,5; 50 Kapseln zu 0,3 oder 0,5.

Salvarsan.

Dioxydiamidoarsenobenzol. Gelbes sich leicht zersetzendes Pulver. Am haltbarsten als salzsaures Salz, sauer reagierend und als solches in Röhrchen, mit einem indifferenten Gas gefüllt, im Handel. Das salzsaure Salz ist gut wasserlöslich; gibt man Natronlauge zu, so fällt das Dioxydiamidoarsenobenzol aus (= neutrale Emulsion); weiterer Alkalizusatz bringt den Stoff wieder in Lösung (= alkalische Lösung). In dieser Form zersetzt sich Salvarsan sehr schnell; es dürfen daher nie alte Lösungen, aber auch nie Reste eines alten Röhrchens gebraucht werden.

Wirkung: Bei Syphilis tritt eine schnelle Rückbildung der Erscheinungen ein, beruhend auf einem Abtöten der Spirochäten. Häufig kommt es zu Fieber, auch zu Kollaps. Manchmal tritt eine Herxheimersche Reaktion (= Aufflammen der Lokalerscheinungen) auf. Auch Darmerscheinungen werden beobachtet. An Schnelligkeit und Intensität der Wirkung bei Syphilis allen Mitteln überlegen. Ob durch eine einmalige Injektion die Erreger alle vernichtet werden, ist fraglich. Die Spirochäten aus dem Primäraffekt, aus Drüsen verschwinden sehr schnell; aber es treten manchmal Neurorezidive auf, die dafür sprechen, daß einige Erreger der Wirkung entgangen sind. Bei Rekurrens dagegen gelingt die Sterilisation durch einmalige Injektion. Man gibt daher bei Syphilis nach 1—2 Wochen noch eine Injektion oder schließt eine Quecksilberkur an. Lokal führt Salvarsan leicht zu Nekrosen, daher nur intravenös angewandt.

Indikation: Syphilis in allen Stadien. Besonders ist eine abortive Behandlung anzustreben, wenn man in einer Exkoriation Spirillen findet, dann ist die Sicherheit der Vernichtung der Erreger durch zwei Injektionen vorhanden. — Bei Rekurrens, ferner bei Malaria, ferner bei allen Spirillosen.

Kontraindikationen: Degenerative Veränderungen im Zentralnervensystem, Arteriosklerose, fötide Bronchitis, Herzerkrankungen.

Rezeptur: An der Luft zersetzt sich Salvarsan; die Ampullen sind daher mit einem indifferenten Gas gefüllt. Die Lösungen müssen frisch bereitet werden, und zwar: Zu einigen Kubikzentimetern redestillierten Wassers (nicht Kochsalzlösung!) von Zimmertemperatur wird im Maßzylinder das Salvarsan geschüttet, dann bis zur restlosen (!) Lösung geschüttelt, darauf Lauge zugesetzt, bis sich der entstehende Niederschlag gelöst hat; darauf wird mit 0,5%iger Kochsalzlösung (absolut reines Chlornatrium, in frisch redestilliertem Wasser) verdünnt; die Lösungen dürfen nicht erhitzt werden, ja nicht gekocht werden und müssen frisch verwandt werden. Zur Herstellung dieser alkalischen Lösung sind erforderlich auf 0,6 g Salvarsan 1,14 ccm 15%ige Natronlauge = 23—24 Tropfen, auf 0,5 g Salvarsan 0,95 ccm 15%ige Natronlauge = 19—20 Tropfen, auf 0,4 g Salvarsan 0,76 ccm 15%ige Natronlauge = 15—16 Tropfen, auf 0,3 g Salvarsan 0,57 ccm 15%ige Natronlauge = 12 Tropfen, auf 0,2 g Salvarsan 0,38 ccm 15%ige Natronlauge = 8 Tropfen, auf 0,1 g Salvarsan 0,19 ccm 15%ige Natronlauge = 4 Tropfen, auf 0,05 g Salvarsan 0,09 ccm 15%ige Natronlauge = 2 Tropfen. Die Infusion wird mit stark verdünnter Lösung gemacht, und zwar gibt man Männern 0,4—0,5; Frauen 0,3—0,4

Kindern: 0,1—0,3; Säuglingen 0,02—0,05.

Diese Dosen sind Volldosen, man beginnt zweckmäßig mit kleineren.

Packung: Glasröhrchen mit 0,05 oder 0,1 oder 0,2; — Ampullen mit 0,3 oder 0,4 oder 0,5 oder 0,6 g Salvarsan. (Es sind auch größere Packungen für die Tiermedizin im Handel, also auf die Dosis genau achten, es sind schon Verwechslungen vorgekommen.) — S. a. Neosalvarsan und Salvarsan-Natrium.

Salvarsannatrium.

Ein (in den Ampullen im Vakuum) haltbares Salvarsannatrium, ein gelbes Pulver, welches in Wasser oder Kochsalzlösung mit alkalischer Reaktion löslich eine sofort injizierbare Lösung ergibt. Wirkung und Indikation, auch Kontraindikationen (Herz- und Gefäßerkrankungen, degenerative Veränderungen im Zentralnervensystem, Bronchitis, Otitis, Influenza, Schnupfen) die gleichen wie bei Salvarsan. Arsengehalt 20%.

Rezeptur: Es entspricht 0,05 Salvarsan = 0,075 Salvarsannatrium; 0,1 Salvarsan = 0,15 Salvarsannatrium; 0,2 Salvarsan = 0,3 Salvarsannatrium; 0,3 Salvarsan = 0,45 Salvarsannatrium; 0,4 Salvarsan = 0,6 Salvarsannatrium. — Dosen: Männern 0,45—0,6; Frauen 0,3—0,45.

Kindern: 0,15—0,3; Säuglingen 0,03—0,075.

Dies sind Volldosen, man beginnt zweckmäßig mit kleineren. — Die Lösungen müssen ganz frisch bereitet sein (nicht einmal für mehrere Patienten); es entstehen durch Oxydation an der Luft Verbindungen von hoher Giftigkeit. Ampullen mit Sprung sind zu verwerfen; sie werden nach Abtupfen des Halses mit Alkohol mit ausgeglühter Feile geritzt, dann mit glühendem Glasstab an der Ritzstelle berührt, so daß ein splitterfreier Sprung erfolgt, dann das Pulver in 0,4%ige Kochsalzlösung (absolut reines Chlornatrium in redestilliertem Wasser) von Zimmertemperatur (nicht erwärmen; die Kochsalzlösung wird nochmals im Erlenmeyer-Kolben aufgekocht, dann bis auf Zimmertemperatur bis zur Zugabe des Salvarsannatrium abgekühlt). Filtrieren durch ausgekochten Wattebausch in durch Hitze sterilisierten Gefäßen. Verdünnung 1:100, d. h. auf 0,1 10 ccm Flüssigkeit. — Bei anaphylaktischen

Zuständen, Blutdrucksenkung, Hautröte $^1/_2$ ccm der Suprareninlösung 1:1000 subkutan oder intramuskulär.

Packung: Glasampullen mit 0,045 oder 0,075 oder 0,15 oder 0,3 oder 0,45 oder 0,6. (Es gibt auch größere Packungen für die Tiermedizin, daher nicht verwechseln.)

Salviae Folia. Von Salvia officinalis. Adstringierendes Mittel zum Mundspülen oder auch innerlich bei Schweißen (?) im Dekokt 20 : 200.

Sambuci Flores.

Blüten von Sambucus niger, Holunder. Als schweißtreibendes Mittel; 1 Teelöffel auf eine Tasse Wasser zur Abkochung. Fliedertee im Handverkauf 30 g.

Sambuci Succus inspissatus. Mit Zucker vermischter Saft der Beeren von Holunder. Als Zusatz zu schweißtreibenden Mixturen 20 : 150.

Sanatogen. 95% Kasein und 5% glyzerinphosphorsaures Natrium. Nährpräparat.

Sanguinal. Blutpräparat, enthält 10% Hämoglobin, 40% Blutsalze, 44% peptonisiertes Albumin. Auch in anderen Arzneien.

Packung: Sanguinal in Lösung oder als Sanguinalpillen, auch mit Arsen, Chinin usw.

Sanocalcin. Glyzerinolaktophosphat des Kalziums. Kalkpräparat zu 0,1—0,5 innerlich oder zu 0,01 subkutan.

Packung: 40 Tabl. zu 0,25 oder 6 oder 12 Ampullen zu 0,01.

Sanoform. Dijodsalizylsäuremethylester. Unlösliches Pulver als Streupulver.

Santali Oleum.

Ostindisches Sandelöl. Blaßgelbes Öl aus dem Holze von Santalum album. Von reizendem Geschmack und starkem Geruche.

Wirkung: Die Balsamika setzen die subjektiven Beschwerden bei Gonorrhoe herab, vermindern die Schmerzen, die Erektionen usw. Auch ein objektiver Heilwert kommt ihnen zu, aber zu alleiniger Behandlung reichen sie nicht aus, immer muß eine Lokalbehandlung mit Silberpräparaten Hand in Hand gehen. Die Balsamika bestehen aus Terpenen, Harzen und Terpenalkoholen; von diesen Verbindungen reizen den Magen-Darmkanal und die Nieren am meisten die Terpene (z. B. Terpentinöl), weniger die Gemische von Terpenen und Harzen (Kubeben und Kopaivabalsam), am wenigsten die Terpenalkohole (Santalol, Hauptbestandteil des Sandelöls). Noch besser sind die Ester der Terpenalkohole. Immer ist der Harn auf Eiweiß zu kontrollieren. Dabei ist zu beachten, daß Ansäuern des Harnes mit Salpetersäure eine Trübung von Harzsäuren geben kann, die als Alkalisalze gelöst waren und Eiweiß vortäuscht; doch lösen sich die Harzsäuren in Alkohol, was Eiweiß nicht tut.

Rezeptur:

Rp. Ol. Santali 25,0
DS. 3mal tägl. 20—30 Tropfen auf Zucker oder Milch.

Rp. Capsul. gelatinos. cum Oleo Santali 0,3
D. tal. caps. No. 50. S. 3mal tägl. 1 Kapsel zu nehmen.

Oder in Geloduratkapseln zu 0,3 und 0,5.

Kindern: Mit 1—5 Jahren 3 Tropfen; mit 5—10 Jahren 4 Tropfen; mit 10—15 Jahren 5 Tropfen.

Packung: Kapseln 100 Stück zu 0,1 oder 0,2 oder 0,3 oder 0,5 oder 1,0. — Geloduratkapseln 30 Stück zu 0,3 oder 0,5. — (Sandelöl ist teuer.)

Santalol.

Hauptbestandteil des Sandelöls. Farblose Flüssigkeit wie Ol. Santali zu verordnen. S. Santali Oleum.

! Santoninum!

Anhydrid der Santonsäure aus Flores Cinae (Wurmsamen) von Artemisia maritima. Farblose, am Licht gelb werdende Kristalle, in Wasser schwer löslich (bis 0,02%). Mittel gegen Spulwürmer (Ascaris lumbricoides) und mit geringerem Erfolg gegen Fadenwürmer (Oxyuris vermicularis). Führt leicht zu

Intoxikation: Gelbsehen, Sinnesstörungen, Temperaturherabsetzung, Krämpfen, mit Zuckungen im Gesicht beginnend, Benommenheit, Atemlähmung.

! Rezeptur : Max. dos. 0,1! pro dosi; 0,3! pro die. Niemals längere Zeit. Man gibt 3mal am Tage oder jeden Morgen (3 Tage lang) einmal Santonin. Man gibt Santonin morgens, danach ein Abführmittel, Rizinusöl oder Kalomel. Besser Ol. Chenopodii.

Rp. Pastill. Santonin. (0,025) No. 4
DS. 2mal tägl. 2 Pastillen (Erwachsenen). Jedesmal darauf ein Abführmittel.

Rp. Santonin. 0,025
Hydrargyri chlorat. (Kalomel.) 0,1
Sacch. Lactis 0,5
M. f. pulv. D. tal. dos. No. 2.
S. Im Laufe des Vormittags beide Pulver (Erwachsenen). Jedesmal darauf ein Abführmittel.

Kindern: Unter 1 Jahr 0,0025; mit 1 Jahr 0,005; mit 5 Jahren 0,01 bis 0,02; mit 10 Jahren 0,025; mit 15 Jahren 0,03. An drei aufeinander folgenden Tagen früh, darauf 1 Kinderlöffel Rizinusöl.

Therapie der Intoxikation: Magenspülung. Abführmittel. Bei Krämpfen Chloralhydrat. Der Harn wird auf Alkalizusatz rot, bei Schütteln mit Äther geht der Farbstoff nicht in den Äther über. (Das tut der Farbstoff im Rheum- oder Sennaharn.)

Packung: Pastilli Santonini zu 0,025 und 0,05. — Compretten MBK zu 0,025 oder 0,05 (Glas mit 10 oder 25 Stück); Compretten MBK Santoninum cum Calomelano (Santonin, Kalomel āā 0,025) (Glas mit 10 oder 25 Stück).

Santyl. Salizylsäureester des Santalols. Als Ester des Santalols, welcher erst allmählich gespalten wird, entfaltet Santyl nur sehr geringe Reizwirkung des Magens. Ölige Flüssigkeit, riecht sehr wenig. Antigonorrhoikum, neben lokaler Behandlung.

Rp. Santyl. 50,0
DS. 3mal tägl. 30 Tropfen auf Zucker oder in Milch.

Rp. Santyl. 0,4 in capsul. gelatinos.
D. tal. dos. No. 50. S. 3mal tägl. 2 Kapseln.

S. Santali Oleum.

Packung: 30 oder 15 Kapseln zu 0,4.

Sapalkol. Alkoholische Seife zur Händedesinfektion und bei Hautkrankheiten mit Teer usw. Seifenspiritus in Tube.

Sapene. Flüssige Seifen mit Zusätzen zur Einreibung, Salizyl, Kreosot usw.

Sapo kalinus.

Kaliseife. Schmierseife (Liq. kal. caustic. 27; Ol. Lin. 20; Spirit. 2). Bleibt auch nach dem Erkalten flüssig. Die Seifen sind Verbindungen von Alkali mit Ölsäure und entstehen durch Zusammenbringen von Fett oder Öl (= fettsaurem Glyzerin) und Alkali. Kaliseife ist flüssig, Natronseife fest, Kalkseife unlöslich, daher gibt Seife mit kalkhaltigem Wasser eine flockige Trübung. Das Alkali der Seife erweicht die Haut, entfernt den Schmutz, indem es von der Haut adsorbiert wird und den Schmutz verdrängt (Seife erniedrigt die Oberflächenspannung des Wassers und wird infolgedessen an der Oberfläche angereichert). Sie dient medizinisch zum Erweichen der Hornschicht, zum Loslösen von Schuppen, Krusten oder auch als dauernder Hautreiz bei skrofulösen Drüsen, alten Exsudaten; hier wird nach der Art der Schmierkur jeden Abend ein Körperteil eingerieben. Wünscht man die Reizwirkung der Seife zu umgehen und nur die Wirkung der miteingeriebenen Medikamente, so verwendet man überfettete Seifen, die keinen Alkaliüberschuß haben. Bei der Desinfektion der Haut wirkt die Seife entfettend und läßt so ein später angewandtes Desinfiziens in wässeriger Lösung auf der Haut haften, das sonst in Tropfen abperlen würde.

Sapo kalinus venalis.
Schmierseife. Grüne Seife. Aus billigem Fett hergestellte Kaliseife.

Sapo medicatus.
Medizinische Seife. Feste Natronseife (Natronlauge 120; Schweineschmalz und Olivenöl je 50; Spiritus 12; Wasser 280; Kochsalz 25; Natriumkarbonat 3). Ein weißes Pulver, das innerlich als Pillenzugabe abführend wirkt. Auch als Stuhlzäpfchen promptes Abführmittel bei harten Kotballen, aus Hausseife zurechtzuschneiden.

Saponatus Spiritus.
Seifenspiritus (Olivenöl 6; Kalilauge 7; Spiritus 30; Wasser 17). Dient zum Erweichen der Haut bei Krusten, doch härtet der Alkoholgehalt gleichzeitig die Haut. Als Mittel zur Händedesinfektion benutzt, und zwar ohne vorherige Waschung in heißer Seifenlauge, die die Haut auflockert und der Wirkung des Spiritus entgegenwirkt. Auch zu Waschungen der Kopfhaut zum Lösen der fettigen Schuppen, doch entfernt er sie nur und beugt der Bildung neuer nicht vor. (Hier Resorzinspiritus.)

Saponin. Aus Cortex Quillajae von Quillaja saponaria hergestelltes Glykosid. Die Saponine schäumen, reinigen die Haut von Schmutz wie Seife, und zwar wie diese dadurch, daß sie von der Oberfläche adsorbiert werden und den Schmutz verdrängen, ferner wirken sie reizend auf die Schleimhäute ein. Mit Blut in Berührung gebracht, lösen sie die roten Blutzellen durch Beeinflussung des Cholesterins der Plasmahaut. Man verwendet sie zu (kurzdauernden; 1—2 Minuten) Inhalationen bei trockenen Katarrhen der Luftwege in 1%iger Lösung, oder bei Ozäna in 2%iger Lösung. Auch als Zusatz zu Zahnpulvern, um die Durchblutung der Gingiva zu heben. — Verbotenerweise in Limonaden, um sie schäumend zu machen; innerlich reizen sie den Darm, führen zu Durchfällen, daher ist die Inhalation zweckmäßiger (auch bei Senegadekokt); Saponine führen gelegentlich zu Vergiftungen, d. h. Reizung der Nase, der Konjunktiva, des Magendarmkanals, ferner Kollaps.

Therapie: Schleimige Mittel, Entleerung, symptomatisch.

Vorkommen: Außer in der Seifenrinde, Quillaja saponaria; Polygala Senega; Sarsaparilla; Yucca; Aesculus Hippocastanum; Digitalis; Primula veris; Cyclamen europaeum, Alpenveilchen; Guajacum officinale; Lychnis flos Cuculi, Kuckuckslichtnelke; Agrostema Githago, Kornrade

Sapo viridis.
Grüne Seife. Sapo kalinus venalis. S. dort.

Saprol. Desinfektionsmittel für Aborte.

Sarsaparillae Radix. Wurzel von Smilaxarten. Im Dekokt von alters her in der Syphilisbehandlung gebräuchlich, besonders in veralteten und hartnäckigen Fällen, auch heute noch zur Unterstützung der Quecksilber- und Jodkur angewandt. Diese Tränke wirken teils abführend, teils diuretisch, teils diaphoretisch. Im Dekokt 10 : 100 zu 1/2—1 Liter täglich.

Besonders als: Decoctum Sarsaparillae compositum (fortius): Radix Sarsaparillae 20 mit Wasser 520 24 Stunden lang digeriert, dann unter Zusatz von Zucker und Alaun āā 1 bis 3 Stunden lang gekocht, dazu Anis und Fenchel āā 1, Folia Sennae 5, Rad. Liquirit. 2. Davon täglich $^{1}/_{2}$ Liter warm getrunken. — Decoctum Sarsaparillae compositum mitius: Sarsaparilla 10 : 480 Aq. 25 Stunden digeriert, dann unter Kochen zugesetzt: Cort. fruct. Citri, Cort. Cinnamom., Fruct. Cardamom., Rad. Liquirit. āā 1. Davon 1 Liter pro Tag kalt trinken. Auch beide Dekokte zusammen, den einen am Vormittage, den anderen nachmittags. (Der zweite enthält also die Hälfte Radix Sarsaparillae und keinen Sennazusatz.) — Decoctum Zittmanni: Decoctum Sarsaparillae compositum fortius, während des Kochens wird ein Leinwandsäckchen mit 4 Kalomel und 1 Zinnober hineingehängt, es geht also etwas Quecksilber in die Abkochung über. — Z. B. Rp. Hydrarg. bijodat. rubr. 0,1—0,2; Kal. jodat. 10,0; Decoct. Sarsaparill. ad 300,0. MDS. 3mal tägl. 10—15 ccm. (Syphilis). — (Sarsaparilladekokt ist teuer.)

Sassafras Lignum. Wurzelholz von Sassafras. Enthält ein fenchelartig riechendes, ätherisches Öl. Im Infus 10 : 100 wie Radix Sarsaparillae.

Saturationes. Absättigung von doppeltkohlensaurem Salz durch Essigsäure, durch Zitronensäure, durch Weinsteinsäure. Wenn nichts anderes angegeben, wird Portio Riveri (Natr. carbonic. und Acid. citric.) abgegeben. Heute meist durch die kohlensauren Wässer ersetzt. Portio Riveri: Acid. citrici 4,0; Aq. dest. 190,0; Natrii carbonici 9,0. Die Sättigungsverhältnisse erläutert die Tabelle (nach Ergänzungstaxe):

Es sättigen		Acetum	Acidum citricum	Acidum tartaricum
Kalium bicarbonicum	1,0	10,0	0,64	0,75
	1,56		1,0	
	1,33			1,0
Kalium carbonicum	1,0	14,89	0,93	1,08
	0,69	10,0		
	1,08		1,0	
	0,92			1,0
Liquor Kalii carbonici	1,0	4,83	0,31	0,36
	2,07	10,0		
	3,24		1,0	
	2,76			1,0
Magnesium carbonicum	1,0	21,45	1,37	1,6
	0,46	10,0		
	0,73		1,0	
	0,62			1,0
Magnesia usta	1,0	50,0	3,5	3,75
Natrium bicarbonicum	1,0	11,9	0,76	0,89
	0,84	10,0		
	1,31		1,0	
	2,12			1,0
Natrium carbonicum	1,0	7,0	0,44	0,52
	1,43	10,0		
	2,23		1,0	
	1,91			1,0

Die zur Sättigung von Acetum Scillae und Acetum Digitalis erforderlichen Mengen der Alkalien berechnet man, indem man von der für Acetum erforderlichen Menge $^{1}/_{6}$ abzieht. — Den natürlichen frischen Zitronensaft muß man mit $^{1}/_{4}$ seines Gewichtes Wasser verdünnen, damit er in der Sättigungsstärke dem Essig entspricht.

Scammoniae Resina. Harz aus der Skammoniawurzel. Starkes Abführmittel. Zu 0,025 in Pillen. Nicht mehr gebräuchlich.

Scharlachrot. Dieser Farbstoff, Sudan 3 genannt, Amidoazotoluolazo-β-Naphthol, ein dunkelrotes Pulver, in Wasser unlöslich, in Öl löslich (in Vaselin nur unvollständig, daher Zusatz von Olivenöl), regt die Überhäutung granulierender Wunden an, wird in diesem Sinne gebraucht oder bei Erosionen, zu 4—8%; s. auch Amidoazotoluol. Immer über den anderen Tag. Z. B. Rp. Scharlachrot 2,0—8,0; Vaselin. flav.; Ol. Oliv. āā ad 100,0; oder Rp. Scharlachrot 2,0—8,0; Ol. Oliv. ad 100,0.

Packung: Biebricher Scharlachrot R medicinale.

Sclargan. Konzentrierte kolloidale Silberlösung zur Schattendarstellung bei der Röntgendurchleuchtung des uropoetischen Systems mit 9% Silber.

Packung: Flasche mit 25 oder 50 g.

Scilla maritima. Meerzwiebel. Enthält ein digitalisartiges Glykosid.

Wirkung: Die Wirkung der Meerzwiebel ist ganz ähnlich der der Digitalisblätter, nur tritt die reizende Wirkung noch mehr hervor, so daß Oxymel Scillae als Brechmittel gebraucht werden kann. Ferner entfaltet sie eine starke diuretische Wirkung, die neben der digitalisartigen Wirkung auf einer Reizung der Nieren beruht. Man verwendet Scilla wie Digitalis, aber meist nur als Zusatz. Auch als Brechmittel und Expektorans; meist als Diuretikum, manchmal wirksamer als Digitalis.

Indikationen: Wie Digitalis bei Herzkranken, häufig als Zusatz zu Digitalis. — Als Expektorans und Brechmittel. Niemals längere Zeit.

Kontraindikationen: Verdauungsstörungen, Nierenstörungen, da Scilla selbst den Magen- und Darmkanal und die Nieren reizt.

Intoxikation: Brechen, Darmentzündung. Nierenreizung, langsamer Puls. Äußerlich Hautreizung.

Therapie der Intoxikation: Entleerung von Magen und Darm. Schleimige Mittel.

Scillae Acetum (Bulbus Scillae 1; Acetum 10). Zu 10—20 Tropfen oder als Zusatz zum Digitalisinfus, 20 : 200. Oder als Saturatio Aceti Scillae 20 : 200 Wasser oder Digitalisinfus. S. Scilla maritima.

Scillae Bulbus. Die inneren Schalen der Zwiebel, gelblichweiße Streifen. Im Infus 1,5 : 150,0. Eßlöffelweise, auch mit Digitalis zusammen, oder in Pillen oder Pulvern zu 0,05. Z. B. Rp. Bulb. Scillae, Fol. Digital. pulv. āā 0,05; Sacchar. alb. 0,3; M. f. pulv. D. tal dos. No. X. S. 2stündl. 1 Pulver. Oder Rp. Extr. Scillae; Bulb. Scillae āā 1,5. M. f. pil. No. 30. DS. 3mal 1 Pille. S. Scilla maritima.

Scillae Extractum. Dickes Extrakt in Pillen oder als Mixtur zu 0,025—0,1. S. Scilla maritima oder Scillae Bulbus.

Scillae Oxymel. (Acetum Scillae 1; Mel 2). Wie Acetum Scillae. Außerdem als Brechmittel bei Kindern 1 Teelöffel. — S. Scilla maritima.

Scillae Tinctura. (Bulbus Scillae 1; Spiritus dil. 5.) Als Zusatz zu Mixturen 10: 200. — S. Scilla maritima.

! Scopolaminum hydrobromicum!

Bromwasserstoffsaures Skopolamin. Alkaloid aus Scopolia japonica. Zu 9% lösliche Kristalle. Hyoszin = Skopolamin. Wird durch Alkali verseift (auch durch das Alkali des Glases), und zwar zu Tropasäure und Skopolin. Dies wird durch Zusatz von Mannit verhindert.

Wirkung: Im Prinzip die gleiche wie Atropin, also Lähmung der Endigungen des parasympathischen Systems. Weite Pupille (hier wirkt Skopolamin energischer als Atropin), Versiegen der Schleimsekretion des Mundes und der Bronchien, Versiegen der Speichelsekretion, wegen Vaguslähmung schnelle Pulse, Nachlassen der Darmbewegungen von seiten des Vagus, Versiegen der Schweißsekretion. Unterschied in der Wirkung von Atropin: die zentrale Erregung durch Atropin fällt weg, es tritt vielmehr eine Beruhigung ein, die bis zur Benommenheit und Schlafwirkung führt, besonders bei der Unruhe der Geisteskranken; daher in dieser Richtung die Hauptanwendung, durch kein anderes Mittel ersetzt (in der Energie der Wirkung). Ferner in Kombination mit Morphin zur Allgemeinnarkose oder doch zu einem Dämmerzustand, an den die Erinnerung fehlt (z. B. bei Geburten). Sonst zur Vorbereitung vor der Operation. Bei Paralysis agitans wird das Zittern vermindert.

Intoxikation: Benommenheit, Pulsbeschleunigung, Trockenheit im Halse. Atemlähmung!

Indikationen: Augenheilkunde: Zur Erweiterung der Pupille (energisch). (Cave Glaukom.) Bei Iritis usw. — Zur Beruhigung Geisteskranker, bei der Tobsucht Maniakalischer usw. — Bei Paralysis agitans gegen das Zittern (innerlich). — In Kombination mit Morphin zum Hervorrufen eines Dämmerschlafes vor der Narkose, manchmal allein für die Operation ausreichend, sonst kommt man mit kleinen Mengen eines Inhalationsnarkotikums aus; dabei vermindert Skopolamin die Absonderung des Schleims in den Luftwegen durch Äther. Man gibt Skopolamin subkutan $1^1/_2$ Stunden vor der Operation ca. 0,0002—0,0003, eventuell schon 3 Stunden vorher außerdem eine solche. Außerdem Morphin 0,01—0,02. (Die Gefahr besteht in Atemlähmung.) Zweckmäßig ist am Tage vorher eine Probeinjektion, ob diese Art der Narkose vertragen wird.

! *Rezeptur:* Max. dos. 0,0005! pro dosi; 0,0015! pro die.

1. Augenheilkunde: Rp. Scopolamin. hydrobromic. 0,01—0,02
Aq. dest. ad 10,0
MDS. Äußerlich. Augentropfen. Mit Tropfglas.

2. Subkutan bei Geisteskranken:
Rp. Scopolamin. hydrobromic. 0,005
Aq. dest. ad 10,0
MDS. $^1/_2$promillige Skopolaminlösung ($^1/_2$—1 (!) Spritze subkutan). (1 Spritze = 0,0005!)

3. Subkutan zur Vorbereitung vor der Operation:

Rp. Scopolamin. hydrobromic. 0,002
Aq. dest. ad 10,0
MDS. 1 Spritze (= 0,0002) $1^1/_2$ Stunden vor der Operation.

Rp. Morphin. hydrochloric. 0,1
Scopolamin. hydrobromic. 0,0025
Aq. dest. ad 10,0
MDS. 1% Morphin und $^1/_4$% Skopolamin (1 Spritze = 0,01 Morphin und 0,00025 Skopolamin). (Besser getrennt.)

4. Bei Paralysis agitans, subkutan oder innerlich:

Rp. Scopolamin. hydrobromic. 0,002
Aq. dest. ad 10,0
MDS. 1—2 mal tägl. 1 Spritze (= 0,0002).

Rp. Scopolamin. hydrobromic. 0,01
Pulv. et Succ. Liquirit. 2,5
M. f. pil. No. 50. DS. 3 mal tägl. 1 Pille (= 0,0002).

Rp. Scopolamin.
hydrobromic. 0,005
Sirup. Cort. Aurant. 20,0
Aq. dest. ad 100,0
MDS. 3mal tägl. 1 Teelöffel
(= 0,00025).

Rp. Scopolamin.
hydrobromic 0,002
Aq. dest. ad 10,0
MDS. 3mal tägl. 20 Tropfen
(= 0,0002).

Kindern: Mit 5 Jahren bei Keuchhusten zu 0,00005 innerlich empfohlen; Rp. Scopolamin. hydrobromic. 0,001; Aq. dest. ad 10,0. MDS. 3mal tägl. 10 Tropfen (= 0,00005). Vorsicht!

Therapie der Intoxikation: Man beobachte die Atmung nach der Narkose auf Freibleiben der Atemwege. Exzitantien, Pilokarpin.

Cave: Alkalien, Karbonate (= Fällung).

Packung: Ampullen zu 0,0003; Amphiolen MBK zu 0,0003 oder 0,0005 (Glas mit 5 oder 10 Stück); Subkutan-Compretten MBK zu 0,0003 oder 0,0005 (Röhrchen mit 20 Stück). — Skopolamin haltbar: Ampullen zu 0,0003 oder 0,0005 oder 0,001. — Pantopon-Skopolamin: Ampullen zu 0,02+0,0002; oder 0,02+0,0003; oder 0,04+0,0004; oder 0,04+0,0006.

Sebum ovile. Hammeltalg. Schmilzt bei 47—50°. Als Zusatz zu weichen Salben, um sie härter zu machen, ferner bei Intertrigo. Wird leicht ranzig. S. d. Folg.

Sebum salicylatum. Hammeltalg mit 2% Salizylsäure. Wird nicht so leicht ranzig, bei Intertrigo (der Nates bei Wundlaufen).

Secacorninum.

Sterile Lösung der wirksamen Bestandteile des Mutterkorns; gegen Uterusblutungen wie Secale cornutum. Zweckmäßige Form der Sekaledarreichung. Innerlich zu 10—20 Tropfen der Lösung (10 Tropfen = 1 g Sekale) oder 1—2 Tabletten (1 Tablette = 1 g Sekale); subkutan 1 ccm des Ampulleninhaltes (= 4 g Sekale). — Oder Rp. Secacornin. 10,0; Stypticin. 0,5; Natr. salicyl. 0,2; Aq. dest. 25,0. MDS. 3mal tägl. 10—20 Tropfen (menstruelle Blutungen).

Packung: Flasche zu 5 oder 10 oder 20 ccm; Röhrchen mit 10 oder 20 Stück Tabletten zu 0,25; 3 oder 6 oder 12 Ampullen zu 1 ccm.

Secale cornutum.

Mutterkorn. Dunkelbraune längliche Auswüchse der Ähre des Roggens, Secale cereale, das Dauermyzel eines Pilzes, Claviceps purpurea, darstellend. Neben Farbstoff, Kohlehydraten und Öl sind im Mutterkorn an wirksamen Substanzen enthalten: Ergotoxin (Hydroergotinin), in Wasser sehr schwer löslich; p-Oxyphenyläthylamin (= Tyramin, Spaltprodukt des Tyrosins, dem Suprarenin ähnlich); β-Imidazolyläthylamin (= Histamin, Spaltprodukt des Histidins); Azetylcholin. Die Wirksamkeit des Mutterkorns läßt bei der Aufbewahrung schnell nach, so daß kurz nach der Ernte die Droge stark wirksam ist, bald schwächer wird und im Frühjahr sehr wenig wirksam ist. Sie hält sich etwas besser ungepulvert, daher vor der Abgabe frisch zu pulvern (= Secale cornutum ad dispensationem recenter pulverisatum).

Wirkung: Sekale veranlaßt eine Zusammenziehung des Uterus, besonders im schwangeren Zustande. Diese Zusammenziehung ist tetanischer Natur, nicht wie Wehen im Wechsel mit Erschlaffungen. Desgleichen macht Mutterkorn eine Kontraktion der peripheren Blutgefäße und wirkt infolgedessen blutstillend. Die Wirkung der im Mutterkorn enthaltenen Substanzen ist nicht gleichsinnig. Ergotoxin reizt die fördernden sympathischen

Nervenenden, wirkt also an diesen so wie Suprarenin, beeinflußt aber die hemmenden sympathischen Nervenenden (z. B. im Darm) nicht. Nach größeren Dosen lähmt Ergotoxin diese Stellen, so daß dann eine Suprareningabe den Blutdruck nicht mehr in die Höhe treibt, sondern im Gegenteil senkt (= sog. Umkehr der Wirkung). Ergotoxin wird für den Ergotismus gangraenosus verantwortlich gemacht. Tyramin wirkt suprareninähnlich. Histamin dagegen und Azetylcholin beeinflussen die parasympathischen Nervenenden im Sinne einer Reizung, führen also zu langsamen Pulsen, Bronchialkrampf, Krampf der Viszeralmuskulatur, Erschlaffung der Gefäße, Temperaturabfall. Da der Parasympathikus und Sympathikus häufig die Organe im entgegengesetzten Sinne beeinflussen, so wirken diese Stoffe vielfach entgegengesetzt; nur am Uterus scheint sich die Wirkung zu verstärken. Denn sowohl Ergotoxin wie Tyramin veranlassen Uteruszusammenziehungen, wie auch ganz besonders Histamin.

Intoxikation: Akut: Speichelfluß, Erbrechen, Durchfall, Taubsein und Kribbeln in den Gliedern, Kollaps, Krämpfe, Atembeschwerden. — Chronisch: Kribbeln und Ameisenlaufen in den Extremitäten, Krämpfe der Gesichtsmuskulatur und Extremitätenmuskulatur (= Ergotismus convulsivus). Ferner Kontrakturen, Degenerationen im Gehirn und Rückenmark, wie bei Tabes, z. B. Pupillenstarre. — Schmerzen in den Extremitäten, Blässe und Gefühllosigkeit derselben; darauf trockene Gangrän, blauschwarze Verfärbung, Eintrocknen, Abfallen. Geschwürsbildung im Darm wie bei Typhus (= Ergotismus gangraenosus). Diese Formen chronischer Vergiftung traten früher epidemieartig auf durch den Genuß von Mehl, das mit Mutterkorn vermengt war; heute wegen besserer Reinigung des Getreides selten. Dabei war Abort häufig. Die Hauptursache dieser Erkrankungen ist der Gefäßkrampf, der auch zu kleinem Puls führt.

Indikationen: Blutungen des Uterus, einerseits übermäßige menstruelle Blutungen oder solche bei Myomen. — Ferner bei Blutungen bei der Geburt. Hier wird Sekale erst nach der Ausstoßung der Plazenta gegeben. Denn die Dauerkontraktion nach Sekale gefährdet wegen der mangelhaften Blutversorgung das Kind (Gefahr der Erstickung) und ist auch dem Austreibungsmechanismus der Plazenta nicht günstig oder erschwert die Ausstoßung der Plazenta durch Krampf des Muttermundes. Daher gibt man Sekale erst bei leerem Uterus, wo eine Dauerkontraktion erwünscht ist. — Bei Blutungen anderer Art, Darmblutungen, Nierenblutungen; bei Lungenblutungen unsicher, da die Lungengefäße auf alle diese Stoffe (Sekale sowohl wie auch Suprarenin) nicht oder kaum reagieren.

Kontraindikationen: Nicht geeignet zur Anregung von Wehen, zur künstlichen Frühgeburt, nicht geeignet zur Kräftigung von Wehen während der Geburt, da Sekale einen Tetanus uteri veranlaßt. Bei Blutungen der Lunge und des Darmes nicht bei Gravidität, weil Abort erfolgen kann.

Therapie der Intoxikation: Brechmittel, Abführmittel, Tannin, Einatmungen von Amylnitrit, sonst symptomatisch. — Bei der chronischen Form: symptomatisch. —

Rezeptur:

Rp. Secal. cornut. ad disp. rec. pulv. 0,5
Sacch. . 0,3
M. f. pulv. D. tal. dos. No. 5. S. 2stündl. 1 Pulver (bei Blutungen). (Nach der Geburt.) Sonst bei menstrueller Blutung Sec. 0,2 bis 3mal tägl.

Rp. Infus. Secal. cornut. 5,0 : 130,0
Sirup. Cinnamom. 20,0
MDS. 2stündl. 1 Eßlöffel.

Kindern: Bei Darmblutungen, Nierenblutungen 2,0—5,0 : 100,0 teelöffelweise, z. B. Rp. Infus. Secal. cornut. 3,0 : 100,0; Sirup. Cinnamom. 20,0. MDS. stündl. 1 Teelöffel.

Secalis cornuti Dialysatum Golaz. Zu 20 Tropfen mehrmals täglich, entspricht in der Dosis der Droge. S. Secale cornutum.

Secalis cornuti Extractum.

Ergotin. Dickes Extrakt, in Wasser löslich, in Pillen zu 0,1 oder in Lösung subkutan; meist an der Injektionsstelle einige Tage Schwellung und Schmerz. S. Secale cornutum.

Rp. Extract. Secal. cornut.
Secal. cornut. pulv. āā 1,5
M. f. pil. No. 30. DS. 3 mal tägl. 1 Pille.

Rp. Extract. Secal. cornut. 1,0
Aq. dest. ad 5,0
MDS. 1 Spritze subkutan.

Rp. Extract. Secal. cornut.
Aq. dest. āā 5,0
MDS. $^1/_3$—$^1/_2$ ccm zu injizieren.

Rp. Extract. Secal. cornut. 2,5
Spiritus diluti
Glycerin. āā 5,0
MDS. Bei Migräne $^1/_4$—$^1/_2$ bis 1 Spritze (schmerzhaft).

Kindern: Mit 1—5 Jahren 0,05; mit 5—10 Jahren 0,1; z. B. Rp. Extract. Secal. cornut. 0,5—1,0; Aq. dest. 80,0; Sirup. Cinnamom. ad 100,0. MDS. 2stündl. 1 Kinderlöffel bei Purpura haemorrhagica.

Packung: Zahlreiche Spezialitäten s. u. — Ferner: Compretten MBK Ergotin zu 0,1 oder 0,2 Extract. Sec. corn. spiss. D. A.-B. (Glas mit 25 Stück); 5 oder 10 Amphiolen MBK zu Ergotin 1 ccm (= 4 g Sekale).

Secalis cornuti Extractum dialysatum.

Rp. Extract. Secal. cornut. dialysat. 3,0; Aq. dest. 9,0; Acid. carbolic. liquefact. gtt. I. MDS. $^1/_2$—1 Spritze zu injizieren.

S. Secale cornutum.

Secalis cornuti Extractum fluidum. Zu 20 Tropfen mehrmals täglich. — 1 g = 34 Tropfen.

Kindern: 2—3 Tropfen im 1. Jahr. — S. Secale cornutum.

Secalis cornuti Extractum. Bombelon, Bonjean, Denzel, Fromme, Funck, Keller, Kohlmann, Loster, Merck, Nienhaus, Paulsen, Wernich, Wiggers sind Spezialitäten, die auch unter dem Namen Ergotin geführt werden.

Secalopan. Mutterkornpräparat. 1 Tablette = 0,5 Sekale; Secalopan liquidum: zum Einnehmen: 1 ccm = 22 Tropfen = 1 g Sekale; Ampulle zu 1,1 = 1 g Sekale.

Packung: Röhrchen mit 15 Tabletten, Glas mit 15 oder 100 ccm Secalopan liquidum; Schachtel mit 5 oder 20 oder 100 Ampullen.

Sedobrol. Suppenwürfel zur Bromkur bei kochsalzfreier Diät. Es wird sonst kein Koch salz gegeben, die Kochsalzbeschränkung ist Vorbedingung für eine genaue Dosierung der Bromsalze (s. Brom und Kalium bromatum). Die Würfel enthalten 1,1 Bromnatrium und 0,1 Chlornatrium neben Würzstoffen und Fett zur Herstellung einer Suppe.

Kindern: Mit 1—5 Jahren: 1 Tablette; mit 5—10 Jahren 2 Tabletten; mit 10 bis 15 Jahren 3 Tabletten.

Packung: 10 oder 30 oder 60 oder 100 oder 500 oder 1000 Tabletten.

Semen. Offizinell sind: Semen Arecae, Colchici, Foenugraeci, Lini, Myristicae, Papaveris, Sabadillae, Sinapis, Strophanti, Strychni. S. die einzelnen.

Senegae Radix.

Von Polygala Senega; enthält Saponine, d. h. Körper, die lokal stark reizen, mit Wasser geschüttelt, einen Schaum (wie Seife) geben, schwer resorbiert werden und ins Blut gebracht die roten Blutkörperchen auflösen.

Von kratzendem Geschmack, hustenerregend, daher als Expektorans. Wegen der reizenden Wirkung verdirbt es den Magen, kann auch Erbrechen und Durchfall veranlassen. Nicht bei Verdauungsstörungen, auch nicht längere Zeit, nicht bei Phthise. Rp. Decoct. Radicis Senegae 10,0 : 180,0; Sirup. Althaeae ad 200,0. MDS. 2stündl. 1 Eßlöffel. Oder mit Liq. Ammon. anisat. (s. dort) zusammen. Rp. Decoct. Rad. Senegae 10,0 : 180,0; Liquoris Ammonii anisati 3,0—5,0; Sirupi Althaeae ad 200,0. MDS. 2stündlich 1 Eßlöffel. Bei

Kindern: Liq. Ammon. anis. 2,0 in dieser Mixtur, davon 2stündlich 1 Kinderlöffel. — (Senega ist teuer.)

Senegae Sirupus. Entspricht dem obigen Dekokt. Eßlöffelweise rein oder als Zusatz zu expektorierenden Mixturen.

Sennae Folia.

Sennesblätter von Cassia angustifolia und acutifolia. Enthalten Anthrazenderivate, haben keine Wirkung auf den Dünndarm, es werden weder die Dünndarmbewegungen beschleunigt, noch eine Sekretion daselbst ausgelöst; erst beim Übertritt in den Dickdarm findet eine Defäkation statt, gleichzeitig hören die antiperistaltischen Bewegungen des oberen Dickdarms, die den Kot eindicken, auf. Es fehlt die stopfende Nachwirkung und die appetitanregende Wirkung, die dem Rhabarber zukommt, dem Sennesblätter sonst in der Wirkung ähnlich sind. Der Harn wird auf Alkalizusatz rot. Fast immer erfolgt der Stuhl unter Kolikschmerzen. Sie sind bei dem kalt bereiteten Aufguß geringer. — Es sind Glykoside darin, aus denen durch Hydrolyse Emodin, Chrysophansäure usw. entsteht.

Rezeptur:

Rp. Sennesblätter 25 g
1 Eßlöffel auf 1 Tasse Wasser, abends kalt ansetzen, den Abguß morgens trinken.

Rp. Infus. Sennae frigide parat. 5,0 : 50,0
MDS. 2—3 Eßlöffel.

Rp. Fol. Sennae 15,0
Fruct. Carvi 5,0
M. f. spec. DS. 1 Eßlöffel mit 1 Tasse Wasser übergießen, über Nacht stehen lassen, morgens den Abguß trinken.

Kindern: Mit 1—5 Jahren 0,25; mit 5—10 Jahren: 0,3 am besten als Pulv. Liquirit. comp. oder Electuarium e Senna oder Infus. Sennae comp. (s. u.). — (Sennesblätter sind teuer.)

Pulvis Liquiritiae compositus. Kurellasches Brustpulver. (Fol. Sennae 15, Rad. Liquirit. 15, Fruct. Foenicul. 10, Sulfur. depurat. 10, Sacch. 50.) 1/2—1 Teelöffel mit etwas Wasser hinunterspülen.

Kindern: Messerspitzenweise.

Species laxantes. St. Germain-Tee (Fol. Sennae 160, Flor Sambuc. 100, Fruct. Foenicul. 50, Fruct. anis. 50, Tart. depurat. 25, Acid. tartar. 15.) 1 Eßlöffel auf 2 Tassen Wasser.

Electuarium e Senna.

(Fol. Sennae 1, Sirup. 4, Pulp. Tamarind. 5). Tee- bis eßlöffelweise.

Infusum Sennae compositum s. u.

Sennae Folliculi. Die Hülsen, Schoten von Cassia acutifolia und angustifolia. 3—5 Stück mit einer Tasse heißen Wassers übergossen. Abführmittel s. Sennae Folia.

Sennae Infusum compositum.

Wiener Tränkchen (Infus. fol. Sennae 50 : 450; Kaliumtartrat 50; Mannae 100; Natriumcarb. 1; Spirit. 25). Tee- bis eßlöffelweise als mildes, 3—4 Eßlöffel als starkes Laxans. Bei Kindern mit Sirup. simpl. āā, tee- bis eßlöffelweise — (teuer).

Sennae Sirupus.

Fol. Sennae 10; Sem. Foenicul. 1; Spirit. Vini 5, Aq. 45; ad colatur. 35; Sacch. 65. Teelöffelweise, besonders bei Kindern.

Sennae Sirupus cum Manna. Beide Sirupe āā. Tee- bis eßlöffelweise.

Sennatin. Lösung der wirksamen Stoffe der Sennesblätter für die subkutane und intramuskuläre Injektion. 1—3 ccm zu injizieren. Stuhl nach mehreren Stunden. Enthält bei 10—12% Trockensubstanz die wirksamen Stoffe der Sennesblätter, mit Phenol konserviert.

Kindern: 1 ccm.

Sennax. Gelbliches amorphes Pulver, enthält die Glykoside der Sennasblätter, aus denen durch Hydrolyse Emodin, Chrysophansäure usw. entsteht. 1 Tablette enthält außer Milchzucker 0,075 Glykoside; in dieser Form soll jede Magenbelästigung fehlen. 1—2 Tabletten vor dem Zubettgehen.

Packung: 20 Tabletten zu 0,3.

Septakrol. Silberverbindung des Dimethylaminomethylakridiniumnitrat (Brillantphosphin). Silbergehalt 22,3%. Braunrotes Kristallpulver, zu ½% wasserlöslich, wird durch Kochsalz und Licht gefällt. Antiseptikum zu 0,1%, auch bei Sepsis subkutan oder intramuskulär zu 0,0025.

Packung: 5 oder 20 Ampullen zu 1 ccm = 0,005.

Serum antidiphthericum s. Diphtherieserum: sinngemäß die anderen Sera. S. auch Abschnitt Sera.

Sesami Oleum. Blaßgelbes, fettes Öl von Sesamum orientale. Anwendung wie Olivenöl. (Jodiert = Jodipin; bromiert = Bromipin.)

Sidonal. Chinasaures Piperazin. Bei Gicht empfohlen. Zu 2,5 2mal täglich in Selterswasser.

Packung: 10 Tabletten zu 1,0. S. Acidum chinicum.

Sidonal novum. Neu-Sidonal. Anhydrit der Chinasäure. Zu 2,0 2mal täglich.

Packung: 10 Tabletten zu 1,0. S. Acidum chinicum.

Silbersalvarsan.

Ein braunschwarzes Pulver, welches sich in Wasser löst, mit 22,5% Arsen und 14% Silber. Das Pulver ist nur im Vakuum haltbar (Verwerfen von Ampullen mit Sprung), zersetzt sich an der Luft sehr schnell, wobei Verbindungen von großer Giftigkeit entstehen.

Wirkung, Nebenwirkung, Indikationen und Kontraindikationen. Die gleichen wie bei Salvarsan und Salvarsannatrium. Nur ist außerdem bei Patienten mit Erkrankungen der parenchymatösen Organe, Leber, Niere Vorsicht geboten, kleine Dosen, genaue Beobachtung. — Gute Technik! Schon Spuren in der Venenwand oder dem umliegenden Gewebe machen heftige Entzündungen.

Rezeptur: Öffnen der Ampullen, Lösen, Filtrieren usw. wie bei Salvarsannatrium. Das Lösen geschieht durch allmähliche Zugabe des Pulvers zur Flüssigkeit; man klopft an der schräg gehaltenen Ampulle, so daß jedesmal nur kleine Mengen herausfallen, und warte die Lösung ab, dann filtrieren. — Dosen: An Heilwert entspricht 0,1—0,3 Silbersalvarsan ungefähr 0,3—0,6 Neosalvarsan. Man gibt zunächst kleine Dosen, 0,05—0,075—0,1; nach Pausen von mindestens 4 Tagen weitere Gaben, wenn die ersten vertragen werden. Max.-Dosis für Frauen 0,2, für Männer 0,25. Bis die Symptome verschwinden. — Man nimmt auf 0,1 Silbersalvarsan 10 ccm redestilliertes Wasser von Zimmertemperatur (nicht erwärmen) oder auf 0,1 Silbersalvarsan 20 ccm 0,4%iger Kochsalzlösung. — Manchmal angioneurotischer Symptomenkomplex: Hautrötung, Blutdrucksenkung; dagegen ½ ccm Suprareninlösung 1 : 1000 subkutan oder intramuskulär.

Packung: Glasampullen mit 0,05 oder 0,1 oder 0,15 oder 0,2 oder 0,25 oder 0,3.

Simarubae Cortex.

Von Simaruba amara. Enthält eine Gerbsäure. Bei tropischer Ruhr empfohlen. Auch sonst bei Durchfällen gutes Adstringens.

Rp. Decoct. Cort. Simarub. 10,0 : 150,0
DS. Stündl. 1 Eßlöffel.

Rp. Inf. Ipecacuanh. 1,0 : 150,0
Tinct. Opii simpl. 1,0
Decoct. Cort. Simarub. 10,0 : 150,0
Mixt. gummos. 25,0
MDS. Zum Klistier jeden zweiten Tag nach Reinigungsklistier bei Ruhr

Oder Extractum Simarubae fluidum zu 20—50 Tropfen.

Kindern: Rp. Decoct. Simarub. 1,5 : 70,0
Acid. tannic. 0,5
Vin. Hungaric 10,0
Mucil. Salep 15,0
Sirup. Aurant. Cort. 15,0
MDS. 2stündl. 1 Teelöffel bei einem Kind von 1 bis 3 Jahren mit Durchfall.

Sinapis Oleum.

Ätherisches Senföl, stark reizend, rein nicht verwandt, sondern als Senfspiritus zu reizenden Einreibungen; s. Sinapis Semen.

Sinapis Semen.

Samen des schwarzen Senfs, Sinapis nigra, enthält zu 30% ein indifferentes, fettes Öl und entwickelt, mit Wasser angerührt, zu $^1/_2$% das starkreizende flüchtige (riechende) Allylsenföl, das im Samen nicht fertig vorkommt, sondern aus myronsaurem Kalium durch ein Ferment, Myrosin, entsteht; dabei bildet sich außerdem s. schwefelsaures Kalium und Zucker. Durch Wärme wird die Umsetzung beschleunigt, durch Hitze wird das Ferment zerstört. Allylsenföl ruft auf der Haut starke Rötung hervor, die bei längerer Anwendung in Entzündung übergeht. Häufig kommt es zu Hautpigmentierungen, daher nicht auf sichtbaren Hautstellen anzuwenden. Man wendet die Samen als Senfteig an: gepulverte Senfsamen (= Senfmehl) und gewöhnliches Mehl āā wird mit lauwarmem Wasser zu einem Teig (= Senfteig), Sinapismus angerührt, fingerdick auf Leinwand gestrichen und auf die zuvor mit Gaze bedeckte Haut aufgelegt; bleibt $^1/_4$—$^1/_2$ Stunde liegen, darauf abwaschen. Zu lange liegen gelassen, führt der Senfteig zu Hautentzündung. Ferner wendet man die Samen zu Bädern an: Hauptsächlich bei Kindern als Atemreiz, 2 Hände voll Senfmehl in einem Leinwandsäckchen im Badewasser geschwenkt. Oder auch Umschläge mit solchem Badewasser, 10—15 Minuten liegen lassen, dann warme Abwaschung, dann feuchte Packung.

Sinapis Spiritus.

Senfspiritus (Ol. Sinapis 1; Spiritus ad 50). Zu hautreizenden Einreibungen. S. Sinapis Semen. — 1 g = 57 Tropfen.

Sinapisata Charta.

Senfpapier. Charta sinapisata ist die handlichste und sauberste Form der Anwendung des Senfes. Entfettete Senfsamen gepulvert mit Kautschuklösung auf Papier befestigt. Es wird befeuchtet und mit der bestrichenen Seite auf die Haut gelegt, bis Rötung eintritt. S. Sinapis Semen.

Sirolin. 10%ige Lösung von Thiokol (Kal. sulfoguajacol.) in Sirupus Corticis Aurantii. Statt Guajakol Erwachsenen eßlöffelweise, Kindern teelöffelweise.

Sirupus simplex. (Sacch. 60; Aq. 40.) Weißer Sirup. Versüßender Zusatz zu Mixturen, 10—20 auf 200. Wird statt destillierten Wassers ein Pflanzenauszug genommen, entstehen die Pflanzensirupe, sie schmecken aromatisch wie S. Menthae pip. oder Sir. Cinnamom., bitterlich wie Sir. Corticis Aurant., säuerlich wie Sir. Rubi Idaei, schleimig wie Sir. Althaeae. Das Korrigieren des Geschmackes wird nicht in allen Fällen durch Sirup erreicht, bei salzigen Mixturen schmeckt besonders Männern die versüßte Arznei schlechter; man nimmt dann Succus Liquiritiae oder eines der aromatischen Wässer, z. B. Aqua Cinnamomi, Menthae piperitae usw.

Sirupus. Die Pflanzensirupe enthalten außer Zucker aromatische Stoffe und Farbstoffe, welche je nach der Reaktion der Flüssigkeit verschieden gefärbt sind und häufig zersetzt werden. Deshalb seien sie mit ihrer Farbe bei verschiedener Reaktion hier angeführt.

Sirupus Althaeae. Neutral: wasserhell, sauer: wasserhell, alkalisch: wasserhell.

Sirupus Amygdalarum. Neutral: milchig, sauer: zersetzt sich unter Ölabscheidung, alkalisch: milchig.

Sirupus Aurantii Corticis. Neutral: goldgelb, sauer: goldgelb, alkalisch: goldgelb.

Sirupus Cerasorum. Neutral: rötlichgelb, sauer: rötlichgelb, alkalisch: rötlichgelb

Sirupus Ferri jodati. Neutral: wasserhell, sauer: zersetzt sich, alkalisch: zersetzt sich; s. Ferrum jodatum.

Sirupus Ferri oxydati. Neutral: dunkelbraun, sauer: zersetzt sich, alkalisch: dunkelbraun.

Sirupus Ipecacuanhae. Neutral: wasserhell, sauer: wasserhell, alkalisch: bräunlich.

Sirupus Liquiritiae. Neutral: gelbbraun, sauer: gelbbraun, alkalisch: gelbbraun.

Sirupus Mannae. Neutral: wasserhell, sauer: wasserhell, alkalisch: etwas weniger hell.

Sirupus Menthae piperitae. Neutral: gelbbraun, sauer: gelb, alkalisch: braunrot.

Sirupus Papaveris. Neutral: gelb, sauer: gelb, alkalisch: gelb.

Sirupus Rhamni catharticae. Neutral: dunkelviolett, sauer: weinrot, alkalisch: smaragdgrün.

Sirupus Rhei. Neutral: hellbraunrot, sauer: zersetzt sich, alkalisch: braunrot.

Sirupus Rubi Idaei. Neutral: rot, sauer: weinrot, alkalisch: mißfarbig grünviolett.

Sirupus Senegae. Neutral: hellbraun, sauer: hellbraun, alkalisch: hellbraun.

Sirupus Sennae. Neutral: braun, sauer: braun, alkalisch: braun.

Zu merken ist, daß man bei sauren Mixturen (Salzsäure) Sirupus Rubi Idaei, bei bitteren (Chinin oder appetitanregenden) Sirupus Corticis Aurantii, bei expektorierenden Sirupus Althaeae oder Liquiritiae gibt.

Sistomensin. Aus Corpus luteum. Gegen profuse Menstruation. 3mal täglich 1 bis 2 Tabletten. (Corpus luteum soll zwei entgegengesetzt wirkende Stoffe enthalten.)

Pakung: 40 Tabl. zu 0,0125 Sistomensin.

Solarson. 1%ige isotonische Lösung von heptenchlorarsinsaurem Ammoniak zur subkutanen Injektion zu Arsenkuren; 1 ccm = 0,003 Arsen. 10 Tage lang täglich 1 ccm, dann Pause.

Packung: 12 Ampullen zu 1,1 ccm. — Optarson: Ampullen von Solarson mit 1 mg Strychnin im ccm. — 12 Ampullen zu 1,2 ccm.

Solutio Fowleri s. Liquor Kalii arsenicosi unter Arsenik.

Solutol. Lösung von Kresol in Kresolnatrium, reagiert alkalisch, zur Desinfektion von Aborten usw. 60% Kresol.

Solveol. Lösung von Kresol mit kresotinsaurem Natrium, reagiert neutral. Sofort mit Wasser mischbar, Kresolgehalt 25%. Zur Desinfektion 1—3%.

Somatose. Aus Fleisch hergestelltes Albuminpräparat. Lösliches Pulver als Nährpräparat, kann Durchfall machen. Teelöffelweise. — Flüssige Somatose herb (Geschmack nach Kräutern) und süß (Geschmack nach Himbeeren).

Sophol. Formaldehydnukleinsaures Silber mit 20% Silber. Wie Argentum nitricum zur prophylaktischen Einträufelung ins Auge zur Verhütung der Blennorrhoe der Neugeborenen. In 5—10%iger Lösung 1—2 Tropfen, auch bei Ophthalmoblennorrhoe. Die Lösungen sind kalt und frisch zu bereiten.

Packung: 10 Tabl. zu 0,25.

Sozojodol-Kalium. Dijodparaphenolsulfosaures Kalium. Schwer löslich (zu 2%). Zu 10—50% in Salben oder Streupulvern sekretionsbeschränkend, bei Ekzemen, Verbrennungen, auch für Schleimhäute, z. B. bei Rhinitis.

Sozojodol-Natrium. Dijodparaphenolsulfosaures Natrium. Leicht löslich (zu 7%). Rein als sekretionsbeschränkendes Streupulver bei Ulzerationen, z. B. Ulcus molle, zur Einstäubung bei Angina, Scharlach, Diphtherie. Oder zu 20% in Pulvern und Salben, in Lösung 2%; reizt etwas. Z. B. Rp. Natr. sozojodol. 2,0—6,0; Flor. sulfur. 6,0. Zum Einblasen in den Rachen bei Scharlach.

Sozojodol-Hydrargyrum. Dijodparaphenolsulfosaures Quecksilber, in Wasser schwer löslich, bei Salzzusatz leicht löslich. 32% Hg. Als Streupulver 1 : 20 Talkum, bei syphilitischen Affektionen. Innerlich bei Syphilis in Pillen: Rp. Sozojodol-Hydrarg. 0,6; Pulv. et Succ. Liquirit q. s. ut f. pil. Nr. 30. 3mal tägl. 1 Pille nach dem Essen.

Sozojodol-Zink. Dijodparaphenolsulfosaures Zink. Adstringens in Pulvern mit Talkum oder in wäßriger Lösung zu ungefähr 5%. Über 7% ätzend.

Sparteinum sulfuricum. Schwefelsaures Spartein, Alkaloid aus Spartium scoparium, in Wasser löslich. Wirkt digitalisartig. 0,01—0,02 3—4mal täglich in Lösung innerlich oder subkutan bei Herzschwäche.

Species aromaticae. (Fol. Menth. pip., Herb. Serpyll., Herb. Thymi, Flor. Lavandulae, āā 2; Caryophyll., Cubeb. āā 1.) Zum Bad 1½ Kilo oder zu Umschlägen.

Species diureticae.

Fruct. Juniperi, Rad. Levistic., Rad. Ononidis, Rad. Liquirit. āā. 1 Eßlöffel auf 2 Tassen Wasser.

Species emollientes. (Fol. Althaeae, Fol. Malv., Herb. Meliloti, Flor. Chamomillae vulg., Sem. Lini āā). Mit warmem Wasser zu Breiumschlägen.

Species laxantes.

St. Germaintee (Fol. Sennae 160, Flor. Sambuc. 100, Fruct. Foenicul. 50; Fruct. Anisi vulg. 50; Tart. depurat. 25; Acid. tartar. 15). 1—2 Teelöffel auf eine Tasse Wasser.

Species Lignorum. (Lignum Guajaci. 5; Rad. Ononidis 3; Rad. Liquirit. 1, Lignum Sassafras 1). 2 Eßlöffel voll mit 6 Tassen Wassers auf 4 Tassen eingekocht; tagsüber zu trinken. Bei chronischen Infektionen zur Anregung der Sekretionen.

Species pectorales.

Brusttee (Rad. Althaeae 8; Rad. Liquirit. 3; Rhizom. Iridis 1; Fol. Farfarae 4; Flor. Verbasci 2; Fruct. Anisi 2). 1 Eßlöffel auf 2—3 Tassen Wasser.

Species pectoralis cum Fructibus.

Species pectoral. 16; Fruct. Ceraton. (Ceratonia Siliqua, Johannesbrot) 6; Sem. Hord. excort. 4; Caricae 3. 1 Eßlöffel auf 2—3 Tassen Wasser.

Sperminum hydrochloricum. Aus Hoden dargestellt. Das innere Sekret des Hodens soll Wachstums- und Ernährungsvorgänge befördern, daher als Tonikum verwandt. Subkutan zu 0,01, also ½ ccm der 2%igen Lösung.

Spiritus.

Weingeist. Entsteht bei der Gärung des Zuckers neben Kohlensäure. Bei der natürlichen Gärung setzt der desinfizierend wirkende Alkoholgehalt der Flüssigkeit der Gärung ein Ende, die konzentrierteren alkoholischen

Getränke werden daher durch Abdestillieren des Alkohols gewonnen. Alkohol ist eine farblose bei 78° siedende brennbare Flüssigkeit, mit Wasser und Äther in jedem Verhältnis mischbar

Wirkung: Lokal reizt Alkohol in höheren Konzentrationen, auf der Haut tritt nur Rötung ein, auf Schleimhäuten Brennen, bei starkem Alkohol auch Ätzung durch Eiweißfällung. Von der Haut wird Alkohol resorbiert. Gleichzeitig wird die Haut gegerbt, es tritt eine Verhärtung der oberen Schichten der Haut ein, die ein Emporsteigen von Keimen aus tieferen Schichten verhindert; daher eignet sich Alkohol außer seiner starken desinfizierenden Eigenschaften gut zur Händedesinfektion. Diese bakterientötenden Wirkungen besitzen die verschiedenen Konzentrationen in sehr verschiedener Stärke. Die desinfizierende Kraft des Alkohols nimmt mit steigender Konzentration zu, bis bei 70% ein Maximum erreicht ist; höhere Konzentrationen an Alkohol wirken wieder schwächer, besonders ist reiner Alkohol nur sehr wenig bakterientötend. (Dies beruht darauf, daß zwar mit steigender Konzentration die eiweißfällende Eigenschaft zunimmt, daß aber Eiweiß in verschieden starken Alkohollösungen immer weniger von dem darin enthaltenen Alkohol aufnimmt, je konzentrierter die Lösungen sind.) — Nach der Aufnahme tritt ein Zustand der Erregung auf, die motorische Tätigkeit wird erleichtert, die Aufnahmefähigkeit für äußere Eindrücke herabgesetzt. Gleichzeitig leiden die höheren psychischen Prozesse, die der Gedankenverbindung dienen, es leidet die Kritik und Selbstkritik, es treten die Überlegungen in den Hintergrund, die Zurückhaltung, Befangenheit, Sorge und Kummer bedingen. Gleichzeitig setzt ein Kraftgefühl ein, was zusammen mit dem Lahmlegen der Hemmungen das Angenehme des Alkoholrausches ausmacht. Auch das Ermüdungsgefühl schwindet, doch ist die Leistungsfähigkeit der Muskulatur auch nach kleinen Gaben deutlich vermindert. Ebenso ist die gesteigerte geistige Leistungsfähigkeit nur subjektiv vorhanden und durch den Mangel an Kritik zu erklären. Von körperlichen Symptomen ist die Erweiterung der Hautgefäße mit Wärmegefühl wichtig, weil Alkohol zum Erwärmen bei kalter Außentemperatur (klammen Händen) genossen wird. Dabei tritt bessere Gebrauchsfähigkeit der Glieder ein, aber der Körper verliert dabei an Wärme; auch ist der Organismus wegen Fehlens eines Teiles seiner Wärmeregulationsvorrichtungen der Gefahr des Erfrierens leichter ausgesetzt, ebenso einer Überhitzung (Hitzschlag). Dabei sinkt nach kleinen Gaben der Blutdruck nicht, weil sich die Gefäße des Unterleibes verengern; sondern es tritt eine Blutdrucksteigerung ein, die zusammen mit den zentralen Erscheinungen die belebende Wirkung des Alkohols bei Kollaps ausmacht. — Vom Magen aus wird Alkohol resorbiert, und zwar sehr schnell, besonders wenn er — wie es meist geschieht — mit Gewürzen, in warmer oder sehr kalter Form, oder mit Kohlensäure zusammen getrunken wird. Die Resorption der Nahrungsstoffe im Darm wird durch Alkohol gefördert. Da Alkohol selbst im Körper sehr schnell verbrannt wird, so schützt er Kohlehydrate, Fett und Eiweiß vor der Oxydation und ist als Nahrungsmittel anzusehen, nur seine toxischen Eigenschaften setzen seinen Wert herab. Nach etwas größeren Gaben tritt die anregende Wirkung mehr in den Hintergrund, das zweite Stadium der Alkoholwirkung, die depressive macht sich stärker geltend, es kommt zu Müdigkeit und Schlaf.

Intoxikation: Akut: Die akute Alkoholvergiftung besteht in dem bekannten Rauschzustande, in noch stärkeren Graden in völliger Bewußtlosigkeit, Fehlen der Reflexe, kalte blasse Haut, Atemstörungen, durch die Gefahr droht. Bei Kindern auch Krämpfe. — Chronisch: Während kleinere Gaben Alkohol täglich genossen, zu Fettleibigkeit disponieren, rufen größere

Mengen, insbesondere in konzentrierter Form zugeführt, degenerative Veränderungen hervor: Arteriosklerose, fettige Degeneration des Herzens, Leberzirrhose, Nierenstörungen; ferner degenerative Veränderungen im Nervensystem mit Tremor, Ataxie, multipler Neuritis, retrobulbärer Neuritis, geistigem Verfall; ferner in chronischem Rachen- und Magenkatarrh. Immer besteht dabei einerseits das Verlangen nach neuer Alkoholaufnahme (= Trunksucht), andererseits eine Angewöhnung der Art, daß erst größere Mengen von Alkohol die gewünschte Wirkung herbeiführen. Dies scheint nicht mit einer Abstumpfung der Gewebe gegen das Gift zusammenzuhängen, sondern mit der steigenden Fähigkeit des Körpers, immer größere Mengen von Alkohol so schnell zu verbrennen, daß nur viel geringere Anteile des genossenen Alkohols zur Wirkung kommen. Die Gefahr des Alkoholgenusses liegt darin, daß auch schon kleine Mengen zu einer Gewöhnung und zu dem dauernden Verlangen nach dem Gift führen können. Ganz des Alkohols ungewöhnte Menschen, z. B. Kinder, sind sehr empfindlich. — Chronischer Alkoholismus führt plötzlich zu akuten Verwirrungszuständen, Delirium tremens: Zittern der Hände, Haluzinationen, vollkommene Desorientiertheit in der Außenwelt.

Indikationen: Äußerlich: Zur Händedesinfektion in 70%. Zur Vorbereitung der Haut für die Desinfektion mit wässerigen Lösungen, z. B. mit Sublimatlösungen, durch Entfettung der Haut, an der sonst die wässerige Flüssigkeit abtropft. Als Lösungsmittel für viele Arzneistoffe. Zu Umschlägen (50%) bei Entzündungen, Lymphangitis, Phlegmonen, Panaritien usw., auf die mit Alkohol getränkte Watte kommt ein Stück durchlochter Billrothbatist. Bei chronischer Mittelohrentzündung 30% Alkohol 5—10 Minuten einwirken lassen (cave akute Zustände). Zur Behandlung von Neuralgien, Ischias, wird der Alkohol in den Nervenstamm injiziert. — Innerlich: Das Urteil über den Wert des Alkohols als Arzneimittel ist wechselnd. Als Anregungsmittel bei Kollaps, Ohnmacht in Form des Kognak, in Form von Südwein oder Sekt. Desgleichen als Anregungsmittel von Kreislauf und Atmung bei akuter Herzschwäche, bei fieberhaften Krankheiten ist sein Nutzen zweifellos. Als sedatives Mittel bei nervöser Schlaflosigkeit in Form von Bier kann es zwar die Schlaflosigkeit beseitigen, aber es wirkt auf nervöse Menschen nicht günstig. Durch Herbeiführen von Euphorie, z. B. in der Rekonvaleszenz von manchen als Unterstützungsmittel von guter Ernährung usw. sehr geschätzt, verdammen andere seine Anwendung wegen der späteren Depression; hier scheint viel auf Dosierung und Form anzukommen. Als Nährmittel bei schwerem Diabetes, bei fieberhaften Zuständen, in denen viel Alkohol vertragen wird, auch im Sinne einer Prophylaxe gegen Kreislaufschwäche angewandt.

Alkoholische Getränke: Durch natürliche Gärung entsteht bis zu 15—16% (hier Vol.-Prozent). Biere enthalten 3—5% Alkohol neben Bitterstoffen (Hopfenbitter) und Malzzucker. Es fehlen Ester und Äther, die bei Wein oder Branntwein Kongestionen machen können; daher zeigt sich bei Bier die schlafmachende Wirkung mehr als die erregende. Bier wird wegen des Kohlensäuregehaltes rasch resorbiert. — Weine enthalten 8—9—11% Alkohol, nicht genügend abgelagerte häufig auch Ester und Äther, die Kopfschmerzen machen. Champagner 9—10% Alkohol, er wird der Kohlensäure wegen schnell resorbiert. — Die süßen Südweine 14—15% Alkohol (süßer Ungar: Ruster Ausbruch und griechische: Malvasier sind milde, Portwein und Malaga sind kräftiger). (Die herben griechischen Weine: Korinther enthalten weniger Alkohol.) — Branntwein: Kognak mit 54% Alkohol aus Wein, Arrak mit 61% Alkohol aus Reis, Rum mit 78% Alkohol aus Rohrzuckermelasse, Kornbranntwein mit ca. 20% aus Getreide. — Milch, der alkoholischen Gärung unterworfen: Kumyß aus Stutenmilch und Kefir aus Kuhmilch.

Kontraindikationen: Bei akuten Schwächezuständen keine außer Epilepsie. Für die chronische Anwendung scheiden Kinder und nervöse Leute absolut aus, ebenso Epileptiker, deren Zustand sich stets verschlimmert, bei denen es oft zu schweren Anfällen nach Alkoholgenuß kommt.

Therapie der akuten Alkoholintoxikation: Hautreize, starker Kaffee. — Therapie der chronischen Vergiftung: Entziehungskuren, sonst symptomatisch. — Therapie des Deliriums: Schlafmittel, häufig Chloralhydrat gebraucht, aber wegen der Schädigung des Kreislaufs nicht unbedenklich; Paraldehyd oder Amylenhydrat vielleicht besser. — Manchmal erzeugt Abstinenz bei Säufern ein Delirium, daher gibt man bei Trinkern nach der Aufnahme ins Krankenhaus weiter Alkohol, um z. B. bei einem Knochenbruch nicht von einem Delirium überrascht zu werden.

Cave: Leim, Gelatine, Gummi, Eiweiß (= Fällung). — Chlorsaures Kali, Pikrinsäure, Kaliumpermanganat, Chromsäure, Salpetersäure (= Explosion).

Spiritus. Offizinell sind: Spiritus aethereus, aetheris nitrosi, Angelicae compositus, camphoratus, dilutus, e vino, Formicarum, Juniperi, Lavandulae, Melissae compositus, Menthae piperitae, Saponis kalini, saponato-camphoratus, saponatus, Sinapis. S. die einzelnen.

Spiritus.

Spiritus Vini, Weingeist, enthält ca. 90% Alkohol. S. vorstehend. 1 g = 61 Tropfen.

Spiritus aethereus.

Hoffmannstropfen (Äther 1; Spiritus 3). Auf Zucker zu 20—40 Tropfen, als Exzitans. 1 g = 65 Tropfen.

Spiritus Aetheris nitrosi, Äthylnitrit, in Alkohol gelöst, wirkt wie Amylnitrit und Alkohol, schmeckt fruchtartig. Zu 10—20 Tropfen auf Zucker als Belebungsmittel. 1 g = 59 Tropfen.

Cave: Alkaloide (= Zersetzung, Oxydation).

Spiritus dilutus.

Enthält 69% Alkohol. 1 g = 55 Tropfen.

Spiritus e Vino.

Kognak. Aus Wein durch Destillation gewonnen. 1 g = 29 Tropfen. Z. B. Rp. Çognac 50—100; Eigelb 1; Zimtwasser 150. Umschütteln. Stündlich 1 Eßlöffel = Stokesche Mixtur.

Spiritus e Saccharo. Rum.

Spiritus e Oryza. Arrak.

Spiritus Formicarum. Ameisenspiritus zu Einreibungen s. Acid. formicic.

Spiritus saponato-camphoratus.

Flüssiger Opodeldoc (Spirit. camph. 60; Spirit. saponat. 175; Liquor Ammon. caust. 12; Ol. Thymi 1; Ol. Rosmarin. 2). Zu Einreibungen.

Spiritus saponatus.

Seifenspiritus (Ol. olivar. 6; Liquor Kal. caust. 7; Spir. 30; Aq. 17). Erweichend und reizend. Zur Hautdesinfektion. Spirit. sap. wirkt stark entfettend, der Seife und des Alkohols wegen; aus denselben Gründen gut desinfizierend. Die erweichende Wirkung ist gering, kommt der Seife zu und wird zum Teil durch den Alkohol aufgehoben. Bei der Hautdesinfektion darf vorher die Haut nicht in heißem Seifenwasser aufgelockert werden, was der härtenden Wirkung des Alkohols hinderlich ist (1 g = 50 Tropfen).

Spiritus Vini gallici.
Franzbranntwein. Zu Einreibungen usw.

Spirosal. Monosalizylsäureester des Äthylenglykols. Farblose Flüssigkeit, in Wasser schwer (bis 0,8%) in Alkohol leicht löslich. Zu schmerzstillenden Einreibungen bei Rheumatismus mit Spiritus āā.

Packung: Org.-Flasche.

Stibiatum Vinum. Vin. stibiatum (Tartarus stibiatus 1; Vinum Xerense 250). Brechmittel für Kinder tropfenweise bis 1 Teelöffel. S. Tartarus stibiatus 1 g = 30 Tropfen.

Stibium sulfuratum aurantiacum. Goldschwefel. Antimonpentasulfid. Orangerotes Pulver, in Wasser unlöslich, durch Säuren gelöst. Wird zum Teil im Magen gelöst, wirkt viel schwächer als Tartarus stibiatus, nur expektorierend und Nausea erzeugend, nicht brechenerregend. Als Pulver zu 0,05 mit Sacch. zusammen als Expektorans. Plummersches Pulver, Pulvis alternans Plummeri: Rp. Stibii sulfurati aurantiaci, Hydrargyri chlorati āā 0,05; Sacch. 1,0. M. f. pulv. D. tal. dos. No. 10. S. 3mal tägl. 1 Pulver. Oder: Rp. Acid. benzoic. 0,3; Camph. trit., Stib. sulf. aurant. āā 0,05; Plumb. acet. 0,025; Sacch. alb. 0,3. M. f. pulv. D. tal. dos. No. X. S. 2stündl. 1 Pulver bei Lungenödem.

Kindern: Stib. sulf. aur., Hydrarg. chlorat. āā 0,005—0,01; Sacch. 0,5

Stovaine. Benzoyläthyldimethylaminopropanol als Chlorhydrat. Weißes, lösliches (bis 33%) Pulver. Lokales Anästhetikum, weniger giftig wie Kokain, die Lösungen reagieren schwach sauer und reizen. Besonders zur Lumbalanästhesie empfohlen. ½ ccm der 10%igen Lösung mit aspirierter Lumbalflüssigkeit vermischt.

Packung: 10 ccm ½% für Lokalanästhesie; 2 ccm 1% für Chirurgie und Zahnheilkunde (12 Ampullen); 2 ccm 4% für Lumbalanästhesie (6 Ampullen); 2 ccm 5% für Lumbalanästhesie (6 Ampullen); ¾ ccm 10% für Lumbalanästhesie (12 Ampullen).

! **Stramonii Folia!** Blätter von Datura Stramonium, Stechapfel. Enthalten Atropin und Hyoszyamin. Wirkung wie Atropin. Angewandt werden sie in Form der Stramoniumzigaretten bei Asthma, das Atropin lähmt dabei die Muskulatur der Bronchien und hebt deren Krampf auf. Max. dos. 0,2! pro dosi; 0,6! pro die. — S. Stramonii Semen und Atropin.

Stramonii Semen. Samen von Datura Stramonium, Stechapfel. Enthalten Atropin und Hyoszyamin. Können zur Vergiftung führen, die der reinen Atropinvergiftung gleicht: Pupillenerweiterung, Trockenheit im Halse, Pulsbeschleunigung, zentrale Erregungszustände seltener, mehr Sopor wie Skopolamin (wegen des Hyoszyamingehaltes).

Therapie der Intoxikation: Pilokarpin; ferner Entleerung des Magens, Tannin usw.

Stramonii Tinctura. Stechapfeltinktur. Von Datura Stramonium. Enthält Atropin und Hyoszyamin (Semen Stramonii 1; Spirit. dil. 10). Bei Asthma:

Rp. Tinct. Stramon.
Tinct. Opii simpl.
Tinct. aromatic. āā 5,0
MDS. 20 Tropfen im Anfall.

Rp. Tinct. Stramon.
Tinct. Opii simpl.
Liq. Ammon. anisat. āā 5,0
MDS. Bei Asthma zu 20 Tropfen im Anfall; bei Emphysem zu 3mal tägl. 10 Tropfen. (Der Alkoholgehalt hält die Alkaloide gelöst.)

Streptokokkenserum zu 5 oder 10 ccm. S. a. Abschnitt Siebert: Heilsera.

Strobili Lupuli. Hopfenzapfen. Enthalten einen Bitterstoff. Beim Sieben derselben erhält man Hopfenmehl, auch Lupulin oder Glandulae Lupuli genannt. Eine sedative Wirkung kommt ihm wohl nicht zu. Als Infus 10: 50.

Strophanthi Semen.

Samen von Strophanthus gratus, St. hispidus oder Strophanthus Kombé. Enthalten Strophanthin, einen Körper, der wie Digitalis wirkt. Die Wirkung tritt schneller ein und ist weniger nachhaltig wie die der Digitalis, daher kombiniert man häufig Digitalis mit Strophanthus. Angewandt wird Tinctura Strophanthi oder eines der Strophanthine. Die Wirkung auf die peripheren Arterien, die Digitalis verengt, ist beim Strophanthin gering. Die einzelnen Strophanthine aus den verschiedenen Sorten sind quantitativ verschieden in der Wirkung.

! Strophanthi Tinctura !

Semen Strophanthi 1; Spiritus 9. Ersatz für Digitalis, wirkt schneller, aber weniger nachhaltig, daher auch nicht so kumulierend. 1 g = 54 Tropfen. Max. dos. 0,5! pro dosi; 1,5! pro die. Zu 3—5 Tropfen 3mal tägl. Auch als Zusatz zum Digitalisinfus, etwa 1,0 auf 150 (im Eßlöffel 0,1 Tinct. Stroph.). Oder Rp. Tinct. Digital. 10,0; Tinct. Strophanth. 5,0. MDS. 3mal tägl. 10 Tropfen.

Kindern: Unter 5 Jahren nicht; mit 5—10 Jahren 3mal tägl. 1 Tropfen; mit 10—15 Jahren 4mal tägl. 1 Tropfen. Z. B. Rp. Tinct. Strophanth. 0,5; Sirup. Rub. Idaei 10,0; Aq. dest. ad 100,0. MDS. 3mal tägl. 1 Kinderlöffel für ein Kind von 10 Jahren (1 Kinderlöffel = 0,05 Tinct. Stroph. = 1 Tropfen).

Packung: Compretten MBK Tinctura Strophanthi gtt. V. (Glas mit 25 Stück.)

Strophanthinum.

Die verschiedenen Sorten des Handels sind sehr verschieden wirksam. Das kristallisierte (aus Strophanthus gratus) ist doppelt so wirksam als das amorphe (aus Strophanthus Kombé). Für die intravenöse Anwendung des K-Strophanthins (amorph) zu 0,2—0,4 mg; also von der Lösung 1 : 1000 0,2—0,4 Teilstriche der Pravazspritze. Immer Vorsicht! Die nächste Gabe nach 24 Stunden, nicht, wenn vorher Digitalisgaben vorhergegangen sind; oder erst nach 3 Tagen.

Kindern: Mit 1—5 Jahren 0,00002; mit 5—10 Jahren 0,00003; mit 10 bis 15 Jahren 0,00005.

Packung: Ampullen mit einer 1 : 1000 Lösung des k-Strophanthin (amorph) zu 1 ccm (Boehringer); davon bis $^1/_2$ ccm injizieren; 6 oder 12 Ampullen in Schachtel. — Purostrophan, Lösung von dem doppelt so wirksamen g-Strophanthin (krist.): 5 Ampullen zu 1 ccm = $^1/_4$ oder 1 ccm = $^1/_2$ mg; Tabletten zu $^1/_2$ mg oder zu 1 mg.

! Strychnin Semen!

Krähenaugen. Samen von Strychnos nux vomica. Knopfähnliche Scheiben mit einem Nabel. Enthält hauptsächlich Strychnin neben dem ähnlich, aber schwächer wirkenden Brucin. Von intensiv bitterem Geschmack.

Wirkung: Strychnin steigert die Reflexerregbarkeit des Rückenmarkes, einmal werden schon schwache Reize mit Reflexen, Krämpfen beantwortet, dann breitet sich der sonst lokal bleibende Reflex über das ganze Rückenmark aus, es kommt zu allgemeinen Krämpfen. Auch die Sinneseindrücke sind lebhafter, das Gesichtsfeld ist erweitert. Strychnin wird langsam ausgeschieden, daher Gefahr der Kumulierung. Der Blutdruck wird stark erhöht.

Intoxikation: Heftige Reflexkrämpfe bei ganz geringen äußeren Reizen. Anfänglich Ziehen in der Muskulatur und Schreckhaftigkeit, dann Trismus, Opisthotonus, Streckkrämpfe. Dabei Erhöhung des Blutdruckes, Sistieren der Atmung, Zyanose. Nur sehr wenige Anfälle werden ertragen.

Indikationen: Lähmungen, es sollen die Nerven bei zentraler Lähmung, auch bei peripheren Prozessen in ihrer Funktion wieder gebessert werden, z. B. Blasenlähmung, Amblyopie. Ferner bei Atonie des Darmes, Magenerweiterung usw., von einigen gerühmt, von anderen nur als Bittermittel betrachtet. Auch gegen chronischen Alkoholismus angewandt. — Zur Verbesserung des Kreislaufs bei Vergiftung mit Chloralhydrat, Infektionskrankheiten.

! *Rezeptur:* Semen Strychni werden nicht gebraucht, am häufigsten Strychninum nitricum in subkutaner Injektion bei Lähmungen und bei Vergiftung mit Chloralhydrat. Bei Magen- und Darmatonie Extractum Strychni oder Tinctura Strychni. Wegen der langsamen Ausscheidung dürfen Strychningaben am Tage nicht häufig wiederholt werden; die Maximaltagesgabe ist nur doppelt so groß als die größte Einzelgabe. Von den ungenau dosierten Präparaten, dem Extrakt und der Tinktur nicht zu große Gaben; auch bei Strychnin nitricum Vorsicht.

Semen Strychni Max. dos. 0,1! pro dosi; 0,2! pro die.

Therapie der Intoxikation: Absolute Ruhe, Chloralhydrat, Chloroforminhalationen, auch Paraldehyd oder Amylenhydrat. Magenspülungen mit 0,1% Kaliumpermanganat, auch mit Tannin. Künstliche Atmung. Zunächst sind die Krämpfe zu bekämpfen, am besten durch Chloroform, dann sofort Magenspülung usw.

! Strychni Extractum!

Trockenes Extrakt, mit Spiritus erhalten. Max. dos. 0,05! pro dosi; 0,1! pro die.

Rp. Extract. Strychni 0,01
Magnes. carbonic. 0,2
Sacch. 0,5
Ol. Menthae pip. gtt. II.
M. f. pulv. D. tal. dos. No 10.
S. Bei Magenkrampf 1 Pulver.

Rp. Extract. Strychni 0,3
Rad. Rhei pulv. 3,0
M. f. pilul. No. 30. DS.
Früh und abends 1 Pille.

Rp. Extract. Strychni 0,3
Extract. Secal. cornut. 2,0
Cort. Chinae q. s. ut f. pil. No. 30.
DS. Früh und abends 1 Pille bei Blasenschwäche oder Impotenz.

Rp Extract. Opii 0,2
Extract. Belladonn.
Extract. Strychni āā 0,1
Extr. et Pulv. Gentian. q. s ut f. pil. No. V. DS. Alle 3 Stunden 1 Pille bei Darmkolik.

Kindern: Mit 1—5 Jahren 0,00075; mit 5—10 Jahren 0,005; mit 10 bis 15 Jahren 0,008.

S. Strychnin Semen. S. a. Acid. arsenicos.

! Strychninum nitricum:

Salpetersaures Strychnin. Farblose Nadeln, in Wasser zu 1% löslich, von bitterem Geschmack. Bei Kreislaufschwäche, Darmatonie und Lähmungen. Max. dos. 0,005! pro dosi; 0,01! pro die.

Rp. Strychnin. nitric. 0,03
Pulver. et Succi Liquirit. āā 1,5
M. f. pilul. No. 30. DS. 2mal tägl. 1 Pille (= 0,001).

Rp. Strychnin. nitric. 0,02
Aq. dest. et steril. ad 10,0
MDS. 0,2% Strychninlös., zur subkutanen Injektion 1/2 Spritze anfangs bis 1 Spritze später; tägl. oder alle 2 Tage. (1/2 Spritze = 1 mg.)

Kindern: Mit 3 Jahren 0,0003; mit 5 Jahren 0,0005; mit 10 Jahren 0,001; also mit 3 Jahren 1/3 Spritze von Strychnin. nitric. 0,01 : 10,0; 5 Jahre = 1/2 Spritze davon; 10 Jahre = 1 Spritze davon. Erst alle 2 Tage, dann alle Tage. Bei Lähmungen auch Diphtherie. S. Strychni Semen.

Packung: Amphiolen MBK Strychninum nitricum zu 0,001 (Schachte mit 5 oder 10 Stück). — Amphiolen MBK Strychno-Phosphor-Arsen-Injektion (Astonin) (Natr. glycerinophosphoric. 0,1; Natr. monomethylarsenicic. 0,05; Strychnin. nitric. 0,0005). (Schachtel mit 5 oder 10 Stück.)

! Strychni Tinctura !

(Semen Strychni 1; Spiritus dil. 10). Auch Tinctura nucis vomicae genannt. Max. dos. 1,0! pro dosi; 2,0! pro die. 1 g = 54 Tropfen.

Rp. Tinct. Strychni 5,0
Tinct. aromat. 20,0
MDS. 3mal tägl. 20 Tropfen. Bei Magenatonie, Appetitlosigkeit usw.

Rp. Tinct. Strychni 2,5
Tinct. aromaticae
Tinct. Chinae comp. āā 20,0
MDS. 3mal tägl. 20 bis 30 Tropfen (Magenatonie).

Rp. Tinct. Strychni 2,5
Tinct. Opii simplic. 5,0
Tinct. Valerian. aether. 20,0
MDS. Choleratropfen zu 20 Tropfen.

Rp. Tinct. Strychni 1,0
Tinct. aromaticae
Tinct. Chinae comp.
Tinct. Valerian. aether. āā 10,0
MDS. 3mal tägl. 20 Tropfen.

Rp. Tinct. Strychni
Aq. Amygdal. amar. āā 5,0
MDS. 2mal tägl. 10 Tropfen bei Gastralgie.

Rp. Tinct. Strychni 1,0
Aq. Amygdal. amar. ad 20,0
MDS. 3mal tägl. 20 Tropfen bei Erbrechen bei Magenkarzinom.

Kindern: Rp. Tinct. Strychni 2,0; Tinct. Chinae comp. ad 20,0. Davon mit 3 Jahren 10 Tropfen (= 1 Tropfen T. Str.); 4—5 Jahre 20—30 Tropfen (= 2—3 Tropfen T. Str.) in Wasser, darauf viel Milch. Bei Lähmungen und Herzschwäche nach Diphtherie. Als Appetitmittel wesentlich kleinere Dosen.

Cave: Tinct. Rhei oder Rhei vinosa (= Fällung des Strychnins durch die Gerbsäure). S. Strychni Semen.

Stypticin.

Salzsaures Cotarnin. S. Cotarninum hydrochloricum. Gegen Uterusblutungen zu 0,05; oder subkutan zu 0,05.

Packung: Röhrchen mit 20 Tabletten zu 0,05; 5 Ampullen zu 1 ccm = 0,1. Auch Watte, Gaze zur lokalen Blutstillung.

Styptol. Phthalsaures Cotarnin. S. Cotarnium phthalicum. Gegen Uterusblutungen zu 0,05.

Packung: 20 Tabl. zu 0,05.

Styrax depuratus. Styrax liquidus.

Storax. Graue zähe Masse, durch Auskochen der Rinde von Liquidambar orientale erhalten. Gereinigt eine braune Masse. Enthält Zimtsäure. Mittel gegen Krätze wie Perubalsam. Rein oder mit Perubalsam āā oder mit Ol. Olivar. āā oder einem anderen Öl. Wird an 3 aufeinanderfolgenden Tagen je einmal eingerieben, dann Bad. Ist billiger als Perubalsam.

Rp. Styracis liquidi 50,0
Spiritus
Olei Ricini āā 25,0
MDS. Äußerlich. FMB = Linimentum Styracis.

Rp. Styracis liquidi
Balsami peruvian. āā 15,0
MDS. Äußerlich.

Rp. Styracis liquidi 20,0
Ol. Rapae 40,0
MDS. Äußerlich.

Rp. Styracis liquidi
Ol. Ricini āā 25,0
MDS. Äußerlich.

Rp. Styrac. liq.
Sulfur. depurat. āā 10,0
Sapon. virid.
Vaselin. flav. āā 20,0
M. f. ungt. DS. Äußerlich.

Syracolum. Zimtsäureester des Guajakols. Weiße, in Wasser und verdünnten Säuren unlösliche Kristalle. Als Guajakolpräparat bei Phthise zu 0,5—1,0 mehrmals täglich.
Packung: 24 Tabl. zu 0,5.

Subkutin. Paraphenolsulfosaures Anästhesin (= Paraamidobenzoesäureäthylester.) Zu 1% wasserlösliches, farbloses Kristallpulver. Lösliches, lokales Anästhetikum zur Infiltrationsanästhesie in 0,1—0,8%iger Lösung mit 0,7% Kochsalz. Reagiert sauer, daher etwas reizend.
Packung: 20 Ampullen zu 1,2 ccm mit Kokain, Novokain, Suprarenin zusammen.

Sublamin. Quecksilbersulfat-Äthylendiamin mit 44% Quecksilber. In rotgefärbten Tabletten zu 1,0 wie Sublimatpastillen zur Händedesinfektion, gibt mit Eiweiß und Seife keinen Niederschlag. In 0,1%iger Lösung zur Händedesinfektion, zu Einträufelungen ins Auge (reizlos) 1 : 5000.
Packung: 10 Tabl. zu 1,0; 100 Pastillen zu 1,0.

Sudian. 80% Sapo kalinus, 17% Sapen, 2% Sulfur praecipitat. zur Schmierseifekur.
Packung: Sudian unguentiforme zu 100 g, Sudian fluidum zu 50 g.

Sulfidal. Kolloidaler Schwefel mit 75% Schwefel, wasserlösliches grauweißes Pulver, in Salben zu 10%.

Sulfoid. Kolloidaler Schwefel mit 80% Schwefel und 20% Eiweiß, grauweißes Pulver, in Wasser zu milchiger Flüssigkeit löslich (kalt und frisch zu bereiten) zu Waschungen und Salben 10%.

Succus Liquiritiae s. Liquiritiae Succus.

! **Sulfonalum!**

Diäthylsulfondimethylmethan. Weißes, geschmackloses Kristallpulver, in Wasser sehr schwer löslich (bis 0,2%). Schlafmittel bei essentieller Schlaflosigkeit, wirkt langsam, dagegen hält die Wirkung häufig noch am nächsten Tage vor; bei Schmerzen nicht brauchbar. Für kurze Anwendung geeignet. Nach längerem Gebrauch kann es zu gefährlicher Vergiftung kommen, einerseits Benommenheit, Schwäche, andererseits zu Schädigung der roten Blutkörperchen und Auftreten eines (eisenfreien) Farbstoffes im Harn: Hämatoporphinurie. Also immer nur wenige Tage geben. Als Pulver zu 0,5—1,5 ohne Zusatz. Max. dos. 2,0! pro dosi; 4,0! pro die.

Kindern: Mit 1—5 Jahren 0,05; mit 5—10 Jahren 0,25; mit 10 bis 15 Jahren 0,5.

Packung: 10 Tabl. oder Pastillen zu 0,5 oder 1,0.

Sulfosotsirup. Sirup mit 10% kreosotsulfosaurem Kalium. Bei Tuberkulose Erwachsenen eßlöffelweise, Kindern teelöffelweise. — 15 g Sulfosot = 10 g Kreosot.

Sulfur.

Schwefel. Gelbe Stücke, in Wasser unlöslich. Durch Sublimation wird ein gelbes Kristallpulver erhalten = Sulfur sublimatum, welches — weil unrein — nur äußerlich Anwendung findet. Durch Waschen des sublimierten Pulvers erhält man Sulfur depuratum, ebenfalls ein gelbes Pulver. Der rohe sublimierte Schwefel heißt auch Flores Sulfuris, Schwefelblumen. Wird eine Lösung von Schwefelalkalien mit Säuren versetzt, so fällt der Schwefel in sehr feiner weißer Form aus = Sulfur praecipitatum, Schwefelmilch, Lac Sulfuris. In dieser Form ist er viel wirksamer, weil die feine Verteilung die Umsetzungen erleichtert. Für die äußere Anwendung. Zusatz von Seife, Karbonaten erhöht die Wirkung des Schwefels.

Wirkung: Äußerlich besitzen die Schwefelalkalien eine keratolytische Wirkung, führen zur Enthaarung der Haut, zum Abheben der oberen Schichten. Diese Wirkung kommt dem Schwefel selbst ebenfalls zu, aber in viel weniger ausgeprägter Weise. Man nimmt daher an, daß es erst zu solchen Verbindungen in Spuren umgewandelt wird, ehe er wirken kann; daher auch die stärkere Wirkung in fein verteilter Form (praecipitatum). Innerlich führt Schwefel ab und zwar milde; zum Teil wird er in Schwefelwasserstoff verwandelt, wirkt als solcher und wird durch die Lungenluft abgeschieden. Dabei leidet die Verdauung nicht.

Indikationen: Innerlich: Als mildes Abführmittel, besonders bei chronischer Obstipation, bei Hämorrhoiden. — Äußerlich: Als keratolytisches Mittel bei Sommersprossen, auch bei Schuppenbildung, mit Seife bei Krätze. — Als Expektorans.

Rezeptur: Als Brustpulver expektorierend und abführend. Sonst in folgender Form:

Sulfur depuratum.

Gereinigter gelber Schwefel, 0,5—1,0 2mal täglich, innerlich.

Rp. Sulfuris depurat. 10,0
Eleosacch. Foenicul. 20,0
M. f. pulv. DS. 2mal 1 Messerspitze (Akne).

Rp. Sulfur. depurat.
Tartar. depurat.
Rad. Rhei pulv.
Eleosacch. Foenicul. āā 10,0
MDS. 2mal tägl. 1 Messerspitze bei Hämorrhoiden.

Sulfur praecipitatum.

Weißes Pulver, stärker wirkend als Sulfur depuratum, innerlich zu 0,1—0,5. Meist äußerlich verwandt.

Rp. Sulfur. praecipit. 3,0
Vaselin. ad 30,0
M. f. ungt. DS. Schwefelsalbe (Kopfschuppen).

Rp. Sulfur praecip.
Zinc. oxydat. āā 10,0
Adip. benz. ad 100,0
MDS. Auf Leinwand gestrichen abends aufzulegen (Akne).

Rp. Sulfur. praecipit.
Calc. carbon. āā 10,0
Pastae Zinci ad 100,0
MDS. Ekzemsalbe.

Rp. Sulfur. praecipit. 20,0
Kal. carbonic. 10,0
Vaselin. 120,0
M. f. ungt. DS. Bei Krätze oder Akne.

Rp. Styrac. liq.
Sulfur. praecipit. āā 10,0
Sapon. virid.
Vaselin. flav. āā 20,0
MDS. Skabiessalbe (reizt).

Rp. Picis liquid.
Sulfur. praecip. āā 10,0
Sapon. virid.
Vaselin flav. āā 20,0
M. f. Ungt. DS. Wilkinsonsche Salbe bei Skabies (reizt).

Rp. Sulfur. praecipit. 10,0
Spirit. sapon.-kalin. 40,0
MDS. Umgeschüttelt für die Nacht aufstreichen, früh abwaschen (Akne).

Rp. Camphor. trit.
Gummi arab. āā 6,0
Sulfur. praecipit. 20,0—28,0
Aq. Calcariae 200,0
MDS. Aqua cosmetica Kummerfeldii.

Rp. Sulfur. praecipit. 1,0
Acid. salicyl. 0,5
Tinct. Benzoes 0,5
Vaselin flav. ad 20,0
MDS. Schuppensalbe.

Rp. Sulfur. praecipitat.
Glyzerin.
Spirit. saponat. āā 10,0
MDS. Abends aufstreichen, morgens abwaschen bei Akne (reizt!). Auch bei Sommersprossen, Ekzem.

Rp. Sulfur. praecipit. 12,0
Camph. 1,0
Gummi arab. 6,0
Aq. Calcis
Aq. Rosae āā ad 200,0
MDS. Umgeschüttelt abends auftragen, früh abwaschen (Komedonen).

Rp. Sulfur. praecipit. 10,0
Lycopod. 12,0
Pulv. Rad. Irid. florent. 3,0
M. f. pulv. DS. Alle 4 Tage den Kopf mit Wattebausch einstäuben, früh abbürsten, nach 4 Wochen warmes Kopfbad bei Seborrhoe.

S. Sulfur.

Sulfur sublimatum. Schwefelblumen. Nur äußerlich. Gegen Krätze mit Adeps suillus 5 : 50 (billig). — S. Sulfur.

! Suprarenin hydrochloricum!

Adrenalinum hydrochloricum! Paranephrin! Wirksames Prinzip der Nebennieren, aus diesen gewonnen, neuerdings synthetisch hergestellt. Dioxyphenyläthanolmethylamin. Die Base löst sich im Wasser nicht, die Salze sind wasserlöslich. Durch Chromsäure wird es braun (= chromaffines System), durch Eisensalze grün gefärbt; durch Alkalien wird es in Gegenwart von Luft rot. Daher ist Luft- und Lichtabschluß notwendig. Solche rotgefärbten Lösungen dürfen nicht verwandt werden. Es kommt in Lösung 1 : 1000 in den Handel. (Sie werden durch Chloreton- oder Thymolzusatz haltbarer gemacht.)

Wirkung: Suprarenin ist ein äußerst wirksames Mittel, doch verklingt seine Wirkung rasch. Es reizt die Endigungen des sympathischen Nervensystems. Eine solche Reizung bewirkt Erweiterung der Pupille durch Kontraktion des Dilatators, Erweiterung der krampfhaft kontrahierten Bronchialmuskulatur, deren hemmender Nerv der Sympathikus ist, eine Hemmung der Darmbewegungen — und vor allem eine Gefäßverengerung der kleinen Arterien und eine Kräftigung des Herzschlages; ferner tritt eine Kontraktion des Uterus ein. Alle diese Wirkungen sind lokal bedingt, d. h. sie setzen nach lokaler Aufbringung des Suprarenins ein. So wirkt Suprarenin auf Wunden blutstillend. Die Pupillenerweiterung tritt aber nur nach lokaler Einträufelung bei Personen auf, die eine gesteigerte Empfindlichkeit gegen Suprarenin haben, bei manchen Formen des Diabetes. Auch eine Stoffwechselwirkung besitzt Suprarenin: es mobilisiert die Kohlehydrate, vermehrt den Blutzucker und führt zu Zuckerausscheidung durch den Harn. Alle diese Wirkungen sind sehr flüchtig, so auch die am meisten benutzte gefäßverengernde Wirkung. Kommt Suprarenin in den Kreislauf wie bei intravenöser Injektion, so tritt ein allgemeiner Gefäßkrampf ein, der den Blutdruck sehr stark in die Höhe treibt. Von der Gefäßverengerung frei bleiben die Lungengefäße, die Kranzarterien des Herzens werden erweitert, weshalb neben der direkten Herzwirkung die Arbeit des Herzens gefördert wird. Die Flüchtigkeit der Wirkung liegt daran, daß Suprarenin sehr schnell im Körper zerstört wird. Zur lokalen Blutstillung bei Operationen reicht die anämisierende Wirkung der Dauer nach aus, doch schützt sie nicht gegen Nachblutungen, ja begünstigt dieselben vielleicht durch spätere Erschlaffung. Bei Blutdrucksenkungen bei Peritonitis, bei Kollaps usw. kann man die Wirkung verlängern durch langsamen Zufluß einer Suprarenin-Kochsalzlösung in die Vene.

Intoxikation: Nach intravenöser Injektion, auch nach subkutaner Anwendung kann es zu hochgradiger Blässe, Herzklopfen, Atemnot kommen. Der Tod erfolgt durch Atem- und Herzlähmung. Daher injiziere man höchstens $^1/_2$ mg. (Beim Tier sind die subkutanen Dosen bei weitem wirksamer als die intravenösen, so daß der größte Teil an der Injektionsstelle zerstört werden muß; beim Menschen mit seiner andersartigen Haut kommt viel mehr in die Zirkulation.)

Indikationen: Zur lokalen Blutstillung bei kleineren Wunden legt man ein Gazestückchen mit einer Lösung 1 : 10000 auf. Als Zusatz zu lokalanästhesierenden Lösungen wie Kokainlösungen; hier wirkt Suprarenin einerseits blutstillend, andererseits verhindert die Anämie die Aufnahme des Kokains, macht dies also wirksamer, besonders länger wirksam und weniger giftig, weil es am Ort der gewollten Wirkung festgehalten wird. Es genügen kleine Zusätze: Stark wirksam sind schon Suprarenin. hydrochloric. solut. (1 : 1000) gtt. 5 auf 5—10 ccm der Kokainlösung. Wirksam sind aber auch gtt. 2 auf 10. S. Cocain und besonders Novokain. — Als Exzitans bei Kollaps in intravenöser Infusion in Kochsalzlösung; $^3/_4$—1 Liter physiologische Kochsalzlösung mit Zusatz von 6—8 Tropfen der Suprareninlösung 1 : 1000; man setzt die Suprarenintropfen erst nach dem Sterilisieren, Fertigmachen, Erwärmen der Kochsalzlösung zu, damit Suprarenin nicht mit gekocht wird. — Als Exzitans auch subkutan in der fertigen Lösung 1 : 1000, davon bei Kollaps bis $^1/_2$ ccm, auch mehrmals am Tage zu wiederholen. Ja nicht intravenös. — Bei Asthma subkutan $^1/_2$ ccm der Lösung 1 : 1000. — Bei Uterusblutungen nach der Geburt subkutan-intramuskulär in die Gluteen $^1/_2$ ccm der Lösung 1 : 1000; meist genügt 1—3 Spritzen der 10fach verdünnten Lösung. — Bei Osteomalazie subkutan 1 ccm der Lösung 1 : 5000, täglich; manche haben gute Erfolge, andere keine Einwirkung gesehen. — Immer ist $^1/_2$ ccm der Stammlösung als Maximalgabe zu betrachten. — Innerlich bei Magen- und Darmblutungen 10—15 Tropfen der Lösung 1 : 1000. — In der Augenheilkunde als Zusatz zu anästhesierenden Lösungen, auch zur Anämisierung bei Entzündungen; in der Oto-Rhinologie aus den gleichen Gesichtspunkten, zur Abschwellung der Tube, der Nasenmuscheln usw.

! *Rezeptur:* Siehe vorstehend. Max. dos. 0,001**!** pro dosi et die. Bei den oben angegebenen Dosen von $^1/_2$ ccm der Stammlösung sind mehrfach bedrohliche Zufälle aufgetreten wie Herzklopfen, Blässe der Haut, Beklemmungen. Andererseits erheischt der bedrohliche Kollaps usw. ein energisches Vorgehen. (Nicht Dauereinlauf von Supr.-Kochsalzlösung = Gangrän des Rektums.)

Cave: Suprareninlösungen dürfen nicht gekocht werden, man setzt sie, da sie durch Zusätze steril sind, der fertigen sterilen zu. Kein Sublimatzusatz, etwa zu Augentropfen, da sonst Suprarenin zerstört wird (unter Rotfärbung).

Packung: Solutio Suprarenin. hydrochloric. 1 : 1000 (aus dem Organ oder synthetisch) in Flaschen zu 5 oder 10 oder 25 ccm (zweckmäßig die kleinen Packungen); 10 Ampullen zu 1 ccm oder 0,5 ccm; Tabulettae Suprarenin. synthetic. zu 0,001 g (in 1 ccm Wasser oder Kochsalzlösung gelöst = Lösung 1 : 1000) (Röhrchen mit 20 Stück); ferner Röhrchen zu 0,065 Suprarenin boricum und zu 0,091 Suprarenin synthetic. bitartaric. (beide Röhrchen = 0,05 g Suprareninbase) geben mit 50 ccm reiner steriler Kochsalzlösung die Lösung 1 : 1000. (Suprarenin. hydrochloric. ist hygroskopisch.) Die Base selbst gibt es in Röhrchen zu 0,05, aus Organ oder synthetisch, sie ist wasserunlöslich.

Taka-Diastase. Ferment aus Eurotium Oryzae, einer Aspergillusart, bräunliches Pulver, wasserlöslich, welches seine diastatische Wirkung auch in schwach saurer Lösung auf Stärke ausübt. Bei Verdauungskrankheiten, mangelhaftem Speichelfluß zu 0,06—0,3 in Wasser während der Mahlzeit genommen.

Talcum.

Talk. Magnesiumsilikat, gepulvert unlöslich. Als Streupulver, klumpt nicht, gleitet leicht, daher als Konstituens für Puder, Streupulver sehr geeignet. Solche unlösliche Pulver, als Puder auf die Haut gebracht, wirken durch Vergrößerung der Oberfläche kühlend, wasser- und fettentziehend, ferner vermindern sie bei Hautfalten durch Dazwischenlagern vieler Schichten die Reibung. — Angewandt werden sie zur Austrocknung bei nässenden Flächen, als Puder bei Ekzem oder als Wundstreupulver bei Wunden, ferner zur Trocknung und zum Schutz bei Intertrigo. — Als Pulvis salicylicus cum Talco (Talc. mit 3% Salizyls. und 10% Amyl.) gegen Fußschweiß. Bei Daueranwendung auf gesunder Haut, Pudern der Damen aus kosmetischen Gründen, leidet durch das Entfetten die Haut (daher „Fettpuder"). Entfettender Puder: Rp. Talc., Zinc. oxyd., Amyl., Magnes. carbon. āā 5,0; Bol. rubr. 0,5. — Fettpuder: Rp. Talc., Zinc. oxyd., Amyl., Magnes. carbon. āā 5,0; Lanolin. anhydr. 1,0.

Tamarindorum Pulpa cruda.

Braunschwarzes Mus aus den Hülsen von Tamarindus indica. Mildes Abführmittel bei Kindern als Latwerge oder im Dekokt 20 : 100.

Tamarindorum Pulpa depurata. Gereinigtes Tamarindenmus wie Pulpa Tamarind. cr., z. B. Rp. Pulpa Tamarind. dep., Sir. Mannae āā. Teelöffelweise.

Tanaceti Flores von Tanacetum vulgare, Rainfarn, enthalten ein ätherisches Öl, welches gegen Oxyuren wirkt und als Volksabortivum dient. Rp. Inf. Flor. Tanacet. 5,0 bis 10,0: 80,0; Sirup. Mannae ad 100,0. MDS. 3stündl. 1 Kinderlöffel an zwei aufeinanderfolgenden Tagen.

Tannal. Basisches Aluminiumtannat, unlösliches graubraunes Pulver zu Einblasungen Tannal solubile, durch Weinsäure (als Doppelsalz) löslich gemacht, als Gurgelwasser, Spülwasser 1%; als Pinselung 20%. Adstringens.

Tannalbin.

Verbindung von Tannin mit Eiweiß. Gelbliches Pulver, in Wasser unlöslich. 50% Gerbsäure. Wird erst im Darm in Gerbsäure zerlegt, dadurch fällt einerseits die Magenbelästigung des Tannins fort, andererseits kommt wegen der allmählichen Abspaltung noch unresorbiertes Tannin in die tieferen Darmabschnitte, also dorthin, wo es wirken soll. Adstringens bei subakutem Darmkatarrh (milde). Als Pulver zu 0,5—1,0—2,0 oder messerspitzenweise mehrmals täglich.

Kindern: Erste 6 Wochen 0,1; später im ersten Halbjahr = 0,15 bis 0,25; 2. Halbjahr = 0,5; später messerspitzenweise. Im Fencheltee.

Packung: 20 Tabl. zu 0,3.

Tanargentan. Tannin-Silber-Albuminat mit 6% Silber und 20% Tannin, grauschwarzes Pulver, in Alkalien löslich. Adstringens und Desinfiziens, mit Bolus als Streupulver 10% äußerlich oder zu 0,5 innerlich.
Kindern: Unter 1 Jahr 0,1; mit 1—5 Jahren 0,25; mit 5—10 Jahren 0,5.

Tannigen.

Azetyltannin. Gelbgraues Pulver, in Wasser unlöslich. Spaltet erst im Darm Tannin ab, dadurch fällt einerseits die Magenbelästigung des Tannins fort, andererseits kommt wegen der allmählichen Abspaltung noch unresorbiertes Tannin in die tieferen Darmabschnitte, also dorthin, wo es wirken soll. Adstringens bei subakutem Darmkatarrh, kräftiger wirkend als Tannalbin. Messerspitzenweise mehrmals täglich.
Kindern: Erste 6 Wochen 0,05; später im ersten Halbjahr 0,1; im zweiten Halbjahr 0,25; später 0,5; mit 10 Jahren messerspitzenweise.

Tannismut. Bismutum bitannicum. Bräunliches Pulver mit 22% Wismutoxyd. Als Darmadstringens zu 0,5.
Kindern: Mit 1—5 Jahren 0,05; mit 5—10 Jahren 0,1.
Packung: 20 Tabl. zu 0,5.

Tannobromin. Formaldehydfällung von Dibromtannin. Bräunliches Pulver zu 10% in Salben oder in spirituöser Lösung zu 2—5%. Adstringierend bei Haarkrankheiten.

Tannoform. Verbindung von Gerbsäure und Formaldehyd. Methylenditannin. Adstringierendes Streupulver bei Schweißen. 3mal tägl. 0,1—1,0. Kann innerlich Erbrechen und äußerlich Hautjucken machen.
Kindern: Unter 1 Jahr 0,05; mit 1—5 Jahren 0,1; mit 5—10 Jahren 0,25; mit 10 bis 15 Jahren 0,5.

Tannosal. Gerbsaures Kreosot, dunkelbraunes Pulver in Lösung oder Pillen. Kreosotpräparat ohne Magenbelästigung, eßlöffelweise oder als Pille (1 Eßlöffel = 1 Pille = 0,33 Tannosal = 0,2 Kreosot).

Tannothymal. Kondensationsprodukt aus Tannin und Thymol und Formaldehyd. Gelblichweißes Pulver, wasserunlöslich, als Darmadstringens zu 1,0.

Tannopin. Verbindung von Tannin mit Hexamethylentetramin. In verdünnten Alkalien, also im Darm löslich. Adstringens. Als Pulver zu 0,5—1,0 mehrmals.
Kindern: 0,1—0,2—0,5.

Tannyl. Oxychlorkaseintanat. Bräunliches Pulver, wird erst im Darm zerlegt. Adstringens zu 0,5 mehrmals täglich.
Kindern: Unter 1 Jahr 0,15; mit 1—5 Jahren 0,25; mit 5—10 Jahren 0,5.
Packung: Röhrchen mit 20 Tabletten zu 0,3.

Tanocol. Tanninleim. Unlösliches, bräunlichgelbes Pulver. Adstringens zu 1,0 als Pulver mehrmals.
Kindern: Unter 1 Jahr 0,15; mit 1—5 Jahren 0,25; mit 5—10 Jahren 0,5.
Packung: 20 Schokoladetabletten zu 2,0 g mit 0,25 Tanocol.

Taraxaci Extractum. Taraxaci Radix. Taraxaci Radix cum herba. Löwenzahn, Leontodon taraxacum. Bittermittel. Extrakt (dick) in Pillen. Radix im Dekokt 20:200.

Tartarus boraxatus. Weißes, zerfließliches Pulver, zu 50% wasserlöslich. Abführmittel, wohl nur als Zusatz, z. B. 10 zu Digitalisinfus 200. Zu 1,0 in Lösung.

Tartarus depuratus. Cremor tartari. Kalium bitartaricum. Saures, weinsaures Kalium. Weinstein. Weißes Kristallpulver, zu 0,4% in Wasser löslich. Schmeckt säuerlich. Abführmittel messerspitzenweise, z. B.

Rp. Tartar. depur. 25,0
Eleosacch. Foenicul. 5,0
MDS. Messerspitzenweise.

Rp. Tartar. depurat. 15,0
Decoct. Althaeae 10,0 : 180,0
Sirup. simpl. 20,0
MDS. Umgeschüttelt 3mal tägl. 1 Eßlöffel bei Leberzirrhose.

Kindern: Mit 1—5 Jahren 0,1; mit 5—10 Jahren 0,25; mit 10 bis 15 Jahren 0,5.

Tartarus natronatus. Seignettesalz. Kaliumnatriumtartrat. Leicht (bis 30%) wasserlöslich. Abführmittel wie Tartarus depuratus.

! Tartarus stibiatus !

Brechweinstein. Stibio-Kali tartaricum. Verbindung von Tartarus mit Antimonoxyd, welches dadurch löslich wird. Farbloses Kristallpulver, zu 5% in Wasser löslich, von süßlichem Geschmack.

Wirkung: Auf der Haut reizend, blasenziehend, nicht mehr angewandt. Innerlich wirkt Antimon (Stibium) wie Arsen; nur tritt die lokal reizende Wirkung mehr in den Vordergrund, so daß es so schnell Erbrechen macht, daß die sonst eintretende Vergiftung verhindert wird. Immer aber besteht die Gefahr der Aufnahme zur Vergiftung ausreichender Mengen, sowohl bei großen Gaben, wenn das Erbrechen nicht alles entleert, wie nach kleinen öfteren, weil bei weiteren Gaben das Erbrechen nachläßt. Dabei geht dem Erbrechen eine starke Nausea vorher, und es bleibt ein kollapsähnlicher Zustand längere Zeit nach. Daher kommt Tartarus stibiatus nur bei kräftigen Personen in Frage. Häufig wird Brechweinstein mit Ipekakuanha kombiniert, letztere wirkt aber langsamer, so daß eine Unterstützung der Wirkung nicht eintritt. Kleine Gaben wirken expektorierend, werden aber besser durch andere Mittel ersetzt. Da auch nach der Brechwirkung häufig als Nachwirkung Durchfall und Erschöpfung zurückbleibt, ist, abgesehen von der Giftigkeit des Brechweinsteins, seine Anwendung zurückgegangen.

Intoxikation: Wie Arsen macht Brechweinstein starkes Erbrechen und Durchfälle, dabei Kollaps und Darniederliegen der Zirkulation, Blutdrucksenkung wegen Erweiterung der Gefäße und Herzschwäche. Auftreten von Bläschen an Mund und Lippen. Tödliche Intoxikation ist schon aufgetreten; weil die Gaben von Brechweinstein nach der Wirkung, dem Erbrechen, fortgesetzt wurden. — Mit Brechweinsteinbeize behandelte Stoffe machen pustulöse Ausschläge, besonders beim Schwitzen (Strümpfe, Hosentaschenfutter).

Indikationen: Brechmittel bei kräftigen Personen, es stört die lange Nausea und der Kollaps hinterher; ebenso die Durchfälle. — Als Expektorans in kleinen Dosen. Besser: Apomorphin, Cuprum sulfuricum, Ipekakuanha.

! *Rezeptur:* Max. dos. 0,1! pro dosi; 0,3! pro die. Die brechenerregende Dosis beträgt ungefähr 0,05; die expektorierende 0,005. Immer genaue Anweisung: Nur bis Erbrechen erfolgt, nehmen.

Rp. Tartari stibiati 0,1
Aq. dest. ad 30,0
MDS. 1 Eßlöffel; erfolgt nach $^1/_4$ Stunde kein Erbrechen, den Rest zu nehmen.

Rp. Tartari stibiati 0,05
Ammonii chlorati 5,0
Succi Liquiritiae depurati 2,0
Aquae destillatae ad 200,0
MDS. 2stündl. 1 Eßlöffel.
FMB = Mixtura solvens stibiata.

Therapie der Intoxikation: Tannin. Magenspülung. Exzitantien zur Anregung der Herztätigkeit.

Kindern: Als Brechmittel mit 1—5 Jahren 0,0075; mit 5—10 Jahren 0,01; mit 10—15 Jahren 0,015.

Tartari stibiati Unguentum. Pockensalbe (Tartar. stibiat. 2, Unguent. Paraff. 8). Verlassen, weil die Salbe zu stark reizt, schmerzt und bleibende Narben hinterläßt.

Tenosin. Lösung zweier im Sekale (s. d.) vorkommender wirksamer Körper; und zwar im Kubikzentimeter 0,0001 β-Imidazolyläthylamin und 0,005 p-Oxyphenyläthylamin (also im gegenseitigen Verhältnis 1:50) bei Blutungen post Partum, innerlich zu 20 Tropfen oder subkutan (nicht intravenös!) zu 1 ccm.

Packung: Tropfflasche zu 5 oder 10 oder 20 ccm; 3 oder 10 Ampullen zu 1,2 ccm.

Terebinthina. Terpentin. Dickflüssige Masse von Pinusarten. Durch Destillation mit Wasser geht daraus das ätherische Terpentinöl über zu 15 bis 30%, zurück bleibt Kolophonium, Geigenharz zu 85—70%. Anwendung findet Oleum Terebinthinae (s. u.) und Kolophonium zu Pflastern.

Terebinthina laricina. Lärchenterpentin, wie Terpentin, dünnflüssiger.

Terebinthinae Oleum.

Terpentinöl. Nicht gereinigtes Terpentinöl nimmt aus der Luft Sauerstoff auf und wirkt oxydierend, weswegen man es bei Phosphorvergiftung besser dafür Cuprum sulfuricum, welches brechenerregend wirkt und außerdem den Phosphor oxydiert und mit metallischem Kupfer umhüllt, wenn er in Stücken geschluckt wurde; oder Kaliumpermanganat in Lösung 1:1000, das ebenfalls den Phosphor oxydiert) anwendet: Rp. Ol. Terebinth., Spirit. āā 10,0. Zu 20 Tropfen in Haferschleim, nach $^1/_2$ Stunde zu wiederholen. — Äußerlich reizt Terpentinöl in Pflastern und Salben, daher bei Schmerzen tiefer gelegener Teile. — Zum Inhalieren bei putrider Bronchitis, Diphtherie, Keuchhusten. Man tränkt Tücher damit, die man im Zimmer aufhängt, oder man gießt 1 Teelöffel auf einen Teller heißen Wassers und läßt die Dämpfe einatmen. — Innerlich bei Bronchitis und Gallensteinen. Bei Terpentinölgebrauch nimmt der Harn Veilchengeruch an. — Bei Askariden im Klistier 50 ccm einer 5% Emulsion. — Zur Immunisierung bei Trichophytie, Furunkulose, Impetigo, Pruritus, Ekzem, Gonorrhoe, Adnexerkrankungen Injektionen auf die Darmbeinschaufel, alle 5 Tage 0,2—0,5—1,0 ccm einer 20% Lösung von Ol. Tereb. in Ol. olivar. (auch mit 1% Eucup. basic.). — Außer bei Phorporvergiftung nimmt man das rektifizierte Öl.

Kindern: Bei Phosphorvergiftung mit 1—5 Jahren 0,1; mit 5 bis 10 Jahren 0,5.

Intoxikation usw. s. unten.

Terebinthinae Oleum rectificatum.

Rektifiziertes Terpentinöl. S. Terebinthina und Terebinthinae Oleum. 1 g = 53 Tropfen.

1. Äußerlich zu hautreizenden Einreibungen. Unguentum basilicum (Ol. oliv. 9; Cer. flav., Colophon., Seb. ov. āā 3; Tereb. 2). Königssalbe. — Linimentum terebinthinatum (Kal. carbonic. crud. 6; Sap. kal. ven. 54; Ol. Terebinth. 40). — Unguentum Terebinthinae (Terebinth., Cer. flav., Ol. Terebinth. āā).

Z. B.: Rp. Ol. Terebinth. rect. 25,0
Ol. oliv. ad 100,0
MDS. Äußerlich.

2. Zur Inhalation bei Bronchitis, Keuchhusten; Tücher damit getränkt aufhängen, oder 1 Teelöffel auf einen Teller mit heißem Wasser gießen und die Dämpfe einatmen.

3. Innerlich: Bei Bronchitis und Gallensteinen:

Rp. Ol. Terebinth.
Spiritus āā 10,0
MDS. 3mal tägl. 20 Tropfen in Haferschleim.

Rp Caps. gelatinos. c. Ol. Terebinth. rect. 0,6
D. tal. dos. No. 20. S. 3mal tägl. 1 Kapsel (Bronchitis).

Rp. Ol. Terebinth. rect. 1,0
Gummi arab. 30,0
Aq. dest. ad 150,0
MDS. 2stündl. 1 Eßlöffel (Bronchitis).

Rp. Ol. Terebinth. rect.
Aetheris āā 7,5
MDS. 3mal tägl. 5 bis 15 Tropfen (Durandes Mittel bei Gallensteinen).

4. Zur Injektion bei Infektionen, Trichophytie, Gonorrhoe, Adnexerkrankungen:

Rp. Ol. Terebinth. rect. 4,0
Eucup. basic. 0,2
Ol. olivar. ad. 20,0
MDS. Alle 5 Tage 0,2—0,5—1,0 ccm auf die Darmbeinschaufel zu injizieren.

Intoxikation: Brechdurchfall, selbst blutig; Ohnmacht, Herz- und Atemlähmung; Nephritis, Cystitis. (Harn riecht nach Veilchen.)

Therapie der Intoxikation: Magenspülung mit Öl, auch Milch, später kein Öl, keine Milch, kein Alkohol, die die Resorption begünstigen. Exzitantien. — (Terpentinöl ist teuer.)

Terpinolum. Durch Destillation von Terpinhydrat mit Schwefelsäure gewonnen. Ölige farblose Flüssigkeit von Hyazinthengeruch, in Wasser unlöslich. Expektorans zu 0,3 in Kapseln. — Auch als Pastillen im Handel.

Terpinum hydratum. Terpinhydrat. Farblose Kristalle, durch Salpetersäure und Alkohol aus Terpentinöl gewonnen, zu 0,4% löslich. Expektorans zu 0,1—0,5 in Pillen oder als Pulver oder in Lösung von Wasser und Spiritus āā. Mehrmals täglich.

Rp. Terpin. hydrat. 0,5
D. tal. dos. No. X. S. 3 mal tägl. 1 Pulver.

Rp. Terpin. hydrat. 2,0
Spiritus
Aq. dest. āā ad 150,0
MDS. 2stündl. 1 Eßlöffel.

Rp. Terpin. hydrat. 3,0
Pulv. et Succ. Liq. āā 1,5
M. f. pil. No. 30. DS. 3mal tägl. 3 Pillen.

Kindern: Mit 1—5 Jahren 0,1; mit 5—10 Jahren 0,25 (in Lösung).

Testes Opton. Abgebautes Eiweiß aus Stierhoden in Tabletten zu 0,25.

Testes siccatae. 1 Teil = 6 Teilen frischen Organes.

Testiglandol. Extrakt aus Stierhoden, frei von Eiweiß und Lipoiden. 1 ccm = 4 g frischen Organes. In Tabletten (20 Stück) oder 3, 6 oder 12 Ampullen.

Tetanusheilserum.

Aus dem Blute von Pferden, die gegen Tetanus immunisiert sind, gewonnen. Frühzeitig anzuwenden, besonders prophylaktisch. In trockener und gelöster Form. Die feste Form wird in lauwarmem Wasser (nicht über 40°) gelöst. Schutzdosis = 20 Antitoxineinheiten. Heildosis = 100—500 Antitoxineinheiten. S. a. Abschnitt Sera.

Packung: 4fach: No. 1, Schutzdosis (20 A.E.) in 5 ccm; No. II, Heildosis (100 A.E.) in 25 ccm; 6fach: No. ID, Schutzdosis in 3,3 ccm; No. IID, Heildosis in 16,7 ccm.

Tetranitrol. S. Erythrolum tetranitricum.

Tetronal. Diäthylsulfondiäthylmethan. Mit 4 Äthylgruppen. Abkömmling des Sulfonals. Von diesen Körpern ist Trional der zweckmäßigste. Schlafmittel. S. Sulfonal. In Wasser schwer (bis 0,2%) löslich, langsam wirkend, aber lange vorhaltend; niemals längere Zeit. 1,0 bis 1,5 als Pulver in warmem Tee.

Theacylon. Azetylsalizyloyltheobromin, ein weißes unlösliches Pulver, säurebeständig, zerfällt erst im Darm in Salizylsäure und Theobromin (wohl nur teilweise). Gutes Diuretikum. Ohne Magenbelästigung, 2—3mal täglich 0,5.

Kindern: Mit 1—5 Jahren 0,1; mit 5—10 Jahren 0,2; mit 10—15 Jahren 0,3.

Packung: 20 Tabl. zu 0,5 oder 25 Kapseln zu 0,25.

Theobrominum.

In den Samen des Kakaobaumes, Theobroma Cacao, und in der Guaranapaste von Paulinia sorbilis enthalten. Dimethylxanthin, isomer mit Theophyllin, verwandt mit Koffein (und Harnsäure). Die schwache Base, farblose Kristalle, ist in Wasser schwer löslich, die Salze sind in Wasser unbeständig. Dagegen gibt es gut wasserlösliche, haltbare Doppelsalze, wie Theobrominum-Natrium aceticum, Theobrominum-Natrium salicylicum (Agurin und Diuretin).

Wirkung: Die Wirkung von Theobromin ist der von Koffein analog. Nur sind einige Wirkungen stärker ausgesprochen als bei Koffein, so die gefäßerweiternde und diuretische Wirkung auf die Niere, die gefäßerweiternde Wirkung auf die Koronargefäße und die pulsbeschleunigende Wirkung. Diese Wirkungen sind peripherer Natur, während die zentralen Wirkungen des Koffeins mehr in den Hintergrund treten. Daher eignen sich die Theobrominpräparate besser als diuretische und den Krampf der Kranzgefäße (Angina pectoris) beseitigende Stoffe als Koffein. Auch bei längerer Anwendung wird die Niere durch Theobromin nicht geschädigt, dagegen versagt die Wirkung nach einigen Tagen. Die Wirkung auf die Glomeruli bringt es mit sich, daß die Filtrationsvorgänge mehr in den Vordergrund treten, daher ein Harn entleert wird, der während der Diurese serumähnlicher ist als vorher, und also wegen der meist darniederliegenden Kochsalzausscheidung auch mehr Kochsalz mitbringt als vorher. Es wird also der Kochsalzretention, die man in manchen Fällen von Hydrops als das Primäre angesehen hat, entgegengewirkt. — Auch die krankhaft verengten Bronchien sollen durch Theobromin erweitert werden. Stärker wirksam ist noch Theophyllin.

Intoxikation: Die zentralen Wirkungen haben in einzelnen Fällen zu Unruhe, ja selbst Krämpfen geführt, meist handelt es sich ja um schwache, heruntergekommene Personen. Fast immer stört es den Appetit, führt manchmal zu Übelkeit.

Indikationen: Stauungshydrops bei Herz- und Lebererkrankungen; auch bei hydropischen Zuständen der Nephritiker. — Bei Angina pectoris. — Bei Asthma. — Man gibt Theobromin zwei Tage hintereinander, dann setzt man einige Tage aus, dann von neuem. Bei dauernden Gaben hört der Erfolg auf.

Rezeptur: Als Pulver zu 0,2—0,3; siehe die einzelnen Präparate. Bei den Doppelsalzen kommt auch die andere Komponente zur Wirkung, so die Essigsäure bei Agurin (Theobr. natr. salicyl.), bei Diuretin die Salizylsäure (Theobr. natr. salicyl.), z. B. Geschmack, Magenbelästigung usw.

Packung: 50 Tabl. zu 0,15.

Theobrominum-Natrium aceticum.

Theobromino-Natrium aceticum. Theobrominum natrio-aceticum. Agurin. Belästigt den Magen weniger als Diuretin (zu 40% löslich). Als Pulver zu 0,5 3mal tägl.; bis zu 1,0 pro dosi; 3,0 pro die. Oder in Lösung: Rp. Theobromin. natr. acetic. 6,0; Aq. Cinnamom., Aq. dest. āā ad 200,0. MDS. 2stündl. 1 Eßlöffel (für 2 Tage, dann aussetzen, nach einigen Tagen wieder).

Kindern: Mit 1—5 Jahren tägl. 0,5; mit 5—10 Jahren tägl. 1,0; mit 10—15 Jahren tägl. 2,0.

Cave: Säuren (Fruchtsäfte), Alkalien, Alkaloide, Metallsalze, Phosphate (= Fällung). — Sirupe (= Verfärbung).

Packung: Agurin: 10 Tabl. zu 0,5; 10 Pastillen zu 0,5.
S. Theobrominum.

! Theobrominum-Natrium salicylicum!

Theobromino-Natrium salicylicum. Theobrominum Natrio-salicylicum. Diuretin. Schmeckt süßlich-salzig-laugenhaft wie Salizylsäure, macht Magenbelästigung wie diese. Zu 40% wasserlöslich mit 48% Theobromin. Für 2 Tage, dann aussetzen, dann nach einigen Tagen wieder. Als Pulver zu 0,5—1,0 mehrmals täglich. Max. dos. 1,0! pro dosi; 6,0! pro die. Oder

Rp. Theobromin. natr. salicyl. 0,5 —1,0
Pulv. Fol. Digital. 0,05—0,1
M. f. pulv. D. tal. dos. No. X.
S. 3mal tägl. 1 Pulver.

Rp. Theobromin. natr. salicyl. 6,0
Aq. Menth. pip.
Aq. dest. āā ad 200,0
MDS. Alle 3 Stunden 1 Eßlöffel.

Kindern: Mit 1 Jahr 0,05; mit 2 Jahren 0,1; mit 5 Jahren 0,25; mit 10 Jahren 0,35. Bis zu 2,0 am Tage. Z. B. Rp. Theobromin. natr. salicyl. 1,0. Aq. Menth. pip. ad 70,0. MDS. 2stündl. 1 Kinderlöffel (= 0,15).

Cave: Säuren (Fruchtsäfte), Alkalien, Alkaloide, Metallsalze, Phosphate (= Fällung). — Sirupe (= Verfärbung).

Packung: Diuretin: 20 Tabl. zu 0,5.
S. Theobrominum.

! Theocin!

Theophyllinum! Dimethylxanthin, isomer mit Theobromin. In der gleichen Weise wirksam wie Theobromin, nur stärker; sowohl hinsichtlich der Diurese, wie mit Rücksicht auf die Nebenerscheinungen von seiten des Magens und des Zentralnervensystems. S. Theobromin. Als Base schlecht (bis 0,4%) in Wasser löslich (die Doppelsalze [besser] gut löslich). Rp. Theocin. 0,2; Sacch. 0,5. M. f. pulv. D. tal. dos. No. 10. S. 3mal tägl. 1 Pulver in warmem Tee gelöst nach dem Essen zu nehmen (nicht über 0,8 pro die). Max. dos. 0,5! pro dosi; 1,5! pro die.

Packung: 20 Tabl. zu 0,1; 10 Pastillen zu 0,25.

Theocin-natrium aceticum.

Theophyllinum-natrium aceticum. Leicht löslich. S. Theophyllin, Theocin und Theobromin. Rp. Theocin. natr. acet. 2,0; Aq. Cinnamom. 50,0; Aq. dest. ad 150,0. MDS. 3mal tgl. 1 Eßlöffel nach dem Essen (nicht über 1,5 pro die). Starkes Diuretikum.

Kindern: Mit 1—5 Jahren 0,05; mit 5—10 Jahren 0,075; mit 10 bis 15 Jahren 0,1. Z. B. Rp. Theocin. natr. acet. 0,5; Aq. dest. ad 100,0. MDS. 3mal tägl. 1 Teelöffel nach dem Essen (= 0,025). Oder als Suppositorium: Rp. Theocin. natr. acet. 0,05; Ol. Cacao 1,0. M. f. supp. D. tal. dos. No. V. S. 2mal tägl. 1 Stuhlzäpfchen (2 Tage hintereinander).

Cave: Säuren (Fruchtsäfte), Alkalien, Alkaloide, Metallsalze, Phosphate (= Fällung). — Sirupe (= Verfärbung).

Packung: 10 Tabl. zu 0,1.

Theolactin. Theobrominum natrium lacticum. Diuretikum s. Theophyllin und Theobromin. Wie das essigsaure Doppelsalz: Rp. Theolact. 2,0; Aq. Cinnamom. 50,0; Aq. dest. ad 150,0. MDS. 3mal täglich 1 Eßlöffel nach dem Essen.

! Theophyllinum!

Dimethylxanthin. Theocin. Isomer mit Theobromin, dem es in der Wirkungsart gleicht, das es aber an Wirkungsintensität übertrifft. Theophyllin ist das stärkste Diuretikum aus dieser Gruppe. Die freie Base ist in Wasser schwer löslich, man verwendet daher die besser verträglichen, gut löslichen Doppelsalze Theophyllin. natr. acetic. und Theophyllin. natr. salicylic. Auch die Nebenwirkungen treten bei Theophyllin deutlicher hervor als bei Theobromin (Übelkeit, Unruhe). Alles übrige s. Theobromin. Rp. Theophyllin. 0,2; Sacch. 0,5. M. f. pulv. D. tal. dos. No. 10. S. 3mal tägl. 1 Pulver in warmem Tee nach dem Essen zu nehmen (nicht über 0,8 pro die). Max. dos. 0,5! pro dosi; 1,5! pro die.

Packung: 30 Tabl. zu 0,1; 15 Tabl. zu 0,25; 10 Pastillen zu 0,1; 10 Pastillen zu 0,25. — Theocinpackung s. dort.

Theophyllinum-natrium aceticum.

Leicht lösliches Doppelsalz. Starkes Diuretikum. Immer nur für 2 Tage. S. Theophyllin und Theobromin. Nicht über 1,5 pro die.

Rp. Theophyll. natr. acet. 0,15
Pulv. Fol. Digital. 0,05
Sacch. alb. 0,3
M. f. pulv. D. tal. dos. No. VI.
S. 3mal tägl. 1 Pulver
(2 Tage hintereinander).

Rp. Theophyllin. natr. acet. 2,0
Aq. Cinnamom. 50,0
Aq. dest. ad 150,0
MDS. 3mal tägl. 1 Eßlöffel
nach dem Essen.

Kindern: Mit 1—5 Jahren 0,05; mit 5—10 Jahren 0,075; mit 10 bis 15 Jahren 0,1. Z. B. Rp. Theophyllin. natr. acet. 0,5; Aq. dest. ad 100,0. MDS. 3mal tägl. 1 Teelöffel nach dem Essen (= 0,025). Oder als Suppositorium: Rp. Theophyllin. natr. acet. 0,05; Ol. Cacao 1,0. M. f. supp. D. tal. dos. No. V. S. 2mal tägl. 1 Stuhlzäpfchen (2 Tage hintereinander).

Cave: Säuren (Fruchtsäfte), Alkalien, Alkaloide, Metallsalze, Phosphate (= Fällung). — Sirupe (= Verfärbung).

Packung: 20 Tabletten zu 0,15; 10 Pastillen zu 0,15.

Theophyllinum natrium-salicylicum. Leicht lösliches Doppelsalz, schmeckt wegen der Salizylsäure schlecht und belästigt den Appetit stärker als das essigsaure Doppelsalz. Starkes Diuretikum. Rp. Theophyllini natr. salicyl. 2,0; Aq. Menth. pip., Aq. dest. āā ad 150,0. MDS. 3mal tägl. 1 Eßlöffel. S. Theophyllin u. Theobromin.

Thephorin. Theobrominum-natrium formicicum. Diuretikum wie die anderen Doppelsalze des Theobromins. 3mal täglich 0,5 als Pulver in Wasser gelöst nach dem Essen zu nehmen.

Packung: 20 Tabl. zu 0,5.

Thigenol. Ichthyolähnliche, dickflüssige Masse. Zu Pinselungen, in Salben bei Ekzem, Skabies usw., riecht nicht so unangenehm wie Ichthyol. Mit Wasser nicht mischbar. Mit Wasser und Spiritus āā zu Pinselungen, in Salben zu 30%, z. B. Rp. Thigenol. 10,0; Vaselin. flav. ad 50,0. — Oder: Rp. Thigenol. 0,4; Zinc. oxydat.; Bismut. subnitric. āā 2,0; Ungt. lenient., Ungt. simpl. āā ad 20,0 (milde).

Thiocol. Kalium sulfoguajacolicum. Weißes, lösliches (zu 50%) Pulver. An Stelle von Guajakol zu 1,0—2,0 mehrmals täglich in Lösung. Rp. Thiocol. 15,0; Sir. Cort. Aurant. 20,0; Aq. dest. ad 150,0. MDS. 3mal täglich 1 Eßlöffel.

Kindern: Mit 1—5 Jahren 0,15; mit 5—10 Jahren 0,25; später 0,5. Angenehm zu nehmen.

Packung: 25 Tabl. zu 0,5; 20% Thiocol-Glyzerin; Thiocol-Salben, -Suppositorien.

Thioform. Dithiosalizylsaures Wismut. Graugelbes, unlösliches Pulver. Streupulver für Wunden. Auch innerlich als Adstringens zu 0,3 als Pulver.

Kindern: Mit 1—5 Jahren 0,05; mit 5—10 Jahren 0,1.

Thiol. Ammonium thiolicum. Thiol liquidum, braune Flüssigkeit zum Aufpinseln, rein oder verdünnt, bei Verbrennungen usw., wie Ichthyol. Mit Wasser abwaschbar. Thiol siccum, braunes Pulver, wasserlöslich; ebenso angewandt als Thiol. sicc. 10,0; Aq. dest. 30,0 oder als Streupulver 20% mit Talkum.

Thiopinolum. Schwefelverbindung ätherischer Nadelholzöle. In Wasser löslich. Zu Bädern, 1 Flasche zu 125 g auf ein Bad. Als 5—10%ige Thiopinolsalbe oder Seife bei Acne vulgaris, früh und abends einzureiben. Als Kopfwasser bei Seborrhoe.

Thiosinaminum.

Allylthioharnstoff. Farblose Kristalle. Nach subkutaner Injektion tritt eine Erweichung von Narbengewebe ein, z. B. bei Strikturen der

Harnröhre, des Ösophagus nach Verätzungen, bei Narben nach Brandwunden, Dupuytrenscher Fingerkontraktur, Synechien der Iris, Verwachsungen im Ohr usw. Gut ist die gleichzeitige mechanische Dehnung der Narbe, also Massieren, Sondieren. Es erweichen auch andere Narben, Laparotomienarben, Spitzenschwielen, daher Vorsicht bei solchen Erkrankungen, auch Ablatio retinae, abgelaufener Keratitis, Gefahr des Wiederaufflammens. Nach der Injektion stellt sich ein Geruch nach Rettich ein. Die Woche zweimal 2 ccm der folgenden Lösung subkutan: Rp. Thiosinamin. 1,0; Glycerin. 2,0; Aq. dest. 7,0. MDS. Zur subkutanen Injektion.

S. auch Fibrolysin.

Thymi Extractum. Thymi Herba. Thymi Oleum. Von Thymian, Thymus vulgaris. Extr. fluid. gegen Keuchhusten; Herb. und Ol. als Geruchskorrigens zu Kräuterkissen usw.

Thymoglandol. Thymuspräparat, frei von Eiweiß und Lipoiden, bei Wachstumsstörungen, Ermüdbarkeit 1—2 Tabletten täglich oder jeden zweiten Tag 1 ccm subkutan.

Packung: 20 Tabl.; 3 oder 6 oder 12 Ampullen.

Thymolum.

Farblose Kristalle, Hauptbestandteil des Ol. Thymi, nach Thymian riechend, in Wasser zu etwa 0,1%, in Alkohol zu 50% löslich. Dem Karbol verwandt, stark die Entwicklung von Bakterien hemmend, wenig giftig.

1. Äußerlich als Pinselung gegen Pruritus, Ekzem, ferner zum Anstrich vor kleineren Eingriffen (Injektionen wie Jodtinktur); 0,1% zur Inhalation bei Diphtherie.

Rp. Thymol. 1,0
Spiritus ad 100,0
MDS. Zum Pinseln (Pruritus). (Auch als Zahnwasserzusatz; 3 Tropfen auf ein Glas Wasser.)

Rp. Thymol. 2,0—3,0
Spiritus ad 100,0
MDS. Thymolspiritus für den Arzt. Zum Anstrich.

2. Zahnwasser:

Rp. Thymol. 0,25
Acid. benzoic. 3,0
Tinct. Rathanh. 15,0
Ol. Menth. pip. gtt. III.
Spiritus ad 100,0
MDS. ½ Teelöffel auf ein Glas Mundspülwasser.

Rp. Thymol. 2,0
Ol. Menth. pip. 1,0
Spiritus ad 200,0
MDS. 10 Tropfen auf ein Glas Mundspülwasser.

3. Innerlich gegen Tänien, Oxyuren, Anchylostomum; gegen Trichinose:

Rp. Thymol. 1,0
D. tal. dos. No. IV. in caps. amylac.
S. Früh mit halbstündlicher Pause 2 Kapseln, ebenso abends zu nehmen Dabei kein Spiritus, kein Fett, kein Öl, Stoffe, die das Thymol lösen (Vergiftungsgefahr).

Kindern: Bei Oxyuren: Mit 1—5 Jahren 0,02; mit 5—10 Jahren 0,1.

Intoxikation: Kopfschmerz, Ohrensausen, ferner Kollaps, Delirien, Nephritis.

Therapie: Kein Öl, Fett, Spiritus; Entleerung, symptomatisch.

Cave: Camphora, Chloralhydrat, Menthol, Salol, Antipyrin, Pyramidon (= flüssige Massen).

Thymus-Opton, abgebautes Thymuspräparat.

Thyradenum pulverisatum.

Schilddrüsenextrakt. Entspricht der doppelten Menge frischer Schilddrüse. Bei Myxödem zu 1,0 täglich, allmählich steigend; in Tabletten, die 0,3 der Drüse entsprechen; beginnend mit 7 Stück täglich bis 10 Stück, eventuell mehr. Aussetzen bei Abmagerung, Zittern, Unruhe (der Basedowschen Krankheit ähnlich).

Packung: 30 Tabl. zu 0,15; 10 Pastillen zu 0,15.

Thyreoglandol. Aus Kalbsthyreoidea, frei von Eiweiß und Lipoiden. Bei Myxödem und ähnlichen Zuständen. 1 ccm = 1 Tablette = 1 g frisches Organ. Täglich 1—2 Tabletten oder subkutan jeden 2. Tag 1 ccm. Aussetzen bei Abmagerung, Zittern, Unruhe.

Packung: 20 Tabl.; 3 oder 6 oder 12 Ampullen.

Thyreoidea-Opton, abgebautes Thyreoideapräparat.

Thyreoidin.

Getrocknete Schilddrüse. Zufuhr von Schilddrüsensubstanz vermag die mangelhafte Funktion des Organs zu ersetzen. Es tritt darauf ein gesteigerter Stoffwechsel ein (Beförderung des Wachstums und der Knochenbildung), was sich bei Myxödem im Schwinden der Symptome äußert (auch manchmal bei nephrotischem Ödem), bei größeren Gaben aber im Auftreten von Erscheinungen, die der Basedowschen Krankheit ähneln: Abmagerung, Zittern, Unruhe. Dann sofort aussetzen. Man beginnt mit 0,1 täglich und steigt eventuell bis 2mal 0,3; bei

Kindern: mit 1—5 Jahren täglich 0,1; mit 5—10 Jahren täglich 0,2.

Packung: Sehr zahlreiche Präparate, 50 oder 100 Tabl. zu 0,1 oder 0,3.

Thyresol. Methyläther des Santalols. Aromatische Flüssigkeit, in Wasser unlöslich, löslich in Alkohol. Balsamikum gegen Gonorrhoe, spaltet im Körper kein Santalol ab, daher besser verträglich. Zu 20 Tropfen in Milch oder besser als Tabletten 3mal täglich 2 Tabletten (mit Magnesiumkarbonat hergestellt).

Kindern: Mit 1—5 Jahren 1mal täglich 0,25 (1 Tabl.); später 2mal täglich 0,25; mit 15 Jahren 4mal täglich 0,25.

Packung: 10 ccm flüssig; 30 Tabl. zu 0,25.

Thyrojodin = Jodothyrin s. d.

Tiliae Fores. Lindenblüten von Tilia ulmifolia. Als Tee, 1 Teelöffel auf 1 Tasse Wasser, schweißtreibend.

Tinctura. Offizinell sind: Tinctura Absinthii, Aconiti, Aloes, Aloes composita, amara, Arnicae, aromatica, Aurantii, Benzoes, Calami, Cantharidum, Capsici, Catechu, Chinae, Chinae composita, Cinnamomi, Colchici, Colocynthidis, Digitalis, Ferri chlorati aetherea, Ferri pomati, Galarum, Gentianae, Jodi, Ipecacuanhae, Lobeliae, Myrrhae, Opii benzoica, Opii crocata, Opii simplex, Pimpinellae, Rhatanhiae, Rhei aquosa, Rhei vinosa, Scillae, Strophanthi, Strychni, Valerianae, Valerianae aetherea, Veratri, Zingiberis. S. die einzelnen.

Tinctura amara. (Fruct. Aurant. immat. 1; Cort. Fruct. Aurant. 2; Herb. Centaur. 3; Rad. Gent., Rhiz. Zedoar. 1, Spirit. dil. 50) Bittermittel, Stomachikum zu 20 Tropfen mehrmals täglich. 1 g = 54 Tropfen.

Tinctura aromatica. (Cort. Cinnamom. 5; Fruct. Cardamom. 1; Caryophyll. 1, Rhiz. Galangae 1; Rhiz. Zingib. 2; Spirit. dil. 50.) Stomachikum zu 20 Tropfen mehrmals täglich. 1 g = 54 Tropfen.

Toramin. Trichlorbutylmalonsaures Ammon. Gegen Husten zu 0,2.
Packung: 25 Tabl. zu 0,1.

Tragacantha. Traganth. Eingetrockneter Gummi von Astragalusarten. Wie Gummi arabicum für Emulsionen, 5mal stärker emulgierend als Gummi; aufgequollen als Pillenkonstituens, Massa Tragacanthae. — Kathetergleitmittel: Rp. Tragacanth. 0,75; Solve in Aq. frigid. 25,0; Adde Glycerin. ad 50,0; Coque ad sterilisationem; Adde Hydrargyri oxycyanat. 0,1.

Traumaticinum. Lösung von Guttapercha in Chloroform zum Aufpinseln wie Kollodium. Z. B. bei Psoriasis Chrysarobin-Traumaticin: Rp. Chrysarobin. 2,5; Traumaticin. ad 25,0.

Tricalcol. Kolloidales Trikalziumphosphat und Eiweiß; weißes Pulver; Kalkpräparat zu 3mal täglich 1 Teelöffel.

Kindern: Unter 1 Jahr täglich 2,0; mit 1—5 Jahren täglich 4,0; mit 5—10 Jahren täglich 5,0.

Trichophytin. Polyvalentes Extrakt aus Trichophytonstämmen zur spezifischen Behandlung der Trichophytie oder zu diagnostischen Zwecken, intrakutan, subkutan, in verschiedenen Verdünnungen angewandt.

Packung: Glas mit 1, 5 oder 10 ccm.

Triferrinum.

Paranukleinsaures Eisen. Mit 22% Eisen. In verdünnter Salzsäure unlöslich, in schwacher Sodalösung löslich. Passiert also den Magen ungelöst, ohne Reizung, um im Darm resorbiert zu werden. Gut verträgliches Eisenpräparat. Bei Anämie und Chlorose zu 0,3 3mal täglich als Pulver oder als Tabletten.

Packung: 30 Tabl. zu 0,3; 10 Pastillen mit Schokolade zu 0,3.

Triferrol.

Lösung von Triferrin mit aromatischen Zusätzen mit 0,3% Eisen. 3mal täglich 1 Eßlöffel. S. Triferrin.

Packung: Flasche 300. (Es gibt auch Arsentriferrol mit 0,002% As).

Trifolii fibrini Folia. Blätter von Menyanthes trifoliata, Bitterklee, Stomachikum. Als Tee.

Trifolii fibrini Extractum. Dickes Extrakt aus Bitterklee. Stomachikum. In Pillen zu 0,1 oder als Mixtur 2,0:150,0. Eßlöffelweise.

Trigemin. Butychloralhydrat und Pyramidon. Antineuralgikum bei Schmerzen, Neuralgien. Als Pulver zu 0,2—0,5.

Packung: 10 Kapseln zu 0,25.

Trikresolum. Gemisch von p-, m- und o-Kresol. Farblose Flüssigkeit, nach Karbol riechend. Zu 2% in Wasser löslich. Eine Kresolseifenlösung aus Trikresol erhält man: Trikresol 50; Sap. kalin. 35; Aq. 15. Davon 20 ccm auf 1 Liter Wasser als Desinfektionsflüssigkeit zur Händedesinfektion usw.

! Trional !

Methylsulfonal. Diäthylsulfonmethyläthylmethan. (Mit drei Aethylgruppen, also einer mehr als Sulfonal.) Farblose, etwas bitter schmeckende Kristalle, in Wasser schwer löslich, in Alkohol leicht löslich. Schlafmittel. Wirkt besser wie Sulfonal, auch etwas schneller. Immerhin dauert der Eintritt des Schlafes längere Zeit, die Wirkung hält lange vor; manchmal tritt auch am nächsten Abend noch Schlaf ein. Die Wirkung auf die Zirkulation ist gering. Niemals längere Zeit geben, chronische Vergiftung: Verdauungsstörungen, Ataxie, Auftreten eines Farbstoffes im Harn (Hämatoporphyrin). Als Pulver zu 0,5—1,5. Gutes Schlafmittel für einige Male. Max. dos. 2,0! pro dosi; 4,0! pro die. Rp. Trional. 1,0. F. pulv. D. tal. dos. No. 3. S. Abends 1 Pulver in heißem Wasser zu nehmen.

Kindern: Mit 1—5 Jahren 0,1; mit 5—10 Jahren 0,3; mit 10 bis 15 Jahren 0,5.

Packung: 10 Tabl. zu 0,5.

Tropacocainum hydrochloricum. Benzoylpseudotropein. In einer Abart der Kokapflanze, oder aus Tropin dargestellt. Farblose Kristalle, in Wasser löslich. Lokales Anästhetikum wie Kokain, weniger giftig, die Wirkung tritt schneller ein und verklingt schneller. Es macht keine Anämie wie

Kokain, sondern leichte Hyperämie; mit Suprarenin nicht zu kombinieren. Besonders für die Lumbalanästhesie und zur Einträuflung ins Auge verwandt; für letzteren Zweck Rp. Tropacocain. hydrochloric. 0,3; Natr. chlorat. 0,07; Aq. dest. ad 10,0. S. 3%ige Tropakokainlösung zur Einträuflung ins Auge 1—2 Tropfen. — Zur Lumbalanästhesie 0,05—0,06.

Packung: 5 oder 10 Ampullen 5% (davon 1 ccm = 0,05); 5 oder 10 Ampullen 10% (davon 1/2 ccm = 0,05).

Trypaflavin. Diamino-methyl-acridiniumchlorid. Antiseptikum zu Spülungen 1:4000 — 1:3000; äußerlich 1:1000 — 1:750; in Salben 2—10%.

Tuberculinum Koch.

Altes Tuberkulin. Filtrat von Kulturen des Tuberkelbazillus, auf 1/10 eingedampft. Die subkutane Injektion ruft bei Tuberkulösen Allgemeinreaktion, Fieber und Lokalreaktion, Entzündung des tuberkulösen Herdes hervor, in Dosen, die beim Gesunden wirkungslos sind; und zwar auf 2/100 mg bis 1/10 mg; Gesunde reagieren erst auf 10 mg. Das Präparat wird diagnostisch und therapeutisch verwandt. Diagnostisch: Subkutan siehe oben; Ophthalmoreaktion: 2 Tropfen von einer Verdünnung 1 : 100 macht bei Tuberkulösen einige Stunden später Konjunktivitis; Pirquetsche Kutanreaktion: Unverdünnt (oder 25%) 1 Tropfen auf die Haut bringen, dann leicht skarifizieren; gegen die Kontrolle, eine nur skarifizierte Stelle, stärkere Rötung. — Therapeutisch: Subkutan von 1/100 mg an, allmählich, wenn keine Reaktion eintritt, steigen. Die Verdünnungen werden unter Zusatz von 0,5% Karbol hergestellt.

Andere Präparate: Tuberkulin-Test, 1/2%ige sterile Lösung, 2 Tropfen in den Konjunktivalsack zur Ophthalmoreaktion. — Tuberkulol Merck. — Tuberkulosediagnostikum Höchst.

Packung: Test 1/2%, 1 Ampulle; Kutanreaktion (25% und 100%) 6 Ampullen; Ophthalmoreaktion (1% und 2%) 6 Ampullen; ferner gebrauchsfertige Lösungen in Ampullen für die Therapie: Kaiser-Friedrichs-Apotheke, Fresenius, Höchst, Rosenbach, Tuberkulol Merck, Tuberkuloseserum Höchst usw.

Tuberkulin R. (neues).

Bazillenemulsion, Extrakt aus zerriebenen Bazillen mit Glyzerin. Man beginnt mit 1 ccm der Verdünnung 1 : 100000, und steigt unter Vermeidung von Fiebererscheinungen.

Tumenol.

Aus bituminösem Gestein und Schwefelsäure erhalten. Besteht aus Tumenolöl = Tumenolsulfon, einer dicken Flüssigkeit, die in Wasser unlöslich ist und aus Tumenolpulver = Tumenolsulfonsäure, Acidum tumenolicum, einem braunen Pulver, das sich in Wasser löst und Tumenolöl löslich macht. Wirkt reduzierend; angewandt besonders bei Ekzem, mäßigt die Sekretion, wirkt juckstillend.

Tumenol-Ammonium.

Am wenigsten reizend, leicht lösliches Pulver. Als 10% Paste: Rp. Tumenol-Ammon. 10,0; Zinci oxydat., Amyl. āā 20,0; Vaselin flav. 50,0. M. f. past. DS. Bei Ekzem, Pruritus. — Oder Rp. Tumenol Amm. 5,0; Zinc. oxyd.; Glycer.; Talc.; Spiritus āā ad 50,0. MDS. Schüttelmixtur bei Ekzem mit Juckreiz.

Tumenol pulv. Tumenolsulfonsäure; wasserlöslich. Acidum tumenolicum. Ebenso wie Tumenol-Ammonium. Oder als Streupulver rein oder mit Zink, Amylum. S. Tumenol.

Tumenolsulfonum. Oleum Tumenoli. Tumenolöl. Rein zum Aufpinseln oder als Paste: Rp. Ol. Tumenoli 10,0; Zinc. oxydat., Amyl. āā 25,0; Vaselin. flav. 40,0. M. f. pasta. DS. Tumenolzinkpaste. — Mischt sich mit Wasser nicht. S. Tumenol.

Tumenol venale. S. Tumenol. Als 10%ige Tumenolzinkpaste wie oben oder zu Umschlägen in wässeriger Lösung 2—5%.

Tussol. Mandelsaures Antipyrin. Lösliches Kristallpulver. Gegen Keuchhusten angewandt.

Kindern: Unter 1 Jahr 0,05; mit 1 Jahr 0,1; 3 Jahre 0,2; 5 Jahre 0,4.

Typhusimpfstoff. Emulsion abgetöteter Typhusbazillen, in 1 ccm 1000 Millionen Keime zur Immunisierung 0,5; 1,0; 1,5 ccm in Abständen von 8 Tagen subkutan. S. auch Abschnitt Impfstoffe.

Unguenta. Salben. Sie bestehen aus Fetten, d. h. aus fettsaurem Glyzerinester, durch Alkalien werden die Fette verseift. Diese Salben werden leicht ranzig, d. h. spalten Fettsäure ab. Haltbarer sind die aus Paraffin bestehenden Salben. Ungt. paraffini oder (besser) Vaselin. Letztere Salben sind mit Wasser nicht mischbar, daher wirken sie abdeckend bei Erosionen usw. (Decksalben). Salbengrundlagen, die höhere Alkohole enthalten, nehmen Wasser auf, wirken nicht deckend, aber durch Wasserverdunstung kühlend (Kühlsalben); wie Adeps Lanae oder andere moderne Salbengrundlagen, auch Ungt. Glycerini. Den Salbengrundlagen werden trockene Pulver beigemischt; beträgt die Menge des Pulvers einen großen Teil, z. B. bei Vaselin die Hälfte der Salbe (d. h. z. B. Zinc. oxydat., Vaselin. āā), so entstehen die Pasten, die fester haften und nicht so fetten. Um letzteres zu verhindern, kann man auch nach der Salbeneinreibung darüber pudern lassen. Offizinell sind: Unguentum Acidi borici, Argenti colloidalis, basilicum, Cantharidum, cereum, Cerussae, Cerussae camphoratum, diachylon (s. Lithargyrum), Glycerini, Hydrargyri album, Hydrargyri cinereum, Hydrargyri rubrum, Kalii jodati, leniens, molle, Paraffini, Plumbi, Plumbi tannici, Rosmarini compositum, Tartari stibiati, Terebinthinae, Zinci. S. die einzelnen.

Unguentum basilicum. Königsalbe (Ol. arachid. 9; Cer. flav. 3; Colophon. 3; Terebinth. 2; Sebum 3). Stark reizende Salbe. Veraltet.

Unguentum cereum. Wachssalbe. (Ol. arachid. 7; Cer. flav. 3).

Unguentum diachylon s. Lithargyrum.

Unguentum Glycerini. (Amylum tritici 10, Aq. 15, Glyzerin 100.)

Unguentum leniens. Coldcream (Cer. alb. 7; Cetac. 8; Ol. Amygd. 57; Aq. 28; Ol. Ros. gtt. 1). Reizmildernde Kühlsalbe.

Unguentum molle. (Vaselin. 1; Adip. Lanae 1). Weiche Salbengrundlage.

Unguentum ophthalmicum. Augensalbe (Ol. Amygd. 30; Cer. flav. 19; Hydrarg. oxydat. rubr. 1). S. Hydr. oxyd.

Unguentum ophthalmicum compositum. (Adip. suill. 140; Cer. flav. 24; Hydrarg. oxydat. rubr. 15; Zinc. oxydat. 6; Camph. 5; Ol. Amygdal. 10).

Unguentum simplex. Name für Unguentum cereum.

Unguentum sulfuratum compositum. (Sulf. dep. 1; Zinc. sulf. 1; Adip. suill. 8). Gegen Krätze.

Unguentum Wilkinsonii s. Sulfur.

Unguentum Wilsonii (Zinksalbe mit Adeps benz. bereitet).

Urea. Harnstoff. Farblose Nadeln, in Wasser leicht löslich (bis 50%). Wirkt diuretisch. Bei hydropischen Erscheinungen und gesunder Niere, z. B. bei Leberzirrhose zu 2,0 öfters täglich.

Ureabromin. Bromkalziumharnstoff. Doppelverbindung von 1 Kalziumbromid und 4 Harnstoff. Mit 36% Brom und 9% Kalk. Weißes, in Wasser leicht lösliches Pulver, Brompräparat als Beruhigungsmittel 3mal täglich 1,0 oder abends 2,0; bei Epilepsie 4,0—6,0—8,0.

Kindern bei Epilepsie: Über 1 Jahr täglich 0,5—1,0. Z. B. Rp. Ureabromin. 20,0; Aq. dest. ad 150,0. MDS. 2mal täglich 1 Teelöffel.

Packung: 10 Tabl. zu 2,0 oder 20 Tabl. zu 1,0.

Urethanum. Karbaminsäureäthylester. Äthylurethan. Farblose Kristalle, in Wasser zu 50% löslich, hygroskopisch; daher nicht als Pulver, sondern in Lösung verordnen. Schlafmittel ohne Wirkung auf die Zirkulation, aber von schwacher, ja unsicherer Wirkung. Zu 2,0; auch 4,0. Rp. Urethani 10,0; Sirup. Cort. Aurant. 15,0; Aq. dest. ad 75,0. MDS. Abends 1 Eßlöffel (= 2,0).

Kindern: Erstes Halbjahr 0,5; zweites Halbjahr 1,0; mit 1—2 Jahren 1,5; über 2 Jahre 2,0. Z. B. Rp. Urethani 5,0; Sirup. Rub. Idaei 30,0; Aq. dest. ad 75,0. MDS. Abends 1 Eßlöffel (= 1,0).

Cave: Chloralhydrat, Natr. salicylic., Camphora, Naphthol, Karbolsäure, Salol (= zerfließliche Massen, wenn die Stoffe trocken gemengt werden).

Urol. Chinasaurer Harnstoff. Gegen Gicht (s. Acid. chinicum) angewandt zu mehreren Grammen täglich.

Packung: 10 Tabl. zu 0,5.

! Urotropin!

Hexametylentetraminum! Max. dos. 1,0! pro dosi; 3,0! pro die. S. Hexamethylentetramin.

Packung: 20 Tabl. zu 0,5.

Uvae ursi Folia.

Bärentraubenblätter. Von Arctostaphylos Uva ursi. Enthält Gerbsäure und ein Glykosid, Arbutin. Aus letzterem wird Hydrochinon abgespalten, welches im Harn desinfizierend wirkt. (Der Harn kann dabei grünschwarz, wie bei Karbol, aus dem ähnliche Körper entstehen, werden.) Bei Cystitis als Tee 1 Eßlöffel auf 2 Tassen Wasser.

Kindern: Mit 1—5 Jahren tägl. 2,0; mit 5—10 Jahren tägl. 3,0; mit 10—15 Jahren tägl. 4,0.

Uzara.

Aus der nicht näher bekannten afrikanischen Uzarawurzel wird für die arzneiliche Anwendung ein gereinigtes Extrakt hergestellt = Uzaron. Enthält Glykoside, keine Alkaloide, keine Gerbsäuren.

Wirkung: Wie Suprarenin wirkt Uzara erregend auf die Endigungen der sympathischen Nerven, reizt den Hemmungsnerv des Darmes, den Splanchnikus und stellt daher den Darm ruhig. Diese Wirkung ist peripher. Per os genommen wird es schwer resorbiert, leichter rektal als Suppositorium angewandt. Im Vordergrunde der Wirkung steht die darmberuhigende Wirkung; außerdem steigert es den Blutdruck auf dieselbe Weise wie Suprarenin und besitzt eine digitalisartige Herzwirkung. Auch erweitert es die Bronchiolen wie Suprarenin.

Indikationen: In den Tropen als Spezifikum gegen Ruhr angewandt. — Bei Durchfällen aller Art; hier lassen die Koliken und Tenesmen eher nach als die Entleerungen, es wirkt also nicht eigentlich verstopfend (anders als Opium, auch fehlt die zentrale narkotische Wirkung des Opiums). Es ist auch bei Kindern anwendbar. — Dysmennorrhoe, die Schmerzen lassen nach; drohendem Abort. — Asthma bronchiale.

Rezeptur: Liquor Uzara (4%) 1 g = 0,04 Uzaron, 0,46 Alkohol, 0,5 Wasser. Erwachsenen zunächst halbstündlich 30 Tropfen des Liquor Uzara oder zunächst halbstündlich 2 Tabletten (1 Tablette = 0,02 Uzaron). Oder als Suppositorium C (für Erwachsene zu 0,03 Uzaron) 2 Stuhlzäpfchen am Tage. Rektale Dosen dürfen nicht gesteigert werden.

Kindern: Zunächst halbstündlich 6—20 Tropfen oder ½—1 Tablette. Oder als Suppositorium A (für Kinder unter 3 Jahren zu 0,005 Uzaron); Suppositorium B (für Kinder von 3—10 Jahren zu 0,01 Uzaron). Rektale Dosen dürfen nicht gesteigert werden.

Packung: 10 g Liquor Uzara. — 30 Tabl. zu 0,02 Uzaron. — 10 Suppositorien A für Kinder unter 3 Jahren zu 0,005 Uzaron und B für

Kinder von 3—10 Jahren zu 0,01 Uzaron. Suppositorien C für Erwachsene zu 0,03. — Für die tropische Ruhr gibt es auch Tabletten zu 0,03 für Erwachsene.

Vaccineurin. Bakterienautolysat von Staphylokokkus und Prodigiosus gegen Neuralgien. Jeden zweiten Tag eine Ampulle intramuskulär bis 12 Injektionen.

Valamin. Valeriansäureester des Amylenhydrats. In Wasser schlecht löslich, in Perlen. Schlafmittel zu 1—4 Perlen nach dem Essen vor dem Zubettgehen.
Packung: 25 Perlen zu 0,25.

Valerianae Oleum. Baldrianöl. Ätherisches Öl von Valeriana officinalis. Hauptsächlich Valeriansäurebornylester. Zu 1—5 Tropfen als Antihysterikum, auch als Exzitans (Borneolkampfer) benutzt. — S. Valerianae Radix.

Valerianae Radix.

Baldrianwurzel. Von Valeriana officinalis. Enthält ätherisches Öl. Riecht eigentümlich (das Öl = Ester der Baldriansäure und Borneol, einer Kampferart). Wirkung beruhigend, schmerzstillend bei Magenbeschwerden, schlechtem Einschlafen, Kopfschmerzen (zum Teil psychisch wegen des Geruches). Die Tinkturen usw. schlecht haltbar. Anwendung besonders bei nervösen oder hysterischen Personen. Als Tee 1 Eßlöffel auf 1 Tasse Wasser. Oder Rp. Inf. Rad. Valerian. 6,0 : 180,0; Natr. bromat. 6,0—10,0. MDS. 3mal tägl. 1 Eßlöffel.

Valerianae Tinctura. Baldriantinktur. S. Valerianae Radix. (Rad. Valerian. 1; Spirit. dil. 3). Zu 20—30 Tropfen mehrmals täglich. — 1 g = 54 Tropfen.

Valerianae Tinctura aetherea.

(Rad. Valerian. 1; Spirit. aether. 5.) Am häufigsten verwandt, allein zu 20—30 Tropfen oder mit anderen Tinkturen zusammen. Nervenberuhigend und leicht anregend. — 1 g = 63 Tropfen.

Validol. Menthylester der Baldriansäure mit 30% Menthol. Flüssigkeit zu 10 Tropfen auf Zucker mehrmals täglich. Baldrianpräparat.
Packung: Perlen, Pralinez, Tabletten.

Validol camphoratum. Validol, in dem 10% Kampfer gelöst sind. Exzitans. Zu 10 Tropfen.

Valisan. Bornylester der Bromisovaleriansäure. Flüssigkeit, in Wasser unlöslich. Baldrianpräparat in Perlen. —
Packung: 10 Perlen zu 0,25.

Valofin. Baldrianpräparat mit Menthol zu 10—15 Tropfen auf Zucker.

Valyl.

Baldriansäurediäthylamid. Farblose Flüssigkeit von charakteristischem Geruch. In Perlen. Baldrianpräparat. Bei Hysterie, nervösen Herzbeschwerden, Hemikranie, Ohrensausen, Menstruationsbeschwerden.
Packung: 25 Perlen zu 0,125.

Vanilla saccharata. (Vanill. 1; Sacch. 9). Aromatischer Zucker zu Pulvern.

Vanillae Fructus. Vanillae Tinctura. Vanillinum. Geschmackskorrigens (Tct. = Vanill. 1; Spirit. dil. 5). Vanillin ist ungiftig; die Vanilleeisvergiftung und die Hautausschläge der Vanillepackerinnen haben mit Vanillin nichts zu tun.

Vaporin. 85% Naphthalin, 9,9% Kampfer, 2,5% Ol. Eucalypt., 2,5% Ol. Pini, 0,1% Carmin. 1 Eßlöffel auf kochendem Wasser im Zimmer verdampft, bei Keuchhusten.

Vaselinum album und flavum.

Rückstand bei der Petroleumgewinnung, aus Paraffinen bestehend, also chemisch indifferent. Schmiegsame Salbengrundlage, die nicht reizt und nicht schlecht wird; mit Wasser und wässerigen Lösungen nicht mischbar, also nicht für sich allein zu Kühlsalben zu verwenden, dagegen gut abdeckend. Zu „Decksalben", z. B. um die Umgebung von Fisteln zu schützen. Das gebleichte Präparat hat keine Vorzüge vor der gelben Vaseline.

Vasenol. Liquidum und spissum. (Vaselin oder Vaselinöl, mit Fettalkoholen aus Wachs; dadurch kann es Wasser aufnehmen). Salbengrundlage, die haltbar ist und sich mit Wasser mischen läßt (auch für die Kalomelaufschwemmung).

Vasogen. Mit Sauerstoff behandeltes Vaselin, mit Wasser Emulsion gebend, mit verschiedenen Arzneizusätzen im Handel (Chloroform, Jod, Ichthyol, Salizyl).

Vasolimentum. Mischung von Ammoniakoleat (Liniment) und Vaselin (Salbe). Zu Einreibungen mit Zusätzen, Chloroformii, camphoratum, Ichthyoli, jodatum, salicylatum, spissum.

Vasotonin. Ampullen mit 0,01 Yohimbinnitrat und 0,05 Urethan, zur subkutanen Injektion zur Herabsetzung des Blutdruckes bei Angina pectoris und Arteriosklerose; das Urethan soll die Sexualwirkung des Yohimbins aufheben. Zu $^1/_2$ ccm wöchentlich steigend bis 3 mal die Woche.

Packung: 10 Ampullen.

Veramon. Verbindung von Pyramidon und Veronal. — Bei Schmerzen aller Art (z. B. der Tabiker), Menstruationsbeschwerden. — Erwachsene 2—3 Tabletten zu 0,2.

Kindern: $^1/_2$—$1^1/_2$ Tabletten zu 0,2.

Packung: Röhrchen mit 10 oder 20 Tabletten zu 0,2.

! **Veratrinum!** Alkaloid aus Sabadillsamen, Sabadilla officinalis oder Schoenocaulum officinale. Wirkt lokal sehr stark reizend, wird nicht mehr innerlich angewandt. Angewandt als Sabadillessig gegen Kopfläuse. Auch wohl als Salbe zu reizenden, dann anästhesierenden Einreibungen (zu 1—5‰ in Salben oder Chloroform) auf kleine Hautbezirke (Handschuhfinger!). Max. dos. 0,002! pro dosi; 0,005! pro die.

Intoxikation: Heftige Entzündung des Magen-Darmkanals, auch des Mundes und Schlundes, Erbrechen, Durchfälle, Schmerzen im Leib, Sensationen der Haut, Krämpfe, Darniederliegen der Zirkulation und der Atmung.

Therapie: Magenspülung, Tannin, Atropin.

Veratri Rhizoma und Tinctura Veratri. Enthalten Veratrin. Veraltet.

Verbasci Flores. Wollblumen. Zu reizmilderndem Tee.

Verodigen. Gitalinlösung, d. h. des wasserlöslichen Glykosids aus den Digitalisblättern (s. dort). Gitalin ist in der Kälte haltbar, in der Hitze zersetzt es sich. Es wird schnell resorbiert, belästigt den Magen wenig, sein Kumulationsvermögen liegt zwischen dem des Digitoxins und des Strophanthins. Nur innerlich. In Tabletten zu 0,0008 Verodigen = 0,1 Folia Digitalis. Die Tabletten sind durch Rillen in 2 oder 4 Teile zerlegbar. Max.-Dosis täglich 3 Tabletten.

Packung: 12 oder 25 oder 100 Tabl.

! **Veronal!**

Acidum diaethylbarbituricum! Diäthylmalonylharnstoff. In Wasser schlecht (bis 0,6%) lösliches Kristallpulver von etwas bitterem Geschmack. Schlafmittel zu 0,3—0,5 als Pulver. Es wirkt prompt bei Schlaflosigkeit, wenn keine Schmerzen vorhanden sind; am anderen Tag oft noch etwas Müdigkeit. Nach einiger Zeit tritt Gewöhnung ein; es kann zu Veronalsucht kommen. Daher mit anderen Schlafmitteln abwechseln. Große Dosen wirken betäubend, auch kreislaufschädigend. Im allgemeinen gut vertragen. Rp. Veronal. 0,3—0,5. D. tal. dos. No. 5. S. 1 Pulver vor dem Schlafengehen. Max. dos. 0,75! pro dosi; 1,5! pro die.

Kindern: Unter 1 Jahr 0,015; mit 2 Jahren 0,02; mit 4 Jahren 0,03; mit 5 Jahren 0,05; mit 10 Jahren 0,15. Bei Tetanus 0,05. Z. B. Rp. Veronal. 1,0; Antipyrin. 1,0; Sirup. Cinnamom. 20,0; Aq. dest. ad 100,0. MDS. 3 mal täglich 1 Teelöffel (= 0,05).

Packung: 10 Tabl. zu 0,06 oder 0,1 oder 0,5.

Veronal Natrium.

Lösliches (zu 14%) Veronal. Wird wie Veronal angewandt, aber auch in Form eines Klistiers zu geben. Rp. Veronal Natr. 1,0; Mucil. Gummi arab., Aq. dest. āā ad 50,0. MDS. Abends die Hälfte zum Klistier.

Packung 10 Tabl. zu 0,5.

Vesipyrin. Azetylsalizylsäurephenylester, in Wasser unlösliche Kristalle, im Darm in Salizylsäure und Phenol zerlegt. Ähnlich wie Salol bei Cystitis, Pyelitis usw. 3mal täglich 1,0, als Pulver.

Kindern: Mit 1—5 Jahren 0,05—0,1; mit 5—10 Jahren 0,2.

Packung: 20 Tabl. zu 0,5.

Viburni prunifolii Extractum fluidum. Extrakt des amerikanischen Schneeballes. Bei Dysmenorrhoe, Lungenblutungen, zu 30 Tropfen bis 1/2 Teelöffel, z. B. Rp. Extract. Hydrast. cannad., Extract. Viburni prunifol. āā 20,0. MDS. 3mal täglich 20—30 Tropfen bis 1/2 Teelöffel. Bei starken menstruellen Blutungen.

Vinum, s. Spiritus. Offizinell sind: Vinum camphoratum, Chinae, Condurango, Pepsini, stibiatum; s. d. einzelnen.

Vinum camphoratum. Kampferwein (Camph. 1; Spirit. 1; Mucilag. Gummi arab. 3; Vin. alb. 45). Äußerlich zu Umschlägen bei schlecht heilenden Wunden, bei Ulcus cruris usw.

Vioform. Jodchloroxychinolin, graugelbes, unlösliches Pulver, geruchlos. Wundstreupulver oder in Salben 10%. In Dose..

Vuzin. Iso-octyl-hydrocuprein. Verdünnte Lösungen dieser Chininabkömmlinge wirken stark bakterizid, ohne die Gewebe zu schädigen, daher zur Infiltration der Umgebung infizierter Wunden 1 : 10 000—1 : 5000, davon 50 ccm und mehr.

Wermolin. Name für Emulsio Olei Chenopodii anthelmintici composita. Flaschen zu 50 ccm enthalten 1,5 g Ol. Chenopod. anthelmint. Erwachsenen den Inhalt in 2 Portionen, Kindern tee- bis eßlöffelweise, danach ein Abführmittel.

Xerase. Hefepräparat. (Trockenhefe 150; Bolus 125; Zucker 20; Salze 3.) Als Pulver oder in Kapseln.

Packung: 100 g oder in Gelatinekapseln zu 3,0.

Xeroform, Bismutum tribromphenylicum feines, gelbes, unlösliches Pulver mit 50% Wismutoxyd. Äußerlich rein als Streupulver auf Wunden, Nähte; zum Einblasen in Nase und Ohr; in Salben 10—20% mit Vaselin. flav.; zum Trockenverband. Kann sterilisiert werden.

Packung: Streuflaschen zu 5 g; Streubüchsen zu 5 g. S. Bismutum.

Yatren. Jod-Sulfon-o-Oxy-Benzolpyridin; gelbliches kristallinisches Pulver, mit etwas Natrium bicarbonicum versetzt. Bis 5% in heißem Wasser löslich. Desinfizienz zur Wundbehandlung, Fluor, Diphtherie, Angina. Yatrengaze, -wundpulver, -stäbchen, -tampons. — Ferner zur unspezifischen Immunisierung in Verbindung mit Casein: Yatren-Casein schwach: 2 1/2 % Yatren und 2 1/2 % Casein; — Yatren-Casein stark 2 1/2 % Yatren und 5% Casein — zur subkutanen und intraglutealen Injektion bei chronischem Gelenkrheumatismus, Neuralgien, Sepsis, gonorrhoischen Gelenkerkrankungen alle 8—3—2 Tage 0,2—0,5—1,0 ccm, je nach der Reaktion. — Auch innerlich bei Amöbendysenterie 3mal täglich 1,0 oder 2 1/2—5% als Klistier.

Die Reaktion besteht in Lokalreaktion an der Stichstelle, in Herdreaktion: Steigerung der Entzündung und Allgemeinreaktion: Frösteln, Kopfschmerz, Abgeschlagenheit, Schweiß, Temperaturanstieg.

Cave: Eiserne Kanüle oder Spritze; Yatren gibt mit Eisenchlorid eine smaragdgrüne Färbung (auch im Harn); daher Glasspritze mit gut vernickelter oder Platinkanüle.

Packung: In sterilen Einzelverbänden, in Büchsen; Yatrenpulver (Talcum mit 10% Yatren); Yatrenwundpulver (Yatren mit 10% Propaesin (schmerzlindernd); — 5% Yatren in Ampullen: 6 Ampullen zu 1, 5, 10, 20 oder 50 ccm oder 20 Ampullen zu 1 ccm. — Yatrencasein schwach (s. o.) und Yatrencasein stark (s. o.) ebenso. — Yatrenpillen: 30 oder 40 Stück zu 0,1 oder 0,25.

Yoghurt. Ein durch Gärung der Milch durch den Mayapilz gewonnenes festweiches Produkt von angenehmem Geschmack. Leicht abführend wirkend; bei sitzender Lebensweise, bei Hämorrhoiden die Darmbewegungen anregend. Sodann wegen Überwuchern der eingebrachten Pilze abnorme Fäulnis verhindernd. Endlich als Nährpräparat.

Yohimbinum hydrochloricum. Alkaloid aus der Yohimberinde (Kamerun) von Corynanthe Yohimbo. Methylester der Yohimboasäure, setzt durch Blutgefäßlähmung den Blutdruck herab, führt zu Blutfülle der Haut und der Genitalien und steigert die Libido sexualis durch Erhöhung der Erregbarkeit des Sakralmarkes. In größeren Dosen Schwindel, Herzklopfen, Aufregung. Bei Impotenz und zur Herabsetzung des Blutdruckes zu 0,005 3mal täglich in Tabletten oder als Pulver.

Packung: 10 Tabletten zu 0,005; Ampullen zu 1 ccm = 0,01; davon die Hälfte.

Yohyrol. Name für Präparate von Yohimbin hydrochloric. 10 Tabletten zu 0,005.

Zebromal. Äthylester der Phenyldibrompropionsäure, wasserunlöslich, 47,5% Brom. Wie Bromkali 3—8 g am Tage.

Kindern: Mit 1—5 Jahren tägl. 0,25; mit 5—10 Jahren tägl. 0,5.

Packung: 20 Tabl. zu 1,0.

Zedoariae Rhizoma. Von Curcuma Zedoria, Zittwerwurzel. Aromatikum.

Zinci Collemplastrum.

Zinkkautschukheftpflaster (Wollfett 268; Kopaivabalsam 32; Zinkoxyd 144; Veilchenwurzel 55; Kautschuk 100, Benzin 720). Adstringierendes Pflaster.

S. Zincum oxydatum.

Zinci Pasta.

Zinkpaste (Zinc. oxydat., Amyl. āā 25; Vaselin. 50). Adstringierende Paste.

Zinc. Pasta salicylata. (Ac. salicyl. 1; Past. Zinc. ad 50.)

Zinci Unguentum.

Zinksalbe (Zinc. oxydat. 1; Adip. suill. 9). Adstringierende Salbe. S. Zincum oxydatum.

Zincum aceticum. Essigsaures Zink (bis 25% löslich). Wie Zincum sulfuricum, s. dort.

Zincum chloratum. Chlorzink. Zerfließliches, leicht wasserlösliches (bis 70%) Salz. Wirkt von allen Zinksalzen am stärksten ätzend. Daher ist die Anwendung eine beschränkte. Früher viel verwandt. Der Ätzschorf ist zerfließlich, daher geht die Ätzung in die Tiefe und ist nicht scharf begrenzt. Als Ätzpaste mit Rad. Althaeae pulv. oder Amylum āā und etwas Glyzerin aufgetragen, wirkt die Ätzung ungefähr so tief als die Schicht der Paste beträgt. Immerhin sind unangenehm tiefe Ätzungen vorgekommen; auch zu Allgemeinvergiftung kann es kommen, da die Zinkalbuminate löslich in den Körperflüssigkeiten sind. Zu Spülungen und Waschungen. Rp. Zinc. chlorat., Aq. dest. āā 150,0. MDS. 1 Teelöffel auf 1/4 Liter Wasser. Äußerlich! Zu Spülungen.

Intoxikation: Nierenentzündung und Herzlähmung, auch Lähmung der Muskulatur.

Therapie der Intoxikation bei innerer Aufnahme: Tannin, Schleim, Eiweiß, Opium.

Zincum oxydatum.

Zinkoxyd. Weißes, unlösliches Pulver.

Wirkung: Zinkoxyd wirkt adstringierend, austrocknend auf Wunden, Exkoriationen usw. Innerlich gilt es als krampfwidriges Mittel, z. B. bei Epilepsie.

Indikationen: Bei Ekzem, Hautreizungen als Streupulver, als Salbe, als Paste in ausgedehnter Anwendung. Auch als Zinkleim bei Reizzuständen der Haut, zum Schutz überhäuteter Unterschenkelgeschwüre usw. Innerlich bei Epilepsie und Eklampsie (Erfolg zweifelhaft).

Rezeptur:

Rp. Zinc. oxydat. 5,0
Amyl. tritic. 10,0
MDS. Streupulver.

Rp. Zinc. oxydat.
Amyl. āā 7,5
Vaselin. flav. ad 30,0
M. f. pasta. DS. Zinkpaste.

Rp. Zinc. oxydat.
Bismut. subnitric. āā 2,0
Ung. lenint. ad 20,0
MDS. Salbe (wenn Hautreizung durch vorherige Behandl. eingetreten ist).

Rp. Zinc. oxydat. 60,0
Ol. olivar. 40,0
MDS. Lassarsches Zinköl.

Rp. Zinc. oxydat.
Amyl.
Glycerin.
Aq. dest. āā 25,0
MDS. Schüttelmixtur. Umgeschüttelt aufzupinseln (beginnendes Ekzem).

Rp. Zinc. oxydat. 50,0
Liq. carbon. deterg. 20,0
Aq. dest. ad 100,0
MDS. Umgeschüttelt aufzupinseln. Hautreizungen, Ekzem.

Rp. Zinc. oxydat.
Gelatin. āā 15,0
Glycerin. 25,0
Aq. dest. 45,0
MDS. Zinkleim. Im Wasserbade erwärmen und aufzupinseln.

Rp. Zinc. oxydat. 30,0
Bismut. subnitric. 10,0
Glycerin. 20,0
Aq. dest. ad 100,0
MDS. Umgeschüttelt aufzupinseln, Ekzem.

Rp. Bismut. subnitric. 0,2
Balsam. peruv. 0,1
Zinc. oxydat. 0,2
Ol. Cacao 2,0
M. f. supp. D. tal. dos. No. X. S. bei Hämorrhoiden oder Afterfissuren.

Rp. Anästhesini 0,2
Zinc. oxydat. 0,2
Balsam. peruv. 0,1
Ol. Cacao 2,0
M. f. supp. D. tal. dos. No. X. S. bei schmerzenden Fissuren.

Innerlich: Rp. Zinc. oxydat. 5,0; Pulv. et Succ. Liquirit. q. s. ut f. pil. No. 50. DS. 3mal tägl. 1 Pille bis 5mal tägl. (Epilepsie). — Oder Rp. Zinc. oxydat. 5,0; Extr. Bellad.; Rad. Valerian. āā 0,5. M. f. pil. No. 50. S. 3mal tägl. 1—2 Pillen (Epilepsie).

Zincum sulfocarbolicum. Fast geruchlose Kristalle, in Wasser leicht löslich (bis 33%). Adstringens zur Injektion bei Gonorrhoe in späteren Stadien nach Abtötung der Gonokokken durch Silberpräparate. Rp. Sol. Zinc. sulfocarb. 0,5—1,0 : 200,0. DS. Zur Injektion in die Harnröhre.

! Zincum sulfuricum!

Zinksulfat. Farblose Kristalle, die an der Luft verwittern. Wirkt adstringierend, in höheren Konzentrationen ätzend. Innerlich als Brechmittel besser durch Cuprum sulfuricum zu ersetzen. Max. dos. 1,0! pro dosi et die. Diese leicht löslichen Zinksalze können

Intoxikation veranlassen: Nephritis und Herzlähmung neben örtlicher Reizung des Magen-Darmkanals.

Therapie der Intoxikation: Eiweiß, Milch, Tannin, Magenspülung, Schleim, Opium.

Rezeptur: Äußerlich: Vorzügliches Adstringens für das Auge und zur Nachbehandlung der Gonorrhoe nach Abtötung der Gonokokken durch Silberpräparate. Zum Pinseln bei Aphthen (2%).

Rp. Zinc. sulfuric.	0,05—0,1	Rp. Sol. Zinc.	
Aq. dest.	20,0	sulfuric.	0,5—1,0 : 200,0
MDS. Augentropfen (Katarrh).		DS. Zur Injektion in die Harnröhre.	

Cave: Plumbum aceticum (= Fällung). — Alkaloide (= Fällung).

Zincum valerianicum. Baldriansaures Zink. Weiße, glänzende Kristalle, in Wasser schwer löslich. Innerlich zu 0,02—0,05 in Pillen gegen Hysterie und Epilepsie angewandt.

Zinkperhydrol. Zinksuperoxyd und Zinkoxyd āā. Wirkt adstringierend, desinfizierend, desodorierend. Als Streupulver 20% (mit Talkum) oder Salben 15—20%.

Zingiberis Rhizoma. Von Zingiber officinalis, Ingwer. Stomachikum. Aromatikum.

Zingiberis Sirupus und Tinctura. Ingwersirup und -Tinktur. Aromatikum. Korrigens.

Zymin. Dauerhefepräparat. Innerlich zu 1,0. Auch mit Zucker āā gegen Gonorrhoe in die Vagina einzubringen. S. Faex medicinalis.

Abkürzungen beim Rezeptschreiben.

Von **Professor Dr. E. Frey,** Marburg.

Recipe = Rp. R. Rc.

Form der Basis, des Adjuvans, Korrigens und Konstituens:

Rhizomatis = Rhiz.
Radicis = Rad.
Ligni = Lig.
Corticis = Cort.
Foliorum = Fol.
Herbae = Herb.
Seminis = Sem.
Florum = Flor.
Stipitum = Stip.
Summitatum = Summ.
Tuberum = Tub.
Resinae = Res.
Olei = Ol.

der Zubereitung:

Aquae = Aq.
Liquoris = Liq.
Solutionis = Sol.
Decocti = Dec. Dct.
Macerationis = Mac.
Infusi = Inf.
Tincturae = Tct. Tt.
Sirupi = Sir.
Emulsionis = Emuls.
Extracti = Extr.
Pulveris = Pulv.
Unguenti = Ungt.
Pastae = Past.
Pastillos = Past. (z. B. Rp. Past. Rhiz. Rhei (0,25) No. X.; s. a. unter Misce)
Trochiscos = Troch. (s. unter Pastillos und unter Misce)
Capsulas gelatinosas cum = Caps. gel. c. (z. B. Rp. Caps. gel. c. Oleo Ricini (1,0) No. X.; s. a. unter Misce)
Capsulas amylaceas = Caps. amyl. (s. unter Caps. gel. und unter Misce)
Tabulettas = Tabl. (s. unter Pastillos und unter Misce)
concisi, -sae, -sorum, -sarum = conc.
pulverati, -tae, -torium, -tarum = pulv.
grosso modo pulverati etc. = gr. m. pulv.
subtilissime pulverati etc. = subt. pulv.
diluti = dil.
concentrati = conc.
contusi, -sae, -sorum, -sarum = cont.
compositi, -tae = comp. oder cp.

Arbeiten:

coque cum = coq. c. (z. B. coq. c. Aquae 150,0)
coque ad remanentem colaturam = coq. ad. rem. col. (z. B coq. c. Aq. q. s. ad rem. col. 150,0)
infunde = inf. (cum etc. wie coque)
macera = mac.
cola = col.
filtra = filtr.
decanta = dec.
sterilisa = steril.
consperge = consp. (z. B. Spiritus)

Zeit:

per horas 24 = p. h. 24 (z. B. mac. p. h. 24)

deinde adde = d. adde
colaturae adde = col. adde
sub finem coctionis = s. f. coct.
post refrigerationem = p. refr.

Maß
guttam I = gtt. I
guttas II = gtt. II
ana = āā oder aa
quantum satis = q. s. (z. B. ad solutionem oder ut f. pil. No.)
quantum suffucit = q. s.
Numero = No. oder Nr.

Misce = M.
fiat, fiant = f.
pulvis (pulv. oder p.); pulvis subtilis (pulv. subt. oder p. subt.); pilula oder pilulae (pil.); solutio (sol.); emulsio emuls.); saturatio (sat.); bolus oder boli (bol.); pastilla oder pastillae (past.); tabuletta oder tabulettae (tabl.); suppositorium (supp.); globulus (glob.); bacillus oder bacilli (bac.); unguentum (ungt.); pasta (past.); emplastrum (emplast.)
fiat lege artis = f. l. a.
(Rp.) massae pilularum quantum satis ut fiant pilulae No. 30 = Mass. pil. q. s. ut f. pil. No. 30. — Spiritus q. s. ut f. pil. — Gummi arab. q. s. ut f. emuls.
divide in partes aequales No. X = div. in p. aeq. No. X oder d. in p. aeq. No. X.

Schlußarbeiten:
obduce argento foliato = obd. arg. fol. (bei Pillen)
consperge Lycopodio = consp. Lyc.
extende supra linteum oder corium = ext. s. lint. od. cor. (bei Pflastern)
sterilisa, filtra s. o.

Da = D.
tales doses = tal. dos. oder t. d. (z. B. No. V.)
ad scatulam = ad scat.
Da tales doses No. V ad chartam ceratam, ad capsulas gelatinosas etc. = D. tal. dos. No. V ad chart. cer. oder ad caps. gel. Oder D. t. d. etc.
ad vitrum = ad vitr.
ad vitrum nigrum = ad vitr. nigr.
ad vitrum amplum = ad vitr. ampl. (zur subkutanen Injektion)
ad vitrum nigrum amplum = ad vitr. nig. ampl.
ad vitrum cum epistomio vitreo = ad vitr. c. epist. vitr.
ad vitrum guttatum = ad vitr. gutt.
ad ollam albam = ad oll. alb.
ad ollam griseam = ad oll. gris.
sub signo veneni = s. s. venen.

Signa = S.
suo nomine = s. nom.
ad usum internum = ad us. int.
ad usum externum = ad us. ext.
ad usum proprium = ad us. pr.
pro medico = pro med.
cum formula = c. f.

---

1 Eßlöffel = 15 g
1 Kinderlöffel = 10 g
1 Teelöffel = 5 g
20 Tropfen = 1 g.

Verzeichnis der Arzneigruppen nach ihrer Wirkungsweise geordnet.

Von **Professor Dr. E. Frey,** Marburg.

I. Exzitantien.

A. Subkutan.

Aether sulfuricus
Adrenalin s. Suprarenin, Arterenol, Atrabilin, Paranephrin, Epinephrin, Epirenan.
Atropin
Camphora, camphorat. Oleum
Coffein, C. Natr.-Benz.
(Digitalispräparate, s. auch diese)
(Natrium chloratum-Lös. und Normosal als Infusion)
Strychninum nitricum
Suprarenin

B. Innerlich.

Aether aceticus
Cadechol
Camphora
Coffeinum
Colae Nuces, Extr. fluidum, Sirupus
Kolanin
Moschus
Spiritus aethereus
Spiritus aetheris nitrose
Spiritus, e Vino, e Saccharo, e Oryza
Strychninum nitricum

C. Zum Riechen.

Ammonium carbonicum
Liquor Ammonii caustici

D. Zum Einreiben.

Sinapis Spiritus, Senfbad und andere Hautreizmittel S. 256.

E. Des Atemzentrums.

Besonders:
(Alkohol)
Atropin
Lobelin
Suprarenin

II. Bei schlechtem Ernährungszustande.

A. Nährmittel.

1. Innerlich.

a) Eiweiß:
Eiweiß s. Stokesche Mixtur bei Spiritus e Vino (Kognak 50—100; Eigelb 1; Zimtwasser 150. Umschütteln. Stündlich 1 Eßlöffel)
Eucasin, 2 Eßlöffel auf eine Suppe
Hygiama, löffelweise in Wasser
Kefir, Kumys, glasweise
Lactagol, löffelweise in Wasser,
Protylin in Tabletten
Sanatogen, löffelweise in Wasser
Somatose, löffelweise in Wasser.
Yoghurt, schalenweise

b) Kohlehydrate:
Lactis Saccharum
Laevulose (Diabetiker)
Lichen islandicus (Stärke)
Maltyl
Malti Extractum
Hediosit (Diabetes)

c) Fette:
Fucol (Lebertran)
Gadol (Lebertran)
Oleum jecoris aselli

d) Akzessorische Nährstoffe:
Cochleariae Herba
Oleum jecoris aselli, Fucol, Gadose
Orypan (aus Reiskleie)

e) Lezithin:
Biocotin
Bioson
(Calcium glycerinophosphoricum)

(Candiolin)
Lecithin

2. Nährklistier.

Erepton, abgebautes Eiweiß: 20 g + 20 g Malzzucker zu 100 Wasser. 3—4 solche Klistiere
Nährklistier nach Boas: 250 g Milch, 2 Gelbeier, 1 Messerspitze Salz, 1 Eßlöffel Rotwein, 1 Teelöffel Kraftmehl, 5—10 Tropfen Opiumtinktur. 1 bis 4 mal täglich.
Nährklistier nach Ewald: 2—3 Eier mit Wasser verquirlt, in eine Traubenzuckerlösung ($^1/_2$ Tasse 20%) eingerührt, welcher vorher 1 Messerspitze Kraftmehl und 1 Glas Rotwein zugesetzt wurde und welche aufgekocht wurde. Nach dem Abkühlen Zusatz der Eier und von 1 Teelöffel Pepton.
Nährklistier nach Mathieu: 1 gequirltes Ei, 2 g Kochsalz, 250 bis 300 gekochtes Wasser, 5—10 Tropfen Opiumtinktur; später auf 2 Eier steigen und Wasser zur Hälfte durch Milch ersetzen, auch 10—20 g Dextrin zusetzen.

3. Subkutan.

Calorose in fertiger Lösung (Invertzucker)

4. Intravenös.

Calorose in fertiger Lösung (Invertzucker)

B. Arsen.

1. Innerlich.

Acidum arsenicosum
Arsan
Arsenferratin
Arsenferratose
Arsentriferrin
Arsentriferrol
Euferrol
Kalii arsenicosi Liquor

2. Subkutan.

Arhénal
Arsamon
Astonin
Elarson
Natrium cacodylicum
„ monomethylarsenicicum
Solarson (und Optarson)

C. Phosphor.

Phosphorus lucidus

D. Chinin.

Chinae Cortex
Chinae Extractum aquosum, spirituosum
Chinae Tinctura, Tct. composita
Chinae Vinum
Chininum ferrocitricum
Chininum sulfuricum
Chininum hydrochloricum

III. Nervensystem.

A. Narkotica.

1. Inhalationsnarkose (s. Chloroformium):
Aether sulfuricus
Aether bromatus
Aether chloratus
Chloroformium

2. Subkutan.

Amnesin
Eukodal
Laudanon
Morphinum hydrochloricum
Morphinum sulfuricum
Narcophin
Pantopon
Pavon
Scopolaminum hydrobromicum

3. Innerlich.

Aqua Amygdalarum amararum
Eukodal
Opium
Opii Extractum, Tinctura simplex, Tct. crocata, Tct. bencoica
Laudanon
Pantopon
Pavon
Morphinum hydrochloricum, sulfuricum
Narcophin
Scopolaminum hydrobromicum

B. Analgetica.

1. Anilinderivate.

Acetanilid (Antifebrin)
Apolysin
Aspirophen
Chinaphenin
Citrophen
Exalgin
Lactylphenetidin (Lactophenin) [Maretin]
Phenacodin
Phenocoll
Salocollum
Salophen

2. Salicylderivate.

Acetylin
Acidum acetylosalicylicum (Aspirin)
Acidum salicylicum
Acopyrin
Antipyrin salicylicum
Aspirin, u. A. löslich
Aspirophen
Attritin

Benzacetin
Benzosalin
Diaspirin
Diplosal
Ervasin und Ervasinkalzium
Glykosal
Kalmopyrin
Lithium salicylicum
Natrium salicylicum
Novaspirin
Methylum salicylicum
Pyrenol
Salicin
Saligenin
Salimenthol
Salipyrin
Salochinin
Salocollum

3. Pyrazolonderivate.

Acopyrin
Antipyrin und A. salicylicum s. Pyrazolon
Astrolin
Neopyrin
Neurofebrin
Pyramidon, P. bicamphoratum, salicylicum
Pyrazolonum dimethylamidophenyldimethylicum
Pyrazolonum phenyldimethylicum und P. p. salicylicum
Melubrin
Migränin
Trigemin
Veramon

4. Phenylkarbonsäurederivate.

Acitrin
Artamin
Atophan und Atophannatrium
Hexophan
Isatophan
Lytophan
Novatophan
Paratophan

5. Alkaloide.

Aconiti Tubera, Tinctura
Chininum
Chininum bihydrochloricum
Chininum bisulfuricum
Chininum hydrochloricum
Chininum sulfuricum
Chinaphenin
Chinaphthol
Chineonal
Salochinin
Codeinum, C. phosphoricum
Eukodal
Laudanon
Morphinum hydrochloricum, sulfuricum
Narcophin
Opium, Opii Extr. Tct., crocata, benzoica
Pantopon
Paracodin
Pavon
Peronin
Phenacodin

6. Außerdem.

Asaprol
Chlorylen (Trigeminusneuralgie)
Phenylurethan (Euphorin)
Vaccineurin (bei Neuralgien)

C. Sedativa.

1. Brompräparate.

(Bromwirkung s. Kalium bromatum):
Ammonium bromatum
Bromalin
Bromeigon
Bromglidine
Bromipin
Bromocoll
Calmonal
Kalium bromatum
Lithium bromatum
Natrium bromatum
Sabromin
Sedobrol
Ureabromin
Zebromal

2. Baldrianpräparate.

Bornyval
Gynoval
Valerianae Radix, Tct. Tct. aether.
Validol
Valofin
Valyl
Zincum valerianicum

ferner:

Camphora
Asa foetida, Tct.
Castoreum, Tct.
Neurocardin

3. Indifferente Narkotica.

Acidum diaethylbarbituricum
Acidum dipropylbarbituricum
Adalin
Adamon
Bromoform
Bromural
Chineonal
Eglatol
Euphorin s. Phenylurethan
Luminal
Neuronal
Phenoval
Spiritus
Urethan
Valamin
Veronal und V. Natrium u. die Hypnotica S. 254
Veramon

4. Differente Narkotica.

Codein
Codeonal
Laudanon
Morphin
Narcophin
Neurocardin
Opium, Extr., Tct. croc., bencoic.
Pantopon
Paracodin

Pavon
Duboisinum sulfuricum
Scopolaminum hydrobromicum
(Amnesin in der Geburtshilfe)

5. Kalkpräparate.

(Wirkung s. Calcaria)
Afenil
Calcium bromatum
Calcium chloratum
Calcium lacticum
Calcium phosphoricum
Calcium glycerinophosphoricum
Calcium sulfuricum
Calmagol
Calmonal
Kalzan
Kalzine
Larosan
Sanocalcin
Tricalcol
Ureabromin

D. Hypnotica.

1. Indifferente.

Acidum diaethylbarbituricum (mittel)
Acidum dipropylbarbituricum (stark)
Adalin (mild)
Aleudrin (mild)
Amylenhydrat (mittel)
Aponal (mild)
Bromural (mild)
Chloralum formamidatum (mittel)
Chloralum hydratum (stark)
Codeonal (mittel)
Dial (stark)
Dialacetin (stark)
Diogenal (mittel)
Dormiol (mittel)
Hypnal (mittel)
Isopral (stark)
Luminal (stark)
Nirvanol (mittel)
Paraldehyd (stark)
Medinal (mittel)
Methylsulfonal (mittel)
Phenoval (milde)
Proponal (stark)
Sulfonal (mittel)
Tetronal (mittel)
Trional (mittel)
Urethan (milde)
Valamin (milde)
Veramon (mittel)
Veronal u. V. Natrium (mittel)

2. Differente.

Amnesin
Eukodal
Laudanon
Morphinum hydrochloricum, sulfuricum
Narcophin
Pantopon
Pavon
Piscidiae erythrinae Extractum fluidum
Scopolaminum hydrobromicum

E. Besonderes.

1. Arsen. S. 252.

2. Chinin. S. 252.

3. Verschiedenes.

Coffein bei Migräne
Methylenblau
Gelsemii Tinctura (Neuralgien)
Aconiti Tct. (Neuralgien)
Zincum oxydatum (Epilepsie)
Zincum valerian. (Epilepsie)

IV. Antipyretica

(Fieberbeeinflussung s. Natrium salicylicum und Pyrazolonum phenyldimethylicum; ferner Chininum).

A. Anilinderivate.

Acetanilid (Antifebrin)
Apolysin
Aspirophen
Chinaphenin
Citrophen
Exalgin
Lactylphenetidin (Lactophenin)
(Maretin)
Phenacodin
Phenocoll
Salocollum
Salophen

B. Salicylderivate.

Acetylin
Acidum acetylosalicylicum (Aspirin)
Acidum salicylicum
Acopyrin
Aspirin und A. löslich
Aspirophen
Attritin
Benzacetin
Benzosalin
Diaspirin
Diplosal
Ervasin und E.-Kalcium
Glykosal
Kalmopyrin
Lithium salicylicum
Natrium salicylicum
Novaspirin
Methylum salicylicum
Pyrenol
Pyrazolonum phenyldimethylicum salicylicum
Salicin
Saligenin
Salimenthol
Salipyrin
Salochinin
Salocollum

C. Pyrazolonderivate.

Acopyrin
Antipyrin s. Pyrazolon
Astrolin
Neopyrin

Neurofebrin
Pyramidon, P. bicamphoratum, salicylicum
Pyrazolonum dimethylamido-phenyldimethylicum u. salicylicum
Pyrazolonum phenyldimethylicum und P. ph. salicylicum
Melubrin
(Migränin)
(Trigemin)

D. Phenylkarbonsäurederivate.

Acitrin
Artamin
Atophan
Atophannatrium
Lytophan
Novatophan
Paratophan
Hexophan
Isatophan

E. Alkaloide.

(Aconiti Tubera, Tinctura)
Chininum:
Chininum bihydrochloricum
Chininum bisulfuricum
Chininum hydrochloricum
Chininum sulfuricum
Chinaphenin
Chinaphthol
Chineonal
Salochinin

F. Außerdem.

Asaprol
Phenylurethan

G. Besonderes.

Grippeserum
Typhusserum und Impfstoff
Diphtherieserum
Choleraimpfstoff
Dysenterieserum
Optochin (Pneumonie)

H. Malaria.

1. Chinin.

Chininum hydrochloricum

2. Arsen.

Acidum arsenicosum und die Subkutan-Präparate S. 252
Neosalvarsan
Salvarsan und Salvarsannatrium
Silbersalvarsan

3. Methylenblau.

Methylenum caeruleum
Argochrom

I. Septischen Erkrankungen.

Antistreptococcenserum
Argentum colloidale
Argochrom
Collargol
Elektrocollargol
Eucupinum basicum
Leukogen
Leukofermatin
Lysargin
Opsonogen
Hefe (Faex, Cerolin, Levuretin, Levurinose, Levurine, Xerase, Zymin)

V. Chronische Infektionen.

A. Tuberkulose.

1. Kreosotpräparate.

Benzosol
Duotal
Eosot
Geosot
Guajakolum
Guajakolum carbonicum
Guajakolum valerianicum
Guajacose
Guajasanol
Kalium sulfoguajacolicum
Kalium sulfocresotinicum
Kreosot
Kreosotum carbonicum
Kreosotum valerianicum
Monotal
Sirolin
Styracol
Sulfosot
Tannosal
Thiocoll

2. Zimtsäure.

Acidum cinnamylicum
Balsamum peruvianum
Natrium cinnamylicum
Hetol, Hetocresol
Styracol

3. Gold.

Aurum kalium cyanatum
Krysolgan

4. Tuberkulin.

5. Camphora.

6. Außerdem.

Ammonium sulfoichthyolicum
Ichthalbin
Ichthoform
Lichen islandicus
Jodoforminjektion (lokale Tbc.)

B. Syphilis.

1. Quecksilber.

a) Äußerlich:

Hydrargyri Unguentum cinereum
Kalomelol
(Hydrargyrum bichloratum corrosivum)
Hydrargyrum chloratum (Calomel) (Condylome)
(Hydrargyrum cyanatum)
(Hydrargyrum oxycyanatum)

Oxydatum rubrum und flavum
Hydrargyri Unguentum
H. praecipitati album
Hydrargyrum sulfuratum (Zusatz)
Mercolint
Quecksilberresorbin

b) Intramuskulär:

Asurol
Embarin
Enesol
Hydrargyri Oleum cinereum
Hydrargyrum benzoicum oxydatum
Hydrargyrum bichloratum
Hydrargyrum bijodatum
Hydrargyrum chloratum (Calomel)
Hydrargyrum cyanatum
Hydrargyrum oxycyanatum
Hydrargyrumsalicylicum
Hydrargyrum thymolicum
Hydrargyrum formamidatum
Mercinol
Mercoid
Modenol
Novasurol

c) Innerlich:

Hydrargyrum bichloratum corrosivum
Hydrargyrum bijodatum rubrum
Hydrargyrum chloratum (Calomel)
Hydrargyrum jodatum flavum
Hydrargyrum tannicum
Kalomelol
Mergal
Merjodin
Sozojodolhydrargyrum

2. Arsen.

(Atoxyl)
(Arsacetin)
(Natrium arsanilicum)
(Natrium acetylo-arsanilicum)
Salvarsan (Joha)
Salvarsannatrium
Neosalvarsan
Silbersalvarsan

3. Jod

(s. Jodum u. Kal. jodatum)

Alival
Dijodyl
Eisensajodin
Ferri jodati Sirupus
Jodferratose
Jodfortan
Joddiuretol (Angina pectoris)
Jodglidine
Jodipin
Jodi Tinctura
Jodival
Jodomenin
Jodostearin
Jodum
Jothion
Kalium jodatum
Natrium jodatum
Lithium jodatum
Sajodin
Lipojodin

4. Holztränke.

Sarsaparillae Radix
Sassafras Lignum

VI. Außerdem bei Infektionskrankheiten.

A. Kühlende Getränke.

Acidum citricum
Acidum phosphoricum
Acidum tartaricum
Potio Riveri
Pulvis aerophorus und P. a. anglicus
(Mixtura sulfurica acida)
Saturationes

b. Schwitzmittel.

Ammonii acetici Liquor
Chamomillae Flores
Pilocarpin
Sambuci Flores
Tiliae Flores

C. Gegen Schweiße.

Acetum (äußerlich)
Acetum aromaticum (äußerlich)
Acidum camphoricum
Agaricin
Atropin
Eumydrin
(Picrotoxin)
Salviae Folia

D. Hautreizende Mittel.

Acidum formicicum (als Spiritus formicarum)
Acidum salicylicum
Aether aceticus
Ammonium sulfoichthyolicum
Angelicae Spiritus
Antiphlogistine
Camphora, camphoratus Spiritus
Cantharides, Collodium canth., Emplastrum canth. und perp., Cantharidin, Tct. Ung.
Calami Spiritus, Oleum, Rhizoma
Charta resinosa
Charta sinapisata s. Sinapis Charta
Chloroformium u. Chloroformii Oleum
[Coryfin (Menthol)]
Esterdermasan (Salicyl)
Formicarum Spiritus
Gaultheriae Oleum (Salicyl)
Glykosal (Salicyl)
Hyoscyami Oleum
Jodi Tinctura, Jodvasogen
Jothion
Juniperi Oleum, Spiritus

Lavandulae Oleum, Spiritus
Linimentum ammoniato-camphoratum
Linimentum ammoniatum
Linimentum saponato-camphoratum
Lini Semen (als Wärmeträger)
Melissae Spiritus
Mesotan (Salicyl)
Methylum salicylicum
Mixtura oleoso-balsamica
Monotal (Guajakol)
Perrheumal (Salicyl)
Rheumasan (Salicyl)
Rosmarini Unguentum compositum
Salen (Salicyl)
Salimenthol (Salicyl)
Salit (Salicyl)
Salocresol (Salicyl)
Sinapis Oleum, Semen, Spiritus, Charta
Species aromaticae
Species emollientes
Spiritus saponatocamphoratus
Spiritus Vini gallici
Spirosal (Salicyl)
Tartari stibiati Unguentum
Terebinthinae Oleum, Unguentum
Thymi Herba, Oleum
Unguentum basilicum
Veratrin

E. Bäder.

Äthrole zu Bädern, Duftstoffe
Calami Rhizoma, Abkochung von 200 : 2 Liter Wasser, Zusatz zu einem Bade
Chamomillae Flores 500 bis 750 auf ein Bad, 100 auf ein Fußbad
Furfur tritici, 500—1000 mit 5000 Wasser gekocht, dem Bade zugesetzt
Kalium carbonicum crudum 100—200 auf ein Bad
Kalium sulfuratum 50 bis 100 auf ein Bad (Holzwanne!)
Natrium carbonicum crudum 100—200 auf ein Bad
Natrium chloratum 3%
Sinapis Semen 100 bis 200 in einem Leinwandsäckchen dem Bade zugesetzt
Species aromaticae 1500 auf ein Bad
Thiopinol 125 auf ein Bad

F. Hefe.

Cerolin
Faex
Furunkuline
Levuretin
Levurine
Levurinose
Xerase
Zymin

VII. Lokalanästhetika.

1. Lösliche:

Acoin (Zusatz zu Injektionen)
Alypin (2% Zahnextraktion; 2—10% zu Pinselungen)
Aneson (Acetonchloroform, Zusatz zu Lösungen)
Cocainum hydrochloricum (innerlich, 2% ins Auge; 10% zum Pinseln; 1% zur Injektion zur Leitungsanästhesie; 0,1% zur Infiltration)
Eucainum hydrochloricum (2% ins Auge; 2% zur Zahnextraktion; 0,1% zur Infiltration)
Eucainum lacticum (ebenso; außerdem zur Pinselung 10%)
Eusemin (Cocainlösung)
Holocain (1% ins Auge)
Novocainum hydrochloricum (2—5% ins Auge; 5—10% zum Pinseln in Nase, Kehlkopf; 2% zur Leitungsanästhesie; 1,5% zur Zahnextraktion; 0,5% zur Infiltration; 5% zur Lumbalanästhesie)
Stovain (1% zur Leitungsanästhesie; 4% zur Lumbalanästhesie)
Subkutin (0,1—0,8% zur Injektion)
Tropacocainum hydrochloricum. (3% ins Auge; 5—10% zur Lumbalanästhesie)

2. Unlösliche:

Anästhesin (innerlich und als Pulver)
Cycloform als Pulver
Orthoform (Pulver)
Propäsin (Pulver)

3. Besonderes

(Zahn, Ohr):

Acidum carbolicum (Zahn, Ohr)
Aether sulfuricus (Zahn)
Chloralum hydratum (Zahn)
Chloroform (Zahn)

4. Zur Vereisung.

Aether chloratus
Aether sulfuricus
Methaethyl
Methylum chloratum

VIII. Desinfizientia.

A. Lösliche.

Acetoform (Aluminium, Formaldehyd) Spülung 0,5—2%
Acidum boricum, Spülung, Gurgelungen 2 bis 3%
Acidum carbolicum 2%
Acidum salicylicum 0,1% (und 1% Borsäure) als Wundwasser
Actol (Silber) 0,1% zu Spülungen
Aethrole zu Bädern
Afridolseife (Quecksilber) zum Händewaschen
Albargin (Silber), Urethalinjektion 0,05%
Alformin (Aluminium), 1 Teelöffel auf 1 Liter
Alkohol absolutus
Antinosin, Spülung 2%
Aqua carbolisata 2%
Aqua cresolica 5%
Argentamin (Silber), Augenblennorrhoe 1 bis 5%; Urethra $^1/_2$%
Argentum citricum, Spülung 1 : 4000—1 : 8000
Argentum lacticum (Actol), Spülungen 0,1%
Argentum nitricum, ätzende Pinselung 10% bei Ekzem, Granulationen; Auge 0,1%
Aseptol, 10% zur Rohdesinfektion
Asterol (Quecksilber), 0,2—0,4%
Autan zur Raumdesinfektion
Autoform zur Raumdesinfektion
Calcaria chlorata zur Rohdesinfektion und als Dakinsche Lösung zur Spülung
Camphoroxol (Wasserstoffsuperoxyd)
Creolin, Rohdesinfektion 2—4%; Spülung $^1/_4$ bis $^1/_2$%
Cresolum crudum, Rohdesinfektion 5%; Spülung 2%
Dakinsche Lösung s. Calcaria chlorata
Eucupinum hydrochloricum, Gurgelung 0,1%; zur Injektion 0,5%
Flavizid 1 : 5000 bis 1 : 1000
Formaldehyd solutus $^1/_2$%; zur Rohdesinfektion 10%
Formicin (Formaldehyd) 2%
Grotan (Kresol) 1%
Hydrargyrum bichloratum 0,1%
Hydrargyrum oxycyanatum 0,1%
Hydrogenium peroxydatum $^1/_2$—1% zur Spülung
Jodtinktur zum Anstrich
Itrol (Silber) 1 : 4000
Kalium chloricum, Gurgeln 2—3%
Kalium permanganicum, Spülung 0,1—1%
Liquor Cresoli saponatus, Rohdesinfektion 5%; Spülung 0,2%
Lysoform (Formaldehyd, Kresol) 1—2%
Lysol (Kresol), Spülung, Händewaschen 1 Eßlöffel auf 1 Liter; 1 bis 2%
Mallebrein (Chlorsaures Aluminium), 20 Tropfen aufs Gurgelwasser
Morbicidseife zum Händewaschen (Formaldehyd)
Moronal (Formaldehyd, Aluminium), 2 Teelöffel auf ein Glas Gurgelwasser
Natrium hypochlorosum, Dakinsche Lösung s. Calcaria chlorata
Ortizon (Wasserstoffsuperoxyd) 5 : 50
Paralysol (Kresol), 1%; 1,0 (= 2 Tabletten) : 100
Pergenol (Wasserstoffsuperoxyd fest), 1 Eßlöffel : 100
Perhydrit (Wasserstoffsuperoxyd, fest) 3 : 100 (3 Tabletten)
Perhydrol (Wasserstoffsuperoxyd) 1 : 300
Phobrol (Kresol) $^1/_2$%
Pregl'sche Jodlösung
Pyoctanninum caeruleum 0,1%
Resorcinum 1—2—3%
Sapalkol, Seifenspiritus in Tuben zum Händewaschen
Sapo kalinus, Schmierseife zum Händewaschen
Saponatus Spiritus zum Händewaschen
Saprol zur Abortdesinfektion
Solutol (Kresol) zur Rohdesinfektion
Solveol (Kresol) 1—3%
Sozojodolnatrium 2%
Sozojodolzink 5%
Spiritus 70% zum Händewaschen
Spiritus saponatus zum Händewaschen
Sublamin (Quecksilber) 0,1%
Thymolspiritus zum Anstrich 2%
Trikresol, 1 Eßlöffel: 1 Liter zum Händewaschen
Trypaflavin, Spülung 1 : 4000

Vuzin (Chininderivat), Injektion 1 : 10000
Zincum aceticum, chloratum 1 %
Yatren 5 %

B. Streupulver, desinfizierend und adstringierend:

Almatein
Airol (Wismut, Jod, Gerbsäure)
Amyloform
Aristol
Argentol
Bismal
Bismutum subgallicum
Bismutum subnitricum
Bismutum subsalicylicum
Bismutum tribromphenylicum
Cerussa (Plumbum carbonicum)
Cerussae Unguentum, Emplastrum, Ungt. camph.
Crurin (Wismut)
Dermatol (Wismut)
Ectogan (Wasserstoffsuperoxyd, Zink)
Euguform (Guajakol, Formaldehyd)
Europhen (Jod, Kresol)
Ichtalbin
Ichthoform
Isoform (Jod)
Jodoform
Jodoform, Eka-
Jodoformogen
Jodol
Kino
Lenicet (Aluminium),
Natrium perboricum
Nosophen (Jod)
Noviform (Wismut)
Novojodin (Jod, Hexamethylentetramin)
Omeisan (Bor)
Perhydrolzink (Wasserstoffsuperoxyd)
Pyoctanninum aureum
Sozojodol-Kalium, -Natr.,-Hydrarg.,-Zink
Tannal (Albuminium, Gerbsäure)
Tannargentan (Argentum, Gerbsäure)
Tannoform (Gerbsäure, Formaldehyd)
Thioform
Tumenol pulv.
Vioform (Chinolin, Jod)
Xeroform (Wismut)
Zincum oxydatum
Thiolum siccum
Yatren (mit Propaesin)
Yatren (mit Talcum)

C. Wundspülung (und Umschläge, desinfizierend und adstringierend).

Acetoform 0,5—2 %
(auch Umschlag)
Acidum boricum 2—3 % (auch Umschlag)
Acidum carbolicum $1\frac{1}{2}$ %
Acidum salicylicum 0,1 % + 1 % Borsäure (auch Umschlag)
Actol 1 : 1000
Alformin 0,5 % (auch Umschlag)
Alsol 3 % (auch Umschlag)
Alumen 1—5 % (auch Umschlag)
Aluminium acetico-tartaricum 3 % (auch Umschlag)
Alumnol 1—2 % (auch Umschlag)
Antinosin 2 %
Aqua carbolisata (ist 2 %) aufs 4fache verdünnt
Aqua cresolica (ist 5 %) aufs 4fache verdünnt
Argentum citricum 1 : 8000—1 : 4000
Argentum lacticum 1 : 1000
Argentum nitricum 1 : 3000 (Blase)
Boral 5 % (auch Umschlag)
Calcaria chlorata als Dakinsche Lösung
Chamomillae Flores 5 bis 10 % (auch Umschlag)
Chinosol 0,1 % (auch Umschlag)
Creolin $\frac{1}{4}$—$\frac{1}{2}$ %
Cresol $\frac{1}{2}$ %
Dakinsche Lösung s. Calcaria Chlorata
Grotan $\frac{1}{2}$ %
Hydrogenium peroxydatum $\frac{1}{2}$—1 %
Itrol 1 : 4000
Lacalut 1—2 % (auch Umschlag)
Liquor Aluminii acetici 2 Eßlöffel auf $\frac{1}{4}$ Liter (auch Umschlag)
Liquor Cresoli saponatus $\frac{1}{2}$ %
Lysoform 1 %
Lysol 1 %
Pergenol 10 %
Perhydrit 3 %
Perhydrol 3 %
Plumbi Aqua
Plumbi subacetici Liquor, 1 Teelöffel auf $\frac{1}{4}$ Liter
Preglsche Jodlösung
Moronal, 2 Teelöffel auf $\frac{1}{4}$ Liter
Tannalum solubile 1 %
Trypaflavin 1 : 4000
Vuzin 1 : 10000
Zincum chloratum 1 %
Yatren 5 %

IX. Haut.

A. Salbengrundlagen.

Acidi borici Unguentum
Adeps suillus
Adeps benzoatus
Adeps Lanae anhydricus
Adeps Lanae cum Aqua
Arachidis Oleum
Balsamun peruvianum
Cacao Oleum

Cera alba, flava
Ceresin (= Paraffinum solidum)
Cetaceum
Eucerin (Paraffinum + Cholesterin)
Euvaselin (Vaselin + Paraff. solid.)
Gadose (aus Lebertran)
Gelatina
Lanolin
Mollin (überfettete Seife)
Mattan (Vaselin)
Mitin (Emulsion)
Olivarum Oleum
Papaveris Oleum
Paraffinum solidum, liquidum
Resorbin (Wachs, Mandelöl, Seife, Lanolin)
Sapene (flüssige Seifen)
Sapo kalinus
Sebum ovile, salicylatum
Unguentum cereum, diachylon, Glycerini, leniens, molle
Vaselinum album, flavum
Vasenol (Vaselin, Wachs)
Vasogen (Vaselin, wasseraufnahmefähig)
Vasolimente (Liniment, Vaselin)
Zinci Pasta, Unguentum

B. Pudergrundlagen.

Acidum boricum
Amylum oryzae
Amylum tritici
Bolus alba
Lycopodium
Magnesium carbonicum
Talcum
Zincum oxydatum s. adstringierende Pulver S. 259

C. Emplastra.

Cantharidatum Emplastrum
Cerussae Emplastrum
Colla piscium
Collemplastra
Collodium
Collodium elasticum
Chirosoter
Emplastrum adhaesivum, anglicum
Emplastrum fuscum camphoratum
Emplastrum saponatum
Emplastrum saponatum salicylatum
Gaudanin
Gutta percha
Guttaplaste
Leukoplast
Lithargyri Emplastrum
Mastix
Mastisol
Tragacantha
Traumaticin
Zinci Emplastrum
(Colophonium, Galbanum, Damar)

D. Überhäutung.

Amidoazotoluol
Argentum nitricum
Azodermin
Azodolen
Camphoratum Vinum
Granugenol
Pellidol
Scharlachrot

E. Ätzmittel.

Acidum arsenicosum (Lupus)
Acidum carbolicum (Ulcus molle)
Acidum chromicum (Nase)
Acidum trichloraceticum (Kondylome)
Argentum nitricum
Argentum nitricum cum Kalio nitrico
Calcaria usta
Dianol (Larynx)
Kali kausticum fusum
Kalium permanganicum
Zincum chloratum

F. Warzen.

Acidum nitricum, fumans
Acidum salicylicum
Acidum trichloraceticum
Argentum nitricum
Chloralhydrat
Guttaplast mit Acid. arsenic., Hg
(Kondylome: Hydrargyrum chloratum)

G. Schwielen.

Acidum salicylicum
Emplastrum saponatum
Emplastrum saponatum salicylatum
Guttaplast mit Salicyl, Kreosot
Guttaplast mit Salicyl, Extr. Cann.
Kali causticum (Nägel)
Kalium carbonicum (Bad)
Pix liquida
Naphthol
Resorcin

H. Narbenerweichend.

Fibrolysin
Thiosinamin

I. Sommersprossen.

Hydrargyrum bichloratum
Naphthol

K. Enthaarung.

Barium sulfuratum

L. Schweiß.

Acidum salicylicum
Acidum chromicum
Acidum tannicum
Alumen
Formaldehyd solutus
Kalium chromicum
Tannoform

M. Erfrorene Haut.

Acidum tannicum
Alsol
Aluminium acetico-tartaricum
Aristol
Calcaria chlorata

Camphora
Cerussae Unguentum camphoratum
Thiol

N. Juckstillend.

Acetum, aromaticum
Acidum aceticum dilutum
Acidum carbolicum
Ammonium sulfoichthyolicum
Aqua Calcis
Balsamum peruvianum
Bromocoll
Menthol
Monotal
Pix. s. Teerpräparate S. 261
Tumenolammonium
Thiocol

O. Antiparasitär (gegen größere Schmarotzer).

1. Kopfläuse.

Sabadillae Acetum s. Acetum Sabadillae

2. Filzläuse.

Hydrargyri Unguentum cinereum
Hydrargyri praecipitati albi Unguentum

3. Krätze.

Balsamum peruvianum
Benzol
Perugen
Peruol
Ristin
Naphthol
Styrax
Sulfur
Thigenol

P. Desinfizierend (Akne, Furunkulose).

Acidum boricum
Acidum carbolicum
Acidum salicylicum
Cerolin (innerlich, Furunkulose)
Faex medicinalis (innerlich, Furunkulose)
Furunkuline (innerlich, Furunkulose)
Hydrargyri Emplastrum (Furunkel)
Guttaplast mit Hg (Furunkel)
Jodi Tinctura (Furunkel)
Levuretin (innerlich, Furunkulose)
Levurine, Levurinose (innerlich, Furunkulose)
Naphthol (Akne)
Resorcin (Akne, Comedonen)
Sudian (Akne)
Sulfidal (Akne)
Sulfoid (Akne)
Sulfur (Akne)
Thiopinol (Akne)
Xerase (Furunkulose, innerlich)
Zymin (Furunkulose, innerlich)

Q. Antiparasitär, schuppend, reduzierend.

1. Chrysarobin (Psoriasis, Herpes tonsurans).

Anthrarobin
Cignolin
Chrysarobin
Lenirobin
(Traumaticin)

2. Pyrogallol (Psoriasis, Ekzem).

Eugallol
Guttaplast mit Pyrogallol
Lenigallol
Pyrogallol
Pyrogallol oxydatum

3. Teer (Ekzem).

Anthrasol
Ammoniumsulfoichthyolicum
Empyroform
Carbonis Liquor detergens
Lianthracis Oleum
Naphthalan
Pix liquida
Rusci Oleum
(s. a. Sulfur)
Thigenol
Thiol
Thiopinol
Tumenolammon

4. Ferner.

Naphthol
Resorcin
Epicarin

5. Kopfwasser.

Cantharidum Tct. (als Zusatz)
Chinin
Chamomillae Flores
Chloralhydrat
Acidum carbolicum
Acidum salicylicum
Balsamum peruvianum
Benzoes Tinctura
Captol
Resorcin
Tannobromin
Sulfur

Humaysolan (bei Haarschwund innerlich)

Ekzem: außerdem:

Argentum nitricum (nässend)
Lithargyrum
Plumbum
Cerussa
Hydrargyri praecipitati Unguentum
(Lycopodium)
Zincum oxydatum

X. Schleimhäute.

A. Auge.

1. Anästhetika.

Acoin 0,1%
Cocainum hydrochloricum 2%
Holocain 1%
Novocainum hydrochloricum 2—5%
(Foeniculi Aqua)

2. Pupillenerweiternd.

Atropinum sulfuricum ½—1%
Atropinum methylobromatum ¼%
Duboisinum sulfuricum ½—1%
Ephedrinum hydrochloricum 10%
Eumydrin 1—5%
Euphthalmin 2—5%
Homatropin 1%
Mydrin 10%
Scopolaminum hydrobromicum 0,1%

3. Pupillenverengernd.

Arecolinum 1%
Eserin = Physostigmin
Physostigminum salicylicum 1/10—½%(sulf.)
Physostol
Pilocarpinum hydrochloricum 2%

4. Antiseptika

s. allgemeine. S. 258.
Acidum boricum 2%
Albargin 1%
Argentamin 1—5% (Blennorrhöe)
Argentum nitricum 0,1% Tropfen
Argentum nitricum ½ bis 1% zum Betupfen
Argentum proteinicum 5—10% zum Betupfen 1% Tropfen
Argonin 2%
Argyrol 15% (Blennorrhoe)
Blenolenicetsalbe
Borax 2%
Choleval 1%, Prophylakticum
Cupricitrol (Salbe bei Trachom)
Cuprol 1—5%(Trachom)
Cuprum aluminatum (Stift, Trachom)
Cuprum aluminatum bis ½% (Trachom)
Cuprum sulfuricum 2% Trachom, Stift bei Trachom)
Cusylol ⅓—5% (Trachom)
Hydrargyrum bichloratum 0,1%
Hydrargyrum chloratum vapore parat. zum Einstäuben
Hydrogenium peroxydatum 1%
Hydrargyrum oxydatum flavum und rubrum in Salben bei Lidekzem, Hordeolum
Hydrargyrum praecipitatum album (Lidekzem)
Ichthargan 2%(Blennorrhoe)
Jodoformsalbe
Optochin 2% (Pneumococcen)
Protargol 1%, 5—10% zum Betupfen
Unguentum ophthalmicum, comp.
Sophol 4%, Prophylaktikum
Zincum sulfuricum 0,25%

B. Mund, Rachen.

1. Pinseln.

Acetum pyrolignosum (Pharyngitis)
Acidum gallicum (25% in Glycerin)
Acidum lacticum (Ätzmittel bei Kehlkopftuberkulose)
Acidum lacticum 3% (Pinselung)
Acidum trichloraceticum ½% (Pharyngitis)
Acidum salicylicum (3% in Glycerin) (Stomatitis ulcerosa)
Argentum proteinicum 1% (Soor)
Borax 20% in Glycerin (Aphthen)
Bromol 4% in Glycerin
Dianol (Ätzmittel bei Kehlkopftuberkulose)
Jodi Tinctura
Kalium permanganicum 0,5% (Soor)
Ratanhiae Tinctura
Resorcin 1—2% (Kehlkopfpinseln)
Zincum sulfuricum 2% (Aphthen)

2. Mundspülwasser, Gurgeln.

Acidum boricum 3%
Acidum tannicum 2%
Aluminium aceticotartaricum 1—3%
Alsol 1—3%
Alumen 1—5%
Asaprol 5%
Benzoes Tinctura, Tropfen und Wasser
Borax 2—3%
Catechu 3%
Chinosol 0,1%
Eucupinum hydrochloricum 0,1% (Bazillenträger)
Flavicid 0,02%(Bazillenträger)
Gallarum tinctura, Tropfen ins Wasser
Hydrogenium peroxydatum solutum (3%) 1 Teelöffel auf 1 Glas

Kali chloricum 2—3%
Kalium permanganicum 0,1%
Liquor Aluminii acetici (10 Tropfen auf 1 Glas)
Lysol 0,15%
Mentholmundwasser
Myrrhae Tinctura, Tropfen und Wasser
Pergenol 10%
Perhydrit 3%
Perhydrol 3—10%
Phenylum salicylicum, 5% in Spiritus, davon 1 Teelöffel auf 1 Glas
Ratanhiae Tinctura, 20 Tropfen auf 1 Glas
Mallebrein, 1 Teelöffel auf 1 Glas
Moronal, 1/2 Teelöffel auf 1 Glas
Salviae Folia, Gurgeltee
Salol 5% in Spiritus, davon 1 Teelöffel auf 1 Glas
Tannal solubile 1%
Thymol 0,1% in Spiritus, 20 Tropfen auf 1 Glas
Yatren 5%

3. Verschiedenes.

Cesol gegen Durst
Cocain, Orthoform usw. Lokalanästhetika
Coryfin (Menthol)
Formamint, prophylaktisch

4. Inhalation s. Respirationsorgane. S. 263.

5. Zahneinlage.

Acidum arsenicosum
Acidum carbolicum
Aether sulfuricus
Caryophyllorum Oleum
Chloralum hydratum
Chloroform
Cocain s. Acid. arsenicosum
Guajaci Tinctura (zum Verkleben)
Kreosoti
Menthol
Mastix (Zahnkitt)

6. Zahnpulver.

Calcium carbonicum praecipitatum
(Givasan, Quillajae Cortex, Sapo, Saponin)

C. Nase und Ohr.

1. Einblasungen.

Acidum benzoicum
Acidum boricum
Acidum tannicum 10% (Nasenbluten)
Alumen 50%
Bismutum subnitricum, subgallicum, subsalicylicum, tribromphenylicum
Boral 5—10%
Cocain
Estoral
Mentholschnupfpulver
Quillajae Cortex (Ozäna)
Xeroform

2. Tropfen.

Argentum proteinicum 3—10% (Schnupfen)
Argentum nitricum 5 bis 10% zum Betupfen von Granulationen im Ohr
Glycerin (Ohr)
Resorcin 1/2—1% zum Nasenspülen bei Diphtherie, 3—5% als Ohrtropfen
Mentholöl 10% (Ohr)
Spiritus 30% (Mittelohrkatarrh, chronisch)
Formaldehyd solutus 15 Tropfen auf 1 Liter (Mittelohreiterung)
Hydrogenium peroxydatum 1/2%
Pergenol, Perhydrit, Perhydrol
Natrium carbonicum 2% (Erweichen von Cerumenpfröpfen)
Saponininhalation 2% (Ozäna)
Mentholchloroforminhalation bei Schnupfen

3. Verschiedenes.

Ferripyrinwatte bei Nasenbluten
Formanwatte bei Schnupfen
Acidum chromicum, Ätzung bei Nasenbluten
Ac. boric. u. Ac. salicyl. zur Nasenspülung

XI. Respirationsorgane.

A. Inhalation.

Acidum boricum 1/2%
Acidum lacticum 3% (Lösen von Diphtheriemembranen)
Alumen 1—2% (Laryngitis)
Anästhesin 5%, Emulsion zur Schmerzstillung bei Kehlkopfgeschwüren
Aqua Calcis 50% (Lösen von Diphtheriemembranen)
Balsamum peruvianum mit Spiritus aa (Bronchitis)
Ammonium chloratum 0,5% (Bronchitis)
Ammonium carbonicum 0,5% (Bronchitis)
Charta nitrata (Asthma)
Chininum hydrochloricum 0,5% (Keuchhusten)
Cupressi Oleum (Keuchhusten)

Limonen, 15—30 Tropfen auf heißes Wasser, die Dämpfe davon
Natrium chloratum 0,8 bis 0,9% (katarrhalische Zustände)
Terebinthinae Oleum auf heißem Wasser, die Dämpfe davon (Bronchitis, Bronchoblennorrhoe, Bronchiektasen, Diphtherie)
Natrium benzoicum 5% (Bronchitis)
Natrium bicarbonicum 1% (Bronchitis)
Pix; Picis Aqua mit Aqua aa (Bronchorrhoe)
Pyridin (Asthma)
Saponin 1% (Kurz! bei trockenem Katarrh)
StramoniiFolia (Asthma)
Thymol 0,1% (Diphtherie)
Vaporin (1 Eßlöffel auf Wasser im Zimmer verdampft)

B. Expektorantien.

Acidum benzoicum
Ammonii Liquor anisatus
Ammonium chloratum
Anisi Fructus, Oleum (Species pectorales)
Apomorphinum hydrochloricum
Elixir e Succo Liquiritiae
Ipecacuanhae Pulvis opiatus
Ipecacuanhae Radix, Tinctura, Vinum, Sirupus
Kalium jodatum
Liquiritiae Radix, Succus, Sirupus
Natrium benzoicum
Natrium jodatum
Pulvis Ipecacuanhae opiatus
Pulvis Liquiritiae compositus
Pyrenol
Quillajae Cortex
Senegae Radix, Sirupus
Species pectorales
Stibium sulfuratum aurantiacum
Sulfur
Tartarus stibiatus
Terpinol
Terpinhydrat
Toramin

C. Reizmildernd, gegen Husten.

Aethylmorphinum hydrochloricum
Althaeae Radix, Sirupus (Schleim)
Amygdalae dulces(Emulsion)
Balsamum peruvianum
Carrageen (Schleim)
Codeinum phosphoricum, Codeini Sirupus
Diacetylmorphinum
Dionin
Eukodin
Eukodal
Gummi arabicum, Mucilago (Schleim)
Heroinum hydrochloricum
Laudanon
Opium
Morphinum hydrochloricum
Narcophin
Oxycamphora
Pantopon
Paracodin
Peronin
Pulvis Ipecacuanhae opiatus

D. Asthma.

Adrenalin
Atropinum sulfuricum
Belladonnae Extractum
Calciumpräparate s. Sedativa S. 254
Charta nitrata (Inhalation)
Lobeliae Tinctura
Epirenan, Epinephrin
Paranephrin
Pituglandol
Pituitrin
Hypophysensubstanz
Hypophysin
Hyoscyami Extractum
Jodpräparate s. S. 256
Jodopyrin
Kalium jodatum
Kalium nitricum (Papier)
Natrium jodatum
Pyridininhalation
Quebracho Lignum, Tinctura
Stramonii Folia, Tinctura
Suprareninum hydrochloricum (und die anderen Nebennierenpräparate)
Uzara

E. Keuchhusten.

Adalin
Antipyretica
Antipyrinum amygdalicum
Antispasmin
Belladonnae Extractum
Brom s. Sedativa S. 253
Calcium s. Kalkpräparate unter Sedativa S. 254
Chinidinum tannicum
Chininum
Aristochin
Chinaphenin
Chineonal
Chininum hydrochloricum, sulfuricum
Chininum bihydrochloricum, bisulfuricum
Chininum tannicum
Euchinin
Eusipin
Cupressi Oleum (Inhalation)
Droserin
Eucalypti globuli Tinctura

Eulatin
Pertussin
Pyramidon
Pyrazolonum dimethylphenylicum etc.
Tussol
Vaporin (Inhalation)

F. Pneumonie.

Camphora
Optochin
Pneumococcenserum

XII. Digestionstraktus.

A. Amara und Aromatika (Stomatika).

Absinthii Herba, Extractum, Tinctura
Aloes Tinctura und composita
Aurantii Fructus, Flores, Elixier, Tinctura
Berberin
Calami Oleum, Rhizoma, Tinctura
Cardami Fructus
Carvi Fructus
Centaurii Herba, Extractum
Chinae Extractum aquosum, spirituosum
Chinae Tinctura und composita
Chininum hydrochloricum
Cinammomum Sirupus, Oleum, Tinctura, Aqua
Citri Fructus, Sirupus, Oleum
Condurango Extractum, Cortex, Extr. fl., Vinum
Lupuli glandulae
Pulvis aromaticus
Quassiae Lignum, Extractum
Rubi Idaei Sirupus
(Saccharin)
(Saccharum album)
(Saccharum Lactis)
Mel
Menthae piperitae Foliae
Sirupi
Strychni Semen, Strychninum, Extractum
Taraxaci Extractum, Radix, Herba
Melissae Folia
Menthae piperitae Folia
Menthol
Rhei Rhizoma, Tinctura aquara, vinosa
Tinctura amara
Tinctura aromatica
Trifolii fibrini Folia, Extractum
Vanillae Tinctura
Vanillin
Zedoariae Rhizoma
Zingiberis Rhizoma, Sirupus, Tinctura

außerdem bei Gärungen:

Acidum hydrochloricum
Benzin
Benzonaphthol
Betol
Capsicum annuum Fructus, Tct., Extr.
Carbo animalis
Carbenzym
Carcolid
Crocus
Perhydrolmagnesium
Phenylum salicylicum
Resorcin
Menthol
Myristicae Semen
Sinapis Semen

B. Fermente.

Pepsin (Acidol) s. a. Ac. hydrochl.
Papayotin
Pankreatin
Pankreon
Pegnin
Takadiastase

C. Säurevermehrend.

Acidum hydrochloricum
Acidol
Acidum citricum
Acidum lacticum
ferner die Stomachika S. 265

D. Säuretilgend.

Atropin
Belladonnae Extractum, Tinctura
Eumydrin
Kalium bicarbonicum
Magnesia usta, carbonica
Natrium bicarbonicum
Neutralon

E. Krampfmildernd

(gegen Erbrechen, Gastralgie, Spastische Zustände).

Atropin
Aqua amygdalarum amararum (nur gegen Erbrechen)
Belladonnae Extractum
Anaesthesin (nur gegen Erbrechen)
Cerium oxalicum (nur gegen Erbrechen)
Chloroform (nur gegen Erbrechen)
Cocain (nur gegen Erbrechen)
Codein
Coto Cortex, Cotoin
Hyoscyami Extractum
Jodi Tinctura (nur gegen Erbrechen)
Kreosot (nur gegen Erbrechen)
Laudanon
Morphin
Narcophin
Opium, Extract. Tinct.
Pantopon
Pavon
Papaverin (Pylorospasmus)
Resaldol
Strychnin (?)
Uzara

F. Abführmittel.

1. Aperitiva (mild).

Califig
Caricin
Hydrargyrum chloratum (Calomel)
Kalium tartaricum
Magnesium citricum effervescens
Mannae Sirupus
Pulvis aerophorus laxans
Sulfur
Tamarindorum Pulpa
Tartarus boraxatus, depuratus, natronatus

2. Purgantia (Dünn- und Dickdarm).

Aperitol (Phenolphthalein)
Kalium sulfuricum
Purgatin (Phenolphthalein)
Purgen (Phenolphthalein)
Ricini Oleum
Sal Carolinense
Sal Carolinum factitium
Magnesium sulfuricum
Natrium sulfuricum

3. Laxantia (Dickdarmmittel, chronische Verstopfung).

Agaroma
Aloe, Aloes Extr. Tct., Pil. ferratae
Aloin
Cascara sagrada
Exodin
Frangulae Cortex, Extr. fluid.
Frangulax
Glycerinklistier
Isticin
Oxygar
Pararegulin
Peristaltin
Pulvis Magnesiae cum Rheo
Regulin
Rhamni catharticae Fructus, Sirupus
Rhamni Purshianae Cortex
Sennae Folia, Folliculi, Infusum comp.
Pulvis Liquiritiae comp.
Species laxantes
Electuarium e Senna
Sennatin
Sennax
Sapo medicatus im Suppositorium

4. Drastika (flüssige Stühle, Dünn- und Dickdarm).

Colocynthidis Extr., Fr., Tct.
Crotonis Oleum
Gutti
Jalapae Pil., Resina, Tub., Sapo
Podophyllin
Scammonium

G. Adstringentien.

Acidum gallicum
Acidum tannicum
Alumen
Ammonium sulfoichthyolicum (tuberk. Durchfälle)
Argentum nitricum
Bismal
Bismon
Bismutum bitannicum
Bismutum β-naphtholicum
Bismutum phosphoricum solubile
Bismutum subgallicum
Bismutum subnitricum
Bismutum subsalicylicum
Campechianum Lignum
Carbo animalis, sanguinis
Carcolid
Catechu Tinctura
Colombo Extr. Rad.
Combelen
Etelen
Gallarum tinctura
Gastrosan
Kino, Tinctura Kino
Optannin
Quebracho Cortex
Quercus robur, Cortex Quercus
Rathanhiae Tinctura
Multannin
Myrtilli Fructus
Simaruba Cortex
Tannalbin
Tanargentan
Tannigen
Tannismut
Tannoform
Tannothymal
Tannopin
Tannyl
Tanocol
Thioform

H. Darmberuhigende Mittel.

Atropin
Belladonnae Extr.
Coto Cortex, Cotoin
Holopon
Opium, Extr., Tinct., Tct. crocata
Codein
Papaverin
Pantopon
Pavon
Morphin
Narcophin
Resaldol
Uzara

I. Erregende Mittel.

1. Brechmittel.

Apomorphin
Cuprum sulfuricum
Ipecacuanhae Rad., Tinctura, Vinum
Stibiatum Vinum
Tartarus stibiatus

2. Darmerregende Mittel.

Physostigminum
Hormonal

K. Carminativa.

Chamomillae Flores
Anisi Fructus

Carvi Oleum, Fructus
Foeniculi Fructus, Oleum
Menthae piperitae Folia, Menthol
Natrium benzoicum
Melissae Folia
Naphthalin

L. Schleimige Mittel.

Amygdalarum dulcium Emulsio
Amylium tritici
Carrageen
Colla piscium
Colombo Radix
Pulvis gummosus
Salep Tubera
Mixtura gummosa
Mucilago Gummi
Mucilago Salep

M. Klistiere (zur lokalen Behandlung); Darmspülung.

Acidum tannicum 1%
Alumen 1—2%
Argentum nitricum 0,03%
Campechianum Lignum Dekokt
Liqu. Aluminii acetic. 2—3%
Plumbum aceticum 0,1% (Dickdarmblutungen)
Quebracho Cortex, Dekokt
Quercus Cortex Dekokt,
Simarubae Cortex, Dekokt
Resorcin 0,1%

N. Stuhlzäpfchen (zur lokalen Behandlung).

Acetonal
Airol
Alumen
Anaesthesin
Anusol
Atropin
Balsamum peruvianum
Belladonnae Extractum
Bismutum subgallicum
Escalin
Hamamelidis Extractum
Opium, Pantopon etc.

O. Wurmmittel.

1. Taenie.

Cucurbitae Semen
Filicis Extractum
Filmaron
Granati Cortex
Kamala
Kosinum
Koso Flores
Pelletierinum tannicum

2. Ascaris lumbricoides.

Butolan
Chenopodii Oleum
Cinae Flores
Santonin
Terebinth. Ol. (50 ccm 5% Emulsion im Klistier)
Thymol
Wermolin

3. Oxyuris vermicularis und Ankylostoma duodenalis.

Butolan
Chenopodii Oleum
Cinae Flores
Oxymors
Naphthalinum
Santonin
Tannacetum Flores
Wermolin
Thymol

4. Trichina spiralis.

Thymol
Palmitinsäurethymolester

5. Klistier bei Oxyuren.

Benzol 1 : 100 Emulsion
Menthol 0,1 : 20,0 Oleum Arachidis
Oleum Chenopodii 10 gtt.: ½—1 Liter Wasser zur Spülung
Oleum Terebinthinae 5% Emulsion, davon 50 ccm zum Klistier

XIII. Leber.

Gallentreibend.

1. Gallensäuren.

Cholelysin
Natrium oleinicum
Eunatrol
Ovogal

2. Abführmittel, besonders.

Natrium sulfuricum
Magnesium sulfuricum
Podophyllin (Chologen)
Tartarus depuratus

3. Salicylpräparate.

4. Öle (Ol. Oliv. s. bei Ol. Terebinth.)

XIV. Harnorgane.

A. Diuretika.

1. Digitalispräparate.

Acetum Digitalis
Acetum Scillae
Adonis vernalis
Apocynum canabinum
Cymarin
Cardiotonin
Convallaria majalis
Digalen, Digifolin, Diginorm, Digipan
Digipuratum, Digistrophan, Digitalinum verum
Digitalis purpurea
Digitalysatum, Digititrat, Digitotal, Digitoxinum
Helleborein
Liquitalis
Purostrophan

Scilla maritima
Spartein
Strophanti Semen, Tinctura
Verodigen

2. Purinpräparate.

Agurin
Barutin
Coffeinum, -Natrium benzoic. salicyl., citric.
Diuretin
Euphyllin
Theacylon
Theobrominum, -Natrium acet., salicyl.
Theocin, Natr. acet.
Theolatin
Theophyllin, Natr. acet., salicyl.
Theophorin

3. Salze und Harnstoff.

Kalium aceticum
Kalium tartarivum
Lithium aceticum
Lithium carbonicum
Natrium nitricum
Urea

4. Tee.

Betulae Folia
Cynospathi Semen
Equiseti Dialysatum
Levistici Radix
Ononidis Radix
Species diureticae

5. Quecksilber.

Hydrargyrum chloratum (Calomel)
Novasurol

6. Thyreoidea
(Nephrotisches Ödem).

B. Desinfektionsmittel, innerlich:

1. Hexamethylentetramin.

Amphotropin
Cystopurin
Helmitol
Hetralin
Hexal
Hexamethylentetramin
Neohexal
Neuurotropin
Rodaform
Saloformin
Urotropin

2. Balsamika.

Allosan
Balsamum Copaivae
Blenal
Cubebae
Gonorol
Gonosan
Salosantal
Santali Oleum
Santalol
Santyl
Thyresol

3. Phenole.

Arbutin
Betol
Cellotropin
Phenylum salicylicum
Saloformin
Salol
Salosantal
Uvae ursi Folia
Vesipyrin

4. Ferner:

Acidum camphoricum (auch in Amphotropin)
Arhovin (Thymol, Benzoesäure)
Borovertin
Magnesium borocitricum

C. Blasenspülung.

Acidum boricum 1—3%
Argentum nitricum 0,03 bis 0,1%
Itrol 1 : 8000
Argentum citricum 1 : 8000
Kalium permanganicum 0,05%

D. Injektion in die Harnröhre.

1. Silberpräparate.

Albargin 0,1%
Actol 0,1% (Spülung)
Argentamin 0,2—1%
Argentum citricum 1 : 8000—1 : 4000.
Argentum lacticum 0,1%
Argentum nitricum 0,2 bis 0,5%
Argentum proteinicum 0,25—0,5%
Argonin 2%
Argyrol 2,5—5%
Choleval 0,5—1,5%
Hegonon 0,25%
Ichthargan 0,05%
Itrol 1 : 8000—1 : 4000
Largin 0,25—1,5%
Protargol 0,25—0,5%

2. Andere Metalle.

Aluminium aceticotartaricum 1—2% (Spülung)
Bismutum subnitricum 2% Aufschwemmung
Crurin 0,5% Aufschwemmung
Cuprum aluminatum 0,5%
Plumbum aceticum 0,25 bis 0,5%
Zincum sulfocarbolicum 0,25—0,5%
Zincum sulfuricum 0,25 bis 0,5%

3. Besonderes.

Gonostyli mit Arzneien
Jodoformstäbchen
Kaliumpermanganicum 0,05% (Spülung)
Resorcin 2%

4. Schutztropfen
gegen Gonorrhoe.

Argentum proteinicum 20%
Choleval

XV. Geschlechtsorgane.

A. Beruhigend.

Camphora trita, bromata
Codeinum phosphoricum
Epiglandol
Glandulae lupuli
Siehe Sedatica S. 253

B. Erektiva.

Testiglandol
Muiracetin
Spermin
Strychninum nitricum (auch gegen Blasenschwäche)
Yohimbinum hydrochloricum
Yohydrol
(Glandulae prostaticae gegen Prostatorrhoe)

C. Vagina.

Siehe Wundspülung, S. 259, besonders
Arg. proteinic. $^1/_4$—$^1/_2$%
Kalium permanganicum 0,1%
Liquor cresoli saponatus (Lysol) 0,5%
Aluminium aceticotartaricum 1—3%
Aluminii acetici Liquor 1 Eßlöffel auf 1 Liter
ferner:
Acetum pyrolignosum 1 Eßlöffel auf 1 Liter
Alsolvaginalkugeln
Ammonium sulfoichthyolicum 10% in Glycerin auf Watte
Bazillosan (Milchsäurebazillen)
Choleval $^1/_4$—$^1/_2$% (Spülung)
Cholevalstäbchen, -bolus
Esterdermasan
Faex medicinalis u. andere Hefepräparate S. 257
Formaldehyd solutus 8 Tropfen auf 1 Liter
Glycerin auf Watte
Gonostyli mit Arzneizusätzen
Yatren 5%
Zymin (Hefe)

D. Uterus.

1. Zusammenziehend.

Adrenalin
Berberin
Bursa patoris
Chininum hydrochloricum
Cotarninum hydrochloricum
Cotarninum phthalicum
Epinephrin
Ergotin
Erystipticum
Pituglandol
Histamin
Hydrastis cannadensis Extr.
Hydrastinin
Hypophysensubstanz
Paranephrin
Pituitrin
Mensan
Secacornin
Secale cornutum, Extracta,
Secalopan
Sistomensin (Corpus luteum)
Stypticin
Styptol
Suprarenin
Tenosin
außerdem gegen Dysmenorrhoe:
Apiol
Belladonnae Extractum
Fomitin
Luteoglandol
Uzara
Viburni prunifolii Extractum
ferner Baldrianpräparate S. 253 und Sedativa S. 253

Volksabortiva:
Anisi stellatum Oleum
Apiol
Chamomillae romanae
Crocus
Hydrargyrum
Eucalypti Oleum
Phosphorus
Rutae Folia
Sabinae Summitates
Secale cornutum

2. Erschlaffend, blutungsbefördernd.

Agomensin (Corpus luteum)
Eumenol
Menolysin

3. Verschiedenes.

Amnesin zum Dämmerschlaf ohne Wehenbeeinträchtigung
Chineonal zur Beruhigung ohne Wehenbeeinträchtigung
Ovoglandol gegen klimakterische Beschwerden
Lactagol, Nährpräparat bei Stillenden

XVI. Herz und Gefäße.

A. Herz.

1. Digitalis.

Acetum Digitalis
Acetum Scillae
Adonis vernalis
Apocynum cannabinum
Cardiotonin (Convallaria)
Convallaria majalis
Convallamarin
Cymarin (Apocynum)
Digalen
Digifolin
Diginorm
Digipan

Digipuratum
Digistrophan
Digitalinum verum
Digitalis purpurea, Folia, Tinctura
Digitalysatum
Digititrat
Digitotal
Digitoxin
Helleborein
Liquitalis
Purostrophan
Scilla maritima, Bulbus, Tct.
Sparteinum sulfuricum
Strophanti Semen, Tinctura
Strophantin
Verodigen

2. Nebennierenpräparate.

Adrenalinum hydrochloricum
Arhenal
Atrabilin
Epinephrin
Epirenan
Paranephrin
Suprarenin

3. Camphora

(Campheröl, Campherwasser).

4. Coffein.

C. Natr. benzoic., C. citricum

5. Strychninum nitricum.

(Aconiti Tubera, Tinctura)

6. Chinidin

(Arrhythmie).

7. Kardialgie.

Sedativa S. 253
Erschlaffende Mittel S. 270
Jodpräparat S. 256

B. Gefäße.

1. Verengernd.

Nebennierenpräparate
Adrenalinum hydrochloricum
Arhenal
Atrabilin
Epinephrin
Epirenan
Paranephrin
Suprareninum hydrochloricum
Digitalispräparate
Hydrastininum
(Normosalinfusion)
Strychninum nitricum
Barium chloratum und Barutin

2. Erschlaffend.

Amylium nitrosum
Agurin (Angina pectoris)
Coffeinum (Angina pectoris)
Diuretin (Angina pectoris)
Erytrolum tertranitricum
Eustenin (Angina pectoris, Theobr.)
Neurocardin
Nitroglycerin
Papaverin
Perichol (Papaverin)
Natrium nitrosum
Theobromin
Theocin
Yohimbin
Yohydrol

3. Arteriosklerose.

Jodpräparate S. 256

C. Resorptive Blutstillung.

Calcium chloratum
Calcium lacticum
Clauden
Coagulen
Cochleariae Herbae (Skorbut)
Cotarnin
Gelatina
Hydrastis Extractum fluidum
Hydrastinin
Natrium chloratum
Secacornin
Secale cornutum, Extractum, dialysatum, fluidum
Secalopan
Suprarenin (und die anderen Nebennierenpräparate)
Viburni prunifolii Extractum fluidum

(Gefäßmittel resorptiv unsicher, nur beim Uterus wirksam)

D. Lokale Blutstillung.

Acidum aceticum dilutum (im Munde)
Acidum tannicum (als Schnupfpulver)
Acidum chromicum (in der Nase betupfen)
Adrenalin
Arterenol
Atrabilin
Clauden
Coagulen
Cotarninum hydrochloricum (= Stypticin)
Epinephrin, Epirenan
Ferripyrin (20%)
(Ferri sesquichlorati Liquor)
Hydrogenium peroxydatum
Paranephrin
Pengawar Djambi
Suprarenin

XVII. Organpräparate.

1. Epiphyse.

Epiglandol (Anaphrodisiakum)

2. Hypophyse.

Glanduitrin
Hypophysin
Opton, Hypophysenopton
Pituglandol
Pituitrin

3. Thyreoidea.

Glandulae thyreoideae siccatae
Jodothyrin
Thyreoideaopton
Thyraden
Thyreoglandol
Thyreoidin

4. Parathyreoidea.

Glandulae parathyreoideae siccatae

5. Thymus.

Glandulae thymi siccatae
Thymusopton
Thymoglandol

6. Mamma.

Mammae siccatae, Mammin

7. Glandulae mesentericae siccatae (Coeliacin).

8. Medulla ossium rubra.

9. Nebennieren.

Adrenalinum hydrochloricum
Arhenal
Atrabilin
Epinephrin
Epirenan
Paranephrin
Rachitol
Suprareninum hydrochloricum (s. dieses)

10. Renes siccatae.

11. Pankreas

Pankreon
Pankreatin

12. Prostata.

Glandulae prostaticae siccatae

13. Testes.

Testes siccatae
Testiglandol
Testesopton
Sperminum hydrochloricum

14. Ovarien.

Ovaria siccata
Ovaraden
Ovariin
Ovarialopton
Ovoglandol
Oophorin
Novarial

15. Corpus luteum.

Corpora lutea siccata
Luteoglandol
Corpus luteum — Opton
Agomensin
Sistomensin

XVIII. Konstitutionskrankheiten.

A. Gicht.

1. Analgetika.

Anilinderivate S. 252
Salicylderivate S. 252
Pyrazolonderivate S. 253
Phenylkarbonsäurederivate S. 253

2. Colchici Tinctura

Colchicin

3. Acidum chinicum.

(Chinatropin)
Sidonal
Urol
(Urosin)

4. Piperazin.

Lycetol
Sidonal

5. Hexamethylentetramin.

B. Basedow.

Arsenpräparate S. 252
Kalkpräparate S. 254
Besonderes:
Antithyreoidin
Rodagen
Natrium phosphoricum

C. Diabetes.

Pankreon
Pankreatin
Arsenpräparate S. 252
Myrtilli Fructus
Lävulose
Hediosit

D. Diabetes insipidus.

Hypophysensubstanz

E. Fettleibigkeit.

Thyreoideapräp. S. 271
Leptinol

F. Skorbut.

Kalk S. 254
Akzessorische Nährstoffe S. 251

G. Rachitis, Tetanie.

Kalkpräparate S. 254
Akzessorische Nährstoffe S. 251
Phosphor
Arsenpräparate S. 252
Thymuspräparate S. 271
Parathyreoideapräparate, Nebennierenpräparate S. 271
hauptsächlich:
Phosphorlebertran und Kalk

H. Leukämie.

Arsenpräparate S. 252
Benzol

I. Blutarmut.

1. Arsenpräparate S. 252.

2. Eisenpräparate.

Ammonium chloratum ferratum
Bioson
Eisenelarson (+ As)
Eisenphytin
Eisensajodin
Elektroferrol
Euferrol (+ As)
Ferratin (auch mit As)
Ferratose (auch mit As)
Ferrichthyol
Ferripyrin
Ferrogen
Ferrum aceticum
Ferrum albuminatum (Liquor F. alb.)
Ferrum cacodylicum (+ As, subkutan)
Ferrum carbonicum saccharatum
Ferrum carbonicum (Pilulae carbonicae Blaudii)
Ferrum chloratum (Liquor F. chlorati, Tinctura F. chlorati, Tct. F. chl. aeth.)
Ferrum citricum ammoniatum
Ferrum citricum oxydatum
Ferrum oxydatum dialysatum (Liquor F. oxydati dialysati)
Ferrum glycerinophosphoricum
Ferrum jodatum (Sirupus F. jodati)
Ferrum lacticum
Ferrum oxychloratum (Liquor F. oxychlorati dialysati)
Ferrum oxydatum saccharatum und Liquor F. oxydati saccharati
Ferrum peptonatum siccum und Liquor F. peptonati
Ferrum pomatum (Liquor F. peptonati)
Ferrum pulveratum
Ferrum pyrophosphoricum cum Ammonio citrico
Ferrum reductum
Ferrum sulfuricum
Triferrin (auch mit As),
Triferrol (auch mit As)

3. Hämoglobin.

Fersan
Hämalbumin
Hämaticum
Hämatinalbumin
Hämatogen
Hämatogen sicco
Hämoglobin
Hämol und Hämogallol
Sanguinal (auch mit Zusätzen)

XIX. Besonderes.

A. Mechanika.

Calcium sulfuricum ustum
Chirosoter
Glättolin
Gaudanin
Glycasine
Gutta percha
Capsulae amylaceae, gelatinosae, geloduratae, operculatae
Colla piscium
Gummi arabicum
Keratin
Laminaria
Lapis pumicis
Pengawar Djambi
Mastix
Mastisol

B. Duftstoffe.

Benzaldehyd
Cumarin
Bergamottae Oleum
Iridis Radix
Lavandulae Flores
Macis und Macidis Oleum
Rosae Flores, Aqua, Ol. Ung.
Rosmarini Folia, Spiritus, Oleum
die übrigen s. Aromatika S. 256

C. Röntgenkontrastmittel.

Barium sulfuricum
Citobarium
Sciargan

D. Aktivierung der Zelltätigkeit.

1. Milch.

Aolan
Caseosan

2. Abgebautes Eiweiß.

3. Acidum nucleinicum.

Natrium nucleinicum

4. Metalle, kolloidale.

5. Wasser, Kochsalz, Aderlaß (Fieber).

6. Terebinth. Ol., Yatren.

7. Spezifische Vakzine.

Auszug aus der Arzneitaxe[1]).

Von **Professor Dr. Ernst Frey,** Marburg.

I. Preise der Arbeiten.

Es werden vergütet

1. für die Bereitung einer Arznei durch Mischen mehrerer Flüssigkeiten . . . . 20 Pf
2. für die Bereitung einer Arznei, zu der das Lösen oder das Anreiben eines oder mehrerer nicht flüssiger Arzneimittel (Salze, Zucker, Ölzucker, Manna, arabisches Gummi, Phosphor, Karbolsäure, Latwergen, Muse, Seifen, Storax u. dgl., sowie Extrakte — mit Ausnahme der Extrakte von dünner Konsistenz —) in einer oder mehrerer Flüssigkeiten, ferner die Anfertigung von Schleim aus Eibischwurzel, Tragant, Quittensamen u. dgl. erforderlich ist, einschließlich des verbrauchten destillierten Wassers bis zu einer Menge von 300 g . . . . 90 Pf.
3. für die Bereitung einer Arznei, zu der die Anfertigung von Abkochungen oder Aufgüssen (Schleim von Eibischwurzel s. 2), von Einkochungen, von Auszügen (Mazerationen, Digestionen), von Saturationen, Emulsionen, Gallerten oder von Salepschleim — auch in Verbindung untereinander oder mit einer oder mehreren der unter 2 aufgeführten Arbeiten — erforderlich ist, einschließlich des verbrauchten destillierten Wassers bis zu einer Menge von 300 g . . . . 120 Pf.

   bei einer Verabreichung in Ampullen, einschließlich der Vergütungen für das Zuschmelzen und Sterilisieren, jedoch ausschließlich der nur einmal anzurechnenden Vergütung für die Herrichtung zur Abgabe sowie der Preise für die Ampullen und Pappschachtel bis zu 3 Stück . . . . 150 Pf.

   für jedes weitere Stück . . . . 20 Pf.
4. für die Bereitung einer Latwerge oder einer Paste für den inneren Gebrauch, einschließlich des erforderlichen Wassers 60 Pf.
5. für die Bereitung eines Pflasters . . . . 120 Pf.
6. für das Streichen eines Pflasters bis zur Größe von 100 ccm, einschließlich der erforderlichen Leinwand, des Leders oder des Seidenzeuges . . . . 60 Pf.

   für jede weiteren 100 ccm . . . . 40 Pf.

---

[1]) Bei der sprunghaften und schnellen Änderung der Preise erscheinen alle Preisangaben veraltet. Für den Arzt aber ist hauptsächlich wichtig zu wissen, wo bei der Arzneizubereitung gespart werden kann, mit anderen Worten, welche Arzneiform sich teurer stellt als eine andere, die denselben Zweck erfüllt. Das Verhältnis der Preise der einzelnen Arzneizubereitungen wird aber auch bei Preisänderungen im allgemeinen dasselbe bleiben, und man wird so den Angaben einer Arzneitaxe, auch wenn sie nicht mehr in absolutem Sinne gültig ist, die relativen Verhältnisse beurteilen können, z. B. ob eine Anzahl Dosen in Pillenform oder als Tropfen oder als abgeteilte Pulver die billigste Verordnungsweise darstellt. Daher wird hier die zur Bearbeitungszeit vorliegende Arzneitaxe abgedruckt.

7. für die Bereitung einer Salbe oder einer Paste für den äußeren Gebrauch bis 100 g . . . . 80 Pf.
über 100 g . . . . 120 Pf.
bei einer Teilung oder einer vervielfältigten Verabreichung von Salben für jede Gabe (Dosis), einschließlich des Wachspapiers . . . . 10 Pf.
8. für die Bereitung von Pastillen, auch Plätzchen und Zeltchen, bis zu 10 Stück . . . . 100 Pf.
für weitere 10 Stück . . . . 60 Pf.
9. für die Bereitung von Pillen bis einschließlich 30 Stück . . 80 Pf.
für jede weiteren 30 Stück . . . . 30 Pf.
für das Überziehen von Pillen mit weißem Leim, Hornstoff, Tolubalsam, Zucker, Silber, Gold usw., bis einschließlich 30 Stück 150 Pf.
weitere 30 Stück . . . . 120 Pf.
10. für die Bereitung von Körnern aller Art (einschließlich des Versilberns) bis einschließlich 30 Stück . . . . 80 Pf.
für weitere 30 Stück . . . . 30 Pf.
11. für die Mengung eines Tees oder Pulvers, sowie für eine Verreibung . . . . 40 Pf.
bei einer Teilung oder bei einer vervielfältigten Verabreichung eines Tees oder eines Pulvers für jede Gabe (Dosis) 10 Pf.
bei einer Verabreichung in Kapseln aus Leim oder Oblatenmasse für jede Gabe (Dosis) . . . . 20 Pf.
12. für die Bereitung von Suppositorien in jeder Form (Kugeln, Stäbchen, Zäpfchen od. dgl.), sowie von Wundstäbchen bis zu 3 Stück . . . . 100 Pf.
für jedes weitere Stück . . . . 20 Pf.

Anmerkung: In den unter 1 bis 12 angesetzten Vergütungen sind die Einzelvergütungen für alle zur Herstellung der betreffenden Arzneiformen erforderlichen Arbeiten, einschließlich des etwa erforderlichen Zerreibens der angewendeten Stoffe, enthalten. Kapseln aller Art, Brieftaschen (Konvolute) usw. dürfen nicht angerechnet werden.

13. für das Abdampfen einer Flüssigkeit für jede zu verdampfenden 100 g . . . . 40 Pf.
14. für das Zerquetschen (Kontudieren) oder Zerreiben eines Stoffes, insofern es nicht schon in den übrigen Arbeitsvergütungen enthalten ist . . . . 20 Pf.
15. für eine vorgeschriebene Filtration . . . . 20 Pf.
16. für das Sterilisieren eines Gefäßes bis 250 g Fassungsvermögen, eines Arzneimittels oder einer Arznei bis 250 g einschließlich . 200 Pf.
für größere Gefäße oder größere Mengen . . . . 100 Pf.
für das Sterilisieren eines Geräts . . . . 100 Pf.

Anmerkung: Dem Sterilisieren eines Gefäßes oder Gerätes ist das Auskochen bezüglich der Vergütungen gleichzuachten.

17. für die Herrichtung eines Arzneimittels oder einer Arznei zur Abgabe (Dispensation) einschließlich des Korkes, der Überdecke (Tektur), des erforderlichen Papierbeutels, sowie der Aufschrift (mit oder ohne Angabe der Bestandteile der Arznei) . . . . . 30 Pf.

II. Preise der Gefäße.

1. Gläser, runde oder sechseckige, mit enger oder weiter Öffnung, weiße oder farbige, bis 20 g Inhalt, das Stück . . . . 130 Pf.

von mehr als 20 g bis 50 g Inhalt das Stück . . . . 160 Pf.
„ „ „ 50 g „ 100 g „ „ „ . . . . 200 Pf.
„ „ „ 100 g „ 150 g „ „ „ . . . . 240 Pf.
„ „ „ 150 g „ 200 g „ „ „ . . . . 280 Pf.
„ „ „ 200 g „ 250 g „ „ „ . . . . 330 Pf.
„ „ „ 250 g „ 300 g „ „ „ . . . . 380 Pf.
„ „ „ 300 g „ 400 g „ „ „ . . . . 480 Pf.
„ „ „ 400 g „ 500 g „ „ „ . . . . 590 Pf.
solche von mehr als 500 g für je 500 g des Inhaltes das Stück mehr . . . . 230 Pf.

2. Gläser mit eingeriebenem Glasstöpsel, mit enger oder weiter Öffnung, bis zu 20 g Inhalt, das Stück . . . . 430 Pf.
von mehr als 20 g bis 50 g Inhalt das Stück . . . . 490 Pf.
„ „ „ 50 g „ 100 g „ „ „ . . . . 540 Pf.
„ „ „ 100 g „ 200 g „ „ „ . . . . 660 Pf.
„ „ „ 200 g „ 300 g „ „ „ . . . . 840 Pf.
„ „ „ 300 g „ 400 g „ „ „ . . . .1000 Pf.
„ „ „ 400 g „ 500 g „ „ „ . . . .1200 Pf.

3. Tropfgläser mit eingeriebenem Glasstöpsel, bis zu 20 g Inhalt, das Stück . . . . 340 Pf.
von mehr als 20 g bis 50 g Inhalt das Stück . . . . 390 Pf.
„ „ „ 50 g „ 100 g „ „ „ . . . . 470 Pf.

4. Gläser mit eingeschliffener Pipette das Stück . . . . 550 Pf.

5. Gläser mit festem Deckel bis zu 20 g Inhalt das Stück . . . 300 Pf.
von mehr als 20 g bis 100 g Inhalt das Stück . . . . 350 Pf.

6. Kruken mit festem Deckel, weiße oder andersfarbige (aus Glas oder Porzellan) bis zu 20 g Inhalt das Stück . . . . 230 Pf.
von mehr als 20 g bis 50 g Inhalt das Stück . . . . 400 Pf.
„ „ „ 50 g „ 100 g „ „ „ . . . . 550 Pf.
„ „ „ 100 g „ 200 g „ „ „ . . . . 900 Pf.

III. Bestimmungen.

1. Die Preise für die zur Anfertigung einer Arznei erforderlichen Arzneimittelmengen werden nach Verhältnis der verwendeten Mengen aus den Preisen der Preisliste berechnet. Wenn in der Preisliste nur ein Preis festgesetzt ist, so wird nach diesem der Preis für jede Menge des Arzneimittels berechnet. Sind die Preise eines Arzneimittels für verschiedene Mengen abgestuft, so ist für die Berechnung des Preises der zwischen diesen Stufen liegenden Mengen der Preis der nächstniedrigeren Stufe maßgebend.

Wenn auf diese Weise der Preis für die nächsthöhere Stufe überschritten wird, so darf nur der Preis dieser Stufe berechnet werden. Der für die höchste Stufe festgesetzte Preis ist maßgebend für die Berechnung der Preise aller diese Stufe überschreitenden Mengen.

2. 20 Tropfen von Flüssigkeiten (einschließlich der fetten und ätherischen Öle und Tinkturen), 25 Tropfen Essigäther, Chloroform und Ätherweingeist, 50 Tropfen Äther sind wie 1 g anzurechnen.

3. Sind die Salze in kristallisiertem und in gepulvertem Zustand in der Arzneitaxe aufgeführt, so darf bei Lösungen nur der Preis des kristallisierten Salzes angerechnet werden. — Bei der Angabe von Lösungsverhältnissen bedeuten die Ausdrücke z. B. $1 = 10$, $1 : 10$, $1/_{10}$, $1+9$, daß 1 Teil des zu lösenden Stoffes in 9 Teilen Flüssigkeit zu lösen ist.

4. Gläser (einschließlich Tropfgläser) mit eingeriebenem Glasstöpsel, sowie Holzkorkstöpsel dürfen nur dann angerechnet werden, wenn sie ausdrücklich verlangt oder verordnet sind oder wenn sie durch die Natur des Arzneimittels notwendig erfordert werden oder wenn die Verhältnisse der Arzneiempfänger die Zustimmung zu deren Verwendung voraussetzen lassen.

5. Werden verwendbare reine Gläser, Kruken, Pappschachteln oder Pulverkästchen bei Wiederholungen zur Aufnahme der Arznei in die Apotheke gesandt, so ist dafür der volle Preis abzurechnen.

6. Der Verkaufspreis ist durch Zusammenzählen der einzelnen Preise und Vergütungen zu ermitteln. Dabei wird auf volle 5 Pf. nach oben abgerundet.

7. Wenn auf dem Rezept Angaben fehlen, die die Preisberechnung beeinflussen, so sind sie vom Apotheker hinzuzufügen. Ist z. B. bei einer Pillenmasse die Zugabe eines oder mehrerer Bindemittel erforderlich, ohne daß Art oder Menge vorgeschrieben sind, so hat der Apotheker die erforderlichen Zusätze auf dem Rezepte zu vermerken.

8. Bei der Verabfolgung von Arzneien während der Zeit von 8 Uhr abends bis 8 Uhr morgens beträgt die zulässige Zusatzgebühr 300 Pf. (Nachttaxe).

9. Der Verkaufspreis der Arznei ist mit seinen Einzelbeträgen auf dem Rezept zu vermerken.

10. Bei der Abgabe fabrikmäßig hergestellter Zubereitungen, die nur in fertiger Aufmachung (Originalpackung) in den Handel kommen, ist bis zum Preise von 1,00 Mark ein Zuschlag von 100%, bis zum Preise von 7,00 Mark ein Zuschlag von 60%; darüber ein solcher von 40% zu dem Einkaufspreise zuzurechnen, sofern nicht ein höherer Verkaufspreis vom Hersteller festgesetzt ist. Eine Dispensationsgebühr darf nicht angerechnet werden, sofern die Abgabe in der unveränderten Originalpackung und ohne Zusatz einer handschriftlichen Gebrauchsanweisung erfolgt. Depeschengebühr, Porto, Zoll usw. darf der Apotheker dann in Anrechnung bringen, wenn ihm derartige Unkosten nachweislich entstanden sind und der Besteller auf solche vorher hingewiesen worden ist.

Sind derartige fabrikmäßig hergestellte Arzneizubereitungen in kleineren Mengen verordnet, als die fertige Aufmachung enthält, so ist außer der Dispensationsgebühr und dem Preise für das etwa erforderliche Gefäß das Doppelte des Einkaufspreises anzurechnen.

11. Auf jede Arznei kommt ein Teuerungszuschlag von 1,20 Mark, auf jede Originalpackung (ausgenommen Stärkungsmittel) ein solcher von 60 Pf. — Außerdem ruht auf allen Waren Umsatzsteuer.

Geheim- und Reklamemittel[1]).

Von **Georg Otto,**
Apotheker und Nahrungsmittelchemiker in Dresden.

Aachener Gichtpillen („Aachener Quellprodukte, G. m. b. H.", Aachen); andere Zusammensetzung als im Prospekt angegeben (Mannich und Schwedes).

Aachener Naturasankur contra Phthisin, angeblich Calcium silicosulfothiocosinoxyferratum (!) (Gehes Kodex 1920).

Abendtee, Berneckers, sind geschnittene Sennesschoten.

Abführbiskuits, Leipziger, bestehen aus Weizenmehl, Zucker und gepulverten Sennesblättern (Gehes-Kodex).

Abführmittel, Mettauers, besteht aus 20,0 Aloe, 45,0 Natr. bicarb., 22,5 Lavendeltinktur auf 500,0 Wasser.

Abführtabletten, Bad Homburger, nach Angabe der herstellenden Firma enth. die Tabl. die Homburger Quellsalze in Verbindung mit den wirksamen Bestandteilen von Aloe, Fenchel, Kamillen, Baldrian, Pfefferminz.

Absorin-Tabletten, antikonzeptionelles Mittel, bestehend aus Natriumbikarbonat, Alaun, Natriumborat, Magnesiumkarbonat, geringen Mengen Natriumchlorid, Zucker, Talkum und Phosphat. Aktiver Sauerstoff war nicht nachweisbar (Nahr.-U.-A. Berl.).

Ackermanns Lungenheilmittel (Oberpostass. Ackermann, Freiburg i. B.) = eine Tinktur zum Einnehmen, eine zum Einreiben, eine Flasche Met und verschiedene Teesorten. Ohne Heilwert bei wirklichen Lungenleiden (Orts-Gesundheitsrat Karlsruhe).

Actina-Puder, angepriesen als Kosmetikum und als Wundpulver, ist hauptsächlich Talkum und Borsäure (Pharm.-Ztg.).

Adamynin-Gloria Pastillen. Abführmittel. Angeblich: Cort. Frangul., Fruct. Juniper., Herb. Trifol. fibrin., Herb. Absinth., Fol. Senn., Rad. Liquir., Tub. Jalap., Aloe und Natr. bicarb.

---

[1]) Eine befriedigende Begriffsbestimmung der Bezeichnung: Geheimmittel fehlt noch. Vollständige Aufzählung ist hier unmöglich. Es sind nur die bekanntesten und wichtigsten angegeben. Art und Zusammensetzung der einzelnen Geheimmittel hat gerade in den letzten Jahren (Kriegszeit) außerordentlich gewechselt. Namentlich diejenigen aus valutastarken Ländern sind fast ganz verschwunden. Zahlreiche Geheimmittel sind luxussteuerpflichtig. Die gesetzlichen Bestimmungen über das Geheimmittelwesen werden anscheinend neu bearbeitet. Bisher gültig sind die Bundesratsbeschlüsse vom 23. V. 1903 und 27. VI. 1907.

Adamyn-Rheuma und Nieren-Pastillen, angepriesen gegen Erkrankungen der Niere, Blase usw. Angeblich Kräuter wie Herb. Betulae, Fol. Uvae ursi u. dgl., sowie Natr. bicarb., Salicyl (?), Jod, Brom.

„Ade“, schmerzstillende Zahnpasta, enth. neben einer Zange mit Nelkenöl, Paraffin und Koniferenharz getränkte Watte (Ludwig).

Adela (extra stark): Mit Wintergrünol versetzte, alkoholisch-wäßrige Lösung von Salizylsäure und Borsäure (Griebel).

Aderradium (Wunderheilmittel des Gärtners Gössel), ist lediglich Quellwasser ohne jede besondere Heilkraft (Korr.-Bl. f. ärztl. K.-V.)

Addyol ist 1%ige wäßrige Pikrinsäurelösung, bei Brandwunden angepriesen (Mannich u. Leemhuis).

Adina-Wasser = Lösung von 1,33 Pottasche in 100,0 Wasser.

Adjuvan (Kripke-Berlin). Eine abwaschbare Quecksilbersalbe.

Adonal (Chem.-pharm. Werke Bad Homburg) ist angeblich herzstärkender Kolasekt.

Adlerfluid. Angeblich Kampfer-, Senf-, Seifenspiritus, Salmiakgeist, Spanischpfeffertinktur.

Adonistee Klepperbein gegen Fettleibigkeit ist ein Tee unbekannter Zusammensetzung.

Aetheroid = Mischung von Schwerbenzin und Schwefelbenzin als Benzinersatz für wundärztliche Zwecke.

Aerozonin enthält Fichtennadelöl, Lavendelöl, Bergamottöl, Zitronenöl und andere ätherische Öle in Alkohol und Formaldehyd zur Parfümierung von Räumlichkeiten.

Agarulin. Agar-Agarzubereitung mit Rhamnus-Purshiana-Extrakt.

Aivosan (Nassovia-Wiesbaden). Nach Angabe enthält die Tablette als wirksamen Bestandteil Ätherospermien, das Alkaloid von Aetherosperma moschatum, Viscum album, Natr. formicic., Kal. jodat. und Ac. lactic. Gegen Arteriosklerose, Angina pector, Beschwerden des Alters, wie Prostatitis, Diabetes u. a.

Akkers Abtei-Sirup gegen Asthma u. dgl. besteht aus einem 44% Zucker enthaltenden Sirup, mit 0,2% Salizylsäure haltbar gemacht und 0,1% Chlorammonium sowie geringen Mengen aromatischen Stoffen, besonders Anethol, versetzt (Mannich und Kather).

Aknolpuder (St. Johannes-Apotheke Albin Sachoritz, Plauen i. Sa.), angeblich: Aluminiumphenylacetat, Brianconer Kreide, Kohlehydrate, Tonerdesubsilikat, Zinkoxyd und Zinnober. Gegen Bartflechte besonders angepriesen.

Akustik-Gehöröl war eine Mischung von 20% Cajeputöl mit Mohnöl (Kreis).

Albersdorfer Heilverein. 1. Tabletten (Lebendige Kraft) aus Milchzucker und einer fettartigen Substanz und Spuren von Eisen, Calcium, Magnesium, Kalium, Natrium und Phosphorsäure (Mannich und Leemhuis). — 2. Tropfen, Gemisch aus Rhabarber -und Wermuttinktur (Mannich und Leemhuis).

Albertol-Tabletten (Alberts Remedy u. Co., Hamburg) sollen die wirksamen Bestandteile von Colchicum, ferner Kalisalze, Pflanzenextrakte, Milchzucker und Süßholz enthalten.

Alberts Remedy enthält Tct. Colchici, Tct. Opii spl., Kal. jod. in Spiritus und Wasser unter Zusatz von Zuckercouleur (Lorenzen) oder nach Weller daneben noch Kaliumazetat.

Albrechtsche Pillen gegen Magenleiden enthalten Bism. subn. mit Süßholzextrakt nebst geringen Mengen nicht näher bestimmbarer harziger Stoffe (Ph.-Ztg.).

Albucola (Rita Nelson-Berlin), Kräftigungsmittel für Frauen, enthält Marantastärke, zuckerhaltiges Eisenkarbonat, Calciumphosphat, Sennesblätterpulver, Eiweiß, Lezithin, nach späterer Untersuchung nur Eiweiß (Juckenack und Griebel).

Alcool de Menthe „Ricqlès“ ist eine Lösung von Pfefferminzöl in Weingeist (Hager).

Aldehydtabletten sind formaldehydhaltige, aromatisierte Tabletten zur Halsdesinfektion.

Aldestar-Prophylaktikum gegen geschlechtliche Infektion. Salbe I: braun, 20% Proteinsilber; Salbe II: weiß, 0,2% Quecksilberchlorid und 20% Quecksilberchlorür.

Alima. Aus Reismelde und deutschen Edelpilzen hergestelltes Nährpräparat als Suppenmehl.

Alkola-Tabletten (Margareta Anderson-New-York) gegen Trunksucht, enthalten u. a. Strychnin (!). Stadtpolizeiamt Stuttgart und preuß. Kultusminister haben davor gewarnt.

Dr. Allendorfs Wildunger Tee (Löwen-Apotheke Bad Wildungen) besteht aus Pflanzenstoffen, die einem eigenartigen Aufschließungsverfahren unterworfen werden sollen, u. a. Bohnenschalen, Zinnkraut, Bärentraubenblätter, Birkenblätter.

Alpenkräutertee Dr. E. Webers (Vorschrift Hof- u. Med.-Rat Dr. Schwarze-Dresden und Adolf Weber-Dresden-Radebeul) besteht aus verschiedenen abführenden und blutreinigenden Kräutern.

Alviga (Dr. med. Eisenbachs Busencreme) ist Paraffinsalbe mit Stärkemehl, sowie ein im wesentlichen aus Hafermehl bestehendes Stärkungsmittel.

Alvitol-Tabletten (Max Hahn, G. m. b. H., Berlin-W., Lietzenburgerstr.) enth. angeblich Zinksulfat, borsaure Tonerde und Salizylsäuremethylester. Letzterer konnte in ätherisch-alkoholischem Auszuge nicht nachgewiesen werden (Aufrecht).

Amalah-Tee und **Amalah-Extrakt** (Dr. Eder u. Co., Berlin) gegen Erkältungen u. dgl. enthalten neben anderen Drogen besonders eine ausländische Centaurea- und Eryngiumart.

Amasira (Andr. Locher-Stuttgart) gegen Menstruationsstörungen besteht aus Rhabarber, Fenchel, Sarsaparill u. dgl. (Ang. d. Fabr.).

Ambruns Wassersuchtsmittel (Adler-Apotheke Duisburg) ist das Produkt der sauren Gärung kleberhaltiger Stoffe von widerlichem Geruch und Geschmack (Lenz und Lucius).

Amocithin (Dr. E. Kernoll, Chem.-pharm. Präp., Berlin-Halensee), als Nervennähr- und Kräftigungsmittel angepriesen, besteht angeblich aus 11% Lecithin, Hämoglobin, Eisenoxydsaccharat, Proteinkörpern sowie Nährsalzen, Eisen, Kalk und Kali an Phosphorsäuren gebunden.

Amovin, Stuhlbeförderungsmittel, ist Zellulose mit Apfelgeschmack.

Amortabletten, 0,19 g schwere mit Hilfe von Rohrzucker hergestellte Yohimbintabletten (Nahr.-U.-A. Berlin).

Amol, auch als Karmelitergeist bezeichnet, ist dem Spir. Meliss. cp. ähnlich (S. Carmol).

Amrita von Horatio Carter, auch **Dorema-Pulver** genannt, zur Beseitigung der Mannesschwäche, ein rotes und ein weißes Pulver, ist phosphorsaurer Kalk, Eisenzucker und Stärke (Röhrig).

Angiers Emulsion (Angier Chemical Co.-Boston) ist eine mit Gummi arab. bereitete Petroleumemulsion unter Zusatz einiger Salze. Verwendung gegen Entzündungen der Atmungs- und Verdauungsorgane.

Anginos-Tabletten setzten sich aus Zucker, Talkum, Kreide und einer Formalinmilchsäureverbindung zusammen (Ludwig).

Angloval (Hohenzollern-Apotheke Berlin-W.), angebl. Extr. Valerian. amer. fl. concentr. Anwendung bei nervöser Schlaflosigkeit (Vierteljahresschr. f. prakt. Ph. 1919).

Anisam ist Liquor Ammon. anisat. aquos.

Anisol-Creme und **Anisol-Puder** (Apotheker Max Wagners Chem. Fabr. Leipzig), Läusevertilgungsmittel. Wirksamer Bestandteil: Anisol, der Methylester des Phenols.

Anjuna-Balsam (A. Herzberg-Berlin), ein Hautkosmetikum, ist eine Mischung von Seifencream und Ölemulsion (Kochs).

Anrheuman, Heimanns, enthält neben Wollfett Salizylsäuremethylester und Menthol.

Antagran, gegen Gicht (Antagran-Labor. in Berlin), besteht aus 2 Flüssigkeiten. Nr. I (zuerst einzureiben) enthält im wesentlichen Kampferspiritus und Salizylsäure, Nr. II ist ein Jodstickstoffpräparat.

Anti (Dr. E. Springer, Berlin), Einstreupulver gegen Ungeziefer, grünlich-braunes, recht grobes, nach Naphthalin riechendes Pulver.

Antiarthrin (L. Sell-München) ist Salizin und Gerbstoffsaligenin (1 : 1) (Lab. f. angew. Chem. d. Univ. München).

Antiasthmatische Zigaretten Stramenthol = Stechapfelkraut mit Salpeter und Menthol (Nachr. f. Zollst.).

Antibetin (gegen Diabetes). Tablettenpräparat aus 0,05 Santonin, 0,2 Magnesiumsuperoxyd, Milchzucker, proteinhaltigen und fetthaltigen Substanzen (Mannich).

Anticelta-Fettreduzierungstabl. enthalten etwa 90% Natr. bicarb. und etwas Pepsin.

Anticohol (Reichel-Berlin), gegen Trunksucht ist Aloepulver (Juckenack und Griebel).

Anticola ist Schwefel, Natr. bic. und jedenfalls Päonienwurzelpulver (Aufrecht).

Anticongestine (Magenmittel), Mineralbrei aus einer Mischung von mit Glyzerin angerührtem Aluminium- und Magnesiumsilikat mit Borsäure, Salizylsäure, Jod, Jodkalium, Eisenkarbonat, Gaultheria, Eukalyptus, Thymol und Pfefferminze.

Antidiabetikum, Bauers (Sanin-Gesellschaft Koetschenbroda), soll gegen Zuckerharnruhr „absolut sichere" Erfolge haben.

Antidiabetikum (Glykosolvol) (Lindner-Dresden-W), soll hergestellt werden durch gegenseitige chemische Einwirkung von Oxypropionsäure auf chem. reines Pepton und von theobrominsaurem Natrium auf das Zymogen des Trypsins, das aus den Bauchspeicheldrüsen von Hammel und Rind dargestellt wurde. Nach Fleischer ist es als Diabetesheilmittel nicht zu empfehlen (Ther. M.-H. 1905, Heft 10).

Antidiphtherin (Antidiphtherin-Gesellschaft Berlin, Tieckstr.) ist chlorsaures Kalium und Eisenchlorid (Donner).

Antidysten, (Antidysten Gesellsch. m. b. H., Hübner u. Zeuner, Hamburg). Fast schwarze, tiefrotbraune, mit Wasser sich trübende Flüssigkeit, enthält die Auszüge von Cort. Simarub., Cort. Granati rad. und Lign. campechian. Ruhrmittel.

Antigichtpillen, (Apoth. Herbabny-Wien), bestehen aus Jodkalium, Aloe, Jalape und einem Extrakte, vielleicht aus Colchicum oder Veratrum (v. Kletzinsky).

Antigichtwein Duflots soll Rotwein mit Meerzwiebelauszug und Jodkalium sein.

Antigonorrhoicum (Dr. med. Wankel-Köln a. Rh.) ist Tct. amara mit Tannin (Hager).

Antiflexol (Flechtenmittel). Salbe und Seife mit Kalziumkarbonat.

Antigallin (Antigallin-Werke in Friedrichshagen) gegen Gallensteinleiden ist ein weinhaltiger, alkoholischer Auszug aus etwa 20 pflanzlichen Substanzen.

Antihydripsin Bödiker ist angeblich ein spirituöser, mit Kognak versetzter Auszug von Levisticum, Sassafras, Ononis spinosa und Arctostaphylos Uvae ursi.

Antikrebs, schwarze, aromatisch riechende Flüssigkeit, war Chromoxyd und oxalsaures Kali (Ludwig).

Antilax, Boluszubereitung gegen Durchfall, welche durch Kochen mit Wasser einen Art leicht einnehmbaren Pudding liefert.

Antilugon als „antiseptisches Vorbeugungsmittel gegen Haut- und Geschlechtskrankheiten" angepriesen, scheint verdünnte Kaliumpermanganatlösung zu sein.

Antimellin, gegen Diabetes, soll 0,04 Antimellin (angeblich ein glykosidartiger Stoff aus Syzygium jambolanum), ferner Salizylsäure, Kalmus, Faulbaumrinde u. dgl. in Leinsamenschleim enthalten.

Antineurastinpastillen = getrocknetes Eigelb, Milchzucker und Stärke.

Antiobesitas (Lehoussel-Genf) gegen Fettleibigkeit, ist stärkezuckerhaltige Jodkaliumlösung.

Antiphlogistine (Kade Denver Co., Berlin-Wilmersdorf) = flüchtige Bestandteile (Wasser und ätherisches Öl) 4,43%, Glyzerin 46,51%, Aluminiumsilikat 48,01%, Aluminiumoxyd 0,25%, Eisenoxyd 0,1% (Aufrecht).

Antipositin (Dr. Wagner und Marlier), gegen Fettleibigkeit, soll eine Mischung aus Weinsäure und anderen Pflanzensäuren mit Chlornatrium und Natriumkarbonat sein (Zernik).

Antirheumin (Gichtheil), Dr. Heims (Pharm. Gesellsch. m. b. H., Berlin), besteht aus Kaliseife, Fett, Lanolin und Salizylsäure, sehr stark parfümiert (Juckenack und Griebel).

Antiscabin, Ketels, besteht im wesentlichen aus einer halbflüssigen alkoholischen Glyzerinkaliseife mit Styrax, Benzoeharz und β-Naphthol (Kochs).

Antisclerosin-Tabletten (Natterer-München), gegen Arterienverkalkung empfohlen, sind Natriumchlorid, Natriumsulfat, Kalzium-, Magnesium- und Natriumphosphat.

Antiseptischer Sport Massage Cream Toblers, (A. Tobler, Berlin), besteht im wesentlichen aus einem Gemenge von Borsäure (rund 5%), Vaselin und wasserhaltigem Lanolin, außerdem enthält es geringe Mengen Menthol und Lavendelöl (Aufrecht).

Antisepta, Albert's Irrigator-Tabletten, bestehen im wesentlichen aus Natriumbikarbonat und Chinosol und enthalten außerdem sehr geringe Mengen Alaun.

Antiseptikum „Frauenlob" ist jedenfalls ein Auszug aus Eichenrinde und Salbei mit Borsäure (Juckenack und Griebel).

Antisepton (Greiner, Leipzig) war mit fettem Öl und Glyzerin versetzte, rund 1%ige Lösung von Resorzin in verdünntem Weingeist (Griebel).

Antiseptische Sanitaskugeln (Luigart-Stuttgart), hygienischer Frauenschutz = Kakaobutter mit Chinin und Borsäure (Aufrecht).

Antisykon (Chem. Fabr. Haidle u. Maier-Stuttgart), angeblich Pflanzendestillate und Auszüge, welche Gerbstoffe, Saponin, Harz und ätherische Öle enthalten und in welchen Zibosal, Methylisopropylphenol und Salizylsäure gelöst sind. Gegen Bartflechte angepriesen.

Antiterror, gegen Tuberkulose, besteht aus Gerbsäure, Tonerde, Äther, Harz, Chloroform, Tannin, Kalium, Eisen, Albumin und einem Paket Tee.

Antorin (Noffke-Berlin), gegen Schweißabsonderung, enthält Borsäure, Weinsäure, Gaultheriaöl, Fruchtäther und Rosenspiritus.

Anumu (Anumu-Werke, Hamburg 5). Zahnpulver, das außer Kreide den „gepulverten Wurzelstock einer in Togo einheimischen Monocotyledone" enthalten soll.

Aphrodisiakum, Steiners (Hyg. Inst. Dr. Steiner-Berlin). Versilberte Pillen, angeblich aus Hämoglobin, Lezithin und Extr. Muirae.

Aphrodisium ideale (Bombelon-Bergen), angeblich die wirksamen Bestandteile von Bolet. cervinus, erwieß sich als Rohrzucker, Weizenstärke und Yohimberindenpulver (Juckenack und Griebel).

Arnaldis Liquor, Hustenmittel, ist Sirup, der neben einigen pflanzlichen Stoffen Jodipin und Bromsalz enthält.

Aromit (E. Elkan Erben, G. m. b. H., Berlin, Charlottenburg). Badezusatz. Blaugrüngefärbte Masse mit kräftigem Geruch nach Fichtennadelöl. Von der Konsistenz des festen Opodeldocks.

Arphoalin, Krebsmittel, ist Arsenphosphoralbumin mit 0,63% As und 6% Phosphor.

Asensin, ein Anästhetikum, ist nach Kather physiologische Kochsalzlösung, die Adrenalin, Chloreton und salzsaures Kokain enthält.

Ascaridin-Wurmtabletten (Dr. Schumacher Nachf.-Pforzheim), Stärke I je Tablette 0,02 Santonin und 0,03 Phenolphthalein; Stärke II je Tablette 0,05 Santonin und 0,075 Phenolphthalein.

Aseptol-Mundwassertabletten (Schwanenapotheke Dr. Aschhoff-Bad Kreuznach), stark nach Pfefferminzöl riechende, sich unter Aufbrausen in Wasser lösende Tabletten; sollen durch Sauerstoffentwicklung desinfizierend wirken.

Asphalintee (Kolluck-Wien, Petrus-Apotheke), auch Spec. antidiabetic., Spec. Myrtilli cp. Kolluck, soll ein Gemisch aus Heidelbeerblättern und Bohnenfrüchten sein.

Asthenoid (Feurig-Apotheke, Berlin-Schöneberg) waren Tabletten mit nachweisbarem Rhabarberpulver, Lithiumsalz, Theobrominnatriumsalizylat und Milchzucker (C. Griebel).

Asthma-Bekämpfer sowie **Asthma-Zigaretten** (Klein-Herford i. Westf.) enthalten mit Salpeter versetztes Stramoniumkraut, daneben auch Bestandteile von Lobelia inflat. (Aufrecht).

Asthma-Bronchial-Zigarren (Bronchial-Ges. Berlin) sind Tabak, Cannabis, Datura Stramonium, Anisöl, Salpeter.

Asthmacarbontabletten (Deutsche Asthmacarbonges. m. b. H.) enthalten Pulver der Komposite Trichocline argentea (Juckenack und Griebel).

Asthma-Cure, Harald Hayes, besteht aus verschiedenen Arzneien, deren wichtigste eine Terpentinölemulsion mit Jodkali ist. Auch Eisentropfen und Cinchoninkapseln gehören dazu (Avellis).

Asthma-Cure Himrods besteht aus Salpeter, Stramonium, Lobelia und dgl. (Avellis).

Asthma-Cure, Green Mountain von Guilt (Gen.-Agentur B. Walther-Dresden) ist Fenchelpulver und Stechapfelkraut mit Salpeter (Quenzel).

Asthmakegel und **-Zigaretten** (Bier Frères-Brüssel) sollen aus Bilsenkraut, Stechapfel, Menthol usw. bestehen.

Asthmakraut, Holländisches (Apoth. Plönes-Weiskirchen bei Trier) = Stechapfelblätter mit Salpeter (Karlsr. Ortsges.-Rat).

Asthmamittel Prof. M. Danas (London) ist ein Gemisch von Stechapfel u. dgl. mit Salpeter (Lenz und Lucius).

Asthmamittel des Oberinspektors Schäfer-Leipzig-Lindenau, ist Zucker, Süßholz und Pimpinellwurzel (Quenzel).

Asthmapillen, Amerikanische, aus Hamburg, bestehen aus Ammoniakgummi.

Asthmapulver Paul Breitkreuz, 18 Teile Rohzucker, 82 Teile Ac. acet. salic. (Pharm. Instit. der Univ. Frankfurt).

Asthmamittel, Tuckers = Kokainchlorhydrat 1,0, Kaliumnitrit 5,0, Glyzerin 35,0, Bittermandelwasser 30,0, Wasser 25,0, Pflanzenextraktivstoffe 4% (Aufrecht).

Asthmapulver von Cléry ist Lobelia und Salpeter (Ortsges.-Rat Karlsr.), nach einer anderen Analyse eine Mischung von Stramonium- und Belladonnablättern mit Salpeter und Opium.

Asthmapulver Dr. Guilds (Newberg u. Sons-London) ist ein Gemisch von Kräutern mit Salpeter.

Asthmapulver, Neumeiers und **Zigarillos** (Apoth. Neumeier-Frankfurt a. M.) enth. die üblichen Asthmakräuter.

Asthmapulver, Reichenhaller von A. Schmidt ist Eukalyptus, Grindelia, Stechapfel, Salpeter und Benzol (Avellis).

Asthmapulver, Zematone (Einhorn-Apotheke-Frankfurt a. M.) enthält Grindelia, Stechapfel, Lärchenschwamm, Mohn, Salpeter (Ang. d. Fabr.). Es wurden außerdem Fol. Belladonnae und Fol. Hyoscyami darin nachgewiesen (Ph.-Ztg. 1905).

Asthmaräucherpulver (O. Fischer-Wolfenbüttel) besteht aus Fol. Stramonii, Flor. Millefolii und Salpeter (Süß).

Asthma-Remedy von Langell besteht aus Belladonnablättern und Salpeter.

Asthmasalbe (Stange-Berlin) besteht aus Fetten, Wachs, Terpentinöl, venetianischem Terpentin und Chloroform (Bischoff 1888).

Asthmasalbe (Sturzenegger in St. Gallen) besteht aus Stearin und Schweinefett, durch die Herstellungsweise mit Kupfer verunreinigt.

Asthmasantee (Asthmakarbonges. m. b. H.-Berlin) soll eine amerikanische Komposite, Punaria ascochingae, nach Gilg Trichocline argentea sein.

Asthmatee, Dr. Walsers, angebl. Rad. Seneg. 5,0, Herb. Plantagin. Fol. Abthae., Flor. Malvae, Fruct. Injubae, Flor. Verbasci āā 10,0, Rad. Valerian., Fol. Menth. pip., Fol. Meliss. āā 5,0, Cort. Frangul., Cort. Cascar. sagrad., Fruct. Ceraton., Caricar., Malt. hordei āā 2,5, Rad. Liquir., Flor. Rhoead., Flor. Cyan. āā 9,5.

Asthma-Tropfen und -Pillen, Dr. Daamsche. Die Tropfen bestehen aus 1 Teil Liq. Kalii arsenicosi und 3 Teilen eines bitter schmeckenden Pflanzenextraktes, die Pillen aus Morphin und 0,3 Jodkalium (Mannich und Lemhuis).

Asthmatropfen Linda enthalten 60 Vol.-% Alkohol, 5,0% aussalzbares äth. Öl (Ol. Pini). (Röhrig).

Asthmatropfen (Apotheker Silkrodt-Dresden), enthalten angeblich Lobelia, Stramonium, Acid. benzoic. u. ähnl., gleichen in Farbe und Geruch einem Gemisch von Tinct. Opii benz. und Liq. Ammon. anis.

Asthma-Zigaretten, Dr. Plaut, bestehen aus Stramonium, grünem Tee, Lobelia mit Salpeter imprägniert.

Asthma-Zigaretten Zematone, enthalten nur Stechapfelblätter und Salpeter (Aufrecht).

Asthmol, Dr. Elswirths (Engelapotheke, Frankfurt a. M.) = pulv. Gemisch aus Stramonium, Bolet. Laricis, Cap. Papav. mit Kali- und Natronsalpeter sowie Menthol (Röhrig).

Astor-Büstenpralinée, enthalten nach Chem. U.A. Leipzig Nährsalze, Zucker, Mais-, Leguminosen- und Bananenmehl mit Curcuma gefärbt.

Astroba, „Volksernährungsmittel" ist Kakao mit Leguminosenmehl und 1% NaCl.

Asygon, Schutzmittel gegen geschlechtliche Ansteckung, besteht 1. aus einer Tube Neißer-Siebertscher Salbe, 2. aus einer Röhre mit desinfizierenden Stäbchen für die Harnröhre.

Atrophor (Mühlrad-Berlin NW), Diätmittel bei Korpulenz, enthält Zitronensäure und Zucker (Aufrecht).

Augenfeuer-Essenz „Biltz" = gewöhnliches Rosenwasser.

Augenheilbalsam, vegetabilischer (Reichel-Würzburg) ist Opium, Quecksilberoxyd und Kampfer mit Wachssalbe (Hager), oder nach Beyerlein Quecksilberoxyd, Kampfer, Wachs und Butter.

Augenheilwasser (Hoffmann-Köln) ist Eisenvitriol in Rosenwasser gelöst (Opwijrda).

Augenquelle (Naturheilkundiger Gössel) = Dresdner Wasserleitungswasser (Beythien).

Augensalbe (Witwe Farnier und Drogist Weisert-Metz) ist Quecksilberoxyd, essigsaures Bleioxyd und Wachssalbe (Karlsr. Ortsges.-Rat).

Augensalbe (Kreickmeyer-Dresden) ist Quecksilberoxydsalbe (Richter).

Augenstarheilmittel (prakt. Arzt Fischer-Grub in Appenzell) sind: **Augentropfen** = Alaunlösung; **Augenpulver** = gebrannter Alaun; **Pulver zum Einnehmen** = Kalisalpeter und kohlensaure Magnesia und **Pillen** aus Aloe und Rhabarber (Karlsr. Ortsges.-Rat).

Augentrost, Auszug aus Fenchel mit 64,4 Vol.-% Alkohol (Röhrig).

Augenwasser, Dr. Graefes (L. Roth-Berlin) ist Zinksulfat in Fenchelwasser, gefärbt mit Fencheltinktur (Schädler).

Augenwasser (J. K. Nötteli-Wald/Appenzell), war ein alkohol. Pflanzenauszug, frei von bekannten Augenmedikamenten (Ambühl).

Augenwasser, Venetianisches (Otto Reichel, Berlin) als „wundervolles Stärkungsmittel für die Augen" angepriesen. Soll lediglich mit wenig Alkohol konserviertes Rosenwasser sein.

Augenwasser, Dr. Whites (T. Ehrhardt-Oelze, Thüringen), ist Zinksulfat und Honig in Wasser mit Nelkenöl und einer Spur Senföl (Wittstein).

Augenwohl (Augenwohlges. m. b. H., Berlin) ist Kochsalz und Borsäure in Glyzerin und Alkohol gelöst (Beythien).

Augsburger Lebensessenz Dr. Kiesow (Blutreinigungsmittel), besteht aus Aloe, Wermut, Enzian und anderen pflanzl. Extrakten.

Austs Klostertee = Eibisch, Süßholz, Fenchel u. ähnl. (Berl. Unters.-Amt).

Auswärtiges Mittel gegen englische Krankheit, besteht aus drei Stoffbeuteln, die an die kranken Körperteile gebunden werden und eine Mischung aus Alaun, Zwiebeln, Kampfer, Kochsalz, Sand, Schwefel und einigen Spuren Safran enthalten (Gehes Kodex 1920).

Auszehrungs- und Lungenkräuter von Dr. Redling sind Herb. Galeopsid. mit Spuren von Herb. Pulmonariae (Hager).

Auxilium medici „Hydr. peroxyd. med. stabilitate prominens" (Königswarter und Ebell in Linden bei Hannover) ist nach E. Richter 3%ige H_2O_2-Lösung von guter Beständigkeit, aber hohem Säuregrad, was von der Firma bestritten wird.

Auxolin (F. Wolff & Sohn, Karlsruhe), „vegetab. Kopf- und Haarwasser", ist Kaliseife und Rizinusöl in parfümiertem, verdünntem Spiritus (Schweder).

Axy-Tee (Kretschmar, Leipzig) gegen Gallensteine ist zerkleinerte Saxifraga (Chem. Unters.-Anstalt der Stadt Leipzig).

Azymenkapseln (Dr. Franz Stohr, G. m. b. H., Wien), angeblich Emulsion aus Magn. und Natr. choleinic. 0,2, Natr. carbon., Magn. carb. āā 0,02 und Ol. Oliv. 8,5 gegen Hyperacidität des Magens.

Baarschs Salbe (W. Baarsch, Berlin) ist Ungt. acre ähnlich (Juckenack und Griebel).

Baby lacht, von Dr. Grothe. Zahnhalsband mit eingenähtem Asant; der Packung ist weiter eine Veilchenwurzel beigegeben.

Badola, Mittel gegen Flechten, Auflösung von Schwefelkalium in Wasser und Alkohol (Röhrig).

Bahrs Sanolin gegen Schweißfuß, ist Alkohol, Salizylsäure, Glyzerin, Wasser und Veilchenwurzelöl (Pharm. Ztg.).

Baldrament. Mit stark verd. Alkohol hergestellter Auszug von Baldrianwurzel (Nahrgsm. U.A. Berlin).

Baldrisan-Tabletten, sollen aus den Bestandteilen der Baldrianwurzel, der Bromsalzmischung der Mixt. nervin., Menthol, äther. Ölen und anderen „nerven- und magenbekömmlichen Stoffen" zusammengesetzt sein.

„Balsama Hautkreme", war Wachs- und Paraffinsalbe, parfümiert mit Geraniumöl (Ludwig).

Balsam Bilfinger = Seife, Wasser, Spiritus, Kampfer und spanische Pfeffertinktur (Schädler).

Balsam, Jerusalemitanischer von Antonia ist Benzol, Safran, Curcuma und Aloe in Alkohol-Äther gelöst (Dresd. Chem. Unters.-Anstalt).

Balsam, Lockwitzer (J. G. Leonhardt sen. Erben, Dresden) ist Terpentin, Wachs und Fett mit Anisöl parfümiert (Chem. Zentralst. Dresden).

Balsam Pagliano ist angeblich eine Lösung von Gerbsäure und Glyzerin in mit Kochenille gefärbtem Rosenwasser (Pharm. Ztg.).

Balsam, Wiener, der Königseer Olitätenhändler, ist ein Auszug verschiedener Harze u. dgl. in Alkohol (Richter).

Balsamisches Kropfliniment (Apotheke Weipert, Böhmen) ist Jodkalium in Hoffmannschem Balsam und Lavendelspiritus gelöst (Nachr. f. Zollst.).

Dr. Bambergers Lupina-Pulver (Dr. Bamberger & Co., Wiesbaden) gegen Magenbeschwerden, Blutarmut usw. soll enthalten: Kondurango, Zitronensäurc, Pepsin, Magnesia usw.

Bandwurmmittel des Direktor Mix. · I. Lösung von 0,39 Chininsulfat in wenig Salzsäure und 200 g Wasser. II. 12,0 Koussopulver (Schädler).

Barbarossasalbe (Hankelsche Apotheke, Soolbad Frankenhausen am Kyffhäuser), angeblich wirksame Bestandteile des Perubalsams sowie Naphtol, Benzol, Schwefel und Ol. Rosmarin. Krätzemittel.

Barellas Universal-Magenpulver soll sein: Natriumbikarb., Weinstein, gebr. Magnesia, Pepsin, Calciumkarbonat, Ammoniumchlorid.

Barkamps Nagelwasser, zum Bleichen und Härten der Nägel, war verd. Wasserstoffsuperoxyd (Nahrgm. U.A. Berlin).

Barzarin (Barza & Co., Gen.-Vertr. Beck & Co., Cannstadt), gegen Zuckerkrankheit, ist ein alkoholhaltiger Auszug einer bitteren und gerbstoffreichen Droge (Mannich und Schwedes).

Bauers Lithosanol (Labor. Bauer, Kötschenbroda) gegen Gallen- und Nierensteine, enthält Pflanzenstoffe wie Condurango, Sternanis, Kava-Kava, ferner Salizylsäure, Lith. citric.

Bazillentod, Georg Pohls Familientee (Standard-Drogerie, Berlin W 30) gegen Lungenleiden: Herb. Galeopsid. ochroleuc. (Röhrig).

Begee Hämatogentabletten, Hämoglobin, Lezithin, Protein veget., Calc. lact., Ferr. sacch.

Beinschäden-Indian (Bohnert, Delitsch), enthält Terpentin, Olivenöl, gelbes Wachs, Hammeltalg, Karbolöl, Bol. rubr. usw.

Belarin, gegen Erkrankung der Atmungsorgane angepriesen, enthält 5% Kal. sulfoguajacol., 47% Zucker, Alkohol und Pomeranzensirup (Mannich und Kroll).

Bellin, Desinfektionsmittel gegen Frauenleiden, ist 3%ige wäßrige Lösung von Aluminiumchlorid.

Benesanol (O. Wenzel, Sternapotheke Saarwellingen, Bez. Trier). Die dunkelbraunrote Flüssigkeit enthält angeblich Cassia, Mentha, Zedoaria, Vaccinium, Citrus, Alpinia, Elettaria, Spir. dil. und Aether ac. Als „durchgreifendes, vollständig wirkendes Mittel gegen Ruhr und ähnliche Störungen der Magen- und Darmtätigkeit" angepriesen. (Vierteljahresschr. f. prakt. Ph. 1915.)

Beniform ist ein Kupfersaccharat, das in 1%iger Lösung als Spülmittel bei Darmerkrankungen wie Colitis Anwendung finden soll.

Benno-Pillen (Voit & Co., München), blutreinigende Magen- und Abführpillen, zeigten sich als Enzian, Suc. Liq., Rhabarber; es sollen noch vorhanden sein Rhamnus Purshiana und Taraxakum officinale (Röhrig).

Berliner Universal-Frauentee = Cort. Frangulae, Herb. Millefolii, — Asperulae, Rhiz. Graminis und Fol. Sennae (Unters.-Anstalt Berlin).

Berlinol-Antiseptikum gegen sexuelle Infektion soll „freien Sauerstoff in Verbindung mit Borsalzen" enthalten.

Bertolin (Horn, Berlin) gegen Arthritis, Malaria, Arteriosklerose ist nach Mannich und Schäfer ein weiniger Pflanzenauszug.

Beruhigungsmittel für zahnende Kinder (M. v. Schack, Berlin) = ein Kräutersäckchen, das hauptsächlich Steinklee enthält (Karlsr. Ortsges.-Rat.).

Bettnässen-Heilmittel (Bauer-Wertheim) ist I. Milchzucker und II. Kampferspiritus (Siemering).

Bettnässen-Mittel (Dr. Kirchhofer, Kappel bei St. Gallen) sind I. Pulver aus Fer. carb., Secal. cornut. (!) und Ext. Strychni aqu. (!); II. Spir. Serpylli, Tct. Strychni, Liq. Amm. caust. (Hager).

Bettnässen-Mittel (Thurmayr, Stuttgart) = Mandelöl zum Einreiben und eine Mischung aus Harn und Spiritus zum Einnehmen (Hager).

Bettnäß-Pastillen (Löwenapotheke Regensburg), Pastillen aus Stärke, Zucker und Pflanzenpulver, die entweder ein scharfwirkendes Pflanzenextrakt oder ein ätherisches Öl enthielten (Röhrig).

Betusol, Mittel gegen Bettnässen (Betusolwerke Boes & v. Leesen, Hamburg I), ist eine wäßrige Auflösung von Spuren organischer Stoffe, von denen Brom (in organischer Bindung) und Menthol erkannt wurden. Nach dem Reklamezettel sollen ferner noch Bestandteile der Baldrianwurzel und Kolanuß vorhanden sein. Wahrscheinlich war eine organische Brom-Menthol-Valeriansäure-Verbindung zugesetzt (Hartung).

Bilisan („Bilisan“ G. m. b. H., Berlin) ähnelt der Tct. Rhei vinosa des D.A.B. V und enthält an Stelle von Zucker Glyzerin (Pharm. Inst. der Univ. Berlin).

Bilz-Nährsalze, enthalten doppeltkohlensaures Natron, saures phosphorsaures Calcium, Magnesium und Natrium, Kieselsäure, Eisen und Tonerde (Röhrig).

Biocitin gegen Nervenschwäche ist Kasein und Milchzucker in Form von Magermilchpulver sowie Lezithin (Beythien).

Biofäxpillen (Apotheker Gescher, Gronau), gegen Blutgeschwüre, enthalten Faex medic., Pflanzenstoffe, Kal. phosphor., Magn. sulf. und Asparagin (Gesundheitslehrer).

Bioform-Nährsalz, war Kochsalz und schwefelsaures Natrium (Ludwig).

Bio-Lecithin-Likör. Schwach alkoh. (2,4%iger), eisenhaltiger, süßer Kräuterlikör (Röhrig).

Biomalz (Gebr. Patermann, Berlin), dürfte mit den bekannten Nervensalzen versetztes verdünntes Malzextrakt sein.

Biositon (Dr. Coleman & Co., Berlin), Kräftigungsmittel bei Neurasthenie, ist ein rötlich-weißes Pulver, in dem Kohlensäure, Phosphorsäure und Chlor, gebunden an Kalium, Natrium, Calcium, Magnesium und Eisen, sowie Schwefel und Infusorienerde nachgewiesen wurden (Griebel).

Bio-Stahl (Dr. W. Stahl, Freiburg i. Br.), soll Eiweiß-, Fett- und Kohlehydrate enthalten, gröbliches Pulver, gegen Bleichsucht, Neurasthenie, Schlaflosigkeit, Skrofulose und Rachitis angepriesen.

Bipheron (Chem. Werk Concordia, Beuel a. Rh.), enthält in einem Eßlöffel 0,6 Medinal, 2,0 Chloralhydrat, 0,05 Coff. natr. benz. und 1,5 Extr. Piscid. Gegen Schlaflosigkeit.

Bipp, 20 Teile Jodoform, 1 Teil Wismutsubnitrat, 1 Teil flüss. Paraffin, als Wundbehandlungsmittel angepriesen.

Bisanna (Apoth. Gescher, Gronau), gegen Gallensteine, soll aus gleichen Teilen Rad. Rhei, Tub. Jalap. und Soda bestehen (Gesundheitslehrer).

Blebrone-Tabletten (Fabr. pharm. Präparate Dr. Ed. Blell, Magdeburg). Stib. sulf. aurant., Rad. Seneg. pulv., Rad. Viol. odor. pulv., gegen Husten, Katarrhe usw.

Blancodont (Zahnsteinentfernungsmittel), war eine 4,02%ige Salzsäure (Röhrig).

Blanka (Blanka-Vertrieb Wiesbaden), angepriesen gegen Nasenröte. Schwach blau gefärbte, nach Bittermandelöl riechende Flüssigkeit mit weißem Bodensatz.

Blasentee, Hartmanns, besteht aus den verblühten Blumenköpfen der Grasnelke (Armeria vulg.) (Lührig).

Bleichsuchtspulver, Einsiedlers, ist Ferr. carb. saccharat. mit 8,62% Fe. (Röhrig).

Blut- und Nervennahrung, Apotheker Güntzels (Chem. Laborator. Güntzel & Co., Leipzig), angeblich aus „Kohlehydraten, Eisen, Kalk- und Phosphorsalzen, Eiweiß und aromat. Mitteln“ bestehendes, braunes Pulver (Vierteljahresschr. f. prakt. Ph. 1919).

Blutreinigender Abführungstee „Marke Medico“ (O. Reichel, Berlin) = Follic. Sennae conc. (Juckenack und Griebel).

Blutreinigungspillen der heiligen Elisabeth (Apoth. Neustein, Wien), enthalten Aloe, Jalape, Rhabarber und Tamarindenextrakt.

Blutreinigungspillen (Dr. Matthias Lang), enthalten Kalomel, Kohle und Stärkemehl (Gscheidlen).

Blutreinigungspulver, Hohls, nach Angabe des Herstellers Goldschwefel, Sarsaparillwurzel, Guajakholz, Stiefmütterchen, Ringelblume, Schafgarbe.

Blutreinigungspulver, Schützes (Ed. Wildt, Bad Köstritz), besteht aus Chlornatr. 5,0, Magnesiumsulfat 65,0, Natriumbicarbonat 25,0, Kaliumsulfat 35,0, Bism. salicyl. 0,3, Lithiumcarbonat 0,3 und Weinsäure 15,0.

Blutreinigungstee, Achtes, enthielt Schachtelhalm, Tausendgüldenkraut und Hagebuttenfrüchte (Wendstein).

Blutreinigungstee, antiarthritischer, antirheumatischer, besteht aus etwa 15—20 verschiedenen Pflanzen.

Blutreinigungstee Nr. 150, Götzes (Fabrik chem.-pharm. Spez. G. m. b. H., Dresden) = 22 verschiedene Drogen, wie Rad. Ononid., Lign. Sassafr. u. dgl.

Blutreinigungstee Lallemands (Apotheker Bernard, Berlin), ist ein Gemisch aus etwa 12 verschiedenen Pflanzen.

Blutreinigungstee, Wilhelms, nach Angabe des Herstellers aus 21 Drogen, darunter Fol. Senn., Cort. Chin., Rad. Sarsaparill., Tct. Foenicul., Lign. Santal.

Bluwach, Bonbons aus Wachholderextrakt, als Blutreinigungsmittel und Verjüngungskur, auch gegen Blasen-, Darm-, Zucker- und Nierenkrankheiten angepriesen (Gesundheitslehrer 1921, Nr. 10).

Bocks Geheimmittel, Bokolin und Boktol, siehe Geheimmittel der Frau Bock.

Bokasol, aus Schweinefett und Kampfer bestehende Hämorrhoidalsalbe (Gesundheitslehrer 1921, Nr. 7).

Bokatol, Büstenmittel, besteht aus Hafermehl mit etwa 1% Natriumphosphat.

Bokol (Frau L. Bruer, Berlin), ist Magermilchpulver und Pflanzeneiweiß mit Vanillin versetzt (Griebel).

Botano, gegen Harnsäurekrankheiten, enthält fein geschnittene Bohnenhülsen (C. Griebel).

Bonal, Nerventropfen, nach der Etikettenaufschrift „ein Destillat aus Rad. Valerian, Hercynica montana, Menth., Camphor, Alkohol und Aqua“, erwiesen sich als eine wäßrig-alkoholische Auflösung von Baldrianöl, Zimtöl, Nelkenöl und enthielten weder Kampfer noch Menthol.

Boraniumbeeren (Dearborn-Ges. m. b. H., Berlin), waren Phenolphthalein, ein Auszug einer emodinhaltigen Droge, Extrakt von Fucus vesiculosus sowie Agar-Agar in Fruchtpastillenform mit Pfefferminzöl versetzt.

Boran-Sommersprossenkreme, enthält weißes Quecksilberpräzipitat, Wismutsubnitrat, Wasser und etwa 85% weiche Salbengrundlagen (Lenz und Lucius).

Bo-ra-zo, ein Ungeziefermittel, besteht aus einer wäßrigen Lösung von Phenolen, Formalin und Seife, mit leichten Mengen Anis- und Kümmelöl aromatisiert (Theopold).

Böttchers Pulver für Umschläge, ist durch roten organischen Farbstoff gefärbtes Kochsalz.

Brandoform-Streupulver, soll aus Natr. bicarb., Magn. carbon. und Bism. subnitr. bestehen und bei Brand- und Brühwunden wirksam sein.

Brandol (Hoffbauer, Dortmund), gegen Brandwunden, ist Brennesselabkochung mit Pikrinsäure und Glyzerin (Vorsicht! Pikrinsäure).

Braunolin, zum Bräunen der Haut, war eine wäßrige Lösung eines braunen Teerfarbstoffes (Nahrungsmittel U.A. Berlin).

Bronchisan (Silberstein, Berlin), enthält Pyrenol neben Elixir e Succo Liquir. in wäßriger Lösung (Kuhn).

Bruchbalsam nach Dr. Tanzer (J. K. Rainer), ist Rosmarinsalbe, Muskatbalsam, rotes Johannisöl, gelbes Wachs und Fett (Hager).

Bruchsalbe, Pastor Schmitts, 3 Teile Adeps suillus, 1 Teil Sebum und geringe Mengen eines Teerpräparates, parfümiert mit Nitrobenzol.

Bruns Blutsalze (Dr. W. Bruns, Elberfeld), gegen **Asthma,** sollen Natriumnitrat, Natriumchlorid, Kaliumchlorid und Magnesiumkarbonat, gegen **Arterienverkalkung,** sollen Kaliumphosphat, Natriumphosphat, Kaliumkarbonat, Kaliumchlorid und Magnesiumkarbonat, gegen **Blutarmut** außer den vorherigen gegen Arterienverkalkung noch Ferrosulfat und Kaliumkarbonat enthalten.

Brust- und Blutreinigungstee Sellheims, nach Chem. U.A. Leipzig Rhiz. Graminis, Herb. Equiset., Herb. Urtic., Flor. Malv., Herb. Asperul., Rad. Sarsaparill.

Brusttee, Dr. Fünckhs, Fol. Farf. 10,0, Carragen, Rad. Alth. āā 10,0, Rad. Liquir. 15,0, Frct. Anis. stell. 2,0.

Buccawol (Rüttger, Hamburg), Kapseln, welche nach Angaben des Herstellers ein Gemisch von Buccoblätterfluidextr., Sandelholzöl, Kawa-Kawaharz und Hexamethylentetr. enthalten. Gegen Gonorrhoe (Vierteljahresschr. f. prakt. Ph. 1914).

Dr. Buflebs Augenwasser, ist Fenchelwasser (Apoth.-Ztg.).

Burkhardts Kräuterpillen (Adlerapotheke Berlin), enthalten Aloeextrakt, span. Pfeffer, Alraun u. dgl.

Busennährpulver Frebar, ist Kakao mit Rohrzucker, Milchzucker und Weizenmehl (Röhrig).

Busennährpulver Grazinol und Grazol, ist ein Gemenge von Hafermehl und Milchzucker (Griebel).

Büsten-Elixier, Blitz, ist laut U.A. Leipzig eine mit Fruchtäther versetzte alkoholisch-wäßrige Lösung von Borax mit wenig Glyzerin.

Büsten-Elixier, Dr. Drackes (Müller, Crimmitschau) = Lösung von Borax und Weinsäure, versetzt mit Eau de Cologne (Griebel).

Büstenwasser Eau de Beauté. Sehr schwaches alkohol. Pflanzenextrakt mit einer Spur Borsäure oder Borax (Röhrig).

Calcicose (Apotheke zur Hygiea, Artur Unger, Breslau 2), als Guajakose, Sirup mit Lezithin angegeben, gegen Erkrankungen der Atmungsorgane und gleichzeitig als appetitanregendes Kräftigungsmittel angepriesen.

Calcium-Supra-Droserin-Creme (Dr. R. und Dr. O. Weil, Frankfurt a. M.), Calciumchlorid, Droserin und Salbengrundlage soll gegen Schnupfen und Heufieber helfen.

Calcivit, Kalkpräparat (H. Renkhoff, Fabr. pharm. Präparate, Boppard), in zwei Stärken, Calcivit I und Calcivit II; soll bei Kindern Knochenbildung fördern. Keine Angaben über Bestandteile.

Californischer Feigen-Sirup-Likör „Vinco" (Vinco-Comp., Berlin-Schöneberg), ist anscheinend ein Auszug aus Feigen, Sennesblättern mit Alkohol und aromat. Stoffen (Juckenack und Griebel).

Capsogen, ist ein Verbandstoff, der mit einer Methylsalizylat enthaltenden Kapsikumtinktur getränkt ist.

Carbankal, Salbe aus Zinc. oxyd., Sulf. ppt., Bismut. subgall., Perugen, Liq. Alum. acet. und Vaselin. Gegen Ekzeme und Flechten angepriesen.

Carbogen (Fr. Detsinyi, Budapest), aus Kaliumbisulfat und vermutlich Natr. bicarb. bestehendes Präparat zur Herstellung von CO_2-Bädern. Wegen des sehr stark mit arseniger Säure verunreinigten Kaliumbisulfates wurde davor gewarnt.

Cardui-Frauentee (Reformhaus Thalysia, Leipzig) = Herb. Cardui benedicti (Röhrig).

Carmol und **Amol** werden nach Angaben der Fabrikanten aus Melissenkraut, Pfefferminzkraut u. ähnl. destilliert.

Carsalon-Zäpfchen (Bruno Salomon, Charlottenburg 4), enthalten Naphtalin und ein Extrakt der Knoblauchknolle. Gegen Spul- und Madenwürmer (Vierteljahresschr. f. prakt. Ph. 1919).

Carvis (Dr. Chr. Brunnengräber, Rostock), Brunnengräbers sterilisierter Fleischsaft aus frischem Rindfleisch durch künstliche Verdauung mit Pepsin und Salzsäure und nachfolgendem Kochen im Papinschen Topf und Auspressen gewonnen.

Causticum von Plunkett, besteht aus 4,0 arseniger Säure, 30,0 Schwefel, 30,0 Stinkasant und dem Saft von Ranunculus acer. Gegen Krebs empfohlen.

Caxo Fußtabletten (J. Hilgers u. Co., Cöln a. Rh.), sollen in Wasser gelöst bei geschwollenen wunden Füßen „augenblicklich Erleichterung" bringen, gegen Hand- und Fußschweiß, gegen Frostschäden und überhaupt gegen alle Körperausdünstungen. Zusammensetzung unbekannt.

Cédéa, Tropenfarrentee, gegen Gicht und Rheumatismus angepriesen besteht aus zerklein. Adlerfarrn.

Cermolin, Entfettungspräparat, „garantiert frei von chemischem Jod und unschädlich", enthält neben Salbenstoffen und Glyzerin eine etwa 4%ige Jodkalilösung.

Chalicintabletten (Kaiser Friedrich-Apotheke Berlin NW 6), angeblich je 1,0 Calc. lactic. und Calc. glycerinophosphor., daneben Geschmackskorrigentien. Zur Kalktherapie angepriesen.

Chemidento-Präparate. Unter diesem Namen vertreibt die Firma Hoeckert & Michalowsky, Berlin-Neukölln eine Anzahl Präparate, die Nachahmungen bereits im Handel befindlicher Präparate darstellen, nicht nur bezüglich der Substanzen, sondern auch bezüglich der Namen.

Chenosan, enthält in Gelatinekapseln Ol. Chenopod. und Santonin. Nr. I für Kinder 0,2 : 0,02 g; Nr. II für Erwachsene 0,25 : 0,03 g.

Chlorival (Th. Franz, Fabr. chem.-pharm. Präparate, Halle a. S.), ölige, kampferartig wirkende Einreibung, die nach Angaben auf der Flasche aus β-Trichlorbutyraldehyd, Äther, Menthol, Adeps Lanae und Ol. Oliv. besteht. Gegen Rheumatismus, Nervenschmerzen, Gliederreißen usw. angepriesen (Vierteljahresschr. f. prakt. Ph. 1915.)

Chloro-Bleichcrême (Laborat. Leo, Dresden N, Königsbrückerstr.), gegen Sommersprossen, Leberflecken u. dgl. angepriesen; enthält neben rund 75% Fett und etwas Wismutnitrat erhebliche Mengen Quecksilbersalze (Beythien).

Chloro-Stahl (Dr. W. Stahl, Freiburg i. Br.), als blutbildendes Chlorophyllpräparat empfohlen, das Eisen-Chlorophyll in Verbindung mit Lezithin enthalten soll. Demgegenüber wird von der das Präparat „Chlorosan Bürgi" herstellenden Firma in Inseraten erklärt, daß Chloro-Stahl nach Gutachten von Autoritäten überhaupt kein assimilierbares Chlorophyll enthält und die grüne Farbe künstlich (Teerfarbstoff) sei (Gesundheitslehrer 1919, Nr. 3).

Cholelithiasis-Tabletten (Dr. A. Voswinkel, Berlin), enthalten Quecksilber, Podophyllin, blähungstreibende und krampfstillende Öle.

Cholergol-Tabletten, gegen Gallensteine, enthalten Kalomel, Podophyllin, Rad. Liquirit. und Sacchar. Lact.

Cholis (Chem. Fabrik Nassovia, Wiesbaden), Pillen, welche angeblich chemisch reine Gallensäure in Verbindung mit einem leicht assimilierbaren und bekömmlichen Ölsäurepräparat" (Natriumoleinat?) enthalten sollen. Zur Behandlung von Gallensteinkrankheiten angepriesen.

Cholton (Apotheker Bernh. Ringlers Gallensteinkur), enthält Lithiumkarbonat, Natriumbikarbonat, Weinsäure u. dgl. (Juckenack und Griebel).

Chromonal-Tabletten, von 1,1 g Gewicht, bestehen aus Trockenhefe, braunem Teerfarbstoff, einem unlöslichen Silikat sowie Milchzucker und etwas Kartoffelstärke. Chrom war nur in sehr geringer Menge nachweisbar (Nahrungsmittel-U.-A. Berlin).

Chymol (Fabrik pharm. Präparate Karl Engelhardt, Frankfurt a. M.), nach Kampfer riechende Salbe, die Chinin und Thymol enthalten soll; gegen Afterwürmer angepriesen.

Cibarol (Psom-Fabrik, Franz Schwerz, Fabr. chem.-pharm. Präparate, Gotha). Angeblich Ammon. chlorat., Calc. carbon., Lithium, Magnes. oxyd., Pepsin, Karlsbader Salz, Natr. hydrocarbon., Ol. Menth. pip. Mitcham. Als Magen- und Verdauungspulver angepriesen.

Cikasan (Hermann F. H. Wicke, Reinbeck-Hamburg), Wurmmittel unbekannter Zusammensetzung.

Cinol (Fabr. pharm. Präparate Wilhelm Natterer, München W 19), kräftig nach Fenchel, Anis sowie Sassafrasöl riechende, durchscheinende, gelbrot gefärbte Stücke, welche beim Aufstreichen auf die Hand durch die Körperwärme leicht abschmelzen. Gegen Läuse angepriesen.

Coelina, Menstruationstropfen, alkohol. Destillat aus Cort. Cinnam., Cort. Citri, Caryophyll., Herb. Meliss., Sem. Myrist.

Coho, Trunksuchtmittel, wäßriges Destillat aus aromatischen Pflanzen, darunter Wermut.

Coladin, Trunksuchtpulver, bestand aus zwei verschiedenen Präparaten. Das eine gelbliche Pulver erwies sich als Gemisch von Natr. bic., Zucker und Enzianwurzel. Das andere bräunliche Pulver enthielt etwa 67% Natr. bicarb., 20% Weinsäure, 7% Schwefelblumen und 6% Enzian.

Collosolferromalt, besteht aus Malzextrakt und 1% kolloidalem Eisen.

Combustin, besteht nach Mannich und B. Kather aus etwa 54% einer aus Vaseline und einem wachsartigen Stoff bereiteten Grundlage, 24% Stärke, 2% Wismutsalz (wohl Subnitrat), 19% Zinkoxyd und 0,3% einer Aluminiumverbindung, etwas Borsäure mit dem Geruche nach Perubalsam. Als Heilsalbe angepriesen.

Contrataeniam (Hofapotheke Dresden) = Extrakt aus Granatwurzelrinde und eine Rizinusölemulsion.

Contraveron, Zusammensetzung unbekannt. Gegen Spul- und Madenwürmer angepriesen.

Coom, Trunksuchtsmittel aus fast reinem Milchzucker mit Spuren von Sabadillsamenextrakt.

Coronad (Nährmittelwerk Hummel-Keller, Mühlhausen i. E.) aus Kakao, Bananen, „ausgewählten Kornpflanzen", Eiweiß und wertvollen Nährsalzen, besonders Eisen, Phosphor und Kalisalzen hergestelltes Nähr- und Kräftigungsmittel.

Corpulin, angeblich Blasentang, Marienröslein, Tamarindenextrakt und Sagradarindenextrakt.

Cortenal Nr. 1, angeblich Acid. silic., Guajacol., Calc. lactic., Magnes. citric., Eiweiß, Extraktivstoffe, Eisen, Nährsalze usw.

Cortenal Nr. 2, enthält angeblich Sem. Lini, Herb. Equiset., Herb. Polygon., Herb. Galeopsid. und Lichen islandic.

Cortenin, soll Acid. silic. in Verbindung mit Guajakol und Calc. lactic. enthalten.

Coza, das bekannte Mittel gegen Trunksucht, war ein Gemenge von Natriumbikarbonat mit Zimt und Piment (Schaffer).

Cremonia, als „Mittel gegen Nasenröte" angepriesen. Verreibung von Mineralfett, Wasser und Aluminiumazetat (Chem. U.-A. Leipzig).

Crinol, Wundsalbe, die angeblich Salizylsäure, Borsäure, Perubalsam, Terpentin, Fett, Öl, Wachs, Anthrasol und Eigelb enthalten soll.

Cristolax, besteht aus gleichen Teilen Malzextrakt und Paraffin.

Crucenia Fichtennadelbad (Schwanenapotheke Dr. K. Aschhoff, Bad Kreuznach), rotgelb gefärbte Badezusatztabletten von kräftigem Fichtennadelaroma, lösen sich unter Kohlensäureentwicklung mit Fluoreszenz auf.

Curbitin (Reformhaus Thalysia, Leipzig), besteht aus gepulverten Kürbiskernen (Röhrig).

Curol, Menstruationstropfen, laut Analyse des chem. Untersuchungsamtes der Stadt Dresden, Alkohol 14,47 g in 100 ccm, Extrakt 0,048 g in 100 ccm, Asche 0,015 g in 100 ccm.

Cystonephrol (Chem.-pharm. Laborat. der Neustadtapotheke P. Koch, Weißenfels a. S.), rotbraune Flüssigkeit von aromatischem Geruch und weinartigem Geschmack, die aus „stark konzentrierten, durch Perkolation gewonnenen Pflanzenextrakten ohne jeden Zusatz von Chemikalien" bestehen soll, wird gegen Blasenkatarrh, Nierenentzündung, Harnverhaltung, Blasensteine, auch gegen Gonorrhoe angepriesen.

Damendragees, als Abortivum und Mittel gegen Menstruationsstörungen, sind weiße oder gefärbte Zuckerdragees, deren Kern aus gepulverten römischen Kamillen besteht.

Damendragees „Suhr-Mah", bestehen aus Talkum und römischen Kamillen (Röhrig).

Damenlikör Cavita, war nur apfelsaure Eisentinktur (Ludwig).

Damenlob, besteht aus Carrageenschleim, Borsäure, Chinosol und Aluminiumacetotartrat.

Damps Lungenheilmittel (E. Damp, Berlin), ist Leinsamen und Spartiumtee; letzterer wirkt giftig! (Berl. Polizei-Präs.).

Danosanum, Dr. med. Schaffners Brustreinigungspulver, ist Herb. Galeops. ochroleuc. (Juckenack und Griebel).

Darm- und Leberpillen, Dr. Rays, enthalten Leptandrin 0,01, Walnußrindenextrakt 0,03, Rhabarberextrakt 0,04, Aloeextrakt 0,06, med. Seife 0,02 und sind mit Silber überzogen.

Dasran (Heinr. Leonhardt, Neuhardenberg), Desinfektionsmittel, schwarze, nach Teer riechende Flüssigkeit von saurer Reaktion. Soll seiner Zusammensetzung nach dem Automors und Sanatol nahestehen. Nur für grobe Desinfektion geeignet.

Degrasin-Pillen, gegen Fettsucht, waren Kaliumjodid, Magnesiumsulfat und Natriumbikarbonat (Kreis).

Demodin, Abführmittel, war gepulverte Faulbaumrinde (Nahrungsmittel-U.-A. Magdeburg, Ber. 1914).

Demulcentia (gegen Magenkrankheiten u. dgl.) von Hülfenhaus-Wachstedt (Thür.), ist ein grünes, bitteres Pulver aus 65 Teilen Rohrzucker und 35 Teilen eines Drogengemisches aus Rhiz. Zingiberis, Fol. Sennae usw. (Chem. Unters.-Anst. der Stadt Leipzig).

Demunda (Apoth. Th. Müller, Herrenberg i. Württbg.), erdbeerrot gefärbte Flüssigkeit von aromatischem Geruch mit einem an Thymol und Wintergreenöl erinnernden Geschmack. Mundwasser.

Dentria-Wein (Dt. Chem. Werke Victoria G. m. b. H., Berlin SW), ist ein mit Wein hergestellter Sennesblätterauszug, der kein Leibschneiden verursachen soll.

Depilatoire Dorin-Paris, enthält Strontiumsulfid (Schlegel).

Dermotherma, besteht aus Seifenlösung, Kampfer und Parfüm. Zum Schutz gegen Kälte angepriesen.

Desko-Si-Gold, Digestiv-Silizium-Schokolade-Pralinées, zur Förderung der Verdauung angepriesen.

Desko-Si-Grün, Silizium-Schokolade-Pralinées, gegen Furunkulose und Tuberkulose angepriesen.

Desko-Si-Rot, Eisen-Silizium-Schokoladenpralinées, gegen Bleichsucht und Menstruationsbeschwerden angepriesen.

Despyrol, war ein Gemenge von Acid. acetyl. salic. mit geringen Mengen Weinsäure und Calciumphosphat. Als Kopfschmerzmittel (Nahrungsmittel-U.-A. Berlin).

Diabetes-Mittel von Med.-Rat Dr. Müller = I. Dekokt von Pflanzenstoffen, das Salizylsäure, Salpeter, Glaubersalz und Glyzerin enthält, und II. Perubalsam, gelöst in Spirit. und Essigäther (Bischoff).

Diadin I und II (Diadin-Gesellschaft m. b. H., Berlin V 37), Jod und Quecksilber enthaltende braunrote Flüssigkeit (Nr. I) bzw. Paste (Nr. II).

Dialon-Wundpulver, ist Bleipflaster, Borsäure, Stärke und Talkum (Schlegel).

Diamin (Reichel, Berlin), gegen Zuckerkrankheit = zerkleinerte Samen von Syzygium Jambolan. (Juckenack und Griebel).

Dianol, Dr. Schäffers, Mittel gegen Weißfluß, besteht aus 80% Natr. bic. mit 20% Alaun (Röhrig).

Diatrone, ein Abführmittel, enthält Phenolphthalein sowie einige Pflanzenpulver.

Dijnose, ist eine Pflanzeneiweißzubereitung.

Diphtherieheilmittel des Naturheilkundigen C. Drescher, Breslau = Alkohol und Birkenteer (Fischer).

Diphtherieheilmittel von Löffler = Mischung von Eisenchloridlösung, Toluol, Spiritus und etwas Menthol.

Diphtherieheilmittel (Drog. Vierling, Breslau) = Glyzerin und Wasser āā mit 3% Kalihydrat (B. Fischer).

Diphtheriekräutersaft, Succus antidiphtherini (Strehler & Co., München), soll ein Auszug aus Sempervivum tectorum mit chlorsaurem Kali und Honig sein.

Diphtheriemittel (A. Noortwyk, Berlin) = hauptsächlich Spiritus, Birkenteer und Kreosot.

Diphtheritismittel von O. Friedel, Braunschweig. I. Cyanquecksilberlösung (!) und II. weingeist. Auszug indiff. Pflanzenstoffe.

Diphtheritismittel von Lehmann, Berlin = Milchzucker mit Spuren eines Quecksilbersalzes und etwas Pflanzenpulver (Bischoff).

Diphtheritismittel (Heilschäfer Rieger, Glogau). I. Fenchelwasser mit Honig, II. Liq. Ammon. anis., III. Rum mit Himbeersaft, IV. fettes Öl (Städt. Unters.-Anst. Breslau).

Diphtheritismittel (C. Smith, Berlin) = I. Kal. chloric. gelöst in Sir. simpl., II. Chloralhydrat und Zucker in Wasser gelöst (Bischoff).

Diphtheritistinktur, Dr. Doms, besteht aus einem Fläschchen mit Zitronensaft und einem zweiten Fläschchen mit Öl, Kaliumchlorat und vermutlich Dextrin (Hager).

Diskohol-Pulver gegen Trunksucht, ist hauptsächlich Schwefel, Päonienwurzel, Natriumkarbonat und Weinsäure oder Weinstein (Zernik).

Diskretol (Laboratorium Helios G. m. b. H., Hannover), enthält in einem zusammengebundenen Beutelchen von undurchlässigem Stoff ein grauweißes, nach Naphthalin und Pfeffer riechendes Pulver, als diskret und „totsicher wirkendes" Ungeziefermittel angepriesen.

Divinal, soll Anwendung finden in Form von Breiumschlägen oder als Badezusatz gegen Rheumatismus und ähnliche Leiden. Besteht aus etwa 30% Kieselsäure, 4,4% Tonerde, 7,2% Eisen, 53% Kalk, 3,87% Magnes.

Dixol-Tabletten (Chem. Laborat. für Dixolpräp., Remscheid), gegen gichtische Erkrankungen, Gelenkrheumatismus usw. angepriesen, sollen im Stück 0,0005 Sunjavin (hergestellt aus einer indischen Melanthacee), 0,05 Dimethylamidophenazor und 0,63 Azetylsalizylsäure enthalten.

Dolax-Tabletten, bestehen aus Azetylsalizylsäure mit einem winzigen Salolzusatz. Als Zahnschmerzmittel zum inneren Gebrauch angepriesen.

Dologen, schmerzstillender Balsam, ist Vaseline und Lanolin mit Menthol, Zinkoxyd, Salizylsäure und Wasser (Dinslage).

Dolorosum, Methylsalizylat, Allylsenföl und Chloroform, Einreibung gegen nervöse und rheumatische Schmerzen.

Dolorosa nach Pastor Felke, enthält laut Angaben Viburn., Aloe, Thymus, Chamomilla, Rosmar., Gram. (?), Viol., Hydrast. in 4—8 Dez.-Potenz.

Dormal (Laborat. Orbis, Berlin), „untrügliches Mittel bei Schlaflosigkeit", ist wahrscheinlich Orangenblütenwasser (Juckenack und Griebel).

Doti-Extrakt, „Vorbeugungsmittel gegen Haarleiden", ist Alkohol, Chin. mur., Salizylsäure und Pyridin (Chem. U.-A. Leipzig).

Dumex-Salbe, unbekannte Zusammensetzung, bei Krampfadergeschwüren, Venenentzündung usw. angepriesen.

Duplextee, gegen Lungenleiden angepriesen, enthält Gundelrebenkraut, und **Duplex-Tabletten** bestehen aus grob gepulvertem Schachtelhalmkraut, Weizenstärke und Zucker.

Dysentin oder Aluminiumazetyltannat, das noch Wismut und Salizylsäure enthält, soll als Antidiarrhoikum dienen.

Eau des Jacobins ist ein Abführmittel, gewonnen durch spirituöse Mazeration verschiedener Drogen.

Eckolda, Ungeziefermittel, war verdünnte Kreolinlösung mit Teeröl.

Ecrasol (Apoth. J. Schürholz, Köln a. Rh), wasserlösliches Styraxpräparat mit 40% Styrax liquid. Krätzemittel.

Eddi-Creme, gegen Hautausschläge, enthält Perubalsam, Benzol- und Myrrhentinktur und Seife. (Theopold).

Edosana-Nährsalzpillen mit Malzextrakt (Borussia-Apotheke, Ed. Patermann, Berlin-Schöneberg), Königschinarinde, Ingwer, Rhabarber und Bitterstoffe und die im Namen ausgesprochenen Bestandteile sollen die kräftigende, blutbildende und nervenstärkende Wirkung hervorbringen.

Egestogen-Tabletten (Goedecke & Co., chem. Fabr., Leipzig und Berlin), angeblich Calciumkarbonat, Bolus, präpariertem Schleim mit 0,2% Phenolphthalein gegen Flatulenz angepriesen.

Eibanaco, Eiweiß-Bananenkakao.

Eisenpulver, Dernehls (Schröder, Berlin), ist Ferr. pulv., Amylum und Saccharum (Hager).

Eiweißnahrung Urkraft, Dr. Oetkers, 7,88% Wasser, 67,96% Stickstoffsubstanz, 2,8% Fett (Ätherextrakt), 19,12% lösliche, 0,52% unlösliche Kohlenhydrate, 1,72% Asche und 0,46% Phosphorsäure.

Eksip, als Diabetesmittel angepriesen, ist nach Mannich ein schwach wäßriger, 1,7% freie Salzsäure enthaltender Auszug einer bitteren, etwas gerbstoffhaltigen alkaloidfreien Droge.

Electricum (Reichel, Berlin), soll Tiroler Kiefernadel-Waldwollöl sein.

Elektrizität, rote (Schützes homöop. Anst., Frankfurt a. M.), ist Paraffin mit Fett oder Öl, mit Kochenille rot gefärbt.

Elektrohomöopathie „Santer", wurde in Nr. 38, 1901 der Deutsch. med. Wochenschr. als Geheimmittelschwindel bezeichnet. Die bei dem Verfahren zur Anwendung gelangenden Mittel in Gestalt von Streutablettchen, Salben, Fluidors usw. sind in Reihen eingeteilt und mit dem Publikum unverständlichen Namen bedacht, wie Angiotigne, Caméreux, Lymphatique, rote, blaue, weiße Elektrizität, welche mit der Zusammensetzung nichts zu tun haben.

Embeta-Tee, besteht aus geschnittenen Birkenblättern und wird gegen Ischias, Gicht usw. angepriesen (Gesundheitslehrer 1919, Nr. 3).

Emede-Wundpulver (Dr. M. Elb G. m. b. H., Dresden A 28), angeblich aus feinkolloidalen Magnesiumsilikaten bestehend. Gegen Ekzeme, Dermatosen u. ähnl.

Emluco (Chem. Fabrik Max Ludwig & Co., Charlottenburg), Zahnpasta, die essigsaure Tonerde in fester Form enthält und durch ätherische Öle, vornehmlich Pfefferminzöl, wohlschmeckend gemacht ist.

Emmalin (Müller, Berlin), gegen Zahnschmerz, Rheumatismus usw., enthält Stein-, Pfefferminz- und geschwefeltes Leinöl (Juckenack und Griebel).

Endlich (Apotheker Auerbach, Berlin N 39), oben offener Leinwandbeutel, der ein Stück gestrichenes, stark nach Fenchel bzw. Anis riechendes Pflaster und außerdem angeblich Quecksilber enthält. Der Schurz soll auf dem Rücken oder auf der Brust getragen werden und die Wirkung auf dem Verdunsten der ätherischen Öle und dadurch mitgerissenen Quecksilberdämpfen beruhen. Gegen Läuse (Vierteljahresschr. f. prakt. Ph. 1915).

Energal, Dr. Aders, Nervenkraftmittel = rund 10% Lezithin, 40% Kohlehydrate, 26% Stickstoffsubstanz (Eiweiß) (Deutsche Med.-Ztg. 1909, Nr. 85/86).

Energat, ist festes Wasserstoffsuperoxyd zur Bereitung von Mundwasser.

Energon, Antigonorrhoikum, soll Naphtha, Benzol, Kreosotöl, Phenol, Santal u. dgl. sein. Nach Feist entsprechen die Angaben nicht ganz den Tatsachen (Pharm. Ztg.).

Energos, Der elektrische Wunderkamm, der gegen vorzeitigen Haarausfall empfohlen wird und eine Stromstärke von 15 Milliampère entwickeln soll, entwickelt nach Krone nur 1—1½ Milliampère und ist therapeutisch vollkommen wertlos.

Enoctura (Dr. Heusmann & Co., Regensburg), Blasennerven-Bonbons gegen Bettnässen, bestehen hauptsächlich aus Talkum und Kaolin mit eisenhaltigem alkohollöslichem Pflanzenextrakt (Röhrig).

Entfettungstabletten (Dr. M. Bernard Nachf., Berlin), enthalten Extr. Fuci, Extr. Cascar. und -Frangul., sowie Kakao (Röhrig).

Entfettungstee, Grundmanns, ist angeblich ein Gemisch von Sennesblättern, Fenchel, Süßholz usw.

Enthaarungspulver (G. C. Brüning) = 80% rohes Baryumsulfid, 30% Mehl und 40% Kieselgur (Lenz und Lucius).

Epicid-Hautpuder (Dr. Cremer, Fabr. chem.-pharm. Präp., Cöln-Ehrenfeld), angeblich etwa 20% Teer, Schwefel und sterilisierter Bolus.

Epilepsiekräuter (Buchholz, Berlin), sind eine Mischung von Beifußkraut, Pomeranzenblättern, Sennesblättern und Guajakholz.

Epilepsiemittel von Arnim. Brotwürfel werden mit einer Lösung von 100—160,0 Schwefelleber mit und ohne Birkenteer in $^1/_2$ Liter Spiritus benetzt. Bei Nichterfolg ist noch eine Mischung aus 500,0 Milchzucker und 15,0 Schwefelblüte zu nehmen (Hager).

Epilepsiemittel (Dir. D. Besser, Berlin), ist rot gefärbter Kampferspiritus (Schädler).

Epilepsiemittel von Durand, besteht aus 600 Pillen, deren Hauptbestandteil ein Extrakt aus Galium palustre ist; ferner aus einigen Abführpulvern, welche bei Eintritt des Vollmondes gebraucht werden sollen, und aus einem Tee von Eschenblättern (Hager).

Epilepsiemittel „Epilepsan" (Dr. Schäfer, Leipzig), soll enthalten: Extr. Valer. fl., Chamomillae cps., Angelic., Helenii, Aurant., Foenicul., Sarsaparill, Castorei, Kal., Natr., Ammon. brom.

Epilepsiemittel Episan Berendsdorf, enthält neben Amylester Zinkoxyd, Kaliumbromid, Natriumborat und Magnesiumoxyd neben Tonerde und Kaliumsalzen (Beythin).

Epilepsiemittel von Henschel, sind Pulver von Artemisiawurzel und eine Salbe von Kampfer, Zimtpulver und Fett (Ortsges.-Rat Karlsr.).

Epilepsiemittel (Fröndhoff, Warendorf), enthält Bernsteingrus, Krebsaugen, Korallen u. ähnl. (Hager).

Epilepsiemittel, Dr. Gordens, besteht aus zwei mit Nr. 1 und Nr. 2 bezeichneten Flüssigkeiten. Nr. 1 ist ein alkohol.-wäßriger Auszug aus bitteren Drogen ([Herb. Centauri minor. mit einem Extraktgehalt von 2,2%, ferner 0,5% Mineralbestandteilen, darunter merklichen Mengen Bromiden. Nr. 2 ist ein Baldrianauszug mit etwa 20% Bromiden, hauptsächlich Bromkalium und Bromammonium (Mannich und Weickert]).

Epilepsiemittel (Gotzkow, Garnen bei Goldapp), enthält Zimt, Beifußwurzel und schwarz gebrannte Knochen.

Epilepsiemittel (Gursch, Dresden), ist mit Safran gelb gefärbte, 7%ige Bromkalilösung (Wittstein).

Epilepsiemittel (Hoesch, Cöln) = Mischung von Olivenöl, Zucker, Pfeilwurzelmehl, Eichenmistelpulver, Veilchenwurzelpulver, Zitwerwurzelpulver.

Epilepsiemittel (Holtz, Berlin) = Bromkalilösung 5,0 : 150,0.

Epilepsiemittel Jacoby, enthält Zinkoxyd, phosphorsauren Kalk, Rhabarber und Beifußwurzel in Pillen (Kranilo).

Epilepsiemittel (Dr. Killisch, Dresden), enthält in 200,0 Wasser 7,5 Bromkali und 0,03 Atropin. sulf. (!). Letzteres fehlt zuweilen. Das Mittel kommt auch blau gefärbt vor (Himly und Hager).

Epilepsiemittel (Frau Krüger, Nieder-Langseiffersdorf, Kr. Reichenbach), besteht aus Bromkaliumpulver und einem Tee aus Sennesblättern, Pfefferminze usw. (Ostwald).

Epilepsiemittel vom Arbeiter Lüdicke in Berlin, sind Leinwandstreifen in Blut eingetaucht (!) (Bischoff).

Epilepsiemittel (Franz Quante, Warendorf), besteht aus zwei Flüssigkeiten, die eine aus Terpentinöl, Cajeputöl, Olivenöl und Bibernellextrakt, die andere aus Bernsteinöl und Spiritus zusammengesetzt (Kopp).

Epilepsiemittel (Riebschläger, Berlin), ist eine schwach gefärbte Bromkalilösung (Bischoff).

Epilepsiemittel (Roller, Diakonissenanstalt, Dresden), wird durch Verkohlen von Elstern hergestellt, welche in den 12 auf Weihnachten folgenden Nächten geschossen worden sind (Dragendorf).

Epilepsiemittel (Dr. Salomon, Weißensee bei Berlin), bestehen aus einer 4%igen Bromkaliumlösung und aus einer Mischung aus Zitwerblüten, Krauseminze u. dgl. (Karlsr. Ortsges.-Rat).

Epilepsiemittel (Dr. Stark, Liebau in Schles.), bestehen aus Krampftee und Krampfpulver (Antispasmodikum), Tee = Baldrianwurzel, Veilchenwurzel, Faulbaumrinde usw., Pulver = Baldrianwurzel und Zucker (Karlsr. Ortsges.-Rat).

Epilepsiemittel (Strauß-Apotheke Berlin), besteht aus Tee = St. Germaintee, Einreibung = Spir. Angel. cps., Tct. Opii und Spir. Serpylli, und einer Mixtur = Auszug von Beifußwurzel mit Bier (Hager).

Epilepsiepulver, Cassarinis, enthält 95% Bromkalium, wenig Eisenoxyd und Enzianpulver.

Epilepsiepulver (Karig, Berlin), besteht aus Zinkoxyd, Beifußwurzel und Zucker.

Epilepsiepulver von Ragolo (Eckhorst, Hamburg), enthält Kreide, gebrannte Magnesia, Päonienwurzel u. dgl. (Hager).

Epilepsiepulver von Rindscheidler, besteht aus Rad. Dictamni, Rad. Paeoniae, Viscum alb. sowie Castoreum.

Epilepsiepulver (Wepler, Berlin) ist verkohlter gepulverter Hanfzwirn (Hager).

Epilepsiepulver von Wiedebach und Schlemüller, sind angeblich drei verschiedene Sorten Pulver, die jedoch sämtlich aus halbverkohlter Knochenmasse bestehen (Hager).

Epilepsiepulver, Fit. Powders, von Pleis, sind 24 abgeteilte Pulver aus Bromkali, Zucker und Enzianpulver (Miller).

Episantabletten, als Epilepsiemittel empfohlen, enthalten etwa 50% Bromkali neben Borax und Zincum valerianicum (Steinbrück).

Epithensalbe (Med. chem. Fabr. Dr. Haas & Co., Stuttgart-Cannstatt), wirksame Bestandteile Scharlachrot und Perubalsam, zur Erzielung rascher Granulation angepriesen.

Erdkraft-Tabletten, aus Lehm mit wohlschmeckendem Zusatz versehene Tabletten, die Radium enthalten sollen und gegen Hautkrankheiten aller Art, Typhus usw. angepriesen werden.

Erfrischungszigaretten Merz (Merz & Co., Frankfurt a. M.). Aus türk. Tabak hergestellte Zigaretten, welche mit einem medikamentösen Zusatz versehen sind (wahrscheinlich Menthol), sollen erfrischend und belebend wirken.

Ernsts deutsches Trunksuchtspulver, ist Natriumkarbonat mit Pflanzenpulver (Ortsges.-Rat Karlsr.).

Erotika (Dr. med. Müller & Co., Mannheim), besteht aus Trockenhefe, Eisenzucker, Calciumphosphat und Süßholzwurzelpulver. Als Mittel zur Behebung sexueller Schwäche angepriesen (Nahrungsm.-U.-A.-Berlin).

Eroscin (Dr. E. Kernoll, Chem.-pharm. Präp., Berlin-Halensee), als Bestandteile auf der Verpackung angegeben: Ovolezithin, Albumin, Yohimbin, glyzerinphosphorsaurer Kalk und sonstige Nährsalze, Muira Puama. Gegen sexuelle Neurasthenie und als Aphrodisiakum angepriesen.

Erotin (Erotin-Werke, Berlin W 35), gegen Mannesschwäche, soll die wirksamen Teile der Selleriewurzel enthalten.

Essenz, lebensmagnetische, von Behr, für Schwerhörende und Taubgeborene, ist Wasser und Salpetersäure mit etwas Kupfer. Am Stöpsel der Flasche befindet sich ein Stück Kupferdraht, das in einem Zinkplättchen endigt (L. F. Bley).

Ettol, soll aus Yohimbin 0,05, Lezithin 0,025, Hämoglobin 0,05 bestehen. Als Kräftigungs- und Verjüngungsmittel bei sexueller Schwäche usw. angepriesen.

Eudidon-Nährsalz „Opheyden", soll die anorganischen Blutsalze des Ca, K, Si, P, Fe, Mg „in wirksamer Zusammensetzung" enthalten. „Zur Hebung des Appetits und zur Kräftigung der Konstitution". (Gesundheitslehrer 1921. Nr. 3.)

Eudulsan-Tabletten, gegen Diabetes (Dr. Mecker, Schniebinchen bei Niewerle, N.-L.), besteht vermutlich aus einem Pflanzenextrakt mit 30% anorganischen Bestandteilen, insbesondere Magnesiumsilikat sowie Lezithin und einem anderen Phosphatid (Mannich).

Euergon, gegen Harnleiden (Euergon-Gesellschaft, Hamburg 39), besteht offenbar, wie angegeben, aus: Aqua Matico = 65,0, Zinc. sulf. 12,0, Extr. Catechu = 1,5, Quercetin 0,0005, Öl. Chamomillae 3,5, Extr. fluid. Croci 16,0, Resorcin 1,5 (Hartung).

Eukalyptus-Menthol-Pastillen, feinste, enthalten nur Zucker und etwas Talkum, weder Eukalyptusöl noch Menthol (Ludwig).

Eulith-Haarwasser, enthält angeblich 2,6% „Extrakt" und 74% „reinen Äthylalkohol". Zur „Belebung des Haarwurzelbodens" angepriesen.

Eulith-Mundwasser, enthält angeblich 75% reinen Äthylalkohol und dieselben geheimgehaltenen Desinfizientien wie das Haarwasser, nur in diesem Falle an Zink und Natrium gebunden.

Eupleuron-Lungentee (Biolog. Werke Opheyden) , soll sein Polygon. 6, Galeopsis 2 und Equisetum 3 Teile und durch seinen Gehalt an Kieselsäure bei Lungentuberkulose helfen (Gesundheitslehrer 1921, Nr. 3).

Eusanol, gegen Epilepsie angepriesen, war ein wäßriger Auszug von Pflanzenteilen, der mit Kalium-, Natrium- und Ammoniumbromid, sowie mit wenig Benzoesäure oder Natriumbenzoat versetzt war. (Nahr.-U.-A. Berlin.)

Eusitin, „zur Überwindung von Hunger und Strapazen". Nach Herzog enthielt jede Tablette neben offenbar von Malvazeen herrührenden vegetabilischen Stoffen über 0,5 Calciumkarbonat als Grundstoff. 0,6—2,0 aromatisierte Malvazeen sollen die „Wirkung" hervorrufen (Gesundheitslehrer 1919, Nr. 3).

Eustemin, „Sol. Solveol 4% spirituosa aromatica" von Dr. M. Weitemeyer, München, ist eine rotgefärbte, mit Pfefferminzöl aromatisierte Flüssigkeit mit rund 20% Alkohol sowie Kresol und Kresotinsäure (Mannich und Schwedes).

Evau-Tabletten, als Antiseptikum und Prophylaktikum angepriesen, bestehen aus Borsäure, Alaun, Natriumbikarbonat, Kaliumbisulfat, Talkum, Maismehl, Carragheenpulver, geringen Mengen Saponin und etwas Fett (Nahrungsm.-U.-A. Berlin).

Expectussin (Deutsche chem. Werke Victoria G. m. b. H., Berlin SW), enthält ein Thymianextrakt, gegen Keuchhusten, Bronchial- und Kehlkopfkatarrh.

Explantis von C. W. Raps, gegen Gicht, Rheumatismus, ist abführender Bitterschnaps (Griebel).

Expulsin (Dr. med. Witte, Berlin), gegen Gicht, Podagra usw., ist Ton mit Calcium- und Magnesiumphosphat (Mannich und Schwedes).

Fabri-Seife (L. Fabricius, Vohwinkel, Rhld.), angeblich Sap. Kalin. 30,0, Sem. Cydon. 0,5, Alumin. 1,5, Acet. 40,0, Sulf. 15,0, Lap. Calam. 5,0, Bol. alb. 2,0, Plv. Herbar. 8,0, gegen Hautjucken und Krätze.

Faexan, Blutreinigungstabletten aus Faex medizinal.

Fakirtee (Hyg. Inst. Klappenbach & Co., Leipzig), gegen Schwindsucht, ist gewöhnlicher Tee.

Fallsuchtsmittel, Dr. Rolands, besteht aus einer grüngefärbten Lösung von Bromsalz und aus einer Mischung von Süßholzwurzel, Kamillen und Queckenwurzel.

Familientee, P. Graichens, setzt sich zusammen aus Huflattich, Lavendel, Schafgarbe, Hohlzahnkraut, Thymian, Faulbaumrinde und Süßholzwurzel (Schlegel).

Familientee, Holländischer (E. Rehkatsch, Rixdorf) = Schafgarbenblüten mit wenig Äpfel- und Orangenschnitzeln (Juckenack und Griebel).

Felkes Honiglebertran, ist wahrscheinlich Himbeersirup mit sehr wenig Lebertran und Pfefferminzöl (Zernik).

Felkes Pflanzentonikum = Lösung von Ferr. oxyd. sacchar. mit Alkohol und dem Auszuge einer emodinhaltigen Droge (Zernik).

Fellan, „gegen Frost einziges Vorbeugungsmittel", nach Mannich eine aus etwa 12% Zinkoxyd, 40% Wollfett und restlich aus Kaliseife bestehende Salbe.

Femina Nr. 1, extra stark, ist eine Mischung aus 75% Milchzucker, 4% Rohrzucker und 20% römischer Kamille (Röhrig).

Fer-Cao, Dr. med. Stägers, angeblich Ferr. pyrophosphoric. oxyd. alb. (?), Albumin, Kakao, Zucker.

Ferrescasan (Emil Scheller & Co., A. G. Zürich), dunkelbraunrote, nach Bittermandelöl riechende Flüssigkeit, welche Ferr. oxyd. sacch., Glyzerinphosphorsäure und in geringer Menge kakodylsaure Salze enthalten soll. (Vierteljahresschr. f. prakt. Ph. 1914.)

Ferrolin, Lochers, ist angeblich ein Auszug aus Sinan, Eisenkraut, Sarsaparille, Gundelrebe und Burzelkraut mit verdünntem Weingeist und Kognak; gegen Fluor albus angepriesen (Eulenburg).

Ferrosa-Tabletten, enthalten Ferr. reductum, Natr. pyrophosphor. sic. und Pepsin.

Ferrustan (Dr. K. Weitemeyer, Erfurt), ist Ferr. oxyd. sacchar. und Magnesia, verunreinigt mit Magnesiumkarbonat (Mannich und Schwedes).

Fettsuchtsmittel (Heusler-Maubach, Baden-Baden) = 4 Teile: I. $^3/_4$ l eines Auszuges aus Fol. Sennae, Cort. Frangul., Rad. Gent. und Aloe, II. Glaubersalz, Kochsalz und Natriumbikarbonat in drei Schachteln (Techmer).

Firmusin, gegen Schwächezustände der Männer, ist hauptsächlich Rohrzucker, Stärke, Eiweiß und Lezithin (Röhrig).

Fischol (Chem. Laborat. Otto Vester, Hanau a. M.), angeblich „Faex mediz., Calc. glycerophosph., Vitell. ovi, Extr. Fuci titr., Sacch. lact. et alb.". Als „Ersatzmittel für Lebertran" angepriesen.

Flechtenheil, dunkelbraune, schwach alkoholhaltige, teerartig riechende Flüssigkeit, enthält Chlorammonium und wahrscheinlich Brennspiritus.

Flechtenmittel (Kulla, Elberfeld) = abführende Kräuter bzw. Pulver, sowie Wachssalbe mit Holzteer (Karlsr. Ortsges.-Rat).

Flechtensalbe, Hebras Flechtentod (Mariendrogerie Danzig), ist Hydr. oxyd. rubr., Ol. Cacao, Cera flav. versetzt mit Perubalsam (Süß).

Flechtensalbe (Reichel, Apolda) ist grüngefärbtes Wachs mit Schweinefett (Schädler).

Florantol, Dr. Aders (Ader & Co., Berlin-Schöneberg), gegen Magerkeit, ist Eiweiß, Kakao, Bohnenmehl und Salze, von denen Chlornatrium und phosphorsaures Calcium überwiegen (Aufrecht).

Flüssigkeit für das Haar, Prof. Paul Linds, eine mit Kochenillfarbstoff versetzte Mischung aus rund 1% Bleiazetat, 2% Schwefel, 10% Glyzerin, 87% Wasser (Lenz und Lucius).

Flußtinktur, allgemeine, von Dr. Sulzberger, Salzungen = Tinct. Aloes cps.

Foka, ist Formalinkarbolseife (Pharm. Zentralbl. 1916, 468).

Fortisin (Schünemann, Berlin), für „schwache Männer" = mit Ingwer aromatisiertes Gemisch aus an einen Eiweißkörper gebundenem Lezithin, Fett, Zucker und Stärke (Zernik).

Frambopurgin, sind Abführbonbons mit Himbeergeschmack.

Dr. J. Francé, Menstruationstropfen, sind ein Destillat aus Ruta graveolens.

Frangulose-Dragées (Chem. Fabrik Fritz Kripke G. m. b. H., Berlin-Neukölln), Tabletten, die angeblich je 0,1 Extr. Frangul. aquos. und Phenolphthalein enthalten. Zur Regelung des Stuhlganges.

„Frapa-Paste" (Frapa G. m. b. H., Rheinsberg/Mark-Warenthin), eine „nach besonderem Verfahren des Erfinders" hergestellte Kampfersalbe für Hämorrhoidalleidende.

Frauentee Frauenperle, besteht aus geschnittenen Schafgarbenblüten.

Frauentrost „Laetitia", Lösung von Borsäure und Aluminiumsulfat in Holzessig.

Frauentrost Ex-Express, Zinntube mit einer aus Carragheenschleim, Glyzerin, Borsäure und Salizylsäure bestehenden Masse, die eine Nachahmung von „Patentex" sein soll (Nahrungsm.-U.-A. Berlin).

Frauenwein Oertli, ist ein aus Malagawein, Melissenblättern, Rosmarin, Taubnesseln hergestellter Kräuterwein.

Frebar, gegen Frauenleiden, war schwefelsaures Aluminium (Ludwig).

Frebar-Hustentropfen, früher Regina = angeblich Destillat aus Benzoe, Kampfer, Alant usw. in Wasser und Spiritus (Juckenack und Griebel).

Frebar, orientalisches Busennährpulver: Rohrzucker 25 Teile, Milchzucker 25 Teile, Kakao 10 Teile, Weizenmehl 40 Teile (Röhrig).

Fucophyt, Entfettungsmittel in Tabletten, sollen enthalten Extr. Fuci vesiculosi, Rad. Phytolacc., Extr. Cascar. sagrad. āā 0,1 (Vierteljahresschr. f. prakt. Pharm.).

Fucosin-Tabletten, gegen Fettleibigkeit, nach Dr. Blell enthalten 0,1 Extr. Fuci vesiculosi, 0,05 Extr. Rhei und 0,05 Extr. Cascar. Sagrad. (Pharm. Z.-H.).

Fupa, ist eine hefehaltige Furunkelpaste unbekannter Zusammensetzung.

Fusol-Entfettungspastillen, waren Schokolade, Weizenmehl und Aloe (Ludwig).

Fürstenbalsam, Bamberger, für Frauen = Mischung von Lavendel- und Seifenspiritus mit wenig Kampfer und Salmiakgeist. Für Frauen vor und nach der Niederkunft (Hager).

Furuncosan Dr. Schleimer, war Wasserstoffsuperoxyd mit etwas Thymol und Borsäure (Griebel).

Fuscubion, enthält Lezithin und wird als Nähr- und Kräftigungsmittel angepriesen.

Fußwarm (Hesse u. Goldstaub, Fabr. chem.-pharm. Präparate, Hamburg), nach Kampfer und Formalin riechende Salbe (Vaseline), soll gegen kalte Füße, aber auch zur Verhütung des Erfrierens von Ohren, Fingern und Zehen Anwendung finden (Vierteljahresschr. f. prakt. Pharm. 1915).

Galéne-Einspritzung (J. F. Schwarzlose, Berlin), ist sulfokarbolsaures Zink, arab. Gummi, Opiumtinktur und Wasser (Schädler).

Gallensteinmittel, Dr. med. Franke, 4 Flaschen. Nr. 1 = vermutlich eine niedrige homöopathische Verdünnung; Nr. 2 = Auszug emodinhaltiger

Droge (Frangula, Senna?); Nr. 3 wahrscheinlich = Nr. 2; Nr. 4 = rot gefärbtes Öl (Zernik)

Gallensteinmittel „Non frustra", sollen sein = Extrakte aus Kamille, Faulbaum u. dgl. (Röhrig).

Gallensteinmittel Radical = fünf verschiedene Präparate. Nr. 1 und 2 = wäßrige Auszüge von Hamburger Tee (Sennesblätter, Koriander, Weinstein, Zucker), Nr. 3 = Rizinusölemulsion mit Zucker, Nr. 4 = Rizinusöl (Beythin).

Gallensteinmittel (Frau verw. Stephan, Dortmund) = 200 ccm Öl, ein spirituöser Auszug nicht näher bestimmbarer Harze und Drogen, ein spirituöser Kräuterauszug, Teegemisch (Hamburger Tee) (Röhrig).

Gallensteinmittel von Vinnai in Bretten = Tee und Öl unbekannter Zusammensetzung. Ortsges.-Rat Karlsruhe warnt davor!

Gallentee von Frau Hencke, enthält nach Chem. U.-A. Leipzig Gemisch von Cort. Frangul., Flor. Millefol., Herb. Equiset., Rad. Gentian., Rhiz. Rhei (Ph. H. 1915).

Gebirgstee, Harzer (Heider, Berlin) = Schafgarbe, Lavendelblüten, Schlehdornblüten u. dgl. (Bischoff).

Geheimmittel der Frau Dorothea Bock (Berlin-Schöneberg). 1. Tono-Tabletten gegen Blutarmut, Nervosität = rot gefärbte, überzuckerte Blaudsche Pillen. — 2. Bocks Frauentee gegen Frauenleiden = verschiedene abführende und aromatische Drogen. — 3. Mutterhilfe = alkohol. Auszug indifferenter Pflanzenteile mit ätherischen Ölen. — 4. Bokolin = Hämoglobin ca. 2%, Wasser 8,15%, Asche 7,28%, Fett 1,12%, Gesamteiweiß 45,19%, Milchzucker ca. 36%. — 5. Hämorrhoidensalbe = Tannin mit wasserhaltiger Wachssalbe. — 6. Boktol-Tabletten gegen Weißfluß = Alaun und Tannin mit Vanille versetzt und zu Tabletten geformt (E. Richter).

Gehörapparate von C. Jurtz, Weferlingen (Prov. Sachsen), bestehen aus Gehörtrusor, Gehörbähapparat und Gehörrestitutor. Der Gehörtrusor ist nichts anderes als der zur sog. Pollitzerschen Luftdusche gebrauchte Apparat (Ortsges.-Rat Karlsruhe).

Gehörbalsam von Böhm, gegen Schwerhörigkeit = Gemisch aus Zwiebelsaft, Bals. tranquillans, Perubalsam, ätherisches Kamillenöl, Stinkasemttinktur und Bibergeiltinktur.

Gehöröl (Brackelmann, Soest) = Sonnenblumenöl, verfälschtes Olivenöl mit Spuren von Kajeputöl, ätherisches Kamillenöl, Rosmarinöl und Kampfer (Hager).

Gehöröl (prakt. Arzt Fischer, Grub/Appenzell), ist Kajeputöl und süßes Mandelöl (Ortsges.-Rat Karlsruhe).

Gehöröl von Oberstabsarzt und Physikus Dr. Schmidt (Aug. Brander, Hamburg), enthält Mandelöl, ätherisches Kamillenöl, Kajeputöl, Kampferöl (Röhrig).

Gehöröl (Dr. Seydler) = mohnölhaltiges Olivenöl mit Kampfer und Kajeputöl, gefärbt mit Alkanna. Daneben etwas gekampferte Watte.

Gemischter Tee, zum Zwecke der Abtreibung benutzt, enthielt 23% Rad. Angel. und Rad. Pimpinell., 22% Lign. Sassafr., 18% Rad. Liquir., 20% Flor. Helichrys., 7% Fol. Uv. urs., 10% Frct. Juniper. (Chem. Unters.-Anst. der Stadt Dresden. Pharm. Zentralbl. 1915, 372.)

Genasprine, ist Azetylsalizylsäure.

Genickstarre-Heilmittel (B. Rochow) = stark wasserhaltige, locker aufgerührte Seife mit Kampfer und etwas Nelkenöl (Bischoff).

Genital-Essenz, gegen Manneschwäche = ölige Flüssigkeit mit Geruch nach ätherischem Öl, jedenfalls ein Terpentingemisch (Röhrig).

Gerana-Schnee (Linkerheil & Co., Berlin W 35), Ersatzmittel für Hazeline-Creme, ist eine schneeweiße, völlig glyzerin- und fettfreie, schaumige Masse, die auf der Haut kühlend wirkt.

Gerlachs Kolikwasser, Eau contre colique = aromatisierte alkoholische Lösung und Suspension von organischem Blei- und Magnesiumsalz (Med.-Kolleg. Stuttgart).

Gesundheitskräuter (Lieber) = Herb. Galeopsidis (Wolf).

Gesundheitskräuterbitter (Gottschlich), enthält in 100,0 etwa das Lösliche aus 0,8 Opium (Hager).

Gesundheitskräuterhonig (Lück, Kolberg) = Gemisch von rohem Honig und frischem Vogelbeersaft mit 1 % Alkohol und 0,11 % Salizylsäure (K. Thümmel).

Gesundheitstabletten, Dr. Bruggers, bestehen aus Rhabarber, Sennesblättern, Aloe, Mandracwurzel, Süßholz usw. und werden vertrieben gegen Gallen-, Blasen-, Darmleiden.

Gesundheitstee, Walthorius, zerkleinertes Gemisch von Himbeer-, Brombeer-, Birken-, Erdbeerblättern, Heidekraut, Ringelblumen, Klatschrosen, Lavendelblüten, Umbelliferenfrüchten, Sandelholz, Stielen und Stengeln verschiedener Herkunft, aber offenbar indifferenter Art (Hartung).

Gichtbalsam, indischer (Reichelt) = Alkohol, Rizinusöl und Kajeputöl (Gescheidlen).

Gichtbalsam nach Dr. Laville (Alb. Müller) = 5,0 Kantharidentinktur, 5,0 Salmiakgeist, 40,0 Spirit., 35,0 span. Seife, 0,5 Kampfer und 0,25 Rosmarinöl (Hager).

Gicht- und krampfstillender Balsam (Lampert) = mit Anilinrot gefärbtes Gemisch ätherischer Öle mit Ölseife (Wittstein).

Gichtheiler, Frisonis (Otto Frisoni, Ludwigsburg, Württbg.), flüssig und in Tablettenform. Erstere soll Salizylsäure 8,0, Tongaextrakt 21,0, amerikan. Schlangenwurzelextrakt (Cimicifuga racemosa) 0,35, Zimtessen z20,0, Orangenblütenwasser 70,0 enthalten; letztere „Acid. oxybenz. puriss., Extr. Tong. off. comp. Cimicifugin Frisonii".

Gichto-Rheumin (Apoth. H. Wunderlich, Gera-Reuß), **Salbe,** welche Menthol, Kampfer, Chloroform, Salizylpräparate und verschiedene ätherische Öle enthalten soll. **Tabletten,** die nach Angabe der Umhüllung aus „Lith. Pyraz. dim. acid. acet. Bi-phenol. sal. natr." bestehen sollen. Gegen Rheumatismus und Gicht (Vierteljahresschr. f. prakt. Pharm. 1916).

Gichtosint-Tabletten, „künstlicher Brunnen gegen Gicht und Rheumatismus", enthalten hauptsächlich Chlornatrium neben wenig Natriumsulfat, Natriumkarbonat, Kalziumkarbonat, Magnesiumsalz und Spuren eines Lithiumsalzes. Es handelt sich also wahrscheinlich nur um das Salz einer Mineralquelle (Griebel).

Gichtpapier, englisches = mit Pech getränktes Papier.

Gichtsalbe (Blüher, Plagwitz) = Terpentin und Schiffspech (Wittstein).

Gichtwasser (Dr. Emich) = in 10 Liter 5,0 Kalziumchlorid, 10,0 Magnesiumchlorid, 20,0 Natriumchlorid, 5,0 Lithiumchlorid, 2,5 Natriumsulfat, 40,0 Natriumkarbonat, gesättigt mit 3 Vol. Kohlensäure.

Gichtwein (J. M. Müller, Koburg), ist schlechter Weißwein mit 0,02 % Brechweinstein sowie Meerzwiebelaufguß (Hager).

Gichtwein nach Pastor Felke, enthält 5,5 % Alkohol und 0,99 % Extrakt, in dem Acid. citr. nachweisbar war (Mannich und Leemhuis).

Gileadbalsam (Aphrodisiakum) = Auszug von Cardamomen, Zimt, Mekkabalsam, Kantharidentinktur und Zucker in Weingeist und Wasser.

Gingos-Pillen aus chinesischer Ginseng-Wurzel, sollen bei sexueller Neurasthenie wirksam sein.

Ginsex (Dr. Korallus, Berlin), gegen Impotenz = Pflanzeneiweiß, Kalziumphosphat u. dgl., sowie Kolanuß und Ginsengwurzelpulver (Griebel).

Girna (Stettiner Handelsgesellsch. m. b. H. Stettin), „Caps. burs. past., Fol. fragar., Betula, Achillea, Jav. conif., Valeriana, Rheum offic." als „glänzend bewährtes Heilmittel gegen Ischias, Gicht u. ähnl." angepriesen. Analyse von Prof. Mannich ergab 5% Alkohol gegen 37% Rohrzucker, geringe Menge eines Bitterstoffes, sowie etwas grünen Teerfarbstoff (Vierteljahresschr. f. prakt. Pharm. 1916).

Gisa-Puder (Apoth. Heinrich Hauck, Amberg), angeblich fein geschlämmter weißer Ton, Magnesiumkarbonat und Kalziumkarbonat. Mit Zusätzen von Thymol und Paraformaldehyd als Thymoloform-Fußstreupulver im Handel.

„Gloria", Menstruationstee, Herb. Cardni benedict. conc. (Pharm. Zentralbl. 1915, 372).

Glücksscher Kräutertee (Blutreinigungstee) Nr. 2 stark (Fr. Glücks, Berlin) = blühendes Kraut von Tanacetum vulgare (Juckenack und Griebel).

Glyzerin-Ersatz, bestand aus einer chlorkalziumhaltigen Chlormagnesiumlauge (Fendler).

Glycerophoscalin, ist Sir. glycerophosph. comp. (Th. H. 1920.)

Godesberger Kräuter, enthielten Flor. Lavand., Fol. Sennae, Fruct. Foenicul., Flor. Chamomill., Cort. Frangul., Follic. Sennae.

Gonakyl (Chem. Fabr. Erfurt G. m. b. H., Erfurt 6), angeblich Extr. Ranja fluid., Fol. Bucco, Herb. Herniariae, Thuja occidental., Fol. Uvae urs., Cannab. sativ., Herb. pulsatill., Collinsonia canadens., Cantharis und Sulf. jodat. Als Antigonorrhoikum.

Gonocin, Antigonorrhoikum aus Extr. Kawa-Kawa, Extr. Pichi-Pichi, Extr. Cannab. ind., Arbutin und Salol bestehend.

Gonolin, Dr. Reeds, „zur radikalen Beseitigung von Harnröhrenausflüssen" ist eine Flasche mit zwei getrennten Flüssigkeiten; die schwerere untere war eine Auflösung von Ferr. album. parfümiert mit Tct. Cinnam. (0,22% Fe_2O_3). Die obere leichtere Flüssigkeit war ein öliges Gemisch von Ol. lign. Santal. und Ol. Ricin. parfümiert mit Ol. Cinnam. (Röhrig).

Gonorrhoe-Fugin-Tabletten, aus Dermatol, Zinc. sulfocarbolicum und Bleiazetat.

Gonorrhoe-Tabletten Dr. A. Hempels (Hilgenberg u. Goetze, Leipzig), besteht aus 6 Teilen Salol, 3 Teilen Pichi-Extrakt und 1 Teil Stärke.

Gonotil, waren grüngefärbte Gelatinekapseln, deren Inhalt (0,3) aus stark mit Koniferenharz verfälschtem Kopaivabalsam bestand (Nahrungsm.-U.-A. Berlin).

Gracil (Kiesel, München), ein Entfettungsmittel = Emulsion aus Vaseline und Gummi arabic. mit einem Pflanzenextrakt (Röhrig).

Gracilin (Union-Industrie-Ges. Berlin), Entfettungstee = Sennesblätter, Manna u. dgl. (Röhrig).

Granadin (Hirschapotheke, Karl Gissinger, Ründeroth, Rheinl.), zwei Wurmmittel: Granadin schwarz und Granadin weiß, als deren wirksame Bestandteile „Ol. Chenopodii nebst anderen Anthelmintika" angegeben werden.

Grandiosa, besteht nach Untersuchung des U.-A. Dresden aus Kakao, Zucker, Getreide und Leguminosenmehl und geringen Mengen phosphorsauren Salzen, als Kräftigungs- und Stärkungsmittel angepriesen.

Grazinol, Möllers Nährpulver, besteht aus Hafermehl, geringen Mengen Lezithinalbumin, Milchzucker und Natriumchlorid.

Grellin (Grell, Berlin) = gelbgefärbte Salbe aus Wollblumen und Fett (Griebel).

Grotex, mit Ol. Sinap. hergestellte Badetablette.

Grothin-Tabletten, gegen Blutstockung angepriesen; besteht aus Natriumbikarbonat (Nahrungsm.-U.-A. Berlin).

Grotol-Tabletten, bestehen aus Natriumbikarbonat, Kaliumbisulfat, Natriumborat und enthält als Bindemittel Carragheen, Maisstärke, etwas Paraffin und Silikat; gegen Konzeption und Infektion angepriesen (Nahrungsm.-U.-A. Berlin).

Grotyl, war eine aus Carragheen hergestellte Gallerte, in der Borsäure, Glyzerin, Chinosol und Aluminiumsalz nachgewiesen wurden, also Nachahmung von Patentex (Nahrungsm.-U.-A. Berlin).

Grundmanns Blutreinigungstee bzw. Entfettungstee = Drogengemisch aus Senna, Rhabarber, Süßholz u. dgl.

Guttacuratabletten (Kronenapotheke Berlin), gegen Gicht u. dgl. = Chinasäure und Hexamethylentetramin.

Gynalcol (Fabrik pharm. Präp. W. Natterer, München), gegen dysmenorrhoische Schmerzen, sind Pulver aus 0,03 Codein und 0,5 Pyrazolonphenyldimethylsalizyl.

Gynesan (Adlerapotheke Herford i. W.), ein Frauennährsalz, soll in einem Teelöffel voll 0,4 K_2O, 0,01 Na_2O, 0,6 P_2O_5, 0,4 CaO, 0,015 Fe_2O_3, 0,0003 Fe_2, 0,006 Cl und 0,001 Zitronensäure enthalten und den in einem Liter Frauenmilch vorhandenen Mineralstoffen entsprechen, wobei nur das Magnesium als Antagonit des Kalzium fehlt.

Gynin (Unger, Berlin), Irrigatorspülpulver = gefärbtes Gemisch aus Borsäure, Weinsäure, Kochsalz, Aluminiumsulfat, Alaun und einer Phenolverbindung (Griebel).

Haarbalsam, verbesserter (Rauhut, Berlin) = Glyzerin, Rosenwasser und Schwefelmilch mit 1% Bleiazetat (Juckenack und Griebel).

Haarelement (gegen Kopfparasiten und Schuppen), war eine alkohol. Flüssigkeit mit Essigsäure und Formalin (Ber. der U.-A. der Stadt Magdeburg 1916).

Haarfarbe, Brouxs, enthielt verbotenerweise Chrom (Ludwig).

Haarfärbemittel des Handels, enthalten vielfach Blei- oder Kupfersalze, Höllenstein oder andere zu dem genannten Zweck in Deutschland verbotene Zusätze. Die bekanntesten sind:

Amerikanische Haarfarbe von A. Zwerner (Jean Schoentzes Nachf., Hannover), besteht aus zwei Flaschen. Nr. I enthält gelbliche Lösung von Pyrogallussäure in verdünntem Weingeist. Nr. II enthält eine stark ammoniakalische 1,7%ige Silbernitratlösung (Matthes und Köhler).

Haarfarbe Seegers, „Braun" ist eine Lösung von Pyrogallol und Mangansulfat, „Schwarz" ist eine Lösung von Pyrogallol und Eisenchlorür (Juckenack und Griebel).

Haarfärbekamm, Hoffers (Karl Hoffers, Berlin), wirkt derart, daß ein mit übermangansaurem Kali und Fett bestrichener Kamm mit einer Pyrogallollösung abwechselnd in Wirksamkeit tritt.

Haarfärbungsbalsam „Kardomin", als „unschädlichstes und sicherstes Mittel" angepriesen, um ergrauten Haaren die natürliche Farbe wiederzugeben, enthält Bleiazetat (!), Schwefel, Essigsäure, Glyzerin und Wasser (Aufrecht).

Reform-Haarfarbe (M. Waltsgott Nachf., Halle a. S.), die schwarzbraune, stark sauer reagierende Flüssigkeit besteht aus einer Pyrogallussäurelösung mit Eisensalzen (Eisenchlorid) (Matthes und Köhler).

Nuancin (W. Seeger, Steglitz-Berlin), enthält zwei Flaschen, eine kleine Bürste und einen kleinen Meßzylinder. Flüssigkeit I ist eine spirituöse Lösung von Natriumthiosulfat, Flüssigkeit II ist eine 3%ige schwach ammoniakalische Silbernitratlösung (Matthes und Koehler).

Haarpetroleum, russisches, ist lediglich mit etwas Amylazetat parfümiertes Wasser, ohne jede Spur von Petroleum (Beythien).

Hermann Jankesche Brillantine, besteht aus einer spirituösen, parfümierten Lösung von Pyrogallussäure mit einigen Tropfen Öl (Matthes und Koehler).

Hermann Jankes weltberühmter Haarfarbe-Wiederhersteller (Berlin NW, Mittelstr. 61), Inhalt der Flasche besteht aus einer Glyzerin und Weingeist enthaltenden, 0,65%igen ammoniakalischen Silbernitratlösung.

Haarkraftwasser, Reichels, ein mit Perubalsam und Salizylsäure versetzter, weingeistiger Pflanzenauszug (Pharm. Zentralh. 1916, 560).

Haarkräutertee, Frau Paula Joachims, gegen Haarausfall, ist Waldbodenwuchs mit Grashalmen, verdorrten Laubblättern und viel Schmutz. (Röhrig).

Haarmilch, Zubeils, ist ein schwach alkoholisches, harzhaltiges Pflanzenextrakt (Röhrig).

Haarpracht, Schloß Gallinchener, war alkoholisches Extrakt ohne Zusatz von Kapraizin, Kantharidin, Pilokarpin und Resorzin (Röhrig).

Haartinktur, Kneifels, ist alkoholisches Extrakt ohne Kapsaizin, Kantharidin, Pilokarpin und Resorzin (Röhrig).

Haarwasser, vegetabilisches (Rich. Goelich, Berlin), alkoholhaltige, mit ätherischen Ölen parfümierte und mit Teerfarbstoff rot gefärbte Flüssigkeit mit rund 1,7% Soda (wasserhaltig) und 0,17% Chinin (Juckenack und Griebel).

Haarzucker von Dr. W., zur Förderung und Verschönerung usw. der Haare und der Haut, ist Milchzucker.

Hadal, Flechtenmittel, soll Hydrarg. bichlor. amid., Sulfur und Ol. Chaulmoogr. enthalten.

Haemabletten (Dr. Pfeffermann, Berlin NW), nach Angabe der herstellenden Firma milchphosphorsauren Kalk und Hämoglobin enthaltende Tabletten, gegen Bleichsucht, Blutarmut u. ähnl.

Hämatopan (Dr. Wolff, Bielefeld), Stärkungsmittel, enthält 40% Eiweiß, davon 30% Hämoglobin, 50% Malzextrakt, 1,2% Lezithin, 0,4% Eisen.

Haemokalk (Novipin-Fabr. Carl Ludw. Hovemann, Berlin SW 29), laut Angabe des Herstellers Hämoglobin sicc. und Calc. glycerinophosph. je 0,1, bei Blutarmut, Neurasthenie, Rachitis usw. angepriesen.

Haemokana (Med.-chem. Fabr. Dr. Haas & Co., Stuttgart-Cannstatt), enthält Kohlehydrate ca. 40%, Eiweißstoffe ca. 33% und Eisen. Als Nährmittel angepriesen.

Hämo-Lezithintabletten, Dr. Aschoff (Schwanenapotheke Bad Kreuznach), jede Tablette soll neben Hämoglobin und Glyzerinphosphorsäure noch Kalksalze und 0,1 Lezithin enthalten. Zur allgemeinen Kräftigung.

Haemoridal (N. P. Müller, Frankfurt a. M.), war Zucker, gereinigter Schwefel, Weinstein, Magnesiumkarbonat und Rhabarberpulver (Griebel).

Hämorrhoidal-Pillen, Einsiedlers, gegen Verdauungsbeschwerden. 50 Pillen enthalten 25 Teile Ferr. sulfur. sicc., 25 Teile Amyl. und 50 Teile Aloe (Röhrig).

Hämorrhoidalsalbe von Bell, besteht aus gepulverten Galläpfeln 1 Teil und Fett 3 Teilen (Hager).

Hämorrhoidalsalbe von Ziegler-Seguin in St. Gallen). Ist Schweinefett mit Kreide vermischt und durch Kohlenpulver grau gefärbt (Karlsruher Ortsges.-Rat).

Hämoson, ist jedenfalls Magnesiumsuperoxyd mit Malz, Milchzucker usw. Laut Anpreisung soll es zusammen mit der „neuen verbesserten elektrisch-galvanischen Heilmethode sicher gegen Gicht wirken".

Hageolin (Adlerapotheke, Berlin N 39), ist Ungt. Hydr. oxyd. flav. pultiforme 1, 2 und 5%ig.

Haigs Kropfkur. I. Die Pulver enthalten Natr. bicarb. mit Karmin rot gefärbt. II. Braune Pastillen, enthalten Aloe, Kümmelöl, Eisen, Magnesium und Stärke. III. Rote Pastillen, enthalten vorwiegend Extr. Hydrast. canad., weiterhin Pfefferminzöl, Magnesiumkarbonat und Stärke. IV. Salbe, enthält eine gefärbte Natronseife und metallisches Quecksilber. Die Zusammensetzung der Salbe ist wechselnd.

Haliflor-Creme, Mittel gegen Sommersprossen, war eine gelbliche, aromatisierte, aus Mineralfett, weißem Quecksilberpräzipitat und Wismutsubnitrat hergestellte Salbe (Nahrungsm.-U.-A. Berlin).

Haloform, als Riechsalz gegen Grippe angepriesen, enthält freies Jod (Gesundheitslehrer 1921, Nr. 10).

Halsband gegen Kropf von Morand, ist eine Halsbinde, gefüllt mit einem Gemisch aus Salmiak, Kochsalz und geröstetem Badeschwamm.

Halspastillen, Zeuners, enthalten 0,2 Resina Guajaci, Zucker, etwas Anästhesin, Menthol und Rosenöl.

Hamburger Tee (Frese & Co. und Schüßler in Straßburg), besteht aus 32 Teilen Sennesblättern, 16 Teilen Manna, 8 Teilen Koriander, 1 Teil Weinsteinsäure (Hager).

Hamburger Universal-Gesundheitsmagensalz, ist Natr. bicarb.

Hamburger Universallebensöl = Auflösung von Storax und Benzoe in Alkohol mit ätherischen Ölen (Beythien).

Hamodil-Abführlikör (Borussiaapotheke Berlin-Schöneberg), enthält als Grundlage ein Extrakt aus amerikanischer Faulbaumrinde, die Extrakte von Baldrian, Kaskarille, Enzian und Wermut.

Harlemer Öl (Oudthuis-Tilly, Harlem) = Mischung von Ol. Lini sulfur. und Ol. Tereb. sulfur.

Harlemer Tropfen (Königseer Olitäten-Händler) = Schwefelbalsam mit Mohnöl, Olivenöl, Wacholderöl mit ätherischen Ölen (Goblet).

Hautbleichcreme „Cloro„ (Labor. Leo, Dresden), gegen Sommersprossen u. dgl., enthält neben rund 75% Fett und etwas Wismutsubnitrat erhebliche Mengen Quecksilbersalze (Beythien).

Hegaform (Apotheke zum heiligen Geist, Wien I, Operngasse), Tabletten, die eine Formaldehydkalziumverbindung enthalten und gegen Grippe u. dgl. angepriesen werden.

Heilit, gegen Gicht, Hexenschuß u. dgl., soll sein „Mentholeukalyptol-Methylsalizylsäure". Anwendung erfolgt durch Einreiben, Einatmen und in Tropfen.

Heilkraft-Bonbons, enthalten Menthol und Eukalyptusöl.

Heilmittel (Lehrer Krätke, Berlin) = drei verschiedene Fläschchen, die sämtlich gefärbte Arnikatinktur enthalten. Nr. I enthält noch eine kleine Menge Jodtinktur (Schädler).

Heilmittel, Prof. Pissanders, The Sanalak Syndikate, London, gegen Gicht, Rheuma, Ischias, war in der Hauptwirkung auf abführende Mittel, wie (20%) Bittersalz und Rhabarber zurückzuführen (Röhrig).

Heilsalbe II (Krankenheilerin Althaus, Duderstadt) = Paraffin mit pflanzlichen Ölen und Resorzin (Röhrig).

Heilsalbe Seidencreme (Laborat. Isis, Demitz-Thumitz), laut Angabe der herstellenden Firma: Lanolinvaseline 120,0, Lana philosophica 16,0, Ol. Oliv. 16,0, Natr. tetrabor. 6,0, Plumb. tannic. 4,0, Glyzerin 12,0, Ac. carbol. 0,8, Eugenol 0,5, Infus. Stachys. anatol. (1 : 10) 50,0. Gegen Flechten, Wund- und Hautschäden angepriesen.

Heilsalbe, Dr. Sprangers = Mischung von Mutterpflaster, Kampfer, Harz und Wachs (B. Fischer).

Heil- und Wundpflaster (M. Lauer, jetzt von Thekla Brenner, Erfurt) = Pflaster aus Mennige, Baumöl, Wachs oder Talg und Kampfer.

Heil- und Wundpflaster, Schindlers, ist Empl. fuscum (Röhrig).

Heil- und Wundsalbe, Meyers, Bestandteile Kampfer, Myrrhen, basisches Bleikarbonat (Wendstein).

Heilverfahren für Lungenkranke (Paul Weidhaas, Dresden-A.), beruht auf der Anwendung eines Inhalationsapparates, aus dem durch eine Lösung von übermangansaurem Kalium und ein Wattefilter angeblich desinfizierte Luft eingeatmet werden soll (Karlsruher Ortsges.-Rat).

Heilverfahren, Dr. Petro Ritsios (Apoth. Siemering, Tilsit), gegen Blasenkatarrh u. dgl. = Eisenpulver, Zimt, doppelkohlensaures Natron, Milchzucker und Anisöl (Schädler).

Hekodont (C. W. Hengstmann, Chem. Spezialfabr., Charlottenburg), Zahnpasta, welche Sauerstoff abspalten soll und zahnsteinlösend wirken soll.

Heliozon Sauerstoff-Menthol Dragées (Teichgräber A.-G., Berlin), enthalten eine wasserlösliche Persalzverbindung, die mit den Fermenten des Mundspeichels aktiven Sauerstoff entwickelt.

Helmon-Extrakt, trübe, braune, süßschmeckende Flüssigkeit, in der neben den üblichen Bestandteilen pflanzlicher Drogen keinerlei medikamentöse Stoffe gefunden werden konnten. Als „Lebensretter" bei schwachen Nerven, Blutarmut usw. angepriesen.

Hensels Nährsalz Makrobion (Hensel, Stuttgart), besteht zu etwa 3/4 aus Kochsalz, Kieselgur, Glaubersalz und Natriumkarbonat, zu etwa 1/5 aus den Phosphaten der Erden und Alkalien und 7,5% Feuchtigkeit (Beythien).

Hensels tonische Limonaden-Essenz (Aurum potabile) (Hensel, Stuttgart) = Lösung von Zucker und vermutlich Zitronensäure in dünnem Alkohol mit ätherischer Eisenazetattinktur (Aufrecht).

Hero (Haarfärbemittel), enthielt das für diesen Zweck verbotene Para-Phenylendiamin.

Herban „Helios", gegen Diabetes mellitus, enthält nicht, wie angegeben, Herb. Syzygii Jambolani elect. puriss., sondern Fol. Boldo conc. (Röhrig).

Herba-Seife, soll eine gewöhnliche Fettseife mit geringen Mengen Pflanzenextrakten sein (Röhrig).

Hermäon, gegen Neurasthenie usw. (Hermäon-Ges., Berlin) = Tabletten, die Kakao, Milchzucker, Eisenglyzerophosphat, Kalzium- und Natriumsalze und geringe Mengen Lezithin enthalten (Griebel).

Herpelibrin, flüssige Teerseife, über deren Bestandteile keine genauen Angaben gemacht sind. Es soll. Kal. sulfurat., Ac. carbol., Sap. picis, Spir. sapon. enthalten. Gegen Hautkrankheiten angepriesen.

Herzgold, ein Stärkungsmittel bei Herzschwäche nach Pastor Felke, enthält 5,44% Alkohol und 11,8% Extrakt, in diesem Zitronensäure. In

$0{,}21\,\%$ Asche war neben Erdalkalien, Kalium, Phosphorsäure, Salzsäure, Schwefelsäure hauptsächlich Natrium vorhanden (Mannich und Leemhuis).

Herzwassersuchtskräuter, sollen Fol. Rosmarin, Rad. Sambuc., Fol. Senn., Herb. Polygal., Herb. Equiset., Herb. Millefol., Rad. Liquir., Herb. Serpyll. sein.

Hetal-Wurmmittel, bestand aus $40\,\%$ Zuckerlösung, Naphthalin und Santonin (Wendstein).

Hexenschußpflaster (Scholinus, Flensburg) = gestrichenes Mutterpflaster (Karlsruher Ortsges.-Rat).

Hidrosin (Rollhäuser, Dresden) = eine Flasche mit offizineller Aluminiumazetatlösung und eine zweite mit $10\,\%$iger Chromsäurelösung.

Hienfong-Essenz, besteht im wesentlichen aus Ol. Menth. pip., Camphor., Ol. Carvi, Ol. Anis. vulgar., Ol. Anisi stellat., Bals. peruv., Äther und Spiritus, grün gefärbt (Arends).

Hmtata (Haupt & Co., Leipzig), gegen Schweiß angepriesen, besteht aus einer gefärbten und aromatisierten Formaldehydlösung (Aufrecht).

Hörtrommeln von Plobner, sind nach Warnung des Berliner Polizeipräsidiums viel zu teuer und ohne Wirkung.

Hole-Born (Ricolto-Werk, Leipzig), nach Angabe des Darstellers im wesentlichen aus einem pflanzlichen Extrakt bestehend. Gegen Kopfschuppen, Haarausfall u. dgl. angepriesen.

Holstavon (Arno Holste Ww., Bielefeld), „veredeltes" Teerschampoon, soll den Haarboden nähren, die Kopfhaut kräftigen, dabei desinfizierend wirken bei parasitärem Haarausfall.

Holthausens Kräuter, waren $30\,\%$ Aloe, $33\,\%$ Kalmus und $35\,\%$ Kurkuma (Wendstein).

Homa (Nahrungsmittelwerke Holex, Hamburg), Tafel- und Kochschokolade, welche $25\,\%$ des Nährpräparates Materna enthält. Bei Blutarmut und Verdauungsstörungen.

Homerlanatee (Weidemann, Liebenwerda a. H.) = Herb. Polygal. avicular. (Karlsruher Ortsges.-Rat).

Homo-Kalz (Nederlandsche Kalzindustrie, s'Gravenhage), ist ein Kalkpräparat.

Honigtrank des wirklichen Gesundheitsrates Karl Jakobi, bildet sieben nur wenig verschiedene Mittel. 350,0 bestehen aus einer Tamarindenabkochung mit Zucker, Weinstein, Spiritus und Himbeersaft. I. enthält dazu etwas Frangulaabkochung, VII etwas Baldrian und Myrrhen (Schädler und Hager).

Hopein, gegen Morphinismus (Dr. Bernard, Berlin) = Malzextrakt mit Morphium (!).

Hühneraugendoktor Alldahin, ist Talg und Ceresin mit Salizylsäure.

Hühneraugenmagnete, sollen Hühneraugen in 5 Minuten schmerzlos entfernen, sind Schwefelstifte mit Graphit dunkel gefärbt, welche angezündet werden; ein Tropfen wird alsdann auf das Hühnerauge gebracht.

Hu-Hei-Ka-Tabletten, hatten neben viel Zucker etwas doppelkohlensaures Natrium, Kreide, schwefelsaure Salze neben Spuren von Menthol (Ludwig).

Hukratee (Rud. Dann, Stuttgart), Herb. Galeopsid., Herb. Polygal., Fol. Farfar., Lichen island., Fruct. anis., Fruct. Foenicul., Rad. Liquir., Fruct. Phellandr. aquat. Gegen Katarrhe, Husten, Asthma angepriesen.

Humagsolan (Fattinger & Co., Berlin), hydrolisiertes Horn, in welchem die Zersetzung des Zystins vermieden ist. Zur Förderung des Haarwuchses.

Hustengroschen (Kurt Franke, Pharm.-chem.-techn. Produkte, Berlin SW 68, Schützenstr. 68), aus Zucker, Menthol, Gummi und ätherischem Öl bestehende Pastillen gegen Husten, Heiserkeit, Verschleimung.

Hustenheil (Otto Schultze, Berlin), mit Eosin rotgefärbte Tabletten aus Zucker und Gummi, die als wirksamen Bestandteil Kodein (!) enthalten (Juckenack und Griebel).

Hustenmittel (N. Freytag, Bromberg) = eingedickte Abkochung von Malz, schleimigen Pflanzenstoffen und Obst (Karlsruher Ortsges.-Rat).

Hustenmittel des Grafen v. Schlieffen auf Schlieffenberg i. Mecklenbg., besteht aus Sternanis, Sennesblättern, Kandiszucker usw.

Hustenpastillen, verstärkte, waren 50% kohlensaurer Kalk, im übrigen Süßholz, Eibisch und Salmiak (Fendler).

Hustentropfen „Halloh" (Pharm. Fabrik von Paul Leisner, Berlin-Wilmersdorf), sind anscheinend ein alkoholhaltiges Destillat aromatischer Vegetabilien (besonders Fenchel).

Hustentropfen (E. Höger, Berlin) = Arnikatinktur (Juckennack und Griebel).

Hustentropfen, Lausers (Lauser, Regensburg), bestehen aus einer Senegawurzelabkochung, Süßholzsaft, Anissalmiak und etwas Salmiak (J. Kochs).

Hustentropfen, Noas (M. Noa, Berlin), soll sein ein Destillat aus Fruct. Anisi vulg., Flor. Alismae, Fruct. Foeniculi u. dgl.

Hustentropfen Pohli (Standard-Drogerie, Berlin W 30), ist ein aus Drogen gewonnenes Destillat mit etwa $2^1/_2$% Glyzerin (Röhrig).

Hustentropfen, Schwarzwälder, sind eine Lösung von Fenchelöl, Sternanisöl, Arnikaöl und Bibernellöl in verdünntem Weingeist.

Husten- und Lungentee Grundmanns (Apotheker Grundmann, Berlin) = Herb. Galeopsidis conc. (Juckenack und Griebel).

Hydropsal (Karmelitenapotheke München), Hauptbestandteil nach der Reklame eine Rosa-Varietät, deren Dasein in weitesten botanischen Kreisen unbekannt ist. Wird gegen Wassersucht angepriesen (Gesundheitslehrer 1921, Nr. 12).

Hygiea-Präparate des früheren Schneiders Wilh. Heinr. Nik. Remmé, Wiesbaden, gegen Lungen- usw. Leiden, sind eine Kochsalzlösung in Branntwein.

Hygnat-Bäder, sind Wasserstoffsuperoxydbäder.

Idin, Zahnschmerzmittel, Chem. Laborat. Hamburg I, erwies sich als Flüssigkeit mit Alkohol, Kampfer und Menthol (Röhrig).

Impfmittel Isop-serum (Boebuco, Gelsenkirchen), soll nach Angabe auf der Umhüllung enthalten: „Echinacea, Vaccin. Thuja usw. und verschiedene Kräuter in verschiedenen Dec." „Als Vorbeugungs- und Schutzmittel gegen schädliche Folgen des Impfens" (Vierteljahresschr. f. prakt Pharm. 1916).

Indian-Pflaster (Apoth. Schrader, Feuerbach-Stuttgart), ist ein mit Perubalsam versetztes Mutterpflaster (Karlsruher Ortsges.-Rat).

Indisches Pflanzenpulver, bestand aus römischen Kamillen (Ludwig).

Inga-Pillen (Ad. Richter, Rudolstadt), Extr. Liquir. 14,0, Sacch. alb. 7,0, Acid. benz. 0,3, Rhiz. Irid. plv. 3,0, Ol. Anis., Ol. Foeniculi āā 0,2, Traganth q. s. ut. f. pil. 80.

Inhibin (Luitpold-Werk, München), die bräunlichen, fast fingerdicken, patronenförmigen Tabletten sollen aus Adrenalin, Styptizin, Ferripyrin, Chin. sulf., Liqu. Ferr. sesquichl., Pyr. phenyl. dimeth., Acid. tart. und Natr. bic. bestehen und Anwendung finden bei allen Hypermenorrhoen, bei langwährenden Blutungen (Metritis, kleineren Myomen, Adnexerkrankungen usw.) und sind zur Einführung in die Vagina bestimmt.

Ipe-Knollen, als „kalifornische Haarwuchsknollen" angepriesen, sind Klettenwurzeln (Rad. Bardan.), vielleicht auch Stengelstücke, die wahrscheinlich mit Soda gekocht und getrocknet und mit einem Eau de Cologne ähnlichen Parfüm imprägniert worden sind (Hanausek).

Irrigaltabletten, angeblich Holzessig in fester Form, enthalten Natriumazetat mit geringen Mengen Holzteer, zu Spülungen.

Iska, „zuverlässiger Schutz gegen Flecktyphus", ist Naphthalin und Talkum oder ein ähnlich zusammengesetztes Silikat.

Issmalz (Thalmann, Frankfurt a. M.), ist Trockenmalzextrakt aus Gerste. Anwendung als Nähr- und Kräftigungsmittel.

Jalo-Jalo-Pillen bzw. Tabletten, enthalten Aloe und andere pflanzliche Stoffe.

Jalo-Jalo-Tee, soll verschiedene abführende Drogen, wie Sennesblätter, Faulbaumrinde, Aloe usw. enthalten und gegen Stuhlverstopfung und als Blutreinigungsmittel angewendet werden.

Jankes Thermalseife gegen Krampfadern, Syphilis, offene Wunden u. a. m. angepriesen, ist eine gewöhnliche Natronseife, die einen Zusatz von 10% eines mineralischen Abfallstoffes einer chemischen Fabrik enthält (Röhrig).

Javol (C. Lück, Kolberg), Haarkosmetikum, enthält Rindstalg, Pottasche und wahrscheinlich Chinatinktur und Zitronenöl in wäßriger Ausschüttelung.

Jeckels Salbe, gegen Krampfadern angepriesen, ist eine Mischung von Perubalsam, Zinkoxyd, Quecksilberjodid (!) und Schweinefett.

Jecurbilis von Dir. Wagenitz, ist ein weingeistiger Auszug abführend wirkender (emodinhaltiger) Drogen. Bei Gallenstein- und Leberleiden, sowie zur Blutreinigung angepriesen (Mannich und Schwedes).

Jehnol, „bewährtes Destillat bei Zahnschmerz", bestand aus Kampferspiritus.

Jerusamelitanischer Balsam, war vornehmlich Tct. Benzoes cps. (Schlegel).

Jod-Zigarren (J. D. Tormin, Stettin), enthalten keine Spur Jod! (Marquard).

Jolax (Hesse u. Goldstaub, Hamburg 22), besteht aus zwei Gläsern mit Tabletten Nr. I und II. Nr. I sollen aus Extr. Fuc. ves. cps. und Cascar. sagr. cps. bestehen. Für Nr. II wird „Bact. bulg. Jog." als wirksamer Bestandteil angegeben. Jolax soll fettzehrend und gleichzeitig magenstärkend wirken.

Jucke nicht (Pharm. Fabr. Fritz Beier, Berlin 57), rosaroter Salbenstift, dessen wirksamer Bestandteil Fenchel und Anisöl zu sein scheint. Zum Einstreichen der von Läusen behafteten Körperstellen.

Jugentin, Haarmilch, besteht aus Schwefelmilch, Wismutnitrat, Glyzerin, Spir. coloniens. und Wasser (C. Mannich).

Jungblut, Stahls (Stahl, Berlin), ist ein Gemisch von etwa 25 Drogen verschiedener Herkunft (Juckenack und Griebel).

Juniperol, Pastor Felkes. Als Bestandteile wurden angegeben: Juniperus, Bulb. Scill. Zedoar., Cinnamom., Kal. carb. im 2.—4. Dec., Pol. Vin. et corrigentia. Als Wacholderwein bei Nieren- und Blasenleiden angepriesen.

Jusch (Jusch-Werke, Schönaich-Stuttgart), soll ein aus dem Diluvium stammendes Haus- und Heilmittel sein, das gegen eine ganze Blütenlese von Krankheiten Anwendung finden soll. Nach einem Gutachten soll „Jusch" Aluminiumoxyd, Chlor, Eisenoxyd, Fluor, Kalziumoxyd, Kalium, Kohlensäure, Kieselsäure, Magnesia, Natrium, phosphorsaures Radium (!), Schwefelsäure, Tonerde usw. enthalten.

Kacepe-Balsam, Lanolin mit Azetylsalizylsäurementholester und Azetylsalizylsäureäthylester. Bei rheumatischen Schmerzen angepriesen.

Kalkpulver, Dr. Bachmanns, besteht aus Calc. carbon. und Calc. lactic. āā part.

Kaloderma (E. Wolff u. Sohn, Karlsruhe), ist im wesentlichen eine aromatisierte Glyzeringelatine.

Kalosin, Lochers, nach Angabe des Herstellers weingeistiger Auszug aus Brennessel, Sarsaparillwurzel und Löffelkraut nebst Kognak. Gegen Wassersucht angepriesen.

Kalzan, ist Calcium-Natrium lacticum in Tabletten zu 0,5.

Kalziol, gegen Tuberkulose (Th. Thommer, Neu-Allschwil), enthielt Kalziumkarbonat, Magnesiumkarbonat, Weinsäure, Rohrzucker und Weizenstärke (C. Griebel).

Kanak-Salbe (Apotheke Bemstedt, Schlesien), enthält Zinkoxyd, Ol. Olivar., Ol. Cacao, Bism. tribromphenyl., Ac. phenyl. und Farin. Tritic. tost. und soll als Hausmittel bei Beinschäden, Krampfadergeschwüren u. dgl. gebraucht werden.

Katarellen, Bad Homburger, sind Honigbonbons mit den Mineralsalzen des Homburger Ludwigsbrunnens.

Kebbelsin, natürlicher Gesundheitshüter (G. Kebbel, Berlin), 0,5 g schwere Tabletten, aus einem Gemenge bitterer Extrakte (darunter Rhabarberextrakt und Aloe) sowie geringeren Mengen Pflanzenpulvern, Sennesblätterpulver, Rhabarberpulver (vielleicht auch Jalapenharz) bestehend (Juckenack und Griebel).

Kephaldol-Tabletten (Kephaldol-Stohr Company G. m. b. H., Wien), gegen Kopfschmerz und Migräne angepriesen, enthalten rund 50% freies Phenazetin, ferner Salizylsäure, Chinin und Zitronensäure. Die Säuren sind zum Teil an Natrium gebunden (Zernik, Mannich-Schäfer).

Keuchhustenmittel, Aßmanns, besteht aus zwei wahrscheinlich homöopathischen Pulvern, in denen sich chemisch nur Milchzucker nachweisen läßt (Zernik).

Keuchhustensaft, Dr. Becks, ist Himbeersaft mit Chloralhydrat (!).

Keuchhustensaft „Marke Medico„ (Otto Reichel, Berlin), ist schwarzer Johannisbeersirup (Juckenack und Griebel).

Kindernahrung, Apotheker Dr. Zivis (Nährmittelfabrik Gebr. Eppinger, Freiburg i. Br.), 50% sterilis. entf. Alpenmilch mit leicht löslichen phosphorsauren Kalk- und Nährsalzen.

Kindernahrung, Pastor Felkes. Grauweißes Pulver, als dessen Bestandteile angegeben werden: reiner Milchzucker, Calc. phosph., Calc. carbon., Silicea, Carbo vegetab. u. Sulfur. Als Zusatz zur Milch mit großen Worten angepriesen.

Kissinger Pillen, Boxbergers, Rhabarber, Caskarasagradaextrakt und Phenolphthalein. Als Abführ- und Entfettungsmittel.

Klingers Heilmittel, von der Kurpfuscherin Klinger in Großgraupa. Die den Patienten überlassenen Rezepte lauten: 1. Gallenextraktpillen, 60 St., 2. Pulver: Rhabarber 10,0, Schwefelblume 10,0, Brustpulver 10,0, Cremor tartari 10,0, 3. Tropfen: Rhabarbertinktur 30,0, Wermutessenz 10,0, Kalmusessenz 10,0, Windtropfen 10,0, Orangensaft 10,0, Baldriantropfen 10,0, Pfefferminzöl 10 Tropfen.

Klosteressenz, Spanische, von Dr. Venus, ist verdünnter Hoffmannscher Lebensbalsam mit 2% Perubalsam versetzt (Hager).

Koisan (Koisan-Vertrieb, Berlin N 37), Antikonzipiens aus Kakaofett, Walrat, Natrium, organischen Verbindungen, auch als Prophylaktikum angepriesen.

Kola Dultz (Max Dultz, Berlin), gegen Nervenschmerzen usw. angepriesen, besteht hauptsächlich aus Kolapulver 35,0, Kakao 13,0, Zucker 50,0, phosphorsaurem Kalk 2,0 (Röhrig).

Kolaid-Pastillen (Engelhardt, Frankfurt a. M.), sollen aus Kolaextrakt, Zitronensäure und Pfefferminzöl bestehen und anregend und durststillend wirken.

Kolamint (Temmler-Werke, Detmold), aus Kolanuß und Ol. Menth. pip. bereitete Tabletten.

Kombella (Georg Häntschel G. m. b. H., Dresden), enthält Gurkensaft.

Kongopillen, Richters, enthalten Aloe, Rhabarber u. dgl.

Kopra I, ein Nervenberuhigungsmittel, besteht aus Hopfenblüten (Röhrig).

Koprolin (Georg König, Bückeburg), Leinsamen mit Frangulaextrakt, schwach paraffiniert und aromatisiert. Als Abführmittel angepriesen.

Korallentinktur Dr. Scheermesser, ist ein alkoholisch-ätherischer Auszug von Drogen mit geringen Mengen Emodin (Griebel).

Körbers Heilmittel gegen Lungentuberkulose, besteht aus Butterfett und Honig mit etwas Katechu und Teerwasser (J. Kochs).

Körsan, Abführtabletten, die nach Angabe der herstellenden Firma Extr. Frangul., Rhei, Cascar., Aloe, salzsaure, phosphorsaure, schwefelsaure und weinsaure Salze des Na, K, Mg, Ca, Mn, Fe, Peps., Milchzucker enthalten.

Koryl, auch als **Heilsäure** und „Acidum orthophenolsulfoborosalsalicylicum mit $1^1/_4$% Jodolmenthol" bezeichnet (Apoth. W. Lakemeier, Köln a. Rh.), soll bei Diphtherie, Nasen- und Halsleiden eingeblasen werden.

Kraftpulver Juno (J. Ziegler, Schöneberg-Berlin), besteht aus Bohnenmehl, Erbsenmehl, Reismehl, Zucker, Natriumbikarbonat und Kochsalz (Juckenack und Griebel).

Kraftpulver Kalla (B. Kristeller, Berlin), ist ein Gemenge aus Kartoffelstärke, Maisstärke, Reismehl, Erbsenmehl, Bohnenmehl, Natriumchlorid, Natriumbikarbonat und Zucker (Juckenack und Griebel).

Kraftpulver Velox (R. Lukas, Berlin), ist ein Gemenge von Bohnenmehl, Erbsenmehl, Reismehl, Natriumbikarbonat, Kochsalz und Zucker (Juckenack und Griebel).

Kraftpulver, Wiener (Schulz, Dresden), für Magere und Schwache, ist eine Mischung von Gebäck und Zucker (15%) (Röhrig).

Krampf- und Tobsuchtsmittel von Krannich, sind vier Flaschen mit Bromkaliumlösung, die vierte ist blau gefärbt (Schädler).

Krätzitin (Apoth. Stein, Waldniel a. Niederrhein), farblose, nach Bittermandelöl riechende Flüssigkeit mit weißem Bodensatz. Zusammensetzung unbekannt. Gegen Krätze.

Kraetzodor (Addy Salomon, Charlottenburg), ist ein Krätzemittel unbekannter Zusammensetzung.

Kratzurgan (Adolf Sproedt, Bochum). Gelbe Salbe, die nach Angabe der herstellenden Firma Vaselin als Grundlage, Schwefel und Salizylsäure als wirksame Bestandteile enthält. Gegen Skabies angepriesen.

Kräutergesundheitstee, Nells, besteht aus Fol. Farfar., Fol. Sennae, Flor. Lavandul., Flor. Meliloti, Flor. Millefol., Flor. Sambuc., Herba Majoran., Herb. Matrisilv., Herb. Menth. pip., Herb. Veronicae, Lign. Sassafras. und Rad. Liquirit. (Berliner Unters.-Amt).

Kräuterpillen, Burkhardts, sollen Aloeextrakt, spanischen Pfeffer, Alraun, Engelwurz u. dgl. enthalten.

Kräuterpulver, Prof. Richters, besteht aus gepulverten, mit Salpeter getränkten Stechapfelblättern und in geringer Menge anscheinend Bilsenkrautblättern (Nahrungsm. U.-A. Berlin).

Kräuterrheumatismuslikör (Schreiber in Köthen), ist eine Tinktur aus Tanacetum oder Absinthium.

Kräutersaft (B. Sprengel, Hannover), besteht aus 30,0 Tub. Jalap. plv. in 150,0 eines Infuses aus 6,0 Succ. oder Rad. Liquir. und 3,0 Cort. Frangul. nebst 15,0 Weingeist.

Kräutersirup, weißer (Dr. med. Hoffmann, Dresden), ist eine Zuckerlösung mit einer homöopath. Dosis Benzoesäure (A. Span).

Kräutertee (Lück, Kolberg), angeblich Herb. Veronic., Lichen Pulmonar. arbur., Stipit. Dulcamar., Carrageen, Flor. Tiliae āā 18,0.

Kräutertee, Frau Prof. Mathilde Schmidts, ein Allheilmittel, besonders für Frauen, soll bestehen aus: Fruct. Juniper. 200,0, Flor. Stoechad. 12,0, Rad. Pimpin. 20,0, Fol. Eucalypt. 13,0, Fol. Urtic. 80,0, Fol. Menth. pip. 20,0, Rad. consolid. 75,0, Rad. Sarsapar. 15,0, Herb. Droser. 10,0, Flor. Lami 40,0, Rad. Valerian. 15,0. Gefunden wurden Bestandteile von Fruct. Juniper., Flor. Stoechad., Rad. Sarsaparill., Flor. Lam. alb., Fol. Menth. pip., außerdem von Cort. Frangul., Flor. Arnic., Fruct. Foenicul. und Herba Equiset. arvens. (Unters.-Anst. Berlin).

Kräutertee, Dr. med. Nervinus, gegen Nerven- und Gemütsleiden, besteht aus Rad. Liquir., Flor. Viol. tricol., Cort. Chinae, Flor. Verbasci, Fruct. Papaver. immat., Fol. Malvae., außerdem ca. 8% Kal. bromat., die nicht auf der Verpackung angegeben waren (Röhrig).

Kräuterwein von Hub. Ullrich, enthält 0,27% Mineralbestandteile, 8% Weingeist, 9% Glyzerin, 3,5% Traubenzucker, 0,5% freie Säure und Spuren von Essigsäure und Eisen, außerdem vermutlich Jalapenharz (Chem. Zentralstelle f. öffentl. Gesundheitspflege Dresden).

Kreskabitin (Adlerapotheke Osnabrück), flüssige Krätzeseife aus Benzoesäurebenzylester, Zimtsäurebenzylester und Kaliseife, als geruchloses und nicht schmierendes Krätzemittel angepriesen.

Kreosolpuder Fresenius (Hirsch-Apotheke Frankfurt a. M.), besteht aus 3% Trikresol, Talkum, Bolus und Magn. ust. mit Zusatz von Sassafras gegen Läuse.

Krokotropfen, gegen Menstruationsstörungen, bilden eine schwarzbraune Flüssigkeit, die im wesentlichen der Tct. Ferr. pomat. entspricht (Röhrig).

Kronenessenz, Altonaer (auch Menadische Wundkronenessenz), ist ein Auszug von Aloe, Myrrhe, Enzian, Safran und einigen anderen indifferenten Aromatizis (Aufrecht).

Kropfbalsam, Echter Schweizer (Hirschapotheke Straßburg), 40 Teile Fett, 37 Teile Seife, 10 Teile Kal. jod. Die Salbe ist mit Ol. Gaulther. versetzt (Röhrig).

Kropfbalsam, Kloster Indersdorfer, ist 40 g alkoholische Seifenlösung mit 6% KJ. (Röhrig).

Kropfpulver (F. W. Gruse, Berlin), besteht aus 100 Teilen Kochsalz, 40 Teilen Schwefelblumen, 100 Teilen Semen Foenugraeci, 100 Teilen Wacholderbeeren, 20 Teilen Enzianpulver und 20 Teilen Fenchel (Hager).

Kropfwasser, ist eine Lösung von 1,0 Jodkalium in 200,0 Wasser aromatisiert und mit Zucker versüßt (F. Schmidt).

Krusa-Kamillen-Essenz (Kruchten & Sachs, Chem. Fabr. Cassel). Nach Angabe der Herstellerin ein auf elektrochemischem Wege gewonnener

Kamillenauszug, der ein etwa 12%iges, alkoholfreies Kamillenwasser darstellt und sämtliche wirksamen Substanzen der Kamille enthalten soll. Gegen Hautkrankheiten, Flechten usw. angepriesen.

Küchenmeisters Bandwurmkapseln (Salomonis-Apotheke Dresden), enthalten 0,2 Koffein, 1,0 Pelletierin, 5,0 Kamala und 5,0 Rizinusöl.

Kukirol (Kurt Krisp, Magdeburg), gestrichenes Hühneraugenpflaster ohne Angabe der Bestandteile.

Kumberlandscher Extrakt für Nerven und Herz, hergestellt von Apotheker Hans Liche & Co., Breslau II, erwies sich als ein mit 20% Alkohol bereiteter Auszug bitter schmeckender, indifferenter, durch die chemische Analyse nicht näher zu bestimmender Drogen, dem etwas Pfefferminzöl zugesetzt ist (Mannich und Kroll).

Laetitia-Frauentrost, war eine Lösung von Borsäure und Aluminiumsulfat in Holzessig (Nahrungsm.-U.-A. Berlin).

Laktokana (Med.-chem. Fabr. Dr. Haas & Co., Stuttgart), enthält etwa 58% Eiweißstoffe, 1% Lezithin und 0,25% Eisen. Angepriesen als Nährmittel.

Lakdonum (Medizinalwerk G. m. b. H., Aachen), nach den Angaben der herstellenden Firma aus den „Früchten einer Gramineenart" hergestelltes Laktagogum von verheißungsvollem Erfolge (Vierteljahresschr. f. prakt. Pharm. 1919).

Laktosan (Gärungsinstitut Dr. R. Kusserow, Sachsenhauen, Mark), soll nach Angabe des Herstellers „die Fermente enthalten, die in jedem gesunden Organismus als Darmflora vorhanden sein müssen". Gelbliches, gekörntes Pulver. „Hervorragendes Heilmittel gegen Zuckerkrankheit, Furunkulose, Herzleiden und Nervosität."

Lamma-Pulver (H. Thomas-Apotheke Berlin SO), gegen Epilepsie und Schlaflosigkeit, im wesentlichen ein Gemisch aus Bromnatrium und Bromammonium (Lenz und Lucius).

Langol (Apotheke in Billerbeck, Westfalen), fettfreie Krätzesalbe, als deren Bestandteile β-Naphthol, Alkalisulfide sowie kleine Mengen einer schwerlöslichen organischen Säure genannt werden.

Lanula Wundpuder, enthält Talkum, Zinkoxyd, Borsäure, Tannin, Lanolin.

Latschenöl-Hirschtalgsalbe, Koeppels, ist eine Mischung von Hammeltalg mit einem aus Nadelholz gewonnenen ätherischen Öl (Dinslage).

Lausol Lang (Chem. Fabr. Griesheim-Electron, Frankfurt a. M.), Mittel zur Vernichtung von Läusen unbekannter Zusammensetzung.

Lausotex (Janus & Co., Warmbrunn), enthält die Bestandteile der bekannten Ungeziefermittel in konzentrierter Form. Gegen Kopfläuse und alle anderen Kopfparasiten.

Läuse-Panzer (Pharm. Fabrik Fritz Beier, Berlin 57), Leinwandbeutel zum Anstecken, welcher eine Anethol-Moschusmischung enthält.

Läusol-Radikal-Läusepulver, war karbonathaltigerÄtzkalk mit Magnesiumkarbonat (Matthes).

Lavacet (Rich. Schubert & Co., G. m. b. H., Weinböhla, Bez. Dresden), Flüssigkeit unbekannter Zusammensetzung, welche nach Essig riecht. Als Zusatz zum Waschwasser, zur Pflege der Haut usw.

Lavolette (Fersanwerke G. m. b. H., Wien IV, Prinz-Eugenstr. 10), Handwaschtabletten, welche unter guter Schaumbildung große Reinigungskraft entwickeln sollen.

Laxamel, zum innerlichen Gebrauch, enthält 80% flüssiges Paraffin.

Laxantabletten, enthalten 0,1 Phenolphthalein.

Laxativ-Konfekt, Fruchtgelee mit 0,12 Phenolphthalein in jeder Pastille.

Laxiersaft für Kinder, Dr. Schultes, Bestandteile: Wasser, Zucker, ein emodinhaltiger Pflanzenauszug (Wendstein).

Laxin Guts, (Desko-Werke, G. m. b. H. München II), enthalten je 0,06 Phenolphthalein.

Laxinkonfekt, besteht aus Apfelmark, Zucker und 0,12 Phenolphthalein in jedem Bonbon.

Laxogran (Hohenzollern-Apotheke Berlin), besteht aus weißen Senfkörnern, die mit einem Auszug aus Caskarasagradarinde getränkt sind. Als Abführmittel propagiert.

Lebenselixir (Kriets), besteht aus Rhabarbertinktur, Zitwerwurzel, Safranextrakt, Zucker und Alkohol (Chem. Unters.-Amt).

Lebensessenz, Dr. Fernests (C. Lück, Kolberg), ist ein Auszug aus 75,0 Aloe, 120,0 Rhiz. Rhei, 75,0 Flor. Cinae, 65 Ammoniakum, 65 Agaricus, 80,0 Elect. Theriac., 85,0 Rad. Gentian. und 7,5 Crocus mit 1500,0 Spir. Nach Angabe des Herstellers mit Wasser auf 30 Volumprozente Spiritus verdünnt.

Lebenskraft, Dr. Kleffners (Janke, Nährmittelfabrik, Hamburg und Hannover), besteht angeblich aus Trockenhefe, Eigelb, Eisenpeptonat und Mangan.

Lebenstee (C. Borinski & Co., Berlin-Schöneberg), enthält Herb. Galeopsid. grandifl., Herba polygal. amer., Fol. Farfar., Lich. islandic., Rad. Liquir., Fruct. Phellandrii und Fruct. Foenicul. Nach Angaben des Herstellers sollte der Tee außerdem noch Fruct. Anisi enthalten (Juckenack und Griebel).

Lecibral, Tabletten, deren jede nach Angabe des Herstellers 0,05 reines Lezithin, chemisch an Albumin gebunden und 0,01 Mentholvalerianat. enthalten soll. Zur „Stärkung der Nerven" angepriesen.

Lecimigrol, enthält Lezithin, Koffein und Phenazetin.

Lecimorol, Hammerwerk Dresden, gegen Migräne, ist wahrscheinlich Lebertran mit etwa 7% Lezithin (Röhrig).

Leda, Hautwasser, schwach alkoholischer Pflanzenauszug mit Perubalsam, Benzoetinktur und aufgeschwemmtem Schwefel.

Leicht und Schnell, Entbindungsmittel, enthält in der Flasche eine Emulsion von Lebertran, Eigelb, Glyzerin und einem Pflanzenextrakt, in der Tube eine Wachssalbe mit ätherischen Ölen.

Leisners Tabletten, enthalten nach Unters.-Amt Berlin Cortex Frangul. und Extr. Cascar. sagrad., gegen Verdauungsstörungen angepriesen.

Lekosan-Tabletten (Samariterapotheke Graz), enthalten Kasein und Kola-Lezithin.

Lempellin (Apotheker Buchmann, Berlin-Lichtenberg 2), Glyzerinersatz. Vermutlich ein haltbar gemachter Pflanzenschleim.

Lenisan-Creme (Isis-Werke, Demitz-Thumitz, Sachsen), gelöste essigsaure Tonerde mit weißer Vaseline. Zur Hautpflege.

Leucasol-Puder (C. V. Daiber, Apotheke in Neckartailfingen), enthält Trikresol, ferner nach Angaben des Herstellers ein cineolhaltiges ätherisches Öl und Talkum, Magnesiumoxyd und Bolus. Gegen Kopf- und Kleiderläuse angepriesen.

Leukrol und Leukrolpastillen (Chem. Fabrik Erfurt, G. m. b. H., Erfurt-Ilversgehofen), enthalten nach Angaben des Herstellers als wirksamen Bestandteil Fluidextrakt und Extrakt von Aristolochia Jubaharis und sollen innerlich gegen Fluor alb. angewandt werden.

Leukrol-Tabletten, waren vorwiegend Rohrzucker und Talkum, chemische Stoffe von besonderer Wirkung konnten nicht nachgewiesen werden (Ludwig).

Levathol-Pillen (Asche, Hamburg), ein Abführmittel, enthalten Extr. und Rhiz. Rhei, Extr. Cascar. u. dgl.

Levatholsalbe (C. F. Asche & Co., Hamburg), enthält Zinkoxyd, Stärke, Borsäure, Salizylsäure und Ichthyol mit ätherischen Ölen und Vaseline. Gegen Rheumatismus.

Levathol-Tabletten (C. F. Asche & Co., Hamburg) als Bestandteile werden angegeben: Ammon. spiric. (lies: Ammon. salicylic.), Potass. jodid. (alias Kaliumjodid) und Rad. Sarsaparill. Gegen Gicht und Rheumatismus angepriesen.

Libidol (chem. Fabr. Tellus, Berlin), enthält außer Pflanzenextraktivstoffen und Alkohol deutlich nachweisbare Mengen von Yohimbin und Thein. Vermutlich handelt es sich um eine Lösung von Yohimbin in einem alkoh. Auszuge der Kolanuß (Aufrecht).

Lilon (Frau Elisab. Schwarz, Berlin), ist ein mit Vanillin aromatisiertes, milchzuckerhaltiges Kaseinpräparat, das Natriumbikarbonat und geringe Mengen von Hämoglobin, Lezithin und organischem Eisensalz enthält (Juckenack und Griebel).

Linalgit (Dr. Hoffmann u. Köhler, Altona, Lindenstr. 28/30), enthält nach Angaben der Hersteller die wirksamen Bestandteile von Arnica montana, Atrop. belladonn., Cannab. indic. in antiseptischer Salbengrundlage vereinigt. Als Hämorrhoidalsalbe mit juckreizstillenden, hämostatischen Eigenschaften angepriesen.

Linda-Asthmatropfen, enthielten 60Vol.-% Alkohol und 5% aussalzbares ätherisches Öl (Ol. Pini) (Röhrig).

Lipsia-Bade-Kräuter, sind Herb. Betul. conc. (Röhrig).

Lithosanol (Sanin Gesellschaft m. b. H., Kötzschenbroda). Nach Gehes Kodex aus Fünffingerkraut, Bocksbart, Wacholder, Kamille, Sternanis, Kondurangoextrakt, Kochsalz, Salizylsäure, Pfefferminzöl, Kognak und Kolaextrakt bestehend. Soll bei Gallen-, Nieren-, Blasensteinen und Gicht „ärztlich wohlerprobt" sein.

Lohtanninbadeextrakt, ist eine Abkochung von Cort. Quercus, flüssig verstärkt durch natürliche Pflanzenextrakte.

Lohtanninbadepulver, enthält Pflanzenextrakt, Tannin und Essenzen, ätherische Öle in Verbindung mit einem Fixiermittel.

Loko, besteht aus einem Gemisch von konzentrierter Salpetersäure und Essigsäure. Zum Entfernen von Tätowierungen, Warzen usw. angepriesen. (Nahrungsm.-U.-A. Berlin).

Lorondes Crême, 17 Teile Ungt. Hg. ppt. alb., 50 Teile Ungt. Zinc., 16 Teile Paraff. liq., 17 Teile Vasel. alb.

Loxapillen (Ad. Richter & Co., Rudolstadt), bestehen aus Chinin. sulfur., Cinchonidin, Rad. Althae. und Rad. Gentian.

Lukasin-Einreibung, „doppelt geläutertes Roßmark" = flüssiger Anteil des Pferdefettes.

Lunatee (Chem. Fabr. J. P. Hennes), schwach überzuckerte geschnittene Faulbaumrinde.

Lungenleiden-Heilmittel des Heilgehilfen Höpner, ist Zuckersirup mit Zwiebelsaft und Schafgarbendekokt (Bischoff).

Lungenleiden-Heilmittel (R. Selle, Berlin), besteht aus zwei Teilen. Nr. 1 enthält 30,0 eines Aufgusses von Rhabarber, Enzian und den Bestandteilen von Tct. Aloes comp., Spiritus und Zucker. Nr. 2 enthält 123,0 einer ähnlichen Flüssigkeit mit wesentlich weniger Rhabarber (Hager).

Lungensirup nach Pastor Felke, soll „Kal. sulfoguaiacoh, Herba santa (Kraut von Eriodictyon glutinosum), Mecon. D. IV, Vin. et corrig. en ea ten.

Luxormint, als „echter Pfefferminzgeist" angepriesen.

Lykios-Creme, stark parfümierte Paraffinsalbe mit Hydrarg ppt.

Lyolith, Mittel gegen Gallensteine usw., enthält Magnesium, Lithium, Borsäure, Chlor, Zitronensäure in Gestalt deren Salze neben Zucker (Röhrig).

Lysept, Liq. Formaldehyd. compos. Desinfektionsmittel.

Lysine, Formalin, Chlornatrium, Chlorzink und organische Produkte enthaltendes Desinfektionsmittel.

Lysomol (A. J. Hendrix, Antwerpen), flüssige Formalinseife.

Madaretten (Hirschapotheke Dr. J. Kersler, Elberfeld), aus trockener Bierhefe und Dihydrooxyphtalophenon, Zucker und Pfefferminzöl bestehendes Blutreinigungs- und Abführmittel.

Magalia-Salbe (W. Krahe, Cöln), soll aus Kokosfett, Mohnöl, gelbem Wachs, Paraffin, Kolophonium, Borsäure, Kaliumbikarbonat, Nelken-, Cajeput-, Sadebaum- und Eukalyptusöl, Chlorophyll und Menthol bestehen.

Magenpillen, Tachts, enthalten Aloe, Goldschwefel, Eisen, Pflanzenextrakte, Chinin und Pepsin (Aufrecht).

Magenpulver, Lausers (Lauser, Regensburg), besteht aus: Natr. bicarb, 23,62%, Natr. sulfur. sicc. 18,08%, Magn. carbon. 22,25%, Calc. carbon. 22,38%, Carbo ligni 3,34%, Rhiz. Zingiber. 3,09%, Gummi arab. 0,81%. Bism. subnitr. 0,42%, Natr. chlorat. 0,48%, Eisenoxyd und wenig Tonerde 0,87% (Verunreinigung) (J. Kochs).

Magentropfen, amerikanische (Homöopath. Apotheke, Dr. Mauch, Göppingen), sind mit Vanille parfümierter Kümmelschnaps (Mannich und Schwedes).

Magentropfen, Mariazeller (Apoth. Brady, Wien), Auszug aus 15,0 Aloe, je 1,75 Cort. Cinnamom., Fruct. Foenicul., Fruct. Coriandr., Fruct. Anis., Myrrhe, Lign. Santal., Rhiz. Calam., Rhiz. Zedoar., Rad. Gentian., Rhiz. Rhei mit 750,0 Spiritus.

Magentropfen, Dr. Sprangers, bestehen aus einem schwach alkoholischen Auszug von Aloe, Rhabarber und Gutti (D. van der Weerd).

Magentrost, ist ein Auszug aus verschiedenen Drogen mit 45,6 Vol.-% Alkohol (Röhrig).

Magnesia, dibromierte, Dr. Scheermesser Form A, ist ein Gemenge von Wismutsubsalizylat, Magnesiumsuperoxyd und Magnesiabromid. Kalziumlaktophosphat war nicht nachweisbar (C. Griebel).

Magnetische Rhabarberpillen (Karl Pohl, Berlin) = hauptsächlich Rhabarberextrakt, Jalapenpulver und Jalapenharz (Juckenack und Griebel).

Magnetisch-heilkräftiges Wasser (Kuhlmann, Berlin), soll durch körperlichen Magnetismus heilkräftig gemachtes Wasser sein.

Magolan-Pillen, auch als Braemers Antidiabetikum bekannt, angeblich in jeder Pille 0,2 Magolan, das angebliche Kalziumanhydrooxydiaminphosphat aus Lupinus arabicus ist.

Maikurtee (Rodauer u. Wöß, Salzburg), besteht aus Sennesblättern, Sarsaparille, Fliederblüten, Fenchel, Süßholz, Kornblumen, Ringelblumen, Kamillen und verwittertem Glaubersalz (Wittstein).

Majapan, „Das Brot des Lebens", ein mit weißem Pulver gefülltes Waffelgebäck. Das Pulver war ein Gemisch von Magermilchpulver, Zucker, Natriumkarbonat.

Makao-Tropfen von Dr. Schoepfer (Dr. Robertson), äußerlich und innerlich gegen alle Krankheiten angepriesen, sind ein Gemisch aus 1 Teil Tinct. Aurantii und 10 Teilen Spir. aether. (Schädler).

Malidrosa (Rich. Schubert & Co., Weinböhla, Bez. Dresden), Salbe unbekannter Zusammensetzung, gegen Schweiß jeder Art.

Malthus-Präparate, antikonzeptionelle Mittel, sämtlich analysiert von Aufrecht. Die meisten dieser Spezialitäten zur Verhütung der Schwangerschaft enthalten als Grundsubstanz Kakaoöl und als wirksames Prinzip Chinin, Borsäure, Weinsäure, Zitronensäure, Alaun oder ähnliche Stoffe, von denen man annimmt, daß sie die Lebensfähigkeit der Spermatozoiden hemmen.

Agonoplasmin, „verbesserte" Sicherheitsovale von St. in Charlottenburg, besteht aus je einer Schachtel Pulver und sechs zylindrisch geformten Suppositorien. Das erstere erwies sich bei der Untersuchung als gepulvertes Kaliumpermanganat, während die letzteren im wesentlichen Kakaoöl und geringe Mengen Paraffin enthielten.

Amphoin, als idealer „hygienischer Schutz" angepriesen, ist eine Salbe, die Borsäure, Alaun, Rohrzucker und Wasser enthält.

Sauerstofftabletten Antifeconda, als Antikonzipiens angepriesen. Besteht aus Natriumborat, Natriumbikarbonat, Kartoffelstärke, einem unlöslichen Silikat und enthält anscheinend auch Milchsäure oder ein Laktat. Aktiver Sauerstoff war nicht nachweisbar (Nahrungsm.-U.-A. Berlin).

Antiseptische Sanitaskugeln (E. Luigart, Stuttgart), bestehen im wesentlichen aus Kakaobutter und geringen Mengen Borsäure und Chinin.

Engels verbesserte Pessarien, enthalten Borsäure 5 Teile, Stärkemehl oder Traganth 15 Teile, Rohrzucker 72 Teile, Wasser 8 Teile.

Erota (M. Arndt, Berlin), besteht aus sechs elastischen, in der Wärme klebrigen, in Form von Brusthütchen gefertigten Platten, welche Gelatine, Wasser und Borsäure enthalten.

Noffkes Pessarien (Noffke, Berlin), bestehen hauptsächlich aus Chin. mur. ca. 0,03, Borsäure ca. 0,03, Kakaoöl 1,1.

Schweizers antiseptische und lösliche Pessarien, enthalten Chinosol 0,03, Chininsulfat 0,03, Kakaoöl 1,8.

Sicherheitsovale, Hygienische (Hygien. Sozietät, Berlin N 54), bilden Suppositorien aus Borsäure, Weinsäure und Kakaoöl.

Sicherheitsovale Marke M. u. Co., in Patronenform, enthalten Kakaoöl 1,302 im Mittel, Spuren einer organischen Säure (Weinsäure?), Sand und andere Schmutzpartikelchen.

Sicherheitsovale, Ungers, haben Scheibenform und enthalten Borsäure 0,035, Chininsulfat 0,015, Chinosol 0,03, Kakaoöl 1,5.

Sicherheitspessarien (Apotheker Henke, Berlin), bestehen aus Ol. Cacao 0,95, Chin. sulf. 0,05.

Spermacid (O. Braemer, Berlin SW), besteht im wesentlichen aus einem anscheinend mit Zitronenöl parfümierten Gemisch aus borsaurem und kohlensaurem Natron, Weinsäure und Talkum (Zernik und Kuhn).

Spermathanaton-Pastillen (Chem. Laborat. „Nassovia", Wiesbaden), enthalten angeblich 80% leicht in Wasser lösliches Tetraborat, also wahrscheinlich das als Antiseptikum bekannte Natrium tetraboricum.

Speton, ist identisch mit Spermathanaton.

Maltokana (Med.-chem. Fabrik Dr. Haas & Co., Stuttgart-Cannstatt), ca. 25% Eiweißstoffe und 60% Kohlehydrate, goldgelbes, süß nach Malzextrakt schmeckendes Pulver. Als Nährmittel.

Malzmilch, deutsche (Winkelmann & Co., Berlin SW 48), sollte aus reinstem Malz und hochprozentiger Fetttrockenmilch hergestellt sein. Untersuchung ergab: Wasser 8,26%, Fett 3,42%, Stickstoffsubstanzen 25,60%, Kohlehydrate, teilweise auf Milchzucker berechnet 45%, teilweise auf Maltose berechnet 20% (Matthes).

Malzola, Pyrmonter, nach einer Analyse enthalten 100 Teile Asche von Malzola: Phosphorsäure, Kieselsäure, Schwefel, Chlor 58,77%, Natron, Kali, Magnesia, Kalk 29,87%, Eisen 11,36%. Als „Pflanzennährsalzpräparat" bezeichnet (Pyrmonter Fermentwerk, Pyrmont).

Mamluca Frostcrême (Pharm. Laborat. Hamburg), enthält Japankampfer und andere „zweckmäßige" Bestandteile, die die herstellende Firma aus „naheliegenden Gründen" nicht angeben will. Salbengrundlage ist amerikanische Vaseline.

Manaxol (Manaxolwerke, Frankfurt a. M.), schwach alkoholische Flüssigkeit mit ca. 1% Formaldehyd, gegen Achselschweiß angepriesen.

Mangalut (L. Elkan Erben G. m. b. H., Berlin-Charlottenburg), Mangansuperoxyd in kolloidaler Form als Badezusatz bei Gicht, Rheumatismus, Entzündungen der Bauch- und Beckenorgane usw. (Vierteljahresschr. f. prakt. Pharm. 1916).

Manikure-Pasta und -Pulver, sind aromatisierte und mit Karmin gefärbte Zinkpasten bzw. gemischte und gefärbte, aromatisierte Pulver, die als Poliermittel Zinkoxyd enthalten.

Mannbarkeits-Substanz (Dr. Koch, Berlin), ist ein Gemisch aus braunem Sirup, Orangenwasser, Rosenwasser und Arrak (Hager und Schädler).

Maradera, „gegen Appetitlosigkeit und zur Stärkung", ist Trockenmilch mit Malzextrakt und wahrscheinlich Yoghurt.

Margodor-Nervenstärker, ist ein 3,4% Alkohol enthaltendes Pflanzenextrakt mit Paprika-Geschmack (Röhrig).

Maristen-Heiltrank (Biphosphat-Vertrieb Stein a. Traun, Oberbay.), medizinale Kalziumbiphosphatlösung — Reklameankündigungen auf den Briefhüllen des Postscheckamtes München — bei Kräfteverfall, Lungenleiden, Skrofulose, Blutarmut usw. angepriesen.

Marienbader Pillen (Kleewein, Krems b. Wien), bestehen aus: Extr. Fuc. vesiculos. 8,0, Sal. Marienbad. natural. 2,0, Natr. taurocholic. 1,0, Ingluvin, Pulv. castor. mosc. āā 0,5, Extr. et Pulv. Cascar. Sagrad. q. s. ad pil. No. 50. Mit Zucker und Silber überzogen.

Marienbader Tabletten, bestehen aus 1,25 Aloeextrakt, 1,25 Rhabarber, 0,25 Podophyllin, 0,5 Cascara Sagradaextrakt und 1,6 Marienbader Salz in 50 Tabletten.

Matori-Tabletten, Antikonzipiens, bestehen hauptsächlich aus Borsäure, Weinsäure, Natriumbikarbonat und einem Bindemittel. Aktiver Sauerstoff, das angeblich wirksame Prinzip der Tabletten, konnte nicht nachgewiesen werden (Nahrungsm.-U.-A. Berlin).

Maxyd, „ein hervorragendes Mittel gegen Erkrankungen des Magens usw.", war Magn. carb., Magn. oxydat. und Magn. peroxyd. (Ludwig).

Me-Ce-Fa (Med. Fabrik Paul Strehlow, Berlin-Neukölln), Chinosol-Vaseline, als Schutzmittel gegen Geschlechtskrankheiten angepriesen (Nahrungsm.-U.-A. Berlin).

Mechanol (Hesse und Goldstaub, Hamburg), ein mit Anisol getränktes Zellstoffwattekissen, das zwischen Ober- und Unterkleidung getragen, Läuse vertilgen soll.

Mediko (Mediko, Gesellschaft m. b. H., Gonsenheim-Mainz), eine „ozonisierte Emulsion" von aromatischem Geruch, wird gegen gichtische und rheumatische Leiden angepriesen.

Medorrhin. Aus Gonorrhöeeiter in homöopathischer Art potenziert hergestellt. Bis zur 6. Potenz durch Verreiben, von da ab flüssig.

Megasan, soll Natriumboroformat sein und wird als Wundpulver angepriesen.

Meglins-Pillen, gegen nervöse Störungen angepriesen, bestehen aus Extr. Hyoscyam. semin., Extr. Valerian. und Zinc. oxydat. (Gilbert).

Meischu-Tabletten, als antikonzeptionelles Mittel angepriesen, bestehen in der Grundmasse aus Milchzucker, einem unlöslichen Silikat und einem hauptsächlich aus Holzfasern bestehenden Pflanzenpulver mit Borsäure und Chinosol als wirksame Bestandteile (Nahrungsm.-U.-A. Berlin).

Mejadyl, Flüssigkeit, die angeblich aus 3 Teilen Mitchella repens, 6 Teilen Actaea, 6 Teilen Viburnum opulus, 6 Teilen Cort. Chin., 13 Teilen Sambucus, 1 Teil Acid. hydrochl. und 65 Teilen Spirit. dilut. hergestellt wird. Sie wird von einem Dr. med. Rau zur Erleichterung der Entbindung angepriesen.

Melusol. Als Antiseptikum angepriesen, enthält Chinosol, Aluminiumazetat, durch Alkohol fällbare Schleimsubstanz und Wasser, dürfte demnach aus einer wäßrig-schleimigen Abkochung von isländischem Moos bestehen, welche die oben genannten Stoffe gelöst enthält (Aufrecht).

Melvox-Pastillen (Hirschapotheke Elberfeld), nach Angabe der herstellenden Firma aus Borax, Anästhes., Menthol und Eukalyptol bestehende Tabletten zur Desinfektion der Mund- und Rachenhöhle.

Menagol, „Extr. Petroselin. sativ. sp. m. praeparat.". Als Menstruationsmittel angepriesen.

Mena-Hustenbonbons, physiologische Salze „wie sie im Blut sich vorfinden" unter Zusatz von Menthol, Malz und reinem Zucker.

Meningit, Br. Kleefeldts natürlicher Gesundheitswiederhersteller (Meningit Comp. in Berlin), angeblich Rhabarber, Aloe, Senna, Caskara-Sagrada, Capsic. und verschiedene andere Kräuter enthaltend.

Menolysin (Chem. Fabrik Güstrow, Güstrow, Mecklenburg), Tabletten mit 0,005 Yohimbin. hydrochl.

Menolysin compos., Tabletten mit 0,005 Yohimbin. hydrochlor. und 0,03 Cod. phosphor.

Menstruationsmittel. In einem Erlaß vom 15. Januar 1910 forderte der preußische Kultusminister die Regierungspräsidenten auf, allenthalben das Publikum vor dem Ankauf der in den Zeitungen angepriesenen Mittel gegen Menstruationsstörungen zu warnen und fügte nachstehende Liste über die Ergebnisse der bisher vorgenommenen Untersuchung solcher Mittel bei, die wir aus der Literatur erweitert haben:

Frauenperle, Frauentee, besteht aus geschnittenen Schafgarbenblüten (Nahrungsm.-U.-A. Berlin).

Cardui-Frauentee (Reformhaus Thalysia, Leipzig) ist Herb. Cardui benedicti sehr geringer Qualität (Röhrig).

Femina-Frauentee, war Kardobenediktenkraut (Ludwig).

Menogen (Chem. Fabr. Dr. Wolff, Elberfeld), enthält Arsen-Metaferrin, Gynormen und das Extrakt aus Schweineovarien.

Mensalin (Gebr. Patermann, Friedenau-Berlin), als Mittel gegen Menstruationsbeschwerden angepriesen, enthält in jeder Tablette etwa 0,25 Dimethylpyrazolon. salicyl. und 0,025 Menthol. valerianic. (Zernik und Kuhn).

Mensestropfen „Regula“ (Vinco-Compagnie, Schöneberg), sind identisch mit den Mitteln „Mimosa“ und „Cito“.

Menstrolina-Bonbons, Dragées mit Plv. anthem. nobil.

Menstrualin (Diabetylin-Gesellsch. Berlin-Steglitz), ursprünglich „Mensegin“, ist ein Hefepräparat, das bei schmerzhaften Begleiterscheinungen der Dysmenorrhöe Anwendung finden soll.

Menstruationsmittel Damentrost, war ein Destillat aus verschiedenen Pflanzenstoffen, das neben ätherischen Ölen etwa 31,25% Weingeist enthielt. Damentrost „extra stark“ zeigte ungefähr dieselbe Zusammensetzung, nur war der Alkoholgehalt etwas geringer (F. Herrmann).

Menstruationspulver „Geisha“ (Ernst Walter, Halle), besteht aus gepulverten römischen Kamillen.

Menstruationspulver „Glückauf“, besteht aus gepulverten römischen Kamillen.

Menstruationspulver „Japanol“, besteht aus gepulverten römischen Kamillen.

Menstruationspulver „Fortuna“ (Frau Buxtinat, Berlin), sind abgeteilte Pulver von je 1,0 Gewicht, die aus einem Gemenge von etwa gleichen Teilen Safran, Myrrhe und Schwefel bestehen.

Menstruationspulver „Mimosa“, ist ein Gemenge aus gepulverten römischen und gewöhnlichen Kamillen.

Menstruationspulver „Ohne Sorge“, besteht aus gepulverten römischen Kamillen.

Menstruationspulver „Pohli“ (Versandhaus Geosheto, Berlin), besteht aus gepulverten römischen Kamillen.

Menstruationspulver Sorgenlos, bestand aus gepulverten römischen Kamillen und Eibischwurzel (Ludwig).

Menstruationspulver Sphinx, Pulv. Anthem. nobil. mit 10% Stärke.

Menstruationstee „Frebar“ (A. Bleichröder, Berlin), besteht aus geschnittenen römischen Kamillen.

Menstruationstee Mikado, besteht aus zerzupften römischen Kamillen (Röhrig).

Menstruationstee „Regina“ (Badekräuter), enthält Kakaoschalen, Lavendelblüten, Kalmuswurzel, Kamillenblüte, Rosmarinblätter, Eukalyptusblätter, Walnußblätter, Bitterkleeblätter, Birkenblätter, Senfmehl und Alaunpulver.

Menstruationstee Dr. Scheidigs, besteht aus Herb. Pulmonar. und Fol. Trifol. fibr.

Menstruationstropfen (R. Möller, Berlin), stellen ein Destillat aus aromatischen Vegetabilien dar. Der Geruch ließ vorwiegend Zimtöl und Rosmarinöl erkennen.

Menstruationstropfen Dr. Aders, sind ein dünner, alkoholarmer Auszug aus Vegetabilien (Nelken und Zimtöl) (Gehes Kodex).

Menstruationstropfen „Cito“ (Vinco Compagnie, Berlin-Schöneberg), ein vorwiegend nach Krauseminze riechendes Destillat.

Menstruationstropfen „Favorit“, alkoholhaltiges Destillat aus Baldrianwurzel, Zimt und Nelken.

Menstruationstropfen „Fortuna“ (R. Metzker, Berlin), besteht anscheinend nur aus Zimttinktur und Wasser.

Menstruationstropfen Dr. J. Frances, waren ein Destillat aus Ruta graveol. (Nahrungsm.-U.-A. Berlin).

Menstruationstropfen „Frauenlob", erwiesen sich als ein Gemisch aus verschiedenen Tinkturen, deren Hauptbestandteil äpfelsaure Eisentinktur war.

Menstruationstropfen „Geisha", sind ein alkoholhaltiges Destillat aus aromatischen Vegetabilien. Der Geruch ließ Nelken, Zimt und Baldrian erkennen.

Menstruationstropfen „Mimosa" (Vinco Compagnie Berlin-Schöneberg), sind ein alkoholhaltiges Destillat aus aromatischen Vegetabilien, vorwiegend nach Krauseminze riechend.

Mesembryanthemum (Lindekuh, Berlin), besteht aus einem Gemenge von gepulverten römischen und gewöhnlichen Kamillen.

Original-Periodenpulver (F. Merker, Berlin), war identisch mit Menstruationspulver „Geisha".

Periodenmittel (G. Lindekuh, Berlin), ist identisch mit Mesembryanthemum desselben Herstellers.

Reguliertabletten, sind aus Zimtpulver und apfelsaurem Eisenextrakt hergestellt.

Reguliertropfen für Periodenstörungen, bestehen aus einem Gemisch von apfelsaurer Eisentinktur und Zimttinktur.

Menthapectol (Merz & Co., Frankfurt a. M.), Tabletten gegen Husten, die nach Angaben der herstellenden Firma aus Rad. Alth., Zucker, Saccharin, Anisöl und Mentholösung bestehen sollen.

Mentheuka, sind Menthol-Eukalyptus-Gummibonbons.

Menthofax, ist Ungt. salicylat. methyl. compos.

Mentholate (Apotheker Siegmund, Pogsdorf), ist ein Handelsname für Spec. Galeopsidis comp. mentholatae.

Menthysal (Apotheker Paul Stern, Berlin-Friedenau). Bonbons aus Menthol, Eukalyptusöl, künstlichen Quellsalzen und Zucker bestehend.

Mentubex, Balsam, welcher Menthol und Menthylsalizylat enthält. Als Rheumatismusmittel angepriesen.

Mesbé (E. P. Dieseldorf, Berlin NW 46), bei Tuberkulose, Lungenkatarrh usw. angepriesen, besteht angeblich aus dem Extrakt einer geheimnisvollen Pflanze Afrikas (Sida Rhombifolia Cubilquitziana).

Metayer, aromatisch riechende, weinartig schmeckende, gelbe Flüssigkeit, die nach Angabe der Herstellerin durch „weinige Gärung von inländischem Fleischsaft, Bienenhonig und von Rohrzuckerlösung" hergestellt wird. Wird als tonischer Kräftigungstrank angepriesen. (Chem. Fabr. Wüstenbrand, Chemnitz-Wüstenbrand).

Metfoll-Regulierplätzchen, sind Pfefferminzplätzchen, die Sennesschotenpulver enthalten.

Metfoll-Stopfmorsellen, sind Pfefferminzplätzchen mit gebranntem Eichelpulver.

Neurasan, Wund- und Flechtensalbe unbekannter Zusammensetzung.

Mia Vera-Veilchen-Hautcrême (Colditz, Leipzig), durchsichtige gallertartige Masse mit Veilchengeruch, welche die Haut weich machen soll (Vierteljahresschr. f. prakt. Pharm. 1915).

Migränelikör, Pastor Felkes. Als Bestandteile werden angegeben: „Iris, Mosch., Castor., Asa foet., Valer., Serpyll., Coloc., Coffea, Natr. sulf. in 4.—8. Dec. Pot., Vin. et corrig.".

Migränepastillen von Senkenberg, enthalten in je einer Pastille 0,3 Antipyrin, 0,05 Antifebrin, 0,05 Rhabarber, 0,02 Kalmus und 0,03 Chinarinde.

Migrol (Kripke, Berlin), gegen Kopfschmerzen und Fieber wird neuerdings angegeben als brenzkatechinmonoazetsaures Dimethylamidopyrazolon.

Mikrocidtabletten (Chem. Fabr. H. Weitz, Berlin-Steglitz), sollen durch ihren Gehalt an aktivem Sauerstoff Trinkwasser keimfrei machen.

Milchhonig, Pastor Felkes, enthält nach Angabe der darstellenden Firma Mel. albiss., Extract. Malti, Ol. Ricin., Succ. Rubi, Aromatic. und soll den Müttern das Selbststillen erleichtern.

Milzbrandmittel des Oberamtmannes Kleemann, ist 14%ige Essigsäure. Nr. I ist farblos, Nr. II und III sind mit Tinct. Sacchar. tost. verschieden stark gefärbt (Hager).

Milztonicum-Abführmittel nach Pastor Falke = weinige Rhabarbertinktur, die in 100 ccm 12,5% Alkohol und 9,2% Pflanzenextrakt enthält (Mannich und Leemhuis).

Mimi-Tabletten (L. Luigart, Stuttgart), Antikonzipiens, bestehen aus Borsäure, Chinin, Alaun und Rohrzucker (Aufrecht).

Mingol-Tabletten, Mingolbonbons (H. v. Gimborn, Emmerich a. Rh.), sollen Succ. Liqu., Sacch. alb., Gummi arab., Ol. Menth. pip., Rhiz. Irid. enthalten und werden bei Husten und Heiserkeit angepriesen.

Miraculopillen, sind aus Aloe, Enzianwurzel usw. bereitet (Bischoff).

Miraculo-Präparate des Medizinalrates Dr. Müller, bestehen aus zwei Flüssigkeiten. I ist eine Lösung verschiedener ätherischer Öle in Spiritus, II ein bitterer Likör von Orangenschalen, Walnußschalen usw. mit Zucker versüßt (Karlsruher Ortsges.-Rat).

Mixtura anticystica Unna, besteht aus Kal. chloric. 5,0, Natr. salic. 10,0, Aq. dest. ad 200,0.

Möllersches Augenwasser, ist eine 3%ige Lösung von Zinksulfat mit Fencheltinktur versetzt (Dr. Rumpel).

Musacao (Musacaowerk, Konstanz), ist Bananenkakao; als Nähr- und Kräftigungsmittel angepriesen.

Mutter Anna-Blutreinigungstee (Hofapotheke Dresden), soll bestehen aus 30 Teilen Bohnenhülsen, 16 Teilen Sennesblättern, je 8 Teilen Waldmeister, Schafgarbe, Guajakholz, Sassafras, Sandelholz, Süßholz, je 4 Teilen Pfefferminze, Anis, Fenchel, Flieder, je 1 Teil Ringelblumen, Kornblumen, Stiefmütterchen, Löwenzahn, Quecken, Hauhechel und Bittersüß.

Nabidur-Kapseln „Silbe", enthalten Natr. bicarb. und andere Alkalien. Für Diabetiker angepriesen.

Nährsalz von Demme, besteht aus 34 Teilen Kochsalz, 38 Teilen Glaubersalz, 8 Teilen Natrium-Ammoniumphosphat, 12 Teilen Natrium-Kaliumtartrat und 8 Teilen Kristallwasser (Röhrig).

Nährsalz, physiologisches, Dr. J. Schaefers (Dr. J. Schaefer, Barmen), gegen Neurasthenie angepriesen, entspricht seiner Zusammensetzung nach etwa folgender Mischung: Chlornatr. 19,5%, schwefelsaures Natron 0,5%, glyzerinphosphorsaures Natrium 39,5%, glyzerinphosphorsaures Kalzium 40%, glyzerinphosphorsaures Eisen 0,5%) (Aufrecht).

Nähr- und Heilpulver von Dr. Koeben, besteht aus 65,0 Zucker, 30,0 Kakao, 25,0 Grießmehl und 10,0 Eichelkaffee. Gegen englische Krankheit angepriesen (Hager).

Nalther-Tabletten, bestehen aus Aloe, Rhabarber, Süßholz, Sennesblättern, Podophyllin (Braun).

Naphthalin-Sapalcol (Arthur Wolff jun., Breslau X und Berlin-Wilmersdorf), weiße, salbenartige, kräftig nach Naphthalin riechende Masse. Zum Verreiben auf der Haut gegen Läuse angepriesen.

Nasal Tablets, sind eine Mischung von Chlornatrium, Natriumbikarbonat Zucker und Borsäure bzw. Borax (Mannich und Weickert).

Nasenpolypenpulver des Hofrates Bahr, hauptsächlich aus Galläpfelpulver bestehendes Schnupfpulver (Hager).

Naturheilmethode (Franz Otto, Berlin), besteht in der Anwendung eines Apparates mit feinen Nadeln, mit welchen künstliche Poren in die Haut gepickelt werden. Diese werden dann mit einem Öl eingeölt, das kleine Bläschen hervorruft und jedenfalls Euphorbium, Krotonöl od. dgl. enthält (Jakobsen).

Naturheilmethode, blutreinigende (E. Zerling, Braunschweig). „Dr. Morphys Universalkräuter-Heiltee und Universal blutreinigendes Pulver". Der Tee besteht aus Fenchel, Klatschrosen, Kamillen, Stiefmütterchen, Süßholz, Eibischkraut, Faulbaumrinde, Ringelblumen usw. Das Pulver ist ein Gemisch aus Sennesblättern, Enzianwurzel, Anis, Schwefelblumen und Natr. bicarb.

Natroval (Chem. Laborat. Güntzel & Co., Leipzig), enthält angeblich Natron, Baldrian und Brom und wird bei Magenbeschwerden aller Art angepriesen.

Natrumin, Pastor Felkes, enthält angeblich: Essent. amara, Angelica, Melissa, Mentha, Rheum, Kalamus, Natr. sulf., Absinth. in 4.—8. Dec. Pot., Vin. et Corrigentia. Bei Magenbeschwerden, Verdauungsschwäche, Appetitlosigkeit, Blähungen, Aufstoßen usw. angepriesen.

Naturela (Naturela-Werke G. m. b. H., Hamburg-Rahlstedt), Tabletten, welche Rheum, Kapsikum, Matricaria Chamomilla, Gentiana, Mentha und Cassia enthalten sollen. Gegen Fettsucht.

Naturela-Compound (Naturela-Werke G. m. b. H., Hamburg-Rahlstedt), soll Ol. capsicat., Natr. tetrabor., Ammon. jodat., Glyzerin und Aq. dest. enthalten und soll äußerlich zum Einreiben der Fettpolster angewandt werden.

Naturela-Toilette-Waschcrême (Naturela-Werke, Hamburg-Rahlstedt), dickflüssige, zähe, rosarot gefärbte Masse, die angenehm parfümiert ist. Genaue Zusammensetzung ist nicht angegeben.

Naturol, Haarwasser, enthält Borsäure und Menthol in einem schwach alkoholischen Pflanzenauszug.

Nebular, vermutlich ein Inhalationsmittel, besteht aus Paraffinöl, das mit Zimtöl, Menthol und etwa 2% Wintergrünöl versetzt ist (Mannich und Weickert).

Neda-Tabletten, enthaltend Succ. Liq., Ol. Menth. und Sacch.

Nedufer-Tabletten, gegen Kopfschmerzen, sind Pyramidon-Tabletten (Mannich und Walter).

Nektar, Dr. Engels (H. Ullrich, Leipzig) = weinig-alkoholischer Auszug verschiedener, ätherische Öle enthaltender Pflanzen.

Neocithin (Neocithingesellschaft m. b. H., Berlin), hauptsächlich Magermilchpulver, ca. 3,5% Lezithin, ca. 4% Eisenzucker, Kalziumphosphat und etwas Kakaopulver (Juckenack und Griebel).

Neotestin (Gesellschaft für Hormonpräparate m. b. H.), aus tierischen Keimdrüsen gewonnen, soll auch Yohimbin enthalten. Soll nach der Reklame „männliche Energie verleihen, logisches Denken, produktive Arbeit ermöglichen" und ähnliche Wunderleistungen hervorbringen.

Neptusanbäder, sind medizinische Bäder mit verschiedenen Zusätzen. Neptusan-Kinderbad enthält neben anderem Kochsalz in großer Menge.

Nervagin, enthält die wasserlöslichen Bestandteile der Baldrianwurzel.

Nervenfluid, Dressels, ist Arnikatinktur mit Hoffmannstropfen und Menthol. Reg.-Präsid. Wiesbaden warnte 1909 vor dem Präparat.

Nervenheilzigarren (S. Lewin & Co., Berlin), sollen als wirksamen Bestandteil Brom enthalten, das nur in geringen Spuren nachweisbar war (Kochs).

Nerven-Kraftelixier von Prof. Dr. Lieber, ist ein aus Aloe, Rhabarber, Tausendguldenkraut, Kalmus, Enzian u. a. bereiteter Auszug (Karlsruher Ortsges.-Rat).

„Nervenkraftpulver" einer Erfurter Firma, war Eisenzucker mit einer Spur Kochsalz und Kalziumphosphat (Keller).

Nervenkraftpulver, Hanners, war mit Vanillin versetztes Eisensaccharat mit geringen Mengen Phosphorsäure und Kalzium enthaltenden Salzen (Hartung).

Nervenleidenmittel (G. H. Braun, Hamburg), besteht aus einem Kopfwasser, das eine stark verdünnte weingeistige Lösung ätherischer Öle darstellt, und homöopathischen Tropfen, in denen keine wirksamen Bestandteile nachweisbar waren (Karlsruher Ortsges.-Rat).

Nervennährsalz, Dr. Müllers (Gesellschaft für Körperkulturartikel Berlin W 35), besteht aus ca. 25% Kochsalz und 25% Natriumphosphat, 3% an Eiweiß gebundenem Lezithin (möglicherweise in Form von getrocknetem Eigelb), einer Verbindung von Eisen mit anscheinend ebenfalls einem Eiweißkörper und Stärke (Zernik).

Nervennahrung, Dr. Franks (Chem.-pharm. Laborat. G. m. b. H., Wiesbaden) = Eigelbstoffe und Zucker (Lenz).

Nervenpillen von Hilten, zwei Arten Pillen: schwächere aus Süßholz, Lakritzensaft, Baldrianpulver und Alaun, stärkere aus Aloe, Theriak usw. (Hager).

Nervensalz, physiologisches, H. Mayers (Nicose Nährmittelindustrie, Hamburg III), war 90% Ammoniumphosphat und 10% Talkum (Röhrig).

Nervenstärker, Pastor Königs, besteht angeblich aus Kal. bromat., Natr. bromat. āā 30,0, Ammon. bromat. 10,0, Extr. Viburn. prunifol. 10,0, Tct. Valerian cps. 130,0, Glyzerin 30,0, Aq. dest. 430,0.

Nerventee, besteht aus Feldthymian, Birkenblättern, Heidekraut, Schafgarbe, Isländ. Moos, Fenchel und Baldrianwurzel (Nahrungsm.-U.-A. Berlin).

Nerventee (P. Garms, Leipzig), soll aus Herb. Veronic. montan. bestehen.

Nerventee, Dr. med. Theuers, ist Herba Veronic. montan.

Nerventropfen Frebar, früher Regina, alkoholhaltiges Destillat aus Baldrian und Kampfer (Juckenack und Griebel).

Nerventrost, ist ein Auszug aus Baldrian mit 48,5 Vol.-% Alkohol (Röhrig).

Nervenwein, roter, nach Pastor Felke, 100 ccm enthalten 7,57% Alkohol, 9,4% Extrakt, in diesem Zitronensäure und 0,17% Mineralstoffe (Eisen, Erdalkalien, Natrium, Kalium, Phosphorsäure und Salzsäure) (Mannich und Leemhuis).

Nervenwein, weißer, nach Pastor Felke = 5,71% Alkohol, etwas Baldriantinktur, 4,8% Extrakt und etwa 0,1% eines Bromsalzes (Mannich und Leemhuis).

Nerv-Kamillen-Kopfwasser, enthielt keine Kamillen, war eine parfümierte, gelb gefärbte, wenig seifenhaltige, fast 50% Spiritus enthaltende Flüssigkeit (Matthes).

Nervin (Ad. Hatt u. Sohn, Gailingen, Baden), nach Mannich und Leemhuis eine grüngefärbte Auflösung von 4—5% Kampfer in denat. Spiritus. Gegen „Rheumatismus aller Art".

Nervinum sexuale, karbonathaltige Lösung von 3—5% Kalium, Natrium- und Ammoniumbromid, die vor dem Schlafengehen einzunehmen ist (Mannich und Leemhuis).

Nervogen, Eisenhämoglobin mit Eiweiß, wird als nervenstärkendes Mittel vertrieben.

Nervol, Dr. Rays, ein flüssiges Allheilmittel, welches angeblich aus Päonienwurzel 10,0, Baldrianwurzel 50,0, Sennesblättern 10,0, Fliederblüten 10,0, Fenchel, Anis, Pomeranzen je 20,0, kaliforn. Haferextrakt 50,0, Glyzerin und Zucker je 30,0, Bromkalium und Bromnatrium je 10,0 bestehen soll.

Nervolin, Teitges (C. Teitge & Co., Berlin), war eine Flüssigkeit aus Zimt, Zitronenöl, Perubalsam und Alkohol (C. Griebel).

Netyl, ein Abtreibemittel, enthält kein spezifisches Abtreibungsmittel, sondern Wasser, Alkohol und Zimtsäureester (Ludwig).

Neue Kraft, Schmidts, dürfte in der Hauptsache ein Gemisch von aufgeschlossenem Mehl (Kindermehl) mit Zucker und etwas Eisensubstanz sein (Beythien).

Neurokardin, Nerventonikum (Pharm. Industriegesellschaft m. b. H., Frankfurt a. M.), ist ein künstlich rotgefärbter, mit Salizylsäure haltbar gemachter wäßriger Auszug aus der Kawawurzel.

Nickelkrätze, Salbe zur Heilung der, erwies sich als gewöhnliches Schusterpech.

Nico-Laus-Puder und Nico-Laus-Salbe (Dr. Laboschin, Berlin NW 87), enthält neben Fenchel und Anis Schwefelmilch und Trikresol (3%). Die Salbe enthält außerdem noch Quecksilberpräzipitat. Gegen Läuse angepriesen.

Nierentee, Schultes, bestand aus Birkenblättertee (Wendstein).

Niers-Duflot-Wein, ist ein mit einer geringen Menge Jodkalium und Spuren eines Pflanzenextraktes (Scillaextrakt?) versetzter Rotwein.

Nimativ, wird ein Vitamin und Kalksalzpräparat ohne nähere Angaben der Bestandteile genannt.

Niolin (Dr. Haas & Co., Stuttgart-Cannstatt), „auf der Grundlage von Trioxymethylen, Menthol und Salizylsäure" zusammengesetzte, grün fluoreszierende Flüssigkeit, die dem Schweiß den unangenehmen Geruch nehmen soll.

Nivea-Haarmittel (P. Beyersdorf & Co., Hamburg), enthält ein dem natürlichen Hautfett verwandtes, unbegrenzt haltbares Fett, das Eucerin, in milchig feiner Verteilung. Zur Pflege der Kopfhaut und des Haares.

Nixan, Menstruationstropfen, sind spirituöses Destillat aus Kamillen, Meertau und chinesischem Zimt.

Nöhring B IV, wird aus Schweins- oder Rindergalle hergestellt und gegen Tuberkulose vertrieben.

Nohäsa, Hämorrhoidalsalbe, enthält als wirksamen Bestandteil Kampferchloralmenthol.

Noordyl-Tropfen (Noortwyck, Berlin), gegen Halsleiden, Heiserkeit, Keuchhusten, Scharlach usw. angepriesen; enthält in 100 Teilen 84,9 g Alkohol, 13,05 Teile Extrakt (Buchen- und Birkentee), 1 Teil Schwefelleber und geringe Mengen ätherische Öle (Beythien).

Norma-Creme, zur Behandlung der Korpulenz, besteht aus Lanolin mit 14,7% Wasser und etwas Borsäure.

Novozon, brausendes, Dr. Hinzes (Novavita G. m. b. H., Berlin N) = etwa 65% Magnes. citr., 8% Magn. peroxyd., 25% Zucker, 2% Eiweiß (Tropon?) (Aufrecht).

Novozon-Eiweiß, Dr. Hinzes, Gemisch aus 50% Eiweiß (Tropon), 12% Milchzucker, 20% Reisstärke, 15% Magnesiumkarbonat, 3% Magnesiumsuperoxyd (Aufrecht).

Novozon-Pepsin, Dr. Hinzes, Gemisch aus ca. 3% Pepsin, 85% Milchzucker, 5,5% Magnesiumsuperoxyd, 6,5% Magnesiumkarbonat (Aufrecht).

Novozon purum, besteht aus Kalzium-Magnesiumkarbonat, Natr. chlorat. und Kal. chloric. Für viele Krankheiten zum innerlichen Gebrauch angepriesen. Siehe auch Hintzes Novozonpräparate (Schaffer).

Nucleogen (H. Rosenberg), ein Gemisch von 20% Eisenoxyd, 3% Natr. chlorat., 30% einer eiweißhaltigen Substanz (Hämoglobin), 10% Zucker und 17% eines Pflanzenpulvers (Süßholz?) (Aufrecht).

Nucusan (Dr. A. Foelsing, Frankfurt a. M.), Mittel gegen Harnröhren-, Frauen-, Augenleiden usw., soll nach der Anpreisung „Diborzinkorthooxybenzoat" sein. Nachgewiesen wurden etwa 50% Ac. salicyl., 40% Ac. boric. und 10% Zinc. oxyd. (Röhrig).

Nurso (Gebr. Stollwerk A. G., Köln a. Rh.), besteht aus Kohlehydraten, die durch Erhitzen in eine verdauliche Form übergeführt sein sollen, und den Auszugstoffen gerösteter Eicheln.

Nutin (Dr. Kuhns Haarfarbe), enthielt das für diesen Zweck verbotene Para-Phenylendiamin (Röhrig).

Nutromalt, besteht aus 31,44% Maltose, 67,28% Dextrin, 1,23% unlösliche Kohlenhydrate, 0,55% Kochsalz.

Nymphe-Tabletten, gegen Gefühlskälte der Frauen, besteht aus einem bitterschmeckenden Kräuterpulver. Yohimbin nicht nachweisbar (Nahrungsmittel-U.-A. Berlin).

Obstavit oder **Rauhs Uterusschutzpessar,** hat, wie Dr. Kluge mitteilte (Münch. med. Wochenschr. 1912, Nr. 6), bei einer Patientin nicht den von ihr beabsichtigten Erfolg, sondern eine schwere Unterleibskrankheit zur Folge gehabt.

Oculin, Carl Reichels Allheilmittel für die Augen, 3% rote Präzipitatsalbe, die noch 3,0 Eieröl, 1,5 Bienenwachs, 2,0 Tutia, 1,5 Kampfer, ferner Fenchel-, Salbei- und Käsepappelkrautpulver enthalten soll (Pharm. Ztg.).

Odol (Lingner, Dresden), soll enthalten nach Aufrecht: in verdünntem Weingeist 2% Menthol, 0,05% Saccharin, 0,5% Pfefferminzöl, 0,1% Nelkenöl und 0,05% einer dem Salol ähnlichen Verbindung. Andere Analysen geben etwas andere Mengenverhältnisse und Bestandteile an. Nach Zentralstelle für öffentliche Gesundheitspflege in Sachsen enthält Odol 16,88 Wasser, 79,04 Alcohol. absol., 1,95 Menthol, 2,33 Rückstand; darin 0,041 Saccharin, 0,018 Salizylsäure, 0,02 Mineralstoffe, 2,051 einer Substanz, welche zu zwei Dritteln aus Salol und zu einem Drittel aus salizylsaurem Mentholäther besteht. Nach neueren und glaubwürdigen Mitteilungen von v. Heurk und anderen enthält Odol kein Salol (!), sondern ein besonders dargestelltes Odolantiseptikum, über dessen Zusammensetzung die Fabrik nichts bekannt gibt.

Ohrenpillen, Gehörpillen (Pinter, Wien), gegen Taubheit angepriesen, bestehen aus 4,0 Empl. fusc., 2,0 Wachs, 0,3 Kampfer, zu 30 Pillen verarbeitet (Hager).

Ohrtrommeln (J. H. Nicholson, Berlin), gegen Taubheit sind kleine, aus Metall und Kautschuk bestehende, im Ohr zu tragende Apparate (Karlsruher Ortsges.-Rat).

Oja (Ojagesellschaft Berlin), angeblich aus der Ipeknolle hergestelltes Haarwaschmittel, besteht wahrscheinlich nur aus einem parfümierten, wäßrigen, mit 1,5% Soda versetzten Auszuge einer inulinhaltigen Droge (vermutlich Rad. Bardan.). Andere Bestandteile waren darin nicht festzustellen (Aufrecht).

Olana-Crême, als Lezithin-Hautnährstoff gegen Gesichtsrunzeln angepriesen, war eine parfümierte, aus Lanolin und Vaseline hergestellte Salbe, in der etwas verquollene Kartoffelstärke und alkohollösliche Phosphorsäure nachgewiesen wurde, die anscheinend auf einen Gehalt an Lezithin zurückzuführen war (Nahrungsm.-U.-A. Berlin).

Olsenal-Husaren-Fluid, war ein gelblichweißes Liniment aus fettem Öl, Terpentinöl, Ammoniak, Kampferspiritus und Äther (Nahrungsm.-U.-A. Berlin).

Omega-Katarrhpastillen (R. Poscich, Rheinsberg), enthalten Ammon. chlor. und Succ. Liquir., sind also nichts anderes als Salmiakpastillen (Aufrecht).

Omega-Magnet-Stahlpulver (Versandhaus Omega, Rud. Poscich, Rheinsberg, Mark), gegen Bleichsucht angepriesen, ist lediglich Ferr. reduct. (Aufrecht).

Omega-Scheidenpulver zu Heins mediz. Scheidenpulverbläser (Frau Anna Heim, Berlin), Antikonzipiens, enthält Borsäure, Tannin, Reisstärke, etwas Zitronensäure und Gummi arabic. (Juckenack und Griebel).

Onadal, gegen Fettleibigkeit als äußerliches Mittel angepriesen, besteht nach Mannich und Leemhuis aus einer 3%igen Seifenlösung mit 1% Jodkali.

Onéguin-Tee (L. Klaß, Berlin), gegen alle möglichen Krankheiten angepriesen, enthält Fruct. Anisi, Fruct. Anis. stellat., Fruct. Foenicul., Rad. Sarsaparill., Rad. Gentian., Rhiz. Calam., Herb. Centaur. minor., Herb. Viol. tricol., Fol. Senn. und Fol. Jugland. (Juckenack und Griebel).

Optosansalbe (Apotheker Th. Lang, München 7), Ungt. Hamamelid. compos., eine nach Perubalsam und Kampfer riechende, dunkelbraune Salbe, die bei „allen kleinen Verletzungen, eiternden Wunden, Krampfadergeschwüren usw." angewandt werden soll.

Orchisan-Tabletten, enthalten u. a. Eisen-, Phosphor-, Kalk- und Kaliumverbindungen, sowie „spezifische Pflanzenalkaloide". Bei Schwächezuständen des Geschlechtsapparates angepriesen.

Orffrin, angeblich Sennesblätter, Anis, Linsen, Spinat und andere Arznei- und Küchenkräuter.

Orgital (Chem. kosmet. Laborat. „Serapis", Stuttgart), äußerlich bei Schwächezuständen anzuwenden, ist brauner, spirituöser, nach Anis und Fenchel riechender Pflanzenauszug (Röhrig).

Orientalische Kraftpillen, bestanden aus Hämoglobin und enthielten außerdem Rohrzucker, Zerealienmehl, Süßholzwurzelpulver und Aromastoffe (Nahrungsm.-U.-A. Berlin).

Original-Augenfeuer, ist gefärbtes Wasser.

Original-Ovula, Schreibers (Ewald Schreiber, Cöln a. Rh.), enthalten Brom, Lupulin und Kampfer, gegen krankhafte Zustände der Vagina usw. angepriesen.

Orlinda-Hautpuder, war Salizylsäurestreupulver (Nahrungsm.-U.-A. Berlin).

Orlinda-Salbe, ist eine mit Lanolin hergestellte Walratsalbe (Nahrungsm.-U.-A. Berlin).

Ororo-Anti-Diarrhoe-Pulver (Apotheker Priem & Co., Lübeck), rotbraunes, gerbstoffhaltiges Präparat unbekannter näherer Zusammensetzung.

Orudon-Essenz von Dr. Richter (Hofapotheke Elbing), gegen rheumatische Leiden angepriesen, enthält Acid. salicyl. an Ammon. gebunden und Jod, höchstwahrscheinlich auch als Ammoniumsalz (Zernik).

Orudon-Salz, gegen Nierenleiden, Gicht usw., ist eine Lösung von Diuretin, Natr. salicyl. u. ähnl. in Wasser (Lenz und Kraft).

Ossa, aus milchsaurem, phosphorsaurem und glyzerophosphorsaurem Kalk, Kalziumchlorid und Zucker bestehendes Nährpräparat.

Otyl, gegen Ohrenleiden, Gelatine-Kapseln von 0,5 g Inhalt mit Bilsenkrautöl, Kampfer und Chloroform.

Ovaron, soll aus Kakao, Zucker, Eisenmanganpeptonat und Glykogen bestehen. Als Kräftigungs- und Nährmittel angepriesen.

Ovimbin, pro Tablette 0,3 frischer Drüse entsprechendes Ovarienextrakt, sowie 0,002 Yohimb. hydrochlor. puriss. Gegen sexuelle Insuffizienz des Weibes und bei Menstruationsanomalien.

Ovokana (Dr. Haas & Co., Stuttgart), enthält neben etwa 45% Eiweißstoffen und 28% Kohlehydraten etwa 5% Lezithin als Nährmittel.

Oxalka (Allg. Chem. Ges. in Köln), kommt in zwei Flaschen mit Flüssigkeiten und einem Karton mit Pulvern in den Handel. Flasche A ist wahrscheinlich halb vergorener, mit Salizylsäure versetzter Pflaumensaft, Flasche B jedenfalls mit Salizylsäure konservierter Birnensaft, dem ein unlöslicher, eiweißartiger Stoff zugesetzt ist. Die blutbildenden Salze „Oxalka" waren Brausepulver aus Zucker, etwa 24% Natrium bic. und 15% Zitronensäure (Mannich und Kather).

Oxylecin, Dr. Weises Nervenkraftnahrung, besteht hauptsächlich aus einem Gemenge von techn. Magnesiumsuperoxyd, Milchzucker, Kalziumphosphat, Mais-, Hafer- und Weizenmehl und enthält geringe Mengen Kalziumglyzerophosphat, Natriumchlorid, Natriumsulfit und braunem Farbstoff (Nahrungsm.-U.-A. Berlin).

Oxyral (Dr. R. und Dr. O. Weil, Frankfurt a. M.), ist emulg. Ol. Chenopod. in Leimkapseln gegen Oxyuren.

Paglianopulver (J. Braun, Berlin), besteht aus 1 Teil Tub. Jalap. plv. und 3 Teile Skammoniumharz (Bischoff).

Paglianosirup des Prof. Girolamo Pagliano, besteht aus Inf. Senn. 60,0, Resin. Orizabae 17,5, Rad. Turpethi 1,0, Alkohol 9,0, Zucker 12,5 (B. Molle).

Pain Expeller „Anker" (Richter & Co., Rudolstadt), ist angeblich eine Lösung von span. Pfeffer, Kampfer, Rosmarin-, Thymian- und Lavendelöl usw. in Salmiakgeist und Weingeist.

Pain-Killer, ist reiner weißer Menthol-Kampfer.

Panergon-Tabletten, sollen die „wichtigsten Extraktivstoffe" des Fleisches und der Spinatpflanze, sowie organisch gebundene Kalkeisensalze enthalten.

Pallabona, zur trockenen Haarwäsche angepriesen, enthält Borsäurepulver, Weizenstärke und Veilchenwurzelpulver.

Panisol zu Spülungen bei Krankheiten, war eine Lösung von 9% Glyzerin, 0,138% Eisenchlorid in denaturiertem Spiritus (Röhrig).

Pankrofirm Dr. Scheermesser, soll ein an natürliches Milcheiweiß gekuppeltes Pankreaspräparat sein, das bei mangelhafter Verdauung usw. gebraucht werden soll.

Parasan, Mittel gegen Bartflechte, besteht lediglich aus Holzteer (Nahrungsm.-U.-A. Berlin).

Parasitensalbe gegen Kriegsläuse (Physiolog.-chem. Laboratorium Dr. v. d. Becke, Berlin-Friedenau), bräunlich harzartig und zugleich nach Naphthalin riechende Salbe von etwas bröckliger Beschaffenheit. Soll

Juckreiz mildern und auf Körper und Kopf sowie in den Kleidern das Ungeziefer vernichten.

Pasta divina, nach Eau de Cologne riechendes Adeps Lanae cum Aqua.

Pastillen gegen Hautkrankheiten, Flechtenpastillen (Dr. Kleinhans, Kreuznach), enthalten 0,015 Jodarsen!, 0,03 Herb. Conii pulv., je 0,01 Zimt- und Ingwerpulver, Pomeranzenschalenpulver, Stärkemehl und Zucker (Vigener).

Parinolwachs (To Kalon Cie., Paris, London, New York), als Schönheitsmittel angepriesen, besteht aus Kokosfett 100,0, Zinkoxyd 10,0, Ol. geran. gtt. III (Pharm. Ztg.).

Patentex, Antiseptikum, Prophylaktikum gegen Geschlechtskrankheiten, ist ein Gemenge von Chinosol, geringen Mengen Alsol und Borsäure mit Stärkekleister als Grundlage (Hartung).

Peatin (Stockmann-Hertel, G. m. b. H., Bentheim), aus verbranntem Torf, der radioaktiv sein soll, gewonnen. Haut-, Flechten- und Wundheilmittel.

Pectoral-Perlen (Dr. Pfeffermann, Berlin NW), sollen Succ. Liqu. Rad., Ammon. chlorat., Natr. chlorat., Eukalyptol, Nuces Colae, Saccharum, Ol. Anisi und Oleum Menth. pip. enthalten. Gegen Husten und Erkrankungen der Atmungsorgane angepriesen.

Pediculol, ein Mittel gegen Läuse in Form eines wohlriechenden „hygienischen Haaröles".

Pedoform (Jul. Schwab, Chem. Fabr., Nürnberg), gelbliche, stark nach Äther und einer Amylverbindung riechende Flüssigkeit, die beim Verdunsten eine klebrige, stark riechende Schicht hinterläßt, zum Imprägnieren von Strümpfen und Stiefeln gegen kalte Füße.

Pektosal = weingeistige Lösung von Rohrzucker und etwas Holzteer.

Pelixin, enthält neben Pepsin und Salzsäure Bestandteile der Chinarinde und Glyzerophosphate.

Penaten-Creme, gegen Brandwunden, besteht aus Zinkoxyd, Salizylsäure und Vaseline (Schlegel).

Perboral (Chem. Fabr. Nassovia, Wiesbaden), als Spezifikum gegen Fluor alb. angepriesen, soll aus einer hochsauerstoffhaltigen Verbindung von Überborsäure und Parajodsulfosäure bestehen, enthält aber nur Natriumbikarbon., Borsäure, wahrscheinlich Weinsäure, geringe Mengen einer jodhaltigen Substanz und liefert überhaupt keinen aktiven Sauerstoff (Mannich und Schwedes).

Periodaltabletten (Temmlerwerke Detmold), ist Trockenhefe mit Lupulin, gegen die krankhaften Begleiterscheinungen der Menstruation.

Periodenmittel (Gr. Lindekuh, Berlin), ist ein Gemenge von Flor. Chamom. rom. pulv. und Flor. Chamomill. vulg. pulv. (Juckenack und Griebel).

Perodont Zahnpasta (Hesse und Goldstaub, Hamburg), enthält als wirksamen Bestandteil ein Perboratsalz, das beim Gebrauch durch den Einfluß des Speichels Sauerstoff abgibt.

Perox o cop (A. Dehlsen, Itzehoe), Bandwurmmittel, besteht aus 15 Pulvern von je 0,12 Cupr. oxydat. nigr. (J. Kochs).

Pertussin, braune, trübe, sirupöse Flüssigkeit, welche sich als Auflösung von Thymianextrakt und 44% Zucker erwies (Chem. Unters.-Amt der Stadt Dresden).

Pertussoment, unbekannte Zusammensetzung, als Einreibung bei Grippe, Keuchhusten usw. angepriesen.

Peruyd-Fußbadpulver, nach Chem. U.-A. Leipzig, Gemisch von Seife, Stärke, Soda, Kochsalz und einem formalinhaltigen Stoff (angeblich Perubalsam, Formaldehyd).

Pesudal (Addy Salomon, Charlottenburg), Schweißpuder unbekannter Zusammensetzung.

Petrin-Tabletten (Christian Petri & Co., Gießen), sollen bestehen aus Acitrin, Natr. tartaric. und einem Kastanienauszug, werden gegen Gicht und Rheumatismus empfohlen.

Pflanzenheilpulver, spezifisches (Fr. Franke, Berlin), gegen Lungenschwindsucht, ist pulverisierte Schafgarbe mit Leguminosenmehl gemischt.

Pflanzentonicum Grün, Pastor Felkes, enthält nach Angabe der herstellenden Firma Ferrum, China, Angelica, Rheum, Frangula, Vin. et corrigent. Als Stärkungsmittel von „blutbildender und blutreinigender Wirkung" angepriesen.

Phagozyt, Hofmanns Verdauungspulver (Storchapotheke Dresden), enthält Pepsin, Bism. subn., Magn. carbon., Natr. chlorat., Calc. phosphat., Calc. carbon., Natr. bicarb. (Kreytschy).

Pharmozon-Therapie nach Dr. Bergmann (Li-il-Werke, G. m. b. H., Dresden-A.), wird eine kombinierte interne Sauerstofftherapie" mit einer Reihe von Mischungen genannt, welche als Hauptbestandteil Magnesiumsuperoxyd enthalten. In Betracht kommen: Pharmozon-Magensalz, Bestandteile: Magnesiumsuperoxyd, Pepsin, Natriumbikarbonat, Ingwer, Cort. Citri, Milchzucker. Pharmozon-Nervensalz, Bestandteile: Magnesiumsuperoxyd, Lezithin-Eiweiß, Nährsalze, Cort. Citri, Milchzucker. Pharmozon-Lungensalz, Bestandteile: Magnesiumsuperoxyd, Süßholzsaft, Fenchel, Anis, Cort. Citr., Milchzucker. Pharmozon-Diabetikersalz, Bestandteile: Magnesiumsuperoxyd, Natriumbikarbonat, künstliches Karlsbader Salz, „Cort. Aurant. citrici", Saccharin. Uriozon-Gichtsalz, Bestandteile: Magnesiumsuperoxyd, Piperazin, Rad. apii, Cort. Aurant. citrici.

Phenolphthalein-Granula (Dr. Haas, Stuttgart), enthalten gleiche Teile Phenolphthalein und Schokoladenmasse.

Philogyn, Sommersprossencreme (Paul Becker, Berlin), war eine stark parfümierte, mit Lanolin hergestellte Salbe, die rund 7% weißes Quecksilberpräzipitat enthielt (Nahrungsm.-U.-A. Berlin).

Philosophisches Goldsalz (Samuel Hahnemann), ist Borsäure (H. Rose).

Phönixgeist (B. Altstädter, Budapest), gegen die verschiedenartigsten Krankheiten angepriesen, ist gewöhnlicher Kornbranntwein mit Zimt und Enziantinktur versetzt (Karlsruher Ortsges.-Rat).

Phönix-Tabletten, Mittel zur Erlangung der vollen Manneskraft und Gesundheit, waren kakaohaltige, schwachsalzige Tabletten, die Yohimbin enthalten sollen (Röhrig).

Phorosanol, als antiseptisches Spülmittel vertrieben, besteht aus Alaun, der anscheinend mit wenig Methylviolett versetzt war (Nahrungsm.-U.-A. Berlin).

Phrymalin, Seife gegen Nasenröte, ist Kokosfettseife mit Zusatz von Schwefel, Kampfer und Salizylsäure (Röhrig).

Pido-Wurmschokolade und Pido-Wurmarom, enthält Naphthalin und Phenolphthalein.

Pigmol, Haarfärbemittel, besteht aus einer Lösung von Silbernitrat und kohlensaurem Ammon (Schlegel).

Pillen, Dr. Airys (F. Ad. Richter & Co., Rudolstadt), bestehen aus Eisenpulver, Jalapenpulver und Althääpulver mit etwas bitterem Extrakt.

Pilulae antisepticae Warner, besteht aus Natriumsulfat, Salizylsäure, Kapsikumpulver, Pepsin und Extr. Strychni.

Pillen, magnetische, enthalten Fichtenharz, Kampfer, Eisenpulver und Kamillenpulver und sind mit Blattsilber überzogen. In den Gehörgang zu stecken (Hager).

Pilules orientales (Pharmacie Ratié, Paris), besteht aus einer bitteren Extraktmasse, Mehl, einem Eisenpräparat, geringen Zusätzen eines aromatischen Samens und sind arsenhaltig! (Berliner Polizeipräsident).

Pillen, Redlingersche, bestehen aus Jalapenharz, Kalomel, Koloquinthen, Aloe, Gutti, Rhabarber und venetianischer Seife (Richter).

Pillulae aperientes, Kleewein, bestehen aus Extr. Rhei 3,0, Extr. Cascar. sagrad. 3,0, Podophyll., Extr. Belladonn. āā 0,5, Pulv. Cascar. sagrad. q. s. ut. f. pil. 50.

Pinkpillen, Dr. Williams, sind den Blaudschen Pillen ähnliche Eisenpillen, die 0,1% Arsen (!) enthalten (Kuptsche).

Piscin (Homöopath. Zentralapotheke, Göppingen), ein von Stöger erdachtes homöopathisches Ersatzmittel für Lebertran, soll aus den drei verschieden potenzierten Bestandteilen Spongia, Ferrum phosphoric. und Calcar. carbon. zusammengesetzt sein.

Plantacid-Bäder vom Sanatorium Erlenbach am Züricher See, „erzielen nebst zugehöriger Behandlung eine gründliche Lockerung der Krankheitsstoffe im Körperinneren und ihre Ausscheidung durch Haut, Darm und Nieren".

Plantacid-Präparate von Dr. H. Brackebusch. 1. Plantazid Alkalizitrate (brausende), gegen Diabetes, Gicht usw., sollen Alkali in pflanzensaurer Bindung und andere Salze enthalten. 2. Plantazid-Kasein-Alkali, ein diätetisches Nährsalz, enthält 8,97% Wasser, 3,54% Asche, 0,81% Fett, und 78,66% Protein.

Plantal (Plantar-Alkali), von Dr. H. Brackebusch, besteht aus etwa 45% Zitronensäure, 40% Natrium bicarbonat., 14,5% Natriumsulfat und 0,5% Kochsalz. Gegen Diabetes, Gicht, Gallensteine usw. angepriesen (Aufrecht).

Pneumonin (Gg. Brütting, Kom.-Ges., Laborat. chem.-med. Spezialität., Augsburg, Morellstr. 23), vom Hersteller angegeben als: 0,6 Koff., 4,5 Alk., 24,9 Wasser und als „einzig existierendes Radikalmittel gegen Lungenentzündung" angepriesen (Südd. Apoth.-Ztg. 1921, Nr. 87).

Pöschol (Ed. Palm, Freiburg i. Br.), nach Angaben des Herstellers aus Borsäure, einer Lösung von Kresol in kresolinsaurem Natrium, Menthakampfer und Phenylsalizylat bestehendes Schnupfpulver.

Polmopuder, gegen Juckreiz usw. angepriesen, besteht aus palmitinsaurem Zink, stearinsaurem Zink, Magnesiumhydroxyd und Bergamottöl (v. Drierßen-Mareeuw).

Polyfango, ist ein Fango-Umschlag für den Hausgebrauch.

Ponoson-Rheumatismustee „Opheyden", besteht aus drei Teilen Fol. Sambuc. nigr. und 1 Teil Fol. Trifol. fibrin. und wird als „erprobtes Mittel" angeboten.

Potentol (Aesculap G. m. b. H., Berlin), als Aphrodisiakum und Nerventonikum angepriesen, soll aus Yohimbinrinde, Muira-Puama, Ginseng, Saw Palmetto, Damiana, Kola, Lezithin, glyzerinphosphorsaurem Kalk, Chinin, Eisen, sowie den Extrakten von Pomeranzen, Chinarinde und Enzian bestehen.

Potobonum (Paul Entz Nachf., Rendsburg), ist Bohnenhülsentee.

Präservativ-Creme (Gerlach, Berlin), ist ein Gemisch von Zinkoxyd, Seife, Salizylsäure, Kampfer und Karbolöl (Bischoff).

Präservozon-Pastillen (Chem. Laborat. E. Fabian, Hamburg) = etwa 40% Natriumbikarbonat, ca. 10% Borax, 10% Perborat, 25% Weinsäure, 15% Stärkemehl und etwas Kumarin (Aufrecht).

Pranatol (Chem. Laborat. H. Wedemeyer, Zarrentin, Mecklenburg), enthalten nach Angabe des Herstellers: Zimtaldehyd, Anethol, Methylchavikol, Kresole, Phenole, Zinkoxyd und gefälltes Calcium carbonat. Gegen Krätze und Hautjucken.

„Prinzesse", Französische Menstruationstropfen, ist eine Auflösung von wenig Nelkenöl in 40%igem Spiritus (Chem. Unters.-Amt der Stadt Dresden).

Prosykan (Dr. Laboschin, Berlin NW 87), als Bestandteile werden angegeben: Acid. salic., Zinc. oxyd., Sulf. ppt., Hydrarg. oleinic. und Vaseline. Gegen Bartflechte angepriesen.

Probat, Hühneraugenpflaster, Königs-Bückeburger, enthält als wirksame Bestandteile: Salizylsäure, Seifenpflaster und Milchsäure.

„Probat", Schweißbalsam, Salbe aus Schweinefett und einem 25%igen Zusatz von Alaun und einem gerbsäurehaltigen Pflanzenstoff (Katechu?).

Prokaol, „hervorragendes Kräftigungsmittel", bestand aus 0,335% Koffein, Hämoglobin und 34,30% Protein (Ludwig).

Promonta, laut Angaben des Herstellers „organische Phosphatide und isolierte Vitamine", als „Nervennahrung" angepriesen.

Propaesin, Kinderpuder, soll 0,3% Propäsin enthalten.

Protektor (E. Weber, Aachen), Prophylaktikum gegen Gonorrhoe, welches Quecksilbersalizylat enthalten soll.

Providol-Seife, als Desinfektionsmittel angepriesen, enthält größere Mengen Quecksilber, vielleicht nach Angabe des Prospektes in Form von Dioxymerkuriphenolnatrium.

Puamambra (Dr. A. Bernhard Nachf., Berlin), Aphrodisiakum, enthält Ambra, Mentholmethylester, Yohimbin, Muira Puama und Calc. glycerinophosphor. (Münch. med. Wochenschr.).

Pulmonarine (Pulmonarine-Werke, Mannheim), Teegemisch aus indifferenten Kräutern, dem etwa 20% Malzzucker und 4% Kalkphosphat zugesetzt sind (Aufrecht).

Pulmonin, Dr. med. W. Holdereggers (Nadig u. Fischer, Frankfurt a. M.), soll bestehen aus Rad. Cochlear. 12,8, Rad. Arium (?) maculatum 17,2, Rad. Polygonavic (?) 11,5, Rad. gentian. 9,4, Spec. pulmonar. 11,6, Apis mellifica (!) 9,0, Ximenes. ad aq. destill. 28,5.

Pultrana (Hofapotheke in Hanau), trockener Ersatz für Lebertran und Lebertranemulsion, ist ein wohlschmeckendes Pulver unbekannter Zusammensetzung.

Punariatee (Brockhaus & Co., Berlin-Halensee), gegen katarrhalische Erkrankungen angepriesen, ist das zerkleinerte Kraut nebst Wurzel der amerikanischen Komposite Trichocline argentea Grieseb. (Juckenack und Griebel).

Pura (Chem. Fabr. J. P. Hennes, Gelsenkirchen), ist überfettete medizinische Seife mit Zusatz eines Benzoesäureesters gegen Skabies.

Purgamentol-Abführlikör, wirksamer Bestandteil ist Phenolphthalein.

Purgetyl Detry, sind Tabletten, von denen jede 0,005 Saccharin, 0,1 Phenolphthalein, 0,003 Vanillin und 0,2 Saccharum album enthalten soll. Als Abführmittel.

Purgofig, soll Feigensirup mit 20% Sennesblätterextrakt sein.

Purgoform-Tabletten, enthalten Phenolphthalein.

Puroxyd-Tabletten (Allgem. Chem. Gesellsch. Köln), angeblich Natriumchlorid, Kieselsäure, Natriumsilikat, Kaliumchlorid, Magnesiumphosphat, Natriumphosphat, Natriumsulfat, Kaliumsulfat, Kalziumphosphat, Natr. bicarb. und Magnesiumsuperoxyd und Zucker und werden als blutbildendes Mittel angepriesen.

Purus, Blutnährpulver: Natr. bicarb., Tast. depurat., Magn. carbon., Amyl. Marant., Fer. oxyd. sacchar. (Röhrig).

Pußta-Tee, Ungar. (G. Werthen, Berlin 26, Seydelstr.), gegen Verstopfung: Fol. Sennae, Herb. Marubii, Flor. Rhoead., Flor. Trifol. fibr., Fol. farfar., Fol. Menth. pip., Herb. Equiseti, Melilot., Millefolii und Hysopi (Röhrig).

Pyrchima-Kapseln (Chem.-pharm. Laborat. E. Kals, Altenburg, S.-A.), angebl. Hauptbestandteile: Pyramidon, Chinin, Phenazetin und Magnesium-Perhydrol, gegen Grippe, Migräne, Ischias usw. angepriesen.

Pyrex, gegen Kopfschmerz, ist zitronensaures Penazon (= Antipyrin) und Exalgin (Methylazetanilid = Methyl-Antifebrin).

Pyrmoos (A. Lautenschläger, München), Badezusatz gegen Nervenschwäche, soll Gerbsäure, Kohlensäure und Ameisensäure enthalten (Gesundheitslehrer).

Radacyl „Merz", besteht nach Untersuchungen aus aromatisierter Azetylsalizylsäuretabletten, die sehr geringe Mengen einer radioaktiven Substanz enthalten (Mannich).

Radant (Max Queisser, Berlin), besteht aus borsauren Alkalien, Gerbsäureverbindungen, etwas Pflanzenpulver und wachsähnlicher Substanz mit Parfümzusatz (C. J. Reichardt).

Rad-Jo. Die Angaben über die Zusammensetzung des als „Segen für werdende Mütter", als ein „Wundermittel zur Erzielung einer leichten, schmerzlosen Entbindung, die oft bei Frohsinn und Sichglücklichfühlen in Minuten vor sich geht" usw.) angepriesenen Mittels haben öfter gewechselt. Die Herstellerin (Firma Vollrath Wasmut in Hamburg 40) hat in einem etwa Mitte 1919 herausgegebenen Flugblatt erklärt, die Zusammensetzung des Mittels „mußte infolge des Krieges zum Teil eine Veränderung erfahren". Nach den Therap. Halbmonatsheften 1920, S. 522 würde Rad-Jo jetzt anzusehen sein als ein dünner Auszug von einheimischen Kräutern, denen wohl nicht die sagenhafte Wirkung zuzusprechen ist, wie man sie nach den Anpreisungen erwarten sollte, die das Mittel vertreiben helfen. Die Therap. Halbmonatshefte bezeichnen Rad-Jo rundweg als Schwindelmittel. — Vielleicht mildes Laxans; gleichzeitig psychotherapeutische Nebenwirkungen.

Radiopöstyn (Vertriebsleitung der Pöstyéner Thermaprodukte „Radiopöstyn"), „Kombination der verstärkten Wirkung der Linimente F.M.B. mit der Radiumemanation des Pöstyéner Schwefelschlammtherme". Als Einreibung bei Rheuma, Gicht, Ischias usw.

Rad-Josan (Rad-Jo-Vertriebsgesellsch.), soll nach „streng wissenschaftlichen Grundsätzen" zusammengestellt sein aus pflanzlichen Nährsalzen, Nährhefe, Jodglidine, Malzzucker, Eisenzucker, Honig, gereinigter indischer Tamarinde und spirituösen Pflanzenextrakten, soll gegen vorzeitiges Altern helfen, Appetit, Verdauung, Schlaf regulieren, das Aussehen verjüngen usw. und unentbehrlich sein für Wöchnerinnen und Blutarme.

Radiosclerin (Däubler & Co., Berlin-Halensee), bei Gicht, Ischias, Neuralgie, Schwächezuständen, Nierensteinen und anderem mehr laut angepriesen.

Radiosal, angepriesen als „einzig anerkannte Kombination von Radium mit Sauerstoff-Kohlensäure-Fichtennadelstoffen". a) Pulver, b) Flüssigkeit. Das Pulver besteht aus etwa 180,0 wohlriechend gemachtem Natr. bicarb., die Flüssigkeit aus 200,0 Ameisensäure, die mit einer dünnen Schicht Terpentinöl, Latschenöl oder sibirischem Kiefernnadelöl bedeckt ist. Ein Sauerstoff abgebender Körper, wie in der Reklame angegeben wird, ist nicht vorhanden, ebenso ist die Radioaktivität nicht größer als sie in manchem Leitungswasser vorkommt (nach Balneol. Ztg. 1912, S. 110).

Radium-Teint-Schlamm (Michaelis & Co., Berlin-Schöneberg), ist im wesentlichen ein parfümiertes Gemisch aus Weizenmehl, Schwefel, Zinkoxyd, Borax, Natronseife und Kieselgur (Gesundheitslehrer).

Raphanol, der Preßsaft von Raphanus sativus, gegen Gallensteinleiden angepriesen.

„Rasogen-Rasiercreme“, war Algenschleim mit etwas MgO und Formalin (Fendler).

Raucherheil, Rauchentwöhnungstabletten, als deren wirksame Bestandteile Anästhes. Tannin, Perhydrol, Saccharin, Gummi Mimosa, Süßholzpulver und Rosenöl angegeben werden.

Reaktol (Allgem. Brunnenges. m. b. H., Berlin), „wirksame, unschädliche Entfettungskur“, besteht aus Tabletten, die neben 50% Kochsalz Natriumsulfat,. Magnesiumsulfat und Stärke enthalten (Unters.-Amt Altona).

Recordin (Chem. pharm. Laborat. A. Drechsel, Germania-Apotheke, Chemnitz), Tabletten enthalten: Chlornatrium, Phosphate, Sulfate, Karbonate, Tartrate von Ca, Mg und Na, ferner Bolus und Stärke. Wird als Vorbeugungsmittel gegen die Beschwerden des Alters angepriesen, aber auch bei Eiweiß, Zucker, Blasen- und Nierenbeschwerden soll Recordin wirken.

Recorsan, soll Menthol, Nikotin, Camph. monobr., Castor., Valeriana, Crataeg. oxyacantha, Spir. sinap. in Salbenform enthalten und wird als „perkutanes Herzberuhigungsmittel“ bezeichnet.

Reduktionspillen, Marienbader, von Dr. Schindler-Barnay, besteht aus Extr. Rhei 6,0, Extr. Chin. 3,0, Extr. Equiset. 1,0, Croci plv. 0,1, Rhiz. Rhei q. s. ut f. pil. 50. Die Extrakte sollen mit Marienbader Mineralwasser hergestellt sein, die Pillen sind versilbert.

Reduzin, Laarmanns Entfettungstee (G. Laarmann in Herford), ist ein Teegemisch, das in der Hauptsache aus Faulbaumrinde, Hagebutten, Lindenblüten, Holunderblüten, Wollblumen und kleinen Mengen anderer Kräuter und Wurzeln besteht.

Refrigid (Refrigid-Werk, Wertfick bei Brietzig, Pommern), nach Tumenol und Ichthyol riechende Pasta, als Frostmittel angepriesen.

„Refuhe“ Magen- und Herztropfen, Schmerzentropfen und Spezialheilmittel gegen Blutkrankheiten, besteht aus destilliertem Wasser (Nahrungsm.-U.-A. Berlin).

Regenerationspillen Lauensteins, enthalten Extr. Aloe (Röhrig).

Regenerationspillen von Dr. Richard, bestehen aus 7,5 Kampfer, 10,0 Extr. gentian. und 6,0 Rad. Alth. plv. in 120 Pillen (Horn).

Regipan (Kontor Pharmazia, München), nach Analyse von Dr. Max Winckel, München, besteht Regipan hauptsächlich aus Nuklein, Eiweiß, Eisen und Kalk und kommt in bräunlichgrauen Tabletten in den Handel. Als Stärkungs- und Kräftigungsmittel angepriesen.

Reguliertropfen für Periodenstörungen, sind ein Gemisch von Tct. Ferr. pern. und Tct. Cinnamom. **Reguliertabletten,** bestehen aus Zimtpulver und Extr. Ferr. pernat. (Juckenack und Griebel).

Regulin, Agar-Agar mit 15% wässerigem Caskarasagradaextrakt (Gehes Kodex).

Reichsnahrung mit Eisen, Pfeiffers, Mischung von Malzextrakt mit Eisen (Pharm. Zentralbl. 1915, 374).

Reimacka-Einreibung, ist flüssiges Liniment (Röhrig).

Reinhardtol, Hienfongessenz, die 50% reinen Alkohol enthalten soll.

Rekofortin (Schwanenapotheke Dr. K. Aschoff, Bad Kreuznach), als Kräftigungsmittel für Erwachsene und Kinder bezeichnet, besteht nach Angaben des Herstellers aus einer Mischung von Magermilchpulver und Kasein mit 5% Eidotterlezithin.

Renchol, enthält „keinerlei schädliche Substanzen" nach Angabe des Herstellers (Peter Reusch, Karlsruhe in Baden) und ist ein „unübertroffenes Mittel gegen Flechten" sowie zur Heilung von Ausschlägen, Beulen, Frostbeulen, Rheumatismus, Kopfschmerzen, Verrenkung und Zahngeschwüren. Zum Einreiben und Einnehmen.

Reolkal (Versandkontor N. Lorant, Berlin), wird als Kräftigungsmittel „klinisch erprobte Zellnahrung" gegen Tuberkulose angepriesen.

Repolax, „wohlschmeckendes" Abführkonfekt, enthält nach Angabe des Herstellers Phenolphthalein 0,15, Synanthrose und Fruktose āā ad 1,0.

Resia-Blätter, sind ein Entfettungsmittel in Pastillenform des Onadal-Laboratoriums, wahrscheinlich aus Rhabarber und Kapsikumpulver neben einer organischen Jodverbindung (Thyreoidin?) bestehend (Mannich und Kroll).

Retterspitzwasser (Retterspitz in Fürth), ist eine dem Aqua vulneraria spirituos. ähnliche, noch etwas Milcheiweiß enthaltende Mischung (Zernick).

Rhaminol-Sirup, gegen Keuchhusten, Bronchialkatarrh angepriesen. War ein Auszug bzw. eine Abkochung von Pflanzenteilen, die mit Bromnatrium, Glyzerin und etwas Chloroform, sowie zwecks Konservierung mit Natriumbenzoat versetzt war (Nahrungsm.-U.-A. Berlin).

Rheospirol-Tabletten (Kirchenfeld-Apotheke Bern), enthalten außer Rhabarber und Magn. usta je 0,3 g Azetylsalizylsäure.

Rheuman, ist eine Salbe mit Menthol und einem Salizylpräparat (Röhrig).

Rheumastack (Georg Stäckemann, Elmshorn), gegen Rheumatismus angepriesen, ist vermutlich eine Mischung von Spiritus 5,0, Fichtennadelextrakt 20,0, Ammoniakflüssigkeit 30,0, Wasser 45,0. Entgegen der auf der Signatur gegebenen Deklaration enthält das Präparat kein Kapsikumextrakt (Mannich und Schäfer).

Rheumastopp, gegen Rheumatismus, Gicht, Ischias angepriesen, bestand aus einer in Fäulnis übergegangenen Abkochung anscheinend indifferenter Drogen (Nahrungsm.-U.-A. Berlin).

Rheumatiken (H. Fricke, Berlin), rot gefärbte, homöopathische Zubereitung. Die angegebenen Bestandteile, wie Colchic. und Arsenik waren nicht nachzuweisen (Zernick).

Rheumatin (A. Schwintzer, Johannistal bei Berlin), anscheinend eine alkoholhaltige, stark mit Kalmusöl versetzte Anreibung von Extr. Pini silv. (Juckenack und Griebel).

Rheumatismus-Einreibemittel (W. Löwe, Leipzig-Lindenau), eine dem Lin. ammon. ähnliche Zubereitung, besteht im oberen leichten Teil aus Leinöl und wenig Paraff. liq., im unteren aus Alkohol, Ammoniak und Seife (Röhrig).

Rheumatismusmittel: Reines Naturprodukt Waldflora (Chem.-techn.-pharm. Laborat. Gebr. Birnstengel, Elsterwerda-Biehla), erwies sich als Calluna vulg., gewöhnliches gepulvertes Heidekraut (Brandt).

Rheumatismustee, Gesundheits-, Pohls (Gg. Pohl, Berlin W 30), besteht aus etwa einem Teil Flor. Sambuc. und 2 Teilen Folia Sambuc. (Lenz und Lucius).

Rheumatismustee, Jahns, war Herb. Viol., Sem. Coriandri, Herb. Millefolii, Herb. Spir. Almar., Rhiz. Gram., Rad. Liq., Fol. Sennae (Röhrig).

Rheumatismus-Watte, Völlners (W. Völlner, Hamburg), ist nichts weiter als ein Stück auf der einen Seite oberflächlich abgesengter Tafelwatte (Zernik).

Rheumischiol, gegen Gicht und Ischias angepriesen, war ein aromatisiertes Gemisch von Bilsenkrautöl, Alkohol und Chloroform (Nahrungsm.-U.-A. Berlin).

Rheumoliment (Maria Wolfheim-Michflow, Berlin-Wilmersdorf), enthält Kampfer, Terpentinöl, Borax, Extraktstoffe der Roßkastanie in Form einer Emulsion als Einreibung.

Rheumopat-Tabletten, Dr. Hotys (Allgem. Chem. Werke G. m. b. H., Berlin), enthält Borax, Kochsalz, Natriumsulfat, Magnesiumsulfat, Lithiumkarbonat und Harnstoff (Griebel).

Rhinole (Carl Wiedemann in Biel, Kanton Bern), rosa gefärbtes, parfümiertes Glyzerin, das als Schnupfenmittel angepriesen wird (C. W. Stein und Bertschinger).

Rhinovalin (Vereinigte Chininfabriken Zimmer & Co., Frankfurt a. M.), aus Validol und Paraff. liquid. bestehende, fast farblose Flüssigkeit, die zum Befeuchten der Nasenschleimhaut bei Nasenkatarrh (Schnupfen) bestimmt ist.

Riba-Malz, gleiche Teile Malzextrakt und Riba (aus Fischfleisch hergestelltes Eiweißpräparat) (Gehes Kodex).

Ricosan, Dr. med. Aßmanns (Hindrichs & Co., Cöln a. Rh.), ist angeblich Milchzucker, Anisöl, Nieswurz, Fenchel usw. in Alkohol und wird gegen Keuchhusten und Katarrhe angepriesen.

Riegelpulver M., Apotheker Schlüters, enthält $CaCO_3$ 91,36%, Saccharose 5,58%, Fe_2O_3 0,88%, Sand, Magnesia, Schwefelsäure, Phosphorsäure, Feuchtigkeit in Spuren (Schreiber).

Rino-Mundwassertabletten, bestehen aus Natr. bicarb., Acid. tart. und Menthol.

Rino-Pillen (Rich. Schubert & Co., Weinböhla), angebl. aus Rhabarber, Aloe, Schwefel, Weinstein und Senna āā part. bestehende Pillen von abführender und blutreinigender Wirkung.

Rino-Salbe (R. Schubert & Co., Weinböhla, Bez. Dresden), angeblich Wachs 15,0, Naftalan 15,0, venet. Terpentin 5,0, Kampferpflaster 5,0, Perubalsam 5,0, Eigelb 30,0, Chrysarobin 0,5.

Rippsche Heilsalbe (Laborat. „Leo", Dresden-N.), besteht aus Terpentin, Wachs, Eigelb, Paraffin, essigsaurer Tonerde, Perubalsam, Borsäure, Salizylsäure und Riechstoffen (Beythien).

Robural, Gemisch grober Mehle von Mais, Hafer, Weizen und Reis.

Roburogen (Nervennahrung), ist Trockenmilch mit 2% Lezithin und vielleicht noch Pepsin, Diastase und Malzzucker (Röhrig).

Roglin (Rohlmann & Co., Berlin W 29), für schwache Männer empfohlen, ist ein aromatisiertes Gemisch aus an einen Eiweißkörper gebundenem Lezithin, Fett, Zucker, Stärke und Kakao (Zernik).

Rhomanxan (Dr. W. Wolf & Co., Elberfeld), soll aus Protalbumosen des Milcheiweiß, Metaphosphorsäure und Eisensalzen hergestellt werden.

Romarin, Latschenkiefernsalz mit Fluoreszenz (Dr. Rich. Jeschke u. Comp., Chem. Fabr., Niederlößnitz-Dresden), erwies sich als ein gelbes, kristallinisches Pulver von salzigem Geschmack. Geruch nach ätherischem Öl, besonders Kiefernadelöl, war nicht wahrzunehmen. Analyse ergab, daß das Präparat aus gewöhnlichem, mit Uramin versetztem Kochsalz bestand (Aufrecht).

Rongoasalbe (Rongoa Company, London), enthält 2,5 Extr. sophorae tetropterae, 0,3 Perubalsam, 2,5 Borsäure, 2,5 Rosenwasser, 30,0 Lanolin, 25,0 Vaseline. Gegen Flechten angepriesen.

Rotolinpillen (Pharindha G. m. b. H., Berlin), sollen neben Buchenextrakt, Eilezithin, Siambenzoesäure, Süßholzwurzel u. dgl. enthalten. Als Mittel gegen Tuberkulose angepriesen.

Rubiacitol (Th. Hille, Berlin SW 11), enthält Lezithin 0,07 je Pastille, Yohimbin in schwankender Menge, 0—4,4 mg je Pastille, Kakao, Eiweiß und Zucker und wird bei sexueller Neurasthenie und sonstigen Erkrankungen des Nervensystems angepriesen (Mannich und Schwedes).

Russensalbe (Chem. Fabr. Helfenberg A.G. vorm. Eug. Dieterich, Helfenberg), Bestandteile sind nicht angegeben, es scheint sich aber um eine mit Anis und Fenchelöl, Naphthalin und Formalin hergestellte weiche Seife zu handeln. Gegen Ungeziefer.

Rutanol-Salbe, Ol. Lini, Cera flav., Resin. pin.

Sabolod, gegen Hühneraugen, Hornhaut. Zusammensetzung unbekannt.

Safe Cure Medicines (Warner & Co., Chikago und Frankfurt a. M.),. **Safe Cure** soll enthalten: Virg. Wolfsfaßkraut 20,0, Edelleberkraut 15,0, Gaultheriaextrakt 0,5, Kalisalpeter 2,5, Weingeist 80,0, Glyzerin 40,0, dest. Wasser 375,0. **Safe Pills,** enthält Aloe, Seife, Althääpulver und Süßholzextrakt.

Sala-Tabletten (Apotheker M. Dunst, Berlin), sollen als „vorzügliches Kräftigungsmittel bei Erkrankungen des Nervensystems und bei sexueller Neurasthenie“ dienen und bestehen neben Kakao und Zucker aus Lezithin und Yohimbin, von letzterem mindestens 3 mg im Stück (Mannich und Kather).

Salfuerol, Menstruationstropfen. Destillat aus Herb. Chenopodii.

Salfucrol, Menstruationstropfen, sind ein Destillat aus Herba Chenopodii.

Salfucrol, Antiseptikum, war eine stark saure wäßrige Flüssigkeit mit 1% Borsäure.

Salicoltabletten = Azetylsalizylsäuretabletten (Mannich und Kroll).

Salozol (Addy Salomon, Charlottenburg), ist Sauerstoffzahnpulver.

Salrado compound (To' Kalon Gesellschaft, Paris), als Tonikum angepriesen, besteht aus Extr. Cascar. sagrad., Extr. gentian., Coffein. citr. und Natr. bicarb. (Pharm. Ztg.).

Salusbonbons, Dr. Lindenmeyers, enthalten 10% Zwiebelsaft.

Salzkräutertee, angeblich Fol. Senn., Cort. Frangul., Fol. Menth. pip., Molv. silversh., Frct. Foenicul., Herb. Card. benedict., Rad. Alth.

Salztinktur, Tinctura salina, besteht aus 1,5 Liter Spießglanztinktur, 1 Liter Hölzertinktur, je 15,0 Bernsteinöl und Sasafrasöl, 8,0 Perubalsam (Richter).

Samadhi, Mittel gegen Gonorrhoe, war eine dem Sugata sehr ähnliche Abkochung von Pflanzenteilen. Samadhi II war identisch mit Sujata III (Nahrungsm.-U.-A. Berlin).

Samadhi IV, waren 2 ccm einer nach unreiner Milchsäure riechenden wäßrigen Flüssigkeit, in der rund 0,5% Jodnatrium nachweisbar waren (Nahrungsm.-U.-A. Berlin).

„Samura“, Haas' Japanischer Tee (Spec. aperitivae Haas), besteht aus Sennesblättern, chinesischem Tee, Rosmarinblättern und Sumach (Nachr. f. Zollst.).

Sanativ (Dr. med. Mayer, Tapfheim), „treibt die Gase aus, zerlegt die im Blute befindlichen" und soll auch gegen Krebs, Syphilis usw. helfen! Die Krebsgeschwüre, syphilitische und tuberkulöse Eruptionen seien ja rein „vulkanische Erscheinungen"!

Sanatogen (Bauer & Co., Berlin), besteht im wesentlichen aus Milchkasein mit etwas Natr. glycerophosphor.

Sandol und Sandol-Tabletten (Chem. Laborat. Bavaria, Frankfurt a. M.). Nach Mannich besteht Sandol aus einer 3%igen Wasserstoffsuperoxydlösung und 2% Karbolsäure, während Sandoltabletten Azetylsalizylsäure und Stärke enthalten. Beide sollen in der Zahnheilkunde Anwendung finden.

Sanguform (Dr. Praetorius & Co., Breslau V), ist aus reinem Eisenoxyd mit Zitronensäure hergestellt.

Sanjana-Heilmethode, ein von Miquel Sanjana erfundenes Heilverfahren. Zwei solche Mittel gegen Schwäche des Nervensystems waren ein mit Chloroform parfümierter wäßriger Auszug von Faulbaumrinde und eine Bromsalzlösung mit Bittermandelöl aromatisiert (Karlsruher Ortsges.-Rat).

Sanis nennt sich ein Münchener Institut des Th. Winkler, welches einen Apparat (Kompressor) gegen Bettnässen und **Euokturin,** „eine Blut- und Nervennahrung" vertreibt. Der Karlsruher Ortsgesundheitsrat hat vor den Blasennervenbonbons Euoktura und dem Gummiurinhalter der Regensburger Firma Dr. med. Heusmann & Co. öffentlich gewarnt.

Sannonkapseln (Jankes Laborat. Altona), gegen Gonorrhoe angepriesen, sollen 3 Teile Salol, 3 Teile Kubebenöl und 10 Teile Sandelholzöl enthalten. — **Sannonstäbchen,** enthalten „Borozinko-Mangan-Alumin" (?) an Gelatinegummi gebunden.

Sano ist Hypochloritlösung zur Tuberkulosebehandlung.

Sano, Wittes Kraft-Nähr-Trank (Rob. Wacker, Erfurt), war Zucker, Maismehl, Maisgrieß, Kartoffelmehl und etwas Kakao. Der hohe, in der Reklame genannte Lezithingehalt betrug 0,0166% (P_2O_4) (Matthes).

Sano-Kapseln, Nervenmittel (Spiecker & Co., Berlin), sollen 0,25 „des wirksamen Bestandteiles der Lezithinsubstanz" enthalten. Gefunden wurde in einer Grundmasse aus eingedickter Milch je 0,243 Kalziumglyzerophosphat (Mannich und Kather).

Sanonervin (Gesellsch. f. Körperkultur m. b. H., Berlin), enthält in den schwarzen Pastillen im wesentlichen Kochsalz, phosphorsaure und schwefelsaure Alkalisalze sowie Hülsenfrüchtestärke. Hauptbestandteile der rosarot gefärbten Pastillen sind Eiweißstoffe und Getreidestärke. Der Ortsges.-Rat Karlsruhe warnte vor dem Präparat.

Sansilla (Hausmann A.G., St. Gallen), ein „gesundheitsförderndes" Mund- und Gurgelwasser, das Alumin. chloric., Calc. chloric. und Menthol enthält (Vierteljahresschr. f. prakt. Pharm. 1914 und Kodex).

Santa-Flora-Asthmamittel nach Pastor Felke, ist hauptsächlich verdünnter Weingeist mit 90% Pflanzenextrakt (Mannich und Leemhuis).

Santal Groetzner, 50 Perlen enthalten 14,0 Sandelöl und 3,0 Kubebenextrakt.

Santallo-Perlen (Willy Lehmann, Berlin) sind Gelatinekapseln mit Kopaivabalsam **Santallo-Tee,** besteht aus Boldoblättern gegen Erkrankungen der Harnröhre und Blase angepriesen (Juckenack und Griebel).

Sargol, ein Nährpräparat bestand aus Stärkemehl, Milchzucker, Rohrzucker, Eiweißstoffen, Kakao und Vanillin (Braun).

Sarnol, angeblich Schwefel, Creta alb., β-Naphthol, Karbolsäure. Fettfreies Antiskabiosum.

Sarsaparillian (F. Adolf Richter & Co., Rudolstadt), ein Dekokt, welches Smilazin, Chinaalkaloide, Pflanzengummi, Bittermandelöl, Zitronen- und Weinsäure erkennen läßt. Als Universalblutreinigungsmittel angepriesen.

Satyrin, enthalten nach Angabe der herstellenden Firma: Yohimb. hydrochlor., Testes sicc. plv., Lezithin, Spermin, Ovaria sicc. plv. Als Aphrodisiakum.

Sauters vegetabilisches Fluidum „gelb“, ein Destillat von Vegetabilien, in dem eine geringe Menge von Natriumsalizylat (etwa 0,07%) gelöst ist (Juckenack und Griebel).

Scaben (Dr. Haas & Co., Stuttgart-Cannstatt), enthält die wirksamen Bestandteile des Perubalsams und der Benzoe, sowie ferner Salizylsäure. Als Krätzemittel.

Scabolen, enthält nach Angabe des Darstellers β-Naphthol, Bolus, Phenol und soll bei Skabies, Pruritus, Akne usw. Anwendung finden.

Schafwolle, präparierte (G. Seifert, Dresden), gegen Gicht angepriesen. Ist mit salizylsaurem Natron imprägnierte Watte (Karlsruher Ortsges.-Rat).

Scheidenbläserpulver (Frau Fiebig, Leipzig), bestand aus Stärke und pflanzlichen Stoffen mit Zusatz von 20% Borsäure (Röhrig).

Scheu-Fu, des Dr. Schöpfer, soll aus geschnittener Artemisiawurzel mit etwas Kurkuma bestehen.

Schlagwasser (Romann Weißmann in Vilshofen), ist Arnikatinktur mit etwas Ratanhia- oder Kinotinktur versetzt.

Schüttellotion, weiße, Armings, gegen Dermatitiden, enthält Menthol, Ac. carbolic., Zinc. oxyd., Amyl., Glycerin und Spiritus.

Schützes Ausschlagsalbe (Ed. Wildt, Bad Köstritz), soll 4% Hg. ppt. alb., Zinkoxyd und Perubalsam enthalten.

Schutzmittel gegen geheime Krankheiten von Naturarzt A. Wiedmer, besteht aus 180,0 Wasser und 4,0 schwefelsaurem Blei.

Schweizer Alpentee (Karl Meißner, Basel), „hilft gegen alles“, enthält die Blüten von Schafgarbe, Mohn, Ringelblumen, Kalkatrippa, Eibisch- und Sennesblätter, Gundelrebenkraut, Guajakholz, Süßholz und Eibischwurzel.

Schweizer Pillen (Rich. Brandt, Zürich), enthalten etwa 37% Aloe und 50% Enzianpulver, die mit Bitterklee-, Wermut- oder Enzianextrakt zur Pillenmasse verarbeitet sind (Feldhaus).

Schweizer Pillen, verbesserte (A. Brandt, St. Gallen) angeblich Extr. Cascar. sagr. 2,0, Aloe, Rad. Gentian. plv. āā 4,0, Extr. Fol. Cocae 0,5, Extr. Rhamni frangul., Sap. medic. āā q. s. Ol. santal. gtt. II ut f. pil. Nr. 80.

Scobitost (Lyssia-Werke, Dr. Kreuder, Wiesbaden), Wundpuder aus gerösteten Hartholzsägespänen hergestellt.

Scotts Emulsion (Scott u. Browne, Frankfurt a. M.), enthält etwa 42,7% Lebertran.

Sej, als Nährmittel angepriesen, soll aus Eiweiß, Fett und Kohlehydraten bestehen.

Selbsthilfe (Dr. Ernst, Wien), gegen die Folgen geschlechtlicher Ansteckung: Homöopathische Pulver und Pillen, in ersteren nur Milchzucker nachweisbar, die letzteren waren Streukügelchen (Karlsruher Ortsges.-Rat).

Selbstschutz von Dr. Grosse, als Schutzmittel gegen geschlechtliche Ansteckung angepriesen, besteht aus Quecksilberoxyzyanidlösung 1 : 1000 und einer Mischung von Lanolin und Vaseline (Deutsch med. Wochenschr.).

Sentalin, Mittel gegen Korpulenz, besteht aus Süßholz, Sennesblättern, Schwefelblüten, Natriumbikarbonat.

Serbol (Pyrogen-Werke, Fahr a. Rh.), scheint eine wäßrig-weingeistige Anisöl-Lösung mit geringem Chloroformzusatz zu sein. Soll auf die Kleider getropft das Ungeziefer töten resp. vertreiben.

Serenol, gegen Schlaflosigkeit, enthält Veronal und Baldrianextrakt.

Shampoon Schwarzkopf, Haarwaschmittel, besteht aus Natr. carbon. sicc. 17,5, Sap. marsiliens. 7,5 parfümiert. Auch mit Zusätzen als Kamillen-, Teer- und Eigelbshampoon im Handel.

Siflural H und B, Siflural H ist Kresolseifenlösung, Siflural B ist eine Formalinlösung.

Sigman-Salbe (Renz und Potratz, Bremen), Salbe aus Zinc. ortho-oxymethylphenylat (Guajakol) mit Loran nach Angabe der herstellenden Firma bereitet. Bei Skabies, Herpesarten, Geschwüren u. ähnl. Stärke I 10%, Stärke II 20%.

Silicium vegetabile, Dialysat von siliziumhaltigen Pflanzen, gegen Lungenleiden angepriesen.

Simi (Berl. kosm. Laborat. Berzinski und Richter, Berlin SW), etwa 4%ige Lösung von Borsäure in parfümiertem Spiritus. Hautkosmetikum.

Simonis-Creme (Hirschapotheke Metz), Ersatz für die franz. Creme Simon. Hautcreme als Glyzerinersatzmittel mit Patschuligeruch.

Simson-Haarwasser und Haarsalbe, Dr. Köthners (J. F. Schwarzlose Söhne, Berlin), enthält Keratin, Naphthol, organisch gebundenen Schwefel, Alkali, sowie Spiritus, Glyzerin und Wasser bzw. bei der Salbe leicht resorbierbare Fette (Zernik).

Sinegripp (Natterer, München), mit Watte gefüllte Patronen von Zigarettenform, die mit einer öligen, stark nach Fenchelöl riechenden Flüssigkeit getränkt sind und auf ein Mundstück nach Art einer Zigarettenspitze gesteckt werden. Also ein primitives Inhalieren.

Siphoninpflaster, Dr. J. Alberts, gegen Gicht, Erkältung usw., ist Empl. fuscum (Karlsruher Ortsges.-Rat).

Sirop Famel oder Beatin (P. Famel, Pharmacien-Chimiste, Paris), gegen Lungenkrankheiten angepriesen, soll enthalten Sirop au lacto-créosote soluble, phosphorsauren Kalk, Kodein, Diazetylmorphin. hydrochlor., Tct. Aconiti usw. Also Vorsicht! (Viotti).

Slankal, Entfettungsmittel, enthaltend 30% Weinsäure, 16% Zitronensäure, 4% Weinstein, 14% Chlornatrium und 36% trockenes Natriumkarbonat, schwach rot gefärbt. Der Fabrikant gibt auch Apfelsäure als Bestandteil an.

Solitaenia (Laborat. Leo, Dresden-N.), besteht im wesentlichen aus Extr. granat. examar., Ol. Ricin. und Massa cacaotin. sacch. aromat. Bandwurmmittel.

Solvin, als Mittel gegen Kropf angepriesen, ist eine wäßrige Lösung von ca. 19% Glyzerin, 10% Jodkalium und 0,1% freiem Jod (Schaffer).

Somakola (Dr. Laboschin, Berlin), enthält Kola, Koka, Kalzium, Tee u. a., als Anregungs- und Kräftigungsmittel in Tabletten angepriesen.

Sommers Mate (Friedr. C. Sommer, Forst i. Lausitz), ist Paraguaytee.

Sommersprossensalbe von Spitzer, enthält Quecksilberoxyd und Quecksilberoxydulsalze.

Sorbat, Zusammensetzung unbekannt. Als Gallensteinmittel angepriesen.

Souveräne-Kapseln (Apotheke zum eisernen Mann, Straßburg), enthalten Phenyl. salicyl. und Santalol je 0,25 g. Gegen Gonorrhoe.

Spécifique Bright (Otto Brämer, Berlin SW), gegen Nierenentzündung angepriesen, enthält die Gallussäure aus Caesalpinia coronaria neben Kalziumhydrooxydiaminphosphat in Tablettenform. Die dazugehörige Flüssigkeit soll bestehen aus den Fluidextrakten von Betula alba, Herniaria glabra, Polygala amara, Ballota lanata sibiric. und Kanakugie (?) (Pharm. C.-H.).

Spenglers Mittel. Die Tropfen sind eine Lösung von Terpentinöl in Ätherweingeist, die Pulver sind die bekannten Dowerschen Pulver. Gegen Wassersucht, Nierenkrankheiten usw. angepriesen (Karlsruher Ortsges.-Rat).

Spermacidtabletten (O. Brämer, Berlin), gegen Ansteckung angepriesen, bestehen im wesentlichen aus einem aromatisierten Gemenge von Natriumperborat, Natriumbikarbonat, Weinsäure und Magnesiumsilikat (Aufrecht).

Spezial Ambrosia, Salbe aus Kümmelöl und Adeps suill. zur Erleichterung der Entbindung angepriesen (Beythien).

Spirocitrin, war eine Azetylsalizylzitronensäureverbindung, die an Stelle von Aspirin vertrieben wurde (Ludwig).

Spirol, ein Mittel gegen Rheumatismus, besteht aus Natr. salicyl. Gewicht der Tabletten 2,2 (Röhrig).

Spudäus' Lebensbalsam (Apoth. Büttner, Reichenau), ist Auszug aus 120,0 Enzian, 120,0 Angelika, 80,0 Kalmus, 580,0 Aloe, 100,0 Rhabarber, 20,0 Safran und 10 kg Spiritus (Chem. Unters.-Amt).

Spuman, enthält eine Thymolresorzinformaldehydverbindung zur Behandlung der Vagina usw.

Stangon, hauptsächlich aus kohlensauren und phosphorsauren Salzen des Natriums bestehendes Magenpulver.

Sterntee (P. Weidhaas, Dresden-A.), eine dem Brusttee ähnliche Mischung (Karlsruher Ortsges.-Rat).

Sthenochrisma, angeblich Salbe mit „Lezithinextrakt". Zur Behandlung von Rheumatismus und Hämorrhoiden angepriesen.

Stillingol (Aesculap-Apotheke Berlin), gegen Gallensteine angepriesen, besteht aus einer Salbe mit Lavendelöl und Zitronenöl und aus einem innerlich anzuwendenden Mittel, das Glyzerin Rhabarber, Caskarasagrada und Auszüge verschiedener indifferenter Drogen enthält (Pharm. Ztg.).

Stohal, aus verbranntem Torf gewonnen, soll ein radioaktives Präparat sein, zur innerlichen und äußerlichen Anwendung.

Stoptan (Apotheker Max Wagners Chem. Fabr. Leipzig-Reudnitz), ist ein Stopfmittel aus Eichenrinde; daraus hergestelltes Extrakt.

Striebers Tee der Krankenpflegerin E. Strieber, Berlin, enthält Fol. Rosmarin, Herb. Meliloti, Sem. Sinap. plv. und Alum. plv. Als Badezusatz für Frauen angepriesen (Juckenack und Griebel).

Stroopal, Stroops Krebsheilmittel, enthält nur das Pulver von Teucrium Scorodonia (Berl. Polizeipräsid.).

Stroopan, gegen Krebs-, Leber- und Magenleiden angepriesen, besteht aus drei Pulvern, Gemischen aus Fol. Alth. und Malvae mit Zusatz von Digital. purpur (Röhrig).

Strumpfbänder gegen Wadenkrampf von Gebr. Seidel, besteht aus Schwefelblüte und etwas Kräuterpulver in seidene Bänder eingenäht.

Stuttgarter Wassersuchtstee, enthält 10,0 Flor. Sambuc., Fruct. Cavi, Frct. Juniper. āā 3,0, Bulb. Scill., Frct. Petroselin. āā 2,0.

Subito, ist ein Enthaarungsmittel und soll bestehen 1. aus einer schwach parfümierten Wasserstoffsuperoxydlösung und Glyzerin, 2. aus drei Stangen, die aus einem Teile Wachs und drei Teilen Kolophonium bestehen (Pharm. Hefte 1920).

Sucarleß (W. Birkholz Nachf., Berlin), als Diabetesmittel angepriesen, ist ein Gemenge von gerösteten und gemahlenen Leguminosensamen, Kakaopulver und unzerkleinerten Wacholderbeeren.

Succarot, ist Extrakt aus der weißen Pferdemohrrübe.

Succocarnin-Tabletten (Dr. Pfeffermann & Co., Berlin NW 21), besteht angeblich aus Fleischextrakt und Eiweiß und werden als Roborans angepriesen.

Succolan-Tabletten (Saccharinfabr. A.-G. vorm. Fahlberg, List & Co., Magdeburg), enthalten neben Lakritzensaft Ammoniumchlorid, Anis- oder Fenchelöl und Menthol.

Sudorin, schwach parfümiertes Gemenge von 1% Salol und 99% Talkum. Als antiseptisches Streupulver.

Sujata, Mittel gegen Syphilis, war eine gerbstoffhaltige Abkochung von Pflanzenteilen, in der stark wirkende Stoffe nicht nachgewiesen werden konnten (Nahrungsm.-U.-A. Berlin).

Sujuta III, war eine 5%ige Jodnatriumlösung, die mit etwas Natriumthiosulfat versetzt war (Nahrungsm.-U.-A. Berlin).

Sylisan (Laborat. Mannfeld, Dresden-N.), besteht nach der schwulstigen Anpreisung aus zwei Mitteln: 1. **Sanas,** einer Kombination von Quecksilber, Jod, Arsen, salizylsaurem Natron und Chlorammonium, und 2. **Syphilin,** einer Vakzine. Gegen zahlreiche, sowie verschiedenartigste Leiden, insbesondere Syphilis, angepriesen (Diabetes, Gicht, Rheumatismus, Nerven- und Gemütsleiden, Frauenkrankheiten, Aborte, Sterilität, Drüsenkrankheiten, Skrofulose, Psoriasis, Urtikaria, erbliche Belastungen u. a. m. (Gehes Kodix).

Symphonbalsam, Langbeins, besteht im wesentlichen aus parfümiertem Schwefelbalsam, d. h. einem Gemisch aus Schwefel und Leinöl (Beythien).

Syphilis-Schutzmittel (Dr. Kienel, Wien), sind Lösungen von Salizylsäure in Spiritus, Öl usw. (Innhauser).

Syphilis-Schutzmittel des Dr. Oereg von Wundarzt Alt in Wien, ist Öl mit etwas Karbolsäure oder Kreosot gemischt.

Tabalax (Temmler-Werke, Detmold), sind Abführtabletten mit Phenolphthalein.

Tablettae contra Oxyures „Leo" (Laborat. Leo, Dresden), aus Extr. Granatur. examarat. 0,5, Extr. Rhei comp. 0,05, Plv. aromat. 0,05, Santonin 0,02 bestehende Tabletten gegen Würmer.

Tabulettae Phaseoli „Bellmann" (Pharm. u. chem. Spezialgesellschaft m. b. H., Berlin), gegen Zuckerkrankheiten, enthielten im Kern lediglich Bohnenhülsenextrakt (C. Griebel).

Talan-Tabletten (Chem. Fabr. Apotheker Welbhäuser, Mainz), nach Angabe der herstellenden Firma besteht jede Tablette aus Phenolphthalein 0,1, Sacchar. 0,5, Menthol 0,005, Vanillin 0,002, Sacchar. lact. 0,1.

Talisman, enthält 20% Protargolsalbe. Vorbeugungsmittel gegen Geschlechtskrankheiten.

Talismantabletten, bestehen aus Benzoesäure, Weinsäure, Chinosol und Natriumbikarbonat (Nahrungsm.-U.-A. Berlin).

Tamarets (Abführbonbons), hatten einen Gehalt von 0,065 g Phenolphthalein im Stück (Kraus)

Tampospuman, enthält Suprarenin, Styptizin, Ferripyrin, Chininsulfat und Antipyrin und wird zur Behandlung von Körperhöhlen, wie Vagina, Uterus usw. vertrieben.

Tancre-Katarrh-Plätzchen, enthielten Zucker, Natriumchlorid und geringe Mengen einer Wismutverbindung (C. Griebel).

Tangosol-Toilette-Krem, war eine 4%ige ZnO enthaltende, aus Algenschleim mit einer Phenolnatriumverbindung hergestellte Paste (Fendler).

Tangosol-Wundkrem, besteht aus Pflanzenschleim mit Zinkoxyd (Ludwig).

Tangosol-Zahnpasta, ist Algenschleim mit 25% Schlemmkreide mit Menthol oder Ol. Menth. und Farbstoff (Fendler).

Tanzers Bruchbalsam (J. K. Rainer, Landsberg a. L.), ist Rosmarinsalbe mit Muskatbalsam, Ochsenmark, Butterschmalz und ätherischem Tieröl. Gegen Unterleibsbrüche angepriesen.

Tao-Waffeln (Brockhaus & Co., Berlin-Halensee), als Nährmittel für Lungenkranke angepriesen, enthält beträchtliche Mengen Pflanzeneiweiß (Kleber) und geringe Mengen Lezithin. Perubalsam, angeblich der wirksame Bestandteil des Mittels, war nicht sicher nachzuweisen (Juckenack und Griebel).

Tarolinkapseln, gegen Gonorrhoe, enthalten Salol, Ol. Santali und Extr. Cubebar.

Tee gegen Husten und Schlaflosigkeit (Naporra, Berlin), enthält Rad. Alth., Rad. Liquir., Rad. Levistic., Flor. Verbasci, Fol. Farfar., Herb. pulmonar., Herb. Veronic., Lichen pulmonar. und Frct. Anisi (Juckenack und Griebel).

Tee gegen Krampfleiden (Buchholz, Berlin), ist eine Mischung von vorwiegend Quendel und Nußblättertee.

Tee gegen Leiden der Harnorgane und Blasenleiden, von Buchdruckereibesitzer Geist in Bad Wildungen, besteht aus 10 Teilen Bukkoblättern, 2 Teilen Sennesblättern, je 3 Teilen Stiefmütterchen und Erdrauch, je 2 Teilen Franzosenholz, Sarsafrasholz, Sarsaparille und Hauhechelwurzel (Schwendler.)

Tee gegen Magenleiden, Heinrichs, besteht aus Fol. Senn., Fol. Millefol., Fol. Althae., Fruct. Carvi, Herb. Centaur., Herb. Viol. tricolor., Herb. Petroselin. und Herb. Matrisylviae (Chemnitzer Unters.-Amt).

Tefraco-Wurmsuppositorien, besteht angeblich aus Allium. sativ., Alum. subacet., Zinc. oxyd., Ol. Cacao (Kodex).

Telo-Tee, Asthma, Herb. equiset., Rhiz. Gramin, Lich. islandic., Herb. polygon. Fol. farfar. mit Kaliumsalzen und Kaliumsulfoguajakol (Th. H. 1920).

Telo-Tee, Blasen- und Nieren-, Fol. Uv. urs., Rad. petroselin., Fruct. Juniper., Herb. Hyperic., Herb. Herniar., Fol. Betul. mit Hexamethylentetraminverbindungen (Pharm. Hefte 1920).

Telo-Rheumatismustee, Flor. Sambuc., Fol. Jaborand., Flor. Filiae mit Salizylsäureverbindungen (Pharm. Hefte 1920).

Terasol, Orientalisches Kraft-Nähr- und Büstenpulver (Willy Lehmann, Berlin), auch „als Mittel gegen Neurasthenie u. dgl." (!) angepriesen, enthält Arrow-Root, Bohnenmehl und ca. 15% Eisenzucker (Juckenack und Griebel).

Terpipetrol, wasserlöslich gemachtes Terpen-Petroleumpräparat, soll gegen parasitäre Hautleiden angewandt werden (Pharm. Hefte 1919).

Thé Chambard (H. Cornelius, Straßburg), ein Allheilmittel, besteht angeblich aus: Fol. Carsiae angustif. 45,0, Herb. mercurial. 15,0, Malv. sylvestr., Althaeae, Menth. pip., Meliss., Hyssopi āā 5,0, Flor. anthyllid. vulner. 6,0, Calendul., Cyani āā 2,0.

Theo Rheuma Creme (Carl Gadow, Berlin), enthält Fett, Wachs, Kampfer, Magnesiumsulfat, Aluminiumoxyd und geringe Mengen eines Superoxydes (Juckenack und Griebel).

Thermogène Watte (Apoth. Verganowen, Brüssel), ist eine mit Tinct. Capsic. getränkte Watte.

Thermopod, nach Chem. U.-A. Leipzig Verreibung von Vaseline, Senföl und Paprikaauszug, aromatisiert mit Amylacetat (Pharm. Hefte 1915).

Thomaqua (Dr. Thoma, Hamburg), Mittel gegen Seekrankheit, besteht aus einem Gemenge von etwa 1 Teil Bromnatrium und 2 Teilen Bromkalium, dem rund 2% Antipyrin, 10% Stärke und etwa 3% einer abführenden Droge beigefügt ist.

Thybrosal (H. Löbringer, Berlin N 24), enthält nach dem Aufdruck des Flaschenschildes Extr. Thym. cirs. et aur. fl. Brom. Kal. sulfoguajac. Sirup. spl. und wird gegen Keuchhusten, Bronchialkatarrh u. ä. angepriesen.

Tilin (Dr. Pfeffermann & Co., Berlin NW 21), **Tilinfluid, Tilin-Salbenstift, Tilinpuder** werden Läusevertilgungsmittel genannt, die nach Angabe der herstellenden Firma aus verschiedenen Desinfektionsmitteln, aber keiner Karbolsäure bestehen. Der Salbenstift enthält noch Schwefel und Zinkoxyd und der Puder Naphthalin (Vierteljahresschr. f. prakt. Pharm. 1915).

Tinctura confortatifa von Sicherer, als Aphrodisiakum angepriesen, ist eine weingeistige Lösung von Styrax, Perubalsam, Benzoeharz und wahrscheinlich Kantharidin (Klinger).

Tinctura salina (Waisenhausapotheke Halle), ist ein im Wasserbade hergestellter Auszug aus 125,0 unreifen Pomeranzen mit je 500,0 Pottasche und Wasser, versetzt mit einer Enzianabkochung (Ernst).

Prof. Tissanders Heilmittel gegen Rheumatismus, Gicht und Ischias, mit Kakao überzogene Tabletten, enthalten emodinhaltige Pflanzenpulver, etwa 12% Schwefel und mineralische Salze (E. Richter).

Tollwutmittel (Pastor Dreher, Berlin) für Menschen, ist eine Mischung von zerstoßenen Maiwürmern mit einem nicht festgestellten Pflanzenpulver (Geißler).

Tonica Rordorf, enthält angeblich „die wirksamen, leicht verdaulichen Bestandteile des Fleisches der Knochen, des Eisens (!), der Phosphate, der Chinarinde, der Kola, des Mangans (!) und des Kalkes“. Es wurden in dem Präparat aber auch Orange, Wermut, Ingwer und Gewürznelken gefunden.

Tonnola-Zehrkur, enthält Magnesiumsulfat, Natriumsulfat und Natriumchlorid mit Süßstoff und indifferenten Pflanzenstoffen.

Tonnola-Zehrpillen, enthalten Phenolphthalein (Pharm. Hefte 1919).

Traemos, ein blutstillender Stift, der aus Alaun oder Aluminiumsulfat bestehen dürfte.

Transpirol (Transpirol G. m. b. H., Berlin N 4), werden eine Creme, Puder und Waschflüssigkeit genannt, welche der „Hautpflege, Kosmetik und Hygiene der Frau“ dienen sollen. Nach Angabe der Firma besteht Transpirol aus Homologen der Benzolkarbonsäure (Acid. cinnamyl. usw.) (Vierteljahresschrift f. prakt. Pharm. 1915).

Tribolin, mit Pfefferminzöl versetzte Tabletten, welche Magermilchpulver, Lezithinalbumin, Eisenglyzerophosphat, Kartoffelstärke, Kakaopulver und Rohrzucker enthalten.

Trichlorin (Löwenapotheke Dresden-A.), besteht nach Angabe des Herstellers aus Trichloressigsäure, die mit Aluminiumsilikat und Glyzerin zu einer dickflüssigen Paste verarbeitet ist. Dient zur Beseitigung von Warzen, Leberflecken und ähnlichen Hautwucherungen.

Trinkerheil, Trunksuchtsmittel, bestand aus gemahlener Enzianwurzel.

Tropenfarrentee Cédéa (Cédéa-Vertriebs-Zentrale C. Delins, Berlin), gegen Gicht, ist zerkleinerter Adlerfarn (C. Griebel).

Tropentee „Papuana“ (Transatlantische Rheumaheilteegesellschaft Kullak u. Meyer, Berlin), soll aus den Blättern eines noch unbekannten Urwaldbaumes bestehen. Die Polizeibehörde Apolda warnt vor diesem Tee, der lediglich aus den Blättern des einheimischen Adlerfarns besteht.

Trunksuchtsheilmittel (M. Falkenberg, Berlin), besteht aus 313,0 Enzianpulver und 68,0 Kalmuswurzelpulver, jedes für sich in einer Blechbüchse.

Trunksuchtsmittel (H. Günther, Altona), ist ein weingeistiger Auszug der Haselwurz mit Kaskarillrinde (Wittstein).

Trunksuchtsmittel von Theodor Heintz, besteht aus 95% Natr. bicarb. und 5% Rhiz. Calam. plv., außerdem enthält es Spuren von getrocknetem Aalschleim (Pharm. Ztg).

Trunksuchtsmittel (Heymann, Berlin), schwach spirituöser Auszug von bitteren Drogen, namentlich Enzian.

Trunksuchtsmittel (Karrer-Gallati, Glarus), besteht aus einem weingeistartigen Auszug von Enzian und einer zweiten Lösung, die 2,6% Brechweinstein enthält (Karlsruher Ortsges.-Rat).

Trunksuchtsmittel von Keeley, siehe Goldcure Keeleys.

Trunksuchtsmittel (Th. Konetzki, Berlin), besteht aus einer Tinktur aus Aloe, Rhabarber, Safran und anderen bitteren Pflanzenstoffen und einem Pulver aus Enzian, Kalmus, Lärchenschwamm usw. Vor diesen Mitteln wird gewarnt (Karlsruher Ortsges.-Rat).

Trunksuchtsmittel (W. Kröming, Berlin). 1. 200—300 Pillen aus Eisenpulver, Enzianpulver, Enzianextrakt und Althääpulver. 2. Pulver aus Enzian und Kalmus (Quenzel).

Trunksuchtsmittel (Franz Schumacher, Köln), ist Brechweinsteinlösung.

Trunksuchtsmittel (Dr. Oska, Stein-Säckingen), besteht aus 70,0 Enzianpulver und 180,0 eines Teegemisches aus Enzianwurzel und Bitterkleeblättern (Karlsruher Ortsges.-Rat).

Tuberkel-Liquor, Horns, gegen Tuberkulose angepriesen (Chem. Werke M. C. Horn, Biesenthal-Berlin), wird als giftfreier Kantharidin-Liquor bezeichnet, der nach einem besonderen chemischen Verfahren (nach Aronsohn) hergestellt sein soll. Die Entgiftung der Kanthariden soll durch Einwirkung einer bestimmten Sorte Gambirkatechu bewirkt werden, doch konnte Richter Kantharidin darin nicht nachweisen.

Tuberkeltod, auch Dr. Stickes **Eiweiß-Kräuterkognak-Emulsion,** besteht aus Hämoglobineiweiß 3,0, Zucker und Eisentinktur je 10,0, Weingeist 25,0, Wasser 52 und Spuren von Zimtöl (Aufrecht).

Tuberkulosepillen, Dr. Ernis, oder **Ferro-Guaja-Cinnamylpillen** von C. Fr. Hausmann, St. Gallen, sind Natriumzinnamylat, Natriumorthosulfoguajakolat und gezuckertes Eisenkarbonat. Dr. Ernis **Tuberkulosepulver** enthält außerdem Pfefferminzöl.

Tubex (Merz & Co., Frankfurt a. M.), schaumige, fast weiße, nach Kampfer und ätherischen Ölen riechende Masse, die als „extrastarker fettfreier Ungezieferschutz" angepriesen wird.

Tubex Rachenschutz-Pastillen, enthalten Rohrzucker, Talkum mit etwas Formalin, Kochsalz, phosphorsaure Salze und aromatische Stoffe (Ludwig).

Turasol-Rasierpräparat, stellte sich als Suspension von 20% Schlemmkreide in einer durch Stärkekleister verdickten Lösung eines Schaummittels heraus (Fendler).

Tursiflorin (Pascoe & Co., Gießen), nach Angabe der herstellenden Firma „Fluidextrakt aus Polygonum, Polygala, Hierazium, Farafara, Galeopsis, Millefolium, Pedisrati und Liquiritia mit balsam. Zuckersaft verarbeitet". Als Hustensirup.

Tursiets, nach Anis schmeckende Tabletten, welche angeblich aus Goldschwefel, Tolubalsam, Süßholz, Zucker und ätherischen Ölen bestehen sollen.

Tursopastillen = 81% Rohrzucker, 9% Goldschwefel und etwas Pfefferminzöl.

Tussorin-Asthmatropfen (Lehmann, Berlin-Halensee), war ein nach Pfefferminzöl riechendes, alkoholisches Destillat (C. Griebel).

Tussylvan (Fabr. pharm.-chem. Präp. L. Lichtenfeldt, Meuselbach, Thür.), ist ein angeblich aus reinem Wacholderbeer- und Thymianextrakt bestehender Hustensaft.

„Typografei" (Blutreinigungsmittel), entpuppte sich als Leinsamenmehl (Ludwig).

Tyrmol, gegen veraltete Wunden, besteht aus Wachs, Fett, Pech, fetten Ölen und etwa 0,65% Zinkoxyd.

Ungarischer Pustatee (G. Werthen, Berlin), gegen Verstopfung, besteht aus Fol. Senn., Herb. Marubii, Flor. Rhoead., Flor. Trifol. alb. et rubr., Fol. Farfar., Fol. Menth. pip., Herb. equiset. arvens., Herb. Meliloti, Herb. Millefol. und Herb. Hyssop. (Röhrig).

Unguentum contra Oxyures „Leo" (Laborat. Leo, Dresden N 6), soll aus Ol. Chenopod. 1,0, Thymol 0,5, Santonin 0,2, Adip. Lan. c. Vasel. ad 100,0 bestehen.

Unguentum mirabile „Trost der Armen", auch „Wundersalbe" genannt, ist eine mit rotem Quecksilberoxyd, Kampfer und ätherischem Buchenöl versetzte Salbe.

Unikum, Hühneraugenentferner, ist 60% Seifenpflaster und 40% Salizylsäure (Röhrig).

Universalbalsam, ein Allheilmittel der Königseer Oleitätenhändler, besteht aus Schwefelbalsam 400,0, Kopaivabalsam 20,0, Fenchelöl 7,5, Anisöl 3,0 und brenzlichem Wacholderöl (Richter).

Universalbalsam (J. Weinhold, Dresden), ist eine Lösung von Kampfer, Krauseminz-, Rosmarin-, Kümmel- und Thymianöl in Spiritus mit Alkanna rotgefärbt.

Universal-Blutreinigungskräutertee, amerikanischer, von Dr. Kuhr, besteht aus je 10 Teilen Andorn, Eibischwurzel, Süßholz, Sassafras, je 5 Teilen Anis, Koriander, Fenchel, 4 Teilen Klatschrosen, 2 Teilen Lavendelblüten, je 15 Teilen Sennesblättern, Pfefferminze, Schafgarbenblüten und Baldrianwurzel (Kuhn und A. Selle).

Universal-Blutreinigungstee Marke „Medico" (Otto Reichel, Berlin), ist das zur Blütezeit gesammelte geschnittene Kraut von Hypericum perforatum (Juckenack und Griebel).

Universal-Bräune-Einreibung und Diphtheritis-Tinktur, Lamperts, besteht aus Holzteer, Kreosot, Spiritus und Zucker mit Nelkenöl aromatisiert (Aufrecht).

Universal-Frostwundencreme, Lammersdorfsche (Franz Lammersdorf, Haselünne, Hannover), dürfte lediglich aus Malzextrakt (!) bestehen (Zernik).

Universallebensöl, Hamburgisches, bestand aus Zimttinktur mit etwas Saccharin (Ludwig).

Universal-Lungenkraut, Dr. Tschernichs, ist Herb. Galeopsid (Beythien).

Universal-Magenpulver, Dr. Spitznagels, nach Untersuchungsamt der Stadt Dresden Natriumbikarbonat 92,0, Zucker 6,0, Kochsalz 1,5, Eiweiß (Pepsin?) 0,5.

Universalmedizin des Heilkünstlers William Becker, Berlin, ist ein mit vegetabilischen Abführmitteln versetzter Sirup (Karlsruher Ortsges.-Rat).

Universalmittel (A. Glaser, Mauskow), besteht aus 20,0 Milchzucker (Karlsruher Ortsges.-Rat).

Universal-Reinigungssalz (Bullrich, Berlin), ist unreines Natriumbikarbonat.

Universaltee, Berliner (C. J. H. Haberecht, Berlin), ist eine Mischung von Fenchel, Anis, Zimt, Sennesblättern und Koriander (Jakobsen).

Urbanuspillen (Hemme, Hannover), enthalten Aloe, Rhabarber, Sennesblätter (Karlsruher Ortsges.-Rat).

Uricil, enthält nach Angabe des Herstellers „eine Reihe von Balsamicis neben Chloroform". Gegen Rheuma sowie bei Sehnen- und Muskelzerrungen angepriesen (Th. H. 1920).

Uriozon-Gichtsalz (Li-il-Werke Dresden), besteht aus Magnesiumperoxydat., Piperazin, Rad. Apii plv. und Cort. Aurant. citri pulv.

Uterine, zur Entfernung zurückgebliebener Nachgeburt, besteht aus Natriumkarbonat und Sabinaspitzenpulver.

Valda-Pastillen, bestehen aus einer künstlich grün gefärbten Grundmasse von Gummi und Zucker, welche als wirksame Bestandteile Eukalyptol und Menthol enthalten.

Valepur-Tabletten, sollen reines Baldrianextrakt enthalten.

Vasoglysal, wird als Vorbeugungsmittel gegen Frost angepriesen. Zusammensetzung wird nicht angegeben.

Vater Philipp-Salbe, soll aus einem dem Scharlachrot ähnlichen, entgifteten und entfärbten Azokörper bestehen, ferner dem Bromokoll und Anästhesin nahe verwandte Verbindungen sowie Spaltungsprodukte eines Phenylderivates enthalten.

Vegeta (Psom-Werke, Franz Schwarz, Gotha), soll der Hauptsache nach aus „Glykose, Pflanzenproteinen und chemisch reinem Natriumbikarbonat" bestehen und „das Nerven- und Kräftigungsmittel der Gegenwart" sein.

„Venetianische Mixtur Nr. 5" (Haarfarbe), enthielt Chrom (Röhrig).

Venta-Abführpastillen, enthalten eine Anzahl pflanzlicher Stoffe, wie Tub. Jalapae, Fol. Sennae u. dgl.

Ventozon, Dr. med. Bergmann = Gemenge von Magnesiumsuperoxyd, Magnesiumkarbonat, etwa 0,5% benzolsaurem Natron und etwas Saccharin (Aufrecht).

Venus-Menstruationstropfen, sind Spir. Meliss. comp.

Venusin (Gesellschaft für Hormonpräparate m. b. H., Berlin), soll aus auf physiologischem Wege gewonnenen Säften der Keimdrüsen bestehen und zur Erlangung weiblicher Schönheit dienen. Auch als Büstenmittel empfohlen.

Verjüngungtee Marke „Jungborn" (M. Perls, Charlottenburg), gegen harnsaure Diathese und deswegen gegen vorzeitiges Altern angepriesen, besteht aus einem Gemenge zerkleinerter Vegetabilien, darunter Fol. Rosmarin, Herba Equiset., Cort. Querc. und Fol. Fragar. (Griebel).

Vermiculin (Emil Houben, Bingen a. Rh.), auch Ungt. Chinin. camphor. comp. genannt, ist eine hellgelbe, stark nach Kampfer riechende Salbe, die als wirksame Bestandteile neben Kampfer, Chinin und Thymol enthielt. Zum Einreiben der Analgegend gegen Oxyuren.

Vertigoium, wird als Radiumpräparat vom Thorradavin-Werk Hüls in den Handel gebracht und soll gegen Kopfschwindel sowie Seekrankheit helfen.

Vesicurin, gegen Erkrankung der Harnorgane angepriesen, angeblich Hexamethylentetr. 2,5, Natriumsalizylat 1,0, Baldrianextrakt 1,0 und 250,0 eines Sirups aus Frct. Cannab. sativ., Herb. Herniar., Fol. Uv. urs., Rad. Gentian., Herb. Urtic. und Herb. Equiset. (Zentralbl. f. d. ges. Therap.).

Veto-Tabletten, bestehen aus Natriumperborat, Natriumkarbonat, Aluminiumazetikotartrat, Aluminiumsulfat, Paraform, Stärke und Bolus. Zur Verhütung der Empfängnis (Nahrungsm.-U.-A. Berlin).

Vialonga-Wurmperlen (Vialonga-Werke, Düren), Ol. Chenopod. enthalten mit Santonin und Betanol (Derivat des Phenols) in dünndarmlöslichen Kapseln. Gegen Spul- und Madenwürmer angepriesen.

Vials tonischer Wein (Vial u. Uhlmann, Frankfurt a. M.), besteht aus 10,0 Kola Fluidextr., 10,0 Cora-Fluidextrakt., 5,0 Brechnußtinktur, 20,0 Natriumphosphat, Zitronensäure q. s. 200,0, Pomeranzenschalensirup und Malagawein ad 1000,0. Nach Angaben des Herstellers soll der Wein Fleischsaft enthalten.

Vigor-Sirup, auch **Sir. glycerinophosph. comp.** genannt, soll ein „wohlschmeckendes Kräftigungsmittel für Kinder" sein (Th. H. 1920).

Vilja-Creme (Obermeyer & Co., Hanau a. M.), gegen Juckreiz, Wundsein usw. angepriesen, ist lediglich ein mit Rosmarinöl oder einem ähnlichen Öl aromatisiertes wasserhaltiges Wollfett (Zernik und Kuhn). Nach Angabe des Herstellers soll Vilja-Creme enthalten: Adeps lan. comp. 80%, Verbena 2½%, Trigonella 2½%, Saponaria 3%, Betonica 2%, Capsell. burs. pastor. Ol. 3½%, Tanacetum Ol. 3½%, Ruta 3%.

Villerino (Schützenapotheke Hans Fasching, München), wird als „ärztlich anerkanntes, vorzüglich nur schmerzloses Entleerungsmittel gegen Wassersucht aller Art Wiederholungen" angepriesen. Es enthält beträchtliche Mengen eines nicht näher bezeichneten Herzgiftes (Mannich und Schwedes).

Vin Désiles (Heun und Kittler, Straßburg), als Tonikum und Nervinum angepriesen, enthält in einer Flasche die wirksamen Bestandteile von je 5,0 Chinarinde und Kolanüssen und 10,0 Kokablättern neben 5,0 phosphorsaurem Kalk und Orangenaroma.

Vinoferrol (G. E. Meyer, Hamburg, Einhornapotheke), enthält Kardamomen, Chinarinde, Enzian, Galgantwurzel, Gewürznelke, Ingwer, Pomeranzenschalen und -Früchte, Tausendgüldenkraut, Zeylonzimt und Zitwerwurzel, 40% Süßwein, Zucker, Wasser, ferner 0,3% Eisen, auch kommt es mit 0,005% Acid. arsenicos. in den Handel.

Dr. Virchows Gallensteinlikör (M. C. Horn, Biesenthal, Berlin), enthält angeblich „den wirksamen Bestandteil des Jalapa-Derivates".

Viricitinpillen, enthalten Chinin, Eisen, Pfefferpulver und andere Pflanzenpulver.

Virifortan, nach Angabe des Herstellers Fleischextrakt-Portwein, Nährsalze und Chinarindenextrakt. Nach Aufrecht können Fleischextrakt und Wein nicht in nennenswerten Mengen verwandt sein, auch der Gehalt an Nährsalzen nur außerordentlich gering sein, da die Gesamtmenge an Mineralstoffen noch nicht einmal 1% ergibt (Pharm. Zentralbl. 1916, 311).

Viscitin, „Nervenkraftnahrung", besteht nach Angabe des Herstellers aus Lezithinspaltungsprodukten (wohl Glyzerinphosphorsäure), Phosphorsalzen, Eiweißstoffen, Kohlehydraten und Nährhefenextrakt.

Vitalin, Desinfektionsmittel. Eine Lösung von Borax in Glyzerin.

Vitonpillen (Pearson & Co., Hamburg), Thymol 1,0, Cort. Cinnam. 3,0, Rhiz. zingib. 1,0, Carb. ligni 3,0, Rhiz. Rhei 2,0, Ol. Carvi, Ol. Foenicul. āā gtt. I. M. f. pil. C. Obduc. Keratin. Gegen Flatulenz angepriesen.

Voelkers Kräutertee (Oskar Voelker, Berlin), enthält Follicul. Senn., Fol. Uv. urs., Herba Centaur., Flor. Stoechad., Stipit. Juniper., Cort.

Frangul., Fruct. Coriandr., Herba Millefol. und Herba Burs. pastor. (Juckenack und Griebel).

Voltakreuz, gegen nervöse und rheumatische Leiden angepriesen, ist ein aus einem Zink- und Kupferstäbchen gebildetes Kreuz auf rotem Filz befestigt, welches auf dem bloßen Körper getragen werden soll.

Vulneralcreme (Apoth. Grundmann, Berlin), besteht aus etwa 6% Perubalsam und 94% Vaseline (Aufrecht).

Wacholderbeermagensaft Papkes verbesserter, präparierter (O. Papke, Berlin), ist ein Auszug aus bitteren Drogen (darunter einer Emodin enthaltenden, mit etwa 70% Stärkesirup verdünnt und gesüßt. Wacholderbeerextraktivstoffe enthält das Präparat anscheinend nicht (Juckenack und Griebel).

Wacholder-Schönheits-Creme, Pohls, ist eine anscheinend mit Bergamottöl parfümierte. wasserhaltige Salbe mit rund 5% weißem Quecksilberpräzipitat und 11% Salizylsäure (Zernik).

„Wako“ Antigrippin, gegen Grippe angepriesen, besteht aus einem schwach aromatisierten Gemenge von Salizylsäure und kohlensaurem Kalk (Aufrecht).

Waldflora gegen Rheumatismus (chem.-techn. Laborat. Birnstengel, Elsterwerda), war grob gepulvertes Heidekraut.

Walmosa, gegen aufgesprungene Haut, Sommersprossen usw. Zusammensetzung unbekannt.

Wallwernit, Wally Werneckes schmerzlose Geburtshilfe. „Destillierte Pflanzenwurzeln nebst präparierten Fettstoffen mit Eiweißteilen versetzt“ besteht vorwiegend aus Pferdefett, das geringe Mengen von Eiweißnährstoffen enthält (Juckenack und Griebel).

Wandra-Fußwasser (Psom-Fabrik, Gotha), grünlich schillernde, nach Formalin riechende Flüssigkeit gegen Wundscheuern, Schweißfüße usw.

Wasserpulver Finns, Rat Dr. Finns (Chem.-pharm. Laborat. Rat Dr. Finns Erben, Pasing bei München), soll sein: Fol. Uvae Ursi, Herb. aquatica, Theocin. natr. acet., Fruct. Cynosbat., Herb. Urtic., Hexamethylentetramin.

Wassersuchtpulver des Wunderdoktor Buchholz, Sottrum, ist nach Prof. Brandt Bulb. Scillae, Magnesiumsulfat und ein nicht näher feststellbares Pflanzenpulver.

Wassersuchtstee, besteht aus Bohnenschalen, rotem Sandelholz, Schachtelhalm, Birkenblättern, Heidekraut, Schafgarbe und Brennesselblättern (Nahrungsm.-U.-A. Berlin).

Wassersuchtstee, Wiener, Gemisch von Flor. sambuc., Bulb. Scill., Fruct. Juniper., Fruct. Foenicul., Fruct. petroselin. und Fruct. Carvi (Röhrig).

Wawil (Apotheker Max Wagner, Chem. Fabrik, Leipzig), früher „Apotheker Max Wagners Nerventropfen“ genannt, ist ein „weingeistigwäßriges Destillat aus frischer Thüringer Baldrianwurzel“. Gegen Schlaflosigkeit, Nervosität infolge Überanstrengung und Kopfschmerzen angepriesen.

Wecadon (Weimann, Breslau 23), als „Acetphenazon-Coffein-Produkt“ gegen Migräne angepriesen.

Wecalax (Weimann, Breslau 23), angeblich nur aus Ext. Aloes, Extr. Rhei compos. und Podophyllin bestehende Abführpillen.

Wecamenth (Weimann, Breslau 23), angeblich aus Kaliumsulfoguajakol und „Mentholsaccharat“ bestehende, überzuckerte Pastillen, zur Desinfektion von Hals und Rachen angepriesen.

Wegscheiders Tee, Universaltee, besteht aus Fol. Senn. 10,0, Fruct. Foenicul., Rad. Liquirit., Sem. lini āā 20,0, Rad. Alth. 30,0 (Schacht).

Weidentee (P. Streller, Meißen), gegen Gallenleiden angepriesen, ist nur Weidenrinde.

Weigands Rheumatismus- und Gichtgeist, besteht aus Terpentinöl 55,0, Kampferspiritus 55,0, venet. Seife 5,0 (Zernik).

Weinholds Dresdener Blutreinigungspulver, angeblich 20,0 Weinstein, 30,0 Schwefelblüte, 50,0 Zucker, 2,0 Magnesiumkarbonat, 2,0 Rhabarber und 0,3 Zimtöl.

Wenzel-Salbe (Christian Wenzel, Mainz), angeblich Myrrhe 2,0, Kampfer 1,75, Weihrauch 1,75, Terpentinöl 1,05, Perubalsam 0,875, Olivenöl 10,0, Fett 9,6, Wachs 7,0, Rosenöl 0,01.

Wincarnis (Kräftigungsmittel), war ein mit Fleisch- und Malzextrakt versetzter Portwein und enthält u. a. in 100 ccm 80 mg $H PO_4$ und 0,525 g Stickstoffsubstanz (Ber. d. Unters.-A. d. Stadt Magdeburg 1914).

Winthers Nährsalze (A. Winther, Lörrach, Baden). **Hygienisches Nervensalz,** besteht aus Gemisch von Natrium- und Ammoniumphosphat. Das hygienische **Nährsalz I** besteht aus Sulfaten, Phosphaten, Karbonaten, Chloriden und geringen Mengen von Tartraten des Natrium, Kalium und Ammonium. Das hygienische **Nährsalz II** besteht aus Sulfaten, Phosphaten, Chloriden und Karbonaten von Natrium, Kalzium, Magnesium, Kalium und Ammonium sowie geringen Mengen von Tartraten und Silikaten, Eisen und Mangan. Das **Nährsalz III** enthält neben 21% Milchzucker die gleichen Bestandteile wie Nährsalz II.

Wunderbalsam, englischer (Dinkler, Oberweißbach), ist Tct. Benzoes comp. mit Sandelholz rot gefärbt.

Wundsalbe, Brunners, soll Harz, Mastix und Bleiweiß enthalten.

Wurmbonbons, Schultes, waren Malzzucker und Arekanußpulver (Wendstein).

Wurmex, angeblich santoninfreies Wurmmittel.

Wurmfein, besteht zu gleichen Teilen aus Zucker und Flor. Cinae (Röhrig).

Würmol, Bonbons, welche Kakao, Zucker und Arekanuß enthalten und gegen Würmer angepriesen werden.

Wyberttabletten (Goldene Apotheke Basel), bestehen aus Succ. Liquir., Sacch. alb., Gummi arab., aromatisiert mit Ol. Menth. pip.

Yabs (Sarotti, Berlin-Tempelhof), mit Schokolade bereitete Bonbons, welche nach Angabe der Herstellerin Yoghurt-Serum Piorkowski, Yoghurt-Bakterien und je 0,12 Phenolphthalein enthalten sollen. Sie sollen darmreinigend wirken und Verstopfung verhüten.

Yoko-Yoko (Georg Hanning, Hamburg). Die Bestandteile der weißen, nach Petroleum und Zitronenöl riechenden Salbe werden nicht angegeben. Wird gegen Läuse zum Einreiben als sicher wirkendes Mittel angepriesen.

Zahnhalsbänder verschiedener Herkunft, bestehen aus zusammengenähten Samtstreifen, in welche mit Schwefel überzogene Leinwandstreifen eingenäht sind.

Zahnhalsbänder, galvanische (Otto Glatte, Berlin), bestehen aus Samt. Im Inneren enthalten sie drei mit Leim überzogene Papierstreifen, von denen der eine mit Kupfervitriol, der andere mit Zinksulfat, der dritte mit Braunstein bestreut ist (Kolloser).

Zahnnervtöter (Jurkiewicz, Leipzig), war eine braune, klare Flüssigkeit mit deutlichem Geruch nach Ammoniak, Nelkenöl, Kajeputöl, Kampfer und Essigäther (Röhrig).

Zambakapseln (E. Lahr, Würzburg), gegen Gonorrhoe angepriesen, enthalten Salol und Sandelholzöl.

Zauberstrauchrinde = **Gesundheitstee,** erwies sich als Rad. Belladonnae (Lührig).

Zanosan, ist eine Kalichlorikum-Zahnpasta.

Zebal, sind Hämorrhoidalzäpfchen unbekannter Zusammensetzung.

Zehr-Majamin-Milch, auch als kondensierte Zehr-Yoghurt-Milch bezeichnet, besteht aus einem halbfesten Gemisch von Kartoffelstärke, Wasser, Kochsalz, Magermilchquark und Milchsäure.

Zellregenerationssalz Nr. 13, Schumachers = chemisch-reiner Milchzucker (Mannich und Kroll).

Ziglin (Ida Ziegler, Berlin) gegen Gicht, Rheuma u. dgl. angepriesen, besteht aus roter Jutefaser die stark mit Holzteer imprägniert ist (Juckenack und Griebel).

Zieglers Spezifikum gegen Gelbsucht und Gallensteine, besteht aus etwa 80% Natriumsulfat und 20% Kaliumkarbonat (Zernik).

Ziethens Pulver gegen Wassersucht nach Dr. Wendland (Apotheker F. Ziethen, Weimar), angeblich 15 Teile Extr. Ononid., 10 Teile Extr. cort. Sambuc., 15 Teile Arum maculat., 5 Teile Scilla maritima, 10 Teil Natrium sulfur. sicc. und 10 Teile Kal. sulfur. plv.

Zuckerfeind, Höppeners (O. Schädel, Lübeck) angeblich ein mit Zitronensäure und Terpentinöl versetzter weingeistiger Auszug aus Heidelbeeren.

Zuckerharnruhrmittel (Rich. Berger, Dresden-Blasewitz) besteht aus vier Fläschchen mit Milchzucker und einigen Tropfen Kreosot. Nr. 2 und 4 sind mit rotem Bolus schwach gefärbt. Außerdem werden 5,0 Nußblättertee beigegeben (J. Müller).

Zuckerkrankheits-Heilmittel (von Medizinalrat Dr. Joh. Müller, Berlin), besteht aus zwei Teilen: 1. einer 2%igen Lösung von Perubalsam in Spiritus zum äußerlichen Gebrauche, 2. eine Lösung von wenig Glaubersalz und Salizylsäure in Zimtwasser mit einer Abkochung von bitteren Pflanzen (Bischoff).

Vergiftungen.

Von **Privatdozent Dr. P. Schenk,** Marburg.
(Medizinische Poliklinik.)

Inhaltsverzeichnis.

Seite

I. Allgemeiner Teil 353
Allgemeine Symptomatologie 354
A. Psychische Symptome 354
B. Körperliche Symptome 354
Allgemeine Therapie 357
A. Richtlinien für die Behandlung 357
B. Zusammensetzung des Vergiftungsbestecks 357
C. Therapeutische Maßnahmen 358
II. Spezieller Teil 362
1. Vergiftungen durch organische und anorganische Gifte . . . 362
2. Vergiftungen durch Nahrungsmittel 395
3. Vergiftungen durch tierische Gifte 400
III. Haftpflicht des Arztes 402

I. Allgemeiner Teil.

Bei unklaren, insbesondere bei plötzlichen Erkrankungen ist *stets* auch an Vergiftung zu denken! Mehrfache unklare Erkrankungen im gleichen Betriebe ohne Fieber müssen den Gedanken auf gewerbliche Vergiftung lenken!

Wichtig für die Diagnose ist die Nachforschung nach der Veranlassung der Vergiftung. Zum Selbstmord werden häufig Narkotika genommen, Vergiftungen durch Defekte der Leitungen sind meist CO-Vergiftungen. „Kloakengase" bestehen in der Hauptsache aus Kohlensäure und Schwefelkohlenstoff. Die Nahrungsmittelvergiftungen treten noch häufiger als die gewerblichen Vergiftungen als Gruppenerkrankungen auf und sind meist Folge bakterieller Zersetzungen (Bac. botulinus, enteridis Gärtner und Paratyphus), von Zusatz giftiger Konservierungsmittel (Borax, schweflige Säure, Flußsäure, Formaldehyd) und von Verwechslungen (z. B. Backpulver mit Arsenik!). In gewerblichen Betrieben kann es durch Nachlässigkeit oder Zufall zu akuter Steigerung schon vorhandener Vergiftungsgefahren kommen. Die gewerblichen Vergiftungen nehmen in den letzten Jahren sehr stark zu! — Selten sind Vergiftungen durch Tierbisse und tierische Gifte.

Ohne einen Verdacht zu äußern, ist auf herumstehende Fläschchen, Pulver u. dgl. sowie auf die zuletzt genommene Medizin zu achten.

Von vornherein sind methodische Temperaturmessungen vorzunehmen, sämtliche Sekrete und Exkrete sind aufzubewahren und *zu sichern* (Corpus delicti!); bei Verdacht auf Nahrungsmittelvergiftung auch die erreichbaren Reste der letzten Mahlzeiten. Stelle evtl. sofort fest, *wer* das Erbrochene usw. fortgeschüttet hat und wohin! Achte auf Flecken usw. in der Wäsche und Umgebung (Schwefelsäure über 70% frißt Löcher in die Wäsche, Salpetersäure und Brom machen gelbe Flecken!). — Zwischen Einverleibung des Giftes und Auftreten der ersten Erscheinungen können mehrere Tage und Monate (Blei) vergehen!

Allgemeine Symptomatologie (mit den klinischen Leitsymptomen[1]).

A. Psychische Symptome.

1. *Bewußtlosigkeit:* Alkohol, Atropin (nach Abklingen des Exzitationsstadiums), Blausäure, Methylalkohol, Petroleum, Schwefelkohlenstoff, Knollenblätterschwamm.

2. *Delirien:* Alkohol, Atropin, Giftlattich, Bilsenkraut, Kalium chloricum, Kohlenoxyd, Jodoform (ängstlich), Methylalkohol, Morphin (rauschartig), chronische Quecksilbervergiftung, Schwefelkohlenstoff, Stechapfel. Zahlreiche Insektenstiche.

3. *Rausch:* Alkohol, Anilin, Atropin, Benzol, Fliegenpilz, Kokain, Morphium, Petroleum, Phosphor, Salizylsäure, Santonin.

B. Körperliche Symptome.

1. *Atmungsorgane:*

Aussetzen der Atmung: Adrenalin, Äther, Chloralhydrat, Chloroform, Morphium, Zyankali. Dyspnoe: Akonitin, Alkohol, Ammoniak, Anemonen, Blausäure, Chlor, Chloralhydrat, Chloroform, Digitalis, Filix mas, Jodoform, Zyankali. Seufzende Atmung: Digitalis, Koffein.

2. *Augen:*

Amblyopie: Anilin, Atoxyl, Chinin. Amaurose: Blei (oft vorübergehend, durch Urämie bedingt), Filix mas, Cortex Granati, Lolium temulentum, Methylalkohol, Optochin, Salizylsäure. Verfärbung der Konjunktiven: gelb bei Pikrinsäure, ikterisch bei den verschiedenen Formen von Ikterus (s. u.). Hornhautanästhesie: Chloroform, Lysol, Morphium, Trichloräthylen. Pupillenerweiterung: Atropin, Bilsenkraut, Chloroform, Fisch- und Fleischvergiftung (Botulismus), Giftreizker, Kohlensäure, Leuchtgas, Lupulin, Pikrotoxin (Kokkelskörner), Salpetersäure, Salzsäure, Skopolamin, Stechapfel, Strychnin, Zyankali und asphyktische Zustände. Pupillenverengerung: Atoxyl, Brom, Kampfer, Fliegenpilz, Morphium, Muskarin, Nikotin, Opium, Physostigmin, Veronal (oft wechselnd mit Erweiterung). Pupillenstarre: Äthylalkohol in großen Dosen, dabei eng! (bei Methylalkohol ist die Reaktion stets erhalten); bei Atropin, Blei, Botulismus, Chloroform, Schwefelkohlenstoff ist die Pupille weit!

3. *Blut.*

Blutungen in der Haut oder in den Muskeln usw.: Arsenik, Benzol, Blausäure, chlorsaures Kalium, Kohlenoxyd, Kreuzotterbiß. Phosphor, schweflige Säure. Hämoglobinämie: Arsenwasserstoff, Glyzerin,

[1]) Zur Erleichterung der Orientierung sind die einzelnen Symptome alphabetisch geordnet.

Kreuzotterbiß, Lorchel, Morchel. Methämoglobinämie (Blut schokoladenfarben, hochgradigste Zyanose): Anilin, Antifebrin (Azetanilid), chlorsaures Kalium, Dinitrokresol, Naphthalin, Natrium nitrosum, Nitrobenzol, Pikrinsäure, Pyrogallol, schweflige Säure.

4. *Harn- und Geschlechtsorgane:*

Nierenschmerzen: Chrom, Kalichlorikum, Kanthariden. Verfärbung des Urins: Gelb: Pikrinsäure. Grün: Lysol. Rot (Porphyrinurie): Sulfonal, Trional, Veronal. Beim Stehen grünschwarz werdend: Karbol, Lysol. Nach Veilchen riechend: Terpentinöl. Hämaturie (Urin fleischwasserfarben bis rot, Erythrozyten enthaltend, bei Nierenschädigung): Blei, Borsäure, Chrom, Kanthariden, Kupfer, Perubalsam, Raute, Sadebaum, Lysol, Naphthol, salpetrige Säure, Salzsäure, Schwefelsäure, Sublimat. Hämoglobinurie (Urin rot bis braunrot, keine Erythrozyten enthaltend, bei Blutgiften): Anilin, Antifebrin (Azetanilid), Arsenwasserstoff, chlorsaures Kalium, Dinitrokresol, Glyzerin, Lorchel und Morchel, Natrium nitrosum, Nitrobenzol, Pikrinsäure, Pyrogallol, schweflige Säure, Kreuzotterbiß. Der im Urin gelöste Blutfarbstoff besteht meist aus einem Gemisch von Hämoglobin und Methämoglobin.

5. *Haut und Schleimhäute:*

Ätzschorfe in einem oder beiden Mundwinkeln, an den Lippen oder an der Zunge bei Säuren, Laugen und Metallsalzen. Weißer Schorf: Salzsäure, Kleesalz, Chloroform. Gelber Schorf: Salpetersäure, Pikrinsäure. Schwarzer Schorf: konz. Schwefelsäure. Orangegelbe Verfärbung: Chromsäure, Dinitrokresol. Sämtlich derb! Dagegen milchigweiße, glasige, sich seifenartig und schmierig anfühlende Schorfe bei Alkalien. Adstringierende, zusammenziehende, oft mit metallischem Geruch verbundene und von entsprechender Farbe bei Metallsalzen. — Farbe des Gesichts: Röte: Äther, Atropin, Bromäthyl, Hyoszyamus, Kohlenoxyd (hellrot), Nitroglyzerin, Skopolamin, Stechapfel. Zyanose: Äthylenbromid, Alkohol, Chloralhydrat, Chloroform, Digitalis, Leuchtgas, Strophantus, Strychnin. — Farbe der Haut: Blaugrau-rauchbraun: Akonitum (Sturm- oder Eisenhut), Antifebrin. — Blaugrau, bes. Lippen, Ohren und Nase bei allen methämoglobinbildenden Giften, z. B. Anilin, Natrium nitrosum, Kalichlorikum, Nitrobenzol. — Schmutziggrau: Argentum nitricum (Argyrie) — Dunkle Flecken: Arsenik. — Scharlachröte: Atropin, Belladonna. — Auffällig rot bei akuter Benzolvergiftung. — Rosig bei Blausäure, Kohlenoxyd und Erfrierung. — Mulattenfarbe: Arsenwasserstoff. — Ikterus: Arsenwasserstoff, Blei, Chloralhydrat, chlorsaures Kalium (im 2. Stadium, ebenso wie die anderen Methämoglobinbildner), Dimethylsulfat, Filix mas, Jodoform, Krokus, Naphthol, Nitrobenzol, Phosphor, Pikrinsäure (zunächst, später blaugrau), Knollenblätterschwamm und Lorchel.

6. *Herz- und Gefäßsystem:*

Kollaps: Azetanilid, Äther, Antimon, Chloroform, Extractum filicis maris, Fischgift, Jod, Kalichlorikum, Kokain, Kreuzotterbiß, Krotonöl, Kupfer, Methylalkohol, Nießwurzel (Veratrin), Oxalsäure, Rizin, Tartarus stibiatus, Taxus. — Veränderung des Pulses: Aussetzend: Barium, Borsäure, Digitalis, Narkotika. Beschleunigt: Äther, Anilin (chronisch), Atropin, Jodoform, Knollenblätterschwamm, Kokain, nitrose Gase, Quecksilber, Resorzin, Salizylsäure, Strychnin. Verlangsamt: Amylenhydrat, Anilin (chronisch), Digitalis, Fliegenpilz (oft wechselnd mit Beschleunigung), Krötengift, Meerzwiebel (Scilla), Muskarin, Nikotin, Oxalsäure, Physostigmin. Hart: Bariumverbindungen, Blei, Digitalis, Fliegenpilz.

7. *Magen-Darmkanal:*

Großer Durst: Ätzgifte, Atropin, Bilsenkraut, Botulismus, Fliegenpilz, Knollenblätterschwamm, Stechapfel, Sulfonal. Sekundär als Folge starken Brechdurchfalls. — Erbrechen: Ohne begleitende Diarrhoe fast nur bei Apomorphin. Konsistenz des Erbrochenen: Schmierig bei Natron- und Kalilauge. Geruch nach bitteren Mandeln bei Blausäure, Nitrobenzol, Zyankali. Nach Schwefelwasserstoff: Schwefelalkalien. — Typisch riechen Ammoniak, Essigsäure, Karbolsäure, Lysol, Petroleum, Terpentin. Knoblauchgeruch bei Phosphor und Äthylenbromid. — Auffallende Farbe des Mageninhalts: Braun durch Blutbeimengung bei Kali- und Natronlauge, Essigsäure, Lysol, Salzsäure, Schwefelsäure; gelb bei Pikrinsäure, Salpetersäure; braungelb bei Brom; rötlichgelb bei Chrom; grün bei Arsenfarben, Chrom, Grünspan, Kupfer; rot bei Chrom; schwarz bei Eisensulfat, Phosphor (im Dunkeln leuchtend!), Schwefelsäure; weiß bei Argent. nitric. (an der Luft nachdunkelnd); harte, unlösliche weiße Krümel bei Arsenik; bleigrau bei Chromverbindungen; blau bei Kupfersulfat. — Fetttröpfchen auf dem Spülwasser: Kreosot, Petroleum. — Schmerzen im Magen-Darmkanal: Alkalien, Jod, Kanthariden, Kolchikum, Krotonöl, starke Säuren. Heftige Koliken: Blei, Fliegenpilz, Juniperus, Sabina (Sadebaum), Ol. Terebinthinae, Quecksilber, Wismut. — Stuhl: Reiswasserstuhl bei akuter Arsenikvergiftung, Fisch- und Pilzvergiftung.

8. *Nervensystem:*

Akustikusstörungen (Drehschwindel und Hörschädigung): Ol. Chenopodii anthelminthicum. Anästhesie im Trigeminusgebiet bei Trichloräthylen. Konvulsionen: Äther, Akonitin, Alkohol, Ammoniak, Anemonen, Antipyrin, Atropin, Barium, Benzin, Blausäure, Blei, Brechweinstein, Fischgift, Giftreizker, Goldregen, Kampfer, Kanthariden, Kokain, Krokus, Kreuzotterbiß, Nikotin, Kupferverbindungen, Naphthalin, Nitrobenzol, Oxalsäure, Opium bei Kindern, Sadebaum, Santonin, Schwefelkohlenstoff, Satanspilz, Sekale, Salzsäure, Strychn n, Wasserschierling, Zyan. — Motorische Lähmung: Aethusa cynapium (Hundspetersilie), Alkohol (in großen Dosen), Barium, Blei (bes. M. Peronei), Botulismus, Kurare, Kohlenoxyd, Krebse, Landschierling: an den Beinen beginnend (denke an Poliomyelitis acuta ant.!), Lupulin, Lysol. — Spastische Paraplegie: Kokain. Polyneuritis: Absinth, Amylalkohol, chronischer Alkoholismus, Arsenik, Blei, Benzin, Bromäthyl, Brommethyl, Kohlenoxyd (meist asymmetrisch), Sulfonal und Trional (jedoch meist isoliert), Schwefelkohlenstoff. Schmerzen: Arthralgien: Blei. Krampfartige Schmerzen in den Extremitäten: Akonitum, Anilin (chronisch), Arsen, Barium. Krampf in den Flexoren nur bei Sekale, sonst stets in den Extensoren. Wadenkrämpfe bei Blei und fast nach jeder heftigen Gastroenteritis. — Tetanus: Strychnin (und Tetanus selbst!).

9. *Temperatur:*

Fieber mit Schüttelfrösten: Sublimat. — Kühle Haut: Arsenik, Koffein in großen Dosen, Lysol. — Starke Erniedrigung: Alkohol, Camphora monobromata, Salizylsäure, Salzsäure, Schwefelsäure.

10. *Schneller Tod:*

Benzin, Chlor, Chloralhydrat, Chloroform (bei sog. Status thymicolymphaticus), Karbolsäure (bei Kindern), Kokain, Kohlenoxyd, Oxalsäure, Krustaceen. — Ganz plötzlicher Tod: Benzol, Chloroform (bes. bei Status thymicolymphaticus), Kohlensäure, Nikotin, Kloakengase, Schwefelwasserstoff, Zyankali (über 1 g).

11. *Tod unter Konvulsionen:* Strychnin.

Allgemeine Therapie.

A. Richtlinien für die Behandlung.

1. Sowie auch nur der geringste Suizidverdacht auftaucht, ist der Patient in eine geeignete Umgebung zu bringen [Zimmer mit verschließbaren Fenstern, möglichst wenigen gurtartigen Geräten (Strick, Hosenträger, Handtuch); evtl. Heilanstalt] und streng zu bewachen. Diese *Selbstmordprophylaxe* muß lange Zeit durchgeführt werden, auch wenn scheinbar keine Anzeichen für einen erneuten Suizidversuch vorhanden sind. Es ist ferner daran zu denken, daß nicht selten toxisch ausgelöste Halluzinationen und Delirien ängstlicher Richtung zu Selbstmordversuch und Mord führen können. So z. B. bei chronischem Alkoholismus (Eifersuchtswahn), Jodoformintoxikation, Kokainismus, und bei den chronischen Schwefelwasserstoffvergiftungen in der Kautschukindustrie. Bei Narkoticis — z. B. Medinal — kann aus tiefstem Schlaf plötzlich Erwachen mit aggressivem Verhalten erfolgen! — Oft ist psychiatrische Begutachtung äußerst wichtig.

2. Stets kommt es auf schnelles Eingreifen auf Grund ruhiger Überlegung an. Rasche Gifteliminierung und Giftverdünnung ist wichtiger als sorgfältige, durch die Herbeischaffung des betreffenden Medikaments sich verzögernde Neutralisation. Antidotum bis dat, qui cito dat! Die zur Bekämpfung von Vergiftungen notwendigsten Instrumente und Medikamente sollen stets in einem Behälter (Tasche) vereinigt greiffertig daliegen, oder es muß wenigstens eine genaue Tabelle der stets vorrätig zu haltenden und bei Vergiftungsfällen stets mitzunehmenden Sachen (wenn möglich mit Anführung des instrumentellen Notbehelfs!) an einem bestimmten Orte vorhanden sein. Einige Medikamente sind aber trotzdem unentbehrlich. — Sehr wichtig ist ferner die durch Aufklärung und wenn nötig energisches Hinweisen auf die bestehenden Bestimmungen zu treibende *Vergiftungsprophylaxe*, z. B. bei Alkoholismus, Morphium-Kokain-Benzol- usw. „Sucht", bei gewerblichen Vergiftungen wie Blei, Arsen usw. — Auch sei der Arzt bei chronischen Alkoholisten, Kokainisten usw. auf *Selbstschutz* bedacht (Zeugen!).

B. Zusammensetzung des Vergiftungsbestecks.

1 Instrumentarium zur Magenspülung: Ein 75 cm langer, weicher, ca. 12 mm dicker (m. 8 mm Lumen) Magenschlauch aus rotem, sog. Jaqueschen Patentgummi mit 2 seitlich gut abgestumpften Fenstern (keine endständige Öffnung!), ein an den Enden nicht zu sehr verjüngtes, ca. 10 cm langes Glasrohr (sehr gut ist ein T-Rohr), ein 1 m langer Schlauch, ein $^3/_4$-Liter-Glastrichter, ein kurzer Gummischlauch für das T-Rohr, ein Gummiballon und 2 Quetschhähne. Notbehelf: Ein durch 2 Scherenschläge mit seitlichen Fenstern versehener Gas- oder Abfüllschlauch (sämtliche Ränder werden mit glühender Stricknadel geglättet!), sowie eine Wein- oder Bierflasche mit abgeschlagenem Boden, in deren durchbohrtem Korken ein Glasrohr zum Anschluß des Schlauches steckt. — Es ist ratsam, für Kinder sowie zur Magenspülung durch die Nase noch einen zweiten dünneren Magenschlauch von 5—6 mm Lumen vorrätig zu haben.

1 Mundsperrer nach Heister oder König-Roser (als Notbehelf Korken).

1 Darmrohr, 40—50 cm lang, 1 cm dick aus weichem roten Gummi, vorn geschlossen und mit 2 seitlichen Öffnungen; es hat am Ende eine Erweiterung zur Aufnahme des gläsernen Schaltstücks bei Darmwaschungen.

1 weicher Katheter (Nélaton).

1 Instrumentarium zum Aderlaß und zur intravenösen Infusion: Gummischlauch usw. zum Abbinden, Skalpell, 2 Pinzetten, 2 Umstechungsnadeln, Seide, 2 Hautklammern, Tupfer, Heftpflaster. Bürette von 300 ccm oder Trichter, 50 cm langer Schlauch mit Schlauchklemme, 2 stärkere Kanülen. — Zur subkutanen Infusion benutzt man kräftige, 6—8 cm lange Hohlnadeln mit scharfer Spitze und mehreren seitlichen Öffnungen. (Wenn möglich stets alles steril!) 1 Liter sterile Ringer- oder 8,5%ige Kochsalz- oder 10

bis 20%ige Traubenzuckerlösung. Sehr empfehlenswert sind Normosalampullen, mit denen jederzeit die benötigte Infusionsflüssigkeit hergestellt werden kann.

Je eine 1- und 10-ccm-Rekordspritze mit dünnen und stärkeren Kanülen.

Jodtinktur 20 ccm.

1 Tracheotomiebesteck: 1 Trachealkanüle, 1 Skalpell, 4 Arterienklemmen, 3 Pinzetten, 2 dreizinkige scharfe Haken, Nadeln, Seide, Katgut, steriler Mull. Dazu Medikamente zur Lokalanästhesie (z. B. gebrauchsfertige Ampullen von Novokonephrin Dr. Thilo-Mainz).

1 Chloroformmaske, 100 g Chloroform oder Äther pro Narkosi, 1 Fieberthermometer, 1 gewöhnlicher Thermometer, 1 kräftige Schere, 1 Hornlöffel, 3 Verbandpäckchen, 1 Handtuch.

Arzneimittel: Ol. Camphoratum forte 20,0 g, Magnesia usta 200 g, Mercks Carbo animalis 200 g, Zuckerkalk 100 g (Calc. oxydat. hydrat. 25,0, Sacch. 75,0), Magnesium sulfuricum 100 g, Zitronensäure feingepulvert 100 g, Anästhesin 20 g, Ol. Ricini 50 g.

Suprarenin hydrochlor. 1:1000, 10 ccm. Sterile Ampullen mit Coffein natr. benzoic. 0,5 g, Morph. hydrochlor. 0,02, Atropin sulf. 0,001, Apomorphin hydrochlor. 0,01, Strychnin. nitric. 0,001, Pilocarpin hydrochlor. 0,01, Scopolamin hydrobrom. 0,0005 g.

Äußerst bequem sind für diesen Zweck die „M. B. K.-Subkutan-Compretten", insbesondere in der Form der „Sammelpackung". Zur Lösung derselben halte man steriles Dreyfus-Ampullen-Wasser vorrätig. Die Herstellung einer frischen Lösung scheint insbesondere beim Apomorphin ratsam zu sein, da ältere Lösungen anscheinend gefährliche Nebenwirkungen (Kollaps) erzeugen können.

Pulver von Cuprum sulfur. 0,1, Pulv. gummosus 0,5. — Senfpapier.

Lackmuspapier blau und rot.

Wichtig ist ferner, daß am Wohnorte des Arztes stets gefüllte transportable Sauerstoffbomben (sehr praktisch Sauerstoffkoffer von Dräger) an bestimmter Stelle bereitstehen!

Für Krankenhäuser, Rettungswachen usw. ist der von A. Heffter angegebene „Gegengiftkasten" geeignet. Erhältlich bei Dr. Kade, Berlin SO.

C. Therapeutische Maßnahmen.

1. **Entleerung des Magens.** a) Durch Brechmittel: Apomorphin hydrochlor. 0,01 subkutan, Radix Ipecacuanhae 1,0 als Pulver oder Schüttelmixtur, Kupfersulfat (Cuprum sulfur.) 1% alle 5 Minuten 1 Eßlöffel, Zinksulfat (Zinc. sulfur.) in Pulvern von 0,2 alle 5 Minuten bis zur Brechwirkung. Trinken von Eiweißlösung, Kitzeln des Schlundes mit dem Finger oder mit einer Feder. Falls keine Atmungslähmung droht, versuche evtl. die Entleerung des Magens nach dem Darm zu durch subkutane Injektion von Morph. hydrochlor. 0,02 zu verzögern. Erbrechen kann im allgemeinen nicht erregt werden bei physikalisch-narkotischen Giften wie Karbol, Lysol, Kresol, Anilin, Nitrobenzol.

b) Durch Magenspülung, die mit Ausnahme der Vergiftung durch *konz.* Alkalien und *konz.* Schwefelsäure *stets* auszuführen ist, auch wenn bereits Erbrechen stattgefunden hat (Technik, s. Bd. III „Therapeutische Technik"). Bei Kieferklemme oder starkem Sträuben des Patienten ist der dünnere Magenschlauch gut eingeölt in horizontaler Richtung durch den weiteren der beiden Nasengänge einzuführen. Die Spülung durch die Nase ist oft einfacher als die durch den Mund (Schlauch in horizontaler Richtung nach hinten einführen, Kopf beim Einführen nicht zurücknehmen lassen!). Eine möglichst vollständige Reinigung des Magens wird durch Erschütterung der Bauchdecken in der vermuteten Gegend der großen Kurvatur bei wassergefülltem Magen (jedoch nicht nach ätzenden Giften!) und durch Zusatz von $^1/_{10}$ Volumen 30%igem Wasserstoffsuperoxyd zum Spülwasser erreicht. Nach Beendigung einer jeden Spülung, mit Ausnahme bei nachgewiesener Säure- oder Laugevergiftung, gieße man eine Aufschwemmung von 2 Eßlöffeln Carbo animalis Merck und 30 g Magnesium sulfur. in Wasser durch den Schlauch! (vgl. Klemperer, Therapie der Gegenwart, Oktober 1920). Kräftigste Adsorption des Restgiftes und schleunige Darmentleerung werden dadurch erreicht. — Bei der Vergiftung durch *Ätzgifte* (durch Säuren, Laugen und Metallsalze), die man am Ätzschorf (s. o.) sowie an der Reaktion des Erbrochenen erkennt, wird sofort bei der ersten Füllung des Magens ein Gegenmittel eingegossen. Bei Aufnahme von konz. Alkalien verbietet die Verflüssigung der Gewebe — die allerdings in der Magenwand wegen der starken Abwehrsekretion oft nicht so schlimm ist wie im Munde und im Pharynx und Ösophagus — jede Spülung, wenn man nicht gerade fast unmittelbar dazu kommt, bei konz. Schwefelsäure unterbleibt am besten die Spülung ganz! Man begnügt sich in diesen Fällen mit möglichster Verdünnung durch reichliche Flüssigkeitsaufnahme durch Trinken oder durch die Sonde (Vorsicht bei der Einführung!). — Bei nachgewiesener *Säurevergiftung* setzt man zur Unterstützung der Spülung möglichst viel Magnesia usta (erst 125 g neutralisieren 100 ccm konz. H_2SO_4, 7 g bereits 100 ccm Ac. hydrochlor. dil.), geschabte oder pulverisierte Seife (erst 1 kg neutralisiert 100 ccm konz. H_2SO_4, 50 g 100 ccm Ac. hydrochlor. dil.) oder Zuckerkalk (evtl. Mauerkalk) zu. Weniger geeignet sind Soda, Natrium bicarbon., Kreide, ungeeignet Alkalien wie Natronlauge, Kalilauge, wegen der entstehenden Kohlensäureentwicklung bei ersteren und der Verätzungsgefahr bei letzteren (wenn sie in ausreichender Konzentration gegeben werden!). — Bei *Laugenvergiftung* gießt man — wenn man früh dazu kommt — eine Lösung von Zitronensäure (25 g neutralisieren 100 ccm off. Natronlauge, 150 ccm Kalilauge oder 65 ccm Ammoniak), Weinsäure (etwas mehr zu nehmen) oder Essig (1 Teil auf 10 Teile Wasser. Essig enthält 4—6% Essigsäure; 400 ccm neutralisieren 100 ccm Natronlauge) ein. — *Metallsalze* versucht man durch reichliche Zufuhr von Gerbsäure (Ac. tannic. in 3—5%iger Lösung) oder Eiweiß (rohe Hühnereier oder Milch) in schwer lösliche oder unlösliche und daher schlecht resorbierbare Tannate bzw. Albuminate überzuführen. Barium- und Bleisalze werden durch das oben empfohlene Magnesium sulfur. in unlösliche Sulfate übergeführt.

2. **Entleerung des Darms** zum Zwecke möglichster Verkürzung der Aufenthaltszeit des Giftes im Körper.

a) Durch Abführmittel: 30 g Bittersalz oder Glaubersalz in reichlich Wasser (bes. bei Barium- oder Bleivergiftung) oder 2 Eßlöffel Rizinusöl. Glaubersalz hat u. a. eine sehr gute Wirkung bei allen Urtikariaformen der Vergiftungen (1 Eßlöffel in ein Glas Wasser morgens nüchtern bei flüssiger Kost). Will man auch auf den Dickdarm wirken, so gibt man etwas später 50 ccm Sennainfus. Dieser sowie Podophyllin (in Pulver zu 0,03) und Tubera Jalapae (in Pulvern zu 0,3) kommen ferner bei der Morphiumvergiftung zur Anregung der Ausscheidung in den Darm in Betracht.

b) Durch Darmwaschungen. Zunächst Reinigungsklistier mit $^3/_4$ Liter ziemlich kühlen Wassers und Zusatz von 1 Eßlöffel Schmierseife in linker Seitenlage, mit erhöhtem Steiß und angezogenen Knien (falls kein Durchfall besteht). Nach $^1/_2$ Stunde Darmwaschung nach Art der Magenspülung von 30 cm Fallhöhe aus mit Wasser von 38° C. Bestehen sehr heftige Diarrhoen, so kann man mit Kamillentee oder Ac. tannic. 3 : 1000,0 nachspülen (s. Bd. III „Therapeut. Technik").

3. **Aderlaß** zur Entfernung bereits resorbierten Giftes und Anregung der Blutneubildung bei Kohlenoxyd-, Schwefelwasserstoff-, Kalichlorikum-, Anilin-, Sulfonal-, Nitrobenzolvergiftung. Da es auf Entnahme größerer Blutmengen ankommt (500—600 ccm) und die Gerinnungsfähigkeit in diesen Fällen meist verstärkt ist, so nehme man dicke Kanülen oder mache gleich die Venaesectio der Vena mediana basilica: nach Anlegung der Staubinde Anspannen der Haut des Armes von der Rückseite her mit der linken Hand. Schräges Durchschneiden der vorderen Venenwand von innen oben nach außen und unten. Nicht mehr als ein Drittel des Gefäßumfangs durchschneiden,

da sonst später keine Vereinigung der Schnittränder mehr erfolgt. Acht geben, daß sich die Haut nicht über der Vene verschiebt. Bei schlecht sichtbaren Gefäßen Vene durch einen seitlichen Längsschnitt freilegen, auf doppelten Faden nehmen, anschneiden. Die Blutung steht zum Schluß meist schon nach Abnahme der Stauungsbinde bei gut bedeckter und leicht komprimierter Wunde und Erheben des Armes. Sonst zweimaliges Unterbinden der Vene.

4. Die **intravenöse Infusion** erfolgt zur Verstärkung des Saftstromes in den Geweben, Erzeugung einer Harnflut und zum Ersatz der durch den Magen-Darmkanal oder Aderlaß verloren gegangenen Körperflüssigkeit. 500—1000 ccm sterile Ringer-, Kochsalz-, 10—20%ige Traubenzuckerlösung (wenn irgend möglich in Aqua redestillata) oder Normosallösung von 38—40° C werden aus $1^1/_2$ m Höhe langsam ($^1/_2$ Liter in 20—30 Minuten) in die Vene des anderen Armes einlaufen gelassen. Man kann manchmal auch bei Anwendung einer starken Kanüle zum Aderlaß diese gleich unter Benutzung eines 2-Wegehahns zur Infusion benutzen. — Die subkutane Infusion hat bei jugendlichen Individuen mit straffer Haut den Nachteil sehr schlechten Abflusses und später stark schmerzender Injektionsstellen. Man verteilt die Flüssigkeit dabei auf die Gegend unterhalb beider Schlüsselbeine, die Weichen und die Außenseite der Oberschenkel.

5. **Vermehrung der Diurese** durch Diuretin (3—4×1,0 pro die) oder Theozin (3×0,1—3×0,3) in Pulverform oder Euphyllin als Suppositorien. Intravenöse Kochsalz- bzw. Ringerlösunginfusion von 1—2 Liter.

6. **Entfernung in oder unter der Haut liegender Giftdepots** durch reichliches Abspülen mit Wasser (Säuren, Laugen, Karbol, Kresol), Abreiben mit Alkohol, Äther und Benzin (Pflanzengifte), Anlegen einer Stauungsbinde oberhalb der Eintrittspforte und Aussaugen mit dem Munde (sofortiges Ausspeien!) oder durch einen Schröpfkopf sowie Setzen eines kräftigen Hautkreuzschnittes oberhalb der Infektionsstelle (bei Schlangenbissen, Hornissenstichen usw.), Binde 20 Stunden liegen lassen. Auch wird möglichst sofortiges Ausglühen mit glühender Stricknadel empfohlen. Ferner Exzision des ganzen giftimprägnierten Gewebsbezirks, z. B. bei eintretender Giftwirkung nach Injektion von schlecht löslichen Quecksilbersalzen in großen Dosen.

7. **Symptomatische Therapie** nach möglichster Entfernung der Gifte. Bei Behinderung der *Atmung* durch Zurücksinken des Kehlkopfs infolge Erschlaffung der Muskulatur Vorschieben des Unterkiefers wie in der Narkose durch den Esmarch-Heibergschen Handgriff (der Kopf wird von hinten her umfaßt, Daumen auf der Schläfe, flache Hand auf dem Ohr, Spitze des Zeigefingers hinter dem Kieferwinkel. Der Druck des Zeigefingers muß so stark sein, daß die Zähne des Unterkiefers vor denen des Oberkiefers stehen). — Bei Glottisödem (bei Ätzgiften) Tracheotomie, bei Lähmung des Atemzentrums künstliche Atmung nach Sylvester oder dauernde Insufflation von Sauerstoff nach Meltzer (Berl. klin. Wochenschr. 1910, Nr. 13, S. 566) mittels eines mit einer Sauerstoffbombe verbundenen durch den Kehlkopf (oder besser durch die Trachealkanüle) hindurch bis zur Bifurkation der Trachea geführten, mittelstarken weichen Katheters. — Ist die Atmung sehr schwach, so regt man sie durch kalte Übergießungen (ca. 15° C) bes. des Nackens und Kopfes im warmen Bade, Abreiben der Schläfen mit Essigwasser, Vorhalten von Salmiakgeist und Riechsalzen (das kräftigste ist 3 g 96%ige Essigsäure auf pulverisiertem Bimsstein oder Kieselgur in festverschlossener Flasche), Senfpflaster, subkutane Injektion von Atropin sulf. 0,001 g (Atropin ist das stärkste pharmakologische Erregungsmittel für das Atmungszentrum, toxische Dosen lähmen dasselbe jedoch leicht. Also Vorsicht!) oder Strychnin nitr. 0,003 g an. — Bei *Kohlenoxydvergiftung* sucht man

die ziemlich lockere Bindung des CO an Hämoglobin durch einen Überschuß von Sauerstoff zu sprengen. (Mehrere Stunden lang Sauerstoffinhalation je 5—10 Minuten lang mit Pausen von ca. 10 Minuten. Dabei künstliche Atmung.) — Bei schwerer *Schädigung des Gefäßzentrums* sowie des Herzens steigere die Erregbarkeit derselben durch ein- oder mehrmalige subkutane Injektion von Strychnin nitr. 0,002—0,003, Coffein natr. salicyl. 0,25—0,5, 1—2—5 ccm Ol. camphoratum forte. Bei den den Gefäßtonus stark herabsetzenden Giften wie Amylnitrit, Veronal, Chloralhydrat $^1/_2$stündlich $^1/_2$—1 ccm Adrenalin 1 : 1000. Später starken Kaffee oder Tee geben (1 Tasse aus 15 g Bohnen oder 5 g Blättern enthält 0,1 g Koffein!). Bei *Krämpfen* (z. B. Reflexkrämpfen bei Strychninvergiftung, bei Akonitin, Ammoniak) größte Ruhe, indifferentes Bad (34—35° C), ganz leichte Äthernarkose (Chloroformnarkose weniger gut) oder ein kleines Klistier von Paraldehyd (Paraldehyd 4,0, Aqua dest., Mucilago Gummi arabici āā 25,0) oder Chloralhydrat (Chloralhydrati 2,0, Mucilago Gummi ad 50,0). Innerlich: Rp. Chloralhydrat 5,0 Sir. Cort. Aurant. 25,0, Aqua dest. ad 75,0. MDS. 2 Eßlöffel auf einmal, nach 2 Stunden der 3. Eßlöffel. — Bei starken *Nervenschmerzen* Morph. hydrochlor. 0,02 subkutan oder Belladonnasuppositor. (Extr. Belladonnae 0,05, Ol. Cacao ad 2,0), bei Wundschmerz Bestreuen mit Anästhesinpulver. Warme Breiumschläge wirken oft gut; bei Kopfschmerzen Aspirin, Antipyrin usw. — Bei starker *Abkühlung* des Körpers infolge Gefäßparalyse, Darniederliegen der Oxydation usw. möglichste Erwärmung des Bettes und des Vergifteten durch improvisierte Wärmeflaschen, erwärmte flache Dachziegel, mit heißem Sand gefüllte Krüge, „Thermophor"-Kompressen oder „Stangerotherm"-Kissen. Eventuell Dauerbad von 35—37° C.

8. **Nachbehandlung.** Hier steht wiederum die *Selbstmordprophylaxe* im Vordergrund! Darauf achten, daß Patient nicht nach Erholung einen zweiten Selbstmordversuch vornimmt! — Bei Verätzungen des Magendarmkanals Ernährung durch Verweilklistiere, Tropfklistiere (besser) und 10 bis 20%ige Traubenzuckerinfusionen (500—1000 ccm von 38—40° C). Beispiel für Nährklistiere: Riba 30 g, Dextrin 50 g, 2 Eidotter, Alkohol 9 g, NaCl 2 g, Wasser 300 g. Oder: Dextrin 100 g, Alkohol 9 g, NaCl 2,5 g, Wasser 300 g. 2—3mal täglich. Dazu je 5 gtts. Tct. Opii simpl. $^1/_2$ Stunde vorher (am Morgen) einen Reinigungseinlauf machen lassen. Zum Tropfklistier: Dextrin 150 g, Riba 50 g, NaCl 7 g, Alkohol 30 g, Tct. Opii simpl. 12 gtts., Wasser 1 Liter. 30—60 gtts in der Minute abtropfen lassen; im Tage 1500 ccm. — Bei Alkalien Einführen einer weichen Kautschuksonde durch die Nase in den Ösophagus, wo sie zur Verhütung von Narbenstenosierung 10—30 Tage als „Verweilsonde" liegen bleibt, sowie Frühoperation (Gastro- bzw. Jejunostomie) zur Ermöglichung einer genügenden Ernährung. Besser als die Verweilsonde (Periösophagitis!) ist oft die „Bougierung (Sondierung) ohne Ende", mit der spätestens 8 Tage nach der Operation zu beginnen ist (vgl. Bd. 3, Therapeut. Technik). — Bei chronischen Vergiftungen (Alkohol Nikotin, Morphium, gewerbliche Vergiftungen) möglichst sofortige Ausschaltung neuer Giftaufnahme sowie Begünstigung der Ausscheidung durch intensivste Anregung des Stoffwechsels (Schwitzkuren, Trinkkuren, Diuretika, Badekuren). — Bei jeder Vergiftung empfiehlt es sich — trotz erfolgter Magenspülung — zur Erhöhung der Giftadsorption, Beschleunigung der Darmentleerung und Lösung von Spasmen mehrere Tage lang tägl. in den leeren Magen 3—4 Eßlöffel folgender Mischung (in Wasser aufgeschwemmt) zu geben: Rp. Tierkohle 100,0, Magnesium carbon. 25,0, Kampfer 2,5.

II. Spezieller Teil.

1. Vergiftungen durch organische und anorganische Gifte. 2. Vergiftungen durch Nahrungsmittel. 3. Vergiftungen durch tierische Gifte.

1. Vergiftungen durch organische und anorganische Gifte.

Abrus-Erbsen (Paternoster-Erbsen), Abrin enthaltend.

Symptome: Akute Gastroenteritis.

Therapie: Jequirity-Heilserum Merck, Magendarmspülung. Symptomatisch.

Acetanilid, Antifebrin.

Symptome: Kollaps, rauchbraune bis blaugraue Verfärbung der Lippen und Haut. Methämoglobinurie (schokoladenfarbener Urin).

Therapie: Entleerung von Magen und Darm, Kochsalzinfusion.

Aconitin, Aconitus Napellus, Sturmhut, Eisenhut. Alle Teile der Pflanze sind giftig, besonders die Knollen des blauen Eisenhuts.

Gelegenheit: Wird in der Homöopathie verwandt. Verwechslung der Knollen mit Meerrettich und Sellerie, der Blätter mit Petersilie, der Tinktur mit anderen Tinkturen.

Symptome: Auf der Haut Jucken, Prickeln und Anästhesie. Innerlich Erbrechen, Speichelfluß, Durchfall. Nach Resorption zunächst Dyspnoe, dann Atmungslähmung, Sensibilitätsstörung, Parästhesien, Trismus, Krämpfe der Skelettmuskeln mit folgender Lähmung bei wenig gestörtem Bewußtsein. Bradykardie, Herzlähmung.

Therapie: Fortgesetzte Magenspülung (Aconitin wird in den Magen ausgeschieden!). Bei Krämpfen Chloralhydrat per os oder als Klistier (Rp. Chloralhydrat. 5,0, Sirup. Cort. Aurant. 25,0, Aqua dest. ad 75,0. MDS. 2 Eßlöffel auf einmal. Bei Bedarf nach 1 Stunde wiederholen. Und: Rp. Chloralhydrat. 2,0, Mucilago Gummi ad 50,0. MDS. Zum Klistier). Bei Bradykardie Atropin sulf., bei Herzschwäche Kampfer, bei Atmungslähmung künstliche Atmung.

Adonis Vernalis, Adonidin, im Tierexperiment wie Digitalis wirkend, macht wie dieses Magenschmerzen, Erbrechen, Durchfall, Herzstörungen.

Adrenalin s. Suprarenin.

Aesculus Hippocastanum (Roßkastanie). Die unreifen Schalen der Früchte und die Früchte enthalten Saponin.

Symptome: Gastrointestinale Störungen.

Therapie: Entleerung; Schonungsdiät.

Äther (Schwefeläther, Äthyläther).

Gelegenheit: Äthernarkose. Äthertrinken rein oder in Schnäpsen (bes. in Österreich-Ungarn und Rußland), als ätherische Baldriantropfen oder „Hofmanns-Geist".

Symptome: Brennen im Magen, Rötung des Gesichts, Wohlbefinden, aussetzende Atmung, Tachykardie, Erregungszustand, der in schlafartigen Zustand übergeht. Bei chronischem Genuß **„Äthersucht":** Magendarmkatarrh, Reizzustände der Lungen (bei Inhalationen), Energielosigkeit, Reizbarkeit, depressive Anwandlungen, Schlaflosigkeit. Weite Hautgefäße, leichte Ermüdbarkeit des Herzens. — Nach Narkosen leicht Bronchopneumonie.

Therapie: Äthersucht wird wie chronischer Alkoholismus behandelt. Bei Überdosierung in der Narkose künstliche Atmung, Kampfer, Adrenalin.

Aethusa cynapium (Hundspetersilie) enthält Coniin, eine nach Mäuseharn riechende Substanz.

Symptome: Motorische Lähmung, an den Beinen beginnend. Dabei manchmal Sensibilitätsstörungen. Tod durch Lähmung der Thoraxmuskulatur und direkte Lähmung des Atmungszentrums. Sensorium und Zirkulation bleiben frei.

Therapie: Magenspülung, künstliche Atmung, Wärmezufuhr.

Agrostema githago (Kornrade) enthält Saponin, s. dort.

Alkalien. Natronlauge, Kalilauge, Ätznatron, Ätzkali (Ammoniak, s. dort).

Gelegenheit: Selbstmord. Verwechslung der Flaschen infolge falscher Aufbewahrung in Bier-, Selters- usw. Flaschen.

Symptome: In den Mundwinkeln, an Zunge und Gaumen anfangs weiche, milchigweiße, glasige, sich seifenartig schlüpfrig anfühlende Ätzschorfe, erst später fester werdend und sich verfärbend. Ebenso Verflüssigung der zerstörten Gewebspartien im Ösophagus und im Magen. Starke Schmerzen im Schlund, Ösophagus und Magen. Erbrechen blutiger, alkalischer und schmieriger Massen. Später neutraler oder gar alkalischer Harn. Hyperglykämie.

Therapie: Sofort reichlich Wasser, Milch, verdünnten Essig (1 Teil auf 10 Teile Wasser) oder verdünnten Z tronensaft trinken lassen. Die Verdünnung des Mageninhalts ist das Wichtigste! Kommt man sofort dazu, vorsichtiges Einführen der Sonde und Eingießen von Zitronensäure, Weinsäure oder Essig (s. oben „Allgemeine Therapie", 1, S. 359). Dann gegen die starken Schmerzen Anästhesinpulver (à 0,5—1,0 g) halbstdl. auf den weichen Gaumen schütten und 1—2stdl. eine Kokaintablette im Munde zergehen lassen (Cocain. hydrochlor. 0,005, Mentholi 0,01, Sacch. q. s. u. f. Tabletta. Da XX). Ernährung durch Tropfklistier und intravenöse 20%ige Traubenzuckerinfusion (s. o.). Da sie den Kalorienbedarf nur bis zu $^1/_3$ decken, frühzeitig Gastrostomie bzw. Jejunostom e. Später methodische Sondierung zur Verhütung bzw. Dilatation der Narbenstriktur. Oder aber man führt sofort nach Verätzung eine weiche Kautschuksonde durch die Nase in den Ösophagus und läßt sie dort als Verweilsonde 10—30 Tage liegen. — Über „Sondierung ohne Ende" (sehr gut!) s. S. 361.

Alkohol (Äthylalkohol).

Gelegenheit: Mißbrauch. Gewerbliche Vergiftung bei der Herstellung feiner Parfüms, von rauchlosem Pulver, sowie in der pharmazeutischen Industrie. Es erhöhen ferner gewerbliche Vergiftungen mit Blei, Quecksilber, Schwefelkohlenstoff, Anilin, Nitrobenzol die Empfindlichkeit für Alkohol.

Symptome: Akute Vergiftung: Tod nach $^3/_4$—1 l Branntwein. Erweiterung der Hautgefäße (hierdurch und durch die Störung der Wärmeregulation Begünstigung des Todes durch Erfrieren), Vertiefung der Atmung, psychomotorische Erregung, Neigung zu Gewalttätigkeiten und sexueller Brutalität. In größeren Dosen motorische Lähmung, Störung der Empfindung, Bewußtlosigkeit und Pupillenstarre. — Der pathologische Rausch tritt nach relativ geringen Dosen unvermittelt ein und zeitigt psychische Störungen (Verkennung der Umgebung) bei normaler Motilität. Evtl. Angr ff auf die verkannte Umgebung! Später ausgedehnte Erinnerungslücken über die Zeit des Rausches und die Rauschhandlungen. — Plötzlich aufgenommene große Alkoholmengen führen schnell zu Bewußtseinsstörung, motorischer Lähmung, akuter Herzschädigung, Nephritis und evtl. Tod. — Chronische Vergiftung: Gefäßerweiterungen, Acne rosacea, Magenkatarrh, Vomitus matutinus, Leberzirrhose, Myodegeneratio, chronische Nephritis. Libido sexualis erhöht, Potenz zunächst schwankend, dann herabgesetzt. Feinschlägiger Tremor, der nach Alkoholgenuß vorübergehend zurückgeht, sehr schmerzhafte symmetrische Polyneuritis, besonders im N. peroneus (Steppergang!). [Differentialdiagnose mit Arsen (gleichfalls symmetrisch, anfallsweise auftretend und auf Druck stärker werdend), Blei (asymmetrisch), Diabetes, Absinth (große Empfindlichkeit der Fußsohlen für Kitzeln)]. Sehstörungen (zentrale Farbenskotome, temporale Abblassung, Nebelsehen wie bei Tabak- und Schwefelkohlenstoffvergiftung). Veränderung des Charakters (rücksichtslosester Egoismus, besonders gegenüber der eigenen Familie bei Weichheit und Gerechtigkeits- sowie Opferwilligkeitsprahlerei in der Öffentlichkeit). Eifersuchtswahn. Unterschlagung. — Delirium tremens, meist durch Krankheit oder Trauma ausgelöst: Desorientierung in Ort und Zeit, Verkennung der Umgebung mit visuellen Halluzinationen. Beschäftigungsdrang (Fadenziehen usw.). Diagnose oft schon vor dem Ausbruch durch die leichte Suggestion der Anwesenheit von Käfern, Mäusen usw. möglich. Kleiner fliegender Puls. Tod durch Herzschwäche. Krisis am 6.—10. Tag. — Korsakowsche Psychose meist durch eine Infektion ausgelöst: Völlige Unorientiertheit, Unmöglichkeit die Erfahrungen zu registrieren, Ausfüllen der Gedächtnislücken durch Konfabulation. Neuritis.

Therapie der akuten Vergiftung: Magenspülung, Wärmezufuhr, Hautreize, starker Kaffee, Exzitantien. *Therapie der chron. Alkoholkrankheiten:* In akuten Verschlimmerungen sofortige Entziehung des Alkohols unter Ersatz durch Milch, möglichst gute Ernährung, Behandlung der Magenstörungen durch Spülungen usw. Bei ausgesprochenem Eifersuchtswahn ist Sicherung (meist Internierung) evtl. mit Polizeigewalt indiziert! *Therapie des Delirium tremens:* Bewachung, reichlich flüssige Diät besonders zielbewußte Milchdiät, Chloralhydrat per os (Chl. 3,0, Sir. Cort. Aurant. 20,0, Aqua dest. ad 50,0), Scopolamin hydrobrom. $^1/_2$—1 mg subkutan, Luminal 0,3 zur Nacht.

Alpenveilchen, Cyclamen europaeum enthält Saponin, s. dort.

Ammoniak, Liquor Ammonii caustici („Salmiakgeist", 10% Ammoniakgas enthaltend) und Liquor Ammonii anisat. (m. 2% Ammoniak).

Gelegenheit: Verwechslung, da Ammoniak häufig als Putzmittel verwandt und in Seltersflaschen usw. aufbewahrt wird. Einatmung beim Platzen eines Ballons in chemischen Betrieben oder von Röhren bei Ammoniakkältemaschinen. In Färbereien.

Symptome: Innerlich wie bei Alkalien (s. o.). Unterschied: Keine Ätzschorfe am Munde, der Harn bleibt sauer. Ein über das Erbrochene (oder vor den Mund des Patienten) gehaltener Salzsäurestab läßt weiße Salmiaknebel aufsteigen. — Bei Inhalation: Konjunktivitis, Bronchitis, Dyspnoe, Lungenödem, Bronchopneumonie, Glottisödem (!). Folgendes Bild soll nicht selten sein: Patient wird zunächst im Gesicht stark zyanotisch und bewußtlos, nach 8—10 Stunden jedoch kreideweiß unter tief zyanotischer Verfärbung von Ohren und Lippen. — Nach Resorption Reizung der nervösen Zentralorgane, psychische Erregung, Krämpfe. Verstärkung von Atmung und Herzaktion.

Therapie: Wenn innerlich: Viel Wasser und Milch trinken lassen. Wenn früh dazu: Vorsichtige Magenspülung mit Essig (1 : 10 Wasser) oder verdünnter Zitronensäure (s. S. 359), oder Eingießen derselben. Bei Krämpfen Chloralhydrat innerlich oder als Klistier. Bei Glottisödem Tracheotomie.

Amylalkohol. Isoamylalkohol.

Gelegenheit: Ist ein Hauptbestandteil des Fusels (welcher bei der Destillation von Kartoffelspiritus entsteht und im Rohspiritus enthalten ist), dient als Lösungsmittel in der pharmazeutischen Industrie und Extraktionsmittel für Alkaloide. Inhalation und Genuß.

Symptome: Gefäßerweiterung, Herzklopfen, Kopfschmerzen, Erbrechen, Schwindel (schon bei 0,5 g intern). Erregung mit Depressionszuständen.

Therapie: Magenspülung. Symptomatisch.

Amylenhydrat.

Gelegenheit: Verwendung als Schlafmittel. (Obsolet!)

Symptome: Sehr lange anhaltende schwere Schlafzustände. Erweiterung der Gefäße, Magendarmblutung, Herzinsuffizienz, kleiner, weicher, sehr langsamer Puls. Lungenödem. — Rektal tödlich ca. 30 g.

Therapie: Exzitantien.

Amylnitrit. Bei Einatmung von zu viel Amylnitrit Verwirrung, Schwindel, motorische Unsicherheit, Schwäche, Gelbsehen, sehr weicher Puls, Ohnmacht. Bei innerlichem Genuß von ca. 5 g zunächst Magenreizung, dann wie oben. Tod selten. Bei längerer Einwirkung wie Nitritvergiftung (s. diese).

Anemone. Ranunculus acer, Hahnenfuß; Anemona nemorosa, Windröschen; Pulsatilla vulgaris, Küchenschelle; Caltha palustris, Sumpfdotterblume; Clematis, Waldrebe und Verwandte.

Symptome: Hautreizung, Friesel bis Geschwürsbildung. Innerlich Reizung von Mund, Schlund, Magen, Darm, Nieren und Harnwege. Betäubung, Konvulsionen. Dyspnoe, Hauterscheinungen (Urtikaria).

Therapie: Äußerlich Anästhesinsalbe (Anaesthesin 5,0, Unguentum Adip. Lanae ad 50,0), Cold-cream oder Eucerin-Salbe. (Rp. Eucerin. anhydric. 10,0, Sol. calcii chlorati 10% 5,0, Aq. Menthi pip. 5,0.) Innerlich: Entleerung. Schleimige Getränke.

Anilin. Amidophenol.

Gelegenheit: In Wäschetinten, Schuhwichse und Stempelfarben (Säuglings-Anstaltswäsche!). Einatmung der Dämpfe in Fabriken, besonders im Sommer.

Symptome: Schon durch die normale Haut kann schwere Vergiftung erfolgen! Besonders bei Säuglingen und Kindern. — Bei Inhalation zunächst bläulichgraue Verfärbung von Lippen, Nase, Ohren, später leichter Ikterus als Folge einer Hämolyse. Unbehagen, Schwindelgefühl, beschleunigter Puls, kühle Extremitäten, Anilinrausch „Anilinpips" mit Verwirrung. — Wenn innerlich genommen: Erbrechen, Diarrhoe, Sehstörungen. Blut gerinnt sehr leicht. Methämoglobinämie und -urie: Blut und Harn schokoladenfarbig. Leichter spektroskopischer Nachweis in beiden: Absorptionsstreifen im Rotorange. Evtl. blauschwarze Körnchen in den Erythrozyten: Anilinschwarz oder Heinzsche Blaukörnchen (im dicken Tropfen zu sehen). Im spärlichen Harn wird Anilin meist als Amidophenolschwefelsäure, selten als Anilin ausgeschieden; daneben reichliche Ausscheidung von Harnsäure und Fettkügelchen. Inkubation 10 Minuten bis 8 Stunden. — Bei Aufnahme durch die Haut oft fleckenartige und pustulöse Eruptionen. — Bei chronischer Vergiftung Blässe, Regenerationserscheinungen im Blute. Bradykardie mit Blutdruckerhöhung. Ziehende und reißende Muskelschmerzen.

Therapie: Frische Luft, Sauerstoffinhalation. Magenspülung. Bittersalz oder Karlsbadersalz (je 1 Eßlöffel auf 1/4 Liter Wasser). Aderlaß, Kochsalzinfusion, evtl. Bluttransfusion. Koffein besser als Kampfer. Alkohol streng kontraindiziert! Ebenso Milch! Gegen Oligurie: Tartarus boraxatus, 10 g in Wasser per os oder als Klysma. — Literatur bei W. Neuland, Med. Klinik 1921, Nr. 30, S. 903.

Antifebrin s. Acetanilid.

Antimon: Tartarus stibiatus (s. dort), Antimonbutter, Antimonoxychlorid, Goldschwefel (Antimonpentasulfid), Schlippesches Salz, Antimonoxyd.

Gelegenheit: Zu große Dosen von Brechweinstein (Tartarus stibiatus, über 0,05) innerlich. Antimonbutter wird zum Brünieren des Stahls benutzt; dabei entsteht Antimonwasserstoff, ein Blutgift wie Arsenwasserstoff. Antimonoxyd (selten) im Geschirremail, als Beize für Futterstoffe, Strümpfe und in der Kunstseidefärbung; in der Feuerwerkerei.

Symptome: Äußerlich Pustelbildung. Antimonbutter wirkt lokal ätzend. Innerlich Brechen, Enteritis, Kälte- und Schwächegefühl. Kollaps. Wenn kein Erbrechen erfolgt, töten 1—2 g. — Chronische Vergiftung (in Schriftgießerei, Emailfabrik, Glasurenfabrik): Verdauungsstörungen und allgemeine Depression. Eosinophilie. Kleine Geschwüre im Mund, Atemnot.

Therapie: Entleerung. Tannin (Ac. tannic. 2,0/200,0, auf zweimal zu nehmen). Gerbsäurehaltige Abkochungen (Eichenrinde 10 : 100,0). Schleimige Getränke. Bei Antimonbutter Milch (s. S. 359).

Argentum nitricum.

Gelegenheit: Medikamentös zu starke Konzentrationen, Verwechslungen. Bei Arbeitern, die mit Versilbern beschäftigt sind usw.

Symptome: Magenschmerzen, Erbrechen, Durchfall. Das Erbrochene ist weiß und wird am Lichte schwarz. — Chronisch: Kachexie und Argyrie: Schwarzgraue Verfärbung der Haut, Konjunktiven und Schleimhäute.

Therapie: Kochsalz teelöffelweise, Eiweißwasser (1 Hühnereiweiß für 1 Tasse Wasser), Milch. Rizinusöl.

Arsenik. Arsenige Säure, Arsensäure, Schweinfurter Grün, Scheeles Grün und andere grüne Farben. Rauschgelb und Königsgelb (Realgar und Auripigment).

Gelegenheit: Akut und subakut bei Mord (ist geruch- und geschmacklos!) oder Selbstmord und infolge Verwechslung (dient als Ungeziefergift, Rattengift, zur Konservierung von Pelzen, zum Ausstopfen von Tierbälgen usw.). — Chronisch, da es als grüne Farbe in Kleiderstoffen, Schnüren, Tapeten usw. vorkommt. Ferner, wenn in zu großen Dosen als Medikament (Sol. Fowleri, Acid. arsenicosum, Kakodylpräparate, Elarson, Solarson, Salvarsan, Dürckheimer Maxquelle, Levico, Roncegno, Val Sinestra, Guberquelle), als Schönheitsmittel, Aphrodisiakum und als Kräftigungsmittel (von den Arsenikessern) genommen. Ferner nach arsenikhaltiger Zahneinlage beobachtet! (s. u.). — Gewerbliche Vergiftung beim Verhütten von Erzen, beim Metallgießen, beim Glasschmelzen und in der Papierdruckerei (Briefmarken!). 0,06 g Arsenik können schon tödlich wirken, doch können andererseits bei individueller Unempfindlichkeit mehrere Gramm (bis 12 g beschrieben) vertragen werden.

Symptome: Akute Vergiftung: 1. Gastrointestinale Form: Nach $^1/_2$—2 Stunden starke Erweiterung der Kapillaren, mit kleinen (bes. Darm-) Blutungen. Rauhigkeit und Brennen im Munde und im Rachen, dann unstillbares Erbrechen (nach Arsenik im Erbrochenen weiße harte Krümel von Arsentrioxyd. Bei arsenhaltigen Farben grüne Farbe des Erbrochenen, s. S. 356), später heftige Leibschmerzen, aufgetriebener Leib, Durchfall (Reiswasserstühle! Ähnlich bei Fischvergiftung und Cholera!) mit Tenesmus. Dazu motorische Schwäche, Schwindel. Atemgeruch evtl. nach Knoblauch. Bei erhaltenem Bewußtsein tritt unter Kollaps der Exitus in 6—24 Stunden ein. Manchmal (wenn das Arsenik zusammengeballt ist) sehr langsamer Beginn (nach Stunden), dann Tachykardie, Glomerulonephritis mit Albuminurie und Hämaturie und nach 14 Tagen evtl. noch Krämpfe, allgemeine Paralyse und Exitus im Koma. Bei zu geringer Dosis lediglich Darmkatarrh.

2. Paralytische oder zerebrospinale Form: Schlechter Puls, große Schwäche, Ohnmachtsanfälle. Dann Sopor, Koma, Krämpfe und Exitus in 8—10 Stunden. Magen und Darm ohne Befund.

Chronische Vergiftung: Erstens chronischer Magen- und Darmkatarrh mit häufigem Erbrechen, seltener Durchfall. Chronische Stomatitis, Bindehautkatarrh, Heiserkeit, Husten, geringe Bronchitis, etwas Fieber, Herzschwäche infolge Entartung des Herzmuskels. Zweitens schmerzhafte Hyperämie an Händen und Füßen (Erythromelalgie), Exantheme, beginnend wie das Scharlachexanthem und dann oft große Blasen bildend. Später Keratose der Handflächen und Fußsohlen und Melanose, bes. an Händen und Gesicht. Drittens Stirnkopfschmerz, Parästhesien, bes. Gefühl von Pelzigsein, lanzinierende Schmerzen in Armen und Beinen, meist symmetrisch! Druckempfindlichkeit der Nerven, Schwäche der Extensoren. Sehnenreflexe fehlen oft. Atrophien bes. im Peronaeusgebiet. Haarausfall, trophische Störungen der Nägel. — Bevor ein Verdacht geäußert wird forsche man nach, was für Medikamente in der letzten Zeit genommen worden sind! — Zur Ermöglichung des äußerst wichtigen Nachweises von Arsenik im Harn, Magen- und Darminhalt (der auch nach dem Tode noch fast unbeschränkte Zeit quantitativ möglich ist) hebe alle Sekrete und Exkrete auf! Forsche nach, wer sie evtl. weggeschüttet hat und wohin! Magendarminhalt usw. versiegelt aufheben. Der Nachweis im Urin ist nach einmaliger Zufuhr noch 8—10 Tage, bei chronischer Aufnahme noch mehrere Monate lang zu erbringen. Sehr geeignet zum Nachweis ist auch das Haupthaar. Vom 8. Tage an ist das Haar monatelang arsenhaltig! 5 g genügen zum Nachweis. Beste Methode: Marsh. Bei Exhumationen große Organstücke, Beckenwirbel und Erde der Umgebung mit künstlichen Blumen usw. (wegen evtl. sekundärer Arsen-Beimengung) entnehmen.

Differentialdiagnose: Bei der akuten gastrointestinalen Form müssen Cholera und Paratyphus bakteriologisch ausgeschlossen werden. Die choleriforme Fisch- und Fleischvergiftung ist von einer Mahlzeit abhängig, tritt als Gruppenerkrankung auf und hat ihren Höhepunkt erst in 5—20 Stunden p. c., während bei As. die Erscheinungen ganz plötzlich auftreten; z. B. bei Genuß arsenhaltiger Mehlspeisen. — Bei Vergiftung mit Bleizucker und Kupfervitriol ist der Stuhl blutig, nicht wäßrig. Patient hat einen Metallgeschmack im Munde, dieser selbst und das Erbrochene sind bei Blei weißlichgrau, bei Kupfer grünlich oder bläulich. Sublimat zeigt weiße oder rote Ätzschorfe. — Bei der paralytischen Form kommt Intoxikation durch Alkohol, Blausäure und Chloralhydrat in Betracht. Alkohol und Blausäure sind evtl. am Geruch zu erkennen. — Bei der chronischen Vergiftung ist die Heilung durch Ortswechsel manchmal wegweisend. Ferner das gleichzeitige Bestehen von katarrhalischen und neuritischen Symptomen. Die Arsenmelanose greift im Gegensatz zum Addison nicht auf die Schleimhäute über!

Therapie: Sofort Erbrechen anregen (Cuprum sulf. 0,1, Pulv. gummosus 0,5, alle 5 Minuten 1 Pulver bis Erbrechen erfolgt). Magenspülung. Danach Magnesia usta teelöffelweise. Antidotum Arsenici (Rp. Liqu. Ferri sulf. oxyd. 100,0, Aquae dest. ad 250,0. Magnesiae usta: 15,0, Aquae ad 250,0. Beide Mischungen zusammengießen, alle 10 Minuten 2 Eßlöffel). Nach $1^1/_2$ Stunde nochmals Magenspülung. — Magnesium sulf. 15%ige Lösung, subkutan 0,25—0,5 g pro kg Körpergewicht als Sedativum! Schleim. Symptomatische Therapie. Gegen die Beschwerden der chronischen Arsenneuritis, die viele Monate bestehen bleiben kann, gib kein Morphium, sondern Pyramidon, Antipyrin usw. — Zu Zahneinlagen benutze nicht Arsenikpaste, sondern Arseniklösung! Eine hirsekorngroße, in 25% As-Piperidinlösung getauchte Wattekugel nekrotisiert die Pulpa in wenigen Tagen und Verschlucken der Einlage ist gefahrlos!

Arsenwasserstoff.

Gelegenheit: Einatmung bei der Reinigung von arsenhaltigen Metallen (Zink, Blei, Wismut, Kupfer) durch Säuren, bes. Schwefelsäure, sowie bei der Wasserstoffherstellung aus Säuren und nicht arsenfreien Metallen; ferner in Lagerräumen von Ferrosilizium. Beim Füllen der Ballons für Kinder. In letzter Zeit Zunahme der Vergiftungen.

Symptome: 10—20mal giftiger als Kohlenoxyd. Akut: Nach einigen Stunden Kopfschmerz, Kältegefühl, Nausea, Schmerzen im Epigastrium. Hämoglobinurie, Leberschwellung, Ikterus, Anämie. — Chronisch: Anämie, Kopfschmerz, Druckempfindlichkeit der Leber. Appetitlosigkeit.

Therapie: Symptomatisch. Frische Luft. Arbeitswechsel. Auf Ventilation der Lagerräume von Ferrosilizium achten!

Arum maculatum, Aronstab, Calla pallustris, Schlangenkraut (Topfpflanze).

Symptome: Reizung des Magendarmkanals, Koma.

Therapie: Entleerung. Schleim.

Aspidium Filix mas. Extractum filicis maris.

Gelegenheit: Überdosierung bei Kindern (bis zu 14 Jahren nicht über 4 g!), verschiedene Wirksamkeit der Extrakte, bes. Disposition des Patienten (Leberleiden, Anämie, Myodegeneratio cordis). Fehlerhafte Kombination des Extraktes mit Rizinusöl! (Alle giftigen Bestandteile sind öllöslich!!!)

Symptome: Nach ca. 2 Stunden Brechdurchfall, Herzschwäche, Dyspnoe, Kollaps. Krämpfe, bes. bei Kindern. Am 2. bis 3. Tage Ikterus, Optikusatrophie, die sich zunächst in abnehmender Sehschärfe und konzentrischer Gesichtsfeldeinengung zeigt. Die bereits im Kollapszustand eintretende konzentrische Gesichtsfeldeinengung ist spastischer Natur und hat bessere Prognose! Die Optikusatrophie kann zu dauernder Erblindung führen.

Therapie: Entleerung (keine öligen Mittel!), Haferschleim.

Atoxyl, Natrium arsanilicum. Arsazetin, Natrium acetylarsanilicum.

Symptome: Arsenvergiftungen leichteren Grades: Übelkeit, Erbrechen. Jedoch auch Blutungen im Zentralnervensystem bei zu großen Dosen. Atoxylamblyopie: Auch bei kleinen Dosen treten nach Wochen Sehstörungen auf mit rapider Progression. Pupillen eng mit sehr starker Lichtreaktion. Optikusatrophie.

Atropa Belladonna, Tollkirsche, Atropin.

Gelegenheit: Genuß der Tollkirschen durch Kinder. Verwechslung der Wurzel mit Schwarzwurzel. Überdosierung bes. bei chronischer Darreichung von Atropinpillen zur Schweißhemmung und des Extract. Belladonnae im Magenpulver. Idiosynkrasie! Kleinste letale Dosis Atropin innerlich für Erwachsene 130 mg, für Kinder von ca. 3 Jahren 95 mg. 0,05 g Atropin sind für Erwachsene lebensbedrohend.

Symptome: Trockenheit im Halse, Durstgefühl, Schluckbeschwerden. Tachykardie, Scharlachröte der Haut, weite reaktionslose Pupillen, starke motorische Unruhe, Lähmung der Darm- und Blasenfunktion. **Delirien.** (Also: Zentrale Erregung und Lähmung des autonomen Nervensystems.) Differentialdiagnose: Methylalkohol, Botulismus, Fliegenpilzvergiftung (Unruhe). Beim Botulismus fehlen u. a. Tachykardie und Erregungszustände.

Therapie: Magenspülung (Sonde gut ölen!), starker Kaffee, Tee, Kampfer. Morphium in doppelter Dosis. Pilokarpin (0,01—0,02 subkutan). Große Dosen Rizinusöl oder Bittersalz.

Azetylen schränkt die Verbrennungsprozesse stark ein, stört O_2-Aufnahme der Nervenzellen: Rausch. — Sauerstoffinhalation, künstliche Atmung.

Balsamum peruvianum.

Symptome: Ekzem, Urtikaria, Nephritis mit Hämaturie, Zystitis.

Bariumverbindungen. Chlorbarium (leicht löslich), kohlensaures Barium (nur in Säuren löslich) und schwefelsaures Barium (unlöslich).

Gelegenheit: Verwendung zu Fälschungszwecken (Mehl, Zucker!), Verwendung von unreinem Bariumsulfat zu Röntgenzwecken. Verwechslung: Wird technisch als Bleiwasserersatz und in der Strohhutindustrie gebraucht; ferner als Rattengift (kohlensaures Barium) und als Grünfeuer in der Feuerwerkerei.

Symptome: Akut: Brechdurchfall, Schluckbeschwerden, harter Puls, Herzbeklemmung, Krämpfe, Lähmungen bes. in den Beinen, Ohrgeräusche, Angst. Bewußtsein intakt. Chronisch: Pulsirregularität, hoher Blutdruck, Schwäche. Blutungen im Magen und in den serösen Häuten.

Therapie: Magenspülungen mit 2%iger Glauber- oder Bittersalzlösung. Glasweise Sulfate, z. B. Sol. Natr. sulfur. 10 : 500,0.

Bemerkung: Nachweis: Im salzsauren Filtrat des Erbrochenen und der verdächtigen Substanz fällt Schwefelsäure einen weißen Niederschlag.

Belladonna s. Atropa.

Benzin. Petroleumbenzin.

Gelegenheit: Einatmung bes. bei Reinigung von großen Behältern und bei Extraktion mittels heißem Benzin. Verwechslung der Flaschen. Bei Reinigung großer Hautflächen von Salbenresten. — Benzin kann schnell Gleichgewichtsstörungen machen, so daß die Arbeiter in den Benzin- usw. Kessel hineinfallen können! — „Benzinsucht!"

Symptome: Bei Einatmung: Geruch der Atemluft nach Benzin, Hustenreiz, Schwindel, Rausch, Narkose, Bronchopneumonie. Beim Trinken (z. B. 20—50 g) brennendes Gefühl im Halse, blutige Gastroenteritis, sehr schnell Bewußtlosigkeit. Muskelstarre, Krämpfe, Nephritis. Chronisch: Schweregefühl im Kopf, Neigung zu Depressionszuständen, Zittern, Druckempfindkeit der peripheren Nerven.

Therapie: Frische Luft, Exzitantien. Erwärmung. Magenspülung mit Milch, Öl, Magnes. sulf. — Haferschleim.

Benzol.

Gelegenheit: Einatmung in Kautschukfabriken und bei Verdunstung von verdünntem Terpentinöl und Metallanstrichfarben. Therapeutische Anwendung bei Leukämie! (Cave!!) Selbstmord.

Symptome: Schwindel, Gastroenteritis, Hämorrhagien (die chronische Vergiftung kann unter dem Bilde des Morbus maculosus Werlhofi verlaufen!). Bei Inhalation schwerste Aufregungszustände. Narkose. Tod entweder ganz plötzlich oder ganz schleichend und unabwendbar, da Benzol oft unerwartet starke myelotoxische Nachwirkungen hat!! Starke Leukopenie, Thrombopenie, Atrophie des Knochenmarks (gelatinöses Aussehen) und der Milz können die Folge sein. Die Hautfarbe des Vergifteten ist auffällig rot! (Differentialdiagnose Blausäure, CO).

Therapie: Frische Luft, künstliche Atmung, Exzitantien, Entleerung. Gebe wiederholt 5 ccm 10% sterile Lezithinölemulsion (Merck) intravenös.

Bilsenkraut, Hyoscyamus niger, s. Skopolamin.

Bismutum, Wismut. Auch Dermatol (Bismutum subgallicum), Airol (gallensaures Wismutoxyjodid), Xeroform u. a.

Gelegenheit: Röntgenbrei, Ausfüllung von Abszeßhöhlen und Fistelgängen, Bedeckung von Brandwunden.

Symptome: Entzündung der Ausscheidungsorte: Kolitis mit Tenesmus, Stomatitis (durch Bildung von Schwefelwismut schwarze Umränderung der Zähne am Zahnfleisch ähnlich dem Bleisaum), Nephritis.

Therapie: Entfernung des Pulvers. Magnesia usta.

Bemerkung: Bei großen therapeutischen Dosen nie Bismutum subnitricum geben wegen der Gefahr der Nitritvergiftung (Methämoglobinämie!) Bismut. carbon. ist das am leichtesten lösliche Wismut-Salz und führt daher am leichtesten zur Wismutvergiftung. Es ist ferner streng darauf zu achten, daß es frei von löslichen, giftigen Beimengungen ist.

Bittermandelwasser, s. Cyan.

Bittersüß, Solanum Dulcamare, s. Solanin.

Blausäure, s. Cyanverbindungen.

Blei, Plumbum. Bleiverbindungen.

Gelegenheit: Akute Aufnahme des relativ leicht löslichen Bleiazetats oder von schwer löslichem Bleiweiß (Cerussa, Plumbum carbonicum), bes. zur Provokation eines Aborts ist selten. Schrotschüsse. — Die **chronische Bleivergiftung ist die häufigste** — bes. gewerbliche — **Vergiftung!** Besonders im Maler- und Lackiererberuf durch Bleiweiß (Anreiben der Farbpulver, Abkratzen alter Anstriche). Im Buchdruckergewerbe seltener (beim Abschleifen der Lettern!). Ferner beim Verzinnen und Verbleien, Arbeiten mit Mennigkitt, Verwendung bleihaltiger Glasuren. In den Farben der Textilindustrie. In Lacken und Sikkativen als Trocknungsmittel. Außerhalb des Berufs durch Verwendung von Schrot als Putzmittel von Flaschen, Zusatz von Bleiweiß zum Mehl, durch Berührung bleihaltiger Glasuren mit sauren Nahrungsmitteln, durch längeres Stehen von weichem Wasser in Bleiröhren. Durch Spielsachen und Eßgeräte. Vergiftung der Kinder bei Bleiheimarbeit! Die Bleivergiftung kann durch jeden Stoff entstehen, der Blei in sich trägt, da das metallische Blei an jeder Körperstelle durch den Gewebssaft (Bildung von Bleichlorid) und den Gewebssauerstoff (Bildung von Bleihydroxyd) löslich gemacht wird. Es genügt evtl. Liegen auf bleihaltigen Roßhaaren. Die Symptome sind Folge einer besonderen chemischen Reaktion.

Symptome: Stärkste Variation je nach der Art der Aufnahme und dem Alter des Patienten! Akut: Metallischer Geschmack, Erbrechen, Koliken, Obstipation. Am 2. Tage graue Verfärbung des straff anliegenden, nicht entzündeten Zahnfleischrandes (Bleisaum, durch Bildung von Schwefelblei, vgl. Wismutvergiftung) und der Wangenschleimhaut, starker Durst, harter gespannter Puls, Nephritis mit Hämaturie, Konvulsionen, Amblyopie (zentrales Skotom), Amaurose. Pupillenstarre als Folge der Amaurose oder infolge Lähmung des Sphincter pupillae. Ikterus. — Chronisch: Die große Mehrzahl der Kranken zeigt nur einige wenige Symptome. Diese treten oft erst viele Monate nach der Aufnahme auf. Koliken meist schon früh, jedoch in ziemlich ungleichen Intervallen auftretend; schwinden bei Behandlung bald. Leib eingezogen. Mäßig starker Druck wirkt im Gegensatz zu den entzündlichen Zuständen erleichternd. Hartnäckige Verstopfung. Fahles Hautkolorit. Harter Puls. Feinschlägiger Tremor der gespreizten Finger, bes. an der am stärksten angestrengten Hand (bei Rechtshändern rechts, bei Linkshändern links). Radialislähmung beiderseits mit Intaktbleiben der Supinatoren, Daumenmuskeln und Interossei. Schmerzen und Sensibilitätsstörungen fehlen meist. Bei jugendlichen Personen oft ganz überraschend schnell Schmerzen in den Unterschenkeln und Atrophie der Peronei (Differentialdiagnose Poliomyelitis ac. ant: kein Fieber, Symmetrie, M. tibialis ant. bleibt frei!). Andere Muskellähmungen sind selten. Blase- und Mastdarm bleiben stets frei. Selten Encephalopathia saturnina: Depression, Aufregungszustände, Verkennung der Umgebung, Krämpfe (Epilepsia saturnina). Oft treten früh Arterienveränderungen auf: Verhärtung der Artt. radiales (Blutdruck zunächst normal) und Amblyopie, Nierenerkrankungen, die meist in Schrumpfniere ausgehen. Basophile Granulation der Erythrozyten (der

Nachweis der basophilen Tüpfelung bzw. Polychromasie geschieht am besten in dem auf 10-Pfennigstückgröße ausgestrichenen dicken Tropfen mittels Mansonschem Boraxmethylenblau; vgl. L. Schwarz, Med. Klin. 1921, Nr. 22), Anämie. — In Spätstadien fehlen Bleisaum, Koliken, Zittern usw.; dafür Neurasthenie, gichtische Beschwerden, Magenbeschwerden, Herpes zoster, Impotenz, Abort. — Kinder und insbesondere jugendliche Arbeiterinnen bekommen oft keine Koliken, dafür andere Verdauungsstörungen, sowie Nervensymptome, meist lediglich in den Beinen (motorische + sensorische + trophische!). Dazu Myalgien und Arthralgien, Albuminurie und schnell zunehmende Anämien.

Prognose: Wiederherstellung nur im Beginn der Vergiftung möglich. Die Lähmungen lassen jahrelange Schwäche zurück. Trauma und Krankheiten können die Bleidepots noch nach Jahren mobilisieren! Gefäß- und Nierenerkrankungen schreiten unaufhaltsam vorwärts. Sehr ungünstig ist die Prognose, wenn schon früh folgende Symptomgruppen auftreten: Kopfschmerz mit Arthralgie und Myalgie; atypische Lähmungen mit starker Anämie und Ikterus; Albuminurie + Blutdruckerhöhung + Kardialgien.

Therapie: Prophylaktisch reichlicher Milchgenuß! Akut: Magenspülung mit Natr. oder Magnes. sulfur. (1 Teelöffel auf 1 Glas Wasser): unlösliches Bleisulfat entsteht. Dann gute Ernährung. Längere Zeit täglich 2—5 g Jodkali in viel Milch. Gegen die Koliken: Rp. Tct. Opii 2,5, Kali brom. 10,0, Aquae ad 200,0. S. 2stdl. 1 Eßlöffel. — Feuchter Stammumschlag, wenn möglich mit Einlage eines heiß durchströmten Schlauches. Belladonna in Pillen oder Suppositorien. Später gegen die Verstopfung gekochte Früchte, Bittersalz. — Nachweis von Blei im Urin, Speichel, Fäzes möglich! Sehr wichtig ist die **Prophylaxe:** Waschen von Mund und Händen vor dem Essen. Nicht rauchen beim Arbeiten. Staubabsaugung aus dem Setzerkasten. Weiches Wasser stets vor der Entnahme etwas ablaufen lassen!

Borsäure, Borax.

Gelegenheit: Verwendung als Konservierungsmittel („Konservesalz"), Verwechslung, Gebrauch als Abortivum.

Symptome: Schon 1 g macht Gastroenteritis, Nephritis, Kachexie mit unregelmäßigem Puls, Blutungsneigung, Haarausfall.

Therapie: Entleerung. Diuretika. (Sehr langsame Ausscheidung.)

Brechnuß, s. Strychnin.

Brechweinstein, s. Tartarus stibiatus.

Brechwurzel, s. Ipecacuanha.

Brennessel, s. Urtika.

Brom.

1. Brom, braune Flüssigkeit, macht auf der Haut gelbe, ätzende Flecken, wirkt getrunken wie starke Säuren und inhaliert wie Chlorgas, Phosgen.

Therapie: Abwaschen mit Alkalien. Innerlich Milch, Eiweißwasser (1 Ei für 1 Tasse). Magenspülung mit 0,5%iger Natriumthiosulfatlösung oder 0,5%iger Sodalösung. Haferschleim. Zum Inhalieren 1%ige Natriumbikarbonatlösung oder 0,5%ige Natriumthiosulfatlösung.

2. Bromsalze werden leicht resorbiert und schwer ausgeschieden! Kumulation. Geistige und gemütliche Abstumpfung, Herabsetzung der Reflexe, motorische Schwäche, Schlafsucht, Gedächtnisschwäche, Ernährungsstörungen, Impotenz.

Therapie: Ausschalten der Medikation.

3. Bromäthyl, Narkotikum in der Zahnheilkunde (10 g pro Dosi). Manchmal Erregungszustände. Gewerblich Neuritiden. — Äthylenbromid

durch Verwechslung gegeben, macht Erregung und schwere Respirationsstörungen sowie Exitus. Riecht nach Knoblauch! — Brommethyl, gewerblich zu Methylierungen verwandt, sehr flüchtig. Schnell eintretende nervöse Störungen: Unwohlsein, Schwäche, Zittern, Krampfanfälle, Ohnmacht. Später Neuritiden und Verminderung der Sehschärfe.

4. Bromform.

Als Keuchhustenmittel, evtl. zu große Dosen.

Symptome: Brennende Schmerzen in Hals und Magen, Erregungen, Narkose. Tod durch Aussetzen der Atmung.

Therapie: Entleerung, Exzitantien.

Bryonia, Zaunrübe. Reizt innerlich und äußerlich.

Therapie: Entleerung, Schleim.

Butterblume, Caltha palustris, s. Anemone.

Calla palustris, s. Arum.

Calabarbohne, s. Physostigmin.

Campher, s. Kampfer.

Cannabis indica, wie Morphin.

Canthariden, die getrocknete Lytta vesicatoria, Spanische Fliege, enthält Cantharidin.

Gelegenheit: Bei Gebrauch des Spanisch-Fliegenpflasters infolge Resorption durch die veränderte Haut. Bei Kindern evtl. tödlich! Verwechslung der Tinktur mit anderen Tinkturen, des Pulvers mit anderen. Mißbrauch als Abortivum, Aphrodisiakum, zu „Liebestränken (Philtra)", Mittel zum Mord und Selbstmord. Technisch durch Einatmung bei der Herstellung.

Symptome: Schwere Gastroenteritis mit Glomerulonephritis. Oligurie und Hämaturie, Reizung der Harnwege, der Blase und der Genitalien. Delirien und Krämpfe. Suche im Erbrochenen und Magendarminhalt nach glänzenden, grünlich schillernden Teilen der Flügeldecken. Noch lange Zeit p. mortem zu finden!

Therapie: Magenspülung, Eiweißwasser, Haferschleim. Keine Milch und kein Fett! Blasenspülungen.

Carbolsäure.

Gelegenheit: Verwechslung der Flaschen. Resorption durch die Haut (keine zu großen Karbolverbände anlegen!). Lokale Schädigungen an den Händen bei der Handhabung von Rohkarbol usw. Als Mordmittel für Kinder (Bruchteile eines Grammes genügen! Exitus in wenigen Stunden!).

Symptome: Nach Umschlägen Kribbeln, Anästhesie der Haut und Gangrän von Extremitäten. Innerlich Verätzung des Magens, Schweiß, Erregung, schnelles Eintreten von Bewußtseinsstörung (Differentialdiagnose Cyankali!). Harn grün, an der Luft schwarz werdend! Positive Eisenchloridreaktion! — Chronisch: Abmagerung, Erbrechen, Schlaflosigkeit, Gefühlsstörungen.

Therapie: Magenspülung, evtl. mit Öl. Eiweißwasser, Milch, reichlich Öl, Zuckerkalk und verdünntes Kalkwasser. Rizinusöl, Exzitantien.

Cephaelis, s. Ipecacuanha.

Cerussa, Bleiweiß, Bleikarbonat, s. Blei.

Cheirantus Cheiri, Goldlack, Abortivum, wirkt wie Digitalis.

Chelidonium majus, Schöllkraut. Der gelbe Saft wirkt reizend. Wenn innerlich genommen Milch, Schleim.

Chlor. Zufällige Einatmung in Bleichereien, aus Bomben bei der Kochsalzelektrolyse, bei der Natronlauge- und Chlorkalkdarstellung. Macht Tränen, Husten, ziehende Schmerzen unter dem Sternum, starke Brustbeklemmung und reflektorische Atembehinderung. Ganz akute Todesfälle bekannt. — Chronisch: Chlorakne,

Therapie: Inhalation von 0,5%iger Natriumbikarbonat- oder Natriumthiosulfatlösung.

Chlorkalk item.

Chloralhydrat. Narkotikum, bes. bei Delirium. Selbstmordmittel.

Symptome: Sehr wechselnd. Bald starke Erregung mit Herzpalpationen, trophischen Störungen der Haut, Atemnot, Aussetzen der Atmung, bald Narkose. Tod durch Herzlähmung evtl. schon bei 5 g. Ikterus selten. Bei chronischer Vergiftung allgemeiner Verfall, Albuminurie. Bei plötzlichem Entzug deliriöse Erregung und bedrohliche Herzschwäche! Diagnose: Das Erbrochene mit Kalilauge kochen und im Destillat Chloroform nachweisen.

Therapie: Magenspülung, Strychnin, Kampfer.

Chlorsaures Kali, s. Kali chloricum.

Chloroform.

Gelegenheit: Durch Überdosierung bei der Narkose. Verschüttung auf die Haut. Gewerblich bei der Darstellung und Reinigung. Zum Selbstmord (selten) und Mord bei Kindern und schwächlichen Personen.

Symptome: Leichte Verätzung der Mundschleimhaut (Epithel weißlichmilchig); Erbrechen. Somnolenz bei stärkster Erniedrigung des Blutdrucks (Chloroform bewirkt wahrscheinlich schnellste Ausschüttung und Verbrauch des verfügbaren Adrenalins!). Weite, lichtstarre Pupillen und anästhetische Hornhaut. Langsame Ausscheidung durch die Lungen (Geruch), Schädigung der Erythrozyten. Bildet Additionsprodukte mit den Eiweißkörpern und erhöht den Eiweißumsatz. Wirkt toxisch auf den Herzmuskel. Plötzlicher Exitus, besonders beim Status thymolymphaticus!!

Therapie: Künstliche Atmung, Kampfer und Adrenalin (!!).

Chromsäure, chromsaure Salze.

Gelegenheit: Chromsaure Salze in der Schnellgerberei, Bleicherei, Druckerei (als Beizen), Zündholzindustrie. Verwechslung. Abortivversuch, Selbstmordversuch.

Symptome: Akut: Schon 0,5—1,0 g tödlich. Orangegelbe Verfärbung des Mundes. Erbrechen; das Erbrochene sieht gelb oder rot, durch Reduktion grün aus. Epithelialnephrose mit extremer Oligurie und Hämaturie, wie bei Sublimatvergiftung. Enteritis. — Chronisch: Reizung der Nasenschleimhaut mit Geschwürsbildung am Septum. Nephritis. Hautgeschwüre. Prognose der Nephritis quoad sanationem schlecht, quoad vitam gut.

Therapie: Entleerung. Magnesia usta und Natrium bicarbonicum in großen Dosen. Diuretika und Exzitantien.

Chrysarobin.

Symptome: Lokal, bes. am Auge Entzündung. Warnung der Patienten bei der Chrysarobinkur vor der Berührung der Augen! Innerlich Durchfall, Erbrechen, Nephritis.

Therapie: Entleerung, Schleim.

Cicuta virosa, Wasserschierling.

Gelegenheit: Verwechslung der Blätter mit Petersilie, der Wurzeln mit Sellerie.

Symptome: Gastroenteritis, Reflexkrämpfe, Krämpfe.

Therapie: Entleerung, Chloralhydrat, Chloroformnarkose.

Clematis, s. Anemone.

Cocain.

Gelegenheit: Bei therapeutischer Anwendung infolge Idiosynkrasie (schon 1 Tropfen einer 5%igen Lösung kann unter Umständen von der Konjunktiva aus Schwindel und Müdigkeit auslösen, 0,05 subkutan schwere spastische Paraplegie beider Beine und Arme und trophische Störungen!).

Cocainismus wird den Patienten oft bei der sehr zu verwerfenden Anwendung von Cocain während der Morphiumentziehungskuren „anerzogen"! (Cave!!). Ferner wird Cocain gerade in letzter Zeit sehr viel von Cocain„süchtigen" geschnupft!

Symptome: Schnellste Entwicklung der Symptome. Exitus innerhalb weniger Minuten! Andererseits können noch 4—5 Stunden nach Injektionen zum Zwecke zahnärztlicher Operationen schwere Allgemeinstörungen auftreten. Dieses verspätete Auftreten der Erscheinungen ist wahrscheinlich durch den Adrenalinzusatz bedingt. Schwindel, Angstgefühl, Schwäche bei gutbleibendem Pulse, evtl. Tachykardie. Eigentümliche Mischung von Reizung und Lähmung des Zentralnervensystems, z. B. Aufhebung des Muskelgefühls (Ruf: „Wo sind meine Arme?"), Aufregung mit Halluzinationen oft sexueller Natur, die retroaktiv bleiben können!! Also nur mit Zeugen Kokainnarkose machen!! Evtl. klonische Krämpfe und Kollaps. — Kokainisten verfallen schnell: Appetitlosigkeit, Abmagerung, graufahle Gesichtsfarbe, schwere psychische Veränderung entstehen; Reizbarkeit, Halluzinationen des Gehörs (Droh- und Schmähreden werden gehört) und des Gesichts. Psychisch, nicht durch Neuritis bedingte Empfindung, als ob Würmer auf der Haut kröchen. Aufregungszustände. Die Folge ist oft Mord und Selbstmord! Entziehung leichter als beim Morphium, jedoch bleiben die psychischen Störungen oft lange bestehen. Ebenso der Marasmus.

Therapie: Akut: Kampfer, Kaffee; 10 ccm 10% Calc. chlorat. crystall. pur. intravenös, evtl. wiederholt. — Chronisch: Entziehung, möglichst gute Ernährung. Vorsicht in bezug auf spätere sexuelle Anklagen!

Coffein, im Tee zu 4%, in den Kaffeebohnen 1—1,5%. Bei medizinaler Vergiftung und ungewohntem Kaffeegenuß sowie Kauen von Kaffeebohnen (!) Unruhe, Herzklopfen, rascher Puls, Angstgefühl, Schwindel, Schweißausbruch. Halluzinationen. Bei reiner Koffeinvergiftung evtl. Tod infolge Herzlähmung. — Chronisch: Erhöhte Reizbarkeit, Zittern, Schlaflosigkeit, Präkordialangst, Verdauungsstörungen, psychische Verstimmung.

Therapie: Bromkali, Morphium, Chloralhydrat.

Colchicum autumnale, Herbstzeitlose. Colchizin. Zur Zeit der Blüte sind alle Pflanzenteile besonders giftig! Colchizin ist ein Kapillargift!

Symptome: Treten erst nach Stunden auf. Erst nach 5—6 Stunden Brechneigung, Koliken, Durchfall. Später Muskelschwäche und Lähmung, sowie Tod durch Herzlähmung. Bewußtsein bleibt klar. Prognose wegen des protrahierten Verlaufs stets unsicher.

Therapie: Magendarmspülung sehr aussichtsreich.

Colocynthis und die Koloquinthenpräparate.

Gelegenheit: Verwendung als Abortivum.

Symptome: Blutig-schleimiger Durchfall, starke Leibschmerzen (Dünndarm- und Dickdarmschädigung!). Meist kein Erbrechen!

Therapie: Schleim. Opium.

Conicum maculatum, gefleckter Schierling, Landschierling.

Gelegenheit: Verwechslung der Wurzel und des Krautes mit Suppengewürzen, Meerrettich, Pastinak und Petersilie, der Samen mit Fenchelsamen. Früher offizielles Hinrichtungs-, Mord- und Selbstmordmittel.

Symptome: Lokale Reizung und Anästhesie, Schwindel. Aufsteigende motorische Lähmung, an den Beinen beginnend. Tod durch Lähmung des Atemzentrums; Zirkulation und Sensorium bleiben frei.

Therapie: Magendarmspülung, künstliche Atmung, Wärmezufuhr, Strychnin, Coffein subc. Ac. tannic. 5,0/500,0 glasweise.

Convallaria majalis, Maiglöckchen, lokal reizend und abführend, sonst wie Digitalis.

Coronilla varia, Kronwicke. Macht hämorrhagische Gastritis und wirkt digitalisartig.

Crocus sativus. Safran.

Gelegenheit: Gewürz, Abortivum, Färbemittel für Eßwaren.

Symptome: Gelbfärbung der Haut, Betäubung, Konvulsionen, Diarrhoen, hämorrhagische Nephritis, schwere Anämie.

Therapie: Entleerung, Schleim.

Crotonöl von Croton Tiglium.

Symptome: Äußerlich Hautentzündung, innerlich schwerste Gastroenteritis und Kollaps.

Therapie: Opium, Schleim.

Curare.

Symptome: Sofortige Lähmung der motorischen Nervenendapparate in der quergestreiften Muskulatur (zuletzt der Atemmuskulatur) bei erhaltenem Bewußtsein. Peroral ist es relativ unschädlich.

Therapie: Infolge der schnellen Ausscheidung durch den Urin kann es gelingen, durch künstliche Atmung die gefährliche Zeit zu überwinden. 1 ccm Physostigmin salicyl. 0,01/10,0 subc., Coffein.

Cyanverbindungen. Als Blausäure abspaltendes Glykosid Amygdalin in den Samen von Amygdala comm., var. amara, bittere Mandel; Pyrus Malus, Apfel; Pyrus communis, Birne; Prunus domestica, Pflaume; Prunus persica, Pfirsich; Prunus cerasus, Kirsche; Prunus avium, Vogelkirsche; Prunus Armenica, Aprikose; Prunus Laurocerasus, Kirschlorbeer; ferner in den Blättern, Blüten und Früchten von Prunus domestica, Zwetschge; in der Rinde von Prunus padus, Ahlkirsche; dem Saft von Manihotarten, die Tapioka und Arrowroot, eine Stärkesorte, liefern. In den Blüten von Prunus spinosa, Schlehdorn. — Blausäure selbst ist zu 0,1% in Aqua amygdalar. amar. oder Laurocerasi, in noch größerer Menge in den Schnäpsen Marasquino und Kirschwasser enthalten. — Cyanverbindungen werden in der Galvanoplastik als Lösungsmittel, besonders für Gold benutzt, und als Konservierungsmittel für Früchte. Cyankali wird in weißen Stangen wie Ätzkali gegossen und in der Photographie, Galvanoplastik, als Antiparasitikum und Insektentötungsmittel benutzt. Hydrargyrum oxycyanatum als Desinfektionsmittel (blaue Pastillen). Ferrocyankali, gelbes und Ferricyankali, rotes Blutlaugensalz geben bei Säurezusatz z. B. Magensalzsäure, Blausäure ab.

Gelegenheit: Zum Selbstmord von Apothekern, Chemikern, Ärzten, Photographen benutzt, sowie versehentlich bei Benutzung von nicht gereinigten Cyankaligläsern als Trinkgefäß. Zu Mordzwecken werden Cyanlösungen in Likören untergebracht! Gewerbliche chronische Vergiftung durch Inhalation. Akute Vergiftungen durch ungenügend gelüftete, mit Blausäure entlauste Kleider, sowie beim vorzeitigen Betreten von zur Vernichtung von Insekten mit Blausäuredämpfen gefüllten Räumen. Die gasförmige Blausäure wird zu diesem Zwecke aus Cyannatrium und Schwefelsäure hergestellt. Viel benutzt werden auch zur Schädlingsbekämpfung Zyklondämpfe. Zyklon ist ein Cyankohlensäureester mit 30% Blausäure.

Symptome: Cyan verbindet sich wie Kohlenoxyd mit dem Hämoglobin und hindert die Gewebe, den Sauerstoff auszunutzen: Innere Erstickung! Es hemmt ferner die fermentativen Prozesse. Wirkung bei großen Dosen, z. B. 1 g Cyankali, ungeheuer schnell: Aufschreien, Beengungsgefühl, Krämpfe, Pupillenerweiterung und Tod in wenigen Minuten. — Bei 0,1—0,2 g nach 10 Minuten Schwanken, Schwindel, Schnürgefühl in der oberen Brust und Halsgegend, Dyspnoe, weite Pupillen, Krämpfe, Atemlähmung mit Dyspnoe wechselnd, Herzstillstand in ca. 40 Minuten. Dabei trotz Dyspnoe rosiges Aussehen, wie bei CO-Vergiftung und bei gefrorenen Leichen, da das Venenblut sehr sauerstoffreich ist, Geruch der Ausatmungsluft nach Bittermandelöl. (Letzteres auch bei Nitrobenzol, hier aber Dunkelblaufärbung der Lippen!!). — Wer nach 1 Stunde noch lebt, kommt durch! — Sektion: Rosige Farbe, flüssiges Blut, starke Hyperämie der Hirnhäute. Bittermandelgeruch des Gehirns (da hier unverdeckt durch andere Gerüche!). Akute Erkrankung der Ganglienzellen, die vielleicht eine Todesursache darstellt (Edelmann). Hellrote Färbung der Schleimhäute. — Chronisch: Rötung der Augenbindehaut, Brennen auf der Zunge, metallischer Geschmack, Parästhesien, Neuritis, gegen Abend Kopfweh, Brechneigung, Oppressionsgefühl usw. Erweichung der Linsenkerne mit entsprechenden Symptomen. — (Rigidität, Bewegungsarmut). Verwechslung mit Neurasthenie! — Die mit Blausäuredämpfen entlausten Zimmer müssen sehr gut gelüftet werden, ehe sie wieder belegt werden! Bei Zyklon-Desinfektoren nicht selten urtikarielles Exanthem und Oedema scroti. — Nachweis: Guajakterpentingetränktes Fließpapier bläut sich in wenigen Sekunden, während es sich an der reinen Luft nur langsam bläut.

Therapie: Künstliche Atmung, Exzitantien. — Magenspülung mit Kaliumpermanganat 1—2‰, Wasserstoffsuperoxyd 3% (also 10fach verdünnt!), Natriumthiosulfat 0,5%. Auch subkutane Injektionen von 2,5 bis 5% Natriumthiosulfat, 100 ccm, wurden empfohlen, um die Blausäure (HCN) in die fast ungiftige Rhodanwasserstoffsäure (HCNS) überzuführen (vgl. Fühner, Deutsche med. Wochenschr. 1919, Nr. 31, S. 847).

Cyclamen europaeum, Alpenveilchen, Saubrot, enthält Saponin.

Cyripedium-Arten, Frauenschuh, machen wie Primula obconica durch die Drüsenhaare Dermatitis und Ekzem.

Cytisus Laburnum, Goldregen, Cytisin.

Symptome: Gastroenteritis mit starkem Erbrechen, Speichelfluß, Strychninkrämpfe, Blutdrucksteigerung, Atemlähmung.

Therapie: Entleerung durch Brechmittel (Cuprum sulf. oder Apomorphin). Künstliche Atmung. Exzitantien.

Daphne mezereum, Seidelbast, Kellerhals.

Gelegenheit: Verschlucken der Beeren, Kauen an Zweigen.

Symptome: Brechdurchfall, Nephritis.

Therapie: Entleerung, Exzitantien, Milch, Haferschleim.

Datura Strammonium, Stechapfel, s. Skopolamin.

Delphinium Ajacis, Rittersporn, hautreizend. Innerlich wie Aconitum.

Dichloräthylsulfid s. Gasvergiftungen.

Digitalis purpurea, roter Fingerhut.

Symptome: Bei plötzlicher Einnahme großer Mengen der Droge oder ihrer Präparate meist sofort Erbrechen durch Reizung des Magens (Früherbrechen). Nach $^1/_2$—1 Tag Resorptivwirkung: Starke Bradykardie bei kräftigem Puls und Übelkeit, Speichelfluß, später Irregularität (Pulsus bigeminus) und Kleinerwerden des Pulses. Dabei Dyspnoe, Zyanose, Schlafsucht mit seufzender Atmung. Erbrechen durch Erregung des Brechzentrums (Späterbrechen). Sehstörungen und Störung der Farbenempfindung. Exitus infolge systolischen Herzstillstandes.

Therapie: Magenspülung (keine Brechmittel!). Bei starker Bradykardie Atropin. Später Kampfer.

Dimethylsulfat.

Gelegenheit: Gewerblich: Bruch von Gefäßen usw.

Symptome: Hustenreiz, sehr schnell eintretende Beengung und Schmerzen in der Brust, Atemnot, Bluthusten, Lungenödem, zerfallende Pneumonie, Ikterus. Nephritis. Verlauf ähnlich dem bei Phosgen, Chlor usw. (s. Gasvergiftungen).

Therapie: Symptomatisch.

Dinitrobenzol, s. Nitrobenzol.

Dinitrokresol, Safransurrogat und Dinitronaphthol, Martinsgelb, färben Mund und Schlund gelb, machen Methämoglobinämie und -urie.

Therapie: Entleerung. Natrium bicarbonicum.

Dulcamara, s. Solanin.

Efeu, s. Hedera helix.

Eibe, s. Taxus.

Ergotismus, s. Secale.

Eserin, s. Physostigmin.

Essigäther, als Bukettstoff im Wein, in Limonadenessenzen, Geruchsessenz für Naschartikel und Konfitüren. Lösungsmittel für Kollodium.

Symptome: Reizt den Magen und stört die Magensekretion. Widerwärtiges Gefühl im Hinterkopf.

Essigsäure. Essigessenz enthält 80—90% Essigsäure, Essig 2—6%.

Gelegenheit: Gewöhnlicher Essig, von Frauen „zum Magerwerden" gewohnheitsmäßig getrunken, macht Abmagerung, Anämie, Störungen der Herztätigkeit. Essigessenz: Verwechslung, bei Wetten, zu Kindermord, als Abortivum (Injektion in den Uterus!).

Symptome: Gastroenteritis, Blutbrechen, Herzschwäche, Bewußtseinsstörungen. (Ähnlich Oxalsäure, Arsen, Pilzvergiftung.)

Therapie: Viel Wasser, Magenspülung, Magnesia usta, Seife, Zuckerkalk, Milch, Schleim.

Euphorbia-Arten, Wolfsmilch. Der Milchsaft reizt lokal und innerlich. Konjunktivitis, Brechdurchfall.

Ferrosilizium macht bei feuchter Lagerung durch Abgabe von aus Verunreinigungen stammendem Phosphorwasserstoff Kopfschmerz, Schwindel, Erbrechen, Ikterus, selbst Exitus.

Filix mas, s. Aspidium Filix mas.

Fingerhut, s. Digitalis.

Fluornatrium, Flußsäure, Fluorwasserstoffsäure.

Gelegenheit: Flußsäure wird als Glasätzmittel, Fluoride werden verbotenerweise zu Konservierungsmitteln und Rattengift verwandt.

Symptome: Magendarmerscheinungen, Reizung des Mittelhirns, der Medulla und des Herzens. Lokal Geschwürsbildung. Exitus in wenigen Stunden möglich. Verlauf ähnelt der Arsenikvergiftung. Nachweis im Mageninhalt und in den Speiseresten.

Therapie: Abwaschen. Magenspülung. Kalk als Calc. carbon. praecip., messerspitzenweise.

Formaldehyd (35% im Formalin).

Gelegenheit: Bei der Zimmerdesinfektion. Unerlaubtes Konservierungsmittel für Milch (Säuglingsmilch!) und Wurstwaren. In der Technik: Gerberei, Industrie plastischer Massen (Galalith, Zelluloid usw.), Verwechslung von Flaschen.

Symptome: Ekzeme an Gesicht und Händen. Reizung der Konjunktiven, Bronchien, des Magens und des Darms. Nephritis. Erregung, Störung des Bewußtseins bis zum Koma (bei 15—30 g).

Therapie: Ammonium carbonic. 1% äußerlich, Hexamethylentetramin entsteht. Innerlich Milch, Eiweißwasser, Magenspülung, Liqu. Ammonii acetici, mehrmals 1 Eßlöffel in etwas Tee.

Frauenschuh, s. Cyripedium.

Gasvergiftungen.

A. *Erkrankungen durch Sprenggase.* Die bei der Zersetzung der modernen, im wesentlichen aus organischen Nitroverbindungen (Nitrozellulose, Nitroglyzerin, Trinitrophenol, Trinitrotoluol) bestehenden Sprengstoffe sich bildenden Sprenggase wechseln in ihrer Zusammensetzung und Wirkung je nach der Art des Sprengstoffes, der Zersetzungsgeschwindigkeit desselben, sowie nach der Größe und Beschaffenheit des Raumes, in dem die Zersetzung vor sich geht. Bei der plötzlichen „Detonation" entsteht neben Kohlensäure und Stickstoff in wechselnder Menge Kohlenoxyd. Bei der langsamen „Verpuffung" nitrose Gase und in größerer Menge Kohlenoxyd.

Wir haben also die durch Kohlenoxydvergiftung entstehende Gefahr der Erstickung und die die Atmungsorgane schädigende Nitrosegasvergiftung voneinander zu scheiden.

Kohlenoxydvergiftung s. dort.

Nitrosegasvergiftung. Wie bei den Kampfgasvergiftungen (s. dort) handelt es sich hier um Reiz- und Ätzwirkungen von Säuredämpfen: Entzündliche Schwellung der Luftwege, Lungenödem, Eindickung des Blutes, Herzinsuffizienz (aus 1 g Dynamit können 136 ccm NO gebildet werden, Beimengung von 0,1 mg nitroser Gase zu 1 Liter Atmungsluft wirkt auf den Menschen bereits schädlich!).

B. *Erkrankungen durch Kampfgase.* Es wurden bisher im besonderen verwandt: Chlor, Phosgen ($COCl_2$) zum „Abblasen" und esterartige chlor-, brom-, schwefel- und arsenhaltige Verbindungen zum Füllen von Minen, Granaten usw. Fast alle spalten bei Berührung mit Wasser oder den wasserhaltigen Körpergeweben Mineralsäuren ab (Salzsäure, Schwefelsäure, Bromwasserstoffsäure usw.). Hierauf beruhen zum größten Teil die gewebsschädigenden Wirkungen.

a) Unmittelbare Folgen ihrer Einwirkung: Reizwirkung auf die sensiblen Nerven mit Abwehrreflexen (Tränenfluß, Husten, Niesen, Stimmritzen- und Atemmuskelkrampf). Ätzwirkung auf das Zellprotoplasma mit reaktiven Vorgängen (Hyperämie, Entzündung, Exsudation, Gewebstod und Abstoßung des nekrotischen Gewebes) und Giftwirkung durch Aufnahme der schädlichen Stoffe in das Blut.

b) Mittelbare Wirkungen: Änderung der Blutbeschaffenheit (Eindickung als Folge des Lungenödems), giftige Wirkung der Gewebs-Zersetzungsprodukte, Stoffwechselstörungen als Folge des gestörten Gaswechsels und sekundäre Entzündungen des geschädigten Gewebes.

Die Wirkung im besonderen Falle ist abhängig von der Konzentration der Gase, der Dauer ihrer Einwirkung, dem Grade der Verteilbarkeit in der Luft (je größer dieselbe, desto größer die Möglichkeit des Eindringens in die feinsten Verzweigungen der Luftwege), sowie von dem Umstande, ob sie gleich bei der Berührung mit dem Gewebe unter Bildung von ätzenden Säuren zerfallen oder unzersetzt ins Blut eindringen und erst im Inneren der Organe ihre Wirkung entfalten. Die fast lediglich nur sensiblen Reizwirkungen auf die Augen und die Nase machenden Arsenverbindungen sollen hier übergangen werden. Als wichtigste Körper bleiben sodann: 1. Die hauptsächlich die Lungen schädigenden, nach Art des Phosgens wirkenden Stoffe. 2. Die mit stärkerer Beteiligung der Haut, Augen und oberen Luftwege nach Art des Dichloräthylsulfids wirkenden Verbindungen.

1. Die Vergiftungen durch Phosgen und ähnlich wirkende Stoffe (Chlor, Phosgen, Chlorameisensäuremethylester („Grünkreuz"), Chlor-, Jod-, Bromazeton, Chlorpikrin, Chlorsulfonsäure, Chlorschwefelsäuremethylester). Sie zerfallen bei Berührung mit Wasser unter Säureabspaltung. Deren Wirkung entfaltet sich am stärksten in den feineren Verzweigungen der Bronchien und an den Wandungen der Lungenalveolen. Nur ein ganz geringer Teil wird bei sehr starker Konzentration in die Blutbahn aufgenommen.

Zunächst treten Tränenfluß, Schwellung der Bindehaut, Niesen, Erstickungsgefühl durch Stimmritzenkrampf, Schwellung der Stimm- und Taschenbänder auf. Später entzündliches Lungenödem mit blutig tingiertem Auswurf, das bei genügender Stärke zur Erstickung führen kann und oft von Lungenemphysem begleitet ist, sowie toxische, aseptische Bronchopneumonien. Selten kommen infolge nachträglicher Infektion akute konfluierende Pneumonien der Unterlappen mit hohem kontinuierlichem Fieber und begleitender Pleuritis hinzu. In der Rekonvaleszenz kommen nicht selten typische kruppöse Pneumonien vor, sowie Lungengangrän, -abszesse und -infarkte. Als Komplikation ist Verschlimmerung bestehender Lungentuberkulose, Entstehung einer chronischen Bronchitis, Auslösung von Asthma bronchiale bei disponierten Leuten, Entwicklung dieses Leidens auf Grund einer Bronchiolitis obliterans, sowie Entstehung eines chronischen Lungenemphysems zu betrachten. — Fast gleichzeitig mit dem Lungenödem treten Erscheinungen einer durch die mangelhafte Sauerstoffversorgung des Herzmuskels und das starke Anwachsen der Widerstände für die Blutbewegung hervorgerufenen Erschöpfung des Herzmuskels auf. Die Pulsfrequenz steigt, der Puls wird klein und weich, die Herzdämpfung ist insbesondere nach rechts verbreitert. Wird das Lungenödem sehr stark, so kann eine — manchmal sehr plötzlich einsetzende — Herzinsuffizienz zum Tode führen. Bei Genesung von der Vergiftung kann noch längere Zeit eine geringere Leistungsfähigkeit des Herzens vorhanden sein. Die Blutzirkulation im kleinen Kreislauf ist durch das Ödem sehr behindert, der 2. Pulmonalton daher verstärkt. Der Blutdruck steigt nach vorübergehender Senkung auf 200 mm Hg infolge asphyktischer Erregung des vasomotorischen Zentrums und zunehmender Viskosität des Blutes.

Die Blutmenge wird infolge Austritt von Plasma in der Lunge vermindert, die Viskosität des Blutes stark erhöht. Direkte Wirkungen der Kampfgase auf das Blut sind nicht sicher nachgewiesen worden, jedoch wird die Blutgerinnung stark beschleunigt.

Übelkeit und Erbrechen treten oft als einziges Magendarmsymptom auf, doch kann insbesondere Chlorpikrin lange Zeit anhaltende Koliken, Durchfall oder auch spastische Obstipation machen. Wahrscheinlich auf toxische Wirkung der ins Blut aufgenommenen Substanzen sind nervöse Störungen wie Kopfschmerz, Schwindelgefühl, Herabsetzung der Sehnenreflexe, Benommenheit oder gar Bewußtlosigkeit zurückzuführen (bes. bei Chlorpikrin); auch psychische Störungen (Stupor, Halluzinationen, Verwirrtheit usw.) treten auf und es bleiben sogar mannigfaltige neurasthenische Symptome in der Rekonvaleszenz noch lange bestehen. Es sind in vielen Fällen kleine Gehirnblutungen festgestellt worden, die wohl als Folge toxischer Schädigung der Gefäßwände anzusehen sind. — Von seiten der Nieren meist keine Erscheinungen.

Die *Prognose* ist abhängig von der Schwere des Lungenödems, dem Zustand der Kreislauforgane, sowie dem Maß der körperlichen Anstrengung nach der Einwirkung der Gase.

Therapie: Zunächst schleunigste Anwendung der Gasschutzmittel, Entfernung aus dem Bereich der giftigen Gase, Kleiderwechsel, Unterbringung an gut gelüfteten Orten. — Gegen die Bindehautreizung Waschen mit 3%igem Borwasser, Einstreichen einer alkalischen Salbe mit 1—2%igem Natr. biborac. Gegen die Erkrankung der Lungen: Senfpflaster, Senfumschläge, großer Aderlaß (500—700 ccm! Venaesectio!). Vermeidung jeder Muskelanstrengung, Sauerstoffeinatmung, wenn möglich auch im Schlafe (6 Liter pro Minute). Nach Aderlaß intravenöse Infusion von physiologischer Kochsalz- oder Ringerlösung, wenn vorhanden von Normosallösung. — Zur Einschränkung des Lungenödems intravenöse Infusion hypertonischer Lösungen von Kochsalz (50—100—120 ccm 10%ige Lösung) oder Traubenzucker 100—200 ccm 20—30%ige Lösung), ferner zur Dichtung der Lungenkapillaren 1—2mal täglich 10 ccm einer 10—20—30%igen Chlorkalziumlösung intravenös (Calc. chlorat. crystall. pur. Vgl. P. Schenk, Zeitschr. f. d. ges. exp. Med. Bd. XI. 1920, S. 166 u. Bd. XII, 1921, S. 269). — Digitalis, Strophanthin, Kampfer, Koffein, bes. vor dem Aderlaß. Vorsicht bei Morphium, besser Kodein, Skopolamin, Adalin, Veronal. In der Rekonvaleszenz Jodkali.

2. Die Erkrankungen durch Dichloräthylsulfid. Dieser und ähnliche Kampfstoffe (im „Gelbkreuzstoff" oder „Yperit" enthalten) behalten ihre Wirksamkeit im Organismus sehr lange und machen noch in stärkster Verdünnung intensive Ätz- und Giftwirkung. Die Wirkung tritt meist erst nach mehreren Stunden auf. Es genügt die Berührung eines bespritzten Gegenstandes zur Erzeugung sehr hartnäckiger Hautschädigungen. Bei Einwirkung von Gasschwaden schwere, häufiger als die Phosgenvergiftung Nacherkrankungen hinterlassende Entzündungen der Haut, der Augen und der oberen Luftwege. An der Haut je nach der Intensität der Einwirkung ein urtikariaartiges Erythem oder eine bullöse und nekrotisierende Dermatitis, ähnlich der Verbrennung 2. und 3. Grades, erst nach Monaten abheilend. Furunkulose kann hinterbleiben. An den Augen Bindehautentzündung und bandförmige Keratitis. An den Atmungsorganen leichte bis schwere kruppöse und diphtheritische Entzündungen der Schleimhaut des Mundes, Kehlkopfs, Trachea und Bronchien mit Geschwürsbildung und Abstoßung grauweißer, nekrotischer Schleimhautfetzen. Durch sekundäre Infektion herdförmige Bronchopneumonien, lobäre Pneumonien mit Abszeß- und Gangränbildung. Meist indessen nur herdförmige Erkrankungen, durch die zufällige Lokalisation des in Tröpfchenform eingedrungenen Kampfstoffes mit wesentlich anderem Charakter als die bei Phosgenvergiftungen. Eine bestehende Lungentuberkulose wird durch diese Stoffe ebenso schlecht beeinflußt, wie durch Phosgen. Störungen der Herztätigkeit kommen vor, ebenso noch lange nachweisbare Herzmuskelschwäche.

Therapie: Schnelle Entfernung der Kleider, Abtupfen der Haut mit Kalipermanganatlösung, Auflegen von 20—50%iger Chlorkalksalbe. „Alkalische Augensalbe" (Natr. biborac. 1,0, Natr. bicarbon. 2,0, Aqua und Adeps Lanae āā 10,0, Vaselin alb. ad 100,0). Weiter symptomatische Therapie.

Literatur: O. Minkowski, „Die Erkrankungen durch Einwirkung giftiger Gase" in O. v. Schjerning, „Ärztliche Erfahrungen im Weltkriege 1914/1918". Leipzig, J. A. Barth, 1921; Flury, Laqueur, Gildemeister, Magnus, Heubner und Wieland, „Über Kampfgasvergiftungen", Zeitschr. f. d. ges. exp. Med. Bd. XIII, 1921; R. v. Velden, Ebenda, Bd. XIV.

Gelsemium sempervirens. Atropinähnlich. Atemlähmung.

Genista, Ginster, wie Cytisus.

Giftlattich, s. Lactuca.

Glycerin. Im Magen unschädlich. Im leeren Darm (Klysma) Reizung, Erbrechen, Kopfschmerz. — Subkutan Schüttelfrost, Auflösung der Erythrozyten, Hämoglobinurie, Nephritis. Als Abortivum ähnlich.

Goldlack, Abortivum, wie Digitalis.

Goldregen, s. Cytisus.

Goldschwefel, s. Antimon.

Gottesgnadenkraut, s. Gratiola, macht Brechdurchfall, wirkt digitalisähnlich.

Gutti, Gummigutt in Morisonschen Pillen, macht Brechdurchfall und wirkt choleraartig.

Hahnenfuß, Ranunculus, s. Anemona.

Hanf, indischer, Cannabis indica wie Morphium.

Hedera helix, Efeu. Bei Idiosynkrasie Hautausschläge. Innerlich Brechdurchfall und Krämpfe.

Helloborus niger, viridis, Nieswurz, wie Digitalis.

Herbstzeitlose, s. Colchicum.

Holzgeist, s. Methylalkohol.

Hopfen, s. Lupulin.

Hundspetersilie, Aethusa Cynapium, s. dort.

Hyoscyamus niger, Bilsenkraut, s. Skopolamin.

Jaborandi, s. Pilocarpin.

Jequirity. Rote Samen (mit schwarzen Punkten) der Paternostererbse (Abrus precatorius), Abrin enthaltend. Auf Muschelkästen usw. Blutgift wie Rizin.

Therapie: Jequirity-Heilserum Merck, symptomatisch.

Jod, Jodtinktur, Jodkali, Lugolsche Lösung, Jodsalze.

Gelegenheit: Medikamente und Pinselungen bei Menschen mit Idiosynkrasie (es scheint sich um einen akuten Thyreoidismus zu handeln!), Verwechslung.

Symptome: Beim Trinken von Jodtinktur Braunfärbung des Mundes und Verätzung, Magenschmerzen, Nierenreizung. Bei häufiger Pinselung und relativ zu starker Medikation Jodismus: Kopfschmerz, Schlaflosigkeit, Schnupfen, schlechter Puls, Angst, Depression. Akne, Exanthem, Bronchitis, Nasen- und Lungenblutung. Kollaps.

Therapie: Magenspülung mit 0,5% Natriumthiosulfat, Milch, Eiweißwasser. — Jodakne und Jodschnupfen werden durch ein tägliches Sodavollbad vermieden (1—2 Hände voll Soda auf ein Bad). Gut sind auch 10 g Calc. lact. oder 10 g Natr. bicarbon. tgl. per os.

Jodoform.

Gelegenheit: Idiosynkrasie bei medizinaler Anwendung, Verwechslung, Selbstmord.

Symptome: Lokal Schwellung, Rötung, zu Blutung neigende Ödeme, Papeln, Bläschen mit starker seröser Absonderung: „Jodoformdermatitis!" Starker Juckreiz, Fieber. Durch Resorption oder Injektion toxisch wirkender Mengen Mattigkeit, Depression, ängstliche Delirien mit motorischer Erregung. Fluchtversuch und Selbstmordversuch! Schlaflosigkeit, Fieber, Ikterus, Hautjucken, Tachykardie, Dyspnoe. Das akute Stadium dauert evtl. mehrere Tage. — Bei chronischer Vergiftung Depressionszustände, Brechdurchfall, Sehstörungen, Ikterus.

Therapie: Magenspülung mit Milch, Erhöhung der Diurese.

Juniperus Sabinae, Sadebaum. Zweigspitzen als Abortivum verwandt.

Symptome: Brechdurchfall. Nephritis. Hämaturie, Krämpfe, Trismus, oft Exitus.

Therapie: Magenspülung, Brechmittel, Abführmittel. Keine Milch und kein Öl.

Kaffee, s. Coffein.

Kalilauge, s. Alkalien.

Kalium chloricum, Kalichloricum, Kaliumchlorat, chlorsaures Kali.

Gelegenheit: Verwechslung (innerlich statt zum Gurgeln; die prophylaktische Darreichung per os bei Hg-Kuren ist streng zu vermeiden).

Symptome: Exquisites Blutgift! Löst die Erythrozyten und macht Methhämoglobinämie (schokoladenfarbiges Blut). Leibschmerzen, Erbrechen. Nach 1—2 Stunden braungraue bis blaugrüne Verfärbung der Lippen und Stirnhaut. Bald Ikterus. Dabei Befinden nicht wesentlich gestört. Manchmal Delirien. Hämoglobinurie (schokoladenfarben). Anfangs Polyurie, dann Anurie infolge Verstopfung der Nierenkanälchen, Kollaps. Tod an Erstickung, Herzschwäche oder Urämie.

Therapie: Zunächst Magenspülung mit Sodalösung 5,0/1000,0. Später trinken lassen, Aderlaß und intravenöse Kochsalzinfusion. Diuretika!

Kalium nitrosum, s. Natrium nitrosum.

Kalkstickstoff, Düngemittel. Ätzt die Augen und macht resorbiert Krämpfe (enthält Cyanamid!).

Therapie: Lokal wie bei Ätzkalk, resorptiv wie bei Cyan.

Kalomel, s. Quecksilber.

Kampfer, Magendarmreizung, Erregung, epileptiforme Krämpfe, Miosis; ferner Lähmung, Nephritis mit Hämaturie. Erniedrigung der Temperatur.

Therapie: Magenspülung mit 2—5%igem Alkohol, später mit Wasser. Bromkali, Morphium, Chloralhydrat.

Kampfgasvergiftung, s. Gasvergiftung.

Karbolsäure, s. Carbolsäure.

Kartoffelbeeren, s. Solanin.

Kirschkerne, Kirschwasser, s. Cyanverbindungen.

Kleesalz, s. Oxalsäure.

Kloakengase, s. Schwefelkohlenstoff.

Kohlenoxydvergiftung.

Gelegenheit: Zufall, gewerblicher Unfall, Mord, Selbstmord. — Leuchtgas (enthält 5—10% CO und daher genügt 1—2% in der Atmungsluft zur ziemlich schnell letalen Vergiftung) und technische Gase (Wassergas, Generatorgas) können entweichen aus undichten Röhren, bei Rohrbruch und infolge Offenlassens der Hähne. Die gewöhnlichen Verbrennungsgase enthalten 0,1—0,5% CO, daher die Gefahr der Ofenklappen, defekter Kamine usw. Explosionsgase, „schlagende Wetter" und Staubexplosionen enthalten 30—50% CO! Kohlenoxyd riecht nicht und seine riechenden Begleiter im Leuchtgas und in den Rauchgasen werden bei der Durchdringung von Erde, Mauerwerk usw. abfiltriert!! Bei der Explosion von Sprengstoffen entstehen sehr große Mengen CO, z. B. aus Pikrinsäure 61%!

Die Symptome treten so plötzlich und so unbemerkt ein, daß z. B. angestrengt geistig Arbeitende unbemerkt schwer vergiftet werden und die Lähmungen das erste ihnen — zu spät — auffallende Symptom sind! Ein gewöhnlicher Gasbrenner läßt erst in mehreren Stunden genügend Gas zur tödlichen Vergiftung ins Zimmer. Die Empfindlichkeit wechselt stark. Das Hämoglobin wird in Kohlenoxydhämoglobin verwandelt, auch Herz und Nervensystem adsorbieren CO. Die Affinität des Kohlenoxyds zum Blutfarbstoff ist 210 mal so groß wie die des Sauerstoffs; 0,25% Kohlenoxyd in der Atmungsluft genügen, um 60% des Blutfarbstoffs in Kohlenoxydhämoglobin überzuführen!

Symptome: Hohe Konzentrationen wirken blitzartig! Starker Schläfendruck, Ohrensausen, Brechreiz, Schwäche in den Beinen, Verwirrung, evtl. mit gewalttätigen Handlungen (Cave: Fehldiagnose „Rausch"!), Bewußtlosigkeit. Unwillkürlicher Abgang von Urin und Stuhl. Hämorrhagien im Gehirn und Rückenmark mit Hemi- und Monoplegien! Vorübergehende Krämpfe. Polymyositis haemorrhagica, Hyperglykämie. Die in einigen Fällen beobachtete starke Rigidität der Muskulatur und andere Linsenkernsymptome sind auf Erweichungsherde im Globus pallidus zurückzuführen (vgl. Kongr. d. Nervenärzte Deutschl. 1921). Später Schädigung des Gedächtnisses und der Merkfähigkeit. Oft rötliche Hautfärbung (vgl. Cyan-[Bittermandelgeruch-]Benzolvergiftung, Coma diabeticum und Urämie! Bei Strychninvergiftung stark erhöhte Reflexe). Rötliche Färbung der Totenflecken, Blut flüssig und hellrot, Muskulatur ziegelrot infolge Veränderung des Muskelfarbstoffs. Blutungen im Darm. Oft Zucker und Eiweiß im Harn. Die hellrote Farbe des Blutes kann fehlen! Exitus in Narkose oder infolge akuter Herzdilatation; evtl. vorher unvollkommener Rettungsversuch! Der Tod kann jedoch trotz anscheinend guter Erholung noch nach 10—20—25 Tagen — infolge Herzschwäche — erfolgen! Manchmal bleiben neurologische Herdsymptome zurück, die an multiple Sklerose erinnern; ferner Schwächezustände in den Beinen. Es können auch schwere psychische Störungen zurückbleiben; angeblich auch Lungenerkrankungen (Abszeß und Gangrän).

Therapie: Künstliche Atmung mit Sauerstoffinhalation, um das nur locker an das Hämoglobin gebundene CO durch O_2 zu ersetzen. Möglichst lange und ohne Unterbrechung durchgeführte Sauerstoffzufuhr bei gut anliegender Einatmungsmaske ist nötig (6 l pro Min.). Die künstliche Atmung muß viele Stunden (z. B. 6—8) fortgesetzt werden, da die Herztätigkeit bei der CO-Vergiftung noch lange nach Aufhören der spontanen Atmung erhalten bleibt. Beimischung von 8—10% Kohlensäure zum Sauerstoff soll durch Schaffung des physiologischen Reizes für das Atmungszentrum die Eigenatmung besonders stark anregen! Excitantia. Großer Aderlaß und Kochsalz-, wenn möglich große Verwandtenbluttransfusion. Kein Alkohol! Schwächezustände in den Beinen bleiben noch lange bestehen. Bekämpfung der psychischen Erregungszustände durch $^1/_4$—$^1/_2$ mg Skopolamin.

Bemerkung: Nachweis des Kohlenoxyds: Spektroskopisch im frischen Blute: Absorptionsstreifen in rotgelb und grün. Fällungsmethode von Kunkel: 1 Teil (verdünntes) Blut wird mit 3 Teilen 1% Tanninlösung versetzt: Kohlenoxydhaltiges Blut gibt einen roten Niederschlag, normales Blut einen grauen. Nachweis nach Liebknecht (Vierteljahrsschrift f. gerichtl. Med. 1917 (I)): Betupfe Filtrierpapierstreifen mit einem Tropfen CO-Blut und lasse ihn trocknen. Beim Einlegen in 10% Formalin bleibt er rot, während ein Normalblutstreifen in 3 Minuten dunkelbraun wird. Nach 3 Minuten nimmt man beide Streifen heraus, taucht sie ins Wasser und läßt sie dann trocknen. Aktenbeleg! — Sektionsbefund: Dilatation der linken Herzkammer, nekrotische Herde im Herzmuskel. Quellung der Gefäßendothelien — besonders im Gehirn — mit Thrombenbildung, multiple Blutungen und Erweichungsherde im Gehirn, besonders in den Linsenkernen.

Literatur: Lewin, Die Kohlenoxydvergiftung, Berlin 1920.

Kohlensäure. Wenn über 8% der Luft beigemengt Erstickungsgefahr und Erlöschen der Lichter.

Gelegenheit: Kohlensäuregaseinbrüche in Minen, Gruben und Tunnelbauten. Neben H_2S und CO in den „Kloakengasen". Bei Explosion von Sprengstoffen, z. B. nach Explosion von Gelatinedynamit 34% CO und 33% Kohlensäure.

Symptome: Ohrensausen, Schwindel, Kopfschmerz, Erregung, Mydriasis. Evtl. sehr schnell Bewußtlosigkeit und Tod

Therapie: Frische Luft.

Koloquinthe, s. Colocynthis.

Kornrade, s. Saponin.

Kreosot, wie Karbolsäure.

Krähenaugen, s. Strychnos.

Kupfer. Kupfervitriol (Kupfersulfat); Grünspan, kohlensaures und essigsaures Kupfer.

Gelegenheit: Beim Stehen und Kochen saurer Speisen in Kupfergeschirr. Versehen. Selbstmord.

Symptome: Gastroenteritis. Erbrechen grüner und blauer Massen. Schwindel, Konvulsionen, Kollaps. Nierenreizung, Blutung in den Dickdarm. Exitus am ersten Tage.

Therapie: Milch, Eiweiß, Tierkohle, Magnesia usta, Magenspülung mit 0,1% gelbem Blutlaugensalz (Kalium ferrocyanatum). Keine Fette, kein Öl, keine Milch nach der Spülung!, keine Säuren.

Lactuca virosa, Giftlattich. Lactucarium.

Symptome: Erbrechen, Sehstörungen, Delirien, Narkose.

Therapie: Entleerung, symptomatisch.

Laugen, s. Alkalien.

Ledum palustre, Sumpfporsch. Abkochung dient als Abortivum; macht Erbrechen, Konvulsionen und Sopor.

Leuchtgas, s. Kohlenoxyd.

Lithargyrum, Bleiglätte, s. Blei.

Lobelia inflata. Brechen, Benommenheit, Herzschwäche. — Exzitantien.

Lolium temulentum, Taumelloch. Eine Graminee, die durch einen Pilz giftig wird. Dem Brotgetreide zugemengt erzeugt sie Taumel, Zittern, Brechdurchfall, Amaurose.

Lorchel, s. Helvella esculenta.

Lupulin, im Humulus lupulus, Hopfen. Abortivum. Auch die Dämpfe machen Schläfrigkeit und Hautreizungen. Ferner Fieber, Erbrechen, Mydriasis, Lähmungen.

Lysol.

Gelegenheit: Verbände mit konzentrierten Lösungen, Abortivum, Selbstmord, Verwechslung mit Likören. Letale Dosis ungefähr 17,5 g.

Symptome: Erbrechen brauner, blutiger Massen, starke Leibschmerzen, Halsschmerzen. Weiche, schmierige Beläge, bei Kindern auch in den Mundwinkeln und unter der Zunge. Glottisödem! Temperatursenkung. Nephritis, grüner Harn, bluthaltig. Exzitationen. Somnolenz mit Hornhautanästhesie und Lähmung. Degeneration der Leber und der Nierenzellen.

Therapie: Milch, Eiweiß, Öl in großen Mengen; mindestens das Vierfache der eingenommenen Menge Lysol. Magenspülung mit Öl noch nach Stunden wirksam! Brechmittel unwirksam (s. Allgemeiner Teil), Koffein, bei Atemlähmung Atropin.

Lytta vesicatoria, s. Cantharides.

Maiglöckchen, s. Convallaria majalis.

Mandeln, bittere, s. Cyan.

Mangan. Bei Braunsteinmühlenarbeitern „Manganismus": Stottern, Zittern der Hände (z. B. beim Waschen), Bewegungsarmut (Linsenkernsymptome).

Martinsgelb, s. Dinitronaphthol.

Meerzwiebel, s. Scilla.

Mennige, s. Blei.

Methylalkohol, Holzgeist.

Gelegenheit: Lösungsmittel für Farben, Extraktionsmittel für Pflanzenessenzen, die zu Likören und Aperitifs, zu Haarwässern und Toiletteartikeln verwendet werden. Wegen der hohen Besteuerung des Äthylalkohols oft zu Schnäpsen und Likören verwandt. Doch wird mit Methylalkohol „denaturierter" Spiritus auch als solcher getrunken. Bei Einatmung nicht giftig! Die Giftigkeit des Methylalkohols beruht auf seinen Verunreinigungen! Er wird deswegen besser als „Holzsprit" bezeichnet, aus welchem er und diese Verunreinigungen stammen.

Symptome: Empfindlichkeit sehr verschieden. Schon 5—10 g können Sehstörungen machen! Starke Leibschmerzen (evtl. erst nach 24 Stunden auftretend!), Brechneigung, Schwindel, Schmerzen in den Augen, Sehstörungen mit Zentralskotomen und akuter Amblyopie, die evtl. zu dauernder Erblindung führt. Auch bei schweren Fällen (in der Bewußtlosigkeit) ist der Korneal- und Pupillenreflex erhalten! (Unterschied gegen Äthylalkohol!). Trübung der Papillen. (Ähnlich als Frühsymptom nur bei Schwefelkohlenstoff und Nitriten.) Kältegefühl, Atembeschwerden. Delirien. Epileptiforme Anfälle. Kollaps. — Chronisch: Neigung zu Bronchitis, Pneumonie, Ohrensausen, Kopfschmerz, Neuritis, Neuritis retrobulbaris und Skotomen. Ameisensäureausscheidung im Urin vermehrt. Därme maximal kontrahiert. — Differentialdiagnose gegen Botulismus: Hier Sehstörungen bei intakt bleibender Augenmotilität; bei Botulismus dagegen auch Augenmuskellähmung. Atropin macht Manie und Delirien.

Therapie: Magenspülung mit 2—5%iger Natriumbikarbonatlösung, dann 2stdl. 3 g Natr. bicarbon. in Wasser. Aderlaß mit folgender intravenöser Infusion von Lösung: 1,4% NaCl und 0,037% Natr. bicarbon. 2mal tägl. 500 ccm infundieren. Diuretika, Exzitantien. Lumbalpunktion, da der Liquordruck oft erhöht ist.

Mirbanöl, s. Nitrobenzol.

Mohnkapseln enthalten Morphin.

Montanin enthält Kieselfluorwasserstoffsäure, Desinfizienz. Macht innerlich tödliche Magendarmverätzung.

Morisonsche Pillen, s. Gutti.

Morphin.

Gelegenheit: Menschen mit schweren Veränderungen der Zirkulation (Arteriosklerose, Herzinsuffizienz) sind besonders empfindlich! Der Säugling kommt durch 0,003 Morphin oder 1 gtt. Opiumtinktur in Lebensgefahr.

Symptome: Akut: Wärmegefühl, Rausch, Schwindel, Verlangsamung der Herztätigkeit bei gutbleibendem Pulse. Exzitation (selten), Schmerzempfindung herabgesetzt. Juckreiz, meist an der Nase beginnend. Erbrechen (selten). Miosis bei erhaltener Lichtreaktion. Lähmung des Atmungszentrums: zunächst Cheyne-Stokescher Atmungstypus, später Verflachung der Atmung und zunehmende Zyanose. — Chronisch: Abmagerung, trockene Haut, belegte Zunge, Durchfall, zentral bedingte Temperatursteigerung bis 38,0° C. Intellektuelle Anregung aus dem. beim

Morphinisten tiefen geistigen Niveau heraus, keine positive Anregung! Dauernd Miosis und Herabsetzung der Sensibilität. Verlust der Potenz und Periode. Neurasthenie.

Therapie: Akut: Die Patienten leiden an einer Morphiumvergiftung, gehen aber an einer Kohlensäureintoxikation zugrunde! Wiederholte Magenspülung mit 0,1% Kali permanganic. (Morphium wird in den Magen ausgeschieden!); dabei Vorsicht wegen Aspiration! Atropin 0,001 g (Vorsicht!), kalte Abklatschungen, Riechsalze evtl. Ammoniak, Abführmittel, Strychnin (2 mg pro dosi), Kampfer, Koffein. Aderlaß mit folgender NaCl-Infusion von 1—2 Liter. Künstliche Atmung 1—2 Tage lang mit Sauerstoffinhalation. Oder Insufflation nach Meltzer, bei der die Trachealbifurkation mittels eines mit der Sauerstoffbombe verbundenen und durch die Trachealkanüle geführten Katheters dauernd mit Sauerstoff bespült wird (s. Allgemeine Therapie). — Chronisch: Entziehung nach allergenauester Körpervisitation (Haare, bes. bei Frauen und Fußsohle!) und bei strengster Isolierung, in 2—4 Tagen unter Überwachung des Patienten (Kollaps!). Wirklich drohende Symptome werden mit 1—2 cg Morphium bekämpft. Kein Ersatz durch andere Alkaloide (bes. nicht durch Kokain!).

Muskarin.

Symptome: Stärkste Bradykardie, Speichelfluß, Schwitzen, Miosis, Brechdurchfall.

Therapie: Atropin.

Mutterkorn, s. Sekale.

Nachtschatten, s. Solanum.

Naphthalin.

Gelegenheit: Tragen von mit Naphthalin bestreutem Pelzwerk, Sitzen auf damit bestreuten Möbeln, Einnahme als Oxyuren-Mittel.

Symptome: Lokal Entzündung. Innerlich: Blaugraue Verfärbung von Ohren und Lippen, evtl. mit leichtem Ikterus. Kopfschmerz, Erbrechen, Übelkeit, Gastroenteritis, Methämoglobinämie, -urie, Nephritis, Krämpfe. Zentrale Erregung und Lähmung. Katarakt, Retinitis. Schwere Schädigung des hämatopoetischen Systems (vgl. S. Meyer, Berl. klin. Wochenschr. 1920, S. 1025). Lymphozytose.

Therapie: Magenspülung mit Milch und Öl. Zum Schluß wieder mit Wasser entfernen!

Naphthol. Nephritis mit Hämaturie. Krämpfe, Retinitis, Katarakt.

Natrium nitrosum, wie Kalium nitrosum, werden in der Färberei verwandt und mit Kochsalz oder Salpeter (zur Konservierung) verwechselt.

Symptome: Unruhe, Beklemmung, Gefäßlähmung, Schweiß, Herzklopfen, Sehstörungen. Methämoglobinämie und -urie und entsprechend zyanotisches Aussehen (blaugrau).

Therapie: Entleerung, Alkalien, Flüssigkeitszufuhr.

Natronlauge, s. Alkalien.

Nikotin, Nicotiana Tabacum.

Gelegenheit: Tabakabkochungen zur Vertilgung von Ungeziefer auf Pflanzen. Abortivum. Mord. 0,05 g des farb- und geruchlosen Öls erzeugen in 10 Minuten Exitus! — Chronisch: Rauchen! Die englischen Zigaretten enthalten besonders viel Nikotin, kein Opium usw.!

Symptome: Allgemein zunächst Erregung, dann Lähmung der sympathischen Nervenendigungen, dadurch Überwiegen des Vagus. Akut: Erbrechen, Salivation, Schweißausbruch, Bradykardie, Gastralgie, Brechdurchfall, Miosis und Akkommodationskrampf. Klonische und tonische Krämpfe. Koma. — Chronisch: Im Munde und Rachen chronische

Entzündungen. Erhöhte Erregbarkeit des Herzens, Anfälle von Herzjagen mit Extrasystolen. Wechselnde Magendarmsymptome, bes. spastische Obstipationen wie bei der Bleivergiftung. Funktionell und anatomisch bedingte Gefäßveränderung („Tabakspasmus" mit Angina pectoris, vorübergehender Amaurose, intermittierendem Hinken), zentrale Skotome, Nachtblindheit, Verlust der Empfindung für Rot. Nebelsehen wie bei Schwefelkohlenstoff- und Alkoholvergiftung. Migräne, Tremor, Dyspepsie.

Viele Vergiftungserscheinungen sind jedoch nicht Folge einer Nikotinvergiftung, sondern rühren von den Beizstoffen des Tabaks her!

Therapie: Akut: Magenspülung mit 1% Tannin, Atropin, Morphium. Chronisch: Symptomatisch. Prognose bei Abstinenz gut.

Nieswurz, Helleborus, s. Digitalis.

Nitrite, s. Natrium nitrosum.

Nitrobenzol, Mirbanöl.

Gelegenheit: In Sprengstoff-, Parfümmittel- und Seifenfabriken. In Likoressenzen und zur „Denaturierung" des Alkohols benutzt. In der Schuhwichse. In Stempelfarben für Wäsche (!). Einatmung, Resorption durch die Haut (bei Säuglingen!), Verwechslung. Abortivum.

Symptome: Methämoglobinämie und dementsprechend Blaufärbung der Lippen, graugrüne Verfärbung an Ohren und Nase. Der ganze Körper oft bleigrau. Geruch der Atmungsluft und des Erbrochenen nach Bittermandelöl. Blutfarbstoffhaltiger Harn. Erbrechen, Kurzatmigkeit, Koliken, Sensibilitätsstörungen, Krämpfe, Lähmungen. Blut schokoladenfarbig, schnell gerinnend, im Spektrum Absorptionsstreifen in Rot-Orange. Fieber, Ikterus und Anämie infolge starker Hämolyse. — Chronisch: Achte auf die Prodromalerscheinungen: Blässe mit gelblichem Farbton, Kopfschmerz, bes. des Abends, Flimmern vor den Augen, Übelkeit, Bangigkeit, Taumeln, Erbrechen. Polychromasie, Normoblasten. Basophile Körnelung der Erythrozyten oder Heinzsche Blaukörper (dicker Tropfen!) evtl. Eosinophilie. Später Ikterus, Leberhypertrophie und -atrophie. — Weder dem Mono- noch dem Dinitrobenzol kommt eine abortive Wirkung zu.

Therapie: In den ersten Stunden Magenspülung mit Milch und Öl, später **nur** mit Wasser. Alkalien, Sauerstoffatmung, Exzitantien, Aderlaß, Kochsalzinfusion. Literatur bei W. Neuland, Med. Klin. 1921, Nr. 30, S. 903.

Nitroglycerin (Sprengöl, Dynamit).

Gelegenheit: Gewerblich durch Inhalation und durch die Haut. Verwechslung (bei Asthmatikern). Mord durch Beimischung zu Likören.

Symptome: Gesichtsrötung, Schwindel, Schmerzen in Hals und Magen, kalter Schweiß, Kältegefühl, Lichtscheu mit Nebligsehen. Blutdrucksenkung, Arhythmie, Bradykardie, Brechdurchfall.

Therapie: Magenspülung. Glaubersalz (kein Öl!). Exzitantien.

Nitrose Gase (Stickoxyd NO und Stickdioxyd NO_2) sind in der rauchenden Salpetersäure vorhanden. Entstehen beim Metallreinigen und Metallätzen mit Salpetersäure, sowie beim Gelbbrennen. S. auch Gasvergiftungen.

Symptome: Starker Hustenreiz, Bronchitis, Beklemmung auf der Brust, rosarotes, schaumiges Sputum, Lungenödem, Tachykardie. Bei Eintritt schwerer Bronchitis Exitus unabwendbar.

Therapie: Periodische Sauerstoffinhalation von je 10—15 Minuten. Kampfer, Koffein. — Prophylaxe: Absaugen der Dämpfe durch Ventilatoren.

Oleander, wie Digitalis.

Oleum crotonis, Krotonöl. Heftiger Brechdurchfall.

Therapie: Schleim, Opium. Äußerlich kühlende Umschläge.

Opium. Die Intensität der Vergiftung richtet sich nach der enthaltenen Morphinmenge. Die Gesamtalkaloide beeinflussen jedoch das Atmungszentrum weniger als Morphin allein. Beim Opiumrauchen bedingen die Zersetzungsprodukte der Alkaloide eine Änderung des Symptomenkomplexes und Verstärkung der Nachwirkung. Blasentenesmus, sonst vgl. Morphin. Bei den Vergiftungen durch „Opiumzigaretten" handelt es sich um die Wirkung übermäßiger Nikotinmengen oder von Verbrennungsprodukten eigenartiger Beizen, mit denen der Zigarettentabak durchfeuchtet und parfümiert wird. Selbst 0,02 g Morphium pro Zigarette werden durch den Brand völlig zersetzt!

Osmiumsäure, lokale Reizung und Schwarzfärbung.

Ol. Chenopodii anthelmint. Wurmsamenöl, macht (bes. das amerikanische) nicht selten Vergiftungserscheinungen wie Kopfschmerz, Mydriasis, Erbrechen, Koma. Ganz besonders leidet der N. acusticus, sowohl der vestibulare (Drehschwindel) als auch der kochleare Teil (schwere, bis jahrelang anhaltende Hörschädigungen!).

Therapie: Schleunige Entleerung. Prophylaktisch empfiehlt sich, es nie bei Neigung zu Verstopfung zu geben, sowie dem Ol. Chenopodii stets ein Abführmittel folgen zu lassen.

Oxalsäure. Kleesäure, Zuckersäure, Kleesalz (saures oxalsaures Kalium). Im Sauerklee (Oxalis acetosella) und Sauerampfer (Rumex acetosa), Rhabarber und Spargel (bisweilen).

Gelegenheit: Kauen von Sauerklee und Sauerampfer wegen des sauren Geschmacks. Verwechslung: Kleesalz wird als Fleckenmittel und zum Putzen der Metallgegenstände benutzt, sowie in Bleichereien, Strohhutfabriken usw. Kann durch die Haut in tödlichen Dosen aufgenommen werden!

Symptome: Schädigt als Fettsäure Herz und Nieren und bringt durch Ansichreißen des Kalziums den Organismus aus dem Ionengleichgewicht. Herabsetzung der Gerinnbarkeit des Blutes. Erbrechen, Bradykardie mit kaum fühlbarem Puls, Zittern, Schweiß, Krämpfe. Kollaps. Urin: Eiweiß, Zylinder, oxalsaurer Kalk („Briefkuverts"). Anurie, Tenesmus. Keine (oder nur zarte weiße) Verätzungen im Rachen! Exitus bei 10 g in wenigen Minuten (Differentialdiagnose Pilzvergiftungen!). — Chronische Vergiftung durch Resorption von den Händen aus: Nierenstörungen und neurasthenische Beschwerden.

Therapie: Kalk (geschabte Kreide, Aqua Calcis und Milch āā). Magenspülung. Sol. calcii chlorati 20,0/400,0 halbstdl. eßlöffelweise, tagelang.

Paternoster-Erbsen (Abrus-Erbsen) enthalten Abrin. Therapie: Jequirity-Heilserum-Merck.

Petroleum. Gastrointestinale Reizerscheinungen, Rausch, Sopor.

Phenol, s. Karbolsäure.

Phosphor. Farblos bis schwach gelblich.

Gelegenheit: Verwechslung (wird als Rattengift benutzt), Selbstmord, Abortivum, Streichholzkuppen enthalten oft verbotenerweise giftigen gelben Phosphor an Stelle des hellroten ungiftigen Phosphors.

Symptome: Nach Stunden knoblauchartig riechendes Aufstoßen, Erbrechen von im Dunkeln leuchtenden Massen. Leberschwellung und -schmerz, Ikterus, Haut- und Darmblutungen, Urobilinurie, Nephritis. Erweichung beider Linsenkerne mit striären Symptomen: Rigidität der Muskel, Bewegungsarmut usw. Oft einige Tage anhaltende Leukopenie. — Chronisch bei kariösen Zähnen: Periostitis und Kiefernekrose.

Therapie: Magenspülung mit Kali permanganic. 1‰. Brechmittel (Cuprum sulf.). Keine Milch, kein Öl! Vom zweiten Tage an Exzitantien. Prognose erst nach 8 Tagen sicher.

Als „Streichholzdermatitis" bezeichnet man erythematöse, ekzematöse und bullöse Hauterkrankungen an den Oberschenkeln, Händen und im Gesicht, die wahrscheinlich Folge des in den Schachtelreibflächen enthaltenen Phosphorsesquisulfids oder dessen Verunreinigung mit Weißphosphor sind.

Physostigmin, Eserin.

Symptome: Vagusreizung: Speichelfluß, starker Schweiß, Miosis, starke Bronchialsekretion, Erbrechen, Muskelzuckungen, Bradykardie. Stuhl- und Urindrang. Tod durch Lähmung des Atmungszentrums.

Therapie: Atropin, Magenspülung mit Acid. tannic. 5,0/500,0.

Pikrinsäure.

Symptome: Erbrechen gelber Massen, Enteritis, Nephritis. Zunächst gelbe Verfärbung der Haut und Konjunktiven, später infolge Methämoglobinämie (und -urie) blaugraue Verfärbung.

Therapie: Milch, Eiweiß, Alkalien, Magenspülung.

Pikrotoxin, Kokkelskörner, zum Fischtöten benutzt.

Symptome: Erbrechen, Durchfall, Speichelfluß, Mydriasis, Krämpfe.

Therapie: Brechmittel, Magenspülung, Chloralhydrat.

Bemerkung: Die Krämpfe gehen vom Mittelhirn aus.

Pilocarpin.

Symptome: Dieselben, aber schwächer als bei Physostigmin.

Plumbum, s. Blei.

Primula obconica hat Gifthaare, deren Sekret Dermatitis und Ekzem hervorruft.

Therapie: Abwaschen mit Alkohol, Pudern, Kühlsalbe (Rp. Anästhesin. 5,0, Unguent. Adip. Lanae ad 50,0; oder Cold-cream; oder Rp. Eucerin anhydric. 10,0, Sol. calcii chlorati 5,0, Aqua menth. pip. 5,0).

Pulsatilla, Küchenschelle, s. Anemone.

Pyrogallol wird durch die Haut resorbiert und macht Methämoglobin (wie Nitrobenzol, Kali chlor. usw.). Durchfall, Nephritis mit Anurie, Koma.

Therapie: Abwaschen mit Äther. Exzitantien. Wenn innerlich: Magenspülung.

Quecksilber.

Gelegenheit: Akut: Medizinal bei Kalomelgebrauch, wenn die abführende Wirkung nicht eintritt (weil das Kalomel durch den alkalikarbonathaltigen Darmsaft in eine leicht lösliche, sehr giftige Form gebracht wird), bei Schmier- und Injektionskuren, Uterusspülung mit Sublimat, intravaginaler Einführung von Oxyzyanat oder Sublimat in konzentrierter Lösung als Antikonzipiens. Sublimathaarspiritus! Gewerblich beim Vergolden und bei Explosionen von Knallquecksilber. Selbstmord. — Chronisch: Gewerblich bei Vergoldern, an Schmelzöfen, in Hutfabriken, in der elektrischen und chemischen Industrie.

Symptome: Akut: Sofort Metallgeschmack im Munde und Erbrechen Diffuse Rötung des Rachens. In einigen Stunden Speichelfluß, Stomatitis, Brechdurchfall, Tachykardie, sehr ängstliche Stimmung. Anurie bzw. Hämaturie mit fehlenden oder nur geringen Ödemen, da extrarenale Wasserabgabe sehr groß. Die Harnkanälchen können durch die nekrotischen Epithelien verlegt werden. Später Ulzera der Mund- und Rachenschleimhaut mit grauweißen Belägen, Dickdarmkoliken infolge starker diphtherischer Entzündung des Dickdarms. Tenesmus. In noch späteren Stadien Polyurie mit niederer Chlorkonzentration des Harns und Verkalkung der Nierenepithelien. Hyperchlorämie und Reststickstoffspeicherung im Blut und in den Geweben, starker Durst. Exitus infolge der tubulären Nierenerkrankung, oft unter dem Bilde der eklamptischen Urämie. — Chronisch: In den ersten Monaten der Beschäftigung auftretend: Stomatitis, Speichelfluß, Aufgeregtheit (Erethismus mercurialis). Nachts grobe Muskelzuckungen. Sehr feinschlägiger Tremor der Hände, evtl. Intentionstremor. Auch in der Umgebung des Mundes bei der Absicht zu sprechen. Fahle Farbe. Verdauungsstörungen. Sehnenreflexe erhöht, keine Atrophien.

Therapie: Akut: Sofort größere Menge frische, in Wasser geschlagene Eier, Milch, Magnesia usta, Magenspülung, Rizinusöl. Bei Vergiftungserscheinungen nach intramuskulärer Injektion schlecht löslicher Quecksilbersalze Exzision des ganzen giftimprägnierten Gewebsbezirks! Wert der Nierendekapsulation nach Edebohl sehr fraglich. — Chronisch: Jodkali, Jodnatrium, Schwefelbäder, kochsalzarme Kost.

Quillajarinde, s. Saponin.

Ranunculus acer, Hahnenfuß, s. Anemone.

Raute, Ruta graveolens. Abortivum. Gastroenteritis. Hämaturie, Kollaps.

Resorzin, Brenzkatechin, Hydrochinon: Zyanose, Tachykardie, Dyspnoe, Krämpfe, Temperaturabfall.

Rittersporn, Delphinium, s. dort.

Rizin, in den Bohnen von Ricinus comm. und Rizinuspreßkuchen (wird als Düngemittel verwandt). Rizinusöl enthält kein Rizin.

Symptome: Magendarmreizung, Kollaps, Nephritis.

Therapie: Magenspülung, Bittersalz. Antirizin-Serum-Merck.

Roßkastanie, Aesculus Hippocastanum, enthält Saponin, s. dort.

Sabadilla, s. Veratrin.

Sabina, Sadebaum, s. Juniperus.

Salizylsäure und ihre Salze.

Symptome: Besonders bei Idiosynkrasie: Ohrensausen, Schwerhörigkeit, Erbrechen, Bradykardie, Blutdrucksenkung, Sehstörungen, Amaurose, Albuminurie; vgl. Friderichsen, Arch. f. exp. Path. u. Pharm. Bd. 80. Bei Vergiftung mit sehr großen Dosen kann ein Symptomenbild vorkommen, das dem Coma diabeticum entspricht: Kußmaulsche große Atmung (sehr langes Inspirium mit relativ kurzem Exspirium), zunehmende Bewußtseinstrübung, Hypotonie des Bulbus. Differentialdiagnose: Urämie, fieberfreies Choleratyphoid. Salizylsäurenachweis im Harn! Auch bei kutaner Applikation sind Vergiftungen (Erbrechen, Unruhe, Kollaps, Albuminurie, selbst Exitus) beschrieben. Vgl. O. Kieß, Therap. Halbmonatshefte 1921, Nr. 14.

Therapie: Entleerung, Alkalien.

Salpetersäure.

Gelegenheit: Verwechslung der Flaschen (Salpetersäure wird viel [gewerblich „Scheidewasser"] im Haushalt benutzt), als Abortivum, zum Selbstmord und Mord bei Kindern.

Symptome: Wichtig ist hier, wie bei allen Säurevergiftungen, die Konzentration der Säure und der Zustand des Magens (ob leer, ob voll). Gelblicher Ätzschorf, Glottisödem, Erbrechen gelber Massen, allmählich schwärzer werdend. Starke Leibschmerzen, Krämpfe, Mydriasis, Hyperglykämie. Auf der Wäsche gelbe Flecken.

Therapie: Magnesia usta, Milch, Seife, Mauerkalk, Zuckerkalk (s. Allgemeiner Teil). Kommt man sehr früh dazu: Vorsichtige Magenspülung! — Eiskrawatte. Rektale Ernährung. Später vorsichtige Sondierung oder Einlegen einer Dauersonde (vgl. Münch. med. Wochenschr. 1920, Nr. 9). Bei schwerer Vergiftung Frühoperation und Bougierung ohne Ende (vgl. S. 361). — Gegen die Halsschmerzen halbstdl. 0,5—1,0 Anästhesin in den Mund schütten oder 1—2stündl. 1 Kokaintablette im Munde zergehen lassen (Cocain. hydrochlor. 0,005, Mentholi 0,01. Sacch. qu. s. u. f. Tabletta. Da XX).

Salpetrige Säure und salpetrigsaure Salze. Einatmen der Dämpfe macht Bronchitis und Pneumonie, Nephritis mit Hämaturie. Vgl. Natrium nitrosum!

Therapie: Alkalien.

Salzsäure. Als Lötwasser (mit Zinkchlorid gemischt), Putzmittel (Verwechslungsgefahr! Die zum Putzen verwandte „rauchende Salzsäure" ist meist 30—40%ig. Nach Jaksch-Erben sollen schon 10—15 g davon tödlich wirken können. Doch wird meist mehr vertragen), zum Selbstmord usw. verwandt.

Symptome: Weißer Ätzschorf (mit Diphtherie, Soor usw. zu verwechseln!), Angst, gespannter Leib, heftige, brennende Magenschmerzen, Erbrechen brauner Massen, Nephritis, Hämaturie. Krämpfe, Mydriasis.

Therapie: Viel Wasser, Magnesia usta, Milch, Seife, Mauerkalk, Zuckerkalk, geschabte Kreide. Eiskrawatte. Rektale Ernährung. Später vorsichtige Sondierung (s. Bd. III, Therap. Technik) oder Einlegen einer Dauersonde (vgl. Münch. med. Wochenschr. 1920, Nr. 9). Bei schwerer Vergiftung Frühoperation! (Gastro- bzw. Jejunostomie. Letztere ist besonders anzuraten, wenn der Pylorus verätzt erscheint; denn spätere schwere Pylorusstenosen sind nicht selten!)

Santonin. Nach einigen Stunden Überempfindlichkeit für Violett, dann Gelbsehen infolge Fehlens der Komplementärfarbe. Krämpfe bei erhaltenem Bewußtsein und gutem Puls. Gute Prognose.

Therapie: Entleerung (kein Rizinusöl, keine Milch!), Chloralhydrat, Chloroformnarkose.

Bemerkung: Harn wird nach Alkalizusatz rot.

Saponine sind Glykoside, die in vielen Pflanzen: Sarsaparilla, Seifenrinde, Digitalis, Alpenveilchen, Kornrade, Kuckuckslichtnelke u. a. enthalten sind.

Symptome: Reizung der Nase, Konjunktiva, Magendarmschleimhaut.

Therapie: Magenspülung, Bittersalz, symptomatisch.

Schierling, Wasserschierling, s. Cicuta; Landschierling, s. Conium.

Schlippesches Salz, s. Antimon.

Schneeball. Die Früchte machen Gastroenteritis.

Schöllkraut, s. Chelidonium.

Schwefelkohlenstoff.

Gelegenheit: Akut sehr selten beim Platzen von Röhren und bei der Reinigung von Kesseln. Wird in der Kautschukindustrie zum Vulkanisieren, ferner zu technischen Klebemitteln, sowie als Mittel gegen Ungeziefer im Weinbau und Tabakbau verwandt. — Chronisch beim Vulkanisieren.

Symptome: Akut: Plötzliche Bewußtlosigkeit, Pupillenlähmung, Delirien. Nach Erholung können zentrale Skotome zurückbleiben. — Chronisch: Zuerst psychische Symptome: Reizbarkeit, Müdigkeit, abwechselnd Depression und gesteigerte Erregbarkeit (**impulsiver Selbstmord**!). Dann nervöse Störungen: Parästhesie, Hyperästhesie, Schwäche in den Hand- und Fußextensoren, bes. rechts. Abschwächung der Sehnenreflexe. Nebelsehen (wie bei Tabak- und Alkoholvergiftung), Verminderung der Akkommodation. Das Nahesehen ermüdet. Abnahme der Sehschärfe. Retrobulbäre Neuritis, oft temporale Abblassung. Pupillenreaktion träge. Muskelatrophie. Bei jugendlichen Personen besonders Verdauungsstörungen, Anämie. Hysteriforme Symptome! Die Differentialdiagnose stützt sich auf die Augensymptome! (Bei Methylalkohol keine motorischen Störungen, bei Nitrobenzol und Anilin Methämoglobinämie; auch Blei und Bromäthyl machen ähnliche Störungen.)

Therapie: Frische Luft, gute Ernährung usw.

Schwefelsäure.

Gelegenheit: Verwechslung bei gewerblicher Benutzung (z. B. von Vitriolöl, einer 94—96%igen Schwefelsäure). Auch wird als „Metallputzmittel" ein $66^2/_3$% Schwefelsäure enthaltendes Vitriol verkauft.

Symptome: Dunkelbraune bis schwarze Ätzschorfe auf der Haut, weniger auf der Schleimhaut. (Dünne Schwefelsäure macht nur dünne weiße Schorfe.) Starke Schlingbeschwerden. Erbrechen schwarzer Massen, die infolge entzündlicher Exsudation in den Magen sehr groß sein und evtl. neutral oder sogar alkalisch reagieren können, heftige Leibschmerzen, Magengegend sehr druckempfindlich, Hyperglykämie, Nephritis, Koma. Magenperforation möglich. Von großer Wichtigkeit ist der Füllungszustand des Magens. Schwefelsäure über 70% macht Löcher in die Wäsche!

Therapie: Sofort viel kaltes Wasser trinken lassen, Magnesia usta, pulverisierte oder geschabte Seife, Eiweiß, Milch. Nur im Notfall Kreide, Zuckerkalk, Mauerkalk. Kommt man sehr früh hinzu: vorsichtige Spülung. — Frühoperation (Jejunostomie zur Ruhigstellung und Ernährung. Rektale Ernährung (s. Allgemeiner Teil). Anästhesin 0,5—1,0 halbstdl. in den Mund schütten oder 1—2stdl. eine Kokaintablette im Munde zergehen lassen (Rp. Cocain. hydrochlor. 0,005, Mentholi 0,01, Sacch. qu. s. u. f. Tabletta. Da XX).

Schwefelwasserstoff: Durch Betriebsstörungen bei Verarbeitung des Schwefelbariums, der Sodarückstände und bei der Leuchtgasdarstellung. Bei Caissonarbeit und Reinigen von Kloaken, Abortgruben. Nach Genuß von Schwefelwässern. Bei Kindern bei intestinalen Gärungen.

Symptome: Übelkeit, Schwindel, Brechneigung, Aufregungszustände mit Bewußtseinsstörung. Bei hoher Konzentration plötzlich Bewußtlosigkeit, Krämpfe und Tod durch Atemlähmung. Ähnlich bei den hauptsächlich aus CO_2 und H_2S bestehenden „Kloakengasen". Schlechte Prognose. Steigerung der Empfindlichkeit für spätere Einatmung, lange dauernde Störung des Nervensystems.

Therapie: Künstliche Atmung, Sauerstoff. — Berufswechsel!

Schweflige Säure. Ihre Salze werden im Konservierungssalz (zur Erhaltung der Farbe), in Bleichereien und Strohhutfabriken verwandt.

Symptome: Bronchitis, Leibschmerzen, Brechdurchfall, Depression, Methämoglobin. Neigung zu Blutungen.

Therapie: Bei Inhalation der Säure frische Luft, evtl. künstliche Atmung. Bei Einnahme der Salze Magendarmspülung. Große Mengen Flüssigkeit.

Scilla maritima. Meerzwiebel.

Symptome: Erbrechen, Durchfall, Nephritis, Bradykardie infolge Verlängerung der Diastole, dann Überleitungsstörung mit Extrasystolen und schließlich systolischer Herzstillstand.

Therapie: Entleerung, Schleim.

Scopolamin. Aus Scopolia japonica; im Hyoscyamus niger, Bilsenkraut, Datura stramonium, Stechapfel.

Symptome: Narkotische Wirkung auf die Großhirnrinde, das Atmungszentrum und das autonome System. — Somnolenz, Trockenheit im Halse und Mydriasis. Delirium und Manie nur selten.

Therapie: Entleerung, Pilocarpin 0,01, subkutan (wiederholt).

Secale cornutum, Mutterkorn. Vergiftung fast nur medizinal. Die Nachwirkung einer chronischen Therapie mit Extr. secalis cornuti ist unberechenbar! — Sonst heute selten durch clavicepshaltiges Brot. Die befallenen Getreidekörner sind schwarz und 1—2 cm lang!

Symptome: a) Kribbelkrankheit (Ergotismus spasmodicus) und b) die gangränöse Form (Ergotismus gangraenosus, Ignis St. Antonii). Beginn: Brechreiz, Würgen, Heißhunger, Ameisenkriechen. Dann bei a) Kribbeln am ganzen Körper, Krampf der Flexoren (sonst stets in den Extensoren!) mit vorübergehender Erschlaffung. Prognose leidlich gut. Bei b) entwickeln sich an prominenten Stellen (Nase, Kinn, Ohrmuschel, Jochbogen, Extremitäten) Blasen. Unter diesen Substanzverluste infolge Veränderungen der Gefäßintima und Thrombosen. Schnelles Weiterschreiten der Gangrän unter großen Schmerzen.

Therapie: Symptomatisch.

Seidelbast, s. Daphne.

Solanin in Solanum nigrum, Nachtschatten, Solanum Dulcamara, Bittersüß, Solanum tuberosum, Kartoffel, und zwar in den Beeren weit mehr als in den Knollen. Bei der Kartoffel jedoch in den Keimen 8—10 cg pro kg!

Symptome: Kopfschmerzen, Brechdurchfall, Trockenheit im Rachen, Aufregung.

Therapie: Symptomatisch.

Stechapfel, Datura Stramonium, s. Scopolamin.

Stempelfarben, s. Nitrobenzol und Anilin.

Stickoxydul, ist leicht löslich im Blut, macht Rauschzustand infolge störender Wirkung auf die O_2-Aufnahme und -Verwertung durch die Nervenzellen. — Sauerstoffinhalation.

Strophanthus hispidus, gratus, Kombé — wie Digitalis.

Strychnos nux vomica, Strychnin, Krähenaugen.

Gelegenheit: Versehen, Selbstmord, Mord. Letal 0,2 g.

Symptome: Sehr gesteigerte Reflexerregbarkeit, Tachykardie. Steifigkeit der Glieder und Masseteren. Auf äußeren Reiz hin plötzlich Tetanusanfall, Opisthotonus und Zyanose. Dauer des Krampfes $^1/_2$—1 Minute. Intervall einige Minuten bis $^1/_2$ Stunde. Tod an Erstickung.

Therapie: Chloroformnarkose, ganz langsam beginnend, nur so lange, bis die erhöhte Reflexerregbarkeit nachläßt. Dann Chloralhydrat.

Sturmhut, s. Aconitum.

Sublimat, s. Quecksilber.

Sulfonal, Trional.

Gelegenheit: Chronischer Gebrauch, Verwechslung, Selbstmord.

Symptome: „Sulfonalismus": Schlechte Koordination im Gehen und in der Sprache, Unbesinnlichkeit, bis zur psychischen Lähmung sich steigernd. Isolierte Neuritiden. — Akut: Schwindel, Angst, Herzschwäche, Schlafsucht. Hämatoporphyrinurie: Urin rot oder bräunlichrot wie bei paroxysmaler Hämoglobinurie (vgl. Münch. med. Wochenschr. 1921, Nr. 11, S. 340); Urobilinurie.

Therapie: Exzitantien.

Sumpfdotterblume, s. Anemone.

Suprarenin, Adrenalin, Paranephrin.

Symptome: Hochgradige Blutdrucksteigerung mit folgender Blutdrucksenkung, bedingt durch Reizung und folgende Lähmung der Vasokonstriktoren. Verstärkung der Herzaktion, Beklemmungsgefühl, Angst. Atmung wechselt zwischen starker Beschleunigung und Aussetzen. Tod durch Lähmung des Herzens oder Respirationsstillstand. 8 g können bei gutem Gefäßsystem subkutan vertragen werden.

Therapie: Einatmung von Amylnitrit.

Tabak, s. Nikotin.

Tartarus stibiatus, Brechweinstein.

Gelegenheit: Dient als Beize für Stoffe, die dann beim Schwitzen Bläschenausschlag auf der Haut machen (z. B. Strümpfe). Verwechslung.

Symptome: Schmerzen im Rachen und Magen, Brechdurchfall, Krämpfe, Kollaps.

Therapie: Exzitantien. Magenspülung mit Tannin 0,5/500,0.

Taxus baccata, Eibe. Abortivum.

Symptome: Brechdurchfall, Kollaps, Krämpfe, Atemlähmung.

Therapie: Exzitantien. Entleerung.

Thuja occidentalis, Lebensbaum. Abortivum.

Symptome: Gastroenteritis. Nephritis.

Therapie: Entleerung.

Terpentinöl.

Symptome: Gastroenteritis, Nephritis, Zystitis. Herz- und Atemlähmung. Harn riecht nach Veilchen.

Therapie: Magenspülung mit Öl oder Milch. Später beide nicht mehr, auch keinen Alkohol geben!

Tetralin im Bohnerwachs, macht bei Einatmung olivgrüne Verfärbung des Harns, Erregung, Nierenreizung und wirkt abortiv.

Trichloräthylen, als Fettlösungsmittel beim Reinigen von Metallteilen benutzt, macht Schwindel, Übelkeit und Erbrechen, sowie Anästhesie des Trigeminus ohne Schädigung des motorischen Anteils. Therapie symptomatisch. Prognose gut.

Trinitrotoluol, perkutane Resorption. Dermatitis, Schwindel, Atemnot, Zyanose, Magen-Darmstörungen. — Diuretika, Abführmittel, kein Alkohol!

Uran.

Symptome ähnlich der Chromvergiftung. Gastroenteritis, Nephritis.

Therapie: Viel Wasser, Milch, Eiweiß. Magenspülung mit gelbem Blutlaugensalz 1%.

Ursol (p-Phenylendiamin) zum Schwarzfärben der Pelze benutzt; erzeugt einige Stunden nach dem Arbeiten mit Ursolfellen (oder Tragen von frischgefärbten Pelzen!) ein schweres, typisches Ursolasthma. Wiederholung nach jeder Inhalation, dauerndes Fortbleiben der Anfälle bei Entfernung aus dem Betriebe.

Therapie: Calcan per os. Calcium chlorat. intravenös (10 ccm 10—20%ig), Inhalation einer Calc.-chlorat.-Lösung unter 1,2—1,5 Atmosphärendruck nach W. Heubner.

Urtica urens, Brennessel. Rötung, Quaddeln auf der Haut. — Cold-Cream, 10%ige Anästhesinsalbe, Umschläge mit essigsaurer Tonerde.

Veratrin im Veratrum album und nigrum, Nieswurzel und Sabadilla officinale.

Symptome: Konjunktivitis, Niesen, Hautentzündung. Innerlich Brechdurchfall, Krämpfe einzelner Muskelgruppen, Sehstörungen, Kollaps.

Therapie: Tannin 5,0/500,0, innerlich und zur Magenspülung.

Veronal, bes. zum Selbstmord benutzt.

Symptome: Letal wirkt im allgemeinen erst eine Dosis von ca. 10 g, doch kann bei Idiosynkrasie auch schon nach 0,5 g eine sehr ernste Erkrankung auftreten. Veronal bewirkt periphere Lähmung der kontraktilen Elemente in der Wandung der Kapillaren und kleinen Arterien und erhöht dadurch die Durchlässigkeit der Gefäße (Jakobj). — Das Symptomenbild wechselt sowohl im einzelnen Falle als auch im allgemeinen stark. Ziemlich charakteristisch sind: Miosis bei erhaltener Pupillenreaktion, fehlende Bauchdeckenreflexe bei erhaltenen oder sogar gesteigerten Patellarreflexen sowie der starke Wechsel der übrigen Symptome: Unruhe und reizartige Erregungszustände mit Desorientiertheit werden von mehr oder minder starker Benommenheit, vielleicht sogar tiefem Koma gefolgt; die Pulsfrequenz wechselt, ebenso die Pupillenweite („springende Pupille", Hippus, wie bei Enzephalitis). Daneben meist Zyanose ohne Atemstörung, mäßige Temperaturerhöhung (manchmal auch auffallend niedrige Temperatur), Augenmuskellähmung, spontaner zentraler Nystagmus und Albuminurie. Selten fehlen auch die Patellarreflexe. — Prognose im allgemeinen gut, doch können psychische Störungen zurückbleiben. Exitus meist infolge der am 4. oder 5. Tage auftretenden Pneumonie mit hyperpyretischen Temperaturen. — Differentialdiagnose: Diabetisches und urämisches Koma, Vergiftung mit Atropin (macht starke Erregung, Rötung der Haut, gesteigerte Pulsfrequenz, klopfende Karotiden), Morphium (verlangsamt die Herztätigkeit und lähmt das Atmungszentrum), Chloralhydrat (macht oft starke Erregung, dabei sehr verstärkte Herzaktion und Störung, insbesondere Aussetzen der Atmung). Sulfonal und Trional machen stets Hämatoporphyrinurie, Veronal nur selten (Urin rot oder braunrot wie bei paroxysmaler Hämoglobinurie). — Man kann ferner im Harn durch saures Ausschütteln mit Äther Veronal (Veronalkristalle) nachweisen (vgl. W. Autenrieth, Ber. d. Dtsch. pharmazeut. Ges. Berlin 1921, Jahrg. 31, S. 140).

Therapie: Magenspülung, Koffein.

Vitriol, Eisenvitriol, Ferrum sulfuric. crud. (grün); Kupfervitriol = Kupfersulfat (blau).

Symptome: Erbrechen, Enteritis.

Therapie: Magenspülung mit 1% gelbem Blutlaugensalz.

Vitriolöl = Schwefelsäure, s. dort.

Wasserschierling, s. Cicuta.

Wasserglas, Natriumsilikat, macht, wenn versehentlich getrunken, leichte Verätzung des Mundes und Rachens, Erbrechen, Leibschmerzen, Durchfall. Leichte Hämaturie und geringe Eiweißausscheidung.

Therapie: Symptomatisch.

Wolfsmilch, s. Euphorbia.

Wurmfarn, s. Aspidium filix mas.

Wutgift. Inkubationszeit 6 Wochen. Sofort Ätzung der gebissenen Stelle mit Glüheisen. Dann sofort nach einer Wutstation (Institut für Infektionskrankheiten Berlin, Hygienisches Institut Breslau usw.) schicken.

Zaunrübe, s. Bryonie.

Zink.

Gelegenheit: Akut: Zinksalze werden als Konservierungssalz benutzt. Verwechslung von Zinksalzen mit Abführmitteln. Konservierungssalz: Gastroenteritis. Fr. Meschede sah nach Genuß einer einen Tag lang in einem verzinkten Gefäß aufbewahrten Ananasbowle Symptome ganz akuter schwerer Magendarmreizung auftreten. Es handelte sich hier zweifellos um eine Vergiftung mit Zinkazetat, welches durch die Einwirkung der unter katalysatorischer Hilfe der Früchte aus dem Alkohol gebildeten Essigsäure entstanden war. Die Gefäßwandung war im Bereich der Flüssigkeit weiß verfärbt. — Durch Einatmung in Messinggießereien („Zinnfieber", „Gießfieber") und beim autogenen Schweißen nach mehrstündiger Latenzzeit: Unwohlsein, Lufthunger, Fieber, Erbrechen. — Chronisch beim Verzinken. (Hierbei spielt jedoch das Blei eine Rolle!)

Zeitlose, s. Colchicum.

Zittwersamen, s. Santonin.

Zyklon, s. Cyanverbindungen.

2. Vergiftungen durch Nahrungsmittel.

Treten fast stets als Gruppenerkrankung und meist im Zusammenhange mit einer Mahlzeit auf! Versuche sofort verdächtige Nahrungsmittelproben zur bakteriologischen Untersuchung zu erhalten. Stets Pupillen prüfen. Muskarinsymptome deuten auf Pilzvergiftung. Schicke Blutprobe zur Typhus-Paratyphusagglutination ein, sowie Stuhlproben zum Bazillennachweis.

A. Bohnenvergiftung.

Bei den nach Genuß der amerikanischen **Rangoon**bohnen (2 cm lange, flache, weiße, scheibenartige Bohnen) entstandenen Vergiftungserscheinungen: Erbrechen, Schwindel, Schwäche und Appetitlosigkeit scheint es sich um die Wirkung von Blausäure zu handeln, die aus dem Glykosid Phaseolutanin bei Anwesenheit von Wasser durch ein in den Bohnen enthaltenes Ferment abgespalten wird. Es wurden von Dienemann in 100 g Bohnenmehl 15,9 mg Blausäure nachgewiesen! Vgl. Dtsch. med. Wochenschr. 1920, Nr. 49. — Die Bohnen sind 12 Stunden in mehrfach gewechseltem Wasser zu wässern.

B. Fischvergiftungen.

1. **Giftfische:** Die gemeine Muräne (Muraena helena) hat am Gaumen einen mit 4 Zähnen ausgerüsteten Giftapparat. Der graue Knurrhahn (Trigla grunardus), die Seeschwalbe (Trigla hirundo), der Flußbarsch (Amphocanthus lineatus), die Muräne (Muraena helena), der Stachelwels u. a. besitzen mit besonderen Giftdrüsen in Verbindung stehende **Stacheln.** Verletzungen mit diesen (beim Baden, Fischen, in der Küche) machen sehr schmerzhafte Wunden, deren Umgebung bald blau und gangränös wird. Die ganze Extremität schwillt an, Erstickungsnot, Delirien, Konvulsionen, Kollaps folgen. Exitus selten. — Flußneunauge (Petromyzon fluv.), Meerneunauge oder Lamprete (Petromyzon mar.) haben in **Hautdrüsen** ein durch Einsalzen unschädlich zu machendes, ruhrartige Diarrhöen erzeugendes Gift. — Barbe (Barbus fluv.), Karpfen (Cyprinus carpio), Schleie (Cyprinus tinca), Hecht (Esox lucius), Tun (Thymius) u. a. enthalten in den **Geschlechtsorganen,** in Leber und Darm Gifte, die Übelkeit, Erbrechen, Leibschmerzen, Diarrhöe erzeugen; „Barbencholera“ ist in Form von Massenvergiftungen beschrieben. — Aal und Muränen enthalten im **Blut** ein Ichthyotoxin genanntes Gift, dessen Wirksamkeit durch organische und Mineralsäuren (auch durch Pepsin-Salzsäure!) aufgehoben wird. Macht Brechdurchfall, Zyanose und Atmungsbeschwerden.

Therapie: Symptomatisch.

2. **Fischvergiftung durch postmortale Zersetzung.** Faulende Fische, die oft aus Liebhaberei verzehrt werden, machen an sich im allgemeinen keine Erscheinungen. Diese werden vielmehr erst durch bestimmte Bakterien ausgelöst. Entweder durch Paratyphus, Bac. enteridis Gärtner oder Proteus u. a. Erscheinungen: **Choleriformer Ichthyismus:** nach wenigen Stunden Übelkeit, Schwindel, choleraähnlicher Brechdurchfall. (Ähnlich bei Arsenik und Pilzvergiftung!) Temperatursturz, Zyanose, Ikterus, blutiges Erbrechen, Mydriasis, Milztumor! Tod (selten) infolge Herzlähmung.

Therapie: Entleerung, symptomatisch.

Oder aber es treten durch Infektion des Fischfleisches mit Bac. botulinus usw. Erscheinungen von **neuroparalytischem Ichthyismus** auf (bes. bei roh oder gesalzen oder „konserviert“ genossenen, nicht zersetzten Fischen): nach 24 Stunden Trockenheit im Munde, Obstipation, ophthalmoplegische Störungen (Mydriasis, Ptosis, Akkommodationsparese).

Vorübergehend Lähmungen des Gaumensegels und der Schlundmuskulatur. Temperatur, Bewußtsein und Empfindung sind normal (vgl. Botulismus). Prognose: Sehr ernst. Schluckpneumonien, Herzlähmung. Mortalität 50%. — Entfernung der Nahrungsreste und resorbierten Gifte durch Magen-Darmspülungen, Aderlaß, intravenöse Kochsalz-Ringer-Normosalinfusion, Bittersalz. Physostigmin- und Strychnininjektionen. Ernährung mittels gut geölter (!) Schlundsonde. Feuchter Stammumschlag.

C. Fleischvergiftungen.

1. **Gastrointestinale Fleischvergiftung** durch intravitale Infektion der Schlachttiere mit dem Gärtnerbazillus oder dem Bac. paratyphosus B (Hauptursache für Massenvergiftungen!) oder durch postmortale (durch Bazillenträger, Natureis, Fliegen) Verunreinigung von Fleisch (auch Gänsefleisch) und Wurstwaren mit denselben Erregern (vgl. Bd. III, S. 1265 ff.).

Symptome: a) Nach einigen Stunden akute Gastroenteritis mit dünnflüssigem Stuhl (selten Verstopfung), Konjunktivitis, Bronchitis, positiver Diazoreaktion im Harn, Pulsbeschleunigung, Herpes, Erythem und Milztumor. Selten nervöse Erscheinungen wie Schlingbeschwerden, Ptosis, Akkommodationsstörungen, Mydriasis. Kann infolge Resorption von im Fleisch usw. bereits in großen Mengen enthaltenen Toxinen (neben den Bakterien!) zu einem sofort sehr schweren Krankheitsbilde mit Exitus in wenigen Stunden führen! b) Typhöse Erkrankungen: Geringer Durchfall, Fieber, Bronchitis, Nierenreizung, Herzschwäche.

Behandlung: Magendarmspülung; nach Beendigung derselben 30 g Carbo animalis + 30 g Glaubersalz eingießen! Abführmittel (Kalomel, Rizinusöl). Intravenöse Kochsalz- oder Ringer- oder Normosalinfusion. Feuchter Stammumschlag. Nahrungsmittelprobe und 10 ccm Blut (zur Agglutination!) einschicken.

2. **Botulismus** (Allantiasis) (vgl. Bd. III, S. 1140). Nach Genuß von Wurst (bes. „Blunzen"), Fleisch-Pasteten, Büchsenfleisch, konserviertem Geflügel, Büchsenbohnen usw. Die Erkrankung wird durch das auf toten Substraten gebildete Toxin des an sich weder für Mensch noch Tier infektiösen anaeroben Bac. botulinus hervorgerufen. Das Toxin wird durch 70 bis 80° Hitze oder 3% Soda oder 10% Natriumbikarbonatlösung zerstört!

Symptome bulbärer Natur: Nach Stunden bis Tagen (!) Kopfschmerz, Erbrechen, Durchfall, Ziehen in den Gliedern. Später hartnäckige Obstipation und Sphinkterenlähmung, Akkomodationslähmung (Mydriasis und Reaktionslosigkeit der Pupille, Nebelsehen). Strabismus mit Doppelsehen, totale Augenmuskellähmung, Dysphagie und Aphagie. Ohrensausen, Schwerhörigkeit. Trockenheit der Schleimhäute. Paresen der Extremitäten mit Schwund der Sehnenreflexe. Das Bewußtsein bleibt erhalten. Atemlähmung. Mortalität 30—50%. — Differentialdiagnose: Atropin, Bilsenkraut und Stechapfel machen daneben Delirien, Manie usw., Methylalkohol macht Amaurose ohne Augenmuskellähmung, Krämpfe und Ameisensäure im Harn. Auch diphtherieähnliche weiße Beläge kommen beim Botulismus vor!

Untersuche das Serum auf Botulinustoxin an Meerschweinchen (nach 2—5 ccm Serum subkutan Lähmung der Extremitäten) und lasse mit einer Fleischprobe Anaerobierkultur anlegen.

Therapie: Antitoxisches Botulismus-Serum aus dem Institut Robert Koch, Berlin; evtl. prophylaktisch! — Entleerung, Abführmittel (Kalomel,

Rizinusöl). Zerstörung des Toxins im Darm durch Jod oder Kalipermanganat. Verhütung der Resorption durch Olivenöl. Ernährung mit gut geölter Schlundsonde.

D. Käsevergiftung.

Gastroenteritis, die durch Bakterien der Paratyphusgruppe, vielleicht auch (selten) durch Bac. botulinus erzeugt wird.

Therapie: Entfernung aus dem Körper, dann symptomatisch.

E. Kartoffelvergiftung.

S. Teil I: Solanin.

F. Krustazeenvergiftung.

Krebse, Hummern und Muscheln bilden zu bestimmten Jahreszeiten atropin-kurarinartig wirkende Gifte und sind dann ungenießbar. Bei Idiosynkrasie Urtikaria mit starkem Ödem. — Vergiftungsformen: Gastrointestinale, exanthematische und paralytische Form. Bei letzterer Zusammenschnüren des Halses, Benommenheit, taubes Gefühl in den Extremitäten, erschwerte Sprache, Erbrechen, Dyspnoe. Periphere Lähmungen. Exitus in 1—5 Stunden möglich (Differentialdiagnose: Atropinvergiftung). — Sie können ferner (z. B. Austern, Krabben und Schnecken) mit Typhus-, Paratyphus- usw. Bazillen intra vitam infiziert oder postmortal verunreinigt werden.

Therapie: Magendarmspülung mit Nachgießen von 2 Eßlöffeln Carbo animalis Merck und 30 g Magn. sulf. Täglich morgens nüchtern 1 Eßlöffel Magn. sulf. in 1 Glas Wasser bei flüssiger Diät. Beim geringsten Verdacht einer Typhus- bzw. Paratyphusinfektion 5—10 ccm Blut zur Agglutination (evtl. auch Blut in Galle zur Kultur) einschicken.

G. Pilzvergiftung.

Alle Pilze können durch sekundäre Verunreinigung und Zersetzung giftig werden! Sie sind stets frisch und gut gekocht zu genießen, nicht aufgewärmt! Selbst sehr giftige Pilze werden dagegen durch gründliches Abspülen und Auslaugen in kaltem Wasser sowie Aufkochen ungiftig (Ausnahme: Knollenblätterschwamm), weil das giftige Alkaloid leicht löslich ist und ins Wasser übergeht. Die Giftigkeit der Pilze ist in weitem Maße vom Standort derselben abhängig und wechselt auch hier oft in den verschiedenen Jahren. Bester Schutz gegen Pilzvergiftungen: Genaue Kenntnis der eßbaren Pilze, vor allem auch ihrer Unterscheidungsmerkmale von ähnlichen, giftigen. Giftig sind:

1. **Agaricus fascicularis,** Schwefelkopf (Verwechslung mit Hallimasch, Agaricus melleus), schmeckt bitter und macht Brechdurchfall.

2. **Agaricus (Amanita) pantherina,** Pantherschwamm, und Agaricus (Amanita) rubescens, grauer Fliegenschwamm oder Perlpilz, enthalten Muskarin und machen ähnliche Erscheinungen wie der Fliegenpilz, dem sie auch äußerlich ähnlich sind.

3. **Aminata phalloides** (Knollenblätterschwamm, Giftwulstling), der am häufigsten tödlich wirkende Pilz. Verwechslung mit dem Champignon (Agaricus camp.). Amanita hat weiße, der Champignon rotweiße-braunrote Lamellen (Blätter) unter dem Hut. Die letzteren berühren den Stiel nicht, die ersteren gehen in ihn über. Der Hut von Amanita ist weiß, kann jedoch auch einen grünlichen oder hellbräunlichen Schimmer haben. Am Stiel meist eine große Knolle. Das Amanitatoxin wird durch Kochen und

durch die Verdauungsfermente nicht zerstört! Die geringste Menge, eine einzige Gabelspitze voll, kann tödlich wirken! Vgl. Welsmann, Med. Klin. 1921, Nr. 26.

Symptome: Nach 6—10—20 Stunden Übelkeit, explosionsartiges Erbrechen, Koliken, choleraähnliche Durchfälle (reiswasserähnlich! Vgl. Fischvergiftung und Arsenik), Wadenkrämpfe, starke Schweiße, Durst. Temperatur meist subnormal, Puls beschleunigt. Am 2. Tage Bewußtseinsstörungen, schlaffe Lähmung einzelner oder sämtlicher Extremitäten, bei Kindern tetanische Krämpfe; am 3. Tage oft Leberschwellung und Ikterus. Nach dem 3. Tage wird die Prognose besser. Mortalität 60—70%. Als Ursache der tödlichen Herzschwäche ist wohl die Myodegeneratio cordis anzusehen.

Therapie: Symptomatisch (s. Allgemeine Therapie). Strychnin, Koffein. Versuche „Antiphallin Merck". Wiederholte intravenöse Infusionen von Ringer-, Normosal- oder physiologischer Kochsalzlösung, da Austrocknung des Körpers sehr groß! (Vgl. Blank, Münch. med. Wochenschr. 1920, Nr. 36, S. 1032.) — Anatomisch starke Verfettung der Leber (wie bei der Phosphorvergiftung, 50—60% Fett), des Herzmuskels, der Nieren und der Skelettmuskel.

4. **Amanita muscaria,** Fliegenpilz. Hut feuerrot mit weißen Warzen, Blätter und Fleisch weiß. Enthält in der Hauptsache das Alkaloid Muskarin.

Symptome: Treten rasch auf, oft bereits nach 15 Minuten Rausch- und Aufregungszustand mit ataktischen Bewegungen. Dann Verwirrung und Betäubung des Sensoriums. Die Patienten bekommen Tobsuchtsanfälle, tanzen und springen herum. Blutdruck niedrig, Pulsfrequenz wechselnd. Lebhafter Speichelfluß (spricht gegen Atropinvergiftung!), Pupillen wechselnd (meist Miosis, manchmal weit durch Muskaridin). Nach kurzem Schlaf wieder Aufregungszustand. Exitus (sehr selten) in der Erschöpfung. Oder aber: Das reine Muskarinbild: Miosis, Bradykardie, Koliken, Blutdrucksenkung, Speichelfluß, Zyanose, leichte Benommenheit. — Wegen der im Schlaf auftretenden **„Visionen"** wird der Pilz in Rußland als Genußmittel verwandt.

Therapie: Wegen der früh auftretenden Erscheinungen manchmal Erfolg versprechend. Magendarmspülung, Oleum Ricini. Bei deutlicher Muskarinwirkung Atropin und Strychnin, bei Aufregungszuständen Morphium. — **Forensischer Nachweis** der sehr resistenten Pilzsporen im Erbrochenen und im Stuhl möglich! Sehr charakteristisch!

5. **Boletus Satanas,** Satanspilz enthält Muskarin, Cholin usw. (das Fleisch wird an der Bruchstelle erst rötlich, dann dunkelblau), Boletus pachypus, Dickfuß, Boletus felleus. Verwechslung mit Steinpilz. Jedoch hat der Steinpilz eine weißgelbe bis grünlichgelbe Röhrenschicht (**nie** eine rote!), weißes, beim Bruche sich nicht verfärbendes Fleisch und einen blaßbräunlichen Stiel, während der Satanspilz an den Mündungen **blutrote** Röhrchen, ein sich beim Bruche bis blauschwarz verfärbendes Fleisch und eine orangefarbene Zeichnung des Stiels zeigt.

Symptome: Gastroenteritis, Mattigkeit, Krämpfe, Koma.

6. **Cantharellus aurantiacus,** der falsche Pfifferling, erzeugt Brechdurchfall. Der echte Pfifferling ist gelb, der falsche orangefarben. Er hat ferner einen dünneren, meist grauen Stiel.

7. **Helvella esculenta, Lorchel** und **Morchella esculenta, Morchel.** Sind in sehr verschiedenem Maße giftig. Helvellasäure usw. Alle können aber durch Kochen (und Abspülen des Kochwassers!) ungiftig gemacht werden, da das Gift sehr rasch an das Wasser abgegeben wird. Auch beim Trocknen nimmt die Giftigkeit ab.

Symptome: Nach einigen Stunden und nicht so heftig wie bei Amanita phall. Erbrechen. Durchfall kann fehlen und ist nie choleraartig. Hämoglobinurie. Am 2.—3. Tage Ikterus und Leberschwellung, wahrscheinlich infolge der Hämolyse. Nephritis. Sehr selten nervöse Störungen: Erregung, Krämpfe, Tetanus. Anatomisch starke Verfettung sämtlicher Organe, Hämosiderose der Leber und des Knochenmarks.

8. **Inocybe frumentacea,** weinroter Rißpilz, mit Champignon zu verwechseln. Hut glockig-bucklig, gelblich-lehmfarbig-weinrot mit eingebogenem Rande, 5—7 cm breit, mehrmals eingerissen. Fleisch und Lamellen weißgrau. Stiel wie Hut gefärbt, beim Trocknen gegen den Grund zu braunrot anlaufend. Enthält sehr viel Fliegenpilzmuskarin.

Symptome: Sehr rasches Auftreten von starkem Speichelfluß und Schweißausbruch, Brechreiz, Durchfall, Leibschmerzen. Sehstörungen bei etwas verengten Pupillen. Verlauf relativ gutartig. Vgl. Fr. Port, Münch. med. Wochenschr. 1921, Nr. 31.

9. **Lactarius torminosus,** Giftreizker oder Birkenreizker und andere, weißen Milchsaft absondernde Reizker. Verwechslung mit Lactarius deliciosus, dem echten Reizker, der auf Druck sofort rötlichen Saft absondert, wobei die Druckstellen des Pilzes sich grünlich verfärben. Die Wund- und Druckstellen des Giftreizkers färben sich nicht grün. Der Geschmack des echten Reizkers ist mild, der des Giftreizkers brennend und scharf.

Symptome: Ungekocht Gastroenteritis, Nephritis, Mydriasis, Krämpfe.

10. **Russula emetica,** Speiteufel und die Täublingarten. Hut purpurrot, Blätter und Fleisch weiß. Geschmack brennend scharf.

Symptome: Schon nach 15 Minuten Brennen, Magendruck, Angstgefühl, Schwindel, Brechdurchfall.

11. **Scleroderma vulgare,** Kartoffelbovist. Das Innere ist in der Jugend hellfarbig, doch nie wie bei der Trüffel weiß marmoriert. Im Alter ist das Innere bläulichschwarz. Macht Brechdurchfall.

Therapie: Stets Magendarmspülung, Brechmittel (Apomorphin 0,01, subkutan, Cuprum sulf. 1,0/100,0, alle 5 Minuten 1 Eßlöffel). Rizinusöl. (S. Allgemeine Therapie, S. 358). Beim Kollaps Strychnin und Koffein, bei Krämpfen Chloralhydrat oder Chloroformnarkose.

G. Vanilleeisvergiftung.

Nach älterer Ansicht werden durch das an sich ungiftige Vanillin in der Milch vorhandene anaerobe Bakterien im Wachstum und in der Giftproduktion sehr gefördert. Es scheint sich jedoch nach den neueren Untersuchungsergebnissen um die Wirkung von Nahrungsmittelvergiftungsbakterien zu handeln, die teils bereits bei der Zubereitung in der Milch vorhanden waren, teils durch nachträgliche Infektion der fertigen Speisen in sie hineingekommen sind. Als Ursache der meisten Massenvergiftungen der letzten Zeit wurden **Paratyphusbazillen** nachgewiesen. Ebenso verhält es sich bei den cremehaltigen vanillefreien Konditorwaren.

3. Vergiftungen durch tierische Gifte.

Ameisen, s. Insekten.

Amphibien, Lurche.

Bufo vulgaris, die gemeine Kröte hat in den Hautdrüsen das digitalinähnlich wirkende Sekret Bufotalin und andere Sekrete. Diese machen lokale Reizung, Konjunktivitis, Niesen, Brechdurchfall. Nach Resorption Bradykardie, Arhythmie und systolischen Herzstillstand.

Therapie: Symptomatisch.

Bombinator igneus, Unke, besitzt ein reizendes Sekret.

Rana esculenta und fusca, Frosch. Besitzt im Hautsekret pharmakologisch sehr wirksame Substanzen: Konjunktivitis und Chemosis, Hämolyse, Abszesse, Dyspnoe, Beeinflussung des Respirationszentrums.

Bienen, s. Insekten.

Cölenteraten, Pflanzentiere sondern ein heftiges Jucken und Brennen und schwere resorptive Erscheinungen erzeugendes Sekret ab. So z. B. die großen Schwimmpolypen und verschiedene Quallen.

Fische, s. Teil II, B.

Insekten.

a) Coleopterae, Käfer, enthalten z. T. im ganzen Körper verbreitete Gifte, z. T. haben sie giftige Drüsensekrete. Bekannt ist das in der Spanischen Fliege vorkommende Kantharidin (Getrocknete Fliegen = „Canthariides", s. Teil I); Vergiftung bei Verwendung als Pflaster, Abortivum, Aphrodisiakum und bei der gewerblichen Herstellung.

Symptome: Lokale Entzündung, Blasenbildung, Erbrechen, Durchfall, Nierenreizung, Dysurie, Konvulsionen.

b) Diptera, Zweiflügler.

Culicidae, Stechmücken, sondern beim Stich einen quaddelbildenden, reizenden Stoff ab. Anopheles ist als Überträger der Malaria, Glossina als Überträger von Trypanosomenerkrankungen bekannt. Die Stiche der gemeinen Stechfliege (Stomaxys calcitrans machen im August und September Quaddeln, diejenigen der Kolumbaczer Mücke, Simulia columbacschensis, können schwere Vergiftungserscheinungen: Schwellung, Entzündung, Fieber, Krämpfe und Tod machen.

c) Formicidae, Ameisen. An der Bißstelle Entzündung und Quaddelbildung. Bei tropischen Ameisen Allgemeinerscheinungen, Schüttelfrost, Ohnmacht und vorübergehende Lähmungen. Manche Ameisen haben auch einen Stechapparat (Giftdrüse und Giftstachel).

d) Hymenoptera, Hautflügler.

Apis mellifica, Honigbiene; Vespa vulgaris, Wespe; Vespa crabro, Hornisse, und Bombus hortorum, Hummel. Der Hauptbestandteil ihres Giftes ist Kantharidin. Ihr Stich macht lokale Gewebsnekrose mit Hyperämie und Ödem der Umgebung. Am Auge Chemosis und eitrige Konjunktivitis. Bei empfindlichen Personen Fieber, Durchfälle, **Urtikaria,** Kopfschmerz. Bei zahlreichen Stichen Ohnmacht, Schlafsucht, **Delirien**; über **Todesfälle** mit starker Hyperämie der Hirnhäute ist berichtet. Bei Imkern tritt Gewöhnung ein.

Auch der Honig kann zuweilen durch Aufnahme giftiger Pflanzenstoffe durch die Bienen giftig sein! Nausea, Erbrechen und Diarrhoe.

Therapie: Entfernen des Stachels. Möglichst baldiges Betupfen der Haut mit Ammoniak (zu empfehlen ist für Imker usw. stets Mitführen von Ammoniak!), Umschläge mit essigsaurer Tonerde. Symptomatisch.

e) Lepidopteren, Schmetterlinge. Die Raupen der Prozessionsspinner sondern mit den oft an den Haaren haftenden Exkrementen kantharidinähnliche Stoffe ab: Urtikaria, Konjunktivitis, Schwellung des Kehlkopfes und des Rachens.

Therapie: Betupfen mit Ammoniak. Umschläge mit essigsaurer Tonerde. Symptomatisch.

Muscheln, s. Teil II, F.

Salamandra machlata, Feuersalamander, enthält in den Hautdrüsen ein Gift, welches Konjunktivitis, Niesen, Krämpfe und Lähmung machen kann.

Schlangen. Vipera berus, Kreuzotter, mit dunklem Zickzackband auf dem Rücken, einer andreaskreuzähnlichen Zeichnung auf dem Kopf. Mit Ausnahme der folgenden ist sie die einzige einheimische Giftschlange. Vipera aspis, Schildviper, im südlichsten Baden, mit 4 Längsreihen von braunen Flecken, Vipera ammodytes, Sandviper, in allen Mittelmeerländern, mit einem vorn an der Nase sitzenden Auswuchs.

Symptome: Lokale Entzündung der Bißstelle mit Ödem und Hämorrhagien. Nach Resorption: Herzschwäche, Krämpfe, Kollaps. Blutungen in den Magen und Darm, in die Lunge und aus der Nase infolge Schädigung der Gefäßendothelien. Hämolyse, Beschleunigung der Blutgerinnung. Hämoglobinurie. Tod durch Lähmung des Atmungszentrums und Herzschwäche.

Therapie: Sofortiges Aussaugen der Wunde von einer Person mit unverletzter Mundschleimhaut, Abwaschen mit Kaliumpermanganat, Ausschneiden der Wunde und gut ausbluten lassen, Ausbrennen mit einem glühenden Nagel, Ätzung mit Karbolsäure oder Salpetersäure. Betupfen mit Ammoniak. Abschnüren des Gliedes mit späterem ganz langsamen Lockern der Binde. Subkutane Injektion von „Eau de Javelle" (unterchlorigsaurem Kalium), 1% Kaliumpermanganat. Da die Ausscheidung des Giftes durch die Nieren und den Magendarmkanal erfolgt, tüchtige Durchspülung des Organismus (warmer Tee und Kaffee), Magenspülung. Pilokarpin 0,01 g subkutan, Strychnin. nitr. 0,001 subkutan mehrmals, Kampfer. Alkohol (Wein, Sekt, Kognak, Rum usw.) in großen Dosen! Prophylaktisch genügt derbes, hohes Schuhzeug (Wadenschutz). Der Biß ist im allgemeinen nur bei Kindern tödlich.

Spinnen. Nemesia caementaria, Tapezier- oder Minierspinne, in Südfrankreich. Biß manchmal tödlich.

Ciracanthium nutrix (bes. bei Bingen). Biß macht lokale, sehr schmerzhafte Rötung und Schwellung.

Tarantula Apuliae, Tarantel, Süditalien und Spanien. Biß macht nur Lokalerscheinungen.

Epeira diadema, Kreuzspinne, erzeugt nur wenn zerdrückt lokale Entzündung und allgemeine Mattigkeit. Der wässerige Auszug der Kreuzspinne macht Hämolyse.

Lathrodectes lugubris, russische Karakurte, macht Lymphangitis, Lymphadenitis, Erbrechen, Angstgefühl, Parästhesien, Sehstörungen, Krämpfe, punktförmige Blutungen und Lähmungen des Zentralnervensystems. Tod oft erst nach Wochen.

Therapie: Lokal Ammoniak. Ätzung mit Karbolsäure, Salpetersäure oder dem Ferrum candens. Zeitweiliges Abschnüren des Gliedes mit späterem ganz langsamen Lockern der Binde. Schwitzkuren, Exzitantia, Narkotika. Magnesiumsulfat 20% subkutan, 0,2—0,5 g pro kg Körpergewicht. Auch Auflegen von Kompressen mit 30%igem Magnesiumsulfat auf die entzündeten Stellen wird empfohlen.

III. Haftpflicht des Arztes.

Die rechtlichen Grundlagen der Zivilhaftpflicht sind im BGB., Bd. 2, festgelegt. Am wichtigsten ist § 823. Dieser kommt z. B. bei fahrlässiger Überdosierung und dadurch bewirkter Schädigung des Patienten in Frage. Es ist dabei zu beachten, daß 1. die Fahrlässigkeit dem Arzte vom Kläger nachgewiesen werden muß, 2. der Arzt nur dann für eine fahrlässige Überdosierung bestraft werden kann, wenn sie dem Patienten auch wirklich geschadet hat, 3. zwischen der ärztlichen Handlung und dem eingetretenen Schaden ein **Kausalzusammenhang** bestehen muß (d. h. die ärztliche Maßnahme muß **allein** die Ursache der Schädigung sein), und 4. der zu ersetzende Schaden regelmäßig ein Vermögensschaden des Patienten sein muß. (Doch kann nach § 847 Abs. 1 auch auf Gewährung eines Schmerzengeldes erkannt werden. Auch fahrlässig erzeugte Unfruchtbarkeit muß entschädigt werden.)

Der Arzt haftet für das Verschulden seiner **Hilfspersonen**: Assistenten, Schwester, Krankenwärter, deren er sich zur Erfüllung seiner Verbindlichkeit bedient, in gleichem Umfange wie für eigenes Verschulden (§ 278 BGB.). Diese Haftung gilt aber nur insoweit, als die schuldhafte Handlung im Wirkungskreise des Angestellten bei der Krankenfürsorge begangen wurde (z. B. Irrtum der Schwester bei der Arzneiverteilung).

Handelt es sich jedoch um eine Maßnahme, die nicht in Erfüllung von gegenüber einem Hilfesuchenden übernommenen Verbindlichkeiten geschehen ist, so kann der Arzt nach § 831 BGB. freigesprochen werden, wenn er den Nachweis zu liefern vermag, daß er bei Anstellung, Ausbildung und Beaufsichtigung des Angestellten die im Verkehr erforderliche Sorgfalt angewendet hat (z. B. wenn der Pförtner einer Anstalt eigenmächtig Kranke behandelt). Der Arzt haftet jedoch nach § 831, wenn er dem Gehilfen Gifte anvertraut und dieser damit einem zufällig Anwesenden Schaden zufügt.

In bezug auf den **ärztlichen Vertreter** ist zu bemerken, daß die Benennung des neuen Arztes lediglich eine Empfehlung darstellt, der der Kranke nach Belieben folgen kann oder nicht. Der Kranke tritt bei Beginn der Behandlung in Rechtsbeziehung zu dem Vertreter; nicht aber zu dem verhinderten Arzte. § 278 kommt daher nicht in Frage. Nur selten könnte aus der Empfehlung einer ungeeigneten Person eine Haftung hergeleitet werden.

Nach § 254 BGB. ist **konkurrierendes Verschulden** des Geschädigten bei Bemessung der Höhe der Entschädigung in Rechnung zu ziehen. Hat also bei der Entstehung des Schadens ein Verschulden des Beschädigten mitgewirkt, so hängt die Verpflichtung zum Ersatz sowie der Umfang derselben davon ab, inwieweit der Schaden vorwiegend von dem einen oder dem anderen Teil verursacht worden ist.

Der **Geschädigte** kann bei fahrlässiger Körperverletzung (bzw. Tötung) durch den Arzt eine Zivilklage oder eine Strafklage gegen den Schädiger einleiten. Letztere ist für ihn vorteilhafter, weil die Schädigung mit Übertretung einer Berufspflicht begangen wurde, also eine qualifizierte Verletzung usw. vorliegt, so daß der **öffentliche Ankläger** eintreten muß (§ 220 und 230 StGB.). Der Kläger hat dann auch bei Abweisung der Klage keine Kosten zu tragen und kann außerdem später noch eine Zivilklage anstrengen.

Die Grundlagen der Serum- und Vakzinetherapie.

Von Geh. Reg.-Rat Prof. Dr. Paul Uhlenhuth
Marburg.

Einleitung.

Wenn wir das Arzneibuch daraufhin durchsehen, welche Arzneimittel wirkliche Heilmittel sind, so werden wir enttäuscht sein. Die Arbeit der Pharmakologen ist vor allen Dingen der symptomatischen Therapie zugute gekommen, und da muß gesagt werden, daß unser Arzneischatz durch ausgezeichnete Schlaf- und Fiebermittel, durch Anästhetika usw. in den letzten Jahren eine hervorragende Bereicherung erfahren hat — Mittel, die am Krankenbett unentbehrlich geworden sind und auf die der Arzt daher nicht verzichten kann. Aber Heilmittel im wahren Sinne des Wortes, die die Krankheit als solche vernichten, die das Übel an der Wurzel treffen, gibt es nur wenige. Und doch muß es das wichtigste Ziel der ärztlichen Forschung sein, solche spezifischen Mittel aufzufinden. Wir brauchen außer der symptomatischen eine kausale, ätiologische Therapie. Schon der große Arzt Theophrastus Paracelsus wies darauf hin, daß man, um eine rationelle Bekämpfung der Krankheiten durchzuführen, „Arkana“, d. h. Stoffe finden müsse, die die Krankheitsursache direkt abtöten, und Sydenham sagte: „Nur derjenige darf den Namen eines wahren Arztes beanspruchen, der Heilmittel besitzt, die den spezifischen Charakter einer Krankheit gänzlich aufheben“; in dem Chinin glaubte er ein solches ideales Mittel zu besitzen. Wenn wir bis vor kurzem nur über wenige solcher Mittel verfügten, so liegt das zum Teil daran, daß wir die Ursachen so vieler Krankheiten nicht kannten. Mangels solcher Erkenntnis können wir von Glück sagen, daß so außerordentlich wirksame Mittel wie das Chinin, das Quecksilber und die Salizylsäure überhaupt ausfindig gemacht worden sind; sie verdanken ihre therapeutische Bedeutung roher Empirie.

Durch die fundamentalen Entdeckungen unseres großen Meisters Robert Koch sowie von Louis Pasteur u. a., durch die festgestellt wurde, daß eine große Gruppe von Krankheiten auf der Invasion bestimmter Mikroorganismen beruht, wurde die Bekämpfung und die Behandlung dieser Krankheiten auf eine sichere Basis gestellt. Aus der symptomatischen wurde eine kausale Therapie. Es ist daher begreiflich, daß unser Arzneischatz viele seiner hervorragendsten Mittel der bakteriologischen Wissenschaft verdankt, deren Aufgabe es ist, nicht nur die Ursachen der Infektionskrankheiten zu erforschen, sondern auch ihre Erreger innerhalb und außerhalb des Körpers wirksam zu vernichten. Und das Tierexperiment gab dazu die Grundlage. Der Nachweis der Erreger und die Übertragung auf geeignete Versuchstiere gab uns die Möglichkeit, die verschiedensten Mittel zu erproben und ihre Wirkung am Versuchstier klinisch und mikroskopisch zu verfolgen. Ich erinnere nur an die glänzenden Erfolge, die die moderne Chemotherapie auf dieser exakten wissenschaftlichen Grundlage bei der Behandlung bestimmter Trypanosomen- und Spirochätenkrankheiten gezeitigt hat, und auf Grund neuerer Untersuchungen besteht die Aussicht, daß auch gewisse bakterielle Infektionskrankheiten einer chemotherapeutischen Behandlung zugänglich sein werden.

Wir stehen allerdings erst im Anfang dieser bedeutsamen Forschungen. Aber alle diese chemisch definierten therapeutisch wirksamen Substanzen, die der Chemiker in seinem Laboratorium herstellt, sind zugleich auch Gifte, die im Körper schädliche Wirkungen ausüben, d. h. sie besitzen außer der Parasitotropie zugleich auch eine mehr oder weniger ausgeprägte Organotropie.

Anders die Schutz- und Heilstoffe, deren Entstehung wir der Feinarbeit der tierischen Zellen verdanken und die wir als biologische Heilmittel zu bezeichnen pflegen.

Seit Jahrtausenden ist es bekannt, daß gewisse ansteckende Krankheiten den Menschen oder das Tier nur einmal befallen, trotzdem sie später einer erneuten Infektion ausgesetzt sind. Daraus schloß man, daß der Organismus nach dem Überstehen der Krankheit Schutzstoffe gebildet haben müßte. Er mußte immun geworden sein. Diese außerordentlich wichtige Beobachtung gab dazu Veranlassung, die natürlichen Verhältnisse nachzuahmen und durch künstliche Abschwächung des Virus eine leichte Krankheit und dadurch Immunität zu erzeugen. Das führte zur Variolisation und später zur Schutzpockenimpfung durch Jenner, sowie zur Schutzimpfung gegen Tollwut und Milzbrand durch Louis Pasteur. Die wunderbare spezifische Leistung der tierischen Zellen blieb aber in tiefes Dunkel gehüllt, bis E. v. Behring die wichtige Entdeckung machte, daß im Blutserum von Tieren nach Vorbehandlung mit Giften bakteriellen Ursprungs (Diphtherie-Gift, Tetanus-Gift) Stoffe bzw. Gegenstoffe (Antikörper) entstehen, die das Gift zu neutralisieren vermögen und dadurch dem Organismus einen Schutz gegen die schädlichen Wirkungen dieser giftigen Stoffe verleihen. Da diese Schutzstoffe des Blutes, wie v. Behring ebenfalls feststellte, auch zur erfolgreichen Behandlung der bereits bestehenden Krankheit benutzt werden können, so ist solches antikörperhaltige Serum auch als Heilmittel für den erkrankten Organismus verwendbar.

Die Entdeckung E. v. Behrings ist von weittragendster Bedeutung geworden; es zeigte sich nämlich, daß es sich hier um ein allgemeines biologisches Grundgesetz handelt. Denn wie gegen Diphtherie- und Tetanusgift, so konnten auch gegen andere Gifte bakteriellen, pflanzlichen und tierischen Ursprungs (Pyozyaneus-, Dysenterie-, Gasbrand-, Botulismus-, Aalgift, Schlangengift, Krötengift, Rizin, Abrin) Gegengifte im Tierkörper erzeugt werden. Ebenso gelang es durch entsprechende Vorbehandlung von Tieren mit Bakterien, allen möglichen pflanzlichen und tierischen Zellen, ja mit jedem artfremden Eiweißmaterial, Antikörper zu erzeugen, die, wie wir noch sehen werden, als Bakteriolysine (R. Pfeiffer), Bakteriotropine Wright, Denys, Neufeld) usw., als Agglutinine (Gruber und (Pfeiffer), Präzipitine (Kraus, Uhlenhuth), komplementbindende Substanzen (Bordet und Gengou) usw. für die Serodiagnostik in der Klinik und im Laboratorium von praktisch wichtiger Bedeutung geworden sind. Denn die im Serum gebildeten Antikörper wirken nur oder im stärksten Grade auf diejenigen Zellen usw. ein, durch deren Vorbehandlung sie erzeugt sind. Sie sind also spezifisch. So benutzen wir, um nur einige Beispiele zu nennen, das Serum eines mit Typhusbazillen vorbehandelten Kaninchens zur Erkennung von Typhusbazillen, indem es diese im Reagenzglase zu Häufchen zusammenballt (Agglutination); ebenso wirkt das Serum von Typhuskranken und Rekonvaleszenten, so daß wir diese Reaktion für die Diagnose des Typhus mit Erfolg am Krankenbett verwenden können (Widalsche Reaktion), und dasselbe gilt von vielen anderen Infektionskrankheiten. Das Serum eines mit Menschenblut vorbehandelten Kaninchens erzeugt einen Niederschlag (Präzipitation) nur in Lösungen von Menschen-(Affen-)Blut, so daß wir in der Lage sind, Menschenblut als solches sicher zu erkennen und von anderen Blutarten zu unterscheiden, eine Tatsache, die in der forensischen Praxis von großer Bedeutung geworden ist (Uhlenhuth, v. Wassermann). Näher können wir an dieser Stelle auf diese serodiagnostischen Methoden nicht eingehen. Jedenfalls haben die Forschungen E. v. Behrings die Bahn freigemacht für so viele weitere wichtige Entdeckungen, und es ist die Immunitäts- und Blutserumforschung eine weit verzweigte Wissenschaft geworden. —

Wir sahen, daß die im Blutserum entstehenden Schutzstoffe in der Praxis dem Krankheitsschutz und der Krankheitsheilung dienen, und da unterscheiden wir zwischen einer aktiven und passiven Immunisierung. Bei der aktiven Immunisierung führen wir dem Organismus den Krankheitserreger oder deren Produkte in geeigneter Form zu, worauf die Körperzellen, die dabei aktiv tätig sind, als Reaktion auf die Impfung die Schutzstoffe selbst bilden. Das ist z. B. bei der Schutzpockenimpfung der Fall und das gleiche gilt bei der im Kriege mit Erfolg durchgeführten Typhus- und Choleraschutzimpfung, bei der abgetötete Typhus- und Cholerabazillen dem Körper einverleibt werden. Der Schutz, der erst nach einer gewissen Zeit eintritt (10—14 Tagen), weil die Körperzellen die Schutzstoffe erst bilden müssen, bleibt längere Zeit bestehen. Bei der passiven Immunisierung werden die bereits aktiv gebildeten Schutzstoffe mit dem Blutserum übertragen. Der Schutz tritt daher sofort ein, ist aber nur von kurzer Dauer, da die passiv mit dem artfremden Serum übertragenen Schutzstoffe schnell wieder ausgeschieden werden. Kommt es darauf an, dem Organismus einen sofortigen Schutz zu verleihen, so bedient man sich der passiven Immunisierung.

A. Serumtherapie.

Bei der Serumtherapie, die uns hier interessiert, steht die passive Immunisierung im Mittelpunkt des Interesses. Es ist klar, daß die Serumtherapie, die sich als Heilstoffe der von der Zelle des Körpers erzeugten spezifischen Reaktionsprodukte, der sogenannten Antikörper, bedient, das Ideal jeder Therapie darstellt und vor der Chemotherapie den großen Vorzug hat, daß diese Antikörper nur parasitotrop, aber nicht organotrop wirken, denn die Antikörper sind für den Körper völlig ungiftig. Wenn Serumeinspritzungen gelegentlich mit unangenehmen Begleiterscheinungen (Fieber, Drüsen- und Gelenkschwellungen, Hautausschläge) verbunden sind, die besonders beim Menschen nach wiederholten Serumeinspritzungen auftreten, so sind diese Folgeerscheinungen auf die Reaktion des Körpers gegenüber dem artfremden Eiweiß zurückzuführen, denn auch die Einspritzung eines gewöhnlichen, nicht antikörperhaltigen artfremden Serums kann zu den gleichen Erscheinungen führen (Serumkrankheit).

I. Die antitoxischen Heilsera.

Die Wirkung dieser Sera muß man sich in der Weise vorstellen, daß sie die von den Bakterien gebildeten löslichen Gifte neutralisieren. Es tritt also eine Entgiftung ein; die entgiftenden Substanzen im Serum nannte v. Behring Antitoxine. Die Neutralisierung des Giftes findet sowohl im Reagenzglas wie im Tierkörper statt, wie v. Behring und seine Mitarbeiter Kitasato und Wernicke in klassischen Versuchen bei Tetanus und Diphtherie gezeigt haben. Hier sind die experimentellen Grundlagen besonders eklatant. Mischt man im Reagenzglas z. B. Diphtheriegift mit einer entsprechenden Menge antitoxinhaltigen Serums, so wird die Mischung vollkommen unschädlich. Die damit geimpften Meerschweinchen bleiben völlig gesund, während die mit einer Mischung desselben Giftes und normalem, nicht antitoxinhaltigen Serum geimpften Tiere zugrunde gehen. Es handelt sich hier um eine chemisch-biologische Reaktion. Gift und Gegengift treten in gegenseitige lockere chemische Verbindung, wie sich Säure und Alkali zu einer neutralen Salzlösung verbinden. Dabei wird das Gift nicht zerstört. Es kann durch bestimmte physikalische und chemische Eingriffe (Erwärmung, Salzsäure) wieder freigemacht werden. Die Verbindung von Gift und Gegengift erfolgt nach dem Gesetz chemischer Reaktionen in bestimmten meßbaren Verhältnissen. Die Bindung ist um so energischer, je länger die Zeit der Einwirkung war. Sie erfolgt in der Wärme (37°) schneller als in der Kälte. Sie gehorcht dem Gesetz der Multipla, d. h. wenn eine Einheit Gift durch eine bestimmte Menge Antitoxin gebunden wird, so bindet die doppelte Menge Antitoxin auch die doppelte Menge Gift. Auch bei getrennter Einspritzung ist ein solches antitoxinhaltiges Serum imstande, Tiere vor der Vergiftung zu schützen und vergiftete Tiere, wenn die Vergiftung noch nicht zuweit vorgeschritten ist, zu heilen. Dieser Versuch ist so sinnfällig, daß man jeden Laien von der Wirksamkeit eines solchen Serums überzeugen kann. Ebenso liegen die Verhältnisse auch beim Menschen. Das eingespritzte antitoxinhaltige Serum fängt das im Blut kreisende Gift ab und macht es unschädlich; ja bereits an die Körperzellen locker gebundenes Gift kann es unter Umständen wieder losreißen. Ist aber das Gift erst zu fest an die Körperzellen verankert, so ist die Vergiftung nicht mehr aufzuhalten. Die Antitoxine wirken nur auf die von den Bazillen erzeugten Gifte, nicht auf die lebenden (Diphtherie- und Tetanus-) Bazillen.

Die chemische Natur der Antitoxine ist noch wenig bekannt. Sie sind ausschließlich Produkte des Tierkörpers und lassen sich im Reagenzglas künstlich nicht darstellen. Sie werden durch hohe Hitzegrade, Licht und Luft sowie durch Säure in ihrer Wirkung geschädigt. Jedenfalls sind sie Eiweißkörper resp. an solche untrennbar gebunden. Es gibt keine chemische Methode, mit der es gelingt, antitoxinhaltiges Serum von normalem Serum zu unterscheiden. Nur durch seine neutralisierende Wirkung auf das zugehörige Gift — und nur auf dies — kann man es erkennen. Auch ist eine Reindarstellung der Antitoxine bisher nicht gelungen. Die Fähigkeit, Antitoxin zu bilden, ist lediglich eine Eigenschaft gewisser bakterieller, tierischer und pflanzlicher Toxine, deren chemische Natur sich nicht definieren läßt. Die chemisch charakterisierten Gifte erzeugen keine Antitoxine. Die z. B. nach längerem Morphiumgebrauch eintretende Unempfindlichkeit beruht nicht auf der Bildung von Morphiumantitoxinen, sondern auf einer Gewöhnung an das Gift, indem die Zellen des Körpers dagegen abgestumpft werden, oder darauf, daß das Morphium im Körper schneller zerlegt und ausgeschieden wird.

Für die Gewinnung hochwertiger antitoxischer Sera ist ein wirksames Gift die unbedingte Voraussetzung. Diphtherie- und Tetanusbazillen läßt man z. B. einige Wochen in Bouillon wachsen und tötet die Bazillen durch Zusatz von Toluol ab oder filtriert die Bouillon, auf der die Bazillen gewachsen sind, durch bakteriendichte Filter (Kieselgur oder Tonkerzen). Im Dunklen und Kühlen aufbewahrt, hält sich das Gift lange Zeit. Das Tetanusgift kann auch durch Fällung mit Ammonsulfat in sorgfältig getrocknetem Zustande aufbewahrt werden. Nicht alle Kulturen eignen sich zur Giftbildung, auch wenn sie auf optimal günstigem Nährboden gezüchtet werden. Es hängt gewissermaßen vom Zufall ab, gut giftbildende Stämme zu bekommen.

Zur Gewinnung antitoxischer Sera, deren Herstellung sehr mühsam und schwierig und in den Fabriken in technischer Beziehung sehr vervollkommnet ist, benutzt man in der Regel Pferde oder Maultiere, für bestimmte Zwecke auch Rinder und Schafe (s. u.). Die Tiere müssen völlig gesund sein. Auf die verschiedenen Immunisierungsmethoden kann hier nicht näher eingegangen werden. Man beginnt gewöhnlich mit Einspritzungen von sehr stark verdünnten Giftlösungen und steigt vorsichtig und ganz allmählich zu immer größeren Dosen an (1 Liter). Nach jeder Injektion folgt die lokale (Infiltration) und allgemeine (Fieber-) Reaktion. Erst wenn die Reaktionen völlig abgelaufen sind und das ursprüngliche Körpergewicht wieder erreicht ist, erfolgt die neue Einspritzung. Zeigt sich eine dauernde Abnahme des Körpergewichts, so sind die Einspritzungen zu unterbrechen; war die letzte Reaktion sehr stark, so wird die gleiche Dosis noch einmal gegeben. Im Laufe der weiteren Behandlung vertragen die Tiere große Mengen Gift, die ein nicht vorbehandeltes Tier in kürzester Zeit töten würden. Der Immunisierungsvorgang ist gewöhnlich in einigen Monaten beendet. Die Immunität verdanken die Tiere dem im Blut angereicherten Antitoxin. Nicht alle Pferde eignen sich zur Gewinnung hochwertiger Sera. Die Fähigkeit, Antitoxin zu bilden, ist individuell verschieden; unbrauchbare Pferde muß man rechtzeitig aus der Behandlung ausscheiden.

Die Antikörperproduktion wird im Laufe der Behandlung genau kontrolliert, indem in gewissen Abständen Serum auf seinen Antikörpergehalt nach bestimmten Methoden geprüft wird. Ist das Maximum der Antitoxinproduktion erreicht, so werden die Tiere zur Ader gelassen. Die Blutentnahme erfolgt unter aseptischen Kautelen, indem man eine scharfe Kanüle in die zentralwärts komprimierte Vena jugularis einsticht und das Blut in sterilen Zylindern auffängt. Bei jeder Blutentnahme liefert ein Pferd 5—6 Liter Blut, aus dem sich etwa 3 Liter Serum durch Absetzen gewinnen läßt. Das klar ausgeschiedene Serum wird nach Vorschrift mit 0,5% Karbol versetzt und stellt das fertige Heilserum dar. Es wird dann in sterile Glasampullen eingeschmolzen. Die sachgemäße Herstellung und Abgabe der Sera erfolgt durch amtliche Organe der Regierung (staatlicher Kontrollbeamter), der auch für die vorschriftsmäßige Behandlung und Abfüllung der Sera verantwortlich ist. Die gesamte Menge des zur Prüfung in der Fabrik hergestellten Serums hat er in dem Stammgefäße so lange unter plombiertem Verschluß zu halten, bis die Entscheidung der Prüfungsstelle über die Zulassung des Serums erfolgt ist. Erst wenn die Mitteilung eingelaufen ist, daß das Serum den gesetzlichen Ansprüchen genügt, darf das Sammelgefäß geöffnet und das Serum unter seiner Aufsicht abgefüllt werden.

Die Feststellung, ob das Serum den gesetzlichen Ansprüchen genügt, erfolgt im Institut für experimentelle Therapie in Frankfurt am Main, dem jedesmal eine Probe des zum Verkauf gelangenden Serumquantums zur Prüfung zur Verfügung zu stellen ist. Hier wird es nochmals auf seine Unschädlichkeit und den Wirkungswert geprüft. Als unschädlich wird die eingesandte Serumprobe angesehen, wenn sie völlig klar und frei von Niederschlägen ist, keine bakteriellen Verunreinigungen, nicht mehr als 0,5% Karbol (oder 0,4% Trikresol) enthält und frei von Toxin, speziell Tetanustoxin ist. Auch darf das Serum nicht mehr als 12% Eiweiß enthalten. Es soll dadurch verhütet werden, daß minderwertige Sera eingedickt werden, wodurch die Gefahr der Serumüberempfindlichkeit vergrößert wird.

Neben der Prüfung auf Unschädlichkeit erfolgt im staatlichen Institut für experimentelle Therapie in Frankfurt a. M. die Ermittelung des spezifischen „Wirkungswertes" der Sera. Das heißt, es wird festgestellt, ob das zur staatlichen Prüfung eingesandte Serum mindestens den von der Herstellungsstätte angegebenen Wert hat. Dafür ist eine genaue quantitative Wertbemessungsmethode die notwendige Voraussetzung. Leider besitzen wir nicht für alle Heilsera derartige Methoden. Nur solche Sera kommen überhaupt für die staatliche Prüfung in Betracht, bei denen diese Voraussetzung erfüllt ist; das ist beim Diphtherie- und Tetanusserum der Fall. Nur solche geprüften Diphtherie- und Tetanus-Heilsera dürfen in Deutschland in den Handel kommen. Sie dürfen auch nur gegen ärztliches Rezept in Apotheken vorrätig gehalten werden. Es würde zuweit führen, auf die außerordentlich feinen Prüfungsmethoden, wie sie durch die grundlegenden Arbeiten von v. Behring und Ehrlich festgelegt sind, an dieser Stelle näher einzugehen. Für den Praktiker kommt es lediglich darauf an, sich das Prinzip klarzumachen.

Zur Messung des Gehaltes an Antitoxinen bedarf es eines einheitlichen Maßstabes. Als solcher dient die „Antitoxin- oder Immunitätseinheit" (AE oder IE). Sie ist eine willkürliche Größe, genau so wie das Metermaß ein natürlich gewähltes Längenmaß ist. Sie ist so entstanden — z. B. bei der Diphtherie —, daß Ehrlich eine bestimmte (an sich beliebige) Menge Antitoxin als Einheit bezeichnete, welche von einem damals zur Verfügung stehenden Gift 100 tödliche Dosen so absättigte, daß nach Injektion dieses Gemisches nicht die geringsten Krankheitserscheinungen auftraten. Es zeigte sich aber bald, daß die Bakteriengifte sehr labil sind und keine einheitlichen Körper darstellen, so daß die Prüfung desselben Serums mit der 100fach tödlichen Dosis verschiedener Gifte außerordentlich differente Ergebnisse zeitigte. Man bedient sich daher als Maßeinheit heutzutage nicht mehr des Toxins, sondern eines im Vakuum eingetrockneten Antitoxins, das sich unter völligem Abschluß von Licht, Sauerstoff, Wärme und Feuchtigkeit nach einem von Ehrlich ausgearbeiteten Verfahren im Vakuumröhrchen an einem dunklen und kühlen Ort aufbewahrt unverändert hält. Die Aufbewahrung erfolgt unter strengsten Vorsichtsmaßnahmen im Institut für experimentelle Therapie in Frankfurt a. M. ähnlich wie das internationale Längenmaß, das Metermaß, in Paris auf das sorgfältigste aufgehoben wird. So ist mit allen zu Gebote stehenden Mitteln für die Unveränderlichkeit des Test-Antitoxins Vorsorge getroffen.

Die Prüfung auf den Antitoxingehalt eines Serums wird in der Weise vorgenommen, daß zunächst festgestellt wird, welche Mengen von einem beliebigen Toxin durch die Antitoxin-Einheit gerade vollständig neutralisiert wird, eine Prüfung, die bei Diphtherie am Meerschweinchen, bei Tetanus an Mäusen erfolgt. Sodann wird das zu untersuchende Serum daraufhin geprüft, mit welchem Bruchteil von Antitoxin gegenüber den gleichen Mengen Gift das gleiche Resultat erzielt wird. Dieser Bruchteil entspricht der Antitoxineinheit (AE). Danach läßt sich leicht der Antitoxingehalt in 1 ccm, wie er in der Praxis angegeben wird, berechnen.

Je höher der Antitoxingehalt in 1 ccm ist, in um so geringeren Mengen ist die Heildosis enthalten. Die der Kontrolle unterzogenen Fläschchen werden dadurch gekennzeichnet, daß sie mit einer Plombe versehen werden, die auf der einen Seite den preußischen Adler trägt und auf der andern Seite die in dem Fläschchen enthaltenen AE anzeigt. Im allgemeinen hält sich das Serum, wenn es vor Licht geschützt und kühl aufbewahrt wird, verhältnismäßig lange Zeit. Die „Gewährsdauer" beträgt z. B. bei Diphtherieserum 5, bei Tetanusserum 3 Jahre. Es wird jedoch im Prüfungsinstitut eine Probe zurückbehalten und von Zeit zu Zeit — nach 6 Monaten sowie 1 Jahr nach ihrer Zulassung — einer neuen Wertigkeitsprüfung unterzogen. Mehr als 10% abgeschwächte Sera werden auf Grund einer amtlich veröffentlichten Ministerial-Verfügung eingezogen. Die Fläschchen werden daher mit einer Op.-Nr. versehen. Mit der Nachprüfung von Stichproben der in Apotheken ausgegebenen Sera auf Keimfreiheit sind mehrere Krankenhäuser beauftragt. Sollte bei einer größeren Menge desselben Serums später eine bakterielle Verunreinigung eingetreten sein, was nur sehr selten bisher der Fall war, so wird seitens der staatlichen Prüfungsstelle, die davon benachrichtigt wird, die sofortige Einziehung der Serumkontrollnummern angeordnet.

Bei jeder Serumtherapie ist die frühzeitige Einspritzung des Serums die Voraussetzung für den Erfolg. Es wäre daher verfehlt, in jedem Fall erst die bakteriologische Diagnose abzuwarten. Wenn eine feste Verankerung des Giftes an die Körperzellen stattgefunden hat, ist eine Lockerung und Losreißung des Giftes, wie die Tierversuche einwandfrei ergeben haben, nicht mehr möglich. Bei der reinen Schutzimpfung kommt man daher auch mit geringeren Mengen Serum aus als bei der Heilimpfung, bei der allerdings die Dosierung sich ganz nach dem Stadium der Infektion richtet. Für die Heilbehandlung gilt die Regel, möglichst große Dosen hochwertiger Sera zu verwenden. Die Einspritzung erfolgt unter aseptischen Kautelen intramuskulär. Sie ist der subkutanen überlegen, weil das Serum viel schneller resorbiert wird und die Antitoxine infolgedessen das im Blut kreisende Gift schneller abfangen können. In schweren Fällen ist die am schnellsten wirkende intravenöse Einspritzung vorzunehmen.

Was nun die antitoxischen Sera speziell betrifft, so ist in erster Linie das **Diphtherieserum** zu nennen, das in der ganzen Welt als wirksam anerkannt ist. Das von Pferden gewonnene Serum muß einen Antitoxingehalt von mindestens 350 IE in 1 ccm aufweisen. Es kommen gewöhnlich Sera von 400 und 500 IE in 1 ccm in den Handel, aber auch solche mit 750 und 1000 IE in 1 ccm werden hergestellt; doch ist die Gewinnung derartig hochwertiger Sera mit gewissen Schwierigkeiten verbunden. Durch experimentelle Untersuchungen ist gezeigt worden, daß das Diphtherieserum einzig und allein dem Gehalt an Antitoxinen seine Schutz- und Heilkraft verdankt und daß nur der Antitoxingehalt nicht die Serummenge entscheidet. Die neueren Angaben von Bingel, daß die Wirkung des Diphtherieserums nicht auf seinen Antitoxingehalt, sondern auf die unspezifischen Eiweißkörper des Pferdeserums zurückzuführen ist, konnte der Nachprüfung nicht standhalten und hat zu einer Ablehnung des Bingelschen Standpunktes geführt (Feer, Kolle, Friedberger u. a.). Wenn man sieht, daß im Tierversuch das Diphtherieserum mit absoluter Sicherheit heilt, sobald keine tödliche Dosis verankert ist, und ebenso sicher schützt, während das normale Pferdeserum so gut wie wirkungslos ist, muß man es als Kunstfehler bezeichnen, wenn der Arzt in einem schweren Diphtheriefalle statt Heilserum normales Pferdeserum einspritzt. Dabei soll nicht bestritten werden, daß normales Pferdeserum hier und da nach Art einer unspezifischen Proteinkörperwirkung gewisse günstige Wirkungen aufzuweisen hat. Die Bingelschen Beobachtungen sind offenbar darauf zurückzuführen, daß er zu geringe Dosen von Diphtherieserum angewandt hat. Es hat sich gerade durch die Untersuchungen der letzten Jahre — besonders in Amerika, Frankreich und Dänemark — gezeigt, daß die Dosierung des Diphtherieserums von ausschlaggebender Bedeutung ist. So wurden von amerikanischen Ärzten Einzeldosen von 30—40 000 IE und Gesamtdosen von 70—100 000 IE in schweren Fällen gegeben. Aus den sehr ausführlichen Krankenberichten geht hervor, daß auch diagnostisch ungünstige Fälle von nekrotischer Diphtherie durch eine derartig energische Serumtherapie gerettet werden konnten. Auch in Deutschland hat man ähnliche Erfahrungen gemacht. Nach den von U. Friedemann im Virchow-Krankenhaus (Berlin) gemachten Feststellungen sind bei leichten Fällen mindestens 3—4000 IE, bei mittelschweren 6—8000 IE, in schweren Fällen 20 000 IE als Einzeldosen (intramuskulär) erforderlich. Bei schweren Fällen von ödematöser Diphtherie und Larynxkrupp empfiehlt er i. v. Einspritzungen von mindestens 10 000, besser von 20 bis 30 000 IE. Besonderer Wert ist auf die Wiederholung der Einspritzung bei schweren Fällen zu legen, weil hier die Diphtheriebazillen in die inneren Organe einwandern und die von dort aus in das Blut abgestoßenen Toxine immer wieder neutralisiert werden müssen, was besonders zur Verhütung metadiphtherischer Erkrankungen (Lähmungen) und Todesfälle (Herzschwäche) notwendig erscheint.

Die Mortalität betrug bei dieser Anwendungsweise nur 6 $^0/_0$, d. h. die Hälfte der durchschnittlichen Krankenkurmortalität. Leider steht der Anwendung so großer eklatant wirkender Dosen in Deutschland der hohe Serumpreis entgegen. Wenn man hochwertige Sera von 500—1000 IE wählt, so sind die Mengen von artfremdem Eiweiß auch nicht allzu groß. Eine schädliche Wirkung dieser hohen und wiederholten Serumdosen sind von dem genannten Autor nicht beobachtet worden, nur die i. v. Injektion ist kontraindiziert bei allen Patienten, die früher schon einmal mit Serum gespritzt wurden, selbst wenn die Injektion viele Jahre zurückliegt. Die sonst so bewährte antianaphylaktische Methode, die darin besteht, daß man kleine Mengen vorspritzt, läßt gegenüber der i. v. Injektion meist im Stich. Auf jeden Fall scheint es zweckmäßig, für prophylaktische Zwecke Hammelserum oder Rinderserum zu benutzen. Die Gefahr, daß bei einer mit solchem Serum früher schutzgeimpften Person bei einer später therapeutisch gegebenen Menge von Pferdeserum ernstliche Erscheinungen von Überempfindlichkeit eintreten, ist jedenfalls sehr gering. Es steht daher für die Schutzimpfung gefährdeter Personen Rinder- und Hammelserum in den Apotheken zur Verfügung. Diese Sera, die ebenfalls der staatlichen Prüfung unterliegen, erreichen allerdings erfahrungsgemäß nur einen Titer von 100 bis 250 IE in 1 ccm. Da aber für die Schutzimpfung nur 600—1000 IE nötig sind, so ist die eingespritzte Serummenge immer noch verhältnismäßig gering.

Der Nachteil der Diphtherieprophylaxe mittels Serum besteht darin, daß der Schutz kein länger dauernder ist. Aus diesem Grunde hat v. Behring, wie an dieser Stelle gleich gesagt werden mag, den Versuch gemacht, eine langdauernde Immunität beim Menschen durch aktive

Immunisierung mittels eines Diphtherietoxin-Antitoxingemisches zu erzielen. Diese Versuche haben zur Darstellung von Behrings Diphtherieschutzmittel „TA" geführt.

Das Diphtherieschutzmittel „TA", das von den Behring-Werken in Marburg hergestellt wird, ist ein für den Menshcen ungiftiges Gemenge von Diphtherietoxin und Diphtherie-Antitoxin. Es veranlaßt im menschlichen Organismus die Bildung von Schutzkörpern gegen die Diphtherie (Antitoxinen). Seine Anwendung kommt da in Frage, wo es sich darum handelt, Personen längere Zeit vor einer Diphtherieerkrankung zu schützen; denn während die Injektion von antitoxinhaltigem artfremdem Serum nur einen etwa drei Wochen dauernden Schutz gewährt, dauert der Schutz nach der „TA"-Impfung Monate und Jahre. Der Schutz beginnt etwa zehn Tage nach der Impfung. Kinder unter 6 Monaten sind von der Impfung auszuschließen. Das „TA" ist neuerdings von Bieber u. a. etwas modifiziert.

Es ist eine zweimalige Injektion notwendig. Bei der Erstimpfung werden 0,4 ccm „TA I" subkutan in eine Brustseite gespritzt. Etwa zehn Tage nach der Erstimpfung erfolgt die Zweitimpfung mit 0,4 ccm „TA II" an der anderen Brustseite.

Die Reaktion nach der Impfung besteht gewöhnlich in einer kleinen Rötung und ganz vorübergehenden geringen Schmerzhaftigkeit der Injektionsstelle. Oft treten überhaupt keine Reaktionserscheinungen auf. Nur bei tuberkulösen, skrofulösen und nervösen Kindern sind stärkere Reaktionen beobachtet worden, welche jedoch am dritten Tage nach der Impfung meist wieder verschwunden sind.

Tetanusserum. Das staatlich geprüfte Tetanusserum kommt in flüssiger und in fester Form in den Handel. Flüssiges Serum, das mit 0,5% Karbol (oder 0,4% Trikresol) versehen ist, muß nach den Ehrlichschen Prüfungsvorschriften mindestens 4 resp. 6 IE in 1 ccm enthalten. Das feste Tetanusserum ist ein Trockenserum ohne irgendwelchen konservierenden Zusatz und stellt ein gelblichweißes Pulver dar, das sich in der 10fachen Menge Wasser binnen einer halben Stunde zu einer in Farbe und Aussehen eben flüssigem Serum entsprechenden Flüssigkeit löst. Es wird in Vakuumröhrchen aufbewahrt und muß in 1 g 40 resp. 60 IE enthalten.

Die Heilwirkung des Tetanusserums ist viel weniger aussichtsreich wie bei Diphtherie. Zu der Zeit, wo wir beim Menschen die Diagnose auf Tetanus stellen, ist die Bindung des Giftes an den Ganglienzellen vielfach schon so fest geworden, daß es seine deletären Wirkungen schon entfaltet hat und nicht losgerissen werden kann. Die Behandlung kommt also bei ausgesprochenen Symptomen meist zu spät. Das Serum ist trotzdem in jedem Falle anzuwenden, am besten, wenn die ersten Symptome (Zuckungen, Spannungen und Steifigkeitsgefühl in der Nähe der Wunde) sich bemerkbar machen, um die im Körper kreisenden Toxine noch abzufangen. Ist die Infektionsstelle bekannt, so ist die Einspritzung so auszuführen, daß das Heilserum mit dem infizierten Gewebe in möglichst innigen Kontakt tritt. Der Erfolg hängt davon ab, in welcher Zeit nach dem Auftreten der ersten verdächtigen Erscheinungen das Serum angewandt wird. Jede Minute ist kostbar. Bei langer Inkubationszeit, die einen Gradmesser für die Bösartigkeit der Krankheit darstellt, sind die Heilerfolge am besten. Für den Heilerfolg ist eine energische Serumtherapie die Voraussetzung. Einfache „Heildosen" von 100 IE genügen meist nicht. Nach Gaben von 500—1000 IE, die eventuell wiederholt werden müssen, sind auch schwere Fälle mit Erfolg behandelt worden. Um diese großen Serummengen, die zur Zeit allerdings sehr teuer sind, einzuspritzen (da nur 4—6 IE in einem Kubikzentimeter vorhanden sind), ist eine gleichzeitige intravenöse und intramuskuläre Einspritzung notwendig. Auch die direkte Einspritzung in die Nervensubstanz der infizierten Extremität ist empfehlenswert, um das Toxin bei der Wanderung zum Zentralorgan abzufangen und zu neutralisieren. Ebenso ist in manchen Fällen die intralumbale, intrazerebrale oder subdurale Injektion angezeigt. Auch das Einstreuen vom Trocken-Tetanusserum in die infizierten Wunden ist von Vorteil.

Die wichtigste und erfolgreichste Anwendungsweise für das Tetanusserum ist die prophylaktische. Sie kommt bei allen Wunden in Betracht, die mit Erde, Kleiderfetzen usw. verunreinigt sind und bei allen schweren Verletzungen (Überfahrenwerden) und Verwundungen (Splitter, Schußverletzungen usw.), wie auch der Weltkrieg gelehrt hat. Alle Ärzte, die im Kriege tätig waren, haben aus eigener Anschauung gesehen, daß, sobald systematisch bei allen Verwundungen Tetanusserum prophylaktisch gegeben wurde, diese Krankheit wie mit einem Schlage aufhörte. Diese Erfahrungen müssen wir uns auch in der Friedenspraxis zunutze machen. Im allgemeinen werden 20 IE, die subkutan unmittelbar nach der Verletzung in die Umgebung der infizierten Wunde eingespritzt werden, genügen. Bei stärker beschmutzten Wunden ist die Einspritzung nach einer Woche zu wiederholen, ebenso bei Nachoperationen. In Fällen, bei denen der Ausbruch des Starrkrampfes nicht verhütet werden kann, wird die Krankheit regelmäßig günstig beeinflußt und verläuft abortiv. Das Tetanusserum sollte in allen Krankenhäusern stets vorrätig gehalten werden.

Das antitoxische **Serum gegen Gasbrand** hat im Frieden kaum eine Bedeutung und kann daher hier übergangen werden.

Auch das **Botulismus-Serum** hat praktisch wegen der Seltenheit dieser Krankheit keine erhebliche Bedeutung. Größere Erfahrungen beim Menschen liegen daher nicht vor. Immerhin hat es sich in einzelnen Fällen anscheinend sehr wirksam erwiesen. Seine Anwendung ist daher in jedem Falle bei Botulismus angezeigt, zumal es auch im Tierversuch eine ausgesprochene Schutz- und Heilwirkung aufweist (Kempner). Die Sera müssen aber polyvalent sein, d. h. sie müssen durch Vorbehandlung von Tieren mit verschiedenen Botulismusstämmen gewonnen werden, weil sich herausgestellt hat, daß einzelne Stämme sich immunisatorisch ganz verschieden verhalten. Leider ist das Serum im Handel nicht erhältlich. Es soll im Institut für Infektionskrankheiten „Robert Koch" in Berlin auf Grund einer früheren ministeriellen Verfügung vorrätig gehalten werden, was aber nicht der Fall ist. Es erscheint daher eine Regelung dieser Frage — Herstellung in einer bestimmten Fabrik oder in einem staatlichen Institut — dringend notwendig.

Als wirksam und praktisch brauchbar, wenn auch für unsere Verhältnisse von geringer Bedeutung, ist das **Serum gegen Schlangengift.** Die Gifte der verschiedenen Schlangen (Colubriden und Viperiden) sind in ihrer Wirkung sehr verschieden und die mit den einzelnen Giften hergestellten Sera wirken daher nur auf das zur Vorbehandlung benutzte Gift. Für die Praxis hat man daher polyvalente Sera mit Hilfe verschiedener Gifte hergestellt. Die bisherigen Erfolge sind günstig, wenn das Serum frühzeitig eingespritzt wird. Schon 1 Stunde nach erfolgtem Schlangenbiß ist die Wirkung schon unsicher. Das Serum, das in Deutschland kaum erhältlich ist, wird in Mengen von 20 ccm (bei Kindern 10 ccm) eingespritzt.

Heufieber-Serum. Dunbar nahm an, daß die Pollen verschiedener Gramineen ein Toxin enthalten, das die Heufieberanfälle veranlassen soll.

Er stellte daher durch Vorbehandlung von Pferden mit solchem Toxin ein Serum her, das unter dem Namen Pollantin von der Firma Schimmel in Miltitz bei Leipzig in den Handel gebracht wird. Es wird örtlich angewandt (Einträufeln in den Bindehautsack und die Nase, oder Einstreuen als Pulver). Es soll bei rechtzeitiger Anwendung die Reizerscheinungen beseitigen und das Auftreten neuer Anfälle verhüten. Nach der Auffassung anderer Autoren ist das Heufieber eine zelluläre Überempfindlichkeitsreaktion. Bei dieser Auffassung kann man sich von einer antitoxischen Wirkung des Heufieberserums keine erheblichen Erfolge versprechen. Es sind daher auch die Angaben über die Wirkung dieses Serums sehr widersprechend.

II. Die antiinfektiösen (antibakteriellen) Sera.

Im Gegensatz zu den antitoxischen Seris, die lediglich auf die von den Bakterien erzeugten Gifte neutralisierend wirken, üben die antibakteriellen Sera ihre Wirkung auf die Bakterien selbst aus. Sie werden ebenfalls meist von Pferden gewonnen, die man mit toten oder lebenden Bakterien oder auch mit Bakterienextrakten vorbehandelt hat. Spritzt man einem mit abgetöteten Cholerabazillen immunisierten Meerschweinchen Cholerabazillen in die Bauchhöhle ein, so werden sie aufgelöst, während sie, in die Bauchhöhle eines nicht vorbehandelten Meerschweinchens eingespritzt, sich hemmungslos vermehren und das Tier zugrunde richten. Diese interessante Tatsache beruht auf der Bildung von Bakteriolysinen (R. Pfeiffer). In anderen Fällen werden die Bakterien nicht aufgelöst, sondern sie werden in ihrem chemisch-physikalischen Verhalten so verändert, daß sie von den Leukozyten gefressen werden — Opsonine (Wright), Bakteriotropine (Denys, Neufeld). Außer diesen Antikörpern kommen sicher noch eine Anzahl anderer in Betracht, so die komplementbindenden Antikörper, die Antiaggressine und Antiendotoxine. Von den Agglutininen und Präzipitinen hatten wir bereits oben gesprochen. Sicher gibt es auch noch andere Antikörper, deren Existenz wir aber zunächst nicht nachweisen können. Welche von diesen verschiedenen Antikörpern bei der Immunität die ausschlaggebende Rolle spielen, ist schwer zu sagen. Jedenfalls spielen die Agglutinine und Präzipitine kaum eine bemerkenswerte Rolle. Am wichtigsten sind offenbar die bakteriolytischen und bakteriotropen Antikörper.

Die bakteriolytischen Sera, zu denen man das Serum gegen Cholera und Typhus rechnet, haben in der Praxis keine Bedeutung erlangt; sie können daher außer Betracht bleiben. Auf bakteriotrope Antikörper ist die Wirkung der Streptokokken-, Pneumokokken- und Meningokokken-Sera in erster Linie zurückzuführen.

Was die Wertbemessung der antibakteriellen Sera betrifft, so ergeben sich hier gewisse Schwierigkeiten, da wir nicht, wie bei den Antitoxinen, genau wissen, welche bestimmten Antikörper als spezifisch wirksam in jedem Falle in Betracht kommen. Die Wertbemessung dieser Sera wird daher (mit Ausnahme des Meningokokkenserums, s. unten) in der Weise vorgenommen, daß an kleinen Versuchstieren ihr Schutzwert gegenüber einer gleichzeitigen oder nachfolgenden Allgemeininfektion mit lebenden Infektionserregern festgestellt wird. Eine kurative Wirkung läßt sich hier der Prüfung nicht zugrunde legen, da schon sehr kurze Zeit nach der Infektion eine Heilung nicht mehr erzielt wird. Wie bei den antibakteriellen Heilseris, wird der gefundene Wirkungswert nach Immunitätseinheiten (IE) ausgedrückt. und zwar ist zunächst bei allen der staatlichen Kontrolle bisher unterstellten, im Tierversuch zu prüfenden antibakteriellen Seris als Normalserum ein solches anzusehen, von dem 0,01 ccm gegen die nachfolgende (mehrfach) tödliche Dosis schützt (1 ccm dieses Serums = 1 IE). Im Laufe der Zeit hat sich aber der Brauch eingebürgert (mit Ausnahme bei der Wertbemessung des Aronsonschen Streptokokkenserums, s. unten) ein Serum, das in der Dosis von 0,01 ccm gegen die nachfolgende (mehrfach) tödliche Dosis lebender Bakterien schützt, kurz als 100fach zu bezeichnen. Die zugrunde gelegte „Immunitätseinheit" ist ein zunächst willkürlich gewähltes Maß, das nun aber ein für allemal feststeht. Als Träger dieses Maßstabes dienen uns bei allen staatlich geprüften antibakteriellen Seris die sogenannten Standardsera mit bestimmtem Gehalt an Immunitätseinheiten.

Unter den antibakteriellen Seris ist zunächst das **Streptokokkenserum** zu nennen. Die Herstellung der Streptokokkensera erfolgt in den Fabriken nach verschiedenen Methoden (Aronson, F. Meyer, Ruppel usw.). Zur Immunisierung der serumliefernden Pferde dienen einerseits Streptokokkenstämme von höchster, durch Tierpassagen gesteigerter Virulenz und andererseits solche, die direkt vom Menschen gezüchtet sind und nicht tierpathogen zu sein brauchen (Aronson). Es werden aber auch unmittelbar vom Menschen stammende Kulturen benutzt, die gleichzeitig auch ohne Tierpassagen für Tiere virulent sind.

In dem resultierenden Serum läßt sich natürlich bei der Prüfung nur die im Tierversuch wirksame Quote messen, während die Gleichmäßigkeit der nicht im Tierversuch wirksamen Quote nur durch die von der Fabrik benutzte Herstellungsmethode garantiert wird. Die Wirksamkeit des Serums wird an Mäusen geprüft, indem absteigende Mengen Serum subkutan und 24 Stunden darauf die 10—100fache sicher tödliche Dosis Bouillonkultur eingespritzt wird. Im Tierversuch hat das Streptokokkenserum eine ausgezeichnete Schutzwirkung. Beim Menschen lauten die Angaben über die therapeutische Wirkung außerordentlich verschieden, zum Teil ablehnend, jedenfalls bei schweren Formen der Sepsis und Erysipel. Vielleicht kommt in den meisten Fällen die Behandlung zu spät. Sicher würden die Erfolge besser sein, wenn man — wie beim Tier — prophylaktisch behandeln würde. Auch die quantitativen Verhältnisse und die Polyvalenz der Streptokokkenstämme dürften eine ausschlaggebende Rolle spielen. Wenn auch manche Autoren den Standpunkt vertreten, daß die aus verschiedenen Krankheitsfällen der Menschen und Tiere stammenden Streptokokken identisch sind (Marmorek, Aronson u. a.), so ist diese Frage doch noch nicht genügend geklärt. Ein Urteil über den Heilerfolg eines Streptokokkenserums ist daher eigentlich nur möglich, wenn im einzelnen Falle festgestellt wird, ob das verwandte Serum überhaupt Schutzstoffe gegen den aus dem betreffenden Fall gezüchteten Streptokokkenstamm besitzt. Es ist zu hoffen — wenn man die auffallend guten Resultate im Tierexperiment berücksichtigt —, daß es in Zukunft durch weitere Forschungen gelingen wird, auch für Menschen wirksame Streptokokkensera zu erzeugen. Zur Heilwirkung bei akuten Infektionen werden so frühzeitig wie möglich 20—30—50 ccm i. m. oder i. v. injiziert. 12—24 Stunden später wird die Einspritzung wiederholt. Als Schutzdosis werden 10—20 ccm eingespritzt vor Operationen oder Geburten, die eine Einwanderung von Streptokokken befürchten lassen.

Der staatlichen Prüfung unterliegt zunächst nur das Aronsonsche Serum, das von der Chemischen Fabrik auf Aktien vorm. E. Schering in Berlin hergestellt wird. Als Maßstab bei der Wertbemessung dieses

Serums dient ein Standardserum mit dem konventionell angegebenen Titer von 20 Aronsonschen IE. Als Normalserum bezeichnet Aronson ein Serum, von dem 0,01 ccm eine Maus gegen die 10fach tödliche Minimaldosis hochvirulenter Streptokokkenkultur schützt. 1 ccm dieses Serums enthält 1 IE. Die zur Prüfung eingesandten Sera dürfen dem Standardserum in ihrer Wirkung nicht nachstehen, müssen also ebenfalls 20fach sein.

Pneumokokkenserum. Die Schwierigkeiten, die beim Streptokokkenserum erwähnt sind, scheinen beim Pneumokokkenserum durch die neueren Forschungen zum Teil überwunden zu sein. Es zeigte sich, wie schon Neufeld und Haendel festgestellt haben, daß bei der Pneumonie verschiedene Typen von Pneumokokken als Erreger vorkommen, deren Kenntnis die Grundlage darstellt für die Herstellung wirksamer Sera.

Durch die neuesten Arbeiten der Amerikaner wurden diese Angaben bestätigt und erweitert. Sie haben auf Grund der Immunitätsreaktionen vier Typen von Pneumokokken ausfindig gemacht. Es wurde zunächst eine Methode ausgearbeitet, um möglichst schnell am Krankenbett die Typendiagnose zu stellen. Das gelingt z. B. durch Präzipitation des Urins Kranker — in den Pneumokokkenstoffe übergehen — mit Immunserum oder durch Anreicherung einer pneumokokkenhaltigen Sputumflocke in der Bauchhöhle der Maus, so daß schon nach 6—8 Stunden durch die Agglutinationsprobe der Typus festgestellt werden kann. Es hat sich herausgestellt, daß sich vorläufig nur gegen den Typus I, der sich in 33% der Fälle findet, ein hochwertiges Serum herstellen läßt. Durch Einspritzung großer Serummengen, wie z. B. bis zu 250 ccm i. v. oder i. m., wurden auffallende Heilerfolge erzielt. Schon nach 24—48 Stunden erfolgte eine auffallende Besserung im Allgemeinbefinden, während die physikalischen Erscheinungen der Pneumonie noch nach längerer Zeit nachweisbar waren. Auch die Zahl der Todesfälle nahm im Vergleich zu den unbehandelten Fällen bedeutend ab. Wenn mit dem Pneumokokkenserum, das bisher wahllos mit allen möglichen Pneumokokken hergestellt wurde, keine deutlichen Heilerfolge erzielt worden sind, so scheint es nach dem jetzigen Stand unserer Kenntnisse notwendig, möglichst hochwertige Sera gegen den Typus I herzustellen. Sicher werden dann die Erfolge besser sein und vielleicht auch bei der Grippe-Pneumonie, die vielfach auch durch diesen Typus hervorgerufen wird, gute Dienste leisten.

Meningokokkenserum. Die Herstellung erfolgt durch Einspritzung von Pferden mit lebenden und toten Meningokokken oder wässerigen Schüttelextrakten. Auch hier ist, wie besonders durch die neueren Arbeiten der Amerikaner gezeigt wurde, die serologische Verschiedenheit der verschiedenen Meningokokkenstämme für die Herstellung eines hochwertigen Serums von grundlegender Bedeutung. Es muß auch hier ein möglichst polyvalentes Serum durch Einspritzung mit möglichst verschiedenen Meningokokkenstämmen angestrebt werden. Nur dann, wenn diese Voraussetzung erfüllt ist, sind die Heilerfolge günstig, wie sie ja von den Klinikern durchweg anerkannt worden sind. Dadurch, daß das Meningokokkenserum intralumbal (in Dosen von 20—40 ccm) wiederholt eingespritzt wird, kommt es mit den Krankheitserregern in unmittelbare Berührung und kann daher seine antibakterielle Wirkung in ausgiebiger Weise entfalten. Das Serum unterliegt der staatlichen Kontrolle. Da Versuchstiere für Meningokokken sehr wenig empfänglich sind, wird die Prüfung durch Messung der komplementbindenden und bakteriotropen Substanzen an möglichst vielen Meningokokkenstämmen ausgeführt.

Die ersteren müssen mindestens einen Titer von 1 : 100, die letzteren von 1 : 1000 haben, wie durch Vergleich mit einem Standardserum festgestellt wird. Die amtliche Prüfungsvorschrift vom 13. November 1915 ist als eine vorläufige zu bezeichnen und soll auf Grund der weiterhin gemachten Erfahrungen einer Überprüfung unterzogen werden.

Das **Dysenterieserum** gehört sowohl zu den antitoxischen wie zu den antibakteriellen Seris. Seine Wirkung wird sehr verschieden beurteilt. Auf der einen Seite liegen sehr günstige Resultate vor, während auf der andern Seite nur über geringe therapeutische Erfolge berichtet wird. Wegen des wechselnden Verlaufes der Ruhr ist die Beurteilung recht schwierig. Notwendig ist jedenfalls die frühzeitige Anwendung großer Dosen (20—50 ccm und mehr als Tagesdosis). Die verschiedenen Resultate beruhen vielleicht auch auf der Verschiedenartigkeit der Herstellung der Ruhrsera. Die im Handel befindlichen Ruhrsera werden entweder durch Einspritzung von Pferden mit dem aus Bouillonkulturen gewonnenen Toxin des Shiga-Kruse-Bazillus hergestellt, oder es werden Sera hergestellt durch Einspritzung von Toxinen des Shiga-Kruse-Bazillus sowie von abgetöteten und lebenden Ruhrbazillen der verschiedensten, auch giftarmen Typen (Flexner, Y). Ein solches Serum ist dann antitoxisch und antibakteriell zugleich. Da man in einzelnen Ruhrfällen von vornherein nicht gleich entscheiden kann, um welche Typen es sich handelt, ist es rationell, solche polyvalenten Sera, die sich gegen Shiga-Kruse, Y und Flexner richten, herzustellen.

Das mit den Toxinen der giftbildenden Ruhrbazillen gewonnene Serum ist ein rein antitoxisches wie das Diphtherie- und Tetanusserum. Es schützt im Tierversuch sicher gegen die Vergiftung mit dem Ruhrgift. Ob die giftarmen Bazillen nicht auch im menschlichen Körper gleiche oder ähnliche Gifte erzeugen, ist nicht erwiesen. Im Tier ist das sicher nicht der Fall. Jedenfalls ist zu verlangen, daß jedes Dysenterieserum, gleichgültig, ob es nur mit giftbildenden oder giftarmen Bazillen hergestellt ist, einen Mindestgehalt an Schutzwert gegenüber den Toxinen des giftbildenden Ruhrbazillus aufweisen muß, zumal, da man von vornherein nicht weiß, welche Erreger im Einzelfalle die Erkrankungen hervorgerufen haben und auch die sogenannten giftarmen Typen erfahrungsgemäß schwere Vergiftungserscheinungen auslösen können. Auch für die Schutzimpfung kommt das Serum in Betracht.

Die Prüfung wird an weißen Mäusen ausgeführt, und zwar mit Hilfe eines Standardserums. Es werden Toxin-Antitoxingemische nach vorhergehender Bindung ($^1/_2$ Stunde Zimmertemperatur) Mäusen i. v. eingespritzt. Durch ministeriellen Erlaß vom 11. Juni 1918 war das Institut für experimentelle Therapie in Frankfurt a. Main mit der Prüfung des für die Heeresverwaltung bestimmten Ruhrserums beauftragt worden. Diese Prüfung ist bisher nach Wunsch der Fabriken in gleicher Weise fortgesetzt, so daß wohl eine endgültige staatliche Prüfung zu erwarten ist. Dabei wird sich die Prüfung auf die antiinfektiöse (bakterielle) Quote auszudehnen haben, wie solche Sera von einigen Fabriken (Behring-Werke) bereits in den Handel gebracht werden.

Entsprechend dem durch v. Behring angegebenen TA. (Toxin-Antitoxin-) Verfahren bei der Schutzimpfung gegen Diphtherie (s. o.) werden vielfach, z. B. von den Behring-Werken Dysenterie-Schutzmittel hergestellt, welche aus einer Mischung von 1. Endotoxinen zahlreicher Stämme von Shiga-Kruse und Pseudo-Dysenteriebazillen, 2. aus Toxin von Shiga-Kruse-Bazillen und 3. aus zahlreichen schonend abgetöteten Shiga-Kruse- und Pseudo-Dysenteriebazillen bestehen; die in dieser Mischung vorhandenen Gifte sind durch hochwertiges Serum bis zu einem so geringen Giftüberschuß neutralisiert, daß 0,5 ccm beim Kaninchen und 0,25 ccm bei der Maus keine Krankheitserscheinungen hervorrufen.

Dem Organismus einverleibt, veranlaßt das Dysenterie-Schutzmittel (TA) den Körper, aktiv Gegenstoffe zu bilden, die an artgleiches Eiweiß gebunden, eine lang andauernde Immunität gewährleisten. Auch der von Böhncke angegebene Impfstoff „Dysbacta" gehört hierher.

Auch zur Unterstützung des Heilungsprozesses bei frischen Ruhrfällen wird das T.A. angewandt, z. T. in Verbindung mit großen Dosen von Heilserum.

Weiter ist unter den antiinfektiösen Seris das **Milzbrandserum** zu nennen. Die Wirkungsweise des Milzbrandserums ist noch nicht aufgeklärt, denn es können weder antitoxische, noch bakteriotrope, noch antibakterielle Stoffe im Serum nachgewiesen werden, und doch hat es eine ausgesprochene immunisierende und therapeutische Wirkung. Nach den Angaben von Sobernheim erhält man durch Behandlung von Pferden, Rindern oder Schafen mit zunächst abgeschwächten und dann vollvirulenten Kulturen ein Serum, das andere Tiere gegen tödliche Milzbrandinfektion, d. h. bei Verfütterung von Milzbrandsporen oder bei subkutaner Infektion mit Bazillen schützt. Man benutzt bei Milzbranderkrankungen der Tiere immer das homologe Serum, d. h. bei Erkrankungen von Rindern Rinderserum usw. Das Milzbrandserum hat in der Veterinärpraxis eine große Bedeutung erlangt, indem es entweder zu reinen Schutz- und Heilimpfungen oder in Verbindung mit abgeschwächten Milzbrandkulturen zur sogenannten Simultanimpfung, zur Erzeugung eines länger dauernden aktiven Schutzes Verwendung findet. Auch für die Behandlung von milzbrandkranken Menschen (Pustula maligna usw.) ist das Serum wertvoll und sollte in allen Fällen angewandt werden. Die Einspritzung muß möglichst frühzeitig erfolgen, in schweren Fällen werden 20 ccm oder mehr — bei Lungenmilzbrand, Allgemeininfektion 50—100 ccm i. v. — eingespritzt. Auch ist bei verdächtigen Infektionen eine prophylaktische Einspritzung zu empfehlen. Eine solche käme bei Arbeitern in Roßhaarspinnereien, Gerbereien, Pinselfabriken usw. in Betracht. Das Serum sollte daher hier stets vorrätig gehalten werden.

Eine staatliche Prüfung ist mangels einer exakten Prüfungsmethode noch nicht eingeführt. Das von Sobernheim angegebene Prüfungsverfahren am Kaninchen zeigt keine exakten Ergebnisse. Trotzdem sollte es, bis eine bessere Methode gefunden ist, als Grundlage für die evtl. staatliche Prüfung angenommen werden. Das Verfahren besteht darin, daß 5 Kaninchen steigende Mengen von 2—6 ccm Serum i. v. und 10 Minuten später $^1/_{1000}$ ccm virulenter Kultur subkutan eingespritzt wird. Ein Kontrollkaninchen bekommt die gleiche Menge Kultur nach vorheriger Einspritzung von normalem Serum. Das Serum ist nach Sobernheim brauchbar, wenn mindestens 2—3 Serumkaninchen am Leben bleiben und die übrigen später eingehen, als die Kontrolltiere.

Schweinerotlauf-Serum. Das Rotlaufserum ist eines der wirksamsten Sera, die wir überhaupt kennen und hat ebenso wie das Milzbrandserum in der Veterinärpraxis eine eminent wichtige Bedeutung. Trotzdem ist auch die Wirkungsweise dieses Serums noch nicht ganz aufgeklärt. Es wird als Schutzserum — in Verbindung mit Kulturen zur Simultanimpfung gesunder Schweine benutzt —, andererseits aber auch zur Heilung kranker Tiere. Auch beim Menschen sollte das Rotlaufserum in verdächtigen Fällen stets Anwendung finden. Das Serum unterliegt der staatlichen Prüfung, die an Mäusen vorgenommen wird. Es muß einen Mindestgehalt von 100 IE in 1 ccm aufweisen und darf hinter dem als 100fach angenommenen Standardserum in seiner Schutzwirkung nicht zurückstehen.

Erwähnenswert ist noch das **Serum gegen die Weilsche Krankheit**, das nach den Angaben von Uhlenhuth und Fromme von Pferden, Eseln und Kaninchen gewonnen werden kann[1]). Während des Krieges sind mit diesem Serum gute Erfahrungen gemacht worden. Im Frieden hat es wegen der Seltenheit der Krankheit bei uns nur eine geringe praktische Bedeutung.

Es verdient noch besonders hervorgehoben zu werden, daß Rekonvaleszentensera unter Umständen für die Serumtherapie und Prophylaxe von großer Bedeutung sein können, wie es sich beim Rekonvaleszentenserum bei Weilscher Krankheit gezeigt hat. Auch hat sich das **Masernrekonvaleszentenserum** nach den neuesten Untersuchungen von Degkwitz in der Praxis zur Schutzimpfung bewährt; selbst maserninfizierte Kinder konnten vor dem Ausbruch der Erkrankung bewahrt werden (Dtsch. med. Wochenschr. 1922, Bd. 1).

Allerdings stößt die Beschaffung größerer Mengen solchen Serums auf Schwierigkeiten. Die Rekonvaleszentensera werden am besten steril filtriert und mit 0,5% Karbol versetzt.

Auf die in der Veterinärpraxis wirksamen Sera gegen Maul- und Klauenseuche (Löffler und Uhlenhuth), sowie gegen die Virus-Schweinepest (Dorset, Uhlenhuth), die in erster Linie Schutzsera darstellen, kann hier nicht näher eingegangen werden.

Auch konnten in dieser burzen Übersicht nur die **wichtigsten** als wirksam für den Menschen erkannten Sera Berücksichtigung finden.

B. Vakzinetherapie.

Wir sahen, daß die aktive Immunisierung mit abgeschwächtem oder abgetötetem Virus als Schutzimpfung gegen verschiedene Seuchen eine große Bedeutung gewonnen hat (Pocken, Tollwut, Typhus usw.). Es lag daher nahe, diesen Vorgang der Schutzstoffbildung auch für die Heilung gewisser Infektionskrankheiten nutzbar zu machen, um während der Krankheit die natürliche Heilung des pathologischen Prozesses zu beschleunigen. Es kommt in erster Linie bei chronischen Infektionskrankheiten in Frage, wo es sich um eine träge Antikörperbildung handelt. Robert Koch ist der Begründer dieser Heilmethode, indem er das Tuberkulin allerdings in der jetzt als falsch erkannten Annahme, daß es sich um eine Immunisierung handle, zur spezifischen immunisierenden Behandlung der Tuberkulose benutzte.

Das Alt-Tuberkulin, welches die löslichen Stoffwechselprodukte der Tuberkelbazillen enthält, war das erste hierher gehörige Präparat, von dem Koch später zu dem die Tuberkelbazillenleiber selbst enthaltenden Neu-Tuberkulin (TR) überging. Beumer und Peiper hatten bereits ebenso die Heilung des Typhus durch Injektion kleiner Mengen abgetöteter Typhuskulturen versucht.

[1]) Pharmaceut. Institut L. W. Gans, Oberursel.

Die Vakzine-Therapie ist aber erst in neuerer Zeit besonders durch Wright im Anschluß an seine Opsonin-Forschungen in Aufnahme gekommen. Chronische Staphylokokkenerkrankungen, insbesondere die Furunkulose, ferner Gonokokkenerkrankungen nud Koliinfektionen (Zystitis, Pyelitis) bilden das Hauptgebiet der Vakzine-Therapie und es sind auf diesem Gebiet in neuerer Zeit sehr beachtenswerte Ergebnisse, besonders bei Furunkulose, gezeitigt worden. Die Behandlung erfolgt zunächst mit kleinen und dann allmählich größer werdenden Dosen von vorsichtig bei 53—54° abgetöteten, in Kochsalzlösung aufgeschwemmten Kulturaufschwemmungen, die zur Konservierung mit 0,5% Karbol versetzt sind. Der Gehalt des Impfstoffes an Bakterien wird gewöhnlich mit einer Zahl angegeben, die dem Gehalt an Bakterieni in 1 ccm entspricht, z. B. Staphylokokken-Vakzine 100 Millionen. Die Impfstoffe werden meist polyvalent, d. h. mit möglichst verschiedenen Bakterienstämmen hergestellt. Man verwendet mit Vorteil auch Autovakzine, die aus den Erregern des betreffenden Krankheitsfalles am besten in der nächsten bakteriologischen Untersuchungsanstalt hergestellt wird. Diese Autovakzinen sind in vielen Fällen von besonderer Wirksamkeit.

Es würde hier zuweit führen, auf alle im Handel befindlichen Präparate (Staphylo-, Strepto-, Gono-, Koli-, Influenza-Vakzine usw.) hier näher einzugehen. Einer staatlichen Prüfung unterliegt nur das Tuberkulin. Die Prüfung der Vakzine bezüglich ihrer Wirksamkeit läßt sich praktisch exakt nicht durchführen. Die Präparate müssen natürlich auf Sterilität, Art der Konservierung, Unschädlichkeit in der Herstellungsstätte, die ja auch der staatlichen Aufsicht unterliegt, kontrolliert werden.

In neuerer Zeit hat die unspezifische Reiztherapie, auf die hier nicht näher eingegangen werden kann, bei manchen chronischen Infektionen eine günstige Wirkung ausgeübt. Für solche Reiztherapie kommen nicht nur verschiedene Eiweißkörper, besonders das Kasein, Kaseosan, Milch usw. in Frage, sondern es sind auch chemische Präparate neuerdings mit gutem Erfolg benutzt worden, wie z. B. Kollargol und das Yatren. Da das Yatren auch eine bakterizide Wirkung hat, so hat man dieses Präparat zur Abtötung der Vakzine unter Verzicht auf die Bakterieneiweiß immerhin schädigende Erhitzung in Anwendung gezogen. Ein solches Präparat ist z. B. das „Staphylo-Yatren" (Behring-Werke), das als eine Kombination von spezifischen und unspezifischen Heilfaktoren nach den neuesten Veröffentlichungen günstige Heilerfolge aufzuweisen hat.

Zusammenstellung im Handel befindlicher Sera, spezifischer Impfstoffe und „unspezifischer Therapeutika“[1]).

Von **Dr. C. Siebert**, Marburg.

Sera.

Choleraserum S. S. Das Serum soll vermöge seines hohen Gehaltes an antibakteriellen Stoffen imstande sein, im erkrankten Organismus einerseits die schweren Allgemeinerscheinungen zu beheben, andererseits dank seines hohen antibakteriellen Wertes direkt auf die Krankheitserreger einzuwirken und die Weiterverbreitung des Infektionsprozesses des Darmepithels zu verhindern. Zu 10 und 50 ccm. Sächsisches Serumwerk Dresden.

Choleraserum „Bram“ wird von Pferden gewonnen, die intravenös mit abgeschwemmten, lebenden Choleraagar- und 48stündigen Cholerabouillonkulturen immunisiert worden sind. 10, 20 und 50 ccm. Chem. Fabrik und Seruminstitut Bram, Ölzschau bei Leipzig.

Choleraserum Behringwerke. In Vorbereitung.

Deutschmann-Serum, wird hergestellt durch Behandlung von Pferden mit steigenden Dosen Hefe; es ist ein polyvalentes Serum und soll bei allen, auf infektiöser Grundlage beruhenden Erkrankungen verwendbar sein. 4, 10, 20, 30, 100 ccm. Ruete-Enoch-Hamburg.

Diphtherieheilserum wird nach den Angaben v. Behrings hergestellt durch Behandeln von Pferden, Rindern oder Hämmeln mit steigenden Dosen von Diphtheriegift. Es unterliegt der staatlichen Kontrolle. Diphtherie-Rinder- und Hammelserum kommen in der Regel nur als 100fache Sera in den Handel; sie dienen in erster Linie zur prophylaktischen Impfung, um zu vermeiden, daß durch die Schutzimpfung mit gewöhnlichem, vom Pferde stammendem Diphtherieserum im Organismus des Impflings Überempfindlichkeit gegen Pferdeserum erzeugt wird.

Diphtherieheilserum von Pferden.

400fach: Nr. 2 = 1000 AE, Nr. 3 = 1500 AE, Nr. 4 = 2000 AE, Nr. 5 = 3000 AE.

500fach: Nr. 3D = 1500 AE, Nr. 4D = 2000 AE, Nr. 8D = 4000 AE. Behringwerke Marburg (Original v. Behring), Chemische Fabrik a. A. vorm. E. Schering Berlin, Farbwerke Höchst (Behrings Diphtherieheilmittel), E. Merck Darmstadt, Ruete-Enoch Hamburg, Sächs. Serumwerk Dresden, Seruminstitut Bram Ölzschau.

---

[1]) Die Angaben über Zusammensetzung der Präparate sind den Prospekten der Hersteller entnommen. Die Garantie für die Richtigkeit dieser Angaben bleibt den Fabriken überlassen.

Diphtherierinderserum. 100fach Nr. OR = 200 AE, Nr. 1R = 500 AE, Nr. 2R = 1000 AE, Nr. 3R = 1500 AE, Nr. 4R = 2000 AE. Behringwerke Marburg, Farbwerke Höchst, Seruminstitut Bram Ölzschau.

Diphtheriehammelserum. 100fach Nr. 1 H = 500 AE, Nr. 2 H = 1000 AE, Nr. 4 H = 2000 AE. Behringwerke Marburg, Sächs. Serumwerk Dresden, Seruminstitut Bram Ölzschau.

Behrings Diphtherie-Immunserum, 400fach, hat nach Angaben v. Behrings eine 5mal geringere anaphylaktische Giftigkeit, wie das gewöhnliche Diphtherieserum, und der Eintritt der Serumkrankheit nach Anwendung dieses Immunserums wird deswegen auf ein sehr geringes Maß von Wahrscheinlichkeit reduziert. Behringwerke Marburg in Packungen zu 200 AE.

Dysenterieserum richtet sich je nach der Herstellungsart gegen das Dysenterie-Toxin (Shiga-Kruse) oder gegen die Dysenterie-Erreger (die Stämme Shiga-Kruse, Flexner, Y und Strong). Die staatliche Wertbestimmung erstreckt sich nur auf den Antitoxingehalt des Shiga-Kruse-Serum.

Dysenterie-Serum wird in Füllungen zu 10, 20, 30 und 50 ccm in folgenden Sorten abgegeben:

I. Polyvalentes Serum wird gewonnen durch Behandeln von Pferden mit Shiga-Kruse-Gift und zahlreichen Stämmen der Shiga-Kruse, Flexner und Y-Dysenterie.

Behringwerke Marburg. Außer der staatlichen Prüfung auf Antitoxingehalt wird der bakterizide Titer im Tierversuch kontrolliert.

Farbwerke Höchst. Der antitoxische Titer unterliegt der staatlichen Kontrolle.

E. Merck Darmstadt. Die Darstellung erfolgt durch Mischung von ausgewertetem antitoxischem Ruhrserum mit Flexner- und Y-Serum.

Sächsisches Serumwerk. Die Auswertung geschieht wie beim antitoxischen Ruhrserum.

Seruminstitut Bram gewinnt das polyvalente Serum durch Zusammenmischen von Shiga-Kruse, Flexner-, Y- und Strong-Serum.

II. Antitoxisches Dysenterieserum staatlich geprüft.

Behringwerke Marburg, Farbwerke Höchst, E. Merck Darmstadt, Sächsisches Serumwerk Dresden, Seruminstitut Bram Ölzschau.

III. Dysenterieserum gegen Flexner-Stämme.

Farbwerke Höchst, Seruminstitut Bram Ölzschau.

IV. Dysenterieserum gegen Y-Stämme.

Farbwerke Höchst und Seruminstitut Bram Ölzschau.

V. Dysenterie-Serum gegen Strong-Stämme.

Seruminstitut Bram.

Gasödemserum wird gewonnen durch Behandeln von Pferden mit Welch-Fränkel-Gasbrandbazillen, Rauschbrand- und Putrifikus-Bazillen. Die während des Krieges eingeführte Wertbestimmung erstreckt sich auf den antitoxischen und bakteriziden Titer. 10 und 20 ccm Behringwerke Marburg, Farbwerke Höchst, Sächsisches Serumwerk Dresden.

Grippeserum wird gewonnen durch Behandeln von Pferden mit geeigneten Stämmen von Influenzabazillen, Streptokokken und Pneumokokken. 25 und 50 ccm. Behringwerke Marburg, Farbwerke Höchst, Sächs. Serumwerk Dresden (polyvalentes Pneumo-Streptokokkenserum), Seruminstitut Bram (Mischserum aus Influenza-, Pneumokokken-, Streptokokken- und Staphylokokkenserum zu gleichen Teilen).

Heufiebersera:

Graminoltrockenserum nach Weichardt gegen Heufieber und Schnupfen in Form von Schnupfpulver und Creme als Vorbeugungs- und Heilmittel empfohlen. Ruete-Enoch Hamburg.

Pollantin wird hergestellt aus dem Serum gesunder Pferde, denen laufend Lösungen von Pollentoxinen eingespritzt werden. Flüssiges Serum (Pollantinum liquidum) enthält zur Haltbarmachung 0,25% Phenol; pulverförmiges Serum wird durch Eindampfen des naturellen Serums im Vakuum bei 45°, Mahlen des Trockenrückstandes und Mischen mit dem 1,5fachen Gewicht sterilen Milchzuckers gewonnen. Pollantinsalbe ist eine Verreibung des pulverförmigen Serums in einer neutralen Salbengrundlage. Alle Pollantinpräparate werden nie subkutan, sondern stets lokal angewendet durch Applizieren auf die entzündeten Schleimhäute. Schimmel & Co., Militz b. Leipzig.

Jequiritolserum wurde von Römer in die Augenheilkunde eingeführt. Es ist ein nach Behringschem Prinzip hergestelltes Heilserum, ähnlich dem von Ehrlich dargestellten Abrinserum, und hat die Fähigkeit, die Wirkung des Jequiritols im menschlichen Körper zu paralysieren, es vermag daher die Anwendung des Jequiritols gefahrlos zu gestalten. Jequiritol dient zur Behandlung chronischer Augenentzündungen verschiedener Ätiologie, bei denen früher das Jequirity-Infus angewandt wurde. Ein Besteck enthält 4 Röhrchen abgestufte Lösung von Jequiritol und 4 Röhrchen mit Jequiritolserum. Lösung und Serum wird auch in einzelnen Röhrchen abgegeben, Serum außerdem in Fläschchen zu 5 ccm. E. Merck Darmstadt.

Leukofermantin Merck (Antifermentserum nach Eduard Müller, Marburg) ist ein normales Tierserum, dessen Antifermentgehalt gegenüber dem tryptischen Leukoferment des Menschen so weit angereichert wird, daß er dem des normalen menschlichen Blutserums mindestens gleich kommt. Seine Verwendung ist in erster Linie angezeigt bei allen „heißen" eitrigen Prozessen, die zur Abszeßbildung führen. 20 und 50 ccm. E. Merck Darmstadt.

Maltafieberserum wird von Pferden gewonnen, die mit virulenten Kulturen des Micrococcus melitensis hoch immunisiert sind. 10 und 20 ccm. Sächsisches Serumwerk, Seruminstitut Bram.

Meningokokkenserum staatlich geprüft, wird hergestellt durch Behandlung von Pferden mit einer möglichst großen Zahl verschiedener echter, aus Lumbalflüssigkeit gezüchteter Stämme des Weichselbaumschen Diplococcus intracellularis. 10 und 20 ccm. Behringwerke Marburg, Farbwerke Höchst, E. Merck Darmstadt, Sächsisches Serumwerk Dresden, Seruminstitut Bram.

Milzbrandserum wird hergestellt durch Behandlung von Pferden mit abgeschwächten und virulenten Milzbrandkulturen. Es findet zu Schutz- und Heilimpfungen Verwendung. Sein Wirkungswert wird an milzbrandinfizierten Kaninchen oder Meerschweinchen festgestellt. 10 und 20 ccm, Behringwerke Marburg, Farbwerke Höchst, Sächsisches Serumwerk Dresden.

Pestserum wird von Pferden gewonnen, welche durch Einspritzung von Pestkulturen, und zwar monovalent immunisiert worden sind. Die Prüfung auf spezifische Schutz- und Heilstoffe geschieht mittels des Tierversuches an Ratten und Mäusen. 10 und 20 ccm. Sächsisches Serumwerk Dresden.

Pneumokokkenserum wird hergestellt durch Immunisierung von Pferden mit zahlreichen, vom Menschen stammenden virulenten Pneumokokkenstämmen. Der Wirkungswert des Serums wird an Mäusen festgestellt. 10, 20 und 25 ccm. Behringwerke Marburg, Farbwerke Höchst (0,0005 ccm schützen die Maus gegen eine mehrfach tödliche Pneumokokkendosis). E. Merck Darmstadt (ein einfaches Serum, enthaltend 1 I.E. in 1 ccm, schützt in der Dosis von 0,01 ccm eine Maus gegen die 24 Stunden später intraperitoneal injizierte 10—100fach tödliche Dosis lebender Pneumokokkenkultur). Das zum Verkauf kommende Pneumokokkenserum Merck enthält 20 I.E. in 1 ccm. In Gläsern zu 100 und 200 I.E., Sächsisches Serumwerk Dresden, Seruminstitut Bram Ölzschau.

Ruhrserum s. Dysenterieserum.

Staphylokokkenserum „Bram". Bei der Herstellung des Staphylokokkenserums „Bram" werden Hämolysine und Leukozidine bildende Staphylokokkenstämme benutzt, die aus den verschiedensten staphylomykotischen Erkrankungen stammen. 10, 20 und 50 ccm. Seruminstitut Bram Ölzschau.

Staphylokokkenserum „SS" wird durch Immunisierung mit ausgesuchten Staphylokokkenkulturen nach eigenem Verfahren gewonnen. 10, 20 und 50 ccm. Sächsisches Serumwerk Dresden.

Streptokokkenserum, polyvalent, wird hergestellt durch Immunisierung von Pferden mit menschen-pathogenen Streptokokken. Die Wertbestimmung geschieht an Mäusen. 10, 25 und 50 ccm. Behringwerke Marburg, Farbwerke Höchst, E. Merck Darmstadt. (Auf Veranlassung von Prof. A. Menzer mit Hilfe von lebender Kultur hergestelltes antibakterielles Serum. Zur Abgabe gelangt nur ein Serum, das von Prof. Menzer am Krankenbette erprobt worden ist). Sächsisches Serumwerk, Seruminstitut Bram.

Antistreptokokkenserum Dr. Aronson enthält zwei Arten von wirksamen Substanzen. Die eine wird gewonnen durch Immunisierung von Pferden mit hochvirulenten Streptokokken, deren Virulenz durch zahlreiche Tierpassagen erzielt ist. Dieser Anteil ist zahlenmäßig zu bestimmen und wird, ebenso wie die Sterilität des Serums, provisorisch staatlich geprüft. Die zweite Quote von Antikörpern wird gewonnen durch gleichzeitige Vorbehandlung der Pferde mit zahlreichen, direkt von verschiedenen schweren Affektionen des Menschen ohne Tierpassage gezüchteten Streptokokkenkulturen. Das zur Abgabe gelangende Serum enthält mindestens 20 I.E. in 1 ccm (1 I.E. enthält ein Serum, von dem 0,01 ccm eine Maus vor einer schweren Infektion mit hochvirulenten Streptokokken schützt.) 10, 20 und 50 ccm. Chemische Fabrik auf Akt. (vorm. E. Schering), Berlin N 39.

Scharlachstreptokokkenserum wird hergestellt durch Immunisierung von Pferden mit Streptokokkenkulturen, die aus Scharlachfällen herausgezüchtet wurden. 10, 25 und 50 ccm. Farbwerke Höchst und Sächsisches Serumwerk Dresden.

Streptokokkenserum viridans, ein durch Immunisierung mit Streptococcus viridans (anhaemolyticus) hergestelltes Serum, dient zur Behandlung von Infektionen mit diesem Krankheitserreger. 10, 25 und 50 ccm. Farbwerke Höchst.

Tetanus-Heilserum wird nach v. Behring hergestellt durch Behandeln von Pferden mit Tetanusgift. Es unterliegt staatlicher Kontrolle.

Vierfach: Nr. I 20 AE., Nr. II 100 AE., Nr. III 200 AE., Nr. IV 400 AE.

Sechsfach: Nr. II D 100 AE.

Behringwerke Marburg (Original v. Behring), Farbwerke Höchst, Sächsisches Serumwerk Dresden, Serumfabrik Bram Ölzschau.

Typhusserum „Bram" wird von Pferden gewonnen, die subkutan und intravenös mit lebenden Typhusbazillen und deren Endotoxinen immunisiert worden sind. 10, 20 und 50 ccm. Sächsisches Serumwerk Dresden, Seruminstitut Bram Ölzschau.

Normal-Sera:

Pferdeserum. Behringwerke Marburg 5, 10, 20 und 30 ccm, Farbwerke Höchst 10, 20, 30, 50, 100 und 1000 ccm, Ruete-Enoch Hamburg, 10 und 20 ccm, Sächsisches Serumwerk 1, 5, 10, 20 und 50 ccm, Seruminstitut Bram 10 ccm.

Kaninchenserum. Behringwerke Marburg 5, 10, 20, 30 und 50 ccm. 1 ccm Seruminstitut Bram, Sächsisches Serumwerk.

Rinderserum. Behringwerke Marburg 5, 10, 20, 30 und 50 ccm. 10 ccm, Seruminstitut Bram.

Schafserum. Behringwerke Marburg 5, 10, 20, 30 und 50 ccm. Sächsisches Serumwerk 1 ccm und Seruminstitut Bram 10 ccm.

Impfstoffe.

I. Spezifische Impfstoffe.

Aknevakzine. 10 Mill. oder 20 Mill. Keime in einem Kubikzentimeter, in Füllungen zu 1 und 25 ccm.

Gemischte Vakzine für Akne in 2 Stärken: A in 1 ccm 1000 Mill. Staphylococcus albus und 20 Mill. Aknebazillen. B in 1 ccm 1000 Mill. Staphylococcus albus und 500 Mill. Aknebazillen. Parke, Davis & Co., London W 50, Beak Street.

Choleraimpfstoff ist eine Aufschwemmung schonend abgetöteter Choleravibrionen. 10, 20, 50 ccm. Behringwerke Marburg, Farbwerke Höchst, E. Merck Darmstadt, Sächsisches Serumwerk Dresden, Seruminstitut Bram Ölzschau.

Kolivakzine, polyvalent, ist eine Aufschwemmung schonend abgetöteter Kolibazillen verschiedener Herkunft. Behringwerke Marburg, Schachtel enthaltend je 2 Ampullen mit 1, 3, 5, 10, 20 und 50 Mill. Keimen in 1 ccm. E. Merck Darmstadt, Gläser zu 5 ccm, Stärke I 400 Mill. Keime, Stärke II 40 Mill. Keime in 1 ccm. Sächsisches Serumwerk Dresden, Schachteln mit je 1 Ampulle zu 1, 3, 5, 10, 20 und 50 Mill. Keime in 1 ccm. Seruminstitut Bram Ölzschau, Dr. E. Silten[1]), Berlin N 6, Schachtel mit je einer Ampulle mit 1, 3, 5, 10, 20 und 50 Mill. Keimen in 1 ccm.

Diphtherie-Schutzmittel „TA" v. Behring ist ein Diphtherietoxin-Antitoxingemisch und dient zur aktiven Immunisierung gegen Diphtherie. In Fläschchen zu 2,5 und 5 ccm. TA VI für Kinder im Alter von 4 bis 18 Monaten, TA VII für über 18 Monate alte Kinder und Erwachsene. Behringwerke Marburg

Dysenterie-Schutzimpfstoffe:

Dysbacta nach Prof. Böhncke wird von seinem Erfinder als ein polyvalenter bazillär-toxisch-antitoxischer Ruhrimpfstoff bezeichnet und dient zur Ruhrprophylaxe. Ruete-Enoch Hamburg.

Ruhrheilstoff Böhncke ist eine multivalente Ruhrbazillenvakzine. Er findet allein — oder bei schweren Fällen — kombiniert mit Dysenterieserum therapeutische Verwendung. Ruete-Enoch Hamburg.

Dysenterie-Schutzmittel Behringwerke besteht aus einer Mischung schonend abgetöteter Dysenteriebazillen verschiedenster Herkunft mit hochwirksamem Dysenterietoxin und Endotoxin, wobei letztere durch Zusatz von Antitoxin annähernd neutralisiert sind. 5—10 ccm. Behringwerke Marburg.

[1]) Fabrikations-Abteilung der Kaiser-Friedrich-Apotheke, Berlin.

Dysmosil. Multivalenter Ruhrschutzimpfstoff, der Shiga-Kruse-Stämme und Pseudodysenteriestämme enthält. „Der antigene Charakter dieser Vakzine ist nicht durch Serumzusatz geschwächt". Seruminstitut Bram Ölzschau.

Ruhrvakzine Merck wird in Gläsern von 5 ccm in 2 Stärken abgegeben. I. 400 Mill. Keime, II. 40 Mill. Keime in 1 ccm, E. Merck Darmstadt.

Gonokokkenvakzine

eine aus schonend abgetöteten Gonokokken verschiedener Herkunft bestehende Aufschwemmung, kommt unter folgenden Bezeichnungen in den Handel:

Arthigon in Gläsern à 6 ccm und Arthigon extra stark in Gläsern zu 3 ccm. Chemische Fabrik auf Akt. vorm. E. Schering, Berlin.

Gonargin. Farbwerke Höchst. Schachtel A enthält je 2 Ampullen mit 5, 10, 15, 25 und 50 Mill. Keimen, Schachtel B enthält je 2 Ampullen mit 50, 100, 200, 500 und 1000 Mill. Keimen in 1 ccm, Flaschen zu 6 ccm mit 50, 250, 1000 und 5000 Mill. Keimen in 1 ccm.

Gonovakzin, Behringwerke Marburg. Schachtel A enthält je 2 Ampullen mit 5, 10, 15, 25 und 50 Mill. Keimen, Schachtel B enthält je 2 Ampullen mit 50, 100, 200, 500 und 1000 Mill. Keimen in 1 ccm, Flaschen zu 6 ccm mit 50, 250, 1000 und 5000 Mill. Keimen in 1 ccm.

Gonokokkenvakzine. Gläser zu 5 ccm Stärke I 400 Mill. Keime, Stärke II 40 Mill. Keime in 1 ccm, E. Merck Darmstadt.

Gonokokkenvakzine Bram, Seruminstitut Bram Ölzschau.

Gonokokkenvakzine Dr. E. Silten, Berlin NW 6. Serie I 6 Ampullen zu 1, 2, 3, 5, 10 und 20 Mill. Keime in 1 ccm; Serie II, 3 Ampullen zu 30, 50, 100 Mill. in 1 ccm.

Vakzigon. Schachtel mit 6 Ampullen à 5, 10, 20, 30, 50 und 100 Mill. Keime im Kubikzentimeter. In Flaschen zu 5 ccm a) 50 Mill. Keime, b) 100 Mill., c) 500 Mill., d) 1000 Mill. Keime im Kubikzentimeter. Sächsisches Serumwerk Dresden.

Gonokokkenkasein ist eine Mischung von abgetöteten Gonokokken mit entfetteter Milch und dient zur kombinierten spezifisch-unspezifischen Therapie. Serie zu 3 Ampullen à 1 ccm in verschiedenen Verdünnungen. Ruete-Enoch Hamburg.

Gono-Yatren ist eine Aufschwemmung von zahlreichen Gonokokkenstämmen verschiedener Herkunft und verbindet die spezifische Wirkung der Gonokokken-Vakzine mit der unspezifischen Reizwirkung des Yatrens.

Original-Karton	A (schwach)	enth.:	6	Ampullen	à $2^{1}/_{2}$	ccm	Stärke	1—6;
„ „	B (stark)	„	6	„	à $2^{1}/_{2}$	„	„	1—6;
Klinik-Packung	A (schwach)	enth.:	6	Fläschchen	à 25	ccm	Stärke	1—6;
„ „	B (stark)	„	6	„	à 25	„	„	1—6.

(Jedes Fläschchen kann im Bedarfsfalle einzeln bezogen werden.) Behringwerke Marburg.

Grippevakzine ist eine Mischvakzine, die gewonnen wird aus dem Pfeifferschen Influenzabazillus und hochvirulenten Pneumo- und Streptokokken, die bei schweren Komplikationen aus Grippefällen herausgezüchtet wurden, Sächsisches Serumwerk Dresden.

Heufiebervakzine ist eine Pollenvakzine. Die absolut gefahrlosen Injektionen sollen immunisierend wirken und werden zur prophylaktischen und therapeutischen Anwendung empfohlen. In 4 Serien zu je 6 Ampullen Dr. E. Silten, Berlin NW 6.

Pollenvakzine nach Dr. Eskuchen dient zur aktiven Immunisierung (Desensibilisierung) gegen Heufieber. Extrakt aus den Pollen von Phleum pratense und Roggen. Stärkebezeichnung nach Einheiten, 1 Einheit = $^1/_{1000}$ mg. Pasteurisiert in Ampullen. Serie I (12 Amp.) 25—500 E.; Serie II (6 Amp.) 1000—1500 E.; Serie III (6 Amp.) 2000—3000 E.; Serie IV (6 Amp.) 4000—10 000 E. Fabrik pharmaz. Präparate Wilhelm Natterer, München W 19.

Immun-Vollvakzine nach Prof. Much. Unabgestimmter Impfstoff, nach Much, die drei großen reaktiven Gruppen Eiweiß, Lipoid und Fett enthaltend. Die Wirkung der Vakzine zielt auf eine möglichst rasche und nachhaltige Steigerung der unabgestimmten Immunität als Ausdruck des natürlichen Schutzes des Organismus bei Krankheitsangriffen aller Art. Anwendung intramuskulär, Einzeldosis 2 ccm, Wiederholung nach Bedarf. Schachtel enthaltend 1 Ampulle 2 ccm. Kalle & Co. A.G., Biebrich a. Rh.

Maltafiebervakzine in Gläsern zu 5 ccm Stärke, I 400 Mill. Keime, Stärke II 40 Mill. Keime im Kubikzentimeter. E. Merck Darmstadt.

Mischvakzine Wolff-Eisner enthält in 1 ccm 100 Mill. abgetötete polyvalente Staphylokokken, Streptokokken und Pneumokokken, findet Verwendung zur Bekämpfung und Verhinderung der Mischinfektionen bei tuberkulöser Bronchitis. Schachtel mit 6 Ampullen. Dr. E. Silten, Berlin NW 6.

Paratyphus-Impfstoff, polyvalent ist eine Emulsion zahlreicher schonend abgetöteter Paratyphusstämme verschiedener Herkunft. Behringwerke Marburg.

Pest-Impfstoff wird aus virulenten typischen Pest-Agarkulturen hergestellt. Durch zwei subkutane Impfungen zu je 0,5 ccm mit mehrtägigem Zwischenraum soll eine längere Immunität erzielt werden. 10, 20 ccm. Sächsisches Serumwerk Dresden.

Petruschkys Linimente zur Inunktionsbehandlung werden hergestellt durch Aufschwemmung der abgetöteten Krankheitserreger in einer Mischung von Glyzerin und Alkohol im Verhältnis 3 : 1, und zwar so, daß auf jeden Kubikzentimeter Flüssigkeit 5 Ösen Kulturmasse kommen.

Linim. anticatarrhale enthält abgetötete Pneumo-Strepto-Staphylokokken und Diplococcus catarrhalis.

Linim. antidiphthericum enthält multivalente Diphtheriebazillen.

Linim. antidysentericum ist eine Aufschwemmung der abgetöteten vier Ruhrerreger und des Paratyphus B.

Linim. antipyogenes enthält multivalente Antigene gegen Streptokokken und Staphylokokken.

Linim. antityphosum ist eine Aufschwemmung abgetöteter Typhus- und Paratyphus B-Stämme.

Handelsgesellschaft Deutscher Apotheker Berlin NW 21

Pneumokokkenvakzine ist eine Aufschwemmung schonend abgetöteter Pneumokokken. E. Merck Darmstadt (Gläser zu 5 ccm, Stärke I 400 Mill. Keime, Stärke II 40 Mill. Keime in 1 ccm), Sächsisches Serumwerk Dresden (6 Ampullen mit 5, 10, 20, 30, 50 und 100 Mill. Keimen in 1 ccm), Seruminstitut Bram Ölzschau, Dr. E. Silten Berlin NW 6 (Schachtel mit 6 Ampullen).

Pyocyaneus-Protein ist ein nach den Angaben von Prof. J. Honl hergestelltes Extrakt aus Kulturen des Bacillus pyocyaneus, es enthält keine lebenden Keime. In Gläsern zu 25 und 200 ccm, E. Merck Darmstadt.

Sero-Vakzinen werden hergestellt, indem die betreffenden Krankheitserreger sensibilisiert, d. h. mit dem spezifischen Immun-Serum beladen, und danach die Serumreste durch Auswaschen von den Bakterien entfernt werden. Diese Impfstoffe haben den Vorzug, daß sie eine geringere Reaktion hervorrufen und rascher Immunität erzeugen. Hergestellt werden: Gono- Strepto- Staphylo- Koli- Influenza- Sero-Vakzine.

Packungen: wie bei den einfachen Vakzinen, Behringwerke, Marburg.

Staphylokokkenvakzine,

eine Aufschwemmung schonend abgetöteter Staphylokokken verschiedener Herkunft, kommt unter folgenden Namen in den Handel:

Leukogen wird als polyvalente Mischung und getrennt als Vakzin aus Staphylococcus albus, aureus und citreus abgegeben. Farbwerke Höchst.

Opsonogen wird aus Reinkulturen einer größeren Anzahl von pathogenen Staphylokokken, die besonders auf ihre pyogenen Eigenschaften untersucht werden, hergestellt. Vermöge der Polyvalenz wird Opsonogen als vollwertiger Ersatz für Autovakzine bezeichnet. Die Einspritzung erfolgt subkutan, intramuskulär oder intravenös. Neuerdings wird die intraglutäale Injektion wegen ihrer Schmerzlosigkeit bevorzugt. Ampullen zu je $1^1/_4$ ccm mit 100, 250, 500, 750 und 1000 Mill. Keimen im Kubikzentimeter. Schachteln mit je 5 Ampullen jeder Stärke oder Sammelpackungen mit je 1 oder mit je 2 Ampullen der verschiedenen Stärken. Chemische Fabrik, Güstrow, Dr. Hillringhaus und Dr. Heilmann, Güstrow in Mecklenb.

Staphygen Behringwerke ist eine polyvalente Vakzine. Schachtel A enthält je 2 Ampullen mit 10, 25, 50, 75, und 100 Mill. Keimen im Kubikzentimeter. B 10 Ampullen mit je 100 Mill. Keimen, C 10 Ampullen mit je 500 Mill. Keimen. Gläser à 5 ccm. I. 100 Mill., II. 500 Mill. in 1 ccm. Behringwerke Marburg.

Staphylokokkenvakzine. Gläser zu 5 ccm. I. 400 Mill. Keime, II. 40 Mill. Keime in 1 ccm. E. Merck Darmstadt.

Staphylokokkenvakzine. Seruminstitut Bram Ölzschau. Je eine Serie mit 6 und 3 Ampullen.

Staphylokokkenvakzine. Dr. E. Silten, Berlin NW 6. Je eine Serie mit 6 und 3 Ampullen.

Staphylosan, polyvalente Staphylokokkenvakzine. Schachtel A 9 Ampullen zu 10, 20, 50, 100, 200 und 500 Mill. Keimen im Kubikzentimeter. B. 6 Ampullen zu je 100 Mill. Keimen im Kubikzentimeter. C. 6 Ampullen zu je 500 Mill. Keimen im Kubikzentimeter. In Flaschen zu 5 ccm. A. 100 Mill. Keime im Kubikzentimeter. B. 500 Mill. Keime im Kubikzentimeter. Sächsisches Serumwerk Dresden.

Staphylokokken Vivovakzin nach Wolfsohn. Um zu vermeiden, daß gewisse toxische Substanzen, welche für die Immunisierung nicht belanglos sind, durch die bisher übliche Methode der Abtötung unwirksam werden, wird in folgender Weise verfahren. Staphylokokken-Agarkulturen werden in Kochsalz aufgeschwemmt. Die Aufschwemmung bleibt unter öfterem Schütteln 24 Stunden bei Zimmertemperatur. Sodann wird zentrifugiert. I. Die obere Flüssigkeit wird keimfrei filtriert. Zusatz von 0,25% Lysol. II. Der Bodensatz, die Kokkenleiber enthaltend, wird wieder aufgeschwemmt und eine Stunde bei 60° abgetötet. Zusatz von 0,25% Lysol. I. und II. werden gemischt, je eine Serie mit 6 oder 3 Ampullen. Dr. E. Silten, Berlin NW 6.

Staphylokokkenkasein. Eine Mischung von abgetöteten Staphylokokken mit entfetteter Milch dient zur kombinierten spezifisch-unspezifischen Therapie. Serien zu 3 Ampullen à 1 ccm in verschiedenen Verdünnungen. Ruete-Enoch Hamburg.

Staphylo-Yatren ist eine Aufschwemmung von Staphylokokken in Yatrenlösungen. Die Bakterienaufschwemmung zeichnet sich aus durch hohe Polyvalenz. Die Keime sind aus den mannigfaltigsten Eiterherden gewonnen und werden, um stets vollvirulente Staphylokokken in der Vakzine zu verarbeiten, dauernd durch frisch gezüchtete Stämme ersetzt. Nach den vorliegenden praktischen Erfahrungen bedeutet die Kombination von spezifischen und unspezifischen Heilfaktoren, wie sie das Staphylo-Yatren darstellt, einen großen therapeutischen Fortschritt.

Karton	A	enthaltend	3	Amp.	à $2^1/_2$ ccm	Stärke	1—3
„	B	„	3	„	à $2^1/_2$ ccm	„	4—6
„	C	„	6	„	à $2^1/_2$ ccm	„	1—6

Klinikpackung: Fläschchen à 25 ccm Stärke 1—6, ausreichend für je 10 Einzeldosen à $2^1/_2$ ccm. Behringwerke Marburg.

Streptokokkenvakzine

eine Aufschwemmung schonend abgetöteter Streptokokken verschiedener Herkunft wird von folgenden Firmen in den Handel gebracht:

E. Merck, Darmstadt. Gläser zu 5 ccm, Stärke I 400 Mill. Keime, Stärke II 40 Mill. Keime in 1 ccm.

Seruminstitut Bram, Ölzschau.

Dr. E. Silten, Berlin NW 6, in Schachteln mit 6 Ampullen.

Streptovakzin Behringwerke. Schachtel mit je 2 Ampullen zu 1, 2, 5, 10 und 20 Mill. Keimen im Kubikzentimeter. Behringwerke Marburg.

Streptosan. Schachtel mit 5 Ampullen zu 1, 2, 5, 10 und 20 Mill. Keimen im Kubikzentimeter. Sächsisches Serumwerk Dresden.

Trichophytie-Präparate:

Pyhagen nach Prof. Galewsky ist eine polyvalente Extraktvakzine aus Trichophytonstämmen. Die Einspritzung erfolgt intrakutan. Schachtel mit 8 Ampullen mit steigenden Dosen. In Flaschen 10%iger Extrakt zu 5 und 10 ccm. Sächsisches Serumwerk Dresden.

Trichon nach Prof. Bruck wird aus zahlreichen menschen-pathogenen Trichophytiepilzen hergestellt. Es wird subkutan, intramuskulär oder intrakutan eingespritzt. Chemische Fabrik auf Akt. vorm. E. Schering, Berlin.

Trichophytin „Höchst" wird nach den Angaben von Prof. Scholtz, Königsberg analog dem Kochschen Alttuberkulin hergestellt. Es ist ein polyvalentes Präparat, das die löslichen Stoffwechselprodukte und Leibessubstanzen einer größeren Anzahl verschiedener Trichophytiepilze enthält. Gläser mit 1 und 5 ccm. Verdünnungen: 1:10, 1:20, 1:30, 1:40, 1:50 in Gläsern zu 5 und 10 ccm.

Tricho-Yatren ist die Mischung eines aus zahlreichen Trichophytonstämmen hergestellten Extraktes mit Yatren. Es verbindet die spezifische

Wirkung mit der unspezifischen Reizwirkung. Karton A, Stärke 1—3, 3 Ampullen à 5 ccm, Karton B, Stärke 4—6, 3 Ampullen à 5 ccm. Behringwerke Marburg.

Typhus-Impfstoff ist eine Aufschwemmung schonend abgetöteter Typhusbazillen verschiedener Herkunft. 10, 20, 50 ccm. Behringwerke Marburg, Farbwerke Höchst, E. Merck Darmstadt, Sächsisches Serumwerk Dresden, Seruminstitut Bram Ölzschau.

II. Nichtspezifische Impfstoffe

(vorwiegend zur parenteralen Reiztherapie).

Aolan nach Dr. med. E. F. Müller, Hamburg, enthält die Bestandteile der Milch, frei von Fett, nach Entziehung der bei der Einspritzung toxisch wirkenden Produkte (Bakterienleiber und deren Endotoxine, sowie der durch bakterielle Zersetzung zustande gekommenen Eiweiß-Abbau-Produkte). Ampullen zu 5, 10 und 25 ccm, Schachteln zu je 5 Ampullen zu 1, 5, und 10 ccm. P. Beiersdorf & Co., Hamburg.

Kaseosan ist eine gebrauchsfertige, sterilisierte Kaseinlösung mit etwa 5% Kaseingehalt. Das Indikationsgebiet entspricht demjenigen der parenteralen Milchtherapie. Gebrauchsfertige Lösungen: Schachtel mit je 10 und 3 Ampullen zu 1 ccm, 6 Ampullen zu 5 ccm, 5 Ampullen zu 10 ccm.

Glysanin (Schering) ist ein steriles, 98%iges Glyzerin, welches zur Behandlung offener und geschlossener Eiter- und Entzündungsherde dient. Chemische Fabrik auf Akt. vorm. Schering, Berlin.

Nöhring B. IV ist ein unspezifisches Gallenpräparat, welches durch Salzsäurezusatz zur Galle gesunder Rinder freigemacht und dann durch Natronlauge gefällt wird. B. IV wird als Heilmittel gegen Tuberkulose empfohlen und kommt in zwei Stärken zum Versand. Es wird subkutan eingespritzt. Dr. R. Nöhring, Coswig Sa.

Ophthalmosan (Abijon) ist sterile Milch für parenterale Eiweißinjektion. Die Milch stammt von vorschriftsmäßig auf Tuberkulosefreiheit geprüften Tieren und unterliegt einer ständigen bakteriologischen Kontrolle. 5 und 10 ccm. Sächsisches Serumwerk Dresden.

T.Z.Milch (Traubenzuckermilch). Steriles Milchpräparat zur parenteralen Applikation im Rahmen der Proteinkörpertherapie. Der Traubenzuckergehalt beträgt 10%. Ampullen zu 5 ccm. Behringwerke Marburg.

Sanarthrit, Heiler. Ein aus tierischem Knorpelgewebe hergestelltes Extrakt. Anwendung: intravenös bei chronischer Gelenkerkrankung, Gicht, akuten und subakuten Gelenkentzündungen. In Ampullen zu 1,1 ccm. Stärke I und II. Luitpold-Werk München.

Sero-Kasein ist eine Kombination von Deutschmann-Serum mit entfetteter Milch. Schachteln zu 3 und 6 Ampullen à 1 ccm. Ruete-Enoch Hamburg.

Vakzineurin nach Prof. Döllken ist eine Mischung von verschiedenen Bakterien-Autolysaten. Nach Untersuchungen von Döllken werden reine Neuritiden, ohne Unterschied ihrer Ätiologie, durch das Vakzineurin günstig beeinflußt. Die Injektion erfolgt intraglutäal. In Serien mit sechs gebrauchsfertigen Ampullen. Sächsisches Serumwerk Dresden.

Yatren ist ein Jodderivat des Benzolpyridins. Neben seinen bakterientötenden und wachstumhemmenden Eigenschaften wirkt es entsprechend der parenteralen Proteinkörpertherapie im Sinne der Weichardtschen Zellaktivierung und der Zimmerschen Schwellenreiztherapie.

Yatren puriss. in Original-Packungen zu 5, 10, 25, 50 und 100 g.

Yatrenpillen à 0,1 und 0,25 in Packungen zu 30 und 40 Stück.

Yatrenpuder (Yatren puriss. 10,0 Talc. venet. 90,0) in Packungen zu 25, 50 und 100 g.

Yatrenwundpulver. Schmerzlindernd (Yatren puriss. 90,0, Propaesin 10,0) in Packungen zu 10, 25, 50 und 100 g.

Yatren in Ampullen. 5%ige Lösung, Schachteln zu je 6 Amp. zu 1,5, 10, 20 und 50 ccm, zu je 20 Amp. zu 1 ccm. Behringwerke Marburg.

Yatren-Casein. Eine Kombination der Wirkung von Yatren und Kasein hat sich als Schwellenreizmittel ohne starke Nebenerscheinungen gut bewährt. Durch die bakterizide Kraft des Yatrens ist ohne andere Zusätze absolute Sterilität gewährleistet.

Schwach: (Kasein $2^1/_2$%, Yatren $2^1/_2$%), Packung wie Yatren in Ampullen.

Stark: (Kasein 5%, Yatren $2^1/_2$%), Packung wie Yatren in Ampullen. Behringwerke Marburg.

Xifalmilch ist eine Kombination von steriler Milch und Vakzine gegen Epilepsie nach Prof. Döllken. Schachtel mit 6 Ampullen à 2 ccm, Einzelampullen à 5 ccm. Sächsisches Serumwerk Dresden.

Übersicht über die wichtigsten zur spezifischen Behandlung und zur Diagnose der Tuberkulose empfohlenen Präparate.

Von **Dr. C. Siebert,** Marburg.

I. Zur therapeutischen Behandlung.

Die zur spezifischen Bekämpfung der Tuberkulose empfohlenen Verfahren beruhen teils auf dem Prinzip der aktiven, teils auf dem der passiven Immunisierung.

A. Aktive Immunisierung.

Als Mittel zur aktiven Immunisierung dienen einerseits abgetötete oder abgeschwächte Tuberkelbazillen oder den Tuberkelbazillen nahestehende Mikroorganismen, andererseits Gifte, die von Tuberkelbazillen gebildet und teils aus den Bazillen selbst, teils aus dem zur Züchtung der Bazillen benutzten Nährboden gewonnen werden.

a) Bazillenhaltige Präparate.

Kochs Tuberkelbazillen-Emulsion oder Neutuberkulin. Im Vakuum getrocknete Tuberkelbazillen werden in Kugelmühlen zerkleinert. Hierdurch werden die Fetthüllen zerstört und die in den Bazillenleibern vorhandenen Eiweißkörper leichter resorbierbar gemacht. Die zerkleinerten Bazillen werden dann mit physiologischer Kochsalzlösung oder mit einer Mischung aus gleichen Teilen Glyzerin und Kochsalzlösung zu einer Emulsion verarbeitet. 1 ccm der Emulsion enthält 5 mg Bazillensubstanz. Behringwerke, Marburg, in Gläsern zu 1 und 5 ccm. Gebrauchsfertige Lösung wie bei Alttuberkulin angegeben. Farbwerke Höchst in Gläsern zu 1 und 5 ccm. Hirschapotheke Frankfurt a. M. in gebrauchsfertigen Lösungen wie bei Alttuberkulin angegeben. E. Merck, Darmstadt. Die Stammemulsion wird als Solutio I bezeichnet und hieraus werden durch je 10fache Verdünnung mit 0,8%iger Kochsalzlösung die Solutionen II, III, IV und V hergestellt. Solutio I in Gläsern zu 1 und 5 ccm, Solutio II—V in Gläsern zu 5 ccm. Dr. E. Silten [1]), Berlin NW 6, Karlstr. 20a. Gebrauchsfertige Lösung wie bei Alttuberkulin angegeben.

Kochs Tuberkulin T.R. oder Neues Tuberkulin ist eine Aufschwemmung von zermahlenen Tuberkelbazillen, aus welchen die löslichen Leibessubstanzen entfernt sind.

---

[1]) Fabrikations-Abteilung der Kaiser-Friedrich-Apotheke, Berlin.

Höchster Farbwerke in Flaschen zu 1 und 5 ccm. Gebrauchsfertige Lösungen Hirschapotheke Frankfurt a. M.

Tuberkulose-Sero-Vakzine „S.B.E." (Sensibilisierte Bazillenemulsion) ist eine Aufschwemmung von staubfein zermahlenen, abgetöteten Tuberkelbazillen, welche beladen sind mit den spezifischen Antikörpern eines aus Pferden durch Behandeln mit Tuberkelbazillen und ihren Giften hergestellten Tuberkulose-Immunserums. Die Gewinnung der sensibilisierten Bazillenemulsion gründet sich auf das Behringsche Prinzip der Abschwächung eines Antigens durch Behandeln mit gleichartigem Serum. Farbwerke Höchst, unverdünnt und in Verdünnungen von 1:10, 1:100 bis 1:1000000 in Flaschen zu 1 und 5 ccm.

Linim. Tuberkulini comp. Petruschky dient zur Einverleibung von Tuberkelbazillen-Emulsion durch die Haut (perkutanes Inunktionsverfahren). Es werden folgende Verdünnungen abgegeben: Verd. A 1:5, B 1:25, C 1:150, D 1:1000, E 1:5000, F 1:25000. Die Verdünnungen C bis F sind Mischungen von Linim. Tuberkul. comp. mit Linim. anticatarrhale (s. S. 427). Handelsgesellschaft Deutscher Apotheker, Berlin.

Ektebin nach Professor Dr. Moro, eine aus Tuberkulin und abgetöteten Tuberkelbazillen bestehende Salbe zur perkutanen Tuberkulinbehandlung in Tuben zu 1 g. E. Merck, Darmstadt.

Mischtuberkulin (Volltuberkulin) Wolff-Eisner ist eine Mischung aus Kochs Tuberkelbazillen-Emulsion mit Kochs Alttuberkulin. Dr. E. Silten, Berlin NW 6, Karlstr. 20a. Gebrauchsfertige Lösungen nach R. Kochschen Prinzipien in 5 Serien, reaktionslose Kur nach Sahlischen Prinzipien in 4 Serien.

Tebecein, pantigene Tuberkulinsalbe nach Wolff-Eisner (Tuberkulin und abgetötete Tuberkelbazillen)

Tuben Stärke I 1:1
„ II 1:25

Behringwerke Marburg.

Molliment, Dr. Zeuner, besteht aus abgetöteten Perlsuchtsbazillen und ölsaurem Natrium. Deutsche Schutz- und Heilserumgesellschaft, Berlin NW, Luisenstr. 45. In Pillen oder Kapseln zur internen Verwendung. In Verdünnungen zur subkutanen Einspritzung und zur Inhalation.

Phtysoremid, Dr. Krause. Bazillenemulsion (Kochsches Neutuberkulin) in keratinierten Gelatinekapseln zur Durchführung einer Tuberkulinkur per os. Das Präparat wird in zwei Stärken hergestellt: Phtysoremid schwach und Phtysoremid stark. Reaktionen treten in derselben, aber abgeschwächten Weise auf, wie bei Neutuberkulin. Dr. Albert Bernard, Nachf., Berlin C 19.

Friedmanns Tuberkuloseheilmittel besteht aus einer Aufschwemmung lebender Schildkrötentuberkelbazillen. Seine Anwendung beruht auf der durch v. Behring zur Immunisierung der Rinder eingeführten Methode, in ihrer Wirkung abgeschwächte Tuberkelbazillen zur Immunisierung zu verwenden. Nach Angabe des Herstellers soll das Mittel bei vorschriftsmäßiger Verwendung unschädlich sein. Hierüber und über seinen Wert als Heilmittel gehen zur Zeit die Ansichten noch auseinander. Institut für Herstellung und Vertrieb des Friedmann-Mittels. Leipzig-Gohlis, Berggartenstr. 28.

Chelonin wird ebenfalls aus lebenden Schildkrötenbazillen hergestellt, dies Präparat soll die von Piorkowski isolierten und zuerst von Friedmann verwendete „Original-Schildkrötentuberkelbazillen" enthalten. Es soll selbst in großen Dosen für den Menschen völlig unschädlich sein. In

Ampullen zu 1,1 ccm, I. starkwertig für intramuskuläre Injektion, II. schwachwertig für subkutane Injektion. Physiologisch-chemisches Laboratorium Hugo Rosenberg, Freiburg i. Br.

b) Von Bazillen befreite Gifte.

Kochs Alttuberkulin wird dargestellt, indem man Tuberkelbazillen 6—8 Wochen lang auf Peptonbouillon, die 4% Glyzerin enthält, wachsen läßt und diese dann auf den 10. Teil des ursprünglichen Volumens einengt. Die durch Filtrieren von Bazillen befreite, bräunliche, sirupdicke Flüssigkeit wird nach dem von Otto ausgearbeiteten Verfahren an tuberkulösen Meerschweinchen auf einen bestimmten Wirkungswert eingestellt. Nach der Vorschrift des deutschen Arzneibuches darf nur staatlich geprüftes Tuberkulin zum Verkauf kommen. (Behringwerke Marburg, Farbwerke Höchst, E. Merck Darmstadt, Ruete-Enoch Hamburg u. a. in Gläsern zu 1, 5, 10, 20 und 50 ccm.)

Gebrauchsfertige Lösungen werden u. a. hergestellt von den Firmen: Behringwerke, Marburg[1]). Die Verdünnungen beginnen mit 0,001 mg, die Steigerung erfolgt in der Weise, daß jede folgende Dosis 30% Tuberkulin mehr enthält, als die vorhergehende. Auf diese Weise gelangt man in 52 Dosen bis zu 500 mg. Hirschapotheke Frankfurt a. M. Tuberkulin Höchst in steigenden Serien zu je 9 Ampullen. Serie VI schwächste Serie 0,001 bis 0,009 mg bis Serie I, stärkste Serie 100—900 mg. Bernhard Hadra, Apotheke zum weißen Schwan, Berlin (Verdünnungen nach Dr. Holdheim), 5 Serien beginnend mit 0,0025 mg steigend bis 500 mg. Dr. A. Bernard Nachf., Berlin C 19, nennt seine sterilen Tuberkulinlösungen Tuberkulinktio. In 3 Serien von je 15 Ampullen steigen die Einzeldosen von 0,001—1000 mg. Dr. E. Silten, Berlin NW 6. 6 Dezimalserien zu je 10 Ampullen à 1 ccm beginnend mit Serie I. Verdünnung 1 : 1 000 000 in jeder Ampulle bis Serie VI, Verdünnung 1 : 10 in jeder Ampulle. Mittels einer genau kalibrierten Spritze kann sich der Arzt die gewünschte Dosierung schnell herstellen. Auf Wunsch wird physiologische Kochsalzlösung in Ampullen zu 1 ccm mitgeliefert. Es werden auch Verdünnungen nach Koch, nach Wright und nach Sahli abgegeben.

---

[1]) Die von den Behringwerken hergestellten Tuberkulinlösungen sind, soweit sich dies durch Prüfung an tuberkulösen Meerschweinchen feststellen läßt, jahrelang haltbar. Folgende Tabelle gibt Aufschluß über eine im September 1913 nach Römers Intrakutanmethode vorgenommene vergleichende Prüfung von vier Jahre alten und frisch bereiteten Lösungen. Als Versuchstiere dienten Meerschweine, die am 16. Juni 1913 mit virulenten Tuberkelbazillen infiziert worden waren.

	Gehalt an Tuberkulin in 1 ccm	Eingespritzte Menge		Ergebnis		
		Flüssigkeit	Tuberkulin	Meerschw. Nr. 1149	Meerschw. Nr. 1123	Meerschw. Nr. 1114
Tub.-Lösungen aus dem Jahre 1909	220 mg	0,1 ccm	22 mg	—	+ +	+ +
	170 „	0,1 „	17 „	+ +	—	—
	47 „	0,1 „	4,7 „	+	+	+
Frisch bereitete Tub.-Lösungen	220 mg	0,1 ccm	22 mg	—	+ +	+ +
	170 „	0,1 „	17 „	+ +	—	—
	47 „	0,1 „	4,7 „	+	+	+

Es sind hiernach alte und frisch bereitete Lösungen mit einem Gehalt bis zu 47 mg Tub. im Kubikzentimeter gleichwertig. Der Wirkungswert von Lösungen geringerer Konzentration läßt sich im Tierversuch nicht feststellen.

Albumosefreies Tuberkulin, Tuberkulin „A.F." wird wie Alttuberkulin hergestellt mit dem Unterschied, daß an Stelle der Peptonbouillon ein eiweißfreier Nährboden zur Züchtung der Tuberkelbazillen verwendet wird. (Behringwerke Marburg, Farbwerke Höchst, E. Merck Darmstadt, in Füllungen wie bei Alttuberkulin angegeben.)

Gebrauchsfertige Lösungen wie bei Alttuberkulin.

Tuberkulin-Original-Alt, „T.O.A." ist ein nicht eingeengtes, keimfreies Filtrat von Tuberkelbazillen-Bouillonkulturen. Farbwerke Höchst in Gläsern zu 1 und 5 ccm.

Tuberkulin Denys = Tuberkulin-Original-Alt.

Tuberkuloalbumin, Dr. Piorkowski, enthält Stoffwechselprodukte von Menschen- und Rindertuberkelbazillen. Es bildet eine klare, farblose Flüssigkeit und wird vom Hersteller als „giftfrei" bezeichnet. Es kommt per os oder subkutan zur Anwendung. Deutsche Schutz- und Heilserumgesellschaft, Berlin NW, Luisenstr. 45.

Tuberkulin Béraneck ist eine Mischung extrazellulärer Toxine aus albumosearmen Bouillonkulturen mit intrazellulären Toxinen, welche durch Extraktion von Tuberkelbazillen mittels 1%iger Phosphorsäure gewonnen werden. Das Präparat wird in gebrauchsfertigen Verdünnungen abgegeben. Prof. Béranecks Laboratorium Neuenburg, Schweiz.

Tuberkulin „Rosenbach". Durch Symbiose von Trichophyton holosericum mit Tuberkelbazillenkulturen modifiziertes Tuberkulin. Unter Wahrung der eigentlichen Tuberkulinkomponente soll durch den Pilz fast die Gesamtheit der peptonartigen Stoffe, in erster Linie deren sehr reizend wirkende Abbaustoffe und Toxalbumine aufgezehrt werden. Daraus resultiert eine milde Wirkung und gute Verträglichkeit. Originalpackung Flaschen zu 1, 2, 5 und 10 ccm, Kalle & Co., A.-G., Biebrich a. Rh.

Tuberkulomucin Weleminsky ist das Filtrat von Bouillonkulturen eines nach einem besonderen Verfahren gezüchteten Tuberkelbazillenstammes mit beträchtlichem Muzingehalt. Bei der experimentellen Kaninchen- und Meerschweinchentuberkulose wurde eine gegenüber den gewöhnlichen Tuberkelbazillenkulturen wesentlich vermehrte und von Generation zu Generation steigende immunisatorische Fähigkeit nachgewiesen. Dr. Weleminsky, Prag.

Tubertoxyl ist eine Kombination von Alttuberkulin mit Atoxyl. Zur Injektion: 5 Serien beginnend mit 0,001 mg, steigend bis 100 mg Tuberkulin, jede Ampulle enthält außerdem 0,05 g Atoxyl. Zur internen Behandlung: Durodenalkapseln (im Magensaft unlöslich, im Dünndarm löslich) enthaltend Mischtuberkulin, Atoxyl und Kreosot. Kaiser-Friedrich-Apotheke Berlin NW 6.

Tuberkinin ist eine Mischung, von Alttuberkulin mit Chinin. lactic. Zur Injektion: 5 Serien Tuberkulingehalt wie bei Tubertoxyl, außerdem pro Ampulle 0,1 g Chinin. lactic. Zur internen Behandlung: Durodenalpillen enthaltend Alttuberkulin, Atoxyl und Chinin. Kaiser-Friedrich-Apotheke Berlin NW 6.

Guajakoltuberkulin. Gebrauchsfertige Lösungen mit einem Tuberkulingehalt wie bei Tubertoxyl angegeben ist. Jede Ampulle enthält außerdem 0,1 g Kal. sulf. guajacolic. Kaiser-Friedrich-Apotheke Berlin NW 6.

Tuberkulojodin und Tuberkulocarpin nach Dr. med. Rotschild werden in gebrauchsfertigen Verdünnungen von Alttuberkulin mit Jod bzw. Pilokarpin abgegeben. 3 Serien A, B und C in Schachteln zu je 12 Ampullen. Hirschapotheke Frankfurt a. M.

Arsentuberkulin nach Dr. med. O. May. Gebrauchsfertige Verdünnungen von Alttuberkulin mit kakodylsaurem Natrium. In steigenden Serien von je 6 Ampullen. Serie VI schwächste Verdünnung bis Serie I stärkste Verdünnung. Hirschapotheke Frankfurt a. M.

Partigene nach Deycke-Much. Durch Einwirkung von Milchsäure auf Tuberkelbazillen werden diese ohne Beeinträchtigung ihrer Reaktivität völlig aufgeschlossen, wodurch die Möglichkeit gegeben ist, die Leibesstoffe der Bazillen in verschiedene Substanzkategorien zu zerlegen. Dieser Zerlegungsvorgang ergibt das Filtrat L, enthaltend die wasserlöslichen Bestandteile und das Gift, und außerdem den Rückstand MTbR, der sich wieder in Albumine = A, Fettsäurelipoid = F und Neutralfett-Wachsalkohol = N trennen läßt.

Die Behandlung mit den Partigenen will zur Bildung von Reaktionskörpern, die gegen sämtliche Leibessubstanzen des verwickelt zusammengesetzten Tuberkelbazillus gerichtet sind, anregen.

Die verschiedenen Konzentrationen kommen in 5- und 50-ccm-Flaschen in den Handel. Zweckmäßig ist die Benutzung der von der Firma Kalle & Co. gelieferten Instrumentarien. Kalle & Co. A.-G., Biebrich a. Rh.

Ponndorfsche Kutanbehandlung. Mit der Impflanzette werden eine Anzahl knapp fingerlanger Hautschnitte gemacht, so tief, daß sie eben bluten möchten; in die Impfwunde werden 3—5 große Tropfen Alt-Tuberkulin eingerieben. Bezugsquellen siehe Kochs Alt-Tuberkulin. Neuerdings läßt Ponndorf vom Sächsischen Serumwerk 2 Impfstoffe abgeben: Tuberkulose-Hautimpfstoff A", „ein auf die Eigenart der Ponndorfschen Hautimpfung streng spezifisch eingestellter, toxisch-bakteriell aufgebauter Antigenkörper". Hautmischimpfstoff B, „der durch die spezifischen, auf kaltem Wege autolisierten Antigenquoten der die sog. Mischinfektionen unterhaltenden Mikroorganismen (Strepto-, Pneumo-, Staphylokokken- und Influenzabazillen) stark angereicherte Hautimpfstoff A".

In Kapillaren zu je einer Impfung. Diese Kapillaren in Packungen zu je 6, 20 und 50 Stück. Sächs. Serumwerk Dresden.

B. Passive Immunisierung.

Maraglianos Heilserum wird gewonnen durch Behandlung von Pferden, Kühen oder Kälbern mit dem Filtrat einer Bouillonkultur von virulenten Tuberkelbazillen und dem wässerigen Auszug aus abgetöteten Bakterien. Kaiser-Friedrich-Apotheke, Berlin.

Marmoreks Antituberkuloseserum ist das Serum von Tieren, die mit einem nach Marmoreks Auffassung „echten" Tuberkelbazillentoxin immunisiert werden. Marmorek hält das Tuberkulin nicht für das ursprüngliche Toxin der Tuberkelbazillen und stellt ein „echtes" Toxin durch ein besonderes Züchtungsverfahren der Tuberkelbazillen her. Institut Pasteur, Paris.

II. Zur Diagnose.

a) Subkutane Prüfung.

Alttuberkulin in gebrauchsfertigen Lösungen.

Behringwerke, Marburg/L. nach Koch, je eine Ampulle mit 0,2, 1, 5 und 10 mg Tuberkulin. Nach Löwenstein: 4 Ampullen mit je 0,2 mg Tuberkulin.

Dr. A. Bernard Nachf., Berlin C 19, für Erwachsene: je 1 Ampulle zu 0,2, 1, 5 und 10 mg Tuberkulin; für Kinder: je 1 Ampulle zu 0,1, 0,5, 2,5 und 5 mg Tuberkulin.

Hirschapotheke Frankfurt a. M. Nach Koch: je 1 Ampulle zu 0,1, 0,2, 0,4, 0,6, 0,8 und 1 mg Tuberkulin. Nach Bandelier-Röpke: je 2 Ampullen zu 0,2 und 1 mg, je 1 Ampulle zu 5 und 10 mg Tuberkulin. Nach Löwenstein: 4 Ampullen zu je 0,2 mg Tuberkulin.

b) Kutane Prüfung nach v. Pirquet oder Petruschki.

Alttuberkulin in gebrauchsfertigen Abfüllungen. Behringwerke Marburg, Schachteln mit 5 Röhrchen für je eine Impfung. Dr. Bernard Nachf., Berlin C 19. Hirschapotheke Frankfurt a. M., in Schachteln zu je 6 Röhrchen oder in Gläsern zu 5 und 10 ccm. 25%ige oder 50%ige Lösung oder unverdünntes Tuberkulin.

Cutituberkulin, Höchst. Gläser zu 1 ccm und Schachteln zu 6 Röhrchen für Einzelreaktionen. Farbwerke Höchst.

Diagnostisches Tuberkulin Moro. Alttuberkulin wird durch Auslese der Stammkultur, Einengen des Tuberkulins und Zusatz von Bovotuberkulin mit spezifischem Kutin angereichert. Gläschen mit Glasstopfen zu 1 ccm, Vorratsfläschchen zum Nachfüllen zu 10 ccm, Röhrchen für Einzelproben in Hülsen zu 2 und 10 Stück. E. Merck Darmstadt.

c) Perkutane Prüfung.

Diagnostische Tuberkulinsalbe nach Moro. Mit konzentriertem diagnostischem Tuberkulin gesättigtes Lanolin. anhydricum. Metalltuben zu 1 g, Porzellantuben zu 10 g. .E. Merck Darmstadt.

50%ige Tuberkulinsalbe. Behringwerke Marburg; Hirschapotheke Frankfurt a. M.

d) Konjunktivale Tuberkulinprobe.

Gebrauchsfertige Verdünnung in Augentropfgläsern. In Schachteln zu 5 Röhrchen. Behringwerke, Marburg.

Tuberkulose-Diagnostikum „Höchst“. Gebrauchsfertige Lösung von Trockentuberkulin. Schachtel mit 6 Röhrchen. Höchster Farbwerke.

Technik der diagnostischen und therapeutischen Tuberkulinanwendung.

Von **Oberarzt Dr. Ch. Harms,**
Mannheim.

I. Die diagnostische Tuberkulinanwendung.

Zur Feststellung, ob eine Tuberkulose-Infektion stattgefunden, dienen folgende Reaktionen:

a) die Perkutan-Reaktion (Moro),
b) die Kutan-Reaktion (Pirquet),
c) die Intrakutan-Reaktion (Mantoux und Engel),
d) die Subkutan-Reaktion,
e) die Ophthalmo-Reaktion (Wolff-Eisner und Callmette).

Die Perkutan-Reaktion ist am bequemsten auszuführen, reicht sehr häufig aus, besonders bei Kindern und bei Wiederholung der Einreibung. Die Gefahr, daß stärkere positive Reaktionen sich auf andere Stellen des Körpers ausbreiten, ist sehr gering.

Technik der Perkutan-Reaktion: a) mit 50%iger Tuberkulinsalbe: Rp. Tuberkulini Koch 5,0, Lanolini anhydrici 5,0. Besser: diagnostische Tuberkulinsalbe nach Moro (Firma Merck-Darmstadt). Einreibungsstelle: die Brusthaut in der Nähe der Mamilla. Ein etwa 5 qcm großer Hautbezirk wird mit einem in Äther getauchten Tupfer $^1/_2$ Minute abgerieben. Etwas warten, bis der Äther verflüchtet ist, dann erfolgt die Einreibung (erbsengroßes Stück) unter mäßigem Druck mit dem Finger 1 Minute lang, ein schützender Gummifingerling und Verband nicht notwendig. Nach 1—2 Tagen treten bei positiver Reaktion rote Stippchen oder kleine rote, vereinzelte oder zahlreiche, zum Teil konfluierende Knötchen oder auch kleine Papeln auf.

b) Mit eingedicktem A.T.: Einreibungsstelle: oberes Ende des Sternums, wird mit einem in Schwefeläther getauchten Tupfer in einem Durchmesser von ca. 5 cm durch $^1/_2$ Minute abgerieben, indem man mehrere Male den Tupfer in der Hand eine andere Stellung einnehmen läßt. Eine halbe Minute warten, bis Rötung der Haut eintritt, dann mittels Glasstab einen Tropfen eingedicktes Alttuberkulin auftragen und einreiben, bis die Haut trocken ist. Das beim Verreiben an die Peripherie kommende Tuberkulin muß immer wieder in die Mitte der Einreibungsstelle gebracht werden. Positive Reaktion: Auftreten von Knötchen wie bei der Salbenreaktion.

Technik der Kutan-Reaktion: Als Impfinstrument der von Pirquet konstruierte Impfbohrer. Tuberkulin-Präparat: Alttuberkulin Koch pur. oder Moros diagnostisches Tuberkulin. Impfstelle: Innenseite des Unterarms. Es werden auf die mit Äther abgeriebene Haut des Unterarms in einer Entfernung von etwa 10 cm 2 Tropfen Tuberkulin aufgetropft und darauf mit dem Impfbohrer zunächst in der Mitte zwischen den beiden Tropfen, alsdann innerhalb jeden Tropfens gleichmäßige runde Bohrungen der Haut ausgeführt. Stärkere Blutaustritte werden vermieden, wenn man mit der linken Hand den Unterarm des Impflings umgreift, die zu impfende Hautfläche spannt und den Impfbohrer zwischen den Fingern der rechten Hand eine leichte Umdrehung machen läßt. Nach der Impfung läßt man das Tuberkulin einige Minuten in die Gewebsspalten einziehen, Verband nicht nötig. Der günstigste Zeitpunkt für eine einmalige Revision ist nach 48 Stunden. Die traumatische Reaktion entsteht innerhalb weniger Minuten an der Kontroll- und Impfstelle in gleichartiger Weise (kleine Quaddel). Positive Reaktion: durch Hyperämie und Exsudation leicht erhabene Rötung, Impfpapel individuell sehr verschieden, im Durchmesser gewöhnlich etwa 10 mm, bei stärkerer Reaktion 20—30 mm. Probe zweifelhaft, wenn die Impfpapel unter 5 mm im Durchmesser bleibt; eventuell Wiederholung oder Anwendung einer feineren diagnostischen Methode (siehe unten). Probe negativ, wenn sich die Impfstelle wie die Kontrollstelle verhält. Die Kutan-Reaktion ist völlig ungefährlich, keine Kontraindikation.

c) Die Intrakutan-Reaktion, empfindlicher als die beiden vorhergehenden, ist bei richtiger Ausführung nicht gefährlich. Benützt werden Verdünnungen von Alttuberkulin Koch von verschieden starker Konzentration, und zwar 1 : 5000, 1 : 2000 und 1 : 1000. Verdünnungsflüssigkeit: $^1/_2$%ige Karbolsäurelösung. Herstellung am besten mittels ausgekochter Tuberkulinspritze (sehr genau graduierte 1-ccm-Spritze). Man nimmt 0,1 ccm (= 1 Teilstr.) Kochsches Alttuberkulin, dazu 9,9 ccm der Verdünnungsflüssigkeit und mischt beides in einem sterilen Fläschchen aus dunklem Glase mit weitem Halse und Glasstopfen durch Umschütteln. Diese Lösung enthält 0,1 ccm Alttuberkulin in 10,0 ccm = 1 : 100. Sie ist längere Zeit (Monate) haltbar (im Dunkeln und kühl aufbewahren!) und wird zur Herstellung der anderen Verdünnungen benützt.

Lösung 1 : 5000 erhält man durch Mischen von 5 ccm der vorigen Lösung und 5 ccm $^1/_2$%igen Karbolwassers,
„ 1 : 2000 aus 2 ccm der Lösung 1 : 100 und 8 ccm Verdünnungsflüssigkeit,
„ 1 : 1000 aus 1 ccm der Lösung 1 : 100 und 9 ccm Verdünnungsflüssigkeit.

Die Verdünnungen sind nur kürzere Zeit (Wochen) haltbar. Kein Aufkochen der Verdünnung, getrübte Lösungen wegschütten! Vornahme der Intrakutan-Reaktion an der Außenseite des Oberarmes. Abreiben der Injektionsstelle mit Äthertupfer. Es wird ein Teilstr. (0,1 ccm) der Lösung 1 : 5000 (also $^1/_{50}$ mg A.T.) intrakutan injiziert. Man sticht die feine sterile Nadel fast parallel zur Oberfläche ein, indem man die Spitze der Nadel mehr nach oben — Epidermis — als nach unten richtet. Hat man sich richtig intrakutan gehalten, so entsteht bei der Injektion ein weißliches Ödemknötchen in der Haut, das erst nach einigen Minuten verschwindet. Positive Reaktion nach 5—6 Stunden in Form einer fühl- und sichtbaren Infiltration, nach 24 Stunden Infiltration stärker rot, zuweilen ödematös mit einer erythemartigen Umgrenzung, Höhepunkt der Reaktion, nach Ablauf von 48 Stunden Ausdehnung und Intensität verschieden. Rückgang der Reaktion allmählich, meist noch nach mehreren Wochen sichtbar. Allgemeinerscheinungen und Temperatursteigerungen, wenn das Tuberkulin mehr sub- als intrakutan eingespritzt wird, kommen vor, auch bei stärkeren Reaktionen Einschränkung der Gebrauchsfähigkeit des Armes, nicht selten unter Schmerzen. Negative Reaktion: Etwas indurierte punktförmige Einstichstelle, eventuell leicht bläulichbräunlich verfärbt. Bei negativem Ausfall Wiederholung der Injektion mit Verdünnung 1 : 2000 = $^1/_{20}$ mg A.T. und 1 : 1000 = $^1/_{10}$ mg A.T., eventuell 1 : 100 = 1 mg A.T., doch werden Reaktionen auf Alttuberkulindosen von mehr als $^1/_{10}$ mg kaum mehr, Reaktionen auf mehr als 1 mg A.T. nicht mehr als spezifisch angesehen.

d) Die subkutane Tuberkulin-Reaktion. Während die Kutan- und Perkutan-Reaktion ganz harmlos sind und die Intrakutan-Reaktion bei richtiger Technik nur vorübergehende Beschwerden meist lokaler Art verursachen kann, ist bei subkutanen Tuberkulininjektionen die Möglichkeit nicht ausgeschlossen, daß neben der stets bei positiver Reaktion auftretenden Störung des Allgemeinbefindens bisher inaktive oder wenig aktive tuberkulöse Prozesse mobilisiert werden oder daß eine klinisch übersehene Tuberkulose sich verschlimmert.

Im Hinblick auf die mehrfach beobachteten Tuberkulinschäden sowie auf das Wesen der ausschlaggebenden positiven Reaktion — Entzündung der Umgebung tuberkulöser Herde — als Ausdruck einer wenn auch meist unbeträchtlichen Schädigung des Kranken ist die subkutane Injektion als letztes Hilfsmittel auf die Fälle zu beschränken, in denen die Sicherung der Diagnose auf andere Weise nicht möglich erscheint.

Röntgenbild nicht vergessen! Die diagnostische subkutane Tuberkulinprobe sollte soviel als möglich eingeschränkt werden, ambulant besser ganz unterbleiben.

Der Vorteil der subkutanen Tuberkulininjektionen gegenüber den anderen Tuberkulinproben liegt darin, daß bei ihr die Resorption des injizierten Tuberkulins gleichmäßig erfolgt, sowie daß bei ausgesprochenen Herdreaktionen der Nachweis einer aktiven Lungentuberkulose geführt ist. Eine positive Allgemein- und Fieberreaktion ohne Herdreaktion sprechen an sich noch nicht für aktive, behandlungsbedürftige Tuberkulose, sondern nur im Verein mit charakteristischer Anamnese und verdächtigem Lungenbefund.

Als Regel für die Dosierung des Alttuberkulins bei Erwachsenen gelten:

Anfangsdosis	0,0002	ccm
1. Steigerung	0,001	,,
2. ,, ...	0,003	,,
In Ausnahmefällen . .	0,005	,,
Enddosis	0,01	,,

für die allgemeine Praxis nicht ratsam.

Injektionsstellen: Gegend des Rückens unterhalb der Schulterblätter in Höhe der letzten Rippen, abwechselnd zwischen rechter und linker Seite. Zeitpunkt: in den frühen Vormittagsstunden, Intervall zwischen den einzelnen Injektionen mindestens 48 Stunden, 3stündlich Temperaturmessungen! Steigerung der Dosis nur dann, wenn die vorhergegangene Injektion keine Temperatursteigerungen hervorgerufen hat, bei Temperaturerhöhung schon um einige Zehntelgrade dieselbe Dosis wiederholen nach Rückgang der Steigerung. Vier Reaktionen werden unterschieden: I. Fieberreaktion, beginnend durchschnittlich 6—8 Stunden post injectionem, bis 38 Grad schwache, bis 39 Grad mittelstarke, über 40 Grad starke. II. Allgemeinreaktion, in ihrer Intensität stark schwankend. III. Lokalreaktion, Schwellung und Schmerzhaftigkeit der Impfstelle. IV. Herdreaktion, verstärkte Schallverkürzung, Atemveränderung, deutliches Hervor- oder erneutes Wiederauftreten von Nebengeräuschen, in der Regel 2—3 Tage nachweisbar, selten

4—5 Tage, zum Nachweis ganz leise Perkussion und wiederholte genaueste Auskultation erforderlich. Gefahr des Übersehens und der Selbsttäuschung!

Untersuchung des eventuell auftretenden Sputums mit Antiformin. Kontraindikationen: Temperaturerhöhung über 37^0 axillar und über $38{,}3^0$ bei Mundhöhlenmessung, blutgefärbter Auswurf, Blutungen, organische Herzkrankheiten, Nephritis, Epilepsie, Hysterie und schwere Neurasthenie, Verdacht auf Miliar- und Darmtuberkulose, Rekonvaleszenz nach schweren Krankheiten, schwerer Diabetes, apoplektischer Habitus, vorgeschrittene Atherosklerose.

e) Die Ophthalmo-Reaktion ist nicht ungefährlich, scheidet daher für die Praxis aus.

II. Die therapeutische Tuberkulinanwendung.

Eine Tuberkulintherapie ist nur indiziert bei reaktionsfähigem Organismus (aktive Immunisierung!).

a) Die perkutane Tuberkulinbehandlung mit Petruschkyschem Tuberkulinliniment. Wird besonders empfohlen zur Behandlung der primären und beginnenden sekundären Tuberkulose. Rp. Linimentum anticatarrhale cum Lin. Tuberkulini compos. Emulsio 1 : 1000. Einreibungen nach folgendem Schema:

1. Tag 1 Tropfen Unterarm,	15. Tag 3 Tropfen Unterarm,
4. ,, 1 ,, ,,	18. ,, 3 ,, ,,
8. ,, 2 ,, Oberarm,	22. ,, 4 ,, Oberarm,
11. ,, 2 ,, ,,	25. ,, 5 ,, ,,

Dann Steigerung auf Lin. Tubercul. compos. Emulsio 1 : 150. Einreibungen mit dieser Verdünnung genau wie mit der vorigen. Weiter Steigerung auf Verdünnung 1 : 25, Anwendung wie vorher. Steigerung auf Verdünnung 1 : 5, Einreibungen nach folgendem Schema:

1. Tag 1 Tropfen,	22. Tag 2 Tropfen,	43. Tag 4 Tropfen,
8. ,, 1 ,,	29. ,, 3 ,,	50. ,, 4 ,,
15. ,, 2 ,,	36. ,, 3 ,,	57. ,, 5 ,,

Es kann dann eine Kurpause von 2—4 Wochen eintreten. Die 2. Kuretappe wird in analoger Weise durchgeführt. Es folgt dann (nur bei sehr unempfindlichen gut genährten Patienten):

Lin. Tubercul. compos. concentr.

1. Tag 1 Tropfen,	22. Tag 2 Tropfen,	43. Tag 3 Tropfen,
8. ,, 1 ,,	29. ,, 3 ,,	50. ,, 3 ,,
15. ,, 2 ,,	36. ,, 3 ,,	57. ,, 3 ,,

Eine Steigerung über 3 Tropfen hinaus soll nur bei bereits gekräftigten und wenig tuberkulinempfindlichen Rekonvaleszenten unter regelmäßiger Kontrolle der Körpertemperatur vorgenommen werden. Nach Lin. concentr. mindestens 4 Monate Pause. Dann Wiederholungen der Kuren. Die Behandlung soll mindestens 2 Jahre eventuell länger durchgeführt werden. Etappenkuren!

Die Abmessung der Tropfen soll durch Abtropfen aus dem Fläschchen direkt oder mittels einer Tropfpipette geschehen. Die Verreibung der Flüssigkeit auf der Haut geschieht mittels des Daumenballens oder eines Glasstabes, keinesfalls mit Watte, welche einen unkontrollierbaren Teil der Flüssigkeit absorbiert. Das Aufgießen einer nicht abgemessenen Menge ist unzulässig.

Beginn der Kur bei Kindern mit Lin. 1 : 1000. Handelt es sich um ganz frische Erkrankungen Beginn mit Lin. 1 : 5000, ebenso bei erheblicheren Schwächezuständen und bei Neigungen zu Temperatursteigerungen.

Bei Erwachsenen Beginn der Kur mit Lin. 1 : 150 oder 1 : 1000. Nur bei frischen oder frisch rezidivierenden Formen 1 : 1000 oder 1 : 5000. Kontraindikationen gegen Behandlung mit Lin. Petruschky: tuberkulöse Meningitis, akute Miliartuberkulose, tuberkulöse Wirbelkaries, hohe Fiebertemperaturen, sekundäre Infektionen (auch Schnupfen, Erkältungskatarrh, Influenza). Während jeder Zwischenkrankheit soll mit den Einreibungen ausgesetzt, die Kur erst 8 Tage nach Verschwinden wieder aufgenommen werden. Tritt Hautreizung an der Einreibungsstelle oder Temperatursteigerung auf, so ist stets eine Pause von 8 Tagen einzuschalten und mit der Dosis zunächst wieder auf die Hälfte der letzten Dosis oder auf eine schwächere Emulsion zurückzugehen. Beim Auftreten erheblicher Müdigkeit Anwendung bzw. Wiederholung der nächst schwächeren Emulsion und vermehrte Ruhelage.

b) Auf kutanem Wege Tuberkulin in den Organismus zu bringen, erstrebt Ponndorf. Die Ponndorfschen Impfungen werden am Oberarm vorgenommen, auf einer Hautfläche von der Größe eines Fünfmarkstückes werden 15 bis 25 oberflächliche, 3—5 cm lange, kaum blutende Impfschnitte angelegt. Auf dieser Impffläche verreibt man sorgfältig 1—2 Tropfen konzentrierten Alttuberkulins, Tuberkelbazillenextrakte oder einer Emulsion von konzentrierten Tuberkelbazillen und läßt das Impffeld trocken werden. Die zweite Impfung wird nach 3, alle folgenden nach 4 Wochen vorgenommen. Manchmal tritt Fieber auf oder starke Schmerzen.

c) Zur subkutanen Tuberkulintherapie können folgende Tuberkulinpräparate dienen:

1. Solche, die die Stoffwechselprodukte des Tuberkelbazillus enthalten: albumosenfreies Tuberkulin Koch (A.F.), Endotin, Tuberkulin Denys, Tuberkulin Rosenbach und vor allem Tuberkulin Koch (A.T.).

Diese Tuberkuline führen zu stärkeren Herdreaktionen, also Vorsicht bei Lungentuberkulose, Anwendung bei Haut-, Schleimhaut-, Knochen- und Gelenktuberkulose besonders indiziert (Kontrolle der Herdreaktion!).

2. Tuberkuline, die die Leibessubstanzen des Tuberkelbazillus (Endotoxine) enthalten, Tuberkulol B (Landmann), sensibilisierte Bazillenemulsion (S.B., E. Meyer) und Kochsche Bazillenemulsion (B.E.).

Bei dieser Gruppe Herdreaktionen geringer, jedoch treten oft schon bei kleinen Dosen hohe Fieberreaktionen auf.

3. Tuberkuline, die die Leibessubstanzen und Stoffwechselprodukte des Tuberkelbazillus enthalten: Tuberkulol A (Landmann), Tuberkulin Beraneck, Wolff-Eisners Mischtuberkulin.

Zur subkutanen Injektion wird als Injektionsstelle abwechselnd links und rechts die Rückenhaut unterhalb der Schulterblätter und in der Lendengegend genommen, eventuell vorn die Brust in der Umgebung der Brustdrüsen. Reinigung der Injektionsstelle mit Äther. Vornahme der Injektion in den Morgenstunden. Bei reaktionslosem Verlauf 2mal wöchentlich injizieren, bei höheren Dosen Pausen von 4—7 Tagen. Vor Beginn der Kur Feststellung der Normaltemperatur, nach einer Injektion völliges Abklingen einer etwaigen Reaktion abwarten, man achte auf Herdreaktion-Untersuchung, vermehrter Husten und Auswurf, blutige Beimengungen im Sputum, auf Allgemeinbefinden (Gewichtskontrolle! Abnahme des Gewichtes nicht selten einziges objektives Symptom einer Allgemeinreaktion), auf Lokalreaktion, Puls und Körpertemperatur; Steigerung der Temperatur schon um einige Zehntelgrade gilt als Reaktion. Nach Abklingen einer Reaktion Wiederholung der gleichen Dosis, bei starken Reaktionen und schweren Fällen Zurückgehen auf die vorhergehende reaktionslose Gabe. Unter keinen

Umständen Steigerung, bevor nicht die vorhergehende Injektion reaktionslos vertragen wird. Besteht Überempfindlichkeit schon bei den kleinsten Dosen, Pause von 6 bis 8 Wochen, dann erneuter Versuch, beginnend mit Gaben, die bei Abbruch der Kur noch reaktionslos vertragen wurden. Nach jeder Reaktion körperliche und geistige Ruhe, 2 Tage Bettruhe. Bei Auftreten von Allgemeinreaktionen — Kopfschmerzen, Appetitlosigkeit usw. — sind Übertreibungen ängstlicher Patienten, Folgen von Tuberkulinfurcht zu berücksichtigen und dementsprechend zu verwerten, bei Fieberreaktion sind absichtliche Fiebertäuschungen auszuschließen, eventuell Injectio vacua. Beginn der Kur mit kleinen Dosen, Steigerung der Dosen individualisierend, vorsichtig wägend unter möglichster Vermeidung stärkerer Reaktionen, die zu erreichende Enddosis ist individuell verschieden. Beginn einer Spritzkur mit Alttuberkulin mit 0,00001 ccm, eventuell nur mit 0,000001 ccm. Herstellung der Lösungen geschieht am besten selbst aus der Originallösung, fertige aus den Apotheken beziehbare Lösungen in zugeschmolzenen Glasröhren sollten mindestens nur dann verwendet werden, wenn sie mit dem Datum der Herstellung versehen sind. Das reine Tuberkulin ist unbegrenzt haltbar. Lösungen von 1 : 10 und vielleicht auch noch von 1 : 100 halten sich etwa 3 bis 4 Wochen, sind kühl aufzubewahren, cave trübe Lösungen! Schwächere Lösungen müssen stets frisch hergestellt werden. Zur Bereitung der Tuberkulinverdünnungen gebraucht man: Tuberkulin, $^1/_2$%ige Karbolsäurelösung als Verdünnungsflüssigkeit, sterilisierte dunkle weithalsige Fläschchen und eine genau graduierte 1-ccm-Spritze aus Glas. Die Spritze wird nach einmaliger Sterilisation in verdünntem Karbolwasser aufbewahrt, die Kanüle vor dem Gebrauche in der Flamme ausgeglüht. Das Verfahren ist folgendes: Man zieht in die Spritze einen Teilstrich = 0,1 ccm Tuberkulin, dazu 9 Teile Verdünnungsflüssigkeit, spritzt den Inhalt der Spritze in ein Fläschchen und bezeichnet dasselbe als Sol. I, von welcher 1 Teilstrich 0,01 ccm Tuberkulin enthält. Die Sol. II wird in der Weise hergestellt, daß 1 Teilstrich von der Sol. I und 9 Teilstriche von der Verdünnungsflüssigkeit in ein 2. Fläschchen gebracht werden, 1 Teilstrich enthält 0,001 ccm Tuberkulin. Aus der II. Sol. gewinnt man die III. Sol. nach demselben Verfahren. 1 Teilstrich von ihr enthält 0,0001 ccm. 1 Teilstrich der aus Sol. III durch Verdünnung 1 : 10 gewonnenen Sol. IV enthält 0,00001 ccm, die oben erwähnte Anfangsdosis der Kur. Will man mit nur 0,000001 ccm anfangen, so muß man Sol. IV nochmals im Verhältnis 1 : 10 (Sol. V) verdünnen und davon einen Teilstrich injizieren. Bei der Steigerung der größeren Dosen muß als Regel gelten, Steigerungen über 100% zu vermeiden, z. B. Erhöhung der Dosis von 0,1/0,2 ist 100%, von 0,8/1,0 = 25%. Bei den kleinen Dosen kann man eventuell um mehrere Zehntelstriche steigen, also etwa:

0,000001, 0,000003, 0,000006, 0,00001 ccm
(d. h. Sol. V: 0,1, 0,3, 0,6, 1,0).
0,000015, 0,00003, 0,00006, 0,0001 ccm
(d. h. Sol. IV: 0,15, 0,3, 0,6, 1,0).
0,00015, 0,0002, 0,0003, 0,0005, 0,0007, 0,001 ccm
(d. h. Sol. III: 0,15, 0,2, 0,3, 0,5, 0,7, 1,0).
0,0015, 0,002, 0,003, 0,005, 0,007, 0,01 ccm
(d. h. Sol. II: 0,15, 0,2, 0,3, 0,5, 0,7, 1,0).

usf., eventuell bis 1 ccm. Originallösung. Die 1. Injektion einer neuen stärkeren Lösung beginne stets mit 0,1 ccm, weil man die Wirkung derselben noch nicht kennt. Bei gleichzeitiger Vornahme mehrerer Injektionen mit der schwächsten beginnen und dann erst die konzentrierteren. Muß man nach einer stärkeren Lösung eine schwächere injizieren, muß die Spritze durch

Ausspritzen mit der Verdünnungsflüssigkeit vorher gereinigt werden. Eine Tuberkulinkur nur dann erfolgreich, wenn sie mindestens $^1/_4$ Jahr durchzuführen ist, je länger die Kur, desto aussichtsreicher. Wiederholungskuren. Kontraindikationen der subkutanen Tuberkulintherapie wie bei der diagnostischen subkutanen Tuberkulininjektion. Bei Fiebernden eventuell Versuch einer Tuberkulinkur, Erfolg bleibt häufiger aus..

Behandlung mit den Partialantigenen (Partigenen) nach Deycke-Much. Zu beziehen von der Chemischen Fabrik Kalle & Cie., Biebrich a. Rhein. Für den Praktiker empfiehlt sich der Einfachheit wegen die Behandlung mit M.Tb.R., d. h. dem gesamten Rückstand der Milchsäure-Tuberkelbazillen-Aufschließung und nicht die mit den einzelnen getrennten Partialantikörpern [Albumin (A), Lipoid (F) und Neutralfett (N)].

Zur M.Tb.R.-Behandlung notwendig 5 Spritzen (1 ccm) — 1 Spritze für Kontrollflüssigkeit, je eine besondere Spritze für die 4 schwächsten Verdünnungen, die durch ein Zusammenkommen mit einer stärkeren Konzentration in ihrem Konzentrationsgrad verändert würden —, 5 feine Platiniridiumkanülen, die niemals mit irgendeinem Tuberkelbazillenstoff in Berührung gekommen sind, ein Originalfläschchen M.Tb.R. (von 5 ccm und 50 ccm im Handel erhältlich) und 6 weithalsige dunkle Flaschen zur Aufnahme der M.Tb.R. Verdünnungen und 1 Flasche für die Kontrollflüssigkeit; ferner 3 weithalsige weiße Flaschen für Alkohol, Äther, steriles Wasser. Die Spritzen sind vor der ersten Ingebrauchnahme durch Auskochen mit 1%igem Karbolwasser zu sterilisieren und diese Sterilisation ist später sinngemäß zu wiederholen. Vor dem täglichen Gebrauch durchspülen mit Äther und Wasser, nach dem täglichen Gebrauch durchspritzen mit Wasser, Alkohol und Äther ausreichend. Die Spritzen dürfen zur Intrakutan-Reaktion keine Spur Äther mehr enthalten. Die Kanülen werden jedesmal ausgeglüht. Verdünnungsflüssigkeit gleichzeitig Kontrollflüssigkeit:

Acid. carbolic. liquefact.	6,6
Solut. natrii chlorat. 0,9%	ad 1000,0

Herstellung der Verdünnungen aus der Originallösung 1 : 100 000 durch Verdünnung 1 : 10 (0,1 ccm M.Tb.R. Lösung plus 0,9 ccm Verdünnungsflüssigkeit). Es werden auf diese Weise folgende Verdünnungen hergestellt:

1 : 1	Million	=	Nr.	4.
1 : 10	,,	=	,,	5.
1 : 100	,,	=	,,	6.
1 : 1000	,,	=	,,	7.
1 : 10 000	,,	=	,,	8.
1 : 100 000	,,	=	,,	9.

Jede Verdünnung ist vor Gebrauch ausgiebig zu schütteln (Suspension!).

Die Intrakutan-Reaktion zur Bestimmung der Anfangsdosis: Man injiziert in einer Sitzung je 0,1 ccm von Kontrollflüssigkeit Lösung 8, 7, 6 und 5 (also im ganzen 5 Stichreaktionen), jede Lösung mit eigener Spritze (nur Lösung 6 und 5 haben die gleiche Spritze) streng intrakutan in den Oberarm (Außenseite), so daß jeweils eine kleine weiße Quaddel entsteht. Ablesen am 4. Tage. $^1/_{100}$ ccm der Konzentration, die eben noch eine positive Stichreaktion (kleinste Infiltration) gibt, wird als Anfangsdosis genommen. Will man die Intrakutan-Reaktion nicht vornehmen, dann beginne man in jedem Falle mit der kleinsten Anfangsdosis = 0,1 ccm der Lösung 1 : 100 000 Millionen (gleich Nr. 9).

Die therapeutischen Injektionen erfolgen intramuskulär. Am besten tägliche Injektionen mit Steigerung um etwa die Hälfte der vorhergehenden Injektion, z. B.

1.	Tag	0,1	ccm	einer	Konzentration	von	1 : 100 000	Million.
2.	„	0,15	„	„	„	„	1 : 100 000	„
3.	„	0,2	„	„	„	„	1 : 100 000	„
4.	„	0,3	„	„	„	„	1 : 100 000	„
5.	„	0,45	„	„	„	„	1 : 100 000	„
6.	„	0,7	„	„	„	„	1 : 100 000	„
7.	„	1,0	„	„	„	„	1 : 100 000	„
8.	„	0,15	„	„	„	„	1 : 10 000	„
9.	„	0,2	„	„	„	„	1 : 10 000	„
10.	„	0,3	„	„	„	„	1 : 10 000	„

Sind nur zweimalige Einspritzungen in der Woche möglich, dann Steigerung der Dosen jeweils um das Doppelte der vorhergehenden Injektion, z. B.

1.	Injektion:	0,1	ccm	einer	Konzentration	von	1 : 100 000	Million.
2.	„	0,2	„	„	„	„	1 : 100 000	„
3.	„	0,4	„	„	„	„	1 : 100 000	„
4.	„	0,8	„	„	„	„	1 : 100 000	„
5.	„	0,15	„	„	„	„	1 : 10 000	„
6.	„	0,3	„	„	„	„	1 : 10 000	„
7.	„	0,6	„	„	„	„	1 : 10 000	„
8.	„	0,1	„	„	„	„	1 : 1000	„
9.	„	0,2	„	„	„	„	1 : 1000	„
10.	„	0,4	„	„	„	„	1 : 1000	„

bei hohen Konzentrationen eventuell langsam nur um 0,1 ccm steigend. Grenzdosis im Einzelfall verschieden, je nach klinischem Befund.

Nach einer Injektionskur Pause von mindestens 2—3 Wochen oder länger, dann eventuell Wiederholung. Kontraindikation der Partigenbehandlung: Momentan vorhandene Hämoptoe und bestehende oder drohende Meningealtuberkulose.

Das Friedmannsche Tuberkulosemittel (avirulente und atoxische natürliche Schildkrötentuberkelbazillen) hat eine weitgehende Ablehnung erfahren, jedenfalls ist es für die Allgemeinpraxis zur Zeit nicht geeignet.

Literatur: Prof. Dr. E. Müller, Die Therapie des praktischen Arztes. Berlin Julius Springer. Bandelier-Röpke, Die Klinik der Tuberkulose. Leipzig, Kabitzsch. Dieselben, Lehrbuch der spezifischen Diagnostik und Therapie der Tuberkulose. Langstein, Tuberkulose im Kindesalter. Jahreskurse für ärztliche Fortbildung. Juniheft 1921. Hamburger, Die Tuberkulose des Kindesalters. Leipzig, Deutike 1912. Dr. O. Widowitz, Über eine modifizierte perkutane Tuberkulinprobe. Münch. med. Wochenschr. Nr. 7, S. 233. Prof Fr. Hamburger und Dr. F. Stradno, Eine Verbesserung der perkutanen Tuberkulinreaktion. Münch. med. Wochenschr. 1919, Nr. 16. Dr. F. Großmann, Die spezifische Perkutanbehandlung der Tuberkulose mit dem Petruschkyschen Tuberkuliniment. Anleitung zur Tuberkulosebehandlung mit Partialantigenen nach Deycke-Much von der Fabrik Kalle und Cie.

Nährpräparate, diätetische Mittel, Genußmittel (einschl. der Diabetikerpräparate).

Von **Dr. Horst Straßner,**
Facharzt für Magen-Darmkrankheiten in Kiel.

Eine erschöpfende Bearbeitung aller Nährpräparate ist bei dem zur Verfügung stehenden Raum unmöglich. Die Zahl der auf den Markt geworfenen und immer wieder neu auftauchenden Nährpräparate ist allzu groß. Wir müssen uns auf eine Auswahl bekannterer Präparate beschränken.

Über die Berechtigung, Nährpräparate zu verordnen, herrscht noch keine Einigkeit. Auf der einen Seite der Standpunkt der Übersparsamen, die in der Verordnung eines Nährpräparates nur eine Bereicherung des Fabrikanten sehen, auf der anderen die Ärzte, die ihre mangelhaften diätetischen und küchentechnischen Kenntnisse durch allzu häufige und leider auch oft kritiklose Verordnung von Nährpräparaten verdecken wollen. Eingehende Besprechung bei v. Noorden-Salomon (s. Literatur).

Wann bedürfen wir der Nährpräparate? Für die Darreichung eines Nährpräparates scheiden bei Aufstellung einer strengen Indikation (Kassenpraxis, ärmere Bevölkerung!) von vornherein alle Patienten aus, die sich mit gemischter Nahrung ausreichend beköstigen können (Unterweisung in der Zubereitung leichter und nahrhafter Speisen! S. 461). Ausnahmen sind: **1.** Unmöglichkeit der Zubereitung diätetisch einwandfreier Beköstigung (ärmere Bevölkerung; Kranke, die auf Gasthausessen angewiesen sind, Unverheiratete, tagsüber stark beschäftigte Frauen). **2.** Zur Vervollkommnung kärglicher oder nach bestimmter Richtung hin stark verkürzter Diäten, z. B. Eiweißpräparate bei fleischloser Diabetikerkost, bei Nierendiäten, bei Eiweißmast (Präparate mit zahlreichen Eiweißbausteinen, z. B. Materna), bei Blutarmut, Avitaminosen, Rekonvaleszenz, Lungentuberkulose usw.; fett- und lipoidhaltige Präparate bei Kranken mit Abneigung gegen Fette (Schwächezustände, Tuberkulose, Kinder usw.). **3.** Schonung des Verdauungstraktus: schlechtes Gebiß, Mundkrankheiten, länger dauernde Schluckbeschwerden, chronische Erkrankungen des Rachens und der Halsorgane, Strikturen der Speiseröhre, des Magens und Darms, Darmreizzustände, hochfieberhafte, stark schwächende chronische Erkrankungen usw. **4.** Schonung oder Ersatz der motorischen und chemischen Leistungen des Verdauungstraktus (Anazidität, besonders Karzinom, Superazidität, besonders Magengeschwür, Pankreaserkrankungen. **5.** Rektalernährung s. S. 468. **6.** Suggestive Wirkung; von vielen vernachlässigt (oft sehr wichtig); durch die leider meist übertriebene Reklame der Fabrikanten in den Zeitungen vielfach gefördert.

Welche **Eigenschaften** verlangen wir von einem guten Nährpräparat? **1.** Es soll ohne unangenehmen Geruch und Geschmack sein; wo dies nicht erreichbar, soll angegeben sein, wie der Eigengeschmack des Präparates durch Mischung mit anderen Nahrungsmitteln verdeckt werden kann. **2.** Es soll gut verdaulich und ohne Nebenwirkungen sein (möglichste Schlackenfreiheit; soll gut aufgeschlossen sein); es soll leicht resorbierbar sein und gut ausgenutzt werden (nicht jedes Präparat mit guten Analysewerten gewährleistet eine gute Ausnutzung (siehe bei den einzelnen Präparaten). **3.** Es soll gut haltbar sein. Bei beschränkter Haltbarkeit muß auf Packung Dauer der Haltbarkeit und Datum der Herstellung vermerkt sein. **4.** Jedem Paket soll eine Durchschnittsanalyse beigegeben sein. **5.** Relative Billigkeit; d. h. der Preis soll im Vergleich zum Nährwert oder zum Gehalt an wertvollen Stoffen ein angemessener sein (staatliche Kontrolle erwünscht!). **6.** Es soll frei sein von pathogenen Keimen; Infektionen durch Nährpräparate in der Literatur nicht bekannt. Nichtpathogene Keime finden sich in den meisten Präparaten oder gelangen nach dem Öffnen hinein.

Literatur: Heim, Die künstlichen Nährpräparate und Anregungsmittel. Berlin 1901. Klemperer, in v. Leydens Handb. d. Ernährungstherapie I, 336. 1903. Schmidt, Adolf, Diätetische Küche und künstliche Nährpräparate. Deutsche Klinik, Ergänzungsband 2. 293. 1911. Brahm, Künstliche Nährmittel und ihr Nährwert usw. Therap. Monatsh. 1916. 209. König, Nahrungsmittelchemie. 4. Auflage. v. Noorden-Salomon, Handb. d. Ernährungslehre. I. Band: Allgemeine Diätetik, Springer 1920 (hier eingehende Besprechung und ausführliche Literatur).

I. Fleischextrakte und Eiweißpräparate.

Indikation: Alle Krankheiten, bei denen eine erhöhte Zufuhr durch N-haltige Nahrungsmittel, wie Milch, Käse, Eier, Fleisch, Hülsenfrüchte nicht möglich, also erhöhte N-Zufuhr bei möglichst geringer Nahrungsmasse erforderlich ist: Schluckhindernisse, Magen- und Darmkrankheiten: bei Subazidität Albumosen (S. 448), Peptone, Polypeptide als „Saftlocker" (S. 449), bei Superazidität Kaseinpräparate (S. 449), Getreideabkömmlinge (S. 449), vereinzelte Mischpräparate (S. 459); bei Magengeschwür desgleichen; bei Karzinom meist Albumosen als Appetitanreger, aber auch reine Eiweißpräparate (S. 449); bei Darmreizzuständen meist Kaseinpräparate, Getreideabkömmlinge (Albumosen, Peptide und Polypeptide geben oft Durchfall), Pankreaserkrankungen (Albumosen, Peptide, Polypeptide, die Magen-Pankreasarbeit ersparen), Schwächezustände, Rekonvaleszenz, starke Blutarmut mit Appetitlosigkeit, Avitaminosen (am besten Getreideabkömmlinge, wie Materna, oder Hefepräparate (S. 449 u. 460), Schwangerschaft, Stillperiode (Kaseinpräparate, Getreideabkömmlinge). Nierenkranke vertragen meist schlecht eine Eiweißanreicherung; wenn erforderlich, am besten Kasein- oder Getreideabkömmlinge; bei harnsaurer Diathese und Nierensteinen ist vor Hefepräparaten, Extrakten, Peptid- und Polypeptidgemischen zu warnen (Purinkörper!); bei Zuckerkranken (S 465) bevorzugen wir, falls Indikation vorhanden, die Pflanzeneiweiße, besonders Glidine, zur Eiweißanreicherung der Gebäcke bei ei- und fleischloser Kost. Zur Rektalernährung (S. 468) besonders Albumosen, Peptid- und Polypeptidgemische.

1. Fleischextrakte: Sie gehören, streng genommen, nicht unter die Nährpräparate, da die darreichbaren Mengen hierfür zu gering sind, sondern mehr unter die Genuß- und Anregungsmittel (s. Indikation). Bestandteile: N-haltige Extraktivstoffe (Kreatinin, Kreatin, Karnosin, Karnitin, Karnin (= Hypoxanthin + Inosin), Xanthinbasen, Inosinsäure) in wechselnder Menge und Auswahl bei den einzelnen Präparaten, Albumosen (13—26% des Gesamtstickstoffs), Peptone, Peptide, Polypeptide (30—60% des Gesamtstickstoffs) als Träger des charakteristischen Geruchs und Geschmacks, Leim in geringen

Mengen, N-freie Extraktivstoffe (Inosit, Glykogen, Fleischmilchsäure, Bernsteinsäure, Essigsäure), Kali-, Phosphorsalze (in festen Extrakten 6—7%), Kochsalz (Liebigs Extrakt z. B. 3,2%).

Wir unterscheiden: a) **Feste Extrakte:** Liebig, Dampfschiff, Bullox, Bovril, Armour usw. b) **Knochenextrakte:** enthalten kein Kreatin und nur Spuren von Purinkörpern (brauchbar in bescheidenen Mengen bei Gicht); guter Geschmack, würzig, z. B. Ossosan. c) **Flüssige Extrakte:** enthalten durchschnittlich dreimal so viel Wasser als die festen; Cibils Extrakt, Armours Vigoral und Meat Juice, Bolero flüssig, Valentines Meat Juice, Brunnengräbers Carvis, Brands Meat Juice. Ein sehr brauchbares deutsches Erzeugnis ist Carnolactin. d) **Hefeextrakte:** sind keine Fleischextrakte, aber praktisch hierher gehörig, teils als Pasten, teils flüssig; meist salzreich und N-ärmer als die Fleischextrakte; kreatininfrei; purinhaltig; s. Hefekraftextrakt nach Stock (S. 449). e) **Fleischbrühe, Fleischsaft** und deren Abkömmlinge: Die Fleischbrühe enthält durchschnittlich: Wasser 97%, Trockensubstanz 3%, eiweißartige Körper 0,3%, N-haltige Extraktivstoffe 0,6%, N-freie Extraktivstoffe 1,3%, Fett 0,7%, Mineralstoffe 0,5%, Kalorien = 13 in 100 g. Also sehr geringer Nährwert; Vorzüge ähnlich denen des Fleischextraktes. **Bouillonwürfel** sind ein Gemisch aus Fleischextrakt mit Kochsalz, Fett, Gemüseauszügen und Suppenwürzen. Sie enthalten im Mittel: ca. 3 bis 5% Wasser, 13—26% N-Substanz, 6—7% Fett, 58—69% NaCl, 9 bis 26% Fleischextrakt (nähere Analysen bei König und v. Noorden-Salomon). Marken: Buljofin, Fino, Knorr, Oxo, Maggi. Über frischen Fleischpreßsaft S. 463.

Indikation für Fleischextrakte: Appetitmangel, Subazidität, Fieber, akute und chronische Infektionskrankheiten, Anämie, Schwächezustände, Mastkuren (appetitanregend!), am besten zum Mitverkochen in nahrhaften Mehlgerichten, Suppen, Breien usw.

Kontraindikationen: Superazidität, Darmkatarrhe mit starken Reizzuständen, gewisse Erkrankungen des Herzens (Aorteninsuffizienz, Arteriosklerose, Herzneurosen; doch hier auf einzelnen Fall einstellen und nicht kritiklos verbieten), einzelne Fälle von Basedow, Neurasthenie, Psychopathie (Tachykardien); Nephritis (hier eventuell Hefe- und Knochenextrakte erlauben, da diese frei von Kreatinin; am ungünstigsten sind die flüssigen Extrakte), Gicht und harnsaure Diathese (jedoch ist zu berücksichtigen, daß mit Fleischextrakt zubereitete Bouillon wesentlich purinärmer ist als die in der üblichen Form zubereitete Fleischbrühe; 5 g Liebigs Extrakt enthalten 0,0015 g Purinstoffe; Bouillon = 0,0159% Purinbasen.

2. Albumosen und Peptone: Ihre Abgrenzung von Fleischextrakten ist eigentlich eine etwas willkürliche; dem Herkommen gemäß bezeichnen wir mit Peptonen und Albumosen diejenigen Präparate, bei denen Peptone und Albumosen besonders stark überwiegen. Sie werden gewonnen durch Auskochen des Fleisches; nach Fortnehmen der Fleischbrühe wird der extraktarme Rest durch Überhitzen und Überdruck weiter verarbeitet, zum Teil unter Benutzung von Säuren oder Alkalien, oder durch Vorverdauung des Eiweißes durch proteolytische tierische oder pflanzliche Fermente (Pepsin, Pankreatin, Papayotin = Melonenferment, Ferment der Ananasfrucht usw.), also analog der Magenverdauung; sie haben den Vorteil, vorverdaut zu sein, sind jedoch zuweilen darmreizend und machen in größeren Mengen leicht Widerwillen und Übelkeit; sie sind appetitanregend, Säurelocker; zum Teil sehr brauchbar für Tropfen- und Nährklistiere (S. 468). Gut verdaulich und relativ wenig reizend sind Pepton Witte, Riba, Pepton Merck, brauchbar sind Somatose, Fortose, Antweilers Fleischpepton, Leube-Rosenthalsche Fleischsolution (Leurose), Nährstoff Heyden. Indikation S. 447.

3. Peptide und Polypeptide: Diese sind noch weiter abgebaute Eiweißpräparate; sie werden durch hintereinander geschaltete Pepsin-, Pankreas- und Erepsinverdauung tierischer oder pflanzlicher Eiweiße gewonnen. Gut resorbierbar; über ihre Reizlosigkeit sind die Meinungen geteilt; brauchbar zur rektalen Ernährung (S. 468), teuer. Erepton, Hapan, Kalodal. Über das Aminosäuregemisch Eatan fehlen noch weitere Untersuchungen (Haff, Med. Klin. 1921. Nr. 26). Indikation S. 447.

4. Reine Eiweißpräparate sind die rein gewonnenen Eiweißstoffe ohne Vorverdauung oder Abbau; Indikation S. 447; sie werden hergestellt aus: a) Fleisch, meist durch Aufschließen mit Alkalien usw. (Tropon, Soson, Mosquera-Fleischmehl); b) Milch (Eukasin, Plasmon, Nutrose, Sanatogen, Galaktogen, Albulaktin, Sanose, Bioson). Diese Kaseinabkömmlinge zeichnen sich zum großen Teil durch ihre relative Billigkeit, gute Verdaulichkeit, Nahrhaftigkeit, gute Resorbierbarkeit und Extraktivstofffreiheit (brauchbar bei Gicht und Nephritis) aus. c) Eiereiweiß. Protogen ist veraltet. Nur Puro (früher fälschlich Fleischsaft Puro genannt) spielt eine Rolle. d) Blut: 1. Arzneimittel, wie Hämatinalbumin, Hämatogen usw. scheiden hier aus, da ihnen der Nährwert fehlt; s. bei Arzneimitteln. 2. Übergangsformen von diesen zu den Nährpräparaten, also mit gewissem Nährwert sind Fersan, Roborin, Prothämin, Fortan; Tagesgabe ca. 20 g. 3. Blutnährmittel, wie Bovisan, Sanol, Krausesches Blutmehl, Hämalb, begegnen beim Publikum einem gewissen, unberechtigten Widerwillen wegen ihrer Entstehung aus dem Blut der Schlachttiere; ihre küchentechnische Verarbeitung ist zur Zeit noch etwas schwierig; über ihre Resorbierbarkeit liegen noch zu wenig, zum Teil widersprechende Resultate vor; unvorteilhaft ist ihre leichte Zersetzlichkeit nach dem Öffnen. e) Pflanzlichem Material (Aleuronat, Roborat, Glidine = Lezithineiweiß Klopfer, Fortose, Visvit, Tutulin, Phytin, Energin, Conglutin, Mutase, Materna, Perleiweiß, Hefepräparate) stehen den Milchpräparaten in nichts nach und sind zum Teil ganz ausgezeichnete Präparate; sie entstammen in der Hauptsache den bei der Stärke- und Feinmehlherstellung gewonnenen Rückständen. Gute Bekömmlichkeit; gute Resorbierbarkeit, auch bei Gicht und Diabetes gut bewährt. Materna ist kein reines Eiweißpräparat (s. Analyse); ebenso die Hefepräparate, wie Cenovis, Mineralhefe; Hefe-Kraft-Extrakt von Apotheker Stock ist angenehmer im Geschmack und sehr gut zu angenehm schmeckender Bouillon zu verwenden (S. 451). Hefestickstoffsubstanzen sind: Protein, Nukleinsubstanzen (also Vorsicht bei harnsaurer Diathese, harnsauren Nierensteinen), Peptone, Aminosäuren; Kohlenhydrate: Hemizellulose, Hefegummi, Glykogen; ferner sind vorhanden: Fett, Fettsäuren, Glyzerin, Phosphatide (Lezithin), Photosterine, Mineralstoffe (Phosphorsäure und Kali). Reich an Ergänzungsstoffen (Vitaminen, S. 460). Hefepräparate sollen zuweilen Durchfall erregen; günstige Beeinflussung des Diabetes wird sehr bezweifelt.

Eisenhaltige Präparate sind: alle Blutpräparate (s. unter 4.), Bioson, Eisentropon, Eisensomatose.

Phosphorhaltige Präparate sind besonders Materna, Hefepräparate (s. oben sub. 4.), ferner Bioson, Sanatogen, Roborat, Protylin, Phytin, Schokolade „Homa“ (s. bei Materna S. 451).

Albulactin (J. A. Wülfling, Berlin), hergestellt aus Molken; weißgelbes, geruchloses, etwas laugig schmeckendes Pulver; mit kaltem und heißem Wasser aufquellend; mit Kuhmilch verdünnt zur Säuglingsnahrung; zur Herstellung KH-freier Diabetikermilch. Wasser 11,9%; N-Substanz 81,8%; Fett 0,3%; Asche 6,0%; Kalorien 338; gibt gute Gallerte (s. auch S. 473).

Aleuronat (Hundhausen, Hamm), hergestellt aus der Klebermasse des Weizens. Grauweißes, etwas kratzig schmeckendes, wenig lösliches, schwer quellbares, leicht resorbierbares Pulver. Zur Anreicherung von Gebäcken (S. 465), besonders bei Diabetes; als Nährpräparat weniger in Gebrauch. Wasser 7,4%; N-Substanz 79,8%; Fett 2,9%; Rohfaser 0,3%; Stärke 8,6%; Asche 1,1%; Kalorien 390.

Bioson (Biosonwerke, Bensheim a. d. B.), Kasein mit Kakao- und Eigelbzusatz. Graubraunes Pulver, am besten mit Milch gekocht (25 g auf 0,3 Liter) als Frühstücksgetränk; Wasser 10,6%; N-Substanz 69,2%; Fett 7,2%; Kohlehydrat 7,1%; Lezithin 1,3%; Asche 4,2%; Kalorien 385.

Blutmehl, Krausesches (Krause & Co., München), hergestellt durch feine Zerstäubung von Blut durch erwärmten Luftstrom. Blutkonserve. Eiweißsubstanzen 87,0%; Fette, Lipoide 2,5%; Kohlenhydrate 0,5%; Salze 4%; Wasser 6%.

Bovisan (F. D. Grotthoff, Köln), getrocknetes, feinzermahlenes Blut; braunrotes, unlösliches Pulver; 75—80% Protein.

Carnolactin (Fries & Co., Probsteierhagen i. Holstein); hergestellt aus eingedickter Fleischbrühe (Rinderfleisch) und hydrolisiertem Milchalbumin (aufgeschlossen durch HCl, neutralisiert durch Natriumbikarbonat), gewonnen aus Molke. Das Milchalbumin ist vitamin- und lysinreich (antirachitisch, antiskorbutisch, S. 460). An Stelle der ausländischen Fleischextrakte zu verwenden! Appetitanregend (Sekretingehalt). Mehrmals tgl. 1 Teelöffel in warmem Wasser, Suppen, Milch usw. Wasser 48,39%; Asche 14,56% (Kochsalz 12,88%); N-Substanz 36,58%; Gesamtstickstoff 5,85% (Ammoniak-Stickstoff 0,35, unlöslicher und Albumin-Stickstoff 0,035, Albumosen und Leim 3,48, Pepton-Fleischbasen 0,8, sonstige N-Verbindungen 1,19). Bickel-Miyadera, Zeitschr. f. physik. u. diätet. Therap. 1921.

Conglutin (Fromm & Co., Kötzschenbroda-Dresden), hergestellt aus Lupinen. Zur Eiweißanreicherung von Gebäcken (bis 25 Teile C. auf 100 Teile Mehl). Diabetikermehle S. 465 u. 466. Nur einwandfreie Marken kaufen! Käufliches Conglutinmehl, für Diabetiker fälschlich als harmlos angepriesen, enthält bis 66,5% Stärke! Protein 10,7%.

Energin (Energin-Werke, Fünfkirchen i. Ungarn), hergestellt aus Reis; weißes, geschmack- und geruchloses, gut resorbierbares, wenig lösliches, schwer quellbares Pulver. Wasser 9,1%; N-Substanz 83,7%; Stärke 0,7%; Fett 4,5%; Rohfaser 1,0%; Kalorien 388.

Erepton (Höchster Farbwerke), gewonnen durch tiefgehenden Abbau (bis zu den Aminosäuren) von Eiweißkörpern, hauptsächlich Fleischeiweiß, durch Pepsin, Trypsin und Erepsin. Bräunliches, hygroskopisches, unangenehm riechendes, bitter schmeckendes Pulver. Anwendung bei Nährklistier (S. 468). Wasser 11,5%; N-Substanzen 78,4%; Rohfett 1,2%; lösliche Kohlenhydrate 3,4%; Asche 5,5%.

Eukasin (Chem. Fabrik, Gember-Fehlhaber, Berlin-Grünau). Eine Kaseinammoniakverbindung. Weißes, geruchloses Pulver, in kaltem und heißem Wasser quellbar, leicht sandigen Rest zurücklassend. Tagesgabe 25—40 g. Wasser 10,7%; Protein 77,6% (davon 65,6% löslich); Fett 0,1%; N-freie Substanz 6,4%; Asche 5,2%; Kalorien 345.

Eulactol (Nährmittel A.-G., Köln a. Rh.), aus Vollmilch und Pflanzeneiweiß hergestellt. Wasser 5,93%; Protein 30,41%; lösliches Protein 18,18%; Fett 13,63%; N-freie Extraktivstoffe 43,70%; Asche 4,31%; Kalorien 155.

Fersan (Fersanwerke Wien), hergestellt aus Rinderblut; eisen- und phosphorhaltig; rotbraunes, geruchloses, salzig schmeckendes Pulver, löst sich in heißem Wasser mit blutroter Farbe. Gute Resorption; am besten mit kaltem Wasser anrühren, dann mit kalter Milch vermischen. Wasser 8,0%; Protein 34,0%; Fett 0,3%; N-freie Extraktivstoffe 4,2%; Asche 3,5% (davon 0,4% Eisenoxyd); Kalorien 364.

Fleischextrakt, Liebig, Trockensubstanz 79,60%; Stickstoffsubstanz 59,37%; Gesamt-Kreatinin 5,89%; Purinkörper 0,1%; Kochsalz 3,2%; andere Mineralstoffe 16,81%.

Fleischpepton Antweiler, hergestellt durch Papayotinwirkung auf Fleisch. Wenig im Gebrauch. Wasser 6,9%; unlösliches Eiweiß 2,9%; Albumosen-Peptone 67,1%; andere N-Verbindungen 1,1%; Ätherextrakt 0,5%; Asche (meist Kochsalz) 13,3%; Kalorien 295.

Fleischpepton Kemmerich (Liebig-Comp. Köln) fest; Wasser 32,28%; organische Substanz 58,83%; Stickstoff 9,95; unlösliches Protein 1,28%; Albumose 27,84%; andere N-Verbindungen 26,79%; Fett 0,31%; N-freie Extraktivstoffe 2,61%; Asche 8,89%; Kalorien 254.

Fleischpepton Liebig, flüssig. Wasser 69,19%; organische Substanz 20,14%; Stickstoff 3,17%; unlösliches Protein 0,18%; Albumose 9,67%; andere N-Verbindungen 7,76%; Fett 0,97%; N freie Extraktstoffe 1,56%; Asche 17,67%; Kalorien 83.

Fleischpepton Bolero. Wasser 27,29%; organische Substanz 65,96%; Stickstoff 10,21%; unlösliches Protein 1,70%; Albumose 24,77%; Pepton 20,21%; Basen und andere N-Verbindungen 17,23%; Fett 1,36%; N-freie Extraktstoffe 0,69%; Asche 6,75%; Kalorien 292.

Fleischsaft Brunnengräber (Brunnengräber, Rostock). Wasser 82,29%; organische Substanz 8,76%; Stickstoff 1,35%; Albumose 5,94%; andere N-Verbindungen 1,26%; Ammoniak 0,04%; Fett und N-freie Extraktstoffe 1,51%; Asche 1,95%; Kalorien 48.

Fortose (Brückner, Lampe & Co., Berlin), Hemialbumosenpräparat aus Fleischeiweiß, leicht wasserlösliches, etwas salzig schmeckendes Pulver mit geringem Peptongeruch; Tagesgabe 25—30 g in Milch, extraktreichen Bieren, Kakao, Suppen; sehr brauchbar. Gut zu Nährklistieren (in 25%iger Lösung mit 5% Traubenzucker und 1 Prise NaCl). Wasser 8,9%; Eiweiß-Substanz 52,4%; Kohlenhydrat 32,3%; Ätherextrakt 1,9%; Asche 4,4%; Kalorien 365.

Galaktogen (Thiele & Holzhausen, Barleben b. Magdeburg), hergestellt aus Quark durch Behandlung mit dünner Alkalilösung. Weißes, unlösliches Pulver. Protein 75,7% (löslich 72,6); Fett 1,1%; Kohlenhydrate 8,9%; Asche 6,14%. Sehr gute Rescrption.

Glidine s. Lezithineiweiß Klopfer.

Haemalb, Eiersatz, hergestellt aus dem Serum des Rinderblutes. Wasser 7,7%; wasserlösliches Eiweiß 77,4%; Asche 9,7%.

Haematinalbumin (Finsen) (Feustel, Altona-Bahrenfeld), bräunliches, geruch- und geschmackloses, sehr gut resorbierbares Pulver, hergestellt aus defibriniertem, mit Zitronensäure erhitztem Blut, gut resorbierbar. Wasser 8,7%, Eiweiß 84,1%; Eisenoxyd 0,475%; P_2O_5 0,65%; Kalorien 402.

Haemose hergestellt aus Blut. (Dr. Stern, Berlin O). Wasser 11,7%; N-Substanz 86,62%; Fett 0,42%; Asche 1,26%; Kalorien 355.

Hapan (Dr. Theinhardt, Stuttgart). Polypeptid-Peptid-Gemisch, hergestellt aus tierischem und pflanzlichem Eiweiß durch Pepsin-, Pankreas-, Erepsinwirkung. Gute Resorption, auch vom Mastdarm aus (S. 468); fleischextraktähnlicher Geschmack; Eiweiß 62% (zu Aminosäuren abgebaut). In Suppen. Saucen, Gemüsen; auch als Brotaufstrich.

Hefe-Kraft-Extrakt nach Stock (Preßhefe-Fabrik, Bernstadt i. Schlesien). Schwarzbraune, zähe, klebrige Masse, in Konsistenz und Geschmack an Liebigs Fleischextrakt erinnernd; hergestellt aus dem flüssigen Inhalt der Hefezellen; zellulosefrei, mineralstoffreich heißwasserlöslich. Dreimal täglich ½ Teelöffel als Bouillon (in heißem Wasser gelöst) oder in Saucen, Gemüsen usw. bei Kinderekzem, Furunkulose, Diabetes, Blutarmut, Avitaminosen. Wasser 75%; Trockensubstanz 25%; davon 8,5% Asche (Phosphorsäure 5,5, Kalk 0,8, Magnesia 4,8, NaCl 5—10%. Stickstoffhaltige Stoffe 46,0%; stickstofffreie Stoffe 45,5%) s. auch S. 460.

Kalodal (Heyden, Radebeul), enthält außer Polypeptiden und Peptiden auch Albumosen. Gelblichbraunes, geschmackfreies Pulver. 95% Eiweißabbauprodukte; Kalorien 370.

Lezithin-Eiweiß Klopfer = Glidine (Dr. V. Klopfer, Dresden-Leubnitz), hergestellt aus feinen Weizenmehlen durch besonderes Zentrifugierverfahren, enthält 1% Lezithin. Weißgelbes, ziemlich feines, geschmack- und geruchloses, wenig lösliches, gut quellbares, sehr gut backfähiges, zu 93% resorbierbares Pulver ohne Reizerscheinungen. Bewährt zur Eiweißanreicherung bei Diabetiker-Haferkuren (ca. 100 g pro die). Zu Diabetikergebäcken (Rademann, Frankfurt a. M., S. 465). Wasser 10,0%; N-Substanz 86,0%; Fett und Lezithin 1,4%; Rohfaser 0; N-freie Extraktivstoffe 1,8%; Asche 0,8%; Kalorien 335.

Leurose = Leube-Rosenthalsche Fleischsolution (Stütz, Jena), hergestellt durch Aufschließung von Fleisch durch verdünnte Säuren. Reizlos, gut resorbierbar; vor Gebrauch umrühren, da es sich in feste und flüssige Schicht teilt. Wasser 73,44%; organische Substanz 24,47%; Stickstoff 2,86%; Albumosen 10,0%; Pepton, Basen und andere N-Verbindungen 4,15%; Fett 1,51%; N-freie Extraktivstoffe 6,56%; Asche 2,10%; Kalorien 113.

Materna (Dr. V. Klopfer, Dresden-Leubnitz), hergestellt von Weizen- und Roggenkeimlingen. Gelbliches Pulver, Geschmack nach Nußöl, Geruch malzähnlich; sehr gut resorbierbar, sehr reich an Keimlingssubstanzen und Nährsalzen (Phosphaten, Lezithin), s. Vitamine S. 460. Ausgezeichnet bewährt bei schwächlichen Kindern, Anämischen, Stillenden, Tuberkulose. Wasser 10,79%; Stickstoff 5,86%; Stickstoff-Substanz 36,60%; Fett 9,98%; Lezithin 1,39%; stärkeartige Stoffe 15,54%; Zuckerarten und Dextrin 12,34% (Kochsalz Spur, Phosphorsäure 0,95%); Kalorien 360. Schokolade „Homa" (Nährmittelwerke Holex, Homburg v. d. H.) enthält 25% Materna.

Meat juice, Valentines. Wasser 62,07%; organische Substanz 27,41%; Stickstoff 2,75%; Albumosen 2,01%; Pepton 12,10%; Basen und N-freie Verbindungen 3,07%; Fett 5,76%; N-freie Extraktivstoffe 4,97%; Asche 10,52%; Kalorien 144.

Mietose (Eiweiß- und Fleischextrakt-Co., Altona-Hamburg), eiweißhaltiges leicht lösliches Fleischextrakt. Wasser 9,94%; organische Substanz 85,95%; Stickstoff 14,30%; Albumose 82,0%; Peptone, Basen und andere N-Verbindungen 3,95%; Asche 4,11%.

Mosquera-Fleischmehl (Parke, Davis & Co.). 77% Protein (29% Albumose, durch peptisches Ferment der Ananasfrucht umgewandelt); 13% Fett; 437 Kalorien. Bräunliches Pulver; leichter Fleischgeschmack.

Mutase (Rheinische Nährmittelfabrik, Ürdingen), hergestellt aus Vegetabilien, im Vakuum getrocknet; weißgelbes, wasserlösliches Pulver; zu Suppen, Breien usw. Wasser 9,8%; N-Substanz 54,4%; Fett 1,8%; N-freie Extraktivstoffe 25,1%; Asche 8,1%; Kalorien 343.

Nährstoff Heyden (Heyden, Radebeul), hergestellt aus Eiereiweiß durch Salzsäure-Pepsinverdauung. Wasser 6,25%; N-Substanz 81,80%; Kohlenhydrate 6,15%; Fett 0,08%;

Asche 5,72%; Kalorien 360. Tagesgabe 15—20 g. Goldgelbes Pulver, Geschmack und Geruch wie Fleischextrakt, heißwasserlöslich. Zur Rektalernährung (S. 468).

Nutrose (Höchster Farbwerke), Kaseinnatriumverbindung. Weißes, geruchloses, geschmackloses Pulver, in kaltem Wasser gut quellend; aus Kuhmilch hergestellt; gute Bekömmlichkeit, gut resorbierbar; guter Säurebinder. Wasser 11,0%; Protein 82,2% (davon 78,7% löslich); Fett 0,4%; Asche 3,6%; Kalorien 352.

Ossosan, Dr. Engelhardts (Soyamawerke, Frankfurt a. M.), Knochenextrakt, reichlich Aminosäuren. Zum Würzen von Suppen und Tunken; ohne Reizerscheinungen; Trockensubstanz 67,56%; Stickstoffsubstanz 51,06%; Gesamt-Kreatinin Spur; Purinkörper Spur; Kochsalz 12,72%; andere Mineralstoffe 1,41%.

Oxo (Liebig), flüssige, eingedickte Fleischbrühe, aus Ochsenfleisch, gewürzt mit Kräutern; zur Bouillon: 2 Teelöffel auf 1 Tasse heißes Wasser; auch Oxo-Bouillonwürfel.

Pepton e carne Merck (Merck, Darmstadt), hergestellt aus Fleisch durch Pepsin- und Trypsinverdauung. 1. Trockenes, wasserlösliches, bräunliches Pulver. Wasser 4,3%; Albumosen 76,0%; Pepton 15,0%; andere N-Substanzen alkohollösliche 2,5%; sonstige N-haltige Extraktivstoffe 0,8%; Asche 1,4%; Kalorien 380; gut für Nährklistiere (S. 468). 2. Zähflüssige, salbenartige Form; 30% Wasser, sonst entsprechend gleiche Zusammensetzung. Peptonschokolade enthält 25% Pepton.

Pepton, Liebig. Wasser 31,9%; Eiweiß 33,4%; Extraktivstoffe 24,6%; Kalorien 160.

Pepton Witte (F. Witte, Rostock). Wasser 6,4%; Albumosen 47,9%; Peptone 39,8%; Asche 6,5%; gut zu Nährklistieren (S. 469); Gallenlocker! Herstellung aus fettfreiem Fleisch durch Pepsin-Salzsäureverdauung.

Perleiweiß (R. Haberer & Co., Osterwieck a. H.), Pflanzeneiweiß, hergestellt aus einer Leguminosenart, geruch- und geschmackloses, gut resorbierbares Pulver. Wasser 5,65%; Eiweiß 92%; Asche 2,05%; fett- und N-freie Extraktivstoffe Spuren; sehr nukleinarm. Salomon (Dtsch. med. Wochenschr. 1921, Nr. 34).

Phytin, aus Samen, Knollen, Wurzeln. Kalzium- und Magnesiumdoppelsalz der Phytinsäure. 22,8% Phosphorsäure; Dosis zweimal 0,5 g. Auch als Chininphytin und als Fortossan (milchzuckerhaltig, 0,75% Phosphor).

Plasmon (Plasmongesellschaft Neubrandenburg), Kaseinnatrium, aus Magermilch durch Fällung mit Essigsäure und Versetzen mit Natriumkarbonat. Weißgelbes, geschmack- und geruchloses Pulver, heißwasserlöslich, gibt, mit Fruchtsäften oder Schokoladeabkochungen zubereitet, eine weiche, nahrhafte Gallerte (gekühlt genießen); Plasmonlösung läßt sich zu Schnee schlagen. Guter Säurebinder. Wasser 12,9%; Stickstoffsubstanz 71,6%; Fett 1,8%; N-freie Extraktstoffe 5,9%; Asche 7,8% (Kochsalz 0,3%; Phosphorsäure 2,8%); Kalorien 334.

Prothaemin (Goedecke & Co., Leipzig), hergestellt aus Blut unter Entfärbung mit H_2O_2; braunes, geruchloses, gering lösliches, beim Kochen koagulierendes, gut resorbierbares Pulver. Tagesgabe 20—30 g. Zum Brotbacken (mit 10 Teilen Roggenmehl angerührt). Wasser 8,5%; Stickstoff-Substanz 90,2%; Fett 0,2%; N-freie Extraktivstoffe 0; Asche 1,1%; Kalorien 370.

Protogen (Höchster Farbwerke), hergestellt durch Einwirkung von Formol auf Hühnereierklar.

Puro (früher fälschlich „Fleischsaft Puro") (Dr. H. Scholl, Thalkirchen-München), hergestellt aus Eiern mit Beimengung von Extraktivstoffen des Rindfleisches. Dickflüssige, dunkelbraune Masse. Sehr guter Appetitanreger. Wasser 38,5%; Stickstoff 6,7% (darunter Extraktstickstoff 1,0%); Proteinkörper 35,6%; Asche 12,3% (Kochsalz 2,7%); Kalorien 146.

Riba (Ribawerke, Berlin), hergestellt aus Fischmaterial durch überhitzten Wasserdampf, sehr gut resorbierbares, beim Vermischen mit Suppen oder Breien geruch- und geschmackloses, feines, gelbbraunes, gut lösliches Pulver ohne Reizerscheinungen. Tagesgabe 30—40, höchstens 50—60 g pro die. Gut brauchbar für Nährklistiere (S. 468). Wasser 9,2%; Stickstoffsubstanz 82,3%; Fett 0,2%; fettfreie Substanz (organisch) 0; Asche 8,4%; Kalorien 338. Ferner: Ribamalz (6 Teile Riba und 4 Teile Malzextrakt), Ribaschokolade (10%; Sarotti, Berlin).

Roborat (H. Niemöller, Gütersloh), hergestellt aus den Sameneiweißkörpern von Weizen, Mais, Reis; sehr feines, gelbliches, geschmackloses, geruchloses, wenig lösliches, gut quellbares, gut resorbierbares Pulver ohne Nebenwirkungen; zu Gebäcken (1 Roborat : 3 Mehl, s. S. 465), Suppen, Breien (erst aufquellen, dann zumischen); gut beimischbar zu Hafersuppen der Diabetiker (bis 100 g täglich). Wasser 10,6%; Stickstoff-Substanz 79,2%; Fett 4,1%; Rohfaser 0,2%; Stärke 4,4%; Asche 1,3%; Lezithin 0,6%; Kalorien 381.

Roborin (Deutsche Roborinwerke, Lichtenberg b. Berlin), Kalziumalbuminat, aus frischem Blut hergestellt; schwarzes, körniges, geruchloses, wenig lösliches Pulver mit laugigem Geschmack. Wasser 9,8%; Stickstoffsubstanz 77,7%; Fett 0,1%; N-freie Extraktivstoffe 5,1%; Asche 7,2%; Kalorien 345.

Sanatogen (Bauer & Co., Berlin), glyzerinphosphorsaures Natriumkasein (Identität der Glyzerylphosphorsäure mit tierischem Lezithin wird bestritten), bevorzugt bei Nervenleiden. Weißes, geruch- und geschmackloses, bekömmliches, gut resorbierbares Pulver. Wird mit kaltem Wasser angerührt, im Wasserbade erhitzt, dann Speisen zugerührt. Wasser 8,1%; Stickstoffsubstanz 82,2%; Fett 0,5%; N-freie Extraktivstoffe (Milchzucker) 4,8%; Asche 4,4% (Kochsalz 0,1%; Phosphorsäure 2,2%); Kalorien 360.

Sanol, getrocknetes, fein zermahlenes, defibriniertes, mit H_2O_2 entfärbtes Blut. Graugelbliches, nach geröstetem Mehl schmeckendes, etwas fade riechendes, wasserlösliches Pulver. Eiweiß 80%; Ätherextrakt 1,3%; Asche 2,1%; Wasser 5,7%. Gut zum Brotbacken (1 Teil Sanol : 5 Teile Mehl).

Sanose (F. Schering, Berlin), Kaseinpräparat mit 20% Albumose, gut resorbierbar. Wasser 10,8%; Stickstoffsubstanz 83,8%; Fett 0,1%; Asche 2,8%; Kalorien 334.

Somatose (Fr. Bayer, Leverkusen), hergestellt aus Fleischrückständen durch Behandlung mit schwachen Alkalien. Schlechte Ausnutzung, reizt Darmschleimhaut bei großen Mengen (über 20 g pro die), appetitanregend; bei Obstipation stuhlfördernd. Wasser 10,9%; unlösliche Proteine 0; Albumosen 76,6%; Peptone 2,8%; Amide u. a. 1,5%; N-freie Substanz 2,1%; Asche 6,1%; Kalorien 340. Somatosepräparate: Flüssige Somatose „herb" (zuckerfrei), „süß": enthalten 30% Somatose. Milchsomatose, durch Abbau von Kasein gewonnen; abführende Wirkung durch 5% Tannin beseitigt. Biederts Somatose-Milch (Deutsche Milchwerke, Zwingenberg) enthält zu 2% Milchsomatose; Paste, mit Wasser oder Milch angerührt in der Kinderpraxis. Eisensomatose (2% organisch gebunden); Somatose-Kraftwein (Gebr. Frowein, Elberfeld); Somatose-Schokolade und -Kakao (Stollwerk, Köln); Sintenis' Kraftwein (Dr. Sintenis, Köln).

Soson (Eiweiß-Extrakt-Kompagnie, Altona a. E.), hergestellt aus Fleischabfällen durch Aufschließen mit dünnen Alkalien, Säureausfällung und späterer Alkoholreinigung. Feines, graues Pulver, geruch- und geschmacklos, in dünnen Suppen sandigen Rückstand lassend. Wasser 6,4%; organische Substanz 92,8%; Stickstoffsubstanz 91,3%; Fett 0,2%; Asche 0,9%; Kalorien 376.

Toril, Fleischextrakt (Eiweiß- und Fleischextrakt-Co., Altona-Hamburg). Wasser 27,5%, organische Substanz 46,10%; Stickstoff 6,64%; unlösliches Protein 0,19%; Albumose 12,75%; Pepton, Basen und andere N-Verbindungen 33,16%; Ammoniak 0,27%; Asche 26,35%; Kalorien 170.

Tropon (Troponwerke, Mühlheim a. Rh.), hergestellt aus Fleisch, Fischfleisch und Lupinen. Unlösliches, gelbbraunes, feines, gut verträgliches, gut resorbierbares Pulver. Billig! 20—30 g mit 100 ccm Wasser oder Suppe verrühren, aufkochen; dann unter ständigem Rühren übrige Suppe oder Brei zusetzen, sonst Absetzen sandig schmeckender Masse. Gut bei Magen-Darmkrankheiten, Magengeschwür, Typhus usw. Wasser 8,57%; N-Substanz 90,54%; Fett 0,16%; Asche 0,74%; Nuklein, Purinbasen-Spuren; Kalorien 371. Auch Malztropon, Eisentropon.

Tutulin (Althen & Mende, Halle a. S.), weißgelbes, geruch- und geschmackloses, mäßig gut quellbares Pulver. Homogenes Pflanzeneiweiß aus reinem Weizenkleber. Wasser 7,9%; N-Substanz 80,8%; Fett 2,1%; N-freie Extraktivstoffe 8,5%; Asche 0,7%; Kalorien 386.

Visvit (Goedecke & Co., Leipzig), hergestellt aus Weizenprotein, Hämoglobin und Eidotter. Graugelbes, fast geruch- und geschmackloses, gut quellbares (rosafarbiges) Pulver. Wasser 7,1%; N-Substanz 74,4%; Fett 3,1%; N-freie Extraktivstoffe 14,2%; Asche 1,2%; Kalorien 392.

II. Kohlenhydratpräparate

stehen an Bedeutung den Eiweißpräparaten sehr nach, da die zweckmäßige Verabreichung von kohlenhydrathaltigen und kalorienreichen Nahrungsmitteln in feinster, nahrhafter und gut verträglicher Form küchentechnisch meist auf keinerlei Schwierigkeiten stößt, und da erfahrungsgemäß die Kohlenhydratträger bei Kranken weniger auf Widerwillen stoßen als die Eiweißträger; besonders beliebt in der Kinderpraxis (s. unten: Kindermehle).

1. Feine Mehle sind sehr gut zerkleinerte, von Spelzen befreite Mehle, die dadurch, daß die Randschichten der Getreide- und Hülsenfrüchte bei ihrer Zubereitung ausgeschaltet wurden, kohlenhydratreicher, eiweißärmer und im Geschmack etwas fader sind (Geschmacksstoffe sitzen zum größten Teil in den Außenschichten); außerordentlich leicht verdaulich, nahrhaft, am besten als Suppen oder Breie (S. 463) verwendbar; Anwendung bei Kau- und Schluckbeschwerden, Magengeschwür, Sub- und Superazidität, Darmkatarrhen, Fieber, Schwächezuständen. Präparate: Maizena, Arrowroot, Mondamin, Gustin, feinste Grieß- und Sagosorten, Hartensteins Leguminosen, Hohenlohesche Suppenmehle, Weibezahns Hafermehl, Knorrsche Präparate, Bananenmehl.

2. Aufgeschlossene Mehle (Kindermehle): durch besondere Prozesse (gespannte Wasserdämpfe, Diastasen) vorbehandelte Mehle, in denen ein großer Teil der Stärke dextrinisiert und unmittelbar löslich geworden ist;

sie kommen teils als solche, teils mit Trockenmilch oder Milchbestandteilen gemischt in den Handel und spielen in der Kinderpraxis (S. 475) eine vielleicht unverdient große Rolle (Verarbeitung derselben siehe bei den einzelnen Präparaten, bei Milchpräparaten S. 457 und S. 472). Für Erwachsene können sie bei starken Magen-Darmkatarrhen, Hyperazidität, Magengeschwür, Karzinom, Hochfiebernden eine willkommene Bereicherung der Krankenkost bilden. Sie gehen unter dem Namen Kindermehle, Kindernahrung; auch Mellins Food ist hierher zu rechnen. Reichliche Auswahl von Kindermehlanalysen bei C. Brahm (S. 447).

3. Malzpräparate sind aus Gerstenmalz gewonnene Präparate, teils als trockene Ware (Zusammensetzung: Wasser 1—3%, Maltose+Dextrin 88—92%, andere Kohlenhydrate 0,5%, Stickstoffsubstanzen 6—8%, Asche 1—2%, Kalorien 400), oder als Syrupe, die gleiche Zusammensetzung haben, jedoch 20—25% Wasser enthalten und dadurch einen entsprechend geringeren Gehalt an festen Substanzen und einen geringeren Kaloriengehalt (ca. 300); ihr Gehalt an Eiweiß und Nährsalzen ist gering; ihr Vorteil besteht in dem Umstand, Kranken, namentlich solchen mit hochgradiger Appetitlosigkeit und Schwäche, einen wohlschmeckenden, gut bekömmlichen, gut resorbierbaren, sehr nahrhaften Kohlehydratträger einzuverleiben. Tagesgabe für Kinder bis 40 g, für Erwachsene bis 60 g. Bei Säuglingen sollen Malzpräparate einen günstigen Einfluß auf die Fettverdauung haben. Gangbarste Präparate sind: Malzextrakt (Schröder), Milch-Maltyl (Gehe), Malzeiweiß (Klopfer), Malzhämatogen (Liebe), Malztropon, Ribamalz, Malzextrakt-Lebertrane, Braunschweiger Mumme, Seefahrtsbier (beide mehr Malzextrakt als Bier darstellend) und die Malzbiere (Hoff, Groterjan, Malzkraftbier, Blankenhäuser, Lackhausen, Roß' Kraftbier). Malto-Leguminose (Liebe) besteht aus 75% Leguminosenmehl und 25% Extr. malti siccum; Leguminosenextrakte sind zum Unterschied von den Malzextrakten nicht aus Gerste, sondern aus Leguminosen bereitet (z. B. Gehes Leguminosenextrakt); sie sind den Malzextrakten gleichwertig, ebenso die Weizenmehlextrakte.

Durch Beimischung von Eiweiß (Malztropon, Ribamalz, Malzeiweiß Klopfer), Eisen (Malzhämatogen) zu den Malzextrakten erhalten wir sehr brauchbare Präparate.

Arrowroot: Wasser 16,5%; Protein 0,9%; Kohlenhydrate 82,4%; Fett 0; Asche 0,2%; Kalorien 342.

Bananenmehl: Wasser 11,6%; Protein 3,5%; Kohlenhydrate 80,0%; Fett 0,9%; Asche 2,8%; Kalorien 351.

Bananin (Ebert und Meinke, Bremen), aus Bananenmehl, Trockenmilch, Zucker, Kakao, Nährsalzen. Eiweiß 11,2%; Fett 6,2%; Kohlenhydrate 67,4%; Wasser 7,8%.

Braunschweiger Mumme s. Mumme.

Diasana (Kaiser, Waiblingen), Maltose, Malzeiweiß, Nährsalze. Lösliche Kohlenhydrate 59,9%; unlösliche 5,0%; Eiweiß 23,0%; Fett 6,0%; Mineralstoffe 3,0%; Phosphorsäure 0,75%; Kalorien 380.

Hartensteins Leguminose, Mischung 1, 2, 3, 4: Wasser 11,0; 11,6; 11,9; 0%; Protein 25,5; 20,4; 17,8; 15,0%; Kohlenhydrate 57,8; 63,1; 66,4; 72,0%; Fett 1,8; 1,9; 1,3; 0%; Asche 3,1; 1,0; 1,8; 0%; Kalorien 359; 360; 358; 357.

Infantina s. Kindernahrung.

Knorrs Mehle: Zur Zubereitung von Suppen. Reismehl, Gerstenmehl, Bohnenmehl, Erbsenmehl, Linsenmehl, Tapioka, Maismehl; ca. 10—12% Wasser; ca. 50—90% Kohlenhydrate; Eiweißgehalt sehr verschieden, 6—25%; Kalorien 363—399. Genauere Analysen bei v. Noorden-Salomon (S. 447).

Kindermehl, Nestles: Wasser 6,0%; Protein 9,9%; Fett 4,5%; kaltwasserlösliche Kohlenhydrate 34,7%; Rohfaser 0,3%; Asche 1,7%; Kalorien 400.

Kindermehl, Klopfers: Wasser 7,2%; Protein 27,8%; Fett 2,6%; kaltwasserlösliche Kohlenhydrate 56,4%; kaltwasserunlösliche Kohlenhydrate 2,7%; Rohfaser 0,8%; Asche 2,4%; Kalorien 396.

Kindermehl, Kufekes: Wasser 8,4%; Protein 13,2%; Fett 1,7%; kaltwasserlösliche Kohlenhydrate 23,7%; kaltwasserunlösliche Kohlenhydrate 50,2%; Rohfaser 0,6%; Asche 2,2%; Kalorien 375.

Kindermehl, Mufflers. Wasser 5,6%; Protein 14,4%; Fett 5,8%; kaltwasserlösliche Kohlenhydrate 27,4%; kaltwasserunlösliche Kohlenhydrate 44,2%; Rohfaser 0,3%; Asche 2,4%; Kalorien 406.
Kindermehl, Rademanns: Wasser 5,6%; Protein 14,1%; Fett 5,6%; wasserlösliche Kohlenhydrate 17,3%; unlösliche 52,7%; Rohfaser 0,7%; Asche 3,9%; Kalorien 401.
Kindermehl, Stelzers: Wasser 7,0%; Protein 16,3%; Fett 4,4%; kaltwasserlösliche Kohlenhydrate 51,4%; kaltwasserunlösliche 24,5%; Rohfaser 0,3%; Asche 2,4%; Kalorien 392.
Kindermehl, Timpes: Wasser 7,5%; Protein 20,0%; Fett 5,4%; kaltwasserlösliche Kohlenhydrate 35,3%; kaltwasserunlösliche 29,1%; Asche 2,8%; Kalorien 405.
Kindernahrung, Theinhardts lösliche Infantina: Wasser 4,6%; Protein 16,3%; Fett 5,2%; kaltwasserlösliche Kohlenhydrate 52,6%; kaltwasserunlösliche 16,9%; Rohfaser 0,8%; Asche 3,5%; Kalorien 405. Anwendung in der Säuglingsernährung S. 475.
Leguminosenextrakt: Wasser 1,9%; Proteinsubstanzen 13,5%; Fett 0,3%; lösliche Kohlenhydrate 77,0%; unlösliche 2,0%; Salze 5,3% (Phosphorsäure 0,9%); Kalorien 374.
Maggis Leguminose: Wasser 10,8%; Protein 23,7%; Kohlenhydrate 52,8%; Fett 7,0%; Asche 3,9%; Kalorien 378.
Maizena: Wasser 14,3%; Protein 1,6%; Kohlenhydrate 83,0%; Fett 0; Asche 0,8%; Kalorien 347.
Malto-Leguminose (Liebe, G. m. b. H., Dresden). 75% aufgeschlossenes Leguminosenpulver und 25% Extr. Malti siccum.
Maltokrystol (Brunnengräber, Rostock). Eiweiß 5%; Kohlenhydrate 93%. Zusatz von Hämol, Lezithol, Triferrin.
Maltohaimose (Dr. Stern, München) enthält die Bestandteile des frischen Ochsenblutes, Pepsin-Salzsäure und die Bestandteile des Malzes in löslicher Form. Wasser 35%; Kohlenhydrate 31,4%, Fe_2O_3 0,86%; K_2O 0,251, P_2O_5 0,277%.
Maltyl s. Milchmaltyl.
Malzbier Hoff: Alkohol 2,8%; Extrakt 7,6% (meist Maltose); Kalorien 50.
Malzbier Groterjan: Alkohol 2,9%; Extrakt (meist Maltose) 9,6%; Kalorien 60.
Malzeiweiß (Dr. Klopfer, Dresden-Leubnitz). Pulver, hergestellt aus Weizeneiweißmehl und Malzextrakt. Eiweiß 34%; Kohlenhydrate (meist löslich) 64%; Asche 2%; Kalorien 402.
Malzhämatogen (Liebe, G. m. b. H., Dresden). Pulver, 90 Teile Extr. Malti siccum und 10 Teile Hämoglobin; Kalorien 390.
Malzkraftbier, Blankenhäuser: Alkohol 1,7%; Extrakt (meist Maltose) 19,1%; Kalorien 90.
Malzkraftbier (Brauerei Lackhausen b. Wesel). Alkohol 1,9%; Extrakt (meist Maltose) 16,0%; Kalorien 80.
Malztropon (vgl. Tropon bei Eiweißpräparaten), Tropon und Malzextrakt. Eiweiß 45%; Kohlenhydrate 42%; Lezithin 0,6%; Fett 0,8%; Salze 1,3%; Wasser 9,2%; Kalorien 358.
Milch-Maltyl (Gehe & Co., Dresden) aus den Extraktivstoffen des Malzes und Bestandteilen der Vollmilch. Eiweiß 9,9%; Fett 4,9%; Kohlenhydrate 79,7%; Asche 2,65%; Wasser 2,2%; Kalorien 412.
Mumme, Braunschweiger. N-Substanz 2,5%; Extrakt 55,2% (45,5% Maltose; 5,5% Dextrose); Asche 0,94%; Kalorien 236.
Ribamalz (vgl. Riba bei Eiweißpräparaten), 6 Teile Riba und 4 Teile trockenes Malzextrakt. Kalorien 370.
Roß' Kraftbier (Roß & Co., Hamburg). Alkohol 3,1%; Extrakt 8,6% (meist Maltose); Kalorien 57.
Schiffsmumme s. Mumme.
Seefahrtsbier (Remer, Bremen). Alkohol 0,3%; N-Substanz 1,8%; Extrakt 45,1%; Asche 0,7%; Kalorien 195.
Weibezahns Hafermehl. Wasser 10,3%; Protein 10,6%; Kohlenhydrate 71,0%; Fett 7,1%; Asche 0,9%; Kalorien 401.
Weizenmehlextrakt (Gehe & Co., Dresden). Wasser 4,1%; Protein 6,5%; Fett 0,2%; lösliche Kohlenhydrate 86,5%; unlösliche 0,6%; Salze 2,1% (davon Phosphorsäure 0,8%); Kalorien 383.

III. Fett- und Lipoidstoffpräparate

spielen nur eine geringe Rolle, da in der Diät — soweit überhaupt Fettträger vertragen werden — gut resorbierbare und verträgliche fetthaltige Nahrungsmittel mit größtem Kaloriengehalt hinreichend zur Verfügung stehen (Rahm, Schlagrahm (s. auch S. 461 unten), Öl, Pflanzenöle, wie Olivenöl, Sesamöl, Erdnußöl und das allerdings selbst in guter Qualität weniger zusagende

Bucheckernöl, Baumöl, Rüböl), weniger gut verträglich sind Speck und Schmalz, während wir in der Kokusbutter und in der Margarine leider immer noch allzusehr in der Krankendiät vernachlässigte Fettträger haben, die namentlich bei weniger zahlungsfähigen Patienten mehr angewandt werden sollten und, sofern es sich um erstklassige Präparate handelt, auch verwöhnten Ansprüchen genügen. Hochgeachtet bei Ärzten und Publikum ist der Lebertran. In manchen Fällen kann er durch das besser schmeckende Sesamöl, namentlich bei Mastkuren, ersetzt werden. Der Lebertran soll sich ferner durch besonderen Gehalt an Vitaminen, Nutraminen und Lipoiden vor anderen Ölen auszeichnen (S. 460), sowie durch seine kalkansatzfördernde Wirkung bei Kindern. Jedenfalls wird der Praktiker nicht versäumen, sich den hohen Ruf, den der Lebertran vor anderen Ölen und Fetten genießt, zunutze zu machen. Meist kommen wir trotz des nicht angenehmen Geschmacks des Lebertrans ohne Ersatzpräparate aus; zur Verfügung stehen an solchen: Aromatischer Lebertran des Deutschen Apothekervereins, Brausender Lebertran, Lipanin, Scotts Emulsion (das englische Präparat enthält nur 40% Lebertran! sehr teuer), Sicco-Emulsion, Jodella (Jodeisenlebertran mit 0,2 FeJ_2), Jodella phosphorata (Eisen- und 0,01% Phosphorgehalt); eine glückliche Kombination von Lebertran und Strontium stellt die Vitamulsion (Fa. R. und O. Weil, Frankfurt a. M.) dar, der neuerdings von Alwens und Graßheim (Münch. med. Wochenschr. 1921) gute Erfolge bei Osteoporose und Spätrachitis nachgerühmt werden.

Von den Lipoiden findet am meisten das Lezithin in Kräftigungs- und Nährpräparaten Anwendung. Dieses ist eine esterartig aufgebaute Verbindung des Glyzerins; zwei Hydroxyle sind durch Fettsäurereste, das dritte durch Phosphorsäure, die ihrerseits an Cholin gekoppelt ist, ersetzt. Es kommt in allen tierischen und pflanzlichen Zellen vor, besonders im Hirn, Eidotter und Getreidesamen. Seine Bedeutung für den Körperhaushalt ist eine sehr große, die Untersuchungen hierüber sind noch nicht abgeschlossen. Auch die Resorption des Lezithins ist noch recht zweifelhaft; trotzdem werden ihm bei der Behandlung von Neurasthenikern, Überarbeitung und Rekonvaleszenz nach Infektionskrankheiten gute Erfolge zugesprochen. Ob wir die kostspieligen Lezithinpräparate verordnen sollen, oder uns mehr an die lezithinreichen Nahrungsmittel (Eidotter ca. 10%; Kaviar 1,2%; Hirn) halten sollen, ist schwer zu sagen, da in der Praxis neuerdings die Lezithinpräparate eine große (berechtigte?) Verehrung genießen. Lezithinhaltige Präparate fanden wir schon bei den Eiweißpräparaten (Materna, S. 451, Lezithineiweiß Klopfer, S. 451, Bioson, S. 450, Sanotogen, S. 452); weitere Präparate sind Ovolezithin, Neozithin, Lezithol, Lezithin-Perdynamin (1%; ein Hämoglobinalbuminat), Lezithin-Maltose usw. s. auch Promonta S. 459.

Brausender Lebertran (Helfenberg). Fettsäuren: flüssige 92,14%; feste 5,66%; flüchtige 0,075%; Asche 0,013%; P_2O_5 0,0024; Kalziumoxyd 0,0018; Eisenoxyd Spur.

Fukol (Fukolwerke, G. m. b. H., Bremen), aus Meeralgen und pflanzlichen Fetten (Sesam- und Arachisöl); jodfrei, grüngelbes Öl; Lebertranersatz.

Jodella (Apotheker Lahusen, Bremen). 0,2 Jodeisen auf 100 Teile Dorschlebertran; Kinder zweimal 1 Tee-, Erwachsene zweimal 1 Eßlöffel. Jodella phosphorata enthält 0,01 Phosphor. und 0,2 Eisenjodür auf 100 Teile Lebertran; Dosierung dieselbe.

Kraftschokolade nach v. Mering (Joh. Gottl. Hauswaldt, Magdeburg), mit Lipanin angereicherter Kakao. Stickstoffsubstanz 4,4%; Fett 21,0%; N-freie Stoffe 72,4%; Asche 1,2%. Kalorien 507.

Lebertran-Maltyl s. Maltyl S. 455; Maltyl mit 20% Lebertran.

Lebertran-Emulsion des Deutschen Apothekervereins. 42% Lebertran; 15% Sirupus simplex; ätherische Öle; Gummi; Calcium hypophosphoricum; Gelatinelösung. Kalorien 432.

Lebertran-Emulsion Scott s. Scotts Emulsion.

Lezithol (Ovolezithin „Riedel", Riedel, Berlin N. 39), aus frischem Eigelb; 4% Phosphor; 0,15—0,5 g täglich als Lecithol-Schokolade, Lezithol-Malzextrat usw.

Lipanin (Kahlbaum, Adlershof b. Berlin). Olivenöl mit 6% freier Ölsäure; Kinder 1 bis 4 Eßlöffel täglich; Erwachsene 2—6 Eßlöffel.

Neocithin, enthält Lezithin, Eisen, Kalzium, Phosphor; mehrmals täglich 1 Teelöffel.

Ossin (Strohschein, Berlin SO 36, Wienerstr. 47). Lebertran und Hühnereigelb, aromatische Essenz und Zucker. Wasser 9,5%; Lezithin 2,2%; Stickstoffsubstanz 13,4%; Fett 30,3%; Zucker 28,2%; Asche 0,7%. Kalorien 456.

Ovolezithin (Traulsen, Hamburg). Distearoglyzerinphosphorsäure des Cholins. Dreimal täglich 1 Kaffeelöffel in Suppen, Breien usw.

Piscin Dr. Stäger (Apotheker Carl Müller, Göppingen-Württemberg), Lebertran-Emulsion in Pulverform, körnig, grauweiß. 3 × tgl. 1 geh. Messerspitze.

Scotts Emulsion. 150 Lebertran, 50 Glyzerin, 120 Wasser, Gummi, Alkohol, ätherische Öle 33—38%; Lebertrangehalt. Kalorien 318—366.

Sesamin (Apotheker L. Scheyer, Berlin, Alexanderstr. 8), wohlschmeckende Seamölemulsion. Ersatz für Lebertran. Auch mit Jodeisen, Guajakol, Sandelöl, Kampfer.

Vitamulsion (Dr. R. & O. Weil, Frankfurt a. M.). Lebertranemulsion mit 1% Lezithin, 3,5% Strontium (= 0,5 g wirksames Strontium pro Eßlöffel); bei Osteoporose, Spätrachitis. Eßlöffelweise.

IV. Milchpräparate.

Sehr wertvoll für die Säuglingstherapie als Notersatz der Muttermilch, namentlich wenn verdünnte Kuhmilch nicht vertragen wird (S. 472 ff.): Ramogen = Biederts Rahmgemenge, Eiweißmilch nach Finkelstein-Meyer, Eiweißmilch nach E. Müller und E. Schloß, Bu-Co-Buttermilchkonserve, Buttermilch, Kindermehl nach Dr. Thoma, Holländische Säuglingsnahrung, vorverdaute Milch, Larosanmilch, Plasmonmilch. Für Magen-Darmkranke, Schwächezustände, Rekonvaleszenten: Albumosenmilch, Somatosemilch, Gärtnersche Milch, Backhausmilch, Kefir, Ya-Urt, Larosan, Sojamilch, vegetabile Milch, Rahmpräparate und die oben für Säuglinge angeführten Präparate (S. 457 und 473). Für Diabetiker: Rahmpräparate, Diabetikermilch, Sojamilch, besser Sojamarahm, Gärtners Milch, Bouma-Milch, Albulaktin (S. 449). Erschöpfende Bearbeitung aller Milchpräparate bei v. Noorden-Salomon; s. auch S. 472.

Reine Milcheiweißpräparate s. S. 449.

Albumosenmilch. Durch Zusatz von Albumosen zu Milchmischungen. Feinflockige Ausfällung des Kaseins. Leichte Verdaulichkeit, als Kindermilch, z. B. Riethsche Albumosenmilch.

Backhausmilch: Als Säuglingsmilch; enthält Kasein-Albumosen in dem der Frauenmilch angepaßten Verhältnis, ferner Milchzucker und Pankreatin. Mit Trypsin und Lab zubereitet. Eiweiß 1,75%; Fett 3,1%; Kohlenhydrate 5%; Salze 0,6%; Kalorien 61 (im Mittel). Die 4 Sorten enthalten: Milchzucker 5,6; 5,0; 4,8; 4,5; Kasein 0,7; 0,9; 1,8; 2,0; Albumin 0,7; 0,8; 0,8; 0,9; Salze 0,4; 0,6; 0,4; 0,7.

Biederts Rahmgemenge: 1. Biederts natürliches Rahmgemenge (nach v. Noorden-Salomon): 1½—2 Liter Vollmilch 2 Stunden in weiten Gefäßen kühl stellen und dann mit flachem Löffel 1/8 Liter der dünnen weißen Rahmschicht abschöpfen. Eiweiß 3,6%; Fett 10%; Zucker 5%. Dieser Rahm wird mit Wasser und Zucker gemischt. Fertiges Getränk durch Zusatz von Wasser, Milchzucker und Vollmilch. 6 Abstufungen, z. B. Stufe I 125 g Rahm, 375 g Wasser, 18 g Milchzucker, 0 g Vollmilch = Eiweiß 0,9%; Fett 2,5%; Zucker 5%; Kalorien 47. Stufe II entsprechend: 125 g R., 250 g W., 18 g M., 500 g V. = E. 2,3%; F. 2,4%; Z. 5%; Kal. 52.

2. Biederts konserviertes Rahmgemenge = Ramogen, salbenartig, in Büchsen. (Deutsche Milchwerke Zwingenberg); Wasser 40,3%; Eiweiß 7%; Fett 16,5%; Milchzucker 34,6%; Asche 1,5%; Kalorien 320. Mit Wasser oder Vollmilch zu vermischen zur Herstellung geeigneter Lösung.

Bouma-Milch für Diabetiker. Erhalten durch Lösen von frisch gefälltem Milch-Kasein in Natronlauge, bis eben noch Säurereaktion vorhanden; Zusatz von Dinatriumphosphat bis zur amphoteren Reaktion, Sterilisieren, Zufügen von Kochsalz, Kalksalzen und Saccharin; wird mit gewässertem Rahm verdünnt, dann homogenisiert. Eiweiß 3%; Milchzucker 0,2% — Spuren; Fett 4,8%; Kalorien 58.

Bu-Co = Buttermilch-Konserve. (Deutsche Milchwerke, Zwingenberg). Dickflüssige Konserve mit leicht säuerlichem Geschmack und Geruch; enthält kleinen Zusatz von Weizenmehl. Büchsen zu 500 g. Eiweiß 9,6%; Fett 0,6%; Kohlenhydrat 30%; Asche 2%; Milchsäure 1,7%. Kalorien 174. Wird mit der dreifachen Menge Wasser verdünnt.

Buttermilch-Kindermehl nach Dr. Thoma (Deutsche Milchwerke, Zwingenberg). Weizenmehlzusatz. Ein Teil des Mehles ist in Dextrin und Maltose übergeführt. Dosen zu 400 g.

Eiweiß 14,4%; lösliche Kohlenhydrate 46,0%; unlösliche 31,8%; Fett 1,3%; Asche 3%; Wasser 4%; Kalorien 390. 50 g werden mit ⅓ Liter Milch als Getränk, 100 g mit ⅓ Liter Milch als Suppe vermischt.

Buttermilch-Konserve s. Bu-Co.

Diabetikermilch: Eigene Zubereitung (nach v. Noorden-Salomon). Vollmilch wird mit gleichen Teilen Wasser verdünnt. Zu 500 g dieses Gemisches werden ca. 300 g guter dicker Rahm von mindestens 30% Fettgehalt zugefügt. In diesen 800 ccm sind enthalten: Eiweiß 16 g; Fett 107 g; Milchzucker 32 g; Kalorien 1190.

Eiweißmilch nach Finkelstein-Meyer: 1 Liter rohe Vollmilch wird mit 1 Eßlöffel Simons Labessenz (Mann-Hildesheim) oder 1 Teelöffel Pegninpulver versetzt und eine halbe Stunde im Wasserbade bei 42° C stehen gelassen. Den entstandenen Käsekuchen bringt man in ein Säckchen aus Seihetuch, hängt es auf und läßt die Molke ohne Pressen auslaufen. Dann wird der Käse unter sanftem Reiben, bei allmählicher Zugabe von ½ Liter Wasser, mittels eines Klopfers 4—5 mal durch ein feinstes Haarsieb gestrichen. Zur feinverteilten Käseaufschwemmung fügt man noch ½ Liter Buttermilch hinzu. Kurze Zeit aufkochen unter Schlagen mit Schaumschläger. Eiweiß 3%; Fett 2,5%; Zucker 1,5%; Asche 0,5% (0,13% P_2O_5, 0,09% CaO); Kalorien 42. Fertig zu beziehen durch Milchwerke Böhlen bei Rötha i. S., Milchwerke Vilbel. Für Säuglinge S. 474, Magendarmkranke, Rekonvaleszenten, Gärungsdyspepsie.

Gärtners Fettmilch für Diabetiker (v. Noorden-Salomon). Die Milch wird mit 2 Teilen Wasser verdünnt und dann im Separator in gleiche Teile gewässerten Rahms und gewässerter Magermilch zerlegt. Ersterem werden ausgelabtes Kasein, in verdünnter Natronlauge gelöst, und so viel Milch-Nährsalze zugefügt, daß der Gehalt an beiden dem der Vollmilch entspricht. In Flaschen käuflich. Eiweiß 3%; Milchzucker 1,3%; Fett 5,8%; Kalorien 72.

Holländische Säuglingsnahrung (Ph. Müller, Vilbel). 1. Marke H. S. mit Zusatz von Rohrzucker und Spuren Weizenmehl. ¼ Literflaschen, trinkfertig. Wasser 86,4%; Fett 0,3%; Eiweiß 3,0%; Milchzucker 4,0%; Rohrzucker 5,6%; Asche 0,64%; Kalorien 54. Auch in Pulverform zu beziehen. — 2. Marke H. A. ohne Zucker- und Mehlzusatz. In ¼ Literflaschen. Wasser 93,1%; Fett 0,3%; Eiweiß 2,8%; Milchzucker 3,34%; Asche 0,43%; Kalorien 25. Indikation S. 475.

Kefir (= Wonnetrank). Milch, vergoren durch die vorher in Warmwasser aufgequollenen Kefirkörner (= Bac. caucasicus als Säurebildner und eine Hefe, Saccharomyces — Kefir, alkoholische Vergärung bewirkend). Herstellung mit Kefirkörnern, Kefirtabletten (Blell, Ratsapotheke, Magdeburg; Nährmittelfabrik Fromm & Co., Kötzschenbroda bei Dresden), Kefirogen (Gödecke & Co., Leipzig). Herstellung: Kefirkörner (aus Apotheke erhältlich) werden ½ Stde. in reichlich Wasser bei 20° hingestellt, dann in eine neue Portion Wasser (ca. 20°) 24 Stunden getan, dann in Wasser abgespült; dann in frische, am besten sterilisierte Milch (20° C); alle 24 Stunden wechseln. Bei jedem Wechsel Körner auswaschen, und von Kaseinklümpchen befreien; nach 10—12 Tagen steigen Körner an Oberfläche. Hieraus Bereitung der Gärungsmilch (Sakkaska): eine Portion Körner wird mit abgekochter und abgekühlter Milch bei 16—18° 12 bis 24 Stunden hingestellt (öfter schütteln), darauf werden Körner abgeseiht und können weiter verwandt werden. Die Gärungsmilch wird nun in starke Champagner- oder Bierflaschen gefüllt (ein Achtel), dazu werden sieben Achtel gekochte und gekühlte Milch gefüllt. Flaschen verkorken; bei 14—15° C hinstellen, alle 2 Stunden schütteln. Nach 24 Stunden gebrauchsfertig. Alkoholgehalt: 1 tägiger Kefir 0,37%; 2 tägiger Kefir 0,69%; 3 tägiger 1,0%. Von Herzkranken oft schlecht vertragen wegen Kohlensäuregehalt. 2 tägiger Kefir meist leicht abführend, 3 tägiger peristaltikhemmend. Indikation: Tuberkulose, Nierenerkrankung, Diabetes, chron. Dysenterie (3 tägiger Kefir); habituelle Obstipation: 2 Liter 2 tägiger Kefir, 300 g Schrotbrot. 150 g Butter. — 2 tägiger Kefir enthält: Milchzucker 3,61%; Fett 3,19%; Eiweiß 3,6%; Alkohol 0,7%; Milchsäure 0,42%.

Kondensierte Milch (Gebr. Pfand, Dresden) ist im Vakuum eingedampfte Milch. Wird mit Wasser, Tee, Kaffee, Kakao verdünnt. Wasser 13%; N-Substanz 12%; Kohlenhydrate 53%; Fett 10%; Asche 2%; Kalorien 360. Für Säuglinge unbrauchbar. Für Kranke nur bei Fehlen frischer Milch zu verwenden.

Kumys. Vergorene Stutenmilch, milchsäure- und alkoholhaltig. In Steppen zu Heilzwecken gebräuchlich.

Lahmanns vegetabile Milch. Käuflich in Büchsen; aus Mandeln und Nüssen zubereitet. Trockensubstanz 80,9%; Eiweiß 10,3%; Fett 27,5%; Kohlenhydrate 40%; Asche 1,35%; Kalorien 462.

Larosanmilch. Larosan (Cewega) = Kaseinkalzium mit 2,5% Kalziumoxyd. Weißes, geruch- und geschmackloses, wasserlösliches Pulver; bewährt bei Ernährungsstörungen der Säuglinge und Kinder (S. 75). 20 g Larosanpulver auf je ½ Liter Milch und Wasser; aufkochen, durchsieben; eventuell Zucker oder Nährzucker zusetzen. Genaue Gebrauchsanweisung in den Packungen. Original-Packung = 10×10 g.

Mandelmilch. Indikation s. Vegetabile Milch. Herstellung: 250 g süße Mandeln werden mit kochendem Wasser gebrüht, die Haut abgezogen, getrocknet, dann unter Zusatz einer bitteren Mandel in der Mandelmühle verrieben und im Mörser mit 3—4 Eßlöffeln kaltem

Wasser klein gestoßen, verrieben, in einer Schüssel mit gekochtem erkaltetem Wasser (1 Liter) (oder Milch) verrührt. 2 Stunden kalt stehen lassen; dann durch feines Tuch seihen. In vorher ausgekochte Flaschen füllen; auf Eis stellen. 24 Stunden haltbar. Ebenso: Haselnuß- oder Walnußmilch.

Plasmonmilch s. S. 452 u. 476.

Rademanns Milchkonserve für Diabetiker (Rademann, Frankfurt a. M.). Zur Zeit nicht im Handel.

Ramogen s. Biederts Rahmgemenge.

Sojamamilch (Frankfurter Sojamawerke, Frankfurt a. M.). Indikation s. Vegetabile Milch. Aus der Sojabohne, die zur Zeit schwer erhältlich. Trockensubstanz 14,1%; N-Substanz 3,3%; Fett 4,4%; lösliches Kohlenhydrat 4,8%.

Sojamarahm (Sojamawerke, Frankfurt a. M.). Indikation s. Vegetabile Milch. Namentlich für Diabetiker.

Somatosemilch nach Biedert (Deutsche Milchwerke, Zwingenberg) enthält 2% Milchsomatose; s. S. 453.

Trockenmilch (G. A. Krause & Co., München). Fett 26,6%; N-haltige Substanzen 25,9%; Milchzucker 34,3%; anorganische Salze 6,2%; Wasser 7,0%.

Vegetabile Milch. Mandelmilch s. diese. Sojamamilch s. diese. Lahmanns vegetabile Milch s. diese. Indikation: Ulcus ventriculi, peritonitische Reizzustände, Supersekretion des Magens, Motilitätsstörungen des Magens, Mastkuren, harnsaure Diathese, Nierenleiden, kochsalzarme Diät bei Ödemen, Fieber, Tuberkulose, Typhus, intestinale Eiweißfäulnis. Für Diabetes am besten Sojamarahm.

Ya-Urt (fälschlich Yoghurt; ist bulgarische Sauermilch) ist im wesentlichen nichts anderes als unsere Dickmilch, von ihr unterschieden dadurch, daß sie vorher abgekocht wird, und daß die Säuerung nicht zufällig hineingelangenden Keimen überlassen wird, sondern bestimmten Säurebildnern (Laktokokkus Günther und Laktobazillus, in dem „Maja-Ferment" enthalten). Herstellung aus Yoghurt-Fermentpulver (Dr. E. Klebs, München, Goethestr. 25). Dr. Trainers Yoghurt-Maja-Ferment; Yoghurt-Tabletten (Fromm & Co., Nährmittelfabrik, Kötzschenbroda b. Dresden). Wasser 88,3%; N-Substanz 3,3%; Fett 2,8%; Milchzucker 4%; Milchsäure 0,8%; Asche 0,8%; Alkohol 0,14%; Kalorien 60. Indikation: Mastkuren, Magendarmerkrankungen, intestinale Eiweißfäulnis, Tuberkulose. Herstellung: Vollmilch 3 Minuten lang sieden lassen oder besser 10 Minuten lang auf 75° C erhitzen; dann zudecken und abkühlen auf 48—50° C. In saubere Thermosflasche füllen. Dann für je 1 Liter Milch Zusatz von 4 Teelöffeln Fermentpulver. Flasche schließen; durchschütteln. Neues Schütteln nach 2 Stunden. Dann 12 Stunden ruhig stehen lassen; dann Umfüllen in Einmachglas oder Glasschale. Jetzt gebrauchsfertig. Besserer Geschmack, wenn sie noch 24, längstens 48 Stunden gut gekühlt und zugedeckt in dunklem Raum stehen bleibt. 14 Stunden nach Beschicken mit Ferment muß Milch gut abgekühlt werden, sonst wird sie zu sauer. Wird als Dickmilch oder mit Zucker, Fruchtsaft, Fruchtmus, Zimt, zerriebenem Brot genossen. Weitere Rezepte, auch über Doppel-Ya-Urt, Magermilch Ya-Urt, Ya-Urt-Rahm usw. bei v. Noorden-Salomon s. S. 447.

V. Gemischte Präparate.

Stellen Kombinationen von Nährstoffen für die allgemeine Ernährung dar. In der Kinderpraxis (Odda, Hygiama, Infantina) noch vielfach üblich.

Alkarnose-Hiller (Riedel, A.-G., Berlin). Sirupöse Paste, Gemenge von vorverdautem Eiweiß, vorverdautem Stärkemehl und Fett. Enthält Albumosen, Fleischextraktivstoffe, Fett, lösliche Kohlenhydrate und Salze, am besten in Kakao. Eiweiß 23,8%; Fett 17,7%; Kohlenhydrate 55,3%; Kalorien 506.

Caropan. 50% Fleischeiweiß, 40% Malzextrakt.

Hygiama (Theinhardt, Stuttgart-Cannstatt), bräunliches Pulver, hergestellt aus kondensierter Milch, aufgeschlossenen Zerealien, Kakao. Als Frühstücksgetränk (1 geh. Eßlöffel mit Wasser anrühren, dann mit 250 g Milch verkochen; oder 2 Eßlöffel ebenso als Brei) bei Hyperazidität, Magengeschwür, Fieber, Rekonvaleszenz. Wasser 4,2%; Stickstoffsubstanz 21,9%; Fett 9,0%; Kohlenhydrate: lösliche 49,4%; unlösliche 10,7%; Zellulose 1,2%; Asche 3,5%; Kalorien 420.

Infantina (Theinhardt, Stuttgart-Cannstatt) s. Kindernahrung, Theinhardts lösliche S. 454

Odda für Säuglinge (Deutsche Nährmittelwerke, Berlin und Strehlen i. Schles., hergestellt aus Molken, aufgeschlossenem Weizen- und Hafermehl, Eidotter, Kakaobutter, Rohrzucker. Pulver. Für kleine Kinder: Suppe aus 120 g Odda auf 1 Liter Wasser. Für Erwachsene als Brei (75 g auf 250 g Milch oder Wasser). Wasser 5,0%; Eiweiß 14,5%; Fett 6,0%; Lezithin 0,4%; Kohlenhydrate 71,5%; Nährsalze 2,1%; Kalorien 408.

Odda für Erwachsene, „Odda M. R.", für Magen- und Darmkranke. Eiweiß 16,5%; Fett 8%; Kohlenhydrate 68,1%; Kalorien 421. Zubereitung wie voriges.

Promonta (Chem. Fabrik „Promonta" Hamburg 6). Neues, ausgezeichnetes Präparat; enthält Calc. glyzerin. phosphor., Eisenalbuminat, Hämoglobin, lösliche Eiweißstoffe, leicht assimilierbare Kohlehydrate, polyvalente Vitamine (S. 460). 3mal tägl. 1—2 Teelöffel in Wasser.

Racahout (Fresenius, Frankfurt a. M.). Gemenge aus Kakao, feinen Mehlen, Zucker und Gewürzstoffen. Vanille 2 g; Zucker 500 g; Kakao entfettet 125 g; Kartoffelstärke 125 g; Reismehl 125 g; Salep 25 g; Mandelmehl 100 g. 25 g werden mit Milch zu einer Tasse Frühstücksgetränk zubereitet.

VI. Vitamine.

Vitamine sind Stoffe, deren dauerndes Fehlen in der Nahrung schwere Ausfallserscheinungen verursachen, die wir mit dem Namen Avitaminosen bezeichnen. Welches diese Stoffe sind, ist noch nicht völlig geklärt (organisch gebundener Phosphor unwahrscheinlich; Lipoidstoffe oder „alkoholätherlösliche" Stoffe (Stepp)?, „unvollständige" Proteine nach F. Röhmann? (Näheres bei v. Noorden-Salomon.) Reinherstellung noch nicht gelungen.

Als Avitaminosen gelten: Beri-Beri (durch Genuß von geschältem Reis; Vitamin befindet sich in dem beim Polieren entfernten Reiskeimling am Pol des Reissilberhäutchens), Skorbut, Barlowsche Krankheit = infantiler Skorbut, Pellagra, Rachitis (neuerdings bezweifelt; Klotz, Berl. klin. Wochenschr. 1921. 475). Kriegsödem? (Boenheim, Münch. med. Wochenschr. 1917 Nr. 27). In weiterer Fassung auch die bei Säuglingen und Kindern auftretenden durch „Nährstoffdefekte" bei einseitiger Ernährung mit Kuhmilch, Zucker und Feinmehl entstehenden Krankheiten der Gruppe „Bilanzstörung", „Milchnährschäden", „alimentäre Anämie" (ungenügende Gewichtszunahme, Muskelschlaffheit, Anämie usw.) und im weitesten Sinne Körperschädigungen durch einseitige Kost, z. B. Eisenverarmung des Körpers bei lang durchgeführter Milchkost. Vitamine sind also „Ergänzungsstoffe", „akzessorische Nährstoffe", die die einseitige Kost mit den für den Zellenaufbau notwendigen Stoffen versehen und ergänzen, deren Fehlen in der Kost gerade diese Krankheit oder Einwirkungsstörung verursacht hat, also z. B. Bestandteile der Reishaut bei Beri-Beri, Eisen als Vitamin und „Ergänzungsstoff" bei Milchkost oder Extraktstoffe (s. Rubio) bei der einseitigen Milch- oder Milchmehlkost oder bei Entwicklungsstörungen der Kinder, die infolge der Vernichtung der thermolabilen akzessorischen Nährstoffe durch Abkochen der Milch entstehen. „Nutramine" wurden chemische Körper genannt, die aus tierischem und pflanzlichem Material gewonnen wurden; „Eutonine" ebensolche Stoffe mit Reizwirkung auf Drüsen und Nerven. Beste Vitaminbehandlung ist: abwechslungsreiche und gemischte Kost und Vermeidung jeglicher einseitiger Kost. Ausführliche Darstellung und Literatur bei v. Noorden-Salomon, Allgemeine Diätetik, Berlin 1920 und Gärtner, Ther. Halbmonatshefte 1920, 321.

Antineuritische Vitamine bei Beri-Beri: enthalten in Reiskleie und Hefe; Funksches Vitamin (aus dem Silber-Oberhäutchen des Reiskornes), Oryzanin (alkoholisches Extrakt der Reiskleie japanischer Forscher) sind unzulänglich; Orypan (Reiskleieextrakt) besser; Hefeextrakte.

Vitamine gegen Barlow: Freises Alkoholextrakt der Futterrüben (Monatsschr. f. Kinderheilk. **12**, 687), Freudenbergs Extrakt gelber Rüben mit 96%igem Alkohol (Monatsschr. f. Kinderheilk. **13**). Es enthalten an Einheiten: Weizenkeimlinge 100, Reiskeimlinge 200, Preßhefe 60, Trockene Erbsen 40, Linsen 80, Eidotter 50, Rindsleber 50, Rindmsuskel 11, Kartoffeln 4,3. = Wasserlöslicher „B-Faktor" der englischen und amerikanischen Literatur (Gärtner).

Antiskorbutische Vitamine: Zitronensaft; Alkoholextrakt der Futterrübe oder gelben Rübe (s. Barlow-Vitamine); frisches Gemüse und frisches Obst. Rubio (s. unten): Wirkung von Rubio gering; frisch bereiteter Malzaufguß. Es enthalten an Skorbutfaktor: Frischer Zitronensaft 1,5 g;

Orangensaft 1,5 g; Saft schwedischer Rüben (Wrucken) 2,5 g; konservierter Zitronensaft 5 g; Kohl, $^1/_2$ Stunde gekocht, 5 g; gekeimte Hülsenfrüchte 5 g; ungekeimte Hülsenfrüchte 0; Kartoffeln, $^1/_2$ Stunde gekocht, 20 g. Längeres Kochen zerstört Skorbutvitamin! Auch bei Skorbut der Kinder (Moeller-Barlowsche Krankheit) wirksam (Gärtner).

Antirachitische Vitamine: Lebertran, Vitamulsion (S. 457), Butter, Eidotter, Talg, Schweinefett, Fleisch, Fleischextrakt, Malzextrakt, frisches Gemüse. — Fettlöslicher „A-Faktor" der englischen und amerikanischen Literatur (Gärtner), unter Umständen auch Vollmilch (hier jedoch bei Säuglingen schwerste Grade von Rachitis, die unter Vollmilcheinschränkung heilen).

Vitamine für Nährstoffdefekte der Kinder: Extrakte aus Getreide, Malz- und Gemüsearten. Mohrrübenextrakt Rubio (Chemische Werke Rudolstadt) enthält die wasser- und fettlöslichen akzessorischen Nährstoffe der Mohrrüben (sehr gute Resultate, mitgeteilt von H. Aron (Therapeut. Halbmonatshefte 1921. 233); Tagesgabe 10—20 g; hämoglobinbildend, wachstumfördernd; Extrakt der weißen Möhre scheint dem der roten Mohrrübe unterlegen (Aron). Rubio gut als Ersatz für die im Winter zum Teil nicht durchführbare Ernährung der Brustkinder mit Fruchtsaft und Gemüsen nach dem dritten Lebensmonat.

Literatur: Stepp, Therap. Halbmonatshefte 1919. G. Gärtner, Therap. Halbmonatshefte 1920. 321. H. Aron, Therap. Halbmonatshefte 1921. 233. v. Noorden-Salomon, Diätetik. Springer 1920.

In der Häuslichkeit herzustellende nahrhafte und erfrischende Speisen und Getränke.

I. Milchpräparate (s. auch S. 457).

1. Milchsherbet. 1 Eßlöffel Zucker in 2 Eßlöffel Zitronensaft auflösen, mit ¼ Liter Vollmilch allmählich verquirlen. Körnig gefroren in Weinglas reichen. Ev. Sahnezusatz. Ca. 200 Kalorien.
2. Milchbier. $^1/_8$ Liter Vollmilch aufkochen, ebenso $^1/_8$ Liter Malzbier, dann allmählich verquirlen unter Zusatz von 1 Eßlöffel Zucker. Ca. 200 Kalorien. Statt Milch ev. Rahm.
3. Eiweißmilch. 2 Stück Eiweiß glatt rühren, allmählich mit ¼ Liter Milch und Prise Salz verrühren, in ein Glas seihen. Ca. 200 Kalorien (s. auch S. 458).
4. Milch mit Salep (oder Maizena, oder Weizenmehl etc.). 1 Teelöffel Salep mit geringer Menge Milch angerührt, die übrige kochende Milch (¼ Liter) zugießen. 10 Minuten kochen (oder besser ½ Stunde in Kochkiste). Vor Anrichten 1 Teelöffel Zucker und 1 Messerspitze Salz hinzutun. Ev. Zitronenschale oder Zimt dazu. Ca. 200 Kalorien.
5. Milchreissuppe. ¼ Liter Vollmilch aufkochen; dann 1 Eßlöffel Reis hineingeben, 1 Stunde auf Wasserbad kochen, durchseien, 1 Eßlöffel Zucker und 1 Prise Salz dazutun. Kalt oder warm. Statt Reis: Grieß etc.
6. Milchgelee mit Fruchtgelee (Hannemann). 1½ Blatt Gelatine in $^1/_8$ Liter heißem Johannisbeersaft, 1½ Blatt Gelatine in $^1/_8$ Liter kochender Milch auflösen, beide kalt stellen bis halbstarr, dann in Glasschale zusammengießen, kalt stellen. Ca. 300 Kalorien.
7. Cocktail. 150 ccm Rahm, dazu 1 geschlagenes Eiweiß, dazu 2 Eigelb und 20 ccm Kognak (oder Sherry oder Wein), 1 Teelöffel Zucker. Kalt servieren.
8. Rahmschnee. ¼ Liter Schlagrahm in einem sehr kühl gehaltenen (in Eis stellen) Gefäß schlagen, dazu 1 Eßlöffel Zucker, ¼ Teelöffel Vanillezucker. Ca. 800 Kalorien. Ev. noch Zusatz von 125 g saurem Fruchtgelee (Erdbeeren, Äpfeln, Birnen, Aprikosen, Pfirsich, Bananen, Himbeeren, Ananas oder Mischung verschiedener) mit ev. Zusatz von 2 Eßlöffel Kognak oder 1 Eßlöffel Rum oder Likör. Ca. 1000 Kalorien. Statt Vanille kann Zitronensaft oder Orangensaft oder 1 Eßlöffel Kognak genommen werden, wenn kein Fruchtgelee zugesetzt wird. Ev. als Eis zu geben.
9. Rahmgelee mit Kakao, Kaffee etc. Ca. 700 Kalorien. ¼ Liter Rahm mit 1—2 Eßlöffel Kakao (oder 1—2 Eßlöffel starkem Kaffeeaufguß oder starkem Teeaufguß oder Kakao + Kaffee) glatt verrühren, aufkochen, darin 2 Eßlöffel Zucker auflösen, 3 Blatt vorher aufgeweichte Gelatine einrühren, in Glasschale gießen; kalt anrichten.
10. Rahmgelee mit Wein, Fruchtsäften etc. Ca. 550—700 Kalorien. ¼ Liter fetten Rahm mit kleinem Stück Zitronenschale aufkochen (Schale entfernen), dazu 3 Blatt vorher aufgeweichte Gelatine und dann 2 Eßlöffel Zucker geben. Dazu 2 Eßlöffel Wein oder Sherry oder 4 Eßlöffel Apfelsinensaft oder 125 g süßes Fruchtgelee (bei letzterem fällt Zucker fort) zusetzen sobald Mischung steif zu werden beginnt. Kalt zu reichen.

11. Rahmschneegelee mit Zusätzen. Ca. 880 Kalorien. ¼ Liter Rahm zu steifen Schnee schlagen, mit 2 Eßlöffel Zucker und 2 Eßlöffel starkem Teeaufguß (oder Kaffeeaufguß oder Kakao oder 4 Eßlöffel Weißwein oder 2 Eßlöffel Sherry oder Madeira oder 2 Eßlöffel Fruchtsirup oder 60 g ungesüßtem Fruchtgelee oder 4 Eßlöffel Apfelsinensaft) weiterschlagen, danach mit 3 Blatt vorher in 2 Eßlöffel kochendem Wasser aufgelöster Gelatine weiterschlagen, bis Masse steif wird. Sehr kalt zu reichen.
12. Sahne mit Gelbei und Zusätzen. Ca. 129 Kalorien. 2 Gelbeier mit 10 g ungesalzner Butter, 1 Teelöffel Zucker und ½ Liter süßer Sahne unter fortwährendem Quirlen auf Wasserbad bis zum Kochen bringen, dann etwas abkühlen, darauf ½ Teelöffel Apfelsinensaft (oder Zitronensaft oder Arrak oder Zusätzen wie Nr. 11) verrühren.
    Ev. können der kochenden Sahne vor Zusatz von Gelbei, Zucker und Butter 3 g in wenig kalter Sahne aufgelösten Mondamins hinzugegeben werden. (Ev. halbe Mengen genügend: ca. 580 Kalorien.)
13. Kefir und Yoghurt (Ya-Urt). Herstellung vgl. S. 458 und 459.
14. Vanille-Rahmeis. ⅛ Liter Rahm, $^1/_{16}$ Liter Vollmilch, 1 Eßlöffel Zucker, ¼ Teelöffel Vanillezucker gut vermischen, auf Eis frieren lassen, in breitem Glas anrichten.
15. Buttercreme. 50 g ungesalzene oder mit Wasser vorher gut ausgewaschene Butter wird in einem Gefäß mit Holzlöffel sehr weich gerührt (ev. leicht vorwärmen), dann mit 50 g feinstem Staubzucker und darauf mit 2 Eßlöffel Kaffee oder Zutaten wie bei Nr. 9 oder verschiedenen Likören oder 1 Stück harten, in einem Mörser zerstampften Eigelbs (bei letzterem ein wenig Zitronensaft) verrührt.
16. Mayonnaise. 2 Eigelb und 10 g Butter werden verrührt. Dann fügt man tropfenweise ca. 10 g gutes eisgekühltes Tafelöl unter ständigem Rühren dazu und würzt mit Wein oder Zitronensaft.
17. Milchtee. 2 Teelöffel guter Tee werden mit ¼ Liter kochender Milch übergossen; ziehen lassen.

II. Eierspeisen.

1. Geschlagene Eier. a) Geschlagenes Ganzei, b) geschlagenes Eidotter (ev. mit Zusatz von Zucker, Zitronensaft, 1 Eßlöffel Wein oder Kognak, Tee, Kaffee, bei a u. b). c) Eiweißschnee (ev. mit Tee, Schokolade, Fruchtpürees, Wein, Kognak, Likören zu versetzen).
2. Leichtes Spiegelei. Teller mit Butter ausstreichen auf kochendes Wasser setzen; wenn durchwärmt, Ei vorsichtig darauf ausschlagen und zugedeckt stehen lassen, bis das Weiße gestockt ist. Auf demselben Teller anzurichten.
3. Rührei im Glase (lockere Form). Ca. 270 Kalorien. 2 ganze Eier, 20 g Butter, Prise Salz in ein Glas tun, das in kaltem Wasser steht. Wasser kochen lassen unter fortwährendem Verrühren des Glasinhalts, bis dieses etwas fester geworden. Im selben Glas anzurichten. Ev. können kurz vor dem Anrichten noch 3 Eßlöffel Rahm und 2 Eßlöffel Jus zugesetzt werden.
4. Eierstich, Souflés, Omelettes sind in Kochbüchern nachzusehen.
5. Eierbier enthält 6,0 g Eiweiß, 4 g Fett, 40 g KH, 1 Ei zerschlagen, dazu 250 ccm leichtes Bier, 30 g zerstoßenen Zucker, unter Schlagen über Feuer erhitzen bis nahe vor Aufsieden; ohne Feuer einige Minuten weiterschlagen.
6. Eierweißwasser. Weißes eines Hühnereis, dazu 200 ccm frisches oder gekochtes Wasser, sorgsam verrühren, dazu 4 Teelöffel zerstoßenen Zucker. Ev. Zusatz von Kognak, Madeira, Tokaier, Fleischextrakt, Jus (bei letzteren beiden Prise Salz statt Zucker). $E = 3{,}5$ $KH = 15{,}0$.
7. Chaudeau. 2 Eigelb, 1 Glas Weißwein, 1 Kaffeelöffel Zucker und einige Tropfen Zitronensaft werden an nicht zu heißer Herdstelle oder über Dampf bis vors Kochen geschlagen.
8. Mastsuppe. 20 g Hohenlohesche Haferflocken koche man ½ Stunde in Wasser oder Bouillon, füge dann 60 g Butter und Salz hinzu und lasse noch einmal aufkochen.
9. Eierschneegelees. ⅛ Liter Milch kochen, darin 2 Blatt vorher aufgeweichter Gelatine auflösen, 50 g Zucker dazugeben, dann die ganze Masse auf 2 Eidotter gießen, umrühren auf Feuer bis dicklich, kalt stellen. Oder: Nur ein Eigelb verwenden und nach Vermischen mit Eigelb und Verrühren über Feuer noch das schneegeschlagene Eiweiß mit etwas Salz und Vanillezucker hinzusetzen, verrühren, weiter verarbeiten wie vorher. Ev. vorher Kakao oder Kaffeeextrakt zu kochender Milch geben.
10. Creme mit Fruchtsaft (oder Kakao etc.). 3 Eigelb und 125 g Zucker schaumig rühren. 2 Blatt weiße in kaltem Wasser eingeweichte, gut ausgedrückte und mit 1 Eßlöffel Zitronensaft (oder 3 Eßlöffel Apfelsinensaft oder 2 Eßlöffel geriebener Schokolade oder 1 Teelöffel Kakao oder einigen Tropfen Kaffeeextrakt) vermengte Gelatine unter die Creme rühren. Mit 3 zu steifem Schnee geschlagenen Eiweißen unterziehen. Nach Erstarren servieren.

III. Fleisch- und Wurstwaren.

1. Leimhaltige Speisen: Nahrhaft, Eiweißsparer.

a) Hausenblase: 1 Hausenblase zerschneiden, in kaltes Wasser legen (für je 16 g ½ Liter Wasser), aufweichen, dann mit Prise Salz ¼ Stunde kochen, durchseihen oder filtrieren. Dazu ev. Zusätze von Jus oder Kognak oder Fleischextrakten oder Eiweißpräparaten oder Zusätze wie bei b) kalt gereicht.

b) Gelatine: feinste Speisegelatine 10 g zerschneiden, in Wasser aufweichen, kochen, heiß durchseihen. Zusätze: 1 Eßlöffel Zitronensaft oder Salzsäure (0,5 : 100 ccm bei Anazidität!) oder 1 Eßlöffel Kognak, oder Fruchtsäfte, oder Wein oder Bratenjus. Ev. Zuckerzusatz! Auf ca. 12 g Gelatine = 6 Blätter ½ Liter Flüssigkeit (ev. auch Bouillon!) zu rechnen.

c) Kalbsfußgallerte. Kalbsfüße gut reinigen, 3—4 Stunden in laues Wasser legen, dann in kaltes Wasser legen, erhitzen, doch nicht bis zum Sieden. Wasser abgießen, nochmals kaltes Wasser zugießen, zum Sieden erhitzen. Nach 3 Stunden Kalbsfüße herausnehmen; Flüssigkeit abschäumen, durchseihen; kalt anrichten (für 1 Liter Gallerte sind ca. 6 Kalbsfüße notwendig, Zusätze wie bei b).

d) Fleischgelee (schnell zuzubereiten). In ¼ Liter kochenden Wassers 6 g vorher eingeweichte weiße Gelatine auflösen, dazu 5 Teelöffel Oxo, 8 Tropfen Maggi oder andere Fleischextrakte, Prise Salz; kalt stellen. Oxo und Maggi fallen weg, sobald statt Wasser kräftige Fleischbrühe genommen wird. Kalt zu reichen, ev. mit Bratenjus garniert.

e) Fleischgelee (andere Zubereitung). 250 g Rindfleisch, 400 g sehniges Kalbfleisch (Hesse- oder Sehnenstück), 100 g mageren Schinken durch Fleischhackmaschine gehen lassen, mit 200 ccm Wasser und 2 Blatt weißer Gelatine in zugedeckten Topf in kaltes Wasserbad stellen, 3—4 Stunden langsam kochen lassen. Brühe durch Tuch gießen. Kalt anrichten.

f) Jus (Jaworska). 1 Kalbsfuß, gut gereinigt, zerschnitten, zerhackt, mit 30 g Kalbfleisch und 30 g Rindfleisch, Prise Salz und einer gerösteten Brotrinde in 1 Liter Wasser kochen, bis auf die Hälfte einkochen, dann Brühe durchseihen, ev. mit etwas Zitronensaft oder Wein oder Fleischextrakt schmackhafter machen — kalt zu geben zu leichtem Braten, Toast, leichten Gemüsen, Eiern.

2. Fleischbrühen.

a) Frischer Fleischsaft. 300 g mageres Fleisch, fein gehackt oder durch Wurstmaschine getrieben, mit 75 g Wasser kalt ansetzen. Nach 15—20 Minuten wird die durchgerührte Masse in mehreren Lagen, die durch grobes Leinen getrennt sind, unter eine starke Presse (Dr. Kleins Fleischpresse, Alexanderwerke) gebracht. Druck langsam steigern. 300 g Fleisch geben ca. 140 g Saft (v. Noorden-Salomon).

b) Fleischsaftgefrornes (v. Ziemssen-Moritz). 500 g frisch ausgepreßter Fleischsaft, 200—250 g Zucker, 20 g frisch ausgepreßter Zitronensaft, 20 g Kognak, eine Spur Vanille, drei Eidotter; alles gut miteinander verrührt, in die Gefriermaschine gebracht. Enorm teuer!! (Für 500 g Fleischsaft sind 2 kg schieres Fleisch notwendig.)

c) Kraftbrühe. 500 g mageres Rindfleisch und 20 g magerer, zart geräucherter Schinken durch Fleischhackmaschine; dann in eine Verschlußbüchse, diese verschlossen in Wasserbad 3—4 Stunden kochen lassen, dann durchseihen durch vorher überbrühtes Seihtuch. Ev. Zusätze von Fleischextrakten, Eiweißpräparaten.

d) Flaschen-Fleischbrühe = Beeftea. 1 Pfund mageres, frisches Ochsenfleisch durch Fleischwolf, mit ¾ Liter kalten Wassers anrühren, 1 Stunde stehen lassen, dann ankochen und 2—4 Minuten kochen lassen; durchseihen, abfetten, salzen. Eisgekühlt aufbewahren und servieren.

e) Schnelle Bouillon. Aus Bouillonkapseln (s. Nährpräparate I Maggi, Oxo usw.) oder Carnolaktin zuzubereiten.

f) Chicken Tea (Davies). 1 Huhn entzweischneiden, mit ½ Liter Wasser mit Zutaten von etwas Salz, 1 Brotrinde, Muskatnuß, 1 Schnitte Selleri kalt aufsetzen; dann ca. 2 Stunden schwach kochen, bis Fleisch von Knochen gelöst; Fleisch und Brotrinde in Mörser fein zerstoßen, mit etwas Brühe zu dickem, glattem Brei anrühren und warm mit etwas Röstbrot servieren.

3. Fleischbrei. Mageres Fleisch schaben, von Sehnen, Häuten etc. befreien, in Mörser fein zerstampfen, durch feines Fleischsieb treiben und zu einer pastenähnlichen Masse verreiben. (Ev. etwas Salz- oder Juszusatz oder weitere Verwendung zu 4.)

4. Fleischbreicreme. 1 Eßlöffel Fleischbrei (Nr. 3) wird mit einer Mischung von 1 Dotter, 2 Teelöffel Rahm, 1 Teelöffel Butter, die schäumig verrührt wurden, gut zusammengerührt; dazu Salz nach Geschmack. Zu reichen auf warmem Toast. Statt Fleisch ev. roher Schinken oder rosagebratenes Rind- oder Kalbsfilet zu verwenden.

5. Kalbsmilchbrei (Gehirnbrei). Ca. 460—490 Kalorien. 125 g Kalbsmilch (oder Kalbshirn) in Salzwasser garkochen, erkalten lassen, wiegen, durch Haarsieb streichen, mit 2 Gelbeiern und 30 g süßer Sahnenbutter vermischen und in spitzem Töpfchen unter Quirlen in Wasserbad bis kurz vors Kochen bringen.

IV. Getreide.

1. Typus der Getreidemehlsuppen. Ca. 100 g Mehl etc. werden mit 1 Liter Wasser oder Bouillon oder Milch unter Zusatz von Kochsalz, Zucker und Butter ca. ½ Stunde gekocht. Ev. vorher Zugabe von 1—2 Eigelb (gut verrühren). Zu verwenden: Weizen, Grieß, Mais, Hafer, Graupen, Sago, Grünkern, Reis, Maizena, Mondamin, präparierte

Gersten- oder Hafermehle (Hohenlohe etc. (s. Nährpräparate S. 453). Hafergrütze, Oat meal etc. oder zur Hälfte oder ganz künstliche Präparate wie Bananin etc. zu verwenden. Ev. 20 g eines möglichst geschmacklosen Eiweißpräparates (S. 449) einzurühren vor Kochen (außer lezithinhaltigen, die nach Kochen einzurühren sind).

2. Milchbrei. 40 g Reis 3 mal mit kochendem Wasser abbrühen, bei der dritten Abbrühung dem Wasser etwas Natron (Prise) zufügen. Wasser gut abgießen, dann ½ Liter kochende Milch darübergießen und mit 20 g Butter, 1 Prise Salz, 1 kleinem Stück Vanille langsam garkochen (am besten auf Wasserbad wegen Gefahr des Anbrennens!).
3. Porridge (schnell zuzubereiten). ³/₈ Liter Wasser zum Kochen bringen und dann ¹/₈ Liter mit 40 g Hafermehl und etwas Salz verrührten kalten Wassers dazugeben und 25 Minuten unter Rühren langsam garkochen. Mit Sahne oder Rotweinsauce zu reichen.
4. Porridge II. 30 g Schrotmehl oder Hohenlohesche Haferflocken, 250 ccm Wasser 2 Stunden im Wasserbad kochen. 60 g Butter und etwas Salz dazufügen. Mit Rahm oder Zucker servieren.
5. Flammeri (schnell zuzubereiten). ¼ Liter Sahne (oder Milch oder halb und halb) wird mit 1 Stück Vanille und 1 Messerspitze Salz zum Kochen gebracht. 35 g Grieß (oder Haferflocken oder Reisflocken oder Reis- oder Maisgrieß) werden mit 20 g Zucker untereinander gemischt und dann in die kochende Sahne (resp. Milch) geschüttet und unter immerwährendem Rühren 8 Minuten gekocht. Dann 2 Gelbeier mit Eßlöffel kalter Sahne klar quirlen, dem Brei unterrühren, aufkochen und den Schnee von 2 Eiweißen unterziehen. Mit Frucht- oder Vanille- oder Weinschaumsauce zu servieren.

V. Früchte.

1. Äpfelwasser. 1 großer Apfel, geschält, Kerngehäuse ausstechen, mit 30 g Zucker füllen; backen, dann mit ¼ Liter kaltem Wasser zerquetschen, 20 Minuten stehen lassen, durch grobes Zeug filtrieren, 1 Teelöffel Zitronensaft hinzusetzen. Statt Wasser kann Teeaufguß genommen werden.
2. Orangeade. Saft einer Apfelsine mit Zuckersirup süßen und mit einem vorher geschlagenen Ei verkleppern.
3. Mandelmilch s. S. 458.
4. Limonaden aus verschiedenen Fruchtsäften.
5. Rote Grütze mit Mehl oder Gelatine oder Agar-Agar. ½ Liter Fruchtsaft (Apfelsine-, Zitrone-, Kirsch-, Himbeer-, Johannisbeer-, Blaubeer-, Holunderbeerensaft oder Mischungen derselben) wird mit ½ Liter Wasser gekocht und kochend mit 50 g Sagomehl (oder 60 g Kartoffelmehl) oder 10—12 Blatt Gelatine oder 10—15 g Agar-Agar gut verquirlt und unter Umrühren 8—10 Minuten gekocht. Ev. Zusatz von Kognak oder Rum oder Wein.
6. Fruchtgelee, vgl. Weingelee. VI.
7. Apfelgelee. ½ kg Äpfel mit einigen Eßlöffeln Wasser und Zitronenschale kochen und durchstreichen, dann mit Gelatine, dem Saft einer Zitrone und ¹/₈ kg Zucker vermischen und solange schlagen, bis die Masse weiß und schaumig geworden. In Form gießen, eiskühlen. Stürzen. Servieren.

VI. Alkohol.

1. Bierweinsuppe. ³/₈ Liter Bier (dunkles oder Weißbier), ⅓ Liter Weißwein, Kandis, Zitronenschale zusammen kochen, dann 60 g Sago und 75 g Zucker ca. 30 Minuten darin klarkochen.
2. Biersuppe, klare. ½ Liter dunkles oder Braunbier wird aufgekocht, mit 15 g Mehl abgerührt, gesüßt und mit Zitronenschale gewürzt.
3. Weingelee. 20 g weiße, gute Gelatine einzeln in kaltes Wasser legen. ¼ Liter Wasser mit 150 g Zucker aufkochen und jedes einzelne der aufgeweichten Gelatineblätter in Tuch gut ausdrücken und in die heiße Flüssigkeit legen; etwas abkühlen lassen und mit ¾ Liter Wein (oder Apfelwein oder Heidelbeerwein oder Fruchtsaft) ev. mit Zusatz von etwas Portwein oder Kognak oder Arrak vermischen. Kalt zu reichen. Ev. mit Rahmschnee oder Vanillesauce zu reichen.

Literatur: Jürgensen, Kochlehrbuch, Springer. Strauß, Diätbehandlung, Karger 1909. Pariser, Prakt. diät. Kochbuch, Schicks Buchhandlung, Homburg v. d. H. 1912. v. Noorden-Salomon, Diätetik, Springer 1920.

Diabetikerpräparate.

Auswahl einiger bekannter Präparate. Preisangaben sind wegen der schwankenden Preise unterlassen. Bei Verwertung der in den Preislisten und Fabrikreklamen angegebenen Kohlehydratgehalte ist oft große Vorsicht geboten. Nachprüfung empfehlenswert.

Adressen von Nährmittelfabriken und Lieferanten:

1. Rademanns Nährmittelfabrik, Frankfurt a. M., Goethestr. 30 (R).
2. Fritz, August, Diätetische Bäckerei, Wien, Naglergasse 13 (Fr).
3. Niemöller & Brockmann, vorm. H. Niemöller, G. m. b. H., Gütersloh (N & B). Aleuronatgebäcke.
4. Günther, Fr., Frankfurt a. M., Aleuronatgebäcke (G).
5. Fromm & Co., Kötzschenbroda b. Dresden (Fro).
6. Gericke, Rudolf, Potsdam (Ge).
7. Gebr. Steinbach, Weinhandlung, Frankfurt a. M.
8. Bresin, Kurt, Spezialbäckerei für Zuckerkranke, Berlin-Schmargendorf, Zoppoterstr. 15 (Br).
9. Seidl, Anton, G. m. b. H., München, Marsstr. 35 (Sei). Klebergebäcke.
10. Diätei, Breslau (Di).

1. Früchte*).

Rademanns Früchte im eigenen Saft; wohlschmeckend. Saft nicht mitessen; vor Gebrauch eventuell mit Saccharin versüßen. 6—8% KH. (R).
Rademanns Fruchtmark; Johannisbeerfruchtmark, besonders zur Eisbereitung; 4—6% KH. (R).
Fromms Früchte (Fro).
Fromms Fruchtgelee; lävulosehaltig! (Fro).
Rademanns Fruchtsäfte für Diabetiker; 8—10% KH. (R).
Rademanns Tomatenpuree; 4—6% KH. (R).
Selbsteingemachte Früchte (ohne Zucker!): zu verwenden sind frische, noch nicht völlig reife Früchte (da unreife weniger KH haben). Süßen mit Saccharin; bei ganz leichtem Diabetes kann eventuell Lävulose genommen werden.

2. Brotsurrogate*).

Sie bilden gute Unterlagen für Käse, reichliche Fett- und Buttermengen, Schinken, Speck. Brote mit großem Volumen enthalten zwar ziemlich viel KH, sind jedoch durch ihr großes Volumen sehr geeignet als Butter- und Fettträger. Nur als Äquivalent zu verabreichen! Befriedigen oft das Brotbedürfnis der Diabetiker besser als geringe Mengen Brot mit den gleichen KH-Mengen. Brote mit großem Volumen sind besonders: Rademanns Diabetikerweißbrot, Fromms Glidine-Luftbrot, Fritzs Luftbrot, Seidls Kleberbrot s. S. 447, 449 u. 450—453. Es enthalten an Kohlenhydraten:

60%: Weißbrot.
50%: Roggenbrot, Kommisbrot, Grahambrot.
48%: Pumpernickel.
46%: Rheinisches Schwarzbrot; Schrotbrot (Fr); DK-Brot (R); Seidls Kleberbrot; sehr voluminös! (Sei).
45%: Gerickes Porterbrot (Ge).
38%: Fromms Conglutin-Brot (20% Eiweiß) (Fro); Aleuronatbrot (Ge).
35%: Bresins Haferbrot (Br); Niemöllers Roborat-Nährweißbrot (N & B); Fromms Conglutin-Roggen-Brot, Conglutin-Weizenbrot, Conglutin-Graham-Brot, Conglutin-Hafer-Brot; letztere vier ca. 4—6 Tage haltbar; Fromms Glidine-Luftbrot, enthält 60% Eiweiß; ein Brot enthält 4 g KH; lange haltbar (Fro).
34%: Gerickes Doppel-Porter-Brot (Ge); Niemöllers Roborat-Nährschwarzbrot (N & B); Niemöllers Roborat-Diabetiker-Weißbrot I (N & B).
33%: Niemöllers Roborat-Diabetiker-Schwarzbrot I (N & B).
26%: Niemöllers Roborat-Diabetiker-Weißbrot II (N & B).
24%: Bresins Haferbrot; Bresins Roggenbrot; Bresins Grahambrot (Br).
23%: Gerickes Dreifach-Porter-Brot (Ge).
22%: Rademanns Glutenbrötchen (R).
20%: Fritzs Litonbrot, wohlschmeckend, nur einige Tage haltbar. (Fr).
18%: Niemöllers Roborat-Diabetiker-Schwarzbrot II (N & B).
14%: Gerickes Sifarbrot (Ge).
10%: Primär-Brot (Di).
8%: Bresin-Brot „kohlehydratarm“ (Br).
6%: Rademanns Luftbrot (R), aus reinem Kleber, geschmacklos, unbegrenzt haltbar; Fritzs Luftbrot, dauernd haltbar (Fr); Fromms Uni-Brot, 75% Eiweiß, hergestellt aus Lezithineiweiß Klopfer und reiner Zellulose (Fro).

*) Adressen Seite 465 oben.

4%: Fromms Conglutin-Weniko-Brot, sterilisiert, in Dosen, 1 Jahr haltbar (Fro).
1%: Niemöllers Roboratmandelbrot (N & B)
KH-frei: Rademanns Casoid-Biskuits, beliebt zum Nachtisch für Käse, Butter usw.; Rademanns Ohneko-Biskuits (R).

3. Andere Gebäcke *).

Gerickes Doppelporter-Zwieback 37% (Ge).
Rademanns Diabetiker-Zwieback, hoher Eiweißgehalt, 41% KH. (R).
Fromms Conglutin-Zwieback 45% (Fro).
Fromms Mandel-Zwieback 50% (Fro).
Niemöllers Roborat-Diabetiker-Zwieback 18% (N & Br).
Bresins Zwieback 20% (Br).
Seydls Kleber-Zwieback 44%; sehr voluminös! (Sei).
Rademanns Diabetikerstangen, nahrhaft; 17% KH, 22% E, 48% F (R).
Roborat-Diabetikerstangen 7,5% (N & B).
Rademanns Diabetiker-Kakes 35% (R).
Rademanns Dessert-Gebäck 10%.
Rademanns Diabetiker-Biskuits, Delikateßgebäck, 32,5%.
Rademanns Makronen für Diabetiker 10% (R).
Roborat-Nährbiskuits 48% (N & Br).
Fromms Conglutin-Napfkuchen, Conglutin-Madeira-Kuchen, Conglutin-Mandoletti 20—24%.
Fromms Pfeffernüsse (Fro).
Bresins Königskuchen, Dessertgebäck, ca. 20%.

4. Diabetiker-Mehle usw. *).

Bresins Paniermehl 18% KH.
Gerickes Aleuronatmehl 3% (Ge). S. 450.
Gumperts Ultramehl 7% (Gu).
Fritzs Diabetikermehl 25% (Fri).
Fromms Conglutin-(Brot)-Mehl I, zur Brotbereitung, 60%. S. 450.
Fromms Conglutin-(Kuchen)-Mehl II, zur Bereitung von Mehlspeisen, Klößen, Nudeln, Napfkuchen, Teegebäck, 60%.
Fromms Conglutin-Eiweiß-Mehl III, sehr eiweißhaltig, 50% KH.
Fromms Conglutin-Selback-Mehl, zum Selbstbacken, 10%.
Primär-Mehl 30% (Di).
Fromms Conglutin-Suppen-Grieß.
Conglutin-Luftbrot-Grieß zum Panieren.
Conglutin-Hausmacher-Nudeln.
Conglutin-Makkaroni.
Bresins Nudeln 20,68%.
Bresins Paniermehl.

5. Diabetiker-Kakao und -Schokolade *).

Lävulose-Schokolade (Stollwerk), ca. 15% KH.
Rademanns Diabetikerkakao, ca. 10%.
Rademanns Diabetiker-Schokolade 7,5%.
Rademanns Dessert-Schokolade, Rademanns Mokka-Schokolade 7,5% (R).
Niemöllers Roborat-Nährschokolade 47,5%.
Roborat-Nährkakao 15,3%.
Eisen-Roborat-Kakao 47,5%.
Roborat-Diabetiker-Schokolade 14,6%.
Roborat-Diabetiker-Kakao 15,3% (N & B).
Bresins Schokolade 9% (Br).
Fromms Conglutin-Schokolade 34%.
Conglutin-Mokka-Schokolade 34%.
Conglutin-Kakao 20%.
Conglutin-Haferkakao (Fro).

6. Milch und Sahne s. Milchpräparate S. 457.

*) Adressen Seite 465.

7. Weine, Sekt.

Firmen: Rademann (R), Kognak, Sekt, Heidelbeerwein.
Steinbach, Weinhandlung, Frankfurt a. M., Weiß- und Rotweine.
Fromm (Fro), Spanischer Rotwein, Kognak.

8. Verschiedenes *).

Rademanns Lävulose (R).
Fromms Lävulose (Fro).
Fromms Durststill-Tabletten (Fro).
Rademanns durststillende Tabletten mit Fruchtgeschmack (R).
Fromms Conglutin-Extrakt, fest: 22% E, 34% F, 9% Asche, 10% KH, ein nährsalzhaltiges Pflanzenextrakt, zu Gemüsen, Saucen und Bratenbeigüssen; dasselbe flüssig
Fromms Conglutin-Nährsalzmischung (Fro).

*) Adressen Seite 465.

Künstliche Ernährung.

Von **Dr. Horst Straßner,**
Facharzt für Magen-Darmkrankheiten in Kiel.

Rektale Ernährung.

Indikationen: Stenosen im Verdauungstraktus und Verätzungen des Rachens, Kehlkopfeinganges, der Speiseröhre, des Magens, Magenblutung, unstillbares Erbrechen, Nahrungsverweigerung, Somnolenz, schwerste Appetitlosigkeit, Schwäche des oberen Verdauungskanals, z. B. im Greisenalter.

Kontraindikationen: Reizzustände des Darmes vom Mastdarm bis zur Valvula Bauhini, entzündliche Hämorrhoidalknoten, Reizzustände des Dünndarms und in der Bauchhöhle (Nährklistiere werden nicht gehalten, bei letzteren eher noch Tropfklistiere).

Technik: A. Einzelklistier: 1. Reinigungsklistier mindestens eine Stunde vor Nährklistier; manchmal genügt jeden 2. Tag oder täglich ein morgendliches Reinigungsklistier. Häufigkeit der Nährklistiere: meist zweimal täglich, hängt von der Reizbarkeit des Darmes ab. 2. Einbringen des Nährklistiers: frühestens eine Stunde nach Reinigungsklistier mit weichem 8 cm hoch in Rücken- oder Seitenlage eingeführtem Kautschukdarmrohr unter geringem Druck (80—100 g Flüssigkeit in der Minute einlaufen lassen) vermittels Irrigator oder Spritze. Danach mindestens zweistundenlange ruhige Bettlage, Stuhldrang unterdrücken. (Am besten 5—8 Tropfen Opiumtinktur dem Nährklistier zusetzen.)

Menge des Einzelklistiers: 250—300 ccm. Tagesgabe: 2 Klistiere. (Bei 3 Klistieren meist nach einigen Tagen starke Darmreizung). Zusammensetzung siehe unten.

B. Tropfenklistier: Vermittels Straußschen Tropfklistier-Apparates oder eines improvisierten Apparates (ein einfacher Irrigator, dessen Schlauch in der Mitte durch ein mit drehbarem Hahn versehenes Zwischenstück unterbrochen ist). 1. Reinigungsklistier wie bei A. 2. Eine halbe Stunde vor Tropfklistier ein Opium-Mikroklysma (8 Tr. Tct. opii auf 10 ccm Wasser). 3. Einführung des am Schlauch angebrachten Nelaton-Katheters 8—10 cm tief ins Rektum; Irrigator 75 (bei schwer fließenden Lösungen 100) cm hoch über Patienten anbringen; durch Umwickeln heißer Tücher vor Abkühlen schützen. Hahn so stellen, daß in 10 Sekunden 12—15 Tropfen einfließen (Einfluß 300—360 ccm in der Stunde). Nach je 2 Stunden Zufluß auf 30—60 Minuten unterbrechen, ohne den Katheter aus dem Mastdarm zu entfernen. Tagesmenge des Tropfenklistiers im Mittel 1200—2000 ccm.

Resorption: Wir wissen, daß die Rektalernährung nur ein unvollkommener, von Laien und vielen Ärzten überschätzter Notbehelf ist, auch in Form der immerhin besser wirkenden Tropfenklistiere. Oft schon nach einigen Tagen

Darmreizung, die zum Aufhören zwingt. Ausschließliche Nährklistierernährung kann meist nur 10—12 Tage ohne Gefährdung des Kräftezustandes fortgesetzt werden; dann Einsetzen der Mundernährung unbedingt notwendig. Ist längerer Termin notwendig, bei Unmöglichkeit der Mundernährung: Gastro- oder Jejunostomie (s. S. 470). Klistier verteilt sich, falls keine Hindernisse vorliegen, bis zur Bauhinschen Klappe.

Gut ausgenutzt werden: NaCl (physiologische = 8—9‰ige Lösung), Jod-Bromsalze (isotonisch), Phosphorsäure (?), Peptidgemische (Hapan, Erepton (S. 450 u. 451): teuer, ob praktisch den Albumosegemischen (S. 448) vorzuziehen, zweifelhaft; manchmal Reizzustände), rohe Stärke (Höchstmenge 4—5 g), Dextrin, dextrinisierte Kindermehle (machen leicht Darmkatarrh), Dextrose = Traubenzucker (sehr beliebt in 8—10%iger Lösung; 15—20%ige Lösungen machen oft Darmreizungen). Lävulose (oft Darmreizung, daher unbrauchbar), Dextrin (10—15%ig) besser verwendbar als Dextrose. Alkohol (3%ig, z. B. 60 ccm Weinbrand, Rum, Nordhäuser auf 1 Liter, bei Hyperazidität und Magengeschwür wegen Erregung der Salzsäuresekretion verboten).

Mittel ausgenutzt werden: Albumose-Peptonpräparate (besonders Wittepepton, Riba, Nährstoff Heyden [15—20%ig, Tropfklistier, 5—10%ig], ferner Somatose, peptonisierte Milch, Alkarnose, Gelatine), Rohrzucker, Laktose, Maltose (werden schlecht vertragen).

Wenig ausgenutzt werden: natives Eiweiß (Eier, Blut, Milch, Pflanzeneiweiß, Fleischeiweiß), unabgebaute Eiweißpräparate (S. 449) (da einziges, eiweißverdauendes Darmferment Erepsin sie nicht angreifen kann, also nur geringe Zersetzung durch Bakterien); Fette in jeder Form (da Fettfermente im Dickdarm nur verschwindend wenig; Eidotter-Pankreas-Klistiere noch am aussichtsreichsten).

Am zweckmäßigsten nach v. Noorden-Salomon: Wasser, oben angeführte Salze, Alkohol (3%iger), Dextrin, Dextrose, Pepton Witte, Riba, Nährstoff Heyden, Erepton, Hapan.

Beispiele: **1.** v. Noorden-Salomon: I. Klistier: Riba 60 g, Alkohol 9 g, Kochsalz 2,5 g, Wasser 300 g; II. Klistier: Dextrin 100 g, Alkohol 9 g, Kochsalz 2,5 g, Wasser 300 g. I+II = 57 g N, 18 g Alkohol, 100 g KH = 700 Kalorien. Davon resorbiert: 40 g N, 90 g KH, 18 g Alkohol = 660 Kalorien.

2. Ad. Schmidt: Nährstoff Heyden 44 g, Dextrin 60 g, Kochsalz 2,7 g, Wasser 300. Zwei solche Klistiere geben: 39 g N-Substanz 123 g KH = 664 Kalorien; davon resorbiert: 31 g N, 111 g KH = 582 Kalorien.

3. Tropfenklistier I (v. Noorden-Salomon): 150 g Dextrin, 7 g Kochsalz, 30 g Alkohol, 1 Liter Wasser = 825 Kalorien.

4. Tropfenklistier II (v. Noorden-Salomon): 150 g Dextrin, 50 g Riba, 7 g Kochsalz, 30 g Alkohol, 1 Liter Wasser = 1030 Kalorien.

Weitere, in der Literatur bekannte Klistiere und erschöpfende Bearbeitung bei v. Noorden-Salomon.

Literatur: v. Noorden, Ther. Halbmonatshefte 1920. S. 1 u. 40. — v. Noorden-Salomon, Handbuch der Ernährungslehre. Bd. I. Allgemeine Diätetik, Springer, 1920 (hier gesamte Literatur).

Parenterale Ernährung.

Bei Erschöpfungszuständen, bei Unmöglichkeit der rektalen Ernährung oder als Ergänzung dieser:

1. **Injektion von Eiweißkörpern** gefährlich, da Anaphylaxie (therapeutisch in kleinsten Mengen als „Proteinkörpertherapie“ jetzt sehr bekannt).

2. **Subkutane Fettinjektion** unzweckmäßig; zu langsamer Abbau.

3. **Subkutane Zuckerinjektionen**: wegen auftretender Schmerzen nur kurze Zeit durchführbar. 5%ige Lösung der bei 4. angeführten Zucker. 350—500 ccm in Oberschenkel oder Bauchhaut, genau zwischen Unterhautfettgewebe und Faszie. Tagesmenge bis 1—2 Liter.

4. **Intravenöse Zuckerinfusion**: 10%ige Lösung (destilliertes Wasser) von Dextrose (Traubenzucker, chemisch rein! wegen Fiebergefahr) oder Lävulose (Fruchtzucker, chemisch rein!) oder Calorose (= Dextrose+Lävulose āā + kleinen Rohrzuckermengen) in die Armvene durch einfachen Venenstich; Menge: 1000 ccm (35—40 ccm in der Minute einfließen lassen) = 800 Kalorien. Wiederholung beliebig oft; auch als Friedemannsche Dauerinfusion (Zeitschr. f. ärztl. Fortbildung 1919, S. 45). Indikation: Schwerer Kollaps, Cholera, Urämie, nach erschöpfenden Operationen; statt der Kochsalzinjektionen bei Koma diabeticum (hier Lävulose).

5. **Mineralsalzinfusionen**: am zweckmäßigsten als Ringerlösung ohne Natron (Kochsalz 9,0, Chlorkalium 0,2, Chlorkalzium 0,2, destilliertes und sterilisiertes Wasser 1000,0) oder Ringerlösung + 10%iger Zuckerlösung (s. sub 4) āā oder als Cerbelauds „künstliches Serum" (Natr. chlorat. 2,0, Natr. hypophosphorosi 4,0, Natr. sulfur 8,0, Aq. dest. steril ad 100,0 intravenös) oder Normosallösung. Indikation: Kollaps, nach schweren Operationen, Blutverlusten und als Nährsalzergänzung bei rektaler und extrabukkaler Ernährung 1000—1500 ccm.

Literatur: v. Noorden-Salomon, Allgemeine Diätetik, Springer 1920.

Schlundsondenernährung.

Einführung durch Mund oder Nase. Wenn möglich, zweckmäßig, vor Einführung magensaftreizende Speisen kauen und wieder ausspucken lassen (gebratenes Fleisch, Schinken, geröstetes Brot, Dörrfrüchte). Indikation und Technik bei v. Noorden-Salomon, Diätetik 1920, Springer.

Zweckmäßige Nahrung (v. Noorden-Salomon):

I. Fütterung: 375 g Milch, 125 g Rahm, 50 g Zucker, eventuell 2 Eier einrühren. — II. Fütterung: 500 g Hafersuppe (60 g Hafermehl oder eventuell Gersten- oder Leguminosenmehl + Fleischbrühe), mit Eiweißpräparat (S. 449), Menge so viel, daß 20 g N-Substanz enthalten sind; zur fertigen Suppe nach Absetzen von Feuer 100 g Butter zusetzen. — III. Fütterung = I. Diese 3 Fütterungen enthalten: 85 g N-Substanz; 2900 Kalorien. Hierbei eventuell noch Tropfen oder Einzelklistiere (S. 468).

Magenfistelernährung.

Operation: chir. Lehrbücher. Bei gutartigen Stenosen der Speiseröhre; bei Ösophaguskarzinom meist aus psychotherapeutischen Gründen widerraten (Therap. d. Gegenw. 1899, S. 56), solange nicht Inanitionsgefahr. Ernährung zweistündlich höchstens 250 ccm (Milch, Sahne, verrührte Eier, butterreiche Zerealien- und Gemüsebreie, dünne Obstbreie mit Milchzucker), später vom 8.—10. Tag Steigerung bis 500—600 ccm (bei letzteren Mengen 4 Mahlzeiten genügend) (Zusätze von feingehacktem Fleisch, zerkrümeltem Brot, hartgekochten und zerriebenen Eiern, Annäherung an Normalkost). Gut: Speisen vorher kauen und wieder ausspucken lassen (s. bei Schlundsondenernährung).

Jejunalfistelernährung.

Schwieriger durchzuführen als Magenfistelernährung. Methode (von Eiselsberg): 6 Uhr: 300 g Milch, 1 Ei. — 8 Uhr: 300 g Milch, 1 Ei. — 10 Uhr:

300 g Milch, 2 Eßlöffel Nestlemehl, 1 Ei, 1 Teelöffel Somatose, 2 Eßlöffel Öl. — 12 Uhr: 25 g starke Fleischbrühe, 1 Ei, 1 Teelöffel Somatose, etwas Brei. — 2 Uhr: 150 g Fleischbrühe, 1 Ei, 1 Teelöffel Tropon. — 4 Uhr: 300 g Milch, 1 Ei, 1 Eßlöffel Nestlemehl, 1 Teelöffel Tropon. — 6 Uhr: 300 g Milch, 1 Ei, 1 Teelöffel Fersan. — 8 Uhr: 150 g Fleischbrühe, 10 g Fleischtee, 1 Ei, etwas Brei. — 10 Uhr: 300 g Milch, 1 Ei.

Literatur: v. Cackovic, Arch. f. klin, Chir. 65, 409, 1902. — v. Noorden-Salomon, Diätetik, Springer 1920.

Duodenalsondenernährung.

Technik: Lazarussche (Mediz. Warenhaus, Berlin) oder Davidsche Sonde (Köhler, Halle a. S., Steinstr. 9) wird, nachdem das eingespeichelte Ende bis zur Zungenwurzel geführt ist, mit etwas Wasser verschluckt (am besten im Sitzen und bei leerem Magen). Saugende Lippenbewegungen und Schluckbewegungen befördern Sondenrohr tiefer. Sobald Sonde 50 cm tief herabgerutscht, Rechtslagerung des Patienten. Jetzt noch langsam 20 cm der Sonde schlucken. Durchtritt durch Pylorus in 15—45 Minuten und länger. (Bei Pyloruskrampf $^1/_2$ mg Atropin subkutan verabreichen.) Zeichen des Durchtritts: Ausfluß galligen, stark alkalischen Duodenalsaftes. Sonde mit Heftpflaster am Mundwinkel befestigen. Sonde wurde in einigen Fällen 10—14 Tage liegen gelassen. (Vorsicht! Druckschäden!) Achtmal tägl. Einführung von je: 1 Ei, 15—30 g Milchzucker, Milch ad 240 g (Einhorn) (feinste Zerkleinerung) mittels größerer Injektionsspritze — am besten 50 bis 100—200 ccm fassend). Ev. Zusatz von Hafermehl (60 g) als Suppe, Butter (60 g), Malzzucker, Milchzucker, Eiweiß- oder Albumosenpräparaten (S. 448 u. 449), Friedenthalschem Gemüsepulver. Indikation: Schluckhindernisse, Magengeschwür, Hyperazidität, unstillbares Erbrechen, Mastkuren bei schwerer Appetitlosigkeit.

Literatur: Lazarus, Berl. klin. Wochenschr. 1912, Nr. 2; 1913, Nr. 30. David, Dtsch. med. Wochenschr. 1914, Nr. 14. v. Noorden, Berl. klin. Wochenschr. 1916, Nr. 18. v. Noorden-Salomon, Diätetik. Springer 1920 (hier erschöpfende Bearbeitung aller Einzelheiten).

Künstliche Ernährung des Säuglings, Verfahren und Behelfe.

Von **Prof. Dr. H. Vogt,** Magdeburg.

Jeder Tag Brusternährung in der ersten Lebenszeit bedeutet einen Gewinn an Sicherheit für die Erhaltung des Kindes. Erfolg der künstlichen Ernährung allenfalls bei ausgetragenen Kindern gesunder Eltern in mittleren Lebensjahren zu erhoffen.

Als Ersatz für Frauenmilch Kuhmilch oder Ziegenmilch. Rohmilch bedeutet Infektionsgefahr (Tuberkulose!), keinen Vorteil für die Ernährung. Milch soll bakterienarm, unzersetzt sein: frisch verbrauchen, reinlich behandeln, kühl halten! Trockenfütterung nicht notwendig. Als Ersatz für gute frische Milch am besten Trockenmilch ohne Zusätze (Verfahren Just-Hatmaker); gefährlich „Schweizermilch": hoher Zuckerzusatz. Als Regel 5 Mahlzeiten in 24 Stunden.

Nahrungsbedarf verschieden, je nach Körpergewicht (Oberfläche), Bewegungsdrang, Wachstumsgeschwindigkeit. Deshalb starre Richtlinien fehlerhaft. Kalorienbedarf sinkt von rund 100 auf 1 Kilo Körpergewicht beim Neugeborenen, auf rund 70 beim einjährigen Kind. Milchmenge nach der Budinschen Regel auf $^1/_{10}$ des Körpergewichts zu bemessen. Bei Vollmilch mehr Mißerfolge als bei Milchverdünnungen. Verdünnung kann von 1 : 3 oder 1 : 2 in der ersten Zeit schwanken bis zu Vollmilch mit $^3/_4$ Jahren; richtet sich nach der Nahrungsaufnahme des Kindes.

Verdünnte Milch braucht zur Anreicherung mit Kalorien Zusätze von Kohlehydraten oder Fett. Dies in Form von Butter oder Rahm oder Buttermehlnahrung (s. diese) nur vom gesunden Kind vertragen. Zur Anreicherung mit Kohlehydraten statt Milchzucker (teuer, bei größeren Gaben Gefahr der übermäßigen Gärung) besser Rohrzucker. Auf 100 g Trinkmenge kommen 4—5 g Zucker. Mit Mischungen von Milch mit Wasser und Zusatz von Monosacchariden gedeiht nur ein Teil der Kinder. Andere brauchen Polysaccharide: Verdünnung der Milch mit Schleim oder Mehlabkochung statt mit Wasser, oder Ersatz des Rohrzuckers durch Soxhlets Nährzucker oder Löflunds Nährmaltose oder Malzextrakt als Zusatz zu der Mischung von Milch mit Mehlabkochung.

Die Milchmenge soll im allgemeinen 500—600 g in 24 Stunden nicht überschreiten, die gesamte Flüssigkeitszufuhr höchstens 1 Liter betragen. Vom 6. Lebensmonat ab Ersatz einer Milchmahlzeit durch Grießsuppe, zu der im 7. Monat Gemüse zugefügt wird (1—3 Eßlöffel). Mit 8—9 Monaten Ersatz einer weiteren Flaschenmahlzeit durch einen Brei aus 20 g Zwieback oder Keks mit 100—200 g Milch.

Im zweiten Lebensjahr wird die Flüssigkeitsaufnahme weiter eingeschränkt zugunsten fester Kost. Die zweite Mahlzeit besteht in einer kleinen Menge Gebäck oder Obst, die letzte Mahlzeit des Tages aus Butterbrot. Eier brauchen noch keinen regelmäßigen Bestandteil der Kost zu bilden und werden nicht von allen Kindern vertragen. Fleisch in feiner Verteilung (Geflügelleber, Kalbsbries) wird schon von Säuglingen vertragen und ausgenutzt. Eine Notwendigkeit, dem gesunden Kinde im 2. Lebensjahr Fleisch zu geben, besteht nicht, ein Nachteil mäßigen Fleischgenusses ist bisher aber auch nicht erwiesen. Danach ergibt sich etwa folgender Speisezettel für das 2. Lebensjahr: 1. Milch oder Milch mit Kaffeeersatz (Malzkaffee) und Gebäck (Weißbrot, Zwieback oder Keks), 2. etwa 50 g Weißbrot mit Butter oder Keks bzw. Zwieback mit etwas Obst, 3. Brühe mit Einlage von Grieß, Reis, Sago u. a.; Gemüsebrei; unter Umständen 2—3 Teelöffel fein gewiegtes Fleisch; 4. 150—200 g Milch; 5. 50—100 g Weißbrot mit Butter, auch etwas weicher Wurst oder gewiegtem Schinken oder Mehlspeise.

Unter den zu Zwecken der Säuglingsernährung dienenden Behelfen kann man zwei Gruppen unterscheiden. Die erste Gruppe bilden die von Nährmittelfabriken hergestellten und vertriebenen Kindernährmittel, die andere bilden Nahrungszubereitungen, die ganz bestimmten Anforderungen an die Zusammensetzung der Nahrung gerecht werden sollen und im Haus oder in Anstalten für Kinder hergestellt werden. Die Abgrenzung ist nicht immer streng durchzuführen. Die fabrikmäßig hergestellten „Kindernährmittel" haben den Nachteil, daß sie unbestimmte Zeit bis zum Verbrauch lagern, also oft alt sind, besonders aber den, daß ihr Vertrieb mit Werbeschriften die Mütter zum Absetzen von der Brust und zu selbständigen Behandlungsversuchen am kranken Kind verleitet. Dazu kommt vielfach ein ungerechtfertigt hoher Preis.

Albulactin: Aus Molke hergestelltes Eiweißpulver. Soll der Milch zugesetzt werden, um ein der Frauenmilch besser entsprechendes Verhältnis von Albumin zu Kasein herzustellen. Angebliche Vorteile sind beschleunigte Magenentleerung und feinflockige Gerinnung der Milch im Magen. Entbehrlich. (Hersteller J. A. Wülfling.)

Backkausmilch: Wird gewonnen aus Molke, die mit Lab und Trypsin vorbehandelt ist und in bestimmtem Verhältnis mit Rahm gemischt wird. Vertrieb in 4 Mischungen, die von 0,7—2,0% Kasein, 0,7—0,9% Albumin, 4,5—5,6% Milchzucker, 3,1% Fett, 0,4—0,7% Asche enthalten. Für gesunde Säuglinge überflüssig, für kranke keine bestimmten Anzeichen.

Beikost: Milch als ausschließliche Nahrung reicht nur für die ersten Lebensmonate aus. Als Dauernahrung ist Milch zu wasserreich, zu arm an Eisen, an Ergänzungsnährstoffen u. a. (Geschmacksreize!). Als Beikost kommen zunächst dicke Suppen oder dünne Breie aus Grieß (Reis, Sago), hergestellt mit Fleischbrühe (aus 1/4 Pfund magerem Fleisch) oder Gemüsebrühe (1/2 Pfd. Gemüse mit 1 Liter Wasser abgekocht) in Frage. Dazu tritt mit 7 Monaten Gemüse in Mengen von 1—3 Eßlöffeln.

Biederts Rahmgemenge: Angebliche Vorteile verminderter Kaseingehalt, höherer Gehalt an Fett und dadurch bewirkte feinere Gerinnselbildung im Magen. Hergestellt in 6 verschiedenen dem Alter des Kindes angepaßten Mischungen aus Rahm mit Wasser, bzw. Milch und Milchzucker. Ausgangsmischung enthält 1% Eiweiß, 2,5% Fett, 5% Zucker, Endmischung 2,3% Kasein, 2,4% Fett, 5% Zucker. Als Ersatz des in seiner Zusammensetzung wechselnden durch Abschöpfen gewonnenen Rahms hat Biedert den Büchsenrahm Ramogen herstellen lassen (Deutsche Milchwerke Zwingenberg). Verminderter Kaseingehalt, feinflockige Gerinnung wohl bedeutungslos; Fettanreicherung der Nahrung mit Rahm nur von Teil der Kinder vertragen.

Buttermehlnahrung (Czerny-Kleinschmidt): Hergestellt durch Mischung von Milch mit einer Einbrenne (Mehlschwitze). Fett- und damit kalorienreiche Nahrung, die von jungen und debilen untergewichtigen Säuglingen vertragen wird. Nicht geeignet bei akuten Störungen, Neigung zu solchen, bei Erythrodermia desquamativa, bei schwerer Rachitis; bewährt als Zugabe zur Frauenmilch bei Zwiemilchernährung. Herstellung: Für jüngere Kinder 1 Teil Milch auf 2 Teile Einbrennsuppe, ältere 2 Teile Milch auf 3 Teile Suppe. Die Einbrennsuppe enthält für ältere Kinder in 100 g 7 g Butter, 7 g Mehl und 5 g Zucker, für jüngere 5 : 5 : 3—4. Die abgewogene Menge Butter wird auf gelindem Feuer unter starkem Rühren 3—5 Minuten erhitzt, mit der entsprechenden Menge Mehl gemischt und das Erhitzen 4—5 Minuten fortgesetzt. Die Einbrenne wird dann mit der berechneten Menge heißen Wassers, in dem der Zucker aufgelöst ist, übergossen, aufgekocht, durch ein Haarsieb gegeben und noch warm mit der abgekochten Milch zusammengegeben. Auf 1 Kilo Körpergewicht sind etwa 120—150 g Buttermehlnahrung erforderlich. Kaloriengehalt 100 in 100 g, unter Berücksichtigung der Ausnützung 80.

Buttermehlvollmilch (Moro): Auf 100 g Vollmilch kommen 5 g zerlassene Butter, 3 g Weizenmehl, 7 g Rohrzucker. Enthält 150 Kalorien in 100 g Nahrung. In 4—5 Mahlzeiten zu verabreichen.

Buttermehlbrei (Moro): 100 g Vollmilch werden mit 7 g Weizenmehl, 5 g Rohrzucker und 5 g frischer ausgelassener Butter zum Brei verkocht. In 100 g 160 Kalorien. Die Tagesmenge von 450 (bis höchstens 500) g wird in 4 Mahlzeiten eingenommen. Sehr gehaltreiche wasserarme Kost. Geeignet für ältere Säuglinge, zur Erholung nach abgelaufenen akuten Störungen, für Speier. Vorsicht an heißen Tagen.

Buttermilch: Fettarm (0,7—1,4% Fett), sauer infolge Milchsäuregärung; etwas ärmer an Milchzucker als Vollmilch, bei unvermindertem Salz- und Kaseingehalt. Anzeigen: Mit Kohlehydraten angereichert (15 g Weizenmehl, 60—80 g Zucker, junge Säuglinge 10 bzw. 40 g) als sogenannte „Holländische Säuglingsnahrung" bei Milchnährschaden; mit Zusatz von 3% Mondamin nach akuten Störungen (Kleinschmidt). Als Zugabe (1—2 Mahlzeiten) zur Brust bei Behandlung akuter Ernährungsstörung (Stolte). 100 g geben etwa 40 Kalorien. Herstellung: Frische Vollmilch wird abgekocht, auf 25 Grad abgekühlt und mit „Säurewecker" (Reinkultur von Milchsäurebazillen, bezogen von der Versuchsanstalt für Molkereiwesen in Kiel) versetzt 20 Stunden bei 35 Grad gehalten. Das Ausbuttern geschieht nach Zugabe von etwa 80 ccm Wasser auf 1 Liter Sauermilch bei 18 Grad C. Zur Abtrennung kleinerer Butterklümpchen wird die Buttermilch durch ein weitmaschiges Sieb oder Tuch gegossen. Der Säuregrad soll 4,3 ccm N/2 NaOH auf 25 ccm Buttermilch entsprechen und muß, wenn er höher ist, durch entsprechenden Zusatz einer Sodalösung 26,5 : 1000 richtiggestellt werden. Als Notbehelf kann im Haushalt Buttermilch gewonnen werden, indem Milch in offener nur mit einer Drahtglocke geschützter Schüssel 24 Stunden an einem warmen Ort aufbewahrt wird. Es sollen 10 ccm der Sauermilch mit 10 ccm einer Lösung von 43 ccm N/2 NaOH, 0,5 ccm Phenolphthalein, destilliertes Wasser bis 250 — gemischt eben eine schwachrosa Färbung geben; bei völliger Entfärbung wird die Milch mit reinster pulverförmiger Soda unter Umrühren versetzt, bis der gewünschte Säuregrad erreicht ist. Um grobflockige Gerinnung zu vermeiden, muß die Buttermilch beim Kochen mit einem Löffel oder besser Quirl stark gerührt werden. Zweckmäßig ist es auch, ihr vorher 1% Mehl zuzusetzen. Buttermilch wird auch als Dauerware in den Handel gebracht: als Holländische Anfangsnahrung (H. A.) ohne Zusätze (auch in Büchsen von 200 g, zu verdünnen mit 2 Teilen Wasser) oder Holländische Säuglingsnahrung (H. S.) der Milchwerke Vilbel in Hessen, trinkfertig in $^1/_4$ Literflaschen, mit Zusatz von $^1/_2$% Weizenmehl und 5,6% Rohrzucker; ferner Bucco (Deutsche Milchwerke Zwingenberg i. Hessen), in Pulverform gibt mit 3 Teilen Wasser verrührt eine Buttermilch mit 6% Zucker, 1,5% Mehl.

Eiweißmilch (Finkelstein und L. F. Meyer): Wertvoll zur Behandlung akuter Ernährungsstörung; weniger geeignet als Dauernahrung. Enthält etwa 2,7% Eiweiß, 2,5% Fett, 1,5% Kohlehydrat, 0,5% Asche und 40 Kalorien in 100 g. Als Grundlage der Wirkung kommt in Frage der verringerte Molkengehalt, der Gehalt an Milchsäure (Buttermilch), das Verhältnis, in dem Fett und Kalk in der Nahrung vertreten sind. Herstellung: 1 Liter frischer auf etwa 40 Grad erwärmter Vollmilch wird mit 1 Eßlöffel Labessenz oder 5 Löffelchen Pegnin versetzt und $^1/_2$ Stunde bei gleicher Wärme gehalten (Wasserbad). Der ausgelabte Käse soll 1 Stunde lang in einem Seihetuch abhängen und wird dann unter sanftem Streichen 4—5 mal durch ein feines Haarsieb gestrichen, wobei allmählich $^1/_2$ Liter Wasser zugegeben wird. Dann wird $^1/_2$ Liter Buttermilch (s. o.) zugesetzt und die Mischung unter dauerndem lebhaftem Rühren zum Kochen erhitzt. Zur Erzielung einer feinflockigen Verteilung des Kaseins kann vorher noch 1% Mehl zugesetzt werden. Verwendung: Nach 6—12 stündiger Teepause erhält das Kind je nach Schwere des Falls 5 mal 20—50 g Eiweißmilch mit einem Zusatz von 2—3% Soxhlets Nährzucker, steigend um 50—100 g täglich bis zur Höchstmenge von 200 g auf das Kilo Körpergewicht und 5—6%, ausnahmsweise mehr, Nährzucker. Nach 4—6 Wochen ist in der Regel der Übergang auf andere Kost möglich, der bei älteren Säuglingen durch die übliche Beikost eingeleitet wird. Jüngere Säuglinge werden auf Milch mit Mehlsuppe und Malzextrakt oder auf Buttermehlnahrung abgesetzt.

Eiweißmilch kann fertig bezogen werden von den Milchwerken Böhlen bei Rötha in Sachsen oder den Milchwerken Vilbel in Hessen. (Zu verdünnen mit 2 Teilen Wasser.)

Vereinfachte Herstellung nach Kern und E. Müller: 1 Liter Buttermilch wird mit 1 Liter Wasser gemischt und unter Umrühren aufgekocht. Das verdampfte Wasser wird nachgefüllt. Bei Stehen der Mischung setzt sich in etwa $^1/_2$ Stunde das Gerinnsel von der klaren Molke ab. Nach Abschöpfen von 1125 g Molke wird der Rückstand mit 125 g 20%iger gekochter Sahne versetzt.

Eiweißmilch nach Moll: $^1/_2$ Liter Vollmilch wird mit $^1/_4$ Liter Wasser und 2 g Calc. lact. unter ständigem Rühren aufgekocht. Zu $^1/_4$ Liter der durch ein Seihtuch abgegossenen Molke kommt $^1/_8$ Liter Vollmilch, $^3/_8$ Liter Wasser, sowie der durch ein Haarsieb gestrichene Käse, 15 g Mehl (Maisstärke), 30 g Zucker. Die ganze Mischung wird unter Quirlen aufgekocht. Kaloriengehalt 660 im Liter. Der Finkelsteinschen Eiweißmilch anscheinend gleichwertig.

Eiweißrahmmilch (Feer): Hergestellt durch Zusatz von 50 g 20%igen Rahms zu 500 g Vollmilch, wozu 600 g Wasser kommen. Die Mischung wird mit 15 g Plasmon und 10 bis 50 g Nährzucker versetzt. Bei dünnen Stühlen gibt man dazu 3 mal täglich 0,5—1 g Calc. lact. Bei Gewichtsstillstand werden 10 g Mehl für die gleiche Menge Nährzucker eingeschoben oder der Nahrung zugelegt. — Bei einfacherer Herstellung ist die Eiweißrahmmilch in der Zusammensetzung der Eiweißmilch angenähert, in der Wirkung aber nicht gleichwertig.

Eiweißwasser: Gebraucht zur Verschleierung der Hungerkost im Beginn der Behandlung akuter Ernährungsstörungen (12—24 Stunden). Herstellung: In $^1/_2$ Liter abgekochten, wieder abgekühlten Wassers wird das Weiße eines Hühnereis kräftig verquirlt, die Lösung durch ein sauberes Leinentuch oder Filtrierpapier filtriert und mit Saccharin gesüßt. Bei dieser Herstellung gehen nur Spuren Eiweiß in Lösung.

Gärtnersche Fettmilch: Hergestellt durch Zentrifugieren mit Wasser verdünnter Milch und Zusatz von Milchzucker. Zusammensetzung: Mischung 1: 1,2% Eiweiß, 3% Fett, 6,5% Milchzucker. Mischung 2: 2,5% Eiweiß, 3,5% Fett, 4% Milchzucker Ist überflüssig, da die Erfolge nicht besser sind als bei gewöhnlichen Milchmischungen; dazu kommt der Nachteil der starken Sterilisation.

Gemüsepulver nach Friedenthal (M. Töpfers Trockenmilchwerke in Sa.): Hergestellt durch sehr feines Zerpulvern von trockenem Gemüse, wobei der größte Teil der Zellwände zerstoßen wird. Für Säuglinge und jüngere Kinder, die gegen Zufuhr von Gemüse empfindlich sind. Gehalt an Schutzstoffen gegen Skorbut anscheinend gering. Verwendung: Zugabe von 1 Messerspitze bis 2 kaffeelöffelvoll zur Suppe.

Heubner-Hofmannsche Mischung: Zusatz von Milchzucker zu Verdünnungen der Kuhmilch in solchen Mengen, daß der Gehalt der Mischung dem der Frauenmilch etwa gleichkommt. Zur Herstellung von Drittelmilch werden zu 330 ccm Milch 660 ccm einer 8%igen Milchzuckerlösung zugegeben usf. Es gedeiht aber bei dieser Art der künstlichen Ernährung nur ein Bruchteil der Säuglinge. Die Mischungen sind kalorienarm.

Holländische Säuglingsnahrung: Siehe auch Buttermilch. Zur Verwendung als Dauernahrung bedarf die Buttermilch des Zusatzes von Kohlehydraten, aber auch von Fett (Sahne, besser Einbrenne).

Kasein-Fettmilch (Heim-John): Als Dauerernährung gedacht. Herstellung: Der aus $^2/_3$ Liter Milch ausgelabte Käse wird in $^2/_3$ Liter Wasser verteilt, das auf 80 Grad erwärmt ist und 5—6 mal durch ein Haarsieb getrieben. Die dabei gewonnene milchähnliche Flüssigkeit wird unter dauerndem Rühren bei mäßigem Feuer 3 Minuten erhitzt, dann nach Zugabe von $^1/_3$ Liter heißer Kuhmilch und 30 g Soxhlets Nährzucker kurz aufgekocht. Nicht zu verwenden vor Ende der 2. Lebenswoche; vom 2. Lebensmonat ab auf 1 Teil Kaseinaufschwemmung 1 Teil Milch, 5—7% Nährzucker; vom 5.—6. Monat 1 Teil Kaseinaufschwemmung auf 3 Teile Milch, 5—7% Nährzucker. Nicht eingebürgert.

Karottensuppe (Moro): Als Übergangsnahrung bei schweren akuten Ernährungsstörungen. Hergestellt aus 500 g zerkleinerten Karotten, die mit Wasser auf 200 g eingekocht werden (1—2 Stunden). Nach Durchtreiben durch ein feines Haarsieb wird der Brei in 1 Liter Fleischbrühe aus 500 g Fleisch oder Knochen verteilt und 6 g Kochsalz zugefügt. Wegen des hohen Salzgehaltes oft schwere Ödeme!

Kefir, alkalisierter (Peiser): Angegeben zur Behandlung leichter akuter Ernährungsstörungen. Herstellung: $^1/_2$ Liter abgekochter und abgekühlter Milch wird in einer $^3/_4$ oder 1 Liter Flasche mit Patentverschluß mit einer Kefirtablette versetzt und gut durchgeschüttelt. Die Flasche wird für 24 Stunden bei 30—35 Grad C gehalten, der Inhalt nach Zugabe von 5 ccm 20%iger Sodalösung mit $^1/_2$ Liter einer 6%igen Lösung von Nährzucker in Wasser oder dünnem Schleim gemischt verabreicht.

Kindermehle: Mehlarten, die durch Rösten oder Einwirkung von Diastase zum Teil in lösliche Dextrine und Zucker übergeführt sind, eine Leistung, zu der die Verdauungsorgane auch junger Säuglinge schon befähigt sind. Zum Teil enthalten sie außerdem Zusätze von kleinen Mengen Milch oder Eigelb u. a. Sie sind ausnahmslos (Nestle, Kufeke, Rademanns „Kindermehl", Theinhardts „Kindernahrung" bis zu „Sicco" usf.) überflüssig für die Säuglingsernährung. Schlimmer noch ist, daß ihr Vertrieb mit einer Werbetätigkeit verbunden ist („bester Ersatz der Muttermilch!"; beigelegte gedruckte Anweisungen zur künstlichen Ernährung und zur Behandlung von Ernährungsstörungen!), die schweren Schaden anrichtet.

Lahmanns vegetabile Milch: Aus Mandeln, Nüssen und Zucker hergestellt, um die klumpige Gerinnung des Kaseins zu verhüten. Gedacht als Zusatz zu Kuhmilch oder Ziegenmilch. Überflüssig.

Larosan (Stoeltzner): Kaseinkalzium in Pulverform als Zusatz zur Milch bzw. zu Milchverdünnungen. Leichter zugänglich als Eiweißmilch, aber nur für leichtere akute Störungen geeignet. Von dem in Päckchen abgeteilten Pulver werden 20 g in wenig kalter Milch verrührt und dann in den zum Kochen erhitzten Rest eines halben Liters Milch eingetragen und 5 Minuten unter ständigem Rühren gekocht. Dazu kommt $^1/_2$ Liter abgekochtes Wasser, später Schleim oder Mehlabkochung mit Zusatz von Nährzucker. Beginn mit 5mal 20—50 g, steigend wie bei Eiweißmilch, bis auf 200 g auf das Kilo Körpergewicht.

Malzsuppe (Keller): Zur Behandlung des Milchnährschadens. Herstellung: In $^1/_3$ Liter kalter Kuhmilch werden 50 g Weizenmehl eingequirlt und die Mischung durch ein Haarsieb gerührt. Dazu kommen $^2/_3$ Liter warmen Wassers, in dem 100 g alkalisierter Malzextrakt (Loeflunds Malzsuppenextrakt) aufgelöst wurden. Die Mischung wird unter ständigem Rühren zum Kochen erhitzt. Säuert leicht, darum kühl halten und nicht zu lang aufbewahren. Für Kinder unter 3 Monaten 30 g Mehl, 60 g Malzextrakt; ältere und schwerere Kinder $^1/_2$ Liter Milch auf $^1/_2$ Liter Wasser. In 100 g Malzsuppe etwa 80 Kalorien.

Mehlabkochung: Zur Herstellung von Milchverdünnungen; als ausschließliche Nahrung bei älteren Säuglingen mit akuter Ernährungsstörung — nie länger als 1—2 Tage! Das Mehl wird in wenig kaltem Wasser verrührt und dann unter Umrühren in kochendes Wasser eingetragen; zur Entfernung von Klümpchen durch ein Sieb rühren. Kochdauer 30—40 Minuten. Zur Säuglingsernährung sind im allgemeinen nur feine, d. i. kleiearme Mehle brauchbar.

Molke: Gewonnen aus Milch durch Auslabung. Zu abgekochter auf etwa 40 Grad abgekühlter Milch wird Labessenz oder Labpulver zugesetzt und durch Umrühren verteilt. Aus der Mischung, die $^1/_2$ Stunde bei gleicher Wärme gehalten wird (Wasserbad), wird nach Absetzen des Parakaseinkalziums die klare Molke abgegossen durch ein Seihetuch. Ausbeute aus 1 Liter Milch etwa $^1/_2$ Liter Molke. Enthält den größten Teil der Salze (mit Ausnahme des Kalks), das Eiweiß mit Ausnahme des Kaseins, den Milchzucker der Ausgangsmilch; das Fett bleibt fast ganz im Gerinnsel. Verwendung: Als erste Nahrung nach Nahrungspause bei schweren akuten Ernährungsstörungen, für etwa 24, auch 48 Stunden. Kann nach Vorschlag von Steinitz-Weigert mit 3% Mondamin versetzt werden.

Molkenadaptierte Milch (Schloß): Sucht den Salz- und Eiweißgehalt der künstlichen Nahrung der Frauenmilch möglichst anzunähern. Hergestellt aus $^1/_7$ Liter Vollmilch, $^1/_7$ Liter 20%iger Sahne, $^5/_7$ Liter Wasser, wozu 5 g Nutrose oder Plasmon, 0,2 g Kaliumchlorid, außerdem 25—35 g Nährzucker und 15—25 g Mondamin zugesetzt werden. Beim Kochen gründlich umrühren! Vereinfachte Herstellung: 100 g Milch, 100 g 20%iger Sahne und 500 g Wasser werden gemischt und mit einem Teelöffel Plasmon oder Nutrose und 3—4 Teelöffeln Nährzucker versetzt. Zuweilen besseres Gedeihen bei Ersatz eines Teiles des Nährzuckers durch Mehl; bei Neigung zu dünnen Stühlen mehr (2—3%) Eiweiß. Die Vorteile des Verfahrens sind nicht überzeugend.

Nährzucker (Soxhlet): Enthält 41,26% Dextrin, 52,44% Maltose, 2% Kochsalz. Wirkt weniger abführend als Milchzucker und auch als Rohrzucker, eher leicht stopfend; zuweilen besser auf den Gewichtsverlauf.

Nährmaltose (Loeflund): Besteht aus 60% Dextrin, 40% Maltose; also ähnlich dem Nährzucker.

Nutrose (Höchster Farbwerke): Kaseinnatrium in Form eines weißen geruch- und geschmacklosen Pulvers. Dient zur Eiweißanreicherung der Nahrung, als Zusatz zur Frauenmilch bei Säuglingen mit gesteigertem Eiweißbedarf (Erholung nach akuten Ernährungsstörungen) und zur Begünstigung der Entstehung von Seifenstühlen.

Plasmon (Plasmongesellschaft Neubrandenburg): Aus Magermilch gewonnenes Kaseinnatrium. Zusammensetzung und Verwendung wie Nutrose.

Quark: Aus Milch durch Labessenz oder Labpulver gewonnen (s. Molke). Zur Eiweißanreicherung der Kost bei Durchfällen älterer Kinder. Bei Empfindlichkeit gegen Fett aus Magermilch zu bereiten, gut auszupressen. Kann zu Milchmischungen zugesetzt, aber auch für sich genossen werden.

Rubio (nach Aron): Hergestellt von den Chemischen Werken, Rudolstadt; Auszug aus Mohrrüben. Verwendung als Träger von Extraktstoffen, zur Heilung von Milchnährschaden, von alimentärer Anämie. Täglich 5—15 ccm als Zugabe oder als Ersatz für Kohlehydrate.

Schleim: Abkochung von grob zerkleinerten Getreidekörnern. Herstellung: Etwa 40 g Hafergrütze oder Haferflocken, Gerstengraupen, Reis werden mit kaltem Wasser abgespült, dann mit 1 Liter kaltem Wasser aufgesetzt und 1—2 Stunden bei gelindem Feuer gekocht, dann durch ein Sieb geseiht. Als Zusatz zur Milch bei jungen Säuglingen; als Übergang zur Milchnahrung bei akuten Ernährungsstörungen. Reine Schleimkost verschleierter Hunger!

Trikalkolkasein (J. A. Wülfling): Bestimmung und Verwendung wie Larosan.

Bade- und Kurorte.

Von **Professor Dr. E. Frey,**
Marburg.

Bei einer Kur in einem Bade- oder Kurort kommen verschiedene Faktoren in Betracht, welche zum Erfolg beitragen: Das Klima, die Badekur, die Trinkkur, Vorschriften der Diät und der Lebensweise, besondere Einrichtungen wie Liegekuren, Inhalation, Massage, Mechanotherapie. Je nach der Kombination dieser Faktoren sind die Indikationen der Kurorte verschiedene, und es ist nicht allein die Zusammensetzung des Mineralwassers eines Ortes das Maßgebende; freilich spielt sie die Hauptrolle; daher teilt man die Kurorte nach der Zusammensetzung ihrer Quellen ein. Bei Mineralwasserkuren entfaltet neben den im Wasser gelösten Bestandteilen das Wasser selbst eine Wirkung, die äußerlich als Temperaturwirkung, innerlich als Durchspülung zum Ausdruck kommt. Die in einem Mineralwasser enthaltenen gelösten Stoffe wirken einerseits als Ersatz für die im Stoffwechsel abgeschiedenen Stoffe, wie die Salze unserer Nahrung auch, andererseits kommt den Salzen auch darüber hinaus eine Wirkung zu wie den Arzneistoffen. Diese Wirkungen sollen bei den einzelnen Mineralwässern besprochen werden. In ihrer Allgemeinheit entfalten die gelösten Stoffe, ebenso wie das Wasser eine osmotische Wirkung; denn die Gewebe unseres Körpers sind in ihrer Funktion an eine bestimmte Konzentration der Körperflüssigkeiten gebunden, die vom Körper ebenso zähe festgehalten wird wie die Temperatur; und nur geringe Schwankungen in der Konzentration kommen vor wie in der Körpertemperatur. Auch bei Änderungen der Konzentration der Körperflüssigkeiten, etwa durch reichlichen Wassergenuß setzen Ausgleichbestrebungen des Körpers ein, besonders von seiten der Niere, die für die Konstanz der Konzentration des Blutes sorgen; es werden also bei Änderungen des Verhältnisses von Wasser zu Salz in den Körperflüssigkeiten durch diese Änderung Reaktionen ausgelöst, ohne daß dabei die Schwankung der Zusammensetzung eine große ist; geradeso wie Temperatureinflüsse den Körper zu Reaktionen veranlassen, ohne daß eine merkliche Temperaturänderung des Körpers zustande kommt. Die Konzentration unseres Blutes entspricht einer 0,9 %igen Kochsalzlösung, und jede Schwankung in diesem Verhältnis von Wasser zu Salz nach oben oder unten wird durch eine Ausscheidung des Überschusses von Wasser oder Salz ausgeglichen. Somit entfalten die Mineralstoffe eine Wirkung durch ihre Summe, unabhängig von ihrer chemischen Natur. Außerdem ist für eine Beeinflussung des Körpers durch Salze ihre chemische Besonderheit maßgebend, so wirken Kaliumsalze diuretischer als Natriumsalze, die schwefelsauren Salze abführender als die Chloride usw. Die Mineralstoffe, die die Quellen mit sich führen, hat das Wasser aus den Schichten aufgenommen, die es vor dem Zutagetreten durchfloß. Die meisten

Quellen sind juvenile Wässer, d. h. solche, die aus den Tiefen der Erde stammen, häufig eine hohe Temperatur besitzen und meist eine Anzahl gelöster Salze mitführen. Aber auch vadose Wässer, die der Atmosphäre entstammen, können sich in tieferen Schichten erwärmen und mit Salzen beladen. Diese Salze sind nun im Wasser zum größten Teil dissoziiert, d. h. in ihren basischen und sauren Bestandteil zerspalten, die beide eine elektrische Ladung aufweisen, die Metallkomponente eine positive, die Säurekomponente eine negative. Solche elektrisch geladene Teilchen heißen Ionen; Kochsalz zerfällt also in positive Natriumionen und negative Chlorionen. Dabei ist dieser Zerfall ein sehr vollständiger, nur wenig bleibt von dem Kochsalz als Salz in Lösung, der bei weitem größte Teil ist in Ionenform in Lösung. Wenn man, wie dies neuerdings geschieht, die Analysen in Ionenform darstellt, so entspricht dies besser der Wirklichkeit als bei der Angabe in Salzform. Dazu kommt noch, daß man beim Vorhandensein von mehreren Salzen nicht weiß, welche Ionen sich zu Salzen gruppieren, es also zweifelhaft ist, ob z. B. Natriumchlorid neben Magnesiumsulfat oder Natriumsulfat neben Magnesiumchlorid vorhanden ist; dadurch ist bei der Angabe der Analyse in Salzform die jeweilige Berechnung willkürlich. In der Tat sind in einem Mineralwasser alle möglichen Kombinationen nebeneinander vorhanden. Ein zweiter, früher strittiger Punkt war die Berechnung der Salze der Kohlensäure, die als doppeltkohlensaure Salze oder als einfach kohlensaure Salze vorhanden sein können. Sie sind in der überwiegenden Mehrzahl der Quellen als doppeltkohlensaure Salze neben freier Kohlensäure enthalten; die Lösungen enthalten also das Hydrokarbonation. Die Einteilung der Mineralquellen gründet sich auf die vorherrschenden Bestandteile, wenn es sich nicht um besonders wirksame Bestandteile handelt, wie Eisen oder Arsen. Man bezeichnet Wässer mit vorwiegend

Ionen	des	Natriumhydrokarbonats	als	alkalische	Quellen,
„	„	Kalziumhydrokarbonats	„	erdige	„
„	„	Magnesiumhydrokarbonats	„	erdige	„
„	„	Natriumchlorids	„	muriatische	„
„	„	Natriumsulfats	„	salinische	„
„	„	Kalziumsulfats	„	sulfatische	„
„	„	Magnesiumsulfats	„	Bitterquellen.	

Wässer mit freier Kohlensäure heißen Säuerlinge. Diese Bezeichnungen werden bei der alphabetischen Aufführung der Kurorte gebraucht werden. Die Wirkungen der einzelnen Bestandteile sollen in der folgenden allgemeinen Übersicht besprochen werden.

Alle Angaben der Bestandteile beziehen sich auf 1000 g des Mineralwassers.

Bei der folgenden Aufzählung der Kurorte ist nur auf den hauptsächlichen Charakter des betreffenden Ortes Rücksicht genommen worden; aber es sind z. B. Kurorte mit Eisenquellen gleichzeitig klimatische Kurorte, Mineralkurorte im Gebirge gleichzeitig Höhenkurorte etc. Eine gewisse Willkür ist aber bei jeder Einteilung unvermeidlich.

Einfache Quellen.

Einfache kalte Quellen sind Quellen von einer Temperatur, die höher ist als die mittlere Jahrestemperatur des Ortes, aber tiefer als 20⁰. Sie enthalten in 1 kg des Wassers weniger als 1 g Kohlensäure und weniger als 1 g feste Bestandteile. Sie enthalten häufig Eisen in nicht unbedeutender Menge, wenn auch weniger als 10 mg im Kilogramm Wasser und stehen den erdigen Säuerlingen nahe, da sie einerseits Kohlensäure, andererseits Magnesium und Kalzium enthalten. — Einfache warme Quellen, Wildbäder, sind ebenso arm an gelösten Bestandteilen, aber ihre Temperatur ist höher als 20°, sie sind also im populären Sinne warm. Häufig sind sie reich an Radioaktivität.

Die Reaktionen, mit denen der Körper auf verschieden temperierte Bäder antwortet, sind hauptsächlich solche von seiten des Gefäßsystems. Wird die Körperoberfläche abgekühlt, so kontrahieren sich die Hautgefäße, und auch die Blutgefäße der Muskulatur der Extremitäten werden enger, so daß eine Verschiebung des Blutes in das Gebiet des Unterleibes stattfindet. Trifft die Körperoberfläche dagegen eine Wärmeeinwirkung, so findet das Umgekehrte statt: Erweiterung der Hautgefäße und Kontraktion der Unterleibsgefäße. Der mittlere Blutdruck braucht dabei eine Änderung nicht zu erfahren. Diese Blutverschiebung kommt auf dem Wege des Reflexes zustande; auch bei Anwendung nur eines Sitzbades tritt jene Reaktion am ganzen Körper ein. Es handelt sich dabei um eine sehr ausgesprochene Veränderung der Durchströmungsverhältnisse des ganzen Körpers, welche sehr wohl eine veränderte Organtätigkeit herbeiführen kann. Kalte Bäder haben dabei eine allgemein erregende Wirkung, „Erfrischung", während warme Bäder beruhigend wirken. Durch ein Abreiben nach kaltem Bade kann dann wieder durch den Hautreiz eine Hautgefäßerweiterung gesetzt werden, wodurch das Gefühl der Abkühlung schwindet. Auf diese Weise wird ein Organismus, der an Temperaturschwankungen nicht gewöhnt ist, wieder zur Reaktion auf solche Reize gezwungen, besonders gegenüber Temperaturschwankungen, er wird abgehärtet. Die bessere Durchblutung nach langen warmen Bädern benützt man häufig durch nachträgliches Einpacken und Nachschwitzenlassen zu einer intensiven Schwitzkur. Außer dieser Blutverschiebung werden durch Abkühlung die Verbrennungen im Körper angeregt, die chemische Wärmeregulation setzt ein. Außerdem kann man bei solchen Änderungen in der Durchströmung der verschiedenen Gewebe daran denken, daß dadurch Exsudate zur Aufsaugung kommen könnten oder Infektionsherde, z. B. Spirochäten, mobilisiert werden könnten, womit man die gleichzeitige Anwendung von Schwefelbädern bei Schmierkuren begründen will. — Am Anfang jeden Bades, ob kalt oder warm, kommt es zu einem schnell vorübergehenden Hautreiz, welcher immer eine Gefäßverengerung der Peripherie setzt und auch den Blutdruck steigen läßt; dann erst tritt die besondere Wirkung des Bades, des kalten oder des warmen ein. Diese erste Reaktion ist besonders stark bei der Anwendung von Duschen.

Innerlich genossen führen alle diese Mineralquellen neben der oben erwähnten Schwankung in der osmotischen Spannung des Blutes und der Gewebe zu einem Austausch zwischen Blut und Gewebsflüssigkeit und zu einer vermehrten Harnausscheidung; und es kommt z. B. am Anfang einer Trinkkur häufig zu vermehrter Harnstoffausscheidung, welche nach kurzer Zeit wieder zurückgeht, so daß man wohl an eine anfängliche (und einmalige) Ausschwemmung denken muß. Handelt es sich um radioaktive Quellen, wie in den meisten Fällen bei warmen Quellen, so wird die günstige Wirkung dieser Bäder, die seit alters her in Gebrauch sind, auf ihre Radioaktivität zurückgeführt. Bei rheumatischen Erkrankungen, bei Gicht oder Exsudaten sind diese Quellen in Gebrauch. Die Radioaktivität verdanken die Wässer ihrem Gehalt an Emanation, einem gasförmigen Zerfallsprodukt des Radiums, des Thoriums oder Aktiniums, das sie aufgenommen haben. Diese Emanation zerfällt weiter, so daß solche Wässer rasch an Radioaktivität einbüßen (in 4 Tagen sinkt die Radioaktivität auf die Hälfte;

d. h. Halbwertskonstante der Emanation = 4 Tage). Führen die Wässer Radium selbst oder eines der anderen radioaktiven Elemente mit, so setzt sich dies immer von neuem zu Emanation um, so daß die Radioaktivität nicht abnimmt. Die Emanation wird vom Körper aufgenommen wie jedes andere Gas, im Bade hauptsächlich durch die Lungen, ebenso im Inhalatorium, bei Trinkkuren mit dem Wasser. Ausgeschieden wird die Emanation durch die Lungen und den Harn. Eine Wirkung auf den Körper scheint die Emanation durch Beeinflussung der Fermente oder der weißen Blutkörperchen auszuüben; angewandt wird sie hauptsächlich bei Gicht und bei Rheumatismus; bei diesen Krankheiten tritt eine anfängliche Reaktion auf, mitunter nimmt die Harnsäure des Blutes bei Gicht ab. Außerdem werden die einfachen warmen und kalten Quellen zur Aufsaugung von Exsudaten angewendet, wobei die Temperaturwirkung neben der Radioaktivität in Betracht kommt.

Einfache kalte Quellen:

Abenberg, Adelholzen, Augustusbad, Bibra, Bukowine, Chieming, Coburger Mariannenquelle, Eberswalde, Flinsberg, Freienwalde a. d. O., St. Joachimsthal bei Karlsbad in Böhmen, Jordanbad, Kainzenbad, Kellberg, Kirnhalden, Krumbad, Lauchstädt, Linda, Mölln, Reipertsweiler, Ronneburg, Bad Salzbrunn, Schachen, Schandau, Soden bei Salmünster, Teinach, Bad Tölz, Traunstein mit Wildbad Empfing, Wattweiler.

Einfache warme Quellen:

Acquarossa, Badenweiler, Bodendorf, Bormio, Bad Gastein, Hof Gastein, Johannisbad im Riesengebirge, Krapina-Töplitz, Ragaz-Pfäfers, Schlangenbad, Teplitz-Schönau in Böhmen, Villach, Warmbad bei Wolkenstein, Warmbrunn, Wisenbad, Wildbad, Wildbad Trarbach und Wildstein.

Besonders radioaktiv sind die Wässer von:

Radiumbad Oberschlema im Schlematale bei Schneeberg im sächsischen Erzgebirge (mit 5500 Mache-Einheiten im Liter); Brambach im Vogtlande (mit 2270 Mache-Einheiten); ferner das Radiumbad St. Johannisthal bei Karlsbad in Böhmen; außerdem haben einen Emanationsgehalt von 10 bis 30 Mache-Einheiten: Badenweiler, Marienbad, Münster a. St., Nauheim, Soden a. T., Teplitz, Wiesbaden; von 30—50 Mache-Einheiten: Disentis, Karlsbad, Kreuznach, Pistyan; von 50—200 Mache-Einheiten: Baden-Baden, Gastein, Landeck. (In Kreuznach wird aus Quellrückständen stark aktives Wasser hergestellt; im Liter 10 000 Mache-Einheiten).

(Viele dieser Kurorte gehören gleichzeitig auch noch in andere Gruppen.)

(Unter Mache-Einheiten versteht man ein Maß für die Eigenschaft, ein geladenes Elektroskop zu entladen, indem durch den radioaktiven Stoff die Luft in Ionen zerlegt wird und so die Elektrizität vom Elektroskop fortführen kann, dessen auseinanderspreizende Blättchen infolgedessen zusammenfallen. Man mißt also den Voltabfall in einer halben Stunde und berechnet daraus die Radioaktivität, welche die Luft einer Kanne, in welcher die Luft mit einem Quantum Mineralwasser geschüttelt wurde, aus diesem Wasser angenommen hat.)

Einfache Säuerlinge.

Die Quellen sind reich an freier Kohlensäure, sie enthalten davon im Kilogramm mehr als 1 g; ihr Gehalt an festen Bestandteilen beträgt weniger als 1 g im Kilogramm. Vielfach werden diese Quellen ihres Eisengehaltes wegen als Eisenwässer benutzt, wenn auch ihr Eisengehalt geringer als 10 mg im Kilogramm ist.

Die Wirkung dieser Quellen beruht in der Hauptsache auf ihrem Kohlensäuregehalt. Kohlensaure Bäder entwickeln während des Bades Kohlensäurebläschen, die sich an der Haut des Badenden festsetzen, größer werden, dann nach oben entweichen, worauf wieder neue Bläschen entstehen. Dadurch wird eine bestimmte Hautstelle bald mit dem Gase, bald mit dem Wasser in Berührung gebracht. Gibt man, wie dies meist geschieht, diese Bäder unter dem Indifferenzpunkt für ein gewöhnliches Bad, d. h. tiefer temperiert, als es vom Körper weder als warm noch als kalt empfunden wird, so empfindet man dies Bad zuerst als kalt, die Hautgefäße ziehen sich zusammen; bald aber tritt das Gefühl einer Erwärmung ein, weil an Stelle des Wassers eine Gasblase getreten ist, die des schlechteren Wärmeleitungsvermögens und der geringeren Wärmekapazität wegen der Hautstelle viel weniger Wärme entzieht, als es das Wasser vorher tat. So wechselt die Empfindung von Kühle an jeder Hautstelle mit der von Wärme ab, wodurch ein Hautreiz gesetzt wird, der die Haut rötet. Dadurch wird die Blutverteilung eine andere. Angewandt werden die Kohlensäurebäder bei Herz- und Gefäßkrankheiten (auch in Form der kohlensauren Solbäder) und bei nervösen Zuständen. — Innerlich genossen wirken die Säuerlinge günstig auf die Verdauung ein, indem Resorptionsvorgänge und Sekretionsvorgänge des Magen-Darmkanals angeregt werden. Sie werden daher als Tafelwasser und bei Verdauungskrankheiten angewandt, ebenso wie bei Erkrankungen der Harnorgane, wo sie zur Absonderung eines verdünnten Harnes und zum Überspülen der Harnwege führen.

Einfache Säuerlinge:

Bad Brückenau, Charlottenbrunn, Ditzenbach, Flinsberg, Gießhübl-Sauerbrunn, Göppingen, König Otto-Bad (Wiesau), Langenau in Schlesien, Niederau, Reinerz, Sinzig.

(Viele dieser Kurorte gehören auch gleichzeitig in andere Gruppen.)

Erdige Säuerlinge.

Diese Quellen enthalten in 1 kg mehr als 1 g freie Kohlensäure und mehr als 1 g feste Bestandteile; unter diesen überwiegen doppeltkohlensaurer Kalk und doppeltkohlensaures Magnesium.

Ihre Wirkung verdanken diese Wässer außer dem Gehalt an freier Kohlensäure ihrem Reichtum an alkalischen Erden. Als Bäder entfalten solche Quellen die Wirkungen des Kohlensäurebades. Innerlich genossen sind die Erden verhältnismäßig schwer resorbierbar; sie behindern vielleicht etwas die Resorption von Eiweißkörpern, sicherlich die der Fette, indem sie unlösliche Kalkseifen bilden. Zu einem großen Teil wird der aufgenommene Kalk wieder in den Darm entleert, und zwar gebunden an Phosphorsäure, die auf diese Weise dem Harn entzogen wird. Daher verwendet man diese Wässer bei Phosphatsteinen, bei Phosphaturie. Nach der Aufnahme kommt dem Kalk eine Wirkung zu, für die man eine gewisse Verdichtung des Eiweißes angenommen hat; er wirkt Entzündungsvorgängen entgegen, vermindert die Exsudationen krankhafter Natur, wie bei Katarrhen der Harnwege oder auch der Luftwege; entfaltet also eine leicht adstringierende Wirkung. Die phagozytäre Tätigkeit der Leukozyten wird erhöht. Außerdem kommt dem Kalk eine beruhigende Wirkung zu, z. B. bei Tetanie, und er setzt die Erregbarkeit des vegetativen Nervensystems herab, freilich erst in sehr großen Gaben (s. unter Kochsalzquellen). Angewandt werden die erdigen Quellen bei Gicht, Konkrementen in den Harnwegen, bei Katarrhen derselben, bei Darmkatarrhen, bei Exsudaten. Außerdem entfalten sie eine ähnliche, wenn auch schwächere Wirkung im Sinne von alkalischen Wässern, da auch die kohlensauren Erdalkalien im Magen und Darm Säuren zu binden vermögen.

Erdige Säuerlinge:

Alt-Heide, Altreichenau, Bellthal, Biskirchen, Contrexéville, Driburg, Fideris, Geismar bei Fritzlar, Göppingen, Großkarben, Imnau, Langenschwalbach, Leuk (Schweiz), Malmedy, Muri, Bad Nauheim, Niederau, Obershausen, Probbach, Peiden, Pyrmont, Rehburg, Reinerz, Reinhardthausen, Römerbrunnen bei Echzell, Salvatorquelle in Szinye-Lipocz, Schwalheim, Selters bei Weilburg, Sinzig, Teinach, Tönnisstein, Überkingen, Vilbel, Weißenburg (Schweiz), Wildungen, Zollhaus.

(Viele dieser Kurorte gehören gleichzeitig auch noch in andere Gruppen.)

Alkalische Quellen.

Sie enthalten in 1 kg Wasser mehr als 1 g feste Bestandteile, und zwar überwiegend doppeltkohlensaures Natrium und Kalium, also einerseits die Hydrokarbonationen, andererseits die Ionen der Alkalien. Häufig finden sich auch alkalische Erden, Kalk und Magnesia darin, die ebenfalls an die Kohlensäure als doppeltkohlensaure Salze gebunden sind. Der in diesen Quellen vorhandene Überschuß an Kohlensäure hält den Kalk und die Magnesia in Lösung. Kocht man ein solches Wasser, so entweicht Kohlensäure, aus den doppeltkohlensauren Salzen werden die einfach kohlensauren; daher fallen die Erdalkalien aus und es entsteht alkalische Reaktion. Wegen des Überschusses an Kohlensäure nennt man diese Quellen auch alkalische Säuerlinge. Kommt neben dem doppeltkohlensauren Natrium Kochsalz in erheblicher Menge vor, so spricht man von alkalisch-muriatischen Quellen; enthalten sie von Säureionen neben Kohlensäureionen noch Sulfationen, so daß bei der Angabe als Salz in der Analyse neben doppeltkohlensaurem Natrium noch Glaubersalz, Natriumsulfat erscheint, so heißen sie alkalisch-salinische Quellen.

Hauptsächlich werden diese Quellen zu Trinkkuren und Inhalationskuren angewandt. Getrunken wird durch das kohlensaure Salz die Salzsäure gebunden, vorhandener Schleim leichter löslich gemacht; daher die vielfache Anwendung der alkalischen Wässer bei Gastritis. Außerdem wird der Übergang der Speisen in den Darm beschleunigt. Den alkalisch-muriatischen Wässern kommt wohl noch eine sekretionsanregende Wirkung zu. Alkalisch-salinische Quellen wirken abführend; hier tritt die Wirkung des Glaubersalzes in den Vordergrund. Die schleimlösende Eigenschaft findet auch in der Behandlung chronischer Darmkatarrhe Anwendung. Außerdem wendet man besonders die alkalisch-salinischen Wässer bei Stauungen in den Unterleibsorganen an, bei Lebererkrankungen, bei Erkrankungen der Gallenwege, wobei eine vermehrte Sekretion von Galle stattfindet. Nach der Resorption tritt die schleimverflüssigende Wirkung auch bei Katarrhen entfernter Schleimhäute auf, bei Katarrhen der Luftwege, des Rachens u w., da die Alkalien in diesen Sekreten erscheinen. Mit der Verflüssigung des Schleimes und einer vermehrten Sekretion tritt gleichzeitig eine Abschwellung der entzündeten Schleimhaut ein, weswegen diese Wässer als antikatarrhalisch gelten. Wohl durch Einschränkung der Resorption wirken die alkalisch-salinischen Quellen bei Fettsucht günstig. Worauf die vielfache Anwendung bei Gicht beruht, ist zweifelhaft, bei Harnsäurekonkrementen werden die Löslichkeitsbedingungen der Harnsäure im Harn besser; vielleicht aber wirken sie hier mehr prophylaktisch durch Verflüssigung des Schleimes, der den Anlaß zum Ausfällen der Harnsäure gibt. Die Wirkung auf die Schleimhäute des Rachens, der Nase, der Bronchien wird durch die lokale Anwendung in Form von Inhalationen verstäubten Mineralwassers unterstützt. Die schwächeren Wässer werden auch als Tafelwasser getrunken, wobei die Kohlensäure die Hauptrolle spielt; die stärkeren läßt man zur Abstumpfung der Hyperazidität nüchtern trinken, nicht während des Essens.

Alkalische Quellen:

Apollinarisbrunnen, Arienheller Sprudel, Bertrich, Bilin, Birresbron, Daun, Ems, Fachingen, Geilnau, Gerolstein, Gleichenberg in Steiermark, Godesberg, Göppingen, Honnef, Hönningen, Karlsbad, Marienbad, Namedy, Neuenahr, Niederselters, Oberlahnstein, Oberselters, Offenbach am Main, Passug, Radein, Rhens am Rhein, Rohitsch-Sauerbrunn, Roisdorf, Römerquelle in Kärnten, Bad Salzbrunn, Salzig, Sulzbach in Baden, Sulzmatt, Tarasp-Schuls, Tönnisstein, Vulpera-Tarasp, Weilbach. — Unter diesen Quellen haben: Arienheller Sprudel, Ems, Honnef, Hönningen, Namedy, Niederselters, Oberlahnstein, Oberselters, Offenbach a. M., Passug, Rhens a. Rh., Roisdorf alkalisch-muriatischen Charakter; Bertrich, Karlsbad, Marienbad, Salzig, Sulzbach in Baden, Tarasp-Schuls, Vulpera-Tarasp alkalisch-salinischen Charakter; Geilnau, Gerolstein, Honnef, Hönningen, Namedy alkalisch-erdigen Charakter.

(Viele dieser Kurorte gehören gleichzeitig auch noch in andere Gruppen.)

Kochsalzquellen.

Kochsalzquellen oder muriatische Quellen sind solche, die mehr als 1 g feste Bestandteile im Kilogramm enthalten, und zwar hauptsächlich Kochsalz. Beträgt die Menge des Kochsalzes weniger als 15 g in 1 kg, so heißen sie einfache Kochsalzquellen; enthalten sie mehr Kochsalz, so spricht man von Solquellen. Ist der Gehalt an freier Kohlensäure ein bedeutender, mehr als 1 g im Kilogramm, so nennt man sie Kochsalzsäuerlinge. Enthalten sie neben Kochsalz noch andere Ionen in nennenswerter Menge, so entstehen die Unterabteilungen: beim Vorhandensein von Hydrokarbonationen „alkalische Kochsalzquellen", von Sulfationen „salinische Kochsalzquellen", von Hydrokarbonat- und Sulfationen „alkalisch-salinische Kochsalzquellen", von Erdalkaliionen „erdmuriatische Kochsalzquellen", von Erdalkali- und Hydrokarbonationen „erdige Kochsalzquellen", von Erdalkali- und Sulfationen „sulfatische Kochsalzquellen".

Die Kochsalzquellen stellen die konzentriertesten unter den Mineralwässern dar. Nur ein kleiner Teil derselben besitzt eine Gesamtkonzentration aller gelösten Bestandteile, die unter der Summe aller gelöster Bestandteile im Blute liegt; wenige besitzen dieselbe Gesamtkonzentration wie der Körper, entsprechend einer 0,9%igen Kochsalzlösung; die meisten sind erheblich konzentrierter. Es kommt also gerade bei den Kochsalzquellen die Wirkung der Konzentration, die osmotische Wirkung, am meisten in Frage. Bei der leichten Resorptionsfähigkeit des Kochsalzes erleidet auch das Blut kurz nach der Aufnahme von Kochsalzwässern — bis zu ca. 2% werden sie innerlich gegeben — eine schnell vorübergehende geringe Konzentrationsschwankung. Ausgeglichen wird die Konzentrationssteigerung des Blutes sehr rasch durch Wasseranziehung aus den Geweben, später durch Ausscheidung des Salzes durch die Niere. Es findet also eine Schwankung im Wassergehalt der Gewebe statt, die später durch Trinken wieder zurückgeht. Im allgemeinen sind diese Schwankungen nur von geringer Größe und kurzer Dauer. Sie können aber als ein Reiz in Frage kommen. Die Harnmenge wird nach dem Genuß von Kochsalzwässern vermehrt. Auf den Magen sollen die Kochsalzquellen, besonders die kohlensäurehaltigen, sekretionsanregend wirken, auch wird die Motilität des Magens und Darmes vermehrt; eine Abführwirkung kommt wegen der schnellen Aufnahme des Kochsalzes in den oberen Darmpartien gewöhnlich nicht zustande, nur wenn konzentrierte Salzlösungen getrunken werden oder solche, die nebenbei Sulfationen enthalten (also Glaubersalz). Durch diesen Einfluß auf die Verdauung wird der Ernährungszustand günstig beeinflußt. Man wendet Kochsalztrinkkuren an bei Phthise, chronischer Gastritis, chronischen Darmkatarrhen, Gicht. (Durch Salzgaben wird die Blutdurchströmung der Lunge erhöht.) Kontraindiziert sind Trinkkuren mit Kochsalzwässern bei akuten Zuständen der Luftwege, bei Hyperazidität, bei schweren Chlorosen und Anämien und bei Darmgeschwüren. — Im Kochsalzbade, das ungefähr von 2—5% angewendet wird, entfaltet der Salzgehalt einen Hautreiz, der zur Hyperämie der Haut führt, weswegen man die Temperatur nicht höher als 33° C wählt. Man erreicht also eine gesteigerte Durchströmung der Haut wie beim Kohlensäurebad, ohne dem Körper Wärme zuführen zu müssen. Dieser Salzreiz wirkt nach, so daß solche Bäder auch als Nachwirkung Erwärmung der Haut veranlassen. Dazu kommt noch, daß auf der Haut eine gewisse Menge Salz zurückbleibt, die die Wasserverdunstung verzögert, die beim Süßwasserbade nach dem Abtrocknen immer noch vor sich geht. Solche hygroskopische Salzschicht wirkt auch weiterhin wie ein erwärmender Mantel, indem sie Feuchtigkeit anzieht und sich dabei erwärmt, wenn die Wasserdampfsättigung der Luft wegen der sinkenden Lufttemperatur zunimmt; steigt mit der Temperatur der Luft die Wasserdampfaufnahmefähigkeit der Luft, so gibt die Salzschicht Wasser her, das durch Verdunstung Wärme bindet. In beiden Fällen wirkt also der Salzmantel den Temperaturschwankungen entgegen und mildert sie. Angewandt werden Solbäder bei Skrofulose, bei Entzündungsresiduen, Drüsenhyperplasien, Knochen- und Gelenkentzündungen, rheumatischen Affektionen, Herzkrankheiten, Stauungskatarrhen. — Inhaliert werden die Kochsalzwässer bei Erkrankungen der Luftwege am Gradierwerk, einem Dorngerüste, über welches das Wasser tropft, oder durch Versprühen des Wassers in Inhalatorien; außerdem wird das Mineralwasser zu Gurgelungen, Spülungen, zu Einzelinhalationen usw. benutzt.

Kochsalzquellen:

Aachen, Alstaden, Arnstadt, Artern, Aßmannshausen, Aussee, Badbronn-Kestenholz, Baden-Baden, Bentlage, Berchtesgaden, Berg, Berg-Dievenow, Berlin (Admiralsgartenbad), Bernburg, Bex-les-Bains, Bienenberg ob Liestal, Bodenwerder-Kemnade, Bramstedt, Cammin, Cannstatt, Carlshafen, Crefelder Sprudel, Bad Dürkheim, Dürrenberg, Dürrheim, Eickel-Wanne, Eisenach, Elmen, Empfing, Bad Essen, Frankenhausen, Gandersheim, Gebolsheim, Gelnhausen, Gotschalkowitz, Greifswald, Hall (Schwäbisch-Hall), Bad Hall in Oberösterreich, Bad Hamm, Bad Harzburg, Heilbrunn, Heringsdorf, Hermsdorf in der Mark, Hohensalza, Homburg vor der Höhe, Jagstfeld, Inselbad bei Paderborn, Bad Ischl, Kiedrich, Bad Kissingen, Kobersborn, Kolberg, Königsborn bei Unna, Königsdorf-Jastrzemb, Bad Kösen, Köstritz, Kreuznach, Kronthal am Taunus, Liebenzell, Bad Lipik in Slavonien, Louisenhall, Lüneburg, Bad Münster am Stein, Bad Nauheim, Bad Nenndorf, Neuhaus bei Neustadt an der Saale, Niederbronn, Niederkontz, Ölheim, Oeynhausen, Oldesloe, Orb, Ost-Dievenow, Plaue in Thüringen, Pyrmont, Rabka, Raffelberg, Rappenau, Bad Reichenhall, Rheine, Rheinfelden (Schweiz), Rilchingen,

Rosbacher Brunnen, Bad Rothenfelde, Rothenfels in Baden, Säckingen, Salzderhelden, Salzdetfurth, Salzgitter, Bad Salzhausen, Salzhemmendorf, Salzkotten, Salzschlirf, Salzuflen, Salzungen, Sassendorf, Bad Schauenburg (Schweiz), Schmalkalden, Schöningen, Schwartau, Seeg, Segeberg, Soden am Taunus, Soden bei Salzmünster, Sodenthal, Sooden an der Werra, Suderode, Suhl, Sulz am Neckar, Sulza, Sulzbad, Sulzbrunn, Sülze, Swinemünde, Thale am Harz, Waldliesborn, Werl, Westernkotten, Wiesbaden, Wilhelmsglücksbrunn bei Kreuzberg an der Werra, Wimpfen, Wittekind, Bad Zollern.

(Viele dieser Kurorte gehören auch noch in andere Gruppen.)

Einzelne dieser Kochsalzquellen enthalten neben Chlornatrium Jodionen, so daß man diesem Bestandteil eine resorptionsbegünstigende Wirkung bei Drüsenhyperplasien zuschreiben kann.

Jodquellen:

Dürkheim, Gottschalkowitz, Heilbrunn, Kolberg, Königsdorf-Jastrzemb, Kreuznach, Raffelberg, Salzdetfurth, Salzschlirf, Schwartau, Sulza, Sulzbrunn, Thale, Tölz, Wießsee.

Sind größere Mengen von Kalziumionen in den Kochsalzquellen vorhanden, so kommen derartige Brunnen zu Trinkkuren als Kalkwässer in Frage. Durch die Zufuhr von größeren Mengen von Kalk werden Entzündungserscheinungen gemildert, es tritt eine Beruhigung ein, die sich z. B. bei Tetanie bemerkbar macht, aber auch sonst besonders am vegetativen Nervensystem äußert, weswegen man Kalk bei Basedow und ähnlichen Erkrankungen gegeben hat. Größere Mengen von Chlorkalzium enthalten:

Thale, Suderode, Sodenthal.

Bitterquellen.

Sie enthalten im Kilogramm mehr als 1 g gelöste Bestandteile, und zwar in erheblicher Menge Sulfate. Auch wenn die Ionen der Schwefelsäure nicht vorherrschen, so bezeichnet man doch alle Quellen als Bitterquellen, welche größere Mengen von Sulfationen enthalten. Häufig sind darin noch erhebliche Mengen Kochsalz enthalten; man spricht dann von muriatischen Bitterquellen. Herrschen unter den Kationen, den basischen Bestandteilen, die Natriumionen vor, so heißt die Quelle salinische Bitterquelle; beim Vorherrschen von Kalziumionen heißt sie sulfatische Bitterquelle; von Magnesiumionen echte Bitterquelle; kommt neben der Schwefelsäure die Salzsäure als saure Komponente in Betracht, so bezeichnet man die Quellen je nach dem Vorherrschen der oben genannten Basen als muriatisch-salinisch, muriatisch-sulfatisch, muriatisch-echt.

Die Bitterquellen führen ab. Jede Salzlösung, sei sie niedriger oder höher konzentriert als das Blut, wird vor der Resorption dem Blut in der Gesamtkonzentration gleich; bei verdünnten Lösungen durch Aufnahme von Wasser oder Hinzusezernieren von Kochsalz durch den Darm, bei konzentrierteren Lösungen durch Wasserabsonderung des Darmes. Sind aber die Salze schwer resorbierbar, was mit der leichten oder schweren Beweglichkeit und Diffusibilität ihrer Ionen zusammenhängt, so findet zwar ebenfalls dieser Ausgleich in der Konzentration mit der des Blutes statt, die Lösungen werden blutisotonisch, aber die spätere Resorption unterbleibt, so daß nun auch eine gewisse Menge Wasser vor der Resorption bewahrt bleibt. Die Fäzes enthalten also solche schwer resorbierbare Salze in einer Lösung, die dem Blut in der Gesamtkonzentration gleich ist; dadurch werden die Fäzes weich bis flüssig.

Schwer resorbierbar ist das Sulfation; ist es noch mit einem schwer resorbierbaren positiven Ion kombiniert, wie mit dem Magnesiumion, so ist die Abführwirkung stärker, als wenn es mit dem leicht resorbierbaren Natriumion zusammen als Glaubersalz eingeführt wird. Etwas wird aber von dem Salz resorbiert; bestimmt man, wieviel Sulfat und wieviel Magnesium nach dem Trinken solcher Bitterwässer im Harn erscheint, so findet man ungefähr zehnmal soviel Sulfationen als Magnesiumionen, da die Magnesiumionen im Darm niedergeschlagen werden, als Karbonat, als unlösliche Magnesiaseifen durch Fette. Daher ist es zweckmäßig, eine chronische Zufuhr solcher abführender Salze in Form einer Kur wegen der damit verbundenen Alkaliverarmung mit gleichzeitigen Gaben von Alkali zu kombinieren, was eben in Form der alkalischen abführenden Brunnen (wie z. B. Karlsbad) geschieht. — Gebraucht werden die Bitterquellen im Hause als Abführmittel, auch bei chronischer Verstopfung. Bei größeren Mengen oder auch längere Zeit gegeben, verderben sie den Appetit. Häufig bleibt hinterher eine Verstopfung zurück.

Bitterquellen:

Apenta, Birmenstorfer Bitterwasser, Boll in Baden, Bünde, Driburg, Eyachsprudel, Friedrichshall, Grenzach, Hersfeld, Hüsede, Lippspringe, Mergentheim, Rappoltsweiler, Saidschitz (Böhmen), Saxlehners Hunyadi János-Bitterwasser, Windheim, Wipfeld.

Eisenquellen.

Als Eisenquellen werden alle eisenreicheren Quellen bezeichnet. Im deutschen Bäderbuch sind solche Quellen als Eisenquellen aufgeführt, die im Kilogramm mehr als 0,010 g = 10 mg Eisen enthalten. Das Eisen kann in zweiwertiger Form = Ferroion und in dreiwertiger Form = Ferriion auftreten. Ist es als doppeltkohlensaures Eisen, d. h. als Ferroion und Hydrokarbonation in dem Wasser vorhanden, so heißen die Quellen Eisenkarbonatquellen oder Stahlquellen. Ist außerdem von freier Kohlensäure mehr als 1 g im Kilogramm Wasser enthalten, so spricht man von Eisensäuerlingen. Enthält das Wasser als saure Komponente Schwefelsäure, so nennt man es Vitriolquelle. Kombinationen von verschiedenen Salzen kommen auch bei den Eisenquellen vor, man unterscheidet also auch hier reine Eisenkarbonatquellen, erdige, alkalische, muriatische Eisenkarbonatquellen, Eisenkarbonatbitterquellen usw.

Eisenquellen werden angewandt wie Eisenpräparate auch, bei Chlorose und Anämie. Ein Vorzug vor der medikamentösen Therapie ist die meist gute Bekömmlichkeit der Eisendarreichung in dieser Form, doch gilt dies nicht ohne Einschränkung. Der geringe Eisengehalt mancher Wässer läßt sich z. T. durch die Dosierung ausgleichen. Bei der Darreichung von Eisen ist das Metall nicht nur als Material zur Bildung des Blutfarbstoffes zu betrachten, sondern es entfaltet eine Wirkung im Organismus, wie etwa das Arsen; auch Eisen vermehrt die Zahl der roten Blutkörperchen, wenn sie durch vorherige Erkrankungen herabgesetzt ist. Aufgenommen wird das Eisen in jeder Form, und zwar in den oberen Darmabschnitten; ausgeschieden wird es zum größten Teil durch den unteren Darm, deswegen erscheint das zugeführte Eisen fast quantitativ in den Fäzes wieder; trotzdem hat es auf dem Wege durch den Organismus eine Wirkung entfaltet; nur geringe Mengen werden als Material zurückbehalten. — Wesentlich bei der Behandlung der Anämie durch Eisenwässer dürfte die Kur als solche in Betracht kommen, denn bei der medikamentösen Zufuhr von Eisen sind erheblich größere Eisenmengen erforderlich, als sie die Wässer darbieten; andererseits kann unter günstigen Bedingungen eine Chlorose oder Anämie auch ohne Eisenzufuhr gebessert werden. In den meisten Eisenbädern werden auch Moorbäder verabfolgt, s. d.; die Bäder von Eisenkarbonatquellen sind als Kohlensäurebäder anzusehen.

Eisenkarbonatquellen sind auf Flaschen gefüllt wenig haltbar; auch wenn dafür gesorgt wird, daß das Wasser während des Füllens mit Luft nicht in Berührung kommt, also Kohlensäure nicht abgeben kann. Einmal fällt das Eisen, welches als doppeltkohlensaures Eisen in Lösung war, bei Entweichen der Kohlensäure aus, sodann oxydiert sich das Ferroion zum Ferriion. Besonders bei Anwesenheit von Algen soll das Ausfallen des Eisens rasch erfolgen.

Eisenquellen:

Alexanderbad, Alexisbad, Alt-Heide, Antogast, Augustusbad, Berggießhübel, Bocklet, Doberan, Driburg, Bad Elster, Ems, Flinsberg, Franzensbad, Freiersbach, Goldberg, Gottleuba, Griesbach, Hermsdorf an der Katzbach, Höllensprudel, Homburg vor der Höhe, Imnau, Kohlgrub, König-Otto-Bad (Wiesau), Kudowa, Lamscheider Stahlbrunnen, Langenau in Oberfranken, Langenau in Schlesien, Langenschwalbach, Lausigk, Liebenstein, Linda, Lobenstein, Malmedy, Marienbad, Marienborn, St. Moritz, Murnau, Muskau, Naumburg am Bober, Niedernau, Oppelsdorf, Petersthal, Polzin, Pyrmont, Reinerz, Reipertsweiler, Rippoldsau, Ronneburg, Bad Salzhausen, Schwarzbach, Bad Seewen bei Brunnen (Schweiz), Spa (Belgien), Steben, Topolschitz (Steiermark), Tharandt, Überlingen, Val Sinestra, Vilbel, Wildungen.

(Viele dieser Kurorte gehören auch gleichzeitig in andere Gruppen.)

Arsenquellen.

Arsenquellen sind solche Quellen, welche so große Mengen Arsen enthalten, daß ihre Wirkung in erster Linie auf das darin enthaltene Arsen zurückzuführen ist. Die Mengen darin sind so groß, daß an die Maximaldosis für arsenige Säure zu 0,005 pro dosi und 0,015 pro die erinnert werden muß. Man gibt auch hier wie bei der Arsenzufuhr bei medikamentöser Darreichung erst kleine Dosen, dann steigend größere, dann wieder fallend kleinere, also in Form einer Kur. (Die einzelnen Verwaltungen versenden Trinkschemata). Die Wirkung des Arsens besteht in einer Beeinflussung des allgemeinen Ernährungszustandes, Neigung zu Fettansatz, zu besserer Knochenbildung, bei Blutarmut oder Chlorose zu schnellerer Regeneration der roten Blutzellen. Auch bessern sich nervöse Beschwerden bei eigentlichen Nervenkrankheiten sowohl wie bei abgearbeiteten Leuten. Arsen kommt teils in Eisenhydrokarbonatquellen, teils in Kochsalzquellen, teils in Eisensulfatquellen vor. Die Eisenhydrokarbonatquellen enthalten nur geringe Mengen Arsen; die Kochsalzquellen sind gut verträglich und führen wie die Maxquelle zu Dürkheim große Mengen Arsen; Eisensulfatwässer sind schlecht verträglich, verderben den Appetit wie die vielgebrauchten Levicowässer.

Arsenquellen.

1. Eisenhydrokarbonatquellen: Kudowa (Eugenquelle mit 0,67 mg Arsensäure im Liter), Liebenstein (Kasimirquelle mit 0,5 mg arseniger Säure), Reinerz (Laue Quelle mit 0,25 mg), Val sinestra (Engadin, Ulrichquelle mit 3,7 mg).

2. Kochsalzquellen (resp. alkalische Quellen): Dürkheim (Maxquelle, erdig-muriatischer Kochsalzsäuerling mit 17,4 mg), La Bourboule (Frankreich) (alkalisch-muriatische Therme mit 11,4 mg), Royat (Frankreich) (St. Victor, alkalisch-muriatische Therme mit 2,1 mg), Vals (Frankreich) (Dominique, alkalische Quelle mit 1,7 mg).

3. Eisensulfatwässer: Roncegno (Südtirol) (42,6 mg), Levico (Levico-Vetriolo im Suganatale Südtirols; Levico liegt 100 m über der Talsole, Vetriolo 1000 m darüber: 2 Quellen: „Starkquelle" mit 0,006 g arseniger Säure im Liter, daneben 4,6 Ferrosulfat und 1,7 freie Schwefelsäure; in Flaschen mit rotem Schild; „Schwachquelle" arsenfrei; „Schwachwasser" = $^1/_3$ Starkquelle und $^2/_3$ Schwachquelle, also 0,002 arsenige Säure in Flaschen mit blauem Schild), Mitterbach in Südtirol (Eisensulfatquelle mit geringerem Arsengehalt wie die Guberquelle, folg.), Srebenica (Bosnien, Guberquelle, Eisensulfatwasser mit 6 mg), Recoaro (Civillina, Italien) (Eisensulfatquelle mit 3,1 mg).

Schwefelquellen.

Sie enthalten Hydrosulfidionen, teils an Alkalien gebunden, teils außerdem als Schwefelwasserstoff in freier Form. Nach ihren sonstigen Bestandteilen gibt es reine, alkalische, muriatische usw. Schwefelwasserstoffquellen.

Dem Schwefelwasserstoff kommt eine lokale Wirkung zu, welche der Wirkung der Alkalien ähnlich ist, nur stärker ist als diese; denn es entstehen in alkalischen Medien Schwefelalkalien, die lokal auflockernd wirken und eine geringe Reizwirkung entfalten. Daher kommt eine leicht abführende Wirkung dem Genuß der Schwefelwässer zu; aus diesem Grunde wendet man sie bei Stauungen im Unterleibe, bei Leberleiden usw. an. An der Schleimhaut der Luftwege erleichtert der Schwefelwasserstoff, innerlich genossen oder durch Inhalation appliziert, die Expektoration, wie er auch die Schleimhaut der Nase, der Konjunktiva, des Rachens bei der Einatmung reizt. Man nimmt an, daß auch ein vermehrter Zerfall von roten Blutzellen unter der Wirkung des Schwefelwasserstoffes eintritt, was zu einer vermehrten Gallenabsonderung führen würde. Angewandt werden die Schwefelquellen bei Stauungen im Pfortaderkreislauf, bei Hämorrhoiden und Frauenleiden, bei Leberleiden, bei Erkrankungen der Bronchien, bei Lähmungen, bei Gicht und Rheumatismus, bei Hautkrankheiten und in Kombination mit Quecksilberschmierkuren bei Lues. Zu bemerken ist, daß die Schwefelquellen sehr häufig warme Quellen sind, daß die Kur durch Schlammbäder unterstützt wird, so daß also auch andere Faktoren an der Wirkung beteiligt sind. Bei Hautkrankheiten ist die Wirkung des Schwefels bekannt. Bei Lues wird der kombinierten Schmierkur und Schwefelbadekur eine besondere Bekömmlichkeit nachgerühmt, weil der Schwefelwasserstoff das Quecksilber niederschlägt und unresorbierbar macht, andererseits die Haut zur Aufnahme des Quecksilbers geeigneter machen soll; auch kann eine solche energische Badekur durch die wechselnden Durchströmungsverhältnisse der einzelnen Gewebe zu einer Mobilisation der Erreger führen, die dann dem Quecksilber zugänglich werden, oder aber das Quecksilber dringt mit dem Blut- und Lymphstrom in Gewebe, welches sonst nur wenig intensiv durchströmt wird. Auch bei chronischen Metallintoxikationen, wie Quecksilbervergiftung werden Kuren in Schwefelbädern vorgenommen.

Schwefelquellen:

Aachen, Abbach, Aix-les-Bains, Alveneu-Bad, Baden bei Wien, Baden bei Zürich, Bentheim, Bocklet, Boll in Württemberg, Cauterets, Dützen,

Eilsen, Faulenbach, Fiestel, Gauting, Gögging, Grünthal, Gurnigel (Schweiz), Haßfurt, Hélouan (Ägypten), Herkulesfürdö (Ungarn), Bad Heustrich (Schweiz), Höhenstadt, Hohensulz, Ilidza (Bosnien), Kainzenbad, Wildbad Kreuth, Kupferhammer-Grünthal, Landeck, Langenbrücken, Langensalza, Lavelay-les-Bains, Ledde, Lenk (Schweiz), Limmer, St. Lucasbad in Ofen (Budapest), Meinberg, Nammen, Naumburg am Bober, Bad Nenndorf, Neumarkt, Oldesloe, Bad Postyén (deutsch Pistyan) in Ungarn, Rain, Rothenburg ob der Tauber, Bad Salzhausen, Salzschlirf, Schimberg-Bad bei Luzern, Bad Schinznach (Schweiz), Seebruck, Sebastiansweiler, Sirmione am Gardasee (Italien), Spinabad (Graubünden, Schweiz), Stachelberg (Schweiz), Sulz am Peißenberg, Tennstedt, Tiefenbach, Trencsen-Teplitz, Bad Ullersdorf (Böhmen), Walzenhausen (Schweiz), Weilbach, Wemding, Wießsee, Wipfeld, Yverdon-les-Bains (Schweiz).

(Viele dieser Kurorte gehören auch noch in andere Gruppen; in einigen werden auch Schlammbäder verabfolgt.)

Moor- und Schlammbäder.

Moor ist eine unter Wasser modernde Schicht von Pflanzenteilen. Häufig ist das Moor von Mineralwasser durchsetzt (= Mineralmoor) und enthält dementsprechend Mineralbestandteile, wie Eisenmoor, Schwefelmoor. Bei diesem Prozeß herrschen Reduktionsvorgänge vor, daher enthält es z. B. häufig Schwefeleisen. Läßt man das gestochene Moor an der Luft verwittern, so wird es oxydiert, es entsteht Eisensulfat, freie Schwefelsäure, organische Säuren, welche einen Reiz auf die Haut ausüben können. Hauptsächlich aber kommt die Wirkung des Moorbades auf physikalischem Wege zustande. Die Moorbäder werden gewöhnlich ziemlich warm gegeben. Das Moorbad besitzt wegen des Gehaltes an Pflanzenstoffen eine geringere Wärmekapazität als Wasser, d. h. es gibt weniger Wärme beim Abkühlen um 1 ^{0} ab als Wasser, und ebenso erwärmt es sich um 1 ^{0} durch die Zufuhr von geringeren Wärmemengen als Wasser. Dadurch findet also ein schneller Wärmeausgleich des Bades mit der Körpertemperatur statt, die Erwärmung oder auch die Abkühlung des Körpers ist keine sehr intensive. Außerdem wird durch den geringen Schichtwechsel des zähen Moorbreies die der Haut anliegende Schicht lange Zeit dieselbe bleiben, nicht immer wieder anders temperiertes Wasser mit der Haut in Berührung kommen. Es ist daher die Wärmewirkung des Moorbades eine sehr milde. Aber auch durch die Wärmeleitung im Moor werden dem Körper nur geringe Wärmemengen entzogen oder zugeführt, da die Pflanzenteile ein schlechter Wärmeleiter sind. Andererseits gibt das Moorbad auch wenig Wärme nach außen ab, aus allen diesen Gründen kühlen auch bei längerer Badedauer nur die äußeren Schichten des Bades ab. Das Moorbad wirkt daher sehr nachhaltig. Das gleiche gilt von den Schlammbädern, auch sie besitzen geringere Wärmekapazität als Wasser, auch sie wechseln die Schichten nur schwer und leiten Wärme schlechter als Wasser. Häufig ist der Badeschlamm radioaktiv. Angewendet werden die Moor- und Schlammbäder bei Rheumatismus, bei Exsudaten, Frauenkrankheiten, Erkrankungen des Nervensystems und Gicht. Die meisten Eisenbäder sind gleichzeitig Moorbäder, eine Anzahl von Schwefelbädern gleichzeitig Schlammbäder.

Moorbäder:

Adelholzen, Ahlbeck, Aibling, Alexandersbad, Alexisbad, Altheide, Antogast, Artern, Augustusbad, Badenweiler, Berg-Divenow, Berg, Berka an der Ilm, Bernburg, Bocklet, Braunlage, Bad Brückenau, Bühlerhöhe,

Bukowine, Cammin, Chieming, Cranz, Dachau, Doberan, Donaueschingen, Driburg, Eberswalde, Bad Elster, Empfing, Faulenbach, Flinsberg, Franzensbad, Freienwalde an der Oder, Gersfeld, Gögging, Gottleuba, Graal, Greifswald, Griesbach, Grünthal, Hamm, Haßfurt, Heilbrunn, Heringsdorf, Hermsdorf an der Katzbach, Höhenstadt, Homburg vor der Höhe, Ilidza (Bosnien), Inselbad bei Paderborn, Jordanbad, Kainzenbad, Kirnhalden, Bad Kissingen, Kohlgrub, Kolberg, König-Otto-Bad (Wiesau), Königsdorf-Jastrzemb, Kudowa, Landeck, Landstuhl, Langenau in Schlesien, Langenschwalbach-Lausigk, Liebenstein, Liebenwerda, Linda, Liegau, Lobenstein, Luckau, Lüneburg, Marienbad, Marienborn, Meinberg, Misdroy, Murnau, Muskau, Neuhaus bei Neustadt an der Saale, Neumarkt (Oberpfalz), Oldesloe, Oppelsdorf, Orb, Ost-Divenow, Polzin, Pretsch, Pyrmont, Rappenau, Reiboldsgrün, Reichenhall, Reinerz, Rippoldsau, Salzschlirf, Salzungen, Schandau, Schmalkalden, Schmiedeberg in der Provinz Sachsen, Schwartau, Schwarzbach, Segeberg, Spa (Belgien), Steben, Sülze, Teinach, Tharandt, Bad Tölz, Tönnisstein, Traunstein mit Wildbad Empfing, Überlingen (Schwäb. Alb), Warmbrunn, Wernigerode, Westerplatte, Wiesbaden, Wiesenbad, Wilsnack, Wittekind, Zinnowitz, Zoppot.

Schlammbäder:

Badenweiler, Bentheim, Dangast, Driburg, Eilsen, Fiestel, Homburg vor der Höhe, Krumbad, Langensalza, Meinberg, Muskau, Nenndorf.

Sandbäder:

Berka an der Ilm, Inselbad bei Paderborn, Köstritz, Neuenahr, Segeberg, Wiesbaden.

Seebäder.

Als wichtigster Faktor in der Wirkung eines Seeaufenthaltes kommt die Seeluft in Betracht, in zweiter Linie erst das Seebad. Die Seeluft ist ausgezeichnet durch ihre Keim- und Staubfreiheit, durch die geringen Schwankungen ihrer Temperatur, durch ihren hohen Feuchtigkeitsgehalt und durch ihre starke Bewegung. Außerdem spielt die starke Besonnung eine Rolle, welche einerseits wegen des Fehlens des Staubes, andererseits wegen der Rückstrahlung vom Meer größer ist als im Binnenland. Ein Salzgehalt der Luft läßt sich nur in unmittelbarer Nähe des Meeres nachweisen, sonst werden verspritzte Wasserteilchen mit ihrem Salzgehalt nur bei Wind auf weitere Strecken fortgeführt. Die geringen Temperaturschwankungen sind durch die schlechte Erwärmbarkeit des Wassers zu erklären, weil erstens das Wasser eine hohe spezifische Wärme hat, sodann die Verdunstung der Erwärmung entgegen wirkt. Es herrscht also eine viel gleichmäßigere Temperatur als im Binnenlande, die Kühle am Morgen und Abend und die starke Erwärmung in den Mittagsstunden fallen fort. Es werden also an das Regulierungsvermögen der Körperwärme von diesem Gesichtspunkt aus wenig Anforderungen gestellt. Dagegen ist dauernd eine gewisse Abkühlung vorhanden, wegen der ständigen Luftbewegung, die dem Körper große Wärmemengen entführt, wenn auch die gleichzeitige Feuchtigkeit die Wärmeentziehung durch Verdunstung einschränkt. Gleichzeitig mit dieser Wärmeentziehung geht eine starke Besonnung einher. — Seebad: Der Salzgehalt beträgt an der Nordsee 32—34 g im Kilogramm, an der Ostsee in Kiel 20 g, in Kolberg 11 g, bei Danzig 7 g im Kilogramm. Dazu kommt eine starke Abkühlung durch die niedrige Temperatur, dabei ein starker Hautreiz durch den Wellenschlag. — Verschieden ist die Ausdehnung des Strandes, sein Untergrund, ob sandig, ob steil. An der Nordsee werden wegen des Wechsels von Ebbe und Flut Badekarren benutzt, an der Ostsee feststehende Badeanstalten. — An der Nordsee herrscht grasreiches Weideland, an der Ostsee ausgedehnte Waldungen vor; von diesen sind im westlichen Teil meist Laubwälder, im östlichen meist Nadelwälder. Als Indikationen für das Seeklima gelten: Neigung zu Katarrhen, Nervenschwäche, Skrofulose, allgemeine Ernährungsstörungen Erholungsbedürftiger.

Seebäder:

Nordsee:

Altenbruch, Amrum mit Wittdün, Nebel, Norddorf und Satteldüne, Baltrum, Blankenberghe, Borkum, Büsum, Cuxhaven, Dangast, Döse, Duhnen, Eckwarden, Fanö (Dänemark), Föhr mit Wyk und Südstrand, Helgoland, Juist, Lakolk, Langeoog, Norderney, Nordwijk aan Zee (Holland), Ostende, St. Peter mit Ording, Sahlenburg bei Cuxhaven, Scheveningen-Haag, Schiermonnikoog (Holland), Spiekeroog, Sylt mit Westerland, mit Wennigstadt, mit Kampen und mit Keitum, Wangerooge, Wilhelmshaven, Zandvoort (Holland).

Ostsee:

Aarösund, Ahlbeck, Ahrenshoop, Alt-Gaarz, Alt-Heikendorf, Apenrade, Arendsee, Augustenburg, Baabe, Seebad Bansin, Bauerhufen, Berg-Dievenow, Binz, Boltenhagen, Borby-Eckernförde, Burg auf Fehmarn, Breege, Brösen, Brunshaupten, Carlshagen, Cranz, Dahme, Deep, Devin, Dierhagen, Försterei bei Memel, Fulgen bei Rostock, Georgenswalde, Glowe, Glücksburg, Göhren, Graal, Gravenstein, Groß-Möllen, Haffkrug, Heidebrink, Heiligendamm, Heiligenhafen, Hela, Henkenhagen, Heringsdorf, Heubude, Horst, Jorshöft, Kahlberg, Kappeln-Schleimünde, Kloster, Kolberg, Kolberger Deep, Koserow, Labö, Lauterbach bei Puttbus, Leba, Lohme, Lubmin, Memel, Misdroy, Müritz, Nest, Neuendorf, Neuhäuser, Neuhof, Neukamp, Neukuhren, Nidden, Niendorf, Nienhagen, Nimmersatt, Oliva, Ost-Dievenow, Osternothafen, Pillau, Prerow, Putzig, Rauschen, Rewahl, Rügenwaldermünde, Sandkrug, Saßnitz, Scharbeutz, Schönberg, Schwarzort, Sellin, Sorenbohm, Steinberghaff, Stolpmünde, Süderspitze, Swinemünde, Thießow, Timmendorfer Strand, Travemünde, Ückeritz, Vilm, Vitte, Warnemünde, Westerplatte, Wustrow, Zingst, Zinnowitz, Zoppot.

Mittelmeer:

Abbazia, Pegli, Sestri Levante. Für die klimatischen Verhältnisse kommen natürlich auch die unter Luftkurorte (Winterstationen) aufgeführten Kurorte in Betracht.

Madeira im atlantischen Ozean.

Luftkurorte.

Das Klima eines Ortes wird bedingt durch seine geographische Breite, seine Höhe über dem Meere, seine Lage (Ebene, Gebirge, See, Binnensee) der Bodenbeschaffenheit und Vegetation. Daher sind im folgenden über diese einzelnen Punkte Angaben gemacht. Im allgemeinen sei darauf hingewiesen, daß neben der Entfernung vom Äquator die Seehöhe des Ortes am meisten von Bedeutung ist. Daher ist das Klima der Seebäder ziemlich gleich (s. dort). Reizbare, aufgeregte Naturen ertragen das Klima höher gelegener Orte schlecht, man schickt sie zur Erholung in Sommerfrischen bis 500 m Höhe. Darüber beginnt das einfache Bergklima, über 1000 m ist Hochgebirge. In solchen Lagen macht sich die dünnere Luft auf den Körper in der Weise bemerkbar, daß eine Zunahme der Zahl der roten Blutkörperchen erfolgt: Trotzdem die Sauerstoffsättigung des Hämoglobins in den geringeren Höhenlagen kaum merkbar geringer ist, macht sich doch die Verminderung des Sauerstoffdrucks der Luft bei den Umsetzungen im Körper bemerkbar, da der im Blutplasma gelöste Sauerstoff vom Sauerstoffdruck abhängig ist und der Gehalt an Sauerstoff im Blutplasma für die Geschwindigkeit der Reaktionen maßgebend ist, nicht der Sauerstoff des Gesamtblutes, der ja zum allergrößten Teil an das Hämoglobin gebunden ist; dieser letztere Teil ist nur der Vorrat, aus dem sich der gelöste Sauerstoff wieder ergänzt. Daher nimmt die Geschwindigkeit der Verbrennungen schon in Höhen ab, welche noch nicht zu einer in Betracht kommenden Verminderung des Sauerstoffgehaltes des Gesamtblutes führen. Eine solche Sauerstoffverarmung wirkt als Reiz auf die Blutbildung und muß den verschiedenen Graden der Blutarmut angepaßt werden. Im allgemeinen kommt es auch sonst zu einem Ansatz von Körpersubstanz in höheren Lagen, andererseits strengen körperliche Leistungen, Sport, mehr an. — Ferner ist in Höhenlagen die Besonnung eine stärkere und die Lufttemperatur eine geringere; doch wird letztere nicht ausschließlich durch die Höhe bedingt, so sind Gipfel wärmer (wegen der längeren Besonnung) als Talorte derselben Höhe (weil die abgekühlte Luft herabsinkt); außerdem kommt die lokale Lage in Betracht, z. B. Riviera mit subtropischem Klima an der Südseite der Alpen im Gegensatz zu Mittelitalien, welches rauh ist. — Unsere deutschen Mittelgebirge sind im Sommer ziemlich regenreich, im Winter dagegen herrscht gleichmäßig klares Wetter, sie sind daher für Wintersportplätze geeignet. Ferner kommen als Winterstationen die Kinderasyle der deutschen Seebäder in Betracht, als Orte mit mildem, gleichbleibendem Klima die Kurorte in Südtirol, an der Riviera, an den italienischen Seen. Südklima: Ägypten, Madeira, Teneriffa; letztere beiden mit feuchtem Klima; Ägypten mit trockenem Wüstenklima, wie es für Nephritiker der dauernden Schweißabsonderung wegen paßt. Bei erheblichem Klimawechsel, Südklima, Hochgebirge, schaltet man zweckmäßig eine Übergangsstation ein.

Luftkurorte:

Abbazia, Adelboden, Agnetendorf, Ajaccio, Alassio, Alpirsbach, Arco, Aroldsen, Arosa, Assuan (Ober-Ägypten), Altenau, Altweier, Auerbach, Augustusburg in Hessen, Aussee, Axenfels, Axenstein, Ballenstedt, Bayrischzell, Benneckenstein, Benzheim, Berchtesgaden, Bergün, Bergzabern, Berka an der Ilm, Berneck, Bielersee, Biesenthal, Blankenburg im Schwarzatal, Blankenburg am Harz, Blankenhain, Bodenwerder-Kemnade, Bollendorf, Boppart, Bordighera, Braunfels, Braunlage, Braunwald, Brotterode, Brückenberg, Brunnen, Buckow, Bühlau, Bühlerhöhe, Bürgenstock, Burgschwalbach, Cannes, Capri, Carthaus, Castangnola, Château d'Oex, Churwalden, Clausthal, Clavadel, Davos, Deggendorf, Dillenburg, Disentis, Dobel, Donaueschingen, Drei-Ähren, Ebenhausen, Ebersteinburg, Eberswalde, Edenkoben, Eibenstock, Eisenbach, Eisenach, Eisenstein, Elend, Elfersburg, Ellrich, Eppstein, Faido, Falkenstein, Faulensee, Feldbergerhof, Finsterbergen, Fischen, Flims, Flühli, Frauensee, Freiburg im Breisgau, Freudenstadt, Friedensweiler, Friedrichsbrunn, Friedrichsroda, Friedrichshafen, Füssen, Gardone-Riviera (Gardasee), Garmisch, Gemünd (Eifel), Gengenbach, Georgenthal, Gernrode, Gernsbach, Gerolstein, Gersfeld, Gießbach, Gonsenheim, Gohrich, Gohrisch, Görbersdorf, Goslar, Gossensaß, Gößweinstein, Grenzhausen, Gries bei Bozen,

Grimmialp, Grindelwald, Grund, Hahnenklee, Hallthurm, Hartha, Hasserode, Haßfurth, Heßlach, Hausach, Hausbaden, Heidelberg, Heiligenberg, Hélouan, Hernsdorf am Kynast mit Giersdorf, mit Saalberg und mit Hain, Herrenalb, Herrenwies, Herrlingen, Herrsching, Hindelang, Hinterzarten, Höchenschwand, Hohegeiß, Hohenmalberg, Hohenschwangau, Hohwald, Hornberg, Hundseck, Jannowitz im Riesengebirge, Ilmenau, Ilsenburg, Immenstadt, Insbruck, Interlaken, Johannisbad-Schmeckwitz, Johndorf, Jugenheim, Kairo, Kipsdorf, Kirchheimbolanden, Klosterlausnitz, Klotsche-Königswald, Kochel, Königsbrunn, Königstein, Königswinter, Kohlhof, Konstanz, Wildbad Kreuth, Krummhübel, Kyllburg, Lähn, Laichingen, Landstuhl, Langebruck, Lauterbach im Schwarzwald, Lauterberg im Harz, Lehnin, Lenzkirch, Lerbach, Leysin, Lido-Venedig, Liegau, Lindau, Lindenfels, Linz am Rhein, Littenweiler, Locarno, Loschwitz, Lugano, Lungern, Lussingrande, Lussinpiccolo Luxor, Luzern, Madeira, Malaga, Malente-Gremsmühlen, Manderscheid, Mayen, Mena House (Ägypten), Mentone, Menzenschwand, Meran, Michelstadt, Mittenwald, Montjoie, Montana-Vermala, Montecarlo, Montreux, St. Moritz, Muggendorf, Mummelsee, Münden in Hannover, Murnau, Mürren, Neckarsteinach, Nervi, Neuglobsow, Neuhausen, Neu-Schmecks, Neustadt (Haardt), Neustadt (Harz), Neustadt (Schwarzwald), Nideggen, Nizza, Nöschenrode, Nordrach, Oberdorf, Oberhof, Oberloschwitz, Obernigk, Obersalzburg, Obernhau, Oberstaufen, Oberstdorf, Olaberg, Oppenau, Ospedaletti-Ligure, Osterode, Oybin, Pallanza, Partenkirchen, Pegli, Plön, Pontresina, Plättig, Pottenstein, Pretsch, Prien, Rapallo, Ratzeburg, Reiboldsgrün, St. Remo, Rengsdorf, Rheinbach, Rheinsberg, Rigi-First, Rigi-Klösterle, Rigi-Scheidegg, Riva, Roda, Rolandseck, Rosenthal, Rüdesheim, Bad Sachsa, Samaden, Sand mit Plättig, mit Hundseck und mit Windenfelden, St. Andreasberg, St. Blasien, Santa Margherite ligure, Schachen, Schandau, Schierke, Bad Schlag, Schliersee, Schleusingen, Schluchsee, Schmitten, Schömberg, Schönsee, Schönwald, Schöndorf, Schreiberhau, Schweigmatt, Seebruck, Seesen, Seewies, Sestri Levante, Siegsdorf, Sils, Strans, Starnberg, Steinabad, Stolberg am Harz, Streitberg, Sülzhayn, Sulzburg, Tabarz, Tambach, Tegernsee, Teneriffa, Tenigerbad, Thal, Thale am Harz, Thun, Titisee, Todtmoos, Todtnau, Trautenstein, Treseburg, Treysa, Triberg, Tutzing, Ühlingen, Vevey, Villingen, Vitznau, Walchensee, Waldshut, Weggis, Wehlen, Weinheim, Weißer Hirsch, Wendefurth, Wengen, Wernigerode, Wiedenfelsen, Wildemann, Wilhelmshöhe, Wilsnack, Winterberg, Wolfach, Wölfelsgrund, Wolfshau, Woltersdorfer Schleuse, Wunsiedel, Wurzelsdorf, Zellerfeld, Ziegenhals, Zuoz (Ober-Engadin).

Außerdem rechnen eine Anzahl anderer Kurorte noch als Luftkurorte, deren Quellen oder Kureinrichtungen aber für bestimmte Indikationen in Betracht kommen.

Von den angeführten Orten sind Luftkurorte mit Hochgebirgsklima (über 1000 m): Feldbergerhof, Eibsee, Mummelsee, Höhenschwand, Menzenschwand, Schönwald. — Außerhalb Deutschlands:

Adelboden, Arosa, St. Beatenberg, Bergün, Braunwald, Chateau d'Oex, Churwalden, Clavadel, Davos, Disentis, Flims, Gossensaß, Grimmialp, Grindelwald, Leysin, Montana-Vermala, St. Moritz, Mürren, Neu-Schmecks, Pontresina, Rigi-First, Rigi-Klösterli, Rigi-Scheidegg, Samaden, Seewis, Sils, Tenigerbad, Wengen, Zuoz.

Orte mit Bergklima:

1000—900 m: Obersalzberg, Schlachsee, Hundseck, Eisenbach, Mittenwald, Friedensweiler, Hinterzarten, Kohlgrub, Wiedenfelden; 900—800 m: Brückenberg, Wolfsau, Sulzbrunn, Titisee, Seeg, Hindelang, Kellberg, Kreuth,

Oberstdorf, Winterberg, Neustadt (Schwarzwald), Oberhof, Todtmoos, Lenzkirch, Bayrischzell, Füssen, Hohenschwangau, St. Blasien, Schweigmatt; 800—700 m: Faulenbach, Oberstaufen, Walchensee, Wiedenfelsen, Tiefenbach, Schliersee, Heiligenberg, Plättig, Königsfeld, Rayn, Fischen, Herrenwies, Laichingen, Altenberg, Bärenburg, Kainzenbad, Krummhübel, Sand, Steinabad, Eisenstein, Freudenstadt, Tegernsee, Immenstadt, Wießsee, Partenkirchen, Dobel, Hallthurm, Villingen, Dürrheim, Donaueschingen, Ebenhausen, Garmisch, Reiboldsgrün, Triberg, Ühlingen; 700—600 m: Siegsdorf, Murnau, Tölz, Schönsee, Adelholzen, Eibenstock, Giersdorf, Schierke, Schönberg, Wölfelsgrund, Todtnau, Sülzhayn, Hohegeiß, Andreasberg, Bolt, Hohensulz, Clausthal, Braunlage, Griesbach, Hahnenklee, Kochel, Oybin, Traunstein, Zellerfeld; 600—500 m: Brotterode, Alexandersbad, Starnberg, Streitberg, Steben, Friedrichsbrunn, Tutzing, Brambach, Bensheim, Berchtesgaden, Lauterbach (Schwarzwald), Empfing, Rippoldsau, Benneckenstein, Reinerz, Herrsching, Görbersdorf, Elgersburg, Agnetendorf, Chieming, Finsterbergen, Kipsdorf, Hayn, Neuhausen, Schreiberhau, Wunsiedel, Schwarzbach, Hausbaden, Schondorf, Prien, Flinsberg, Krumbad, Wilhelmshöhe, Elend, Hasserode, König-Otto-Bad, Alpirsbach, Ditzenbach, Montjoie, Augustusberg, Gersfeld, Griesbach, Ilmenau, Kohlhof, Lobenstein, Saalberg; 500—400 m: Herlingen, Pottenstein, Gößweinstein, Elster, Antogast, Dachau, Aibling, Grünthal, Hermsdorf (Kynast), Kupferhammer-Grünthal, Charlottenbrunn, Sebastiansweiler, Olbernhau, Reichenhall, Linda, Schmitten, Trautenstein, Warmbad bei Wolkenstein, Bissingen, Neumarkt, Badenweiler, Kirchheimbolanden, Landeck, Rothenburg ob der Tauber, Sachsa, Tambach, Überlingen, Daun, Ebersteinburg, Elbingerode, Altheide, Suhl, Wiesenbad, Friedrichsroda, Marienbad-Petersthal, Wildbad, Wemding, Wildemann, Königstein, Teinach, Salzbrunn, Überlingen, Konstanz, Friedrichshafen, Groß-Tabarz, Jannowitz, Kudowa, Langenau, Schachen.

Außerhalb Deutschlands sind Orte mit Bergklima: Axenfels, Axenstein, Bielersee, Brunnen, Bürgenstock, Faido, Faulensee, Flühli, Innsbruck, Lungern, Luzern, Stans, Thun, Vitznau, Weggis, Wurzelsdorf.

Wintersportplätze in Deutschland:

Adelholzen, Agnetendorf, Altenberg, Andreasberg, Augustusburg, Baden-Baden, Bärenburg, Ballenstedt, Bayrischzell, Benneckenstein, Berchtesgaden, Berneck, Braunlage, Brotterode, Brückenberg, Bühlau, Bühlerhöhe, Charlottenbrunn, Clausthal, Dobel, Donaueschingen, Dürrheim, Ebenhausen, Eibenstock, Eisenbach, Eisenstein, Elend, Elgersburg, Feldbergerhof, Fischen, Flinsberg, Freudenstadt, Friedensweiler, Friedrichsroda, Friedrichsbrunn, Füssen, Garmisch, Gersfeld, Goslar, Griesbach, Grünthal, Grünhayn, Hahnenklee, Hain, Hallthurm, Harzburg, Hermsdorf (Kynast), Herrenwies, Hindelang, Hinterzarten, Höhenschwand, Hohegeiß, Hohenschwangau, Hornberg, Hundseck, Jannowitz, Ilmenau, Immenstadt, Kipsdorf, Kochel, Königsfeld, Kohlgrub, Kreuth, Krumhübel, Lähn, Laichingen, Landeck, Lauterbach (Schwarzwald), Lenzkirch, Menzenschwand, Mittenwald, Montjoie, Mummelsee, Murnau, Neustadt (Schwarzwald), Oberdorf, Oberhof, Oberstaufen, Oberstdorf, Olbernhau, Oleberg, Oybin, Partenkirchen, Plättig, Prien, Rain, Reiboldsgrün, Reichenhall, Reinerz, Rippoldsau, Salzbrunn, St. Blasien, Sand, Schierke, Schliersee, Schluchsee, Schönwald, Schreiberhau, Schwarzbach, Schweigmatt, Seeg, Starnberg, Tegernsee, Titisee, Todtnau, Tölz, Traunstein, Triberg, Ühlingen, Villingen, Walchensee, Wehrawald, Weißer Hirsch, Wernigerode, Wießsee, Wildemann, Winterberg, Wölfelsgrund, Zellerfeld.

Als **Winterstationen** kommen von den aufgeführten Orten in Betracht:

In den Alpen, an oberitalienischen Seen: Arco, Gardone-Riviera (Gardasee), Gries bei Bozen, Locarno (Lago Maggiore), Lugano, Meran, Montreux, Pallanza, Riva, Sirmione, Vevey.

An der Riviera: Alassio, Beaulieu sur Mer, Bordighera, Cannes, Mentone, Montecarlo, Nizza, Ospedaletti-Ligure, Pegli, Rapallo, San Remo, Santa Margherita ligure, Sestri Levante.

Ägypten: Assuan (Ober-Ägypten), Hélouan, Kairo, Luxor (Ober-Ägypten), Mena House bei Kairo.

Ferner: Früher österreichisches Küstenland: Abbazia, Lussingrande, Lussinpiccolo; Ajaccio auf Korsika; Capri; Malaga (Spanien); Madeira (portugiesische Inseln); Teneriffa.

Bade- und Kurorte in alphabetischer Reihenfolge.

Aachen, Rheinprovinz. — 175 m. — In einem breiten Talkessel (Höhen bis 700 m). — *Heilqu.:* Im Besitze der Stadt: Kaiserquelle (55°). Quirinusquelle (49,7°). Nördliche Nebenquelle des Quirinusbades (35,4°). Südliche Nebenquelle des Quirinusbades (34°). Nikolausquelle (38°). Rosenquelle (47°). Hauptquelle des Corneliusbades (43,4—45°). Halbwarme Quelle des Corneliusbades (32,8°). (Marienquelle [38,9°]). (Karlsquelle [44,5]). Im Privatbesitz: Sebastianssprudel (70,2°). Johannisquelle (62,2°). Zugeleitete Quelle des Schlangenbades (65—66°). Eigene Quelle des Schlangenbades (38,8°). Wollbrüh- oder Steinbadquelle (71,5°). Schwertbadquelle (73,2). Großbadquelle (70—71°). Sebastianusquellchen (64,3°). Südliche Quelle auf dem Burtscheider Markte (68,4—70,2°). Nördliche Quelle auf dem Burtscheider Markte (70,3°). Kochbrunnen (66—68°). Quelle im Neubade (63,6°). Thermalbrunnen im Krebsbade (65,2°). Thermalbrunnen im Michaelsbade (62,0°). Quellen im Garten des Rosenbades (66,6°). Hauptquelle des Rosenbades (69,2°). Quelle in der Halle des Rosenbades (64,0°). Hauptquelle des Carlsbades (65,2°). Halbwarme Quelle des Carlsbades (40,7°). Viktoriaquelle (59,8°). Schlangenquellchen (38,4°). Pockenbrünnchen (37,3°). Konzentrationsschacht (38,5°). — Die meisten Quellen sind warme muriatisch-alkalische Schwefelquellen mit freiem Schwefelwasserstoff. — *Kurmittel:* Trinkkur, Bäder, Piscinen, Duschen und Duschmassagen, Dampfbäder, Inhalation, ungefähr 16 Badehäuser, größtenteils zugleich Gasthöfe, Fango, elektrische Lichtbäder, Zanderanstalt. — *Behandelt werden:* Rheumatismus, Gicht, durch Exsudate verursachte Lähmungen und Muskelschwund, Folgen von Entzündungen, Quetschungen und Verletzungen, Gelenksteifigkeiten und Kontrakturen, Quecksilber-, Blei- und Arsenvergiftung, Skrofulose, Lues, Hautkrankheiten, bes. Ekzem, Akne, Furunkulose, Psoriasis, Prurigo, Pruritis und Unterschenkelgeschwüre. — Das ganze Jahr. — *Auskunft:* Kurdirektor.

Aarösund, Schleswig-Holstein. — Ostseebad. — An der Westküste des kleinen Belt, 9 km von Hadersleben. 750 m östlich davon die kleine Aarö. Am Strand alte Baumbestände. — *Bahn:* Aarösund-Woyens. — *Kurmittel:* Kalte und warme Seebäder (Badekarren). Milchkur.

Abbach, Niederbayern. — An der Donau, Laub- und Nadelwald in der Nähe. — *Bahn:* Regensburg-Ingolstadt. — 355 m. — Reine Schwefelwasserstoffquelle. — *Kurmittel:* Bäder. — *Behandelt werden:* Gicht, Rheumatismus, Frauenleiden, Blasen- und Harnröhrenkatarrhe, Lues, Mercurialismus, Hautkrankheiten. — 1. Mai bis 1. Oktober.

Abbazia, Früher Österreichische Riviera. — Luftkurort und Seebad. — An der Ostküste Istriens, 1 Stunde von Fiume entfernt. — *Kurmittel:* Seebäder. Warme Seebäder. Finseninstitut. Inhalatorium. Luft- und Sonnenbad. Zanderinstitut. Emanatorium. Terrainkur. — *Auskunft:* Kurkommission.

Abensberg, Niederbayern. — An der Abens. — *Bahn:* Regensburg-Augsburg. — 370 m. — *Heilqu.:* Babonenquelle oder Schwefelquelle. — Einfache kalte Quelle.

Adelboden, Schweiz. Berner Oberland. — Luftkurort. — Am Ende des 16 km Engstigentales, eines Seitentales der Kander. — *Bahn:* Station Frutigen der Bern-Lötschberg-Bahn (2 St. Wagen). — 1356 m. — Juni bis Sept. und Dez.—März. — *Auskunft:* Verkehrsbureau.

Adelholzen, Oberbayern. — Bewaldetes Tal. — *Bahn:* München-Salzburg (Station Bergen). — 656 m. — *Heilqu.:* Alaunquelle. Salpeterquelle. Schwefel- oder Fieberbrunnen. — Einfache kalte Quellen. — *Kurmittel:* Moorbäder, Kohlensäurebäder, Solbäder, Hydrotherapie, Wintersport. — *Behandelt werden:* Nieren- und Blasenleiden, harnsaure Diathese, Gicht, Rheumatismus, Schleim- und Säurebildung. — 1. Mai bis 1. Oktober und 1. Dez. bis 31. Jan.

Agnetendorf im Riesengebirge. — *Bahn:* von Hirschberg. — 500 m. — Luftkurort. Wintersport. — 1. Mai—30. Sept. und 1. Dez.—31. Jan.

Ahlbeck. Pommern. — Ostseebad. — Auf der Insel Usedom, auf welligem Dünengelände, unmittelbar an flachem, breitem Strande. Im Süden und Westen Wälder. Höhen bis 90 m. 70 m langer Seesteg. — *Bahn:* Berlin-Swinemünde-Heringsdorf. Dampfschiff nach Swinemünde, Heringsdorf, Stettin und Rügen. — *Kurmittel:* Kalte Seebäder 5 feststehende Badeanstalten (1 Herrenbad mit 134, 2 Damenbäder mit 128, 2 Familienbäder mit 130 Zellen). Warmbad mit 40 Zellen. Moorbäder. Elektr. Lichtbäder. Sonnenbad. Künstliche Sol- und Kohlensäurebäder. Milchkur. — 1. Juni bis 1. Okt. — *Auskunft:* Badedirektion.

Ahrenshoop. Pommern. — Ostseebad. — Auf dem Vor-Draß, einer Landenge zwischen Saalerbodden und Ostsee. An der Küste niedrige Dünen und bis 15 m hohes Steilufer, Seestege. — *Bahn:* Wustrow (4 km Post) und Ribnitz (11 km Dampfschiff). — *Kurmittel:* Kalte Seebäder, 2 feststehende Badeanstalten (Herren- und Damenbad). — Warme Seebäder. 15. Mai—Ende Okt. — *Auskunft:* Badeverwaltung.

Bad Aibling, Oberbayern. — Hochebene. — *Bahn:* München-Holzkirchen-Rosenheim. — 481 m. — *Kurmittel:* Moorbäder, Solbäder mit Reichenhaller Sole aus der Saline in Rosenheim, 6 Badehäuser, Hydrotherapie, elektrische Lichtbäder, Schwimmbad, Milchkur. — *Behandelt werden:* Rheumatismus, Gicht, Frauenleiden, Knochenbrüche, Exsudate, Nervenleiden. — 1. Mai bis 1. Okt. — *Auskunft:* Magistrat und Kurverein.

Aix-les-Bains, Frankreich, Savoyen. — Warme Schwefelquellen (46°). Zanderinstitut.

Ajaccio, Insel Korsika, Frankreich. — Luftkurort. — Ostküste der Insel Korsika. — Von Marseille 12 Stunden, von Nizza 9 Stunden.

Alassio, Riviera, Italien. — Luftkurort. — Zwischen Nizza und Genua. 4—5 km langer sandiger Strand. — *Kurmittel:* Seebäder. Warme Seebäder.

Alexandersbad, Oberfranken (Bay.). — Im Fichtelgebirge, Nadelwald. — *Bahn:* Wunsiedel-Holenbrunn (Station Wunsiedel 3 km). — 590 m. — *Heilqu.:* Prinz-Ludwig-Quelle, Luisenquelle. — Reine Eisensäuerlinge (radioaktiv — 20 M.-E.). — *Kurmittel:* Bäder, Trinkkur, Moorbäder, Fichtennadelbäder, Sonnen- und Luftbad, Milchkur, Schwimmbäder. — *Behandelt werden:* Blutarmut-, Frauen-, Nerven- und Herzleiden, Verdauungsstörungen, Skrofulose. Rachitis. — Das ganze Jahr. — *Auskunft:* Badeverwaltung.

Alexisbad, bei Harzgerode (Anhalt). — Kessel des Selketales. — *Bahn:* Gernrode-Harzgerode. — 325 m. — *Heilqu.:* Selkebrunnen (Grotte), Freundschaftsquelle, Alexisbrunnen, Ernabrunnen. — Selkebrunnen = reine Vitriolquelle mit 67 mg Eisen. Alexisbrunnen = reine Eisenkarbonatquelle mit 16 mg Eisen. Ernabrunnen = reine Eisenkarbonatquelle mit 26 mg Eisen und 2,9 mg Kupfer. — *Kurmittel:* Trinkkur, Bäder, Moorbäder, künstliche Sol- und Kohlensäurebäder, Luft- und Sonnenbad. — *Behandelt werden:* Blutarmut, Nerven-, Frauenleiden, Magen-Darmkatarrh, Malaria, Krämpfe, Neuralgien, Lähmungen, Gicht, Rheumatismus, Hautleiden, Skrofulose. — 15. Mai—20. Sept. — *Auskunft:* Badeverwaltung.

Alpirsbach bei Freudenstadt, Württemberg, Schwarzwald. — *Bahn:* Eutingen-Hausach. — 510 m. — Luftkurort. — Mai bis Oktober.

Alstaden, Reg.-Bez. Düsseldorf. — Bei Mühlheim a. d. Ruhr. — *Bahn:* Hannover-Köln (Station Oberhausen). — 30 m. — *Heilqu.:* Hauptquelle (25,5°). — Warme erdmuriatische Solquelle. — *Kurmittel:* Badehaus. — *Behandelt werden:* Skrofulose, Knochen- und Gelenkleiden, Rheumatismus, Hautkrankheiten, Frauenkrankheiten. — *Auskunft:* Verein „Kinderheilsantalt Alstaden".

Altenau, Reg.-Bez. Hildesheim. — Luftkurort. — In hohen Bergen des Oberharz. Ausgedehnte Waldpromenaden. *Bahn:* Nach Clausthal-Goslar. — 450 m. — *Auskunft:* Magistrat.

Altenbruch, Reg.-Bez. Stade. — Nordseebad. — Im ebenen Marschlande am linken Ufer der Elbmündung, 1 km vom Strande. Der Badegrund fällt ziemlich steil ab. Der Strand wird von grünem Rasen des Außendeiches gebildet. — *Bahn:* Hamburg-Cuxhaven. — *Kurmittel:* Kalte Seebäder, 2 feststehende Badeanstalten (Herren- und Damenbad), warme Seebäder. — 1. Juni—30. Sept. — *Auskunft:* Badekommission.

Alt-Gaarz, Mecklenb.-Schwerin. — Ostseebad. — Am östlichen Ende der Halbinsel Wustrow, zwischen Ostsee und Salzhaff. Steilufer mit vorliegendem Sandstrand. Kiefernwald 5 km entfernt. — *Bahn:* Wismar-Rostock (Station Neu-Bukow 10 km). — *Kurmittel:* Kalte Seebäder. 2 Anstalten (Herren- und Damenbad). Warme Seebäder. — 1. Juni bis 31. Sept. — *Auskunft:* Gemeinnütziger Verein.

Alt-Heide, Reg.-Bez. Breslau, Grafschaft Glatz. — Bewaldeter Talkessel. — *Bahn:* Glatz-Reinerz. — 400 m. — *Heilqu.:* Alt-Heider Sprudel, Josephsbrunnen, Georgenquelle, Feldquelle, Charlotten-Sprudel, Badhausquelle. — Alt-Heider Sprudel und Josephsbrunnen = erdige Säuerlinge mit 4,5 mg und 2,4 mg Eisen. Georgenquelle und Felsenquelle = erdige Eisensäuerlinge. — *Kurmittel:* Trinkkur, Bäder, Moorbäder, elektrisches Lichtbad, Inhalation, Milchkur, Röntgenkab. — *Behandelt werden:* Bleichsucht, Skrofulose, Rachitis, Hals- und Lungen-, Nerven- und Frauenkrankheiten, Rheumatismus, Gicht, Ischias, besonders Herzkrankheiten. — Das ganze Jahr. — *Auskunft:* Badeverwaltung.

Alt-Heikendorf, Schleswig-Holstein. — Ostseebad. — Am östlichen Ufer der 3 km breiten Kieler Bucht, gegenüber der Mündung des Kaiser-Wilhelm-Kanals. Laubwald. — *Bahn:* Dampfschiff nach Kiel. — *Kurmittel:* Kalte Seebäder. Bewegliche Badekarren. — Mitte Mai bis Ende Sept. — *Auskunft:* Verschönerungsverein.

Altreichenau, Reg.-Bez. Liegnitz. — Vorberge des Riesengebirges (Hochwald). — *Bahn:* Breslau-Hirschberg (Station Freiburg in Schlesien, Post). — 363 m. — *Heilqu.:* Alte Quelle, St. Annakurquelle, Altreichenauer Niederbrunnen, Bohrbrunnen. — Erdig-alkalischer Säuerling. — *Behandelt werden:* Chronische Nieren- und Blasenleiden, Gicht, Rheumatismus, chronische Katarrhe der Atmungs- und Verdauungsorgane. — Mai—1. Okt. — *Auskunft:* Brunnenverwaltung.

Altweier im Oberelsaß. — Luftkurort. — Südvogesen. — *Bahn:* Straßburg-Basel (Station Rappoltsweiler 9 km, Post). — 800 m. — Das ganze Jahr. — *Auskunft:* Kurverein.

Alvaneu-Bad, Schweiz, Kanton Graubünden. — Am Eingange des Engadins. — *Bahn:* Albulabahn. — 1003 m. — Schwefelquelle. — *Kurmittel:* Trink- und Badekur, Inhalation, Dampf-, Heißluft- und elektrische Lichtbäder, Kohlensäurebäder. — *Behandelt werden:* Gicht, Rheumatismus, Nervenleiden, Haut-, Frauen- und Harnkrankheiten, Katarrhe der Atmungs- und Verdauungsorgane. — 1. Juni—15. Sept.

Amrum (Wittdün mit Satteldüne, Norddorf). — Nordfriesische Insel, Schleswig-Holstein. 28 qkm; zwischen Sylt, För und Halligen. 10 km lang, 3 km breit. Dünen bis 30 m hoch. — Nordseebad. — Auf Amrum 2 Badeorte (Wittdün mit Satteldüne und Norddorf), durch Kleinbahn verbunden. — *Bahn:* Dampfschiff über Helgoland mit Bremerhaven und Hamburg, ferner mit Husum, über Wyk mit Dagebüll und mit Sylt. — 1. Wittdün mit Satteldüne: Kolonie an der Südostspitze der Insel. — Auf 12—14 m hoher Dünenkette. — *Kurmittel:* Kalte Seebäder: 1. bei Wittdün (Strand 30—40 m breit); 2. auf Kniepsand (Strand 1200 m breit); 3. Satteldüne (Strand 1200 m breit). 7 Badeanstalten: 3 Herren-, 3 Damenbäder, 1 Familienbad. Warme Seebäder, Inhalation, Dampfbäder. — 1. Mai—1. Okt. — *Auskunft:* Nordseebad Wittdün auf Amrum, A.-G. — 2. Norddorf. — Dorf an der Nordspitze der Insel, 1 km vom Strande. — *Kurmittel:* Kalte Seebäder am West- und Oststrande, warme Seebäder, Sonn- und Luftbad. — 1. Mai bis 1. Okt.

Andeer, Schweiz, Kanton Graubünden. — 981 m. — Sulfatische Eisenquelle mit 0,003 Eisen. — *Kurmittel:* Bade- und Trinkkur, Moorbäder. — 15. Mai—30. Sept.

Andreasberg s. St. Andreasberg.

Antogast, Offenburg (Baden). — Im Maisachtal im Schwarzwald. — *Bahn:* Oppenau-Appenweier (Station Oppenau 4,5 km). — 484 m. — *Heilqu.:* Antoniusquelle, Petersquelle, Badequelle. — Erdig-alkalisch-salinische Eisensäuerlinge. — *Kurmittel:* Trinkkur, Bäder, Moorextrakt- und künstliche Kohlensäurebäder. — *Behandelt werden:* Blutarmut, Magen-, Darm-, Nieren- und Blasenleiden, Gicht, Nervosität, Frauenleiden, Krankheiten der Leber und der Gallenblase. — 1. Mai—15. Okt.

Apenrade, Schleswig-Holstein. — Ostseebad. — Auf dem Hange eines flachen Hügels an der 11 km langen, 3 km breiten Apenrader Föhrde. Laub- und Nadelwald. — *Bahn:* Apenrade-Rotenkrug, Apenrade-Lügumkloster, Apenrade-Gravenstein. Dampfschiff nach Flensburg und Sonderburg. — *Kurmittel:* Kalte und warme Seebäder. Mehrere Badeanstalten. Warmbadeanstalt. — Mitte Mai bis Ende Sept. — *Auskunft:* Magistrat.

Apollinarisbrunnen, Rheinprovinz. — Warmer, alkalischer Säuerling. Nach Enteisenung und Zusatz von 1 pro Mille Kochsalz und Kohlensäure-Versandwasser.

Aquarossa, Schweiz, Kanton Tessin. — 600 m. — Eisen-, arsen- und lithionhaltige Thermen.

Arco, Südtirol. — Luftkurort. — Am Fuße des Schloßberges, nahe am Gardasee. — *Bahn:* Mori-Arco-Riva. — 91 m. — *Kurmittel:* Sonnenbad, auch andere Bäder, Inhalation, Lichtbäder. — 1. Okt.—31. Mai. — *Auskunft:* Kurverwaltung.

Arendsee, Mecklenb.-Schwerin. — Ostseebad. — Unmittelbar am flachen Strand mit welligen Dünen, von Laub- und Nadelwald umschlossen. — *Einw.:* 644. — *Bahn:* Rostock-Wismar (Station Kröpelin 7 km, Auto). — *Kurmittel:* Kalte Seebäder. 2 feststehende Badeanstalten (Herren- und Damenbad). Warmbadeanstalt. — Ende Mai—1. Okt. — *Auskunft:* Badeverwaltung.

Arienheller Sprudel, Rheinprovinz. — Warmer, alkalisch-erdig-muriatischer Säuerling. (Nach Enteisenung und Kohlensäurezusatz = Versandwasser.)

Arnstadt, Schwarzburg-Sonderhausen. — Thüringer Wald (Vorberge). — *Bahn:* Erfurt-Ritschenhausen und Erfurt-Saalfeld. — 300 m. — Reine Solquelle mit 629 mg Brom und 4,7 mg Jod.

Arolsen. — Luftkurort. — Anschließend Hochwald. — *Auskunft:* Kurverein.

Arosa, Schweiz, Kanton Graubünden. — Luftkurort. — In einem Hochtal der Plessur, 2 Seen. — *Bahn:* Station Chur (Post nach Arosa 5½ Stunden). — 1720—1860 m. — Saison das ganze Jahr. — *Auskunft:* Offizielles Verkehrsbureau.

Artern, Reg.-Bez. Merseburg. — *Einw.:* Gutsbezirk Saline Artern bei Stadt Artern. *Bahn:* Sangershausen-Erfurt. — 128 m. — Reine Solquelle. — *Kurmittel:* 2 Badehäuser, Inhalatorium, Gradierwerk, elektr. Lichtbad. — *Behandelt werden:* Muskel- und Gelenkrheumatismus, Skrofulose, Knochenerkrankungen, Frauenleiden. — 15. Mai—1. Okt. — *Auskunft:* Salzamt.

Aßmannshausen, Reg.-Bez. Wiesbaden. — Am Rhein (Zahnradbahn auf den Niederwald und nach Rüdesheim). — *Bahn:* Frankfurt a. M.-Cöln, rechtsrheinisch. — 89 m. — Warme, alkalische Kochsalzquelle mit 3,3 mg Lithium (32,5°). — *Kurmittel:* Bäder, Inhalation, Emanation. — *Behandelt werden:* Gicht, Harngrieß, Nieren- und Blasenleiden,

Rheumatismus, Magen- und Darmkatarrh. — Mai bis Okt. — *Auskunft:* G. m. b. H., Bad Aßmannshausen.

Assuan, in Ober-Ägypten, Afrika. — Luftkurort. — 870 km südlich von Kairo am Rand der Wüste. — *Bahn:* Mit den Mittelmeerschiffen nach Alexandrien oder Port-Said, von dort in 3—4 Stunden mit der Bahn nach Kairo, von Kairo 19 Stunden per Bahn nach Assuan. Eventuell Dampfer von Luxor. — *Behandelt werden:* Nephritis, chronische Katarrhe, Gicht, Rheumatismus, Syphilis, Neurasthenie, Insomnie. — 1. Nov.—1. Juni. — *Auskunft:* Katarakt-Hotel, Savoy-Hotel, Grand-Hotel Assuan.

Auerbach (i. Hessen). — Luftkurort. — An der Bergstraße am Fuß des Melibocus (519 m) und des Schloßberges (350 m). Laubwald. — *Bahn:* Frankfurt a. M.-Darmstadt-Heidelberg. — 113 m. — *Auskunft:* Verschönerungs- und Kurverein.

Augustenburg, Dänemark. — Ostseebad. — Auf der Insel Alsen, an der tief einschneidenden Augustenburger Föhrde. Bewaldetes Hügelland. — *Bahn:* Kleinbahnstation Sonderburg-Norburg. — *Kurmittel:* Kalte Seebäder. — 1. Juni—1. Okt. — *Auskunft:* Fremdenverkehrsverein, Bürgermeister.

Augustusbad, Amtshauptmannschaft Dresden-Neustadt. — Im Walde. — *Bahn:* Dresden-Görlitz (Station Radeberg ½ Stunde). — 220 m. — *Heilqu.:* Stollenquelle, Sodaquelle, Stahlquelle, Salzquelle, Tiefbrunnen. — Einfache kalte Quellen. Stollenquelle = gleich reine Eisenkarbonatquelle mit 11 mg Eisen. — *Kurmittel:* Trinkkur, Bäder, Moorbäder, Milchkur, künstliche Sol- und Kohlensäurebäder. Wintersport. — *Behandelt werden:* Blutarmut, Skrofulose, Rachitis, Herz- und Frauenleiden, Gicht, Rheumatismus, Neurosen, Lähmungen, Rückenmarkskrankheiten, Exsudate, Verdauungsstörungen, chron. Entzündungen der Unterleibsorgane. — 1. Mai bis 1. Okt. und 1. Dez. bis 31. Jan. — *Auskunft:* Badeverwaltung.

Augustusburg (i. Erzgebirge), Kreishauptmannschaft Chemnitz. — Luftkurort. — Auf dem Schellenberge. Wald. — *Bahn:* Chemnitz-Annaberg-Weipert (Station Erdmannsdorf 3 km, Drahtseilbahn). — 505 m. — *Kurmittel:* Bäder aller Art im Carolabad. Milchkur. Kurhaus. — *Auskunft:* Stadtrat.

Aussee, Salzkammergut, Österreich. — In waldreichem Tal, 5 Seen in der Nähe. — *Bahn:* Salzkammergutbahn. — 650 m. — Kochsalzquelle. — *Kurmittel:* Bäder, Moorbäder, elektr. Lichtbäder, Inhalation. — *Behandelt werden:* Rachitis, Skrofulose, Katarrhe, Herz- und Frauenleiden. - *Auskunft:* Kurkommission.

Axen-Fels, Schweiz. — Luftkurort. — Am Vierwaldstättersee auf einer Terrasse des Frohnalpstockes. Gegen Süden nach dem See hin offen. — *Bahn:* Gotthardbahn und Schiffstation Brunnen (Straßenbahn). — 700 m.

Axenstein, Schweiz. — Luftkurort. — Am Vierwaldstättersee, 250 m über Brunnen. — *Bahn:* Gotthardbahn (Station Brunnen, elektr. Bahn). — 750 m. — Anfang Mai bis Anfang Oktober.

Baabe, Auf Insel Rügen, Pommern. — Ostseebad. — Auf der Halbinsel Mönchgut am Selliner See, 1 km vom Strande. Kiefernwald. — *Bahn:* Altefähr-Göhren; durch die Strecke Bergen-Putbus mit der Linie Berlin-Saßnitz verbunden. — *Kurmittel:* Kalte Seebäder. 3 kleine Badeanstalten (1 Herrenbad, 2 Damenbäder). — Juni bis Sept. — *Auskunft:* Ortsvorsteher.

Baden-Baden, Baden. — Umgeben von 1000 m hohen Bergen, in Nadel- und Laubholzwaldungen. — *Bahn:* Endpunkt von der Bahn Heidelberg-Basel in Oos abzweigenden Nebenbahn. — 206 m. — *Heilqu.:* Ursprung (68,6°), Brühbrunnen (68,4°), Judenquelle (68,0°), Ungemachquelle, Höllenquelle (65,1°), Murquelle (56,0°), Fettquelle (63,6°), Kühle Quelle, Freibadquelle, Quellen unter dem Marktplatz, Klosterquelle. — Warme reine Kochsalzquellen. In der aus Quelle Nr. 2, 3, 4 und 5 zusammengefaßten Friedrichsquelle (Hauptstollenquelle) 9,6 mg Lithium. 62,8°. Die Quellen sind zum Teil in unterirdischen Galerien gefaßt. — *Kurmittel:* 2 Badeanstalten mit Bassinbädern (Badezellen auch in Gasthöfen), Gurgelräume, Trinkhallen, Inhalatorium, Büttenquelle-Emanatorium, Kohlensäurebäder, Fango, Heißluft, irisch-römische und russische Bäder, Zanderinstitut, pneumatische Anstalt, Lichtbäder, Milch- und Traubenkur. Wintersport. — *Behandelt werden:* Harnsaure Diathese, Gicht, Skrofulose, Rheumatismus, Fettsucht, Metallvergiftungen, Krankheiten der Schleimhäute, der Atmungsorgane, Katarrhe der Niere und Blase, Folgezustände von Knochenverletzungen. — Das ganze Jahr, hauptsächlich 15. April—15. Okt. u. 1. Dez. bis 31. Jan. — *Auskunft:* Badisches Bezirksamt (Badeanstaltenkommission), städtisches Verkehrsbureau.

Baden bei Wien, Nieder-Österreich. — *Bahn:* Wien-Payerbach und elektr. Bahn Baden-Wien. — 232 m. — Warme Schwefelquellen (25—36°). — *Kurmittel:* Bäder, Schlammbäder, Inhal tion. Luftkurort. — 1. Mai—15. Okt.

Baden bei Zürich, Schweiz, Kanton Aargau. — In bewaldeten Bergen, an den Ufern der Limmat. — *Bahn:* Basel-Zürich. — 383 m. — Warme Schwefelquelle (48°). — *Kurmittel:* Bäder in 14 Badehotels, Inhalation, Trinkkur. — *Behandelt werden:* Rheumatismus, Gicht, Versteifungen, Nerven- und Frauenleiden, Exsudate, Stauungen im Unterleib, Steinbildung. — 1. April—31. Okt. — *Auskunft:* Kursaalgesellschaft.

Badenweiler, Lörrach (Baden). — Nordwestlicher Abhang des Schwarzwaldes. Römische Bäderruinen. — *Bahn:* Karlsruhe Basel (Station Müllheim, Nebenbahn nach Badenweiler). — 425—450 m. — Einfache warme Quelle (26,4°). — *Kurmittel:* Bäder, Moorbäder,

Schlammbäder, Kohlensäurebäder, Inhalatorium, Thermal-Schwimmbad (Staatliches Markgrafenbad). Emanatorium. — *Behandelt werden:* Funktionelle und organische Nervenkrankheiten, Stoffwechselkrankheiten, Blutarmut, Bleichsucht, Fettsucht, Gicht, Rheumatismus, Frauenkrankheiten, Hautkrankheiten, Erkrankungen der Atmungsorgane. — Anfang April bis Ende Okt. — *Auskunft:* Kurverwaltung.

Badbronn-Kestenholz, Unterelsaß. — Bewaldeter Ostabhang der Vogesen. — *Bahn:* Schlettstadt-Markirch. — 195 m. — *Heilqu.:* Heilquelle (mit 3,2 mg Lithium), Heinrichsquelle, Stahlquelle. — Erdig-salinische Kochsalzquellen. — *Kurmittel:* Bäder, künstl. Kohlensäurebäder, Milchkur, Sandbäder. — *Behandelt werden:* Gicht, Nierenleiden, Stein- und Grießbildung. Blasen-, Darm-, Nervenleiden. — 1. Mai—1. Okt. — *Auskunft:* Badeverwaltung, Bürgermeisteramt.

Ballenstedt (i. Harz). Herzogtum Anhalt. — Luftkurort. — Am Nordrand des Harzes. Große Laub- und Nadelwälder. — *Bahn:* Aschersleben-Quedlinburg. — 264 m. — *Kurmittel:* Bäder in einem Sanat. Teichbäder, auch Wintersport. — *Auskunft:* Städt. Kurverwaltung.

Baltrum, ostfriesische Insel, zu Hannover gehörig. — Nordseebad. — Insel, 7 km lang, 1 km breit, 5 km vom Festland, von einer Dünenkette durchzogen. — Fähre nach Nessmersiel, von dort Omnibus nach Dornum, an der Bahn Emden-Wittmund. — *Kurmittel:* Kalte Seebäder, 20 bewegliche Badezellen. — 15. Juni—1. Okt. — *Auskunft:* Badeverwaltung.

Seebad Bansin, Insel Usedom, Pommern. — Ostseebad. — Auf der Insel Usedom, 3 km vom Dorf Bansin und 3 km nordwestlich von Heringsdorf. Am Südfuß des 70 m hohen bewaldeten, zur See steil abfallenden langen Berges. Flacher Sandstrand. — *Bahn:* Berlin-Swinemünde-Heringsdorf (Station Heringsdorf 3 km, Wagen, Motorboot). — *Kurmittel:* Kalte Seebäder. 2 Herrenbäder mit 68, 2 Damenbäder mit 150, 1 Familienbad mit 200 Zellen. Warmbad mit 20 Zellen. — 1. Juni—30. Sept. — *Auskunft:* Badedirektion.

Bärenburg im Erzgebirge. Sachsen. — 750 m. — Luftkurort. Wintersport. — 1. Mai bis September und 1. Dez.—28. Febr.

Bauerhufen, Pommern. — Ostseebad. — Hohe Dünen, flacher Strand, gemischter Wald. — *Bahn:* Kolberg-Köslin (Station Alt-Banzin). — *Kurmittel:* Kalte Seebäder. Feststehende Zellen. Milchkur. — 1. Juni—15. Sept. — *Auskunft:* Badekommissar.

Bayrischzell, Oberbayern. — 800 m. — Luftkurort. Wintersport. — 1. Mai—31. Okt. und 1. Dez.—28. Febr.

Beatenberg siehe St. Beatenberg.

Beaulieu sur Mer, Frankreich, Depart. Alpes Maritimes. — Luftkurort. — Zwischen Nizza und Monte Carlo.

Bellthal, Reg.-Bez. Coblenz. — *Heilqu.:* Mosel-Sprudel „Bellthal". Versandwasser. — Erdig-alkalischer Säuerling.

Belohrad in Böhmen. — Luftkurort. — *Bahn:* Nordwestbahn. — 298 m. In einem Kessel der Ausläufer des Riesengebirges. — Anna-Mariaquelle. — Eisensäuerling. — *Kurmittel:* Bäder, Trinkkur. — *Behandelt werden:* Gicht, Rheumatismus, Lähmungen, Frauenleiden, Nervenleiden, Hautkrankheiten. — *Auskunft:* Badedirektion und Bürgermeisteramt.

Benneckenstein im Harz. — *Bahn:* Nordhausen-Wernigerode. — 569 m. — Luftkurort. Wintersport. — 1. Mai—30. Sept. und 1. Dez.—1. Febr.

Bensheim an der Bergstraße, Hessen. — *Bahn:* Frankfurt a. M.-Heidelberg. — 100 m. — Luftkurort. — 1. Mai—30. Sept.

Bentheim, Reg.-Bez. Osnabrück. — Nahe der holländ. Grenze. In der Ebene. Eichenwald. — *Bahn:* Hannover-Rheine-Oldenzaal. — 60 m. — *Heilqu.:* 2 Quellen. — Sulfatische Schwefelquellen. — *Kurmittel:* Trinkkur, Bäder, Schlammbäder, künstliche Kohlensäurebäder, Milchkur. — *Behandelt werden:* Rheumatismus, Gicht, Neuralgien, Ischias, Lähmungen, Neurasthenie, Herz- und Frauenkrankheiten, Blutarmut, Erkrankungen der Luftwege. — 1. Juni—1. Sept. — *Auskunft:* Badeverwaltung.

Bentlage („Gottesgabe"), Reg.-Bez. Münster bei Rheine. — Laub- und Nadelwald. — *Bahn:* Münster-Emden (Station Rheine, Auto) und Hannover-Oldenzaal (Station Rheine). — *Heilqu.:* Mehrere Solquellen: Trinksole, Schachtsole, Borlachsole. — *Kurmittel:* Bäder, Gradierwerk. — *Behandelt werden:* Skrofulose, Hautkrankheiten, Knochenentzündungen, Rheumatismus, Gicht, Lähmungen, Bleichsucht, Rachitis, Nervenleiden, chron. Katarrhe und Frauenkrankheiten. — 1. Mai—31. Sept. — *Auskunft:* Gottesgabe, A.-G.

Berchtesgaden, Oberbayern. — Luftkurort. — Am Südabhang der Ausläufer des Untersberges (1975 m). In der Nähe der Hohe Göll (2519 m), der Watzmann (2714 m), Königsee. — *Bahn:* Berchtesgaden-Freilassing. — 572 m. — *Kurmittel:* Solbäder mit Sinkwerksolen, die aus den Salzlagern durch Einlassen von Süßwasser gewonnen werden (Besichtigung). Bäder im Aschauer Weiher und im Königsee. Luft- und Sonnenbad. Inhalation. Milchkur. Wintersport. — 15. Mai—15. Okt. u. 1. Dez.—31. Jan. — *Auskunft:* Verschönerungsverein.

Berg bei Stuttgart (Württemberg). — *Bahn:* Straßenbahn nach Stuttgart und Cannstatt. — 218 m. — *Heilqu.:* Cannstatter Inselquelle, Berger Sprudel. — Erdigsulfatische Säuerlinge auch Bitterquellen, (7—6 mg Eisen). — *Kurmittel:* Badehaus mit Schwimmbad, Moorbäder, Milchkur. — *Behandelt werden:* Blutarmut, Verdauungsstörungen, Herz- und Nervenkrankheiten. — 15. Mai—15. Sept.

Berggießhübel, Amtshauptmannschaft Pirna (Sachsen). — Laub- und Nadelwald. — *Bahn:* Pirna-Gottleuba. — 300 m. — *Heilqu.:* Augustusbrunnen, Friedrichsbrunnen. — Augustusbrunnen = alkalisch-muriatisch-salinische Eisenkarbonatquelle mit 100 mg Eisen. Friedrichsbrunnen = reine Eisenkarbonatquelle mit 36 mg Eisen. — *Kurmittel:* Trinkkur, Bäder, elektr. Lichtbäder, Milchkur, künstl. Kohlensäure- und Moorextraktbäder. — *Behandelt werden:* Rheumatismus, Bleichsucht, Nervenleiden. — 1. Mai—1. Nov. — *Auskunft:* Verwaltung des Johann-Georgen-Bades.

Berg-Dievenow, Pommern. — Ostseebad. — Auf einer 6 km langen, 300—400 m breiten Landzunge zwischen Ostsee und der Dievenow (Oderarm, jenseits Wollin), die sich dort zum Tritzower See erweitert. Laub- und Nadelwald. — Dampfschiff nach Cammin (7 km, Endpunkt der Bahnlinie Stettin-Cammin) und nach Stettin. — *Heilqu.:* Eine reine Solquelle. — *Kurmittel:* Kalte Seebäder. 2 feststehende Badeanstalten (Herren- und Familienbad mit 100 Zellen, Damenbad mit 50 Zellen), Warmbadehaus (26 Zellen), für warme Seebäder, Solbäder (der Solquelle) und Moorbäder (Moorlager am Camminer Bodden). — 1. Juni bis 1. Okt. — *Auskunft:* Badedirektion.

Bergzabern, Pfalz. — Luftkurort. — Am Fuß der Vogesen, von bewaldeten Höhen (bis 555 m) umgeben. — *Bahn:* Bergzabern-Winden. — 170 m. — *Kurmittel:* Bäder, Licht-, Luft- und Sonnenbäder. Elektr. Licht-Heilverfahren. Hydrotherapie. — 1. Mai—1. Okt. — *Auskunft:* Städt. Kurverwaltung.

Bergün, Schweiz, Kanton Graubünden. — Luftkurort. — Auf einer Talterrasse der Albula. — *Bahn:* Station der Rhätischen Bahn, direkte Verbindung mit Chur, Davos und St. Moritz-Engadin. — 1388 m. — *Heilqu.:* Eisenhaltige, radioaktive Gipsquelle (2,32 M.-E.). — *Auskunft:* Verkehrsverein Bergün.

Berka a. d. Ilm, Thüringen. — Luftkurort. — In einem Talkessel der Ilm von bewaldeten Höhen umgeben. — *Bahn:* Weimar-Blankenhain. — 275 m. — *Kurmittel:* Moor- und Sandbäder. Flußbäder. Milchkur. — 15. Mai—15. Oktober. — *Auskunft:* Badeverwaltung.

Berlin (Admiralsgartenbad). — *Heilqu.:* Solquelle im Admiralsgartenbad Friedrichsstraße 102, Solquelle Martha Friedrichsstraße 8, Solquelle Bonifacius Lützowstraße 74. Solquelle Luise Luisenufer 22, Solquelle Paul I. Paulstraße 6. — Reine Solquellen. — *Kurmittel:* Baden, Inhalieren, Gurgeln.

Bern, Schweiz. — Luftkurort. — 545 m. — *Auskunft:* Verkehrsbureau.

Bernburg, Anhalt. — An der Saale. — *Bahn:* Wittenberg-Aschersleben und Grizchne-Cönnern. — 56 m. — Reine Solquellen. — *Kurmittel:* Bäder (auch Kohlensäure), Moorbäder, elektr. Lichtbäder. — *Behandelt werden:* Skrofulose, Rachitis, Verstopfung, Frauenkrankheiten, Leiden der Atmungsorgane, Gicht, Rheumatismus. — 1. Mai—1. Okt. — *Auskunft:* Städtische Kurverwaltung.

☛**Berneck,** Oberfranken. — Luftkurort. — Am südwestlichen Abhang des Fichtelgebirges von bewaldeten Höhen (bis 567 m) umgeben. — *Bahn:* Neuenmarkt-Bischofsgrün. — 392 m. — *Kurmittel:* Bäder und Schwimmbad, auch Wintersport. — *Auskunft:* Städt. Kurverwaltung.

Bertrich, Reg.-Bez. Coblenz. — Bewaldetes Üsbachtal. — *Bahn:* Coblenz-Trier (Station Bullay, Auto). — 165 m. — *Heilqu.:* Bergquelle, Gartenquelle. — Warme alkalisch-salinische Quellen (32°). — *Kurmittel:* Bäder, Trinkkur, Massage. Versandwasser. — *Behandelt werden:* Magen- und Darmkrankheiten, Leber- und Gallenleiden, Gicht, Rheumatismus, Fettsucht, Krankheiten der Harnorgane, Frauenkrankheiten, Neurasthenie, Zuckerkrankheit. — 1. Mai—1. Okt. — *Auskunft:* Badeverwaltung.

Bex-les-Bains. Schweiz, Kanton Waadt. — Im Rhonetal, 2,5 km von diesem Fluß entfernt. Tannen- und Buchenwälder. Hohe Berge in der Nähe (Dent du Midi 3260 m). — Simplonbahn. — 430 m. — Solquelle, Schwefelquelle. — *Kurmittel:* Bäder, Trinkkur, Inhalation, Fango, Milchkur. — *Behandelt werden:* Skrofulose, Rachitis, Frauenkrankheiten, Exsudate, Blutarmut, Rheumatismus, Nerven- und Herzkrankheiten. — 1. April—1. Nov. — *Auskunft:* Kurverein.

Bibra, Reg.-Bez. Merseburg. — Bewaldetes Tal. — *Bahn:* Naumburg-Artern (Station Laucha a. d. U.). — 125 m. — *Heilqu.:* Gesundbrunnen, Schwesternquelle, Heilandsquelle. — Einfache kalte Quellen (7,3 mg Eisen). — *Kurmittel:* Solbäder, Schwefelbäder, Kohlensäurebäder. — *Behandelt werden:* Bleichsucht, Nervenschwäche, Exsudate, chronischer Rheumatismus. — 20. Mai—15. Okt. — *Auskunft:* Städtische Badedirektion.

Bielersee, Schweiz. — Luftkurort. — *Bahn:* Basel-Delsberg-Biel-Simplon oder Zürich-Olten-Biel-Genfer See. — *Auskunft:* Verkehrsbureau Biel.

Bienenberg ob Liestal, Schweiz. — Luftkurort. — Im Baseler Jura. — 500 m. — *Kurmittel:* Bäder, Solbäder, Inhalation.

Biesenthal in der Mark. — *Bahn:* Berlin-Angermünde. — Luftkurort. — 1. Mai bis 30. Sept.

Bilin in Böhmen. — 2 Stunden von Teplitz, am Fuße des böhmischen Mittelgebirges. — *Bahn:* Dux-Pilsen. — 200 m. — *Heilqu.:* Biliner Sauerbrunn. — Alkalischer Säuerling. — *Kurmittel:* Trink- und Badekur. Zanderinstitut. Versandwasser. Pneumat. Kammer, Inhalation, elektr. Lichtbäder. — *Behandelt werden:* Magen-, Nieren-Blasenleiden, Erkrankungen der Atmungsorgane. — 15. Mai—15. Sept. — *Auskunft:* Brunnen-Direktion.

Binz, Insel Rügen, Pommern. — Ostseebad. — Auf der Insel Rügen im Prorer Wiek. Breiter, flacher Seestrand. In der Nähe ein Binnensee. Nach NW bewaldete Dünen, nach O hohes

Steilufer, nach SO Bodenerhebungen und Laubwald. 600 m langer Seesteg. — *Bahn:* Altefähr-Göhren, durch die Strecke Bergen-Putbus mit der Linie Berlin-Saßnitz verbunden. Dampfschiff nach Stettin, Greifswald und Saßnitz. — *Kurmittel:* Kalte und warme Seebäder. 3 feststehende Badeanstalten (Herren-, Damen- und Familienbad, mit 550, Warmbad mit 35 Zellen). — 1. Juni—20. Sept. — *Auskunft:* Badedirektion.

Birmenstorfer Bitterwasser, Schweiz, Kanton Aargau. — *Kurmittel:* Versandwasser.

Birresborn, in der Eifel. — *Heilqu.:* Lindenquelle, Felsenquelle. — Alkalischer Säuerling. Versandwasser.

Biskirchen, Reg.-Bez. Coblenz. — *Heilqu.:* Gertrudisbrunnen, Karlssprudel. — Erdig-muriatische Säuerlinge. Versandwasser.

Bissingen bei Donauwörth in Bayern. — *Bahn:* Cöln-Trier. — 455 m. — Luftkurort. 1. Mai—30. Sept.

Blankenberghe, Belgien. — Nordseebad. — 24 km nordöstlich von Ostende. Strand sandig, flach. 3 km langer Wandelweg am Strand. — *Bahn:* Brügge-Blankenberghe. — 1. Mai bis 1. Okt.

Blankenburg (i. Schwarzatal), Schwarzburg-Rudolstadt. — Luftkurort. — Am Eingang in das Schwarzatal von bewaldeten Bergen (bis 600 m) umgeben. — *Bahn:* Erfurt-Saalfeld. — 226 m. — *Kurmittel:* Badeanstalt, Schwimmbassin, Flußbäder, elektr. Lichtbäder. Milchkur. — 1. Mai—1. Okt. — *Auskunft:* Badekomitee.

Blankenburg am Harz. — *Bahn:* Blankenburg-Halberstadt. — 234 m. — Luftkurort. Wintersport. — 1. Mai—30. Sept. und 1. Dez.—31. Jan.

Blankenhain, Thüringen. — Luftkurort. — In einem 1 km breiten Tal am Walde. — *Bahn:* Weimar-Blankenhain. — 362 m. — *Kurmittel:* Bäder. — *Auskunft:* Gemeindevorstand.

Blasien siehe St. Blasien.

Bodendorf, Reg.-Bez. Coblenz. — Ahrtal. — *Bahn:* Remagen-Aldenau. — 75 m. — *Heilqu.:* Ahrquell. — Einfache, warme Quelle (erdiger Säuerling, 32°).

Bodenwerder-Kemnade, Reg.-Bez. Hannover. — Luftkurort. — An der Weser in 1—2 km breitem Tal von bewaldeten Höhen (bis 225 m) umgeben. — *Bahn:* Vorwohle-Emmerthal. Dampfschiff nach Hameln und Münden. — 74 m. — *Kurmittel:* Flußbäder. Eine warme Solquelle. — *Auskunft:* Verein zur Hebung des Fremdenverkehrs.

Bocklet, Unterfranken (Bayern). — Im Tale an der fränkischen Saale. — *Bahn:* Bei Kissingen (9 km). — 210 m. — *Heilqu.:* Stahlquelle (aus Ludwigsquelle, Friedrichsquelle, Karlsquelle), Schwefelquelle. — Stahlquelle = muriatisch-erdiger Eisensäuerling 42 mg Eisen, Schwefelquelle = reine Schwefelwasserstoffquelle. — *Kurmittel:* Trinkkur, Bäder, Moorbäder. — *Behandelt werden:* Blutarmut, Frauenkrankheiten, Hysterie, Neurasthenie, Impotenz, Rheumatismus, Magenkatarrh. — 15. Mai—15. Sept. — *Auskunft:* Badeverwaltung.

Boll in Baden. — Muriatisch-sulfatische Bitterquelle und zwar Säuerling.

Boll in Württemberg. — Reine Schwefelwasserstoffquelle.

Bollendorf, Reg.-Bez. Trier. — Luftkurort. — Im Tal am Abhang eines Berges. Ausgedehnter Wald. — *Bahn:* Wasserbillig-Diekirch. — 174 m. — *Kurmittel:* Flußbäder. Kalte und warme Bäder. Licht-, Luft- und Sonnenbäder. — *Auskunft:* Bürgermeister.

Boltenhagen, Mecklenburg-Schwerin. — Ostseebad. — An dem flachen Strande der Wismarer Bucht. Kiefernwald. — *Bahn:* Grevesmühlen-Klütz (Station Klütz, Omnibus). — *Kurmittel:* Kalte Seebäder (50 Badekarren). Warme Seebäder in 3 Logierhäusern mit je 2 Zellen. — 1. Juni bis 1. Okt. — *Auskunft:* Badeverwaltung.

Boppard, Reg.-Bez. Coblenz. — Luftkurort. Im Rheintal an den Ausläufern des Hunsrücks. Laub- und Nadelwald. — *Bahn:* Frankfurt a. M.-Köln (linksrheinisch). Rheindampfer, Dampfboot nach Camp (rechtsrheinisch), Endstation der Hunsrückbahn. — 70 m. — *Kurmittel:* Flußbäder im Rhein. Milchkur. — *Auskunft:* Verkehrsverein.

Borby-Eckernförde, Schleswig. — Ostseebad. — An der Eckernförder Bucht. Buchenwald 2,5 km entfernt. — Stadt Eckernförde angrenzend Dorf Borby. — *Bahn:* Kiel-Flensburg. — *Kurmittel:* Kalte und warme Seebäder. — 15. Mai—15. Sept. — *Auskunft:* Verein zur Hebung des Fremdenverkehrs.

Bordighera, Italien, Riviera. — Luftkurort. — Auf einem vorspringenden Kap zwischen Ventimiglia und Ospedaletti. — Seebäder. — 15. Jan.—15. April.

Borkum, westlichste der Ostfriesischen Inseln (Hannover). — Nordseebad. — Vor d. Emsmündung, von der ostfriesischen Küste 15 km, von der holländischen 9 km entfernt, 25 qkm groß. Dünen bis zu 20 m Höhe. Ausgedehnte Wiesen- und Weideflächen. — *Kurmittel:* Kalte und warme Seebäder am Westrande, Herren-, Damen- und Familienbadestrand, 122 feststehende, 324 bewegliche Badezellen, Warmbad mit 38 Zellen, Licht- und Luftbad. — 1. Juni—1. Okt. — *Auskunft:* Badedirektion.

Bad Bormio, Italien. — Ober-Veltlin, im Tal der Adda, am Südfuße des Stilfser Joches. — *Bahn:* Station Spondinig; über Trafoi und das Stilfser Joch, Wagen. — 1340—1410 m. — *Heilqu.:* Martinsquelle, Erzherzoginquelle, Kindersprudel, Cassiodora, Pliniusquelle, Ostgothenquelle, Nibelungenquelle, Karlsquelle. — Einfache warme Quellen (41°) und einfache kalte Quelle (stark radioaktiv). — *Kurmittel:* Bäder, Schwimmbad, Trinkkur. — *Behandelt werden:* Rheumatismus, Gicht, Ischias, Frauen- und Hautkrankheiten. — Ende Mai bis Anf. Okt. — *Auskunft:* Direktion der Bäder von Bormio, Ober-Veltlin, Italien.

Brambach im Vogtlande, Sachsen. — *Bahn:* Reichenbach-Eger. — 576 m. — Wettinquelle (2270 Mache-Einheiten); Schillerquelle, alkalisch-salinischer Säuerling (400 Mache-Einheiten); Eisenquelle (150 Mache-Einheiten). — *Behandelt werden:* Gicht, harnsaure Diathese, Rheumatismus, Neuralgie, Ischias, Nervenleiden, Blasenkatarrh, Zuckerkrankheit, Folgen von Entzündungen der Knochen und Gelenke. Exsudate, Frauenkrankheiten. — Das ganze Jahr.

Bramstedt, Segeberg (Schleswig-Holstein). — *Bahn:* Hamburg-Altona-Kiel (Station Wrist). — 10 m. — *Heilqu.:* Solquelle I, Solquelle II. — Reine Kochsalzquellen. — *Kurmittel:* Bäder (auch Kohlensäure). — *Behandelt werden:* Skrofulose, Rheumatismus, Altersgicht, Nervenschmerzen. — 15. Mai—1. Okt. — *Auskunft:* Bürgerverein Bad Bramstedt.

Braunfels, Reg.-Bez. Coblenz. — Luftkurort. — Auf der Höhe des Berges Braunfels. Wald. — *Bahn:* Gießen-Coblenz und Solmsbachbahn: Wetzlar-Usingen-Bd. Homburg. — 273 m. — *Kurmittel:* Warme Bäder, Sanat. — *Auskunft:* Verschönerungsverein.

Braunlage, Braunschweig. — Luftkurort. — Im Oberharz am Südabhang des Wurmberges (968 m). Nadelwald. — *Bahn:* Tanne-Braunlage, Walkenried-Braunlage; außerdem Post nach Harzburg 24 km und Omnibus nach Schierke und Elend. — 580—630 m. — *Kurmittel:* Moorbäder. Kalte und warme Bäder. Milchkur, auch Wintersport. — *Auskunft:* Kurkommission.

Braunwald, Schweiz, Kanton Glarus. — Luftkurort. Höhenterrasse an der südl. Abdachung der Glärnischkette. — *Bahn:* Elektrische Bahn nach Linthal. — 1200—1500 m. — Sommermonate. — *Auskunft:* Verkehrsbureau Braunwald.

Breege, Insel Rügen, Pommern. — Ostseebad. — Auf Wittow, der nördlichsten Halbinsel Rügens am Breeger Bodden bis zum Tromper Wiek, einer offenen Bucht der Ostsee. Flacher Sandstrand mit Dünen. Kiefernwald. — *Bahn:* Altenkirchen-Bergen (Station Altenkirchen 3 km). Dampfschiff nach Stralsund. — *Kurmittel:* Kalte Seebäder. 2 festgebaute Badeanstalten mit 50 Zellen. Herrenbad, Damenbad, stundenweise Familienbad. Warme Seebäder (4 Zellen). Sonnenbad. — 1. Juni—1. Okt. — *Auskunft:* Badeverwaltung.

Brösen. Ostseebad. — An der Danziger Bucht. Zwischen Zoppot und Westerplatte. Flacher Strand, niedrige Dünen. Erlen- und Kieferwäldchen. Seesteg. Badegrund sehr flach. — *Bahn:* Danzig-Neufahrwasser. Elektrische Bahn nach Danzig, 6 km. — *Kurmittel:* Kalte Seebäder. 2 Badeanstalten (Herren- und Damenbad) mit je 90 Zellen. Warme Seebäder (9 Zellen). Sol-, Fichtennadel-, Moor- und künstliche Kohlensäurebäder. — 1. Juni—15. Sept. — *Auskunft:* Gemeindevorsteher.

Brotterode am Inselberg, Thüringen. — *Bahn:* Wernshausen-Schmalkalden. — 594 m. — Luftkurort. Wintersport. 1. Mai—31. Oktober und 1. Dez.—31. Jan.

Bad Brückenau in Unterfranken. — Bewaldetes Tal in der Rhön. — *Bahn:* Nebenbahn nach Jossa, Station der Linie Gemünden-Elm. — 300 m. — *Heilqu.:* Stahlquelle, Wernarzerquelle, Sinnbergerquelle. — Einfache Säuerlinge (Stahlquelle 4,3 mg Eisen). — *Kurmittel:* Moorbäder, Solbäder, Elektrotherapie, Inhalation, Milchkur. — *Behandelt werden:* Blutarmut, Bleichsucht, Frauenkrankheiten, Krankheiten der Harnorgane, Gicht, Rheumatismus, Krankheiten der Atmungs- und Verdauungsorgane. — 1. Mai bis 15. Sept. — *Auskunft:* Badeverwaltung.

Brückenberg im Riesengebirge. — 885 m. — Luftkurort. Wintersport. — 1. Mai bis 30. Sept. und 1. Dez.—31. Jan.

Brunnen, Schweiz. — Luftkurort. — Am Vierwaldstättersee. — *Bahn:* Gotthardbahn. — 440 m.

Brunshaupten, Mecklenburg. — Ostseebad. — Flacher Strand. Kiefernwald. — *Bahn:* Doberan-Arendsee. — *Kurmittel:* Kalte Seebäder, 2 Badeanstalten (Herren- und Damenbad) mit 68 Zellen. Warme Seebäder (6 Zellen). Kaltwasserkur. — 1. Juni—25. Sept. — *Auskunft:* Badeverwaltung.

Buckow, Reg.-Bez. Frankfurt a. O. — Luftkurort. — Im Hügelland. Laub- und Nadelwald. Viele Seen. — *Bahn:* Buckow-Dahmsdorf-Müncheberg. — 60 m. — *Kurmittel:* Bäder in den Seen. Herrenbad, Damenbad, Familienbad mit ca. 100 Zellen. Warme Bäder, Luft- und Sonnenbäder. Sanatorien. — *Auskunft:* Badeverwaltung. — 15. Mai—1. Okt.

Bühlau, Amtshauptmannschaft Dresden. — Luftkurort. — Kiefernwald. Dresdener Heide. — *Bahn:* Straßenbahn nach Dresden. — 252 m. — *Kurmittel:* Kurpark, Bäder. Auch Wintersport. — *Auskunft:* Gemeindeamt.

Bukowine, Reg.-Bez. Breslau. — *Bahn:* Öls-Gnesen (Station Großgarben-Festenberg). — 200 m. — *Heilqu.:* Luisenbrunnen, Agnesbrunnen. — Einfache kalte Quellen (5—7 mg Eisen). — *Kurmittel:* Moorbäder. — *Behandelt werden:* Rheumatismus, Gicht, Nervenleiden, Hautkrankheiten, Frauenkrankheiten, Blutarmut, Bleichsucht. — 15. Mai—15. Oktober. — *Auskunft:* Badeverwaltung.

Bühlerhöhe bei Baden-Baden, badischer Schwarzwald. — 800 m. — Luftkurort. — Das ganze Jahr.

Bünde, Reg.-Bez. Minden in Westfalen. — *Bahn:* Bassum-Herford. — Sulfatische Bitterquelle.

Burg auf Fehmarn, Ostseebad. — 1. Juni—30. Sept.

Bürgenstock, Schweiz. — Luftkurort. — Auf dem Bürgenstock auf 3 Seiten vom Vierwaldstättersee umgeben. Zwischen Rigi und Pilatus. — Dampfbootstation Kehrsiten (Bürgenstockbahn 10 Min.). — 870 m.

Burgschwalbach im Taunus. — 365 m. — Luftkurort. — Das ganze Jahr.

Büsum, Schleswig-Holstein. — Nordseebad. — Auf einer Halbinsel an der Dithmarschen Bucht, Strand flach, ohne Dünen. — *Bahn:* Büsum Heide. — *Kurmittel:* Kalte Seebäder, Herren-, Damen- und Familienbad, 3 feststehende Badeanstalten mit 172 Zellen, warme Bäder in 3 Anstalten, Wattenlaufen. — 1. Juni—1. Okt. — *Auskunft:* Badekommission.

Cammin, Reg.-Bez. Stettin. — 6 km von der Ostsee. — *Bahn:* Stettin-Cammin. Dampfer nach Stettin. — 10 m. — Reine Solquelle. — *Kurmittel:* Bäder, Trinkkur, Inhalatorium, Moorbäder. — *Behandelt werden:* Skrofulose, Rheumatismus. — Juni bis Mitte Sept. — *Auskunft:* Stadtrat.

Cannes, Frankreich, Riviera. — Luftkurort. — *Kurmittel:* Seebäder, auch warme. Kaltwasserheilanstalt.

Cannstatt, bei Stuttgart (Württemberg). — Am Neckar. — *Bahn:* Stuttgart-Ulm, Stuttgart-Nördlingen, Stuttgart-Crailsheim, elektrische Bahn nach Stuttgart. — 220 m. — *Heilqu.:* Wilhelmsbrunnen (17,5°), Veielsche Quelle, Männlein, Weiblein, Obere Sulz, Wiesenquelle, Haupttrinkquelle I des Neunerschen Bassins. — Erdig-sulfatische Kochsalzquellen. Wilhelmsbrunnen und Haupttrinkquelle I des Neunerschen Bassins = Säuerlinge. Eisengehalt 8—16 mg. Wilhelmsbrunnen 2,3 mg Lithium. — *Kurmittel:* Städtisches Bad mit Schwimmbassin. Privatbadeanstalten. — *Behandelt werden:* Stauungen in den Unterleibsorganen, Katarrh der Schleimhäute, Nervenschwäche und Skrofulose. — Mitte Mai bis Mitte Sept. — *Auskunft:* Brunnenverein Cannstatt.

Insel Capri, Italien. — Luftkurort. — Am Golf von Neapel.

Carlshafen, Reg.-Bez. Cassel. — An der Mündung der Diemel in die Weser. Hügelland. — *Bahn:* Ottbergen-Nordhausen und Nebenbahn nach Hümme an der Bahn Cassel-Schwerte. — 200 m. — Reine Solquelle. — *Kurmittel:* Bäder. — *Behandelt werden:* Hautkrankheiten, Rheumatismus, Frauenleiden, Skrofulose, Herzkrankheiten. — Mitte Mai bis Mitte Sept. — *Auskunft:* Badeverwaltung.

Carlshagen, Insel Usedom, Pommern. — Ostseebad. — Auf der Insel Usedom. Flacher Strand. Gemischter Wald. — *Bahn:* Züssow-Wolgast (Station Wolgast 10 km, Omnibus); von Zinnowitz 5 km. — *Kurmittel:* Kalte Seebäder, 2 Badeanstalten. Warme Seebäder. Sonnenbad. — Mitte Mai bis Okt. — *Auskunft:* Badegesellschaft.

Carthaus oder Karthaus, bei Danzig. — Luftkurort. — Am Ufer eines Sees. Bewaldete Berge (216 m). — *Bahn:* Carthaus-Berent und Lauenburg-Carthaus. — *Kurmittel:* Bäder im See. Warme Bäder im Kurhaus. — *Auskunft:* Gemeindevorsteher.

Castagnola bei Lugano, Süd-Schweiz. — Luftkurort. — Am Luganer See. — 330 m.

Charlottenbrunn, Reg-Bez. Breslau. — Waldenburger Gebirge. — *Bahn:* Breslau-Schweidnitz-Charlottenbrunn und Dittersbach-Glatz. — 476—545 m. — *Heilqu.:* Charlottenquelle, Theresienquelle, Abbé-Richardquelle (Tix- und Beinertquellen). — Einfache Säuerlinge. Eisenquelle. Charlottenquelle 12,6 mg Eisen, Theresienquelle 3,8 mg Eisen. — *Kurmittel:* Kohlensäurebäder, Inhalatorium, Milchkur, auch Wintersport. — *Behandelt werden:* Krankheiten der Respirationsorgane, Herzkrankheiten, Blutarmut, Nervenleiden, chron. Verdauungsstörungen, Gicht, Rheumatismus, Frauenkrankheiten. — Mai bis Okt. — *Auskunft:* Badeverwaltung.

Château d'Oex, Schweiz. — Luftkurort. — Im Saanentale zwischen Genfer- und Thuner See. An der südlichen Halde des Mont Cray (2169 m). — *Bahn:* Montreux-Berner Oberland. — *Auskunft:* Offizielles Verkehrsbureau.

Chieming, Oberbayern. — Am Chiemsee. — *Bahn:* München-Salzburg (Station Traunstein oder Prien, Dampfer). — 500 m. — *Heilqu.:* Frauenquelle. — Einfache kalte Quelle. — *Kurmittel:* Moorbäder. — *Behandelt werden:* Rheumatismus, Gicht. — 1. Mai—1. Nov.

Churwalden, Schweiz. Kanton Graubünden. — Luftkurort. — *Bahnstation:* Chur (Post 11 km). — 1270 m. — *Auskunft:* Verkehrsverein.

Cigale. Seebad bei Lussinpiccolo (s. dort). — April bis Oktober. — *Auskunft:* Badedirektion.

Claustal im Harz. — *Bahn:* Goslar-Altenau. — 610 m. — Luftkurort. — 1. Mai bis 1. September.

Clavadel, Schweiz, Kanton Graubünden. — Luftkurort. — 3 km südlich von Davos-Platz, am Eingang des Sertigtales. — 1670 m.

Coburger Mariannenquelle, — Einfache kalte Quelle. — Geschäft erloschen.

Contrexéville, Frankreich, Depart. Vosges. — *Bahn:* Chalindrey-Nancy. — 350 m. — *Heilqu.:* Le Pavillon, La Souveraine. — Alkalisch-erdige Quellen (Gips). — *Kurmittel:* Trinkkur, Bäder. — *Behandelt werden:* Harngrieß, Harnsäure-, Oxalsäure- und Phosphatsteine, Gicht, Diabetes, Katarrhe der Harnwege, Leberleiden. — 20. Mai—20. Sept.

Cranz, Reg.-Bez. Königsberg. — Ostseebad. — 7 km westlich vom Kurischen Haff, unmittelbar am steilabfallenden Ostseestrande. Nach NO ist der Strand breiter. Bewaldete hohe Dünen, dahinter gemischter Wald. 700 m lange Wandelbahn am Strande. — *Bahn:* Königsberg-Neukuhren. — *Kurmittel:* Kalte Seebäder. Herrenbad mit 116, Damenbad mit 106, Familienbad mit 58 Zellen. Warme Seebäder (33 Zellen). Moorbäder. Elektr. Lichtbad. — 1. Juni—25. Sept. — *Auskunft:* Badeverwaltung.

Crefelder Sprudel. — Einfache Kochsalzquelle. Nach Enteisenung und Kohlensäurezusatz = Versandwasser. — *Auskunft:* Crefelder Sprudel, G. m. b. H.

Csiz, in Ober-Ungarn. — *Heilqu.:* Hygiciaquelle, Neptunquelle, Themisquelle. — Kochsalzquelle mit Jod und Brom. — 1. Mai—1. Okt.

Cuxhaven, bei Hamburg. — Nordseebad. — Am linken Ufer der 23 km breiten Mündung der Elbe auf ebenem Marschland. Zwischen Seedeich und Wasser ein 100 m breiter Außendeich, der den fehlenden Badestrand ersetzt. Laub- und Nadelwald, 4 km entfernt. Der Badegrund ist teils sandig, teils schlickig. — *Bahn:* Hamburg- Cuxhaven und Geestemünde-Cuxhaven. — *Kurmittel:* 2 feststehende Badeanstalten, Herrenbad mit 46, Damenbad mit 48 Zellen, je 24 Kinderkabinen, Familienbad für 252 Personen, warme Seebäder (12 Zellen), Wattenlaufen. — 15. Juni—15. Sept. — *Auskunft:* Badekommission.

Dachau bei München. — 484 m. — Sanatorium. *Behandelt werden:* Rheumatismus, Nervenschwäche, Neuralgien, Ischias, Frauenleiden, Exsudate, Gicht, Herzleiden.

Dahme, Schleswig-Holstein. — Ostseebad. — Westlich zur See, nur durch einen Deich von ihr getrennt. Der Strand verläuft von Norden nach Süden. Wald 1 km entfernt. — *Bahn:* Eutin-Heiligenhafen (Station Lensahn 16 km). Dampfschiff nach Lübeck. — *Kurmittel:* Kalte Seebäder. Warme Seebäder. — 1. Juni—30. Sept. — *Auskunft:* Badeverwaltung.

Dangast, Oldenburg. — Nordseebad.— Halbinsel am Jadebusen auf 11 m hoher Sanddüne, Badegrund schlammig, mit Brettern belegt, in einem großen Park. — *Bahn:* Bremen-Wilhelmshaven (Station Varel 6,5 km und Dangastermoor 3 km). — *Kurmittel:* Kalte und warme Seebäder, Seeschlammbäder. — 1. Juni—1. Sept. — *Auskunft:* Carl Gramberg.

Bad Darkau, Österreich-Schlesien. — Solquelle mit Jod.

Daun, Rheinprovinz (in der Eifel). — Auf einer Anhöhe. — *Bahn:* Nebenbahn Andernach-Gerolstein. — 400 m. — *Heilqu.:* Dauner Becher, Burgbrunnen, Laurentiusbrunnen, Vulkanquelle, Mühlendreis, Kolverather Dreis, Darscheider Sauerwasser. — Alkalische Säuerlinge. — *Kurmittel:* Bäder und Trinkkur. Versandwasser. — *Behandelt werden:* Bleichsucht, Blutarmut, Nervosität, Hysterie, Krankheiten der Atmungs- und Verdauungsorgane. — Mai—1. Okt. — *Auskunft:* Stadtrat.

Davos, Schweiz, Kanton Graubünden. — Luftkurort. — In den Rhätischen Alpen, nach Süden offen. — *Bahn:* Rhätische Bahn. — 1560 m. — *Kurmittel:* Freiliegekuren, Terrainkur, Milchkur. Zahlreiche Sanatorien. Spezif. Behandlung. — *Behandelt werden:* Lungentuberkulose. — Das ganze Jahr. — *Auskunft:* Verkehrsbureau, Promenade, Davos-Platz.

Deep, Pommern. — Ostseebad. — An der Mündung der Rega. Flacher Sandstrand. Bewaldete Dünen. Gemischter Wald. — *Bahn:* Stettin-Kolberg (Station Treptow a. d. Rega, 10 km, Post). — *Kurmittel:* Kalte Seebäder. 2 Badeanstalten mit 50 Zellen. Warme Seebäder (2 Zellen in Hotels). — 1. Juni—1. Okt. — *Auskunft:* Badeverwaltung.

Deggendorf, Niederbayern. — Luftkurort. — An der Donau am Abhang des bayr. Waldes (bis 1200 m), Wald. — *Bahn:* Landshut-Eisenstein. — 320 m. — *Kurmittel:* Flußbäder. Warme Bäder. — *Auskunft:* Stadtrat.

Devin, Pommern. — Ostseebad. — Gegenüber der Insel Rügen. Flacher Strand. Seesteg. — *Bahn:* Nächste Station Stralsund 7,5 km (Motorboot). — *Kurmittel:* Kalte Seebäder, 2 Badeanstalten (Herren-Damenbad) mit 26 Zellen. Warme Seebäder (1 Zelle). — 15. Mai bis 1. Okt.

Dierhagen, Mecklenburg-Schwerin. — Ostseebad. — Zwischen dem Saaler Bodden und der Ostsee, 1 km von dieser. Strand mit bewaldeten Dünen. Wald 5 km entfernt. — *Bahn:* Rostock-Stralsund (Station Ribnitz, 7 km, Motorboot). — *Kurmittel:* Kalte Seebäder. 2 Badeanstalten mit 24 Zellen. Warme Seebäder (2 Zellen). — 1. Juni—1. Okt. — *Auskunft:* Badeverwaltung.

Dillenburg, Westerwald. — *Bahn:* Cöln-Gießen. — 250 m. — Luftkurort. — 1. Mai bis 30. September.

Disentis, Schweiz. Kanton Graubünden. — Luftkurort. — *Bahn:* Gotthardbahn (Station Göschenen). — 1150 m. — *Heilqu.:* Eisensäuerling, radioaktiv 47,7 M.-E. — *Behandelt werden:* Nervenleiden, Gelenkleiden, Gicht, Verdauungsstörungen, Blutarmut, Haut- und Frauenleiden, Arteriosklerose, Katarrhe.

Ditzenbach, Donaukreis (Württemberg). — Bewaldetes Tal. — *Bahn:* Nebenbahn nach Geislingen, Station der Linie Stuttgart-Ulm. — 509 m. — *Heilqu.:* Sauerbrunnen. — Einfacher Säuerling. Versandwasser. — *Behandelt werden:* Magen-, Darm- und Nierenleiden. — Mai bis Okt. — *Auskunft:* Badeverwaltung.

Dobel, Württemberg, Schwarzwald. — 720 m. — Luftkurort. — 1. Mai—30. September.

Doberan, Mecklenburg-Schwerin. — An bewaldeten Hügeln 6 km von der Ostsee. — *Bahn:* Rostock-Wismar u. Rostock-Brunshaupten-Arendsee. — 30 m. — *Heilqu.:* Stahlquelle. — Reine Eisenkarbonatquelle mit 31 mg Eisen. — *Kurmittel:* Trinkkur, Bäder, Moorbäder, pneumat. Kabinett, künstl. Sol- und Kohlensäurebäder. — *Behandelt werden:* Rheumatismus, Gicht, Lähmungen, Neuralgien, Neurosen, Blutarmut, Frauenkrankheiten, Rekonvaleszenz. — 1. März—1. Nov. — *Auskunft:* Gemeinnützige Gesellschaft.

Donaueschingen, Baden. — Luftkurort. — Auf der Hochebene an der Briegach und der Quelle der Donau. — *Bahn:* Offenburg-Singen und Freiburg-Donaueschingen und Furtwangen-Donaueschingen. — 701 m. — *Heilqu.:* radiumhaltige 27—30 % Solquellen. — *Kurmittel:* Solbäder. Schwimmbad. Milchkur. — *Auskunft:* Verkehrs-Verein.

Döse, bei Cuxhaven (Staatsgebiet Hamburg). — Nordseebad. — Linkes Ufer der Elbmündung, Strand teils sandig, teils Wiesenland, Laub- und Nadelwald 3 km entfernt. — *Bahn:* Cuxhaven. — *Kurmittel:* Kalte Seebäder (5 Karren), Wattenlaufen. — 15. Juni—30. Sept. — *Auskunft:* Badekommission.

Drei-Ähren, im Oberelsaß. — Luftkurort. — In den Vogesen. Tannenwälder. Benachbarte Berge 976 m hoch. — *Einw.:* Häusergruppe zu 3 verschiedenen Gemeinden gehörig. — *Bahn:* Colmar-Metzeral (Station Türkheim), 8,7 km Bergbahn. — 659 m. — *Auskunft:* Kurverwaltung, Bureau, Colmar, Elsaß, Türkheimerstr. 12.

Driburg, Reg.-Bez. Minden in Westfalen. — Im Teutoburgerwald. — *Bahn:* Holzminden-Aachen. — 220 m. — *Heilqu.:* Hauptquelle, Hersterquelle, Caspar-Heinrichquelle, Hospitalquelle, Die 5 Wiesenquellen, Luisenquelle, Kaiser-Stahlquelle, Wilhelmsquelle, (letztere beide im Militär-Genes.-Heim). — Hauptquelle und Wiesenquellen = sulfatische Eisensäuerlinge mit 26—30 mg Eisen, Hersterquelle = sulfatische Bitterquelle, Caspar-Heinrich-Quelle = erdiger Säuerling, Kaiser-Stahlquelle = sulfatischer Eisensäuerling mit 15 mg Eisen, Wilhelmsquelle = sulfatische Eisenkarbonatquelle mit 10 mg Eisen. — *Kurmittel:* Trinkkur, Bäder, Moorbäder mit Satzer Schwefelschlamm. — *Behandelt werden:* Blutarmut, Nervenschwäche, Gicht, Rheumatismus, Katarrhe der Atmungs- und Verdauungsorgane, Herzleiden, Krankheiten der Harnorgane. — 1. Mai—1. Okt. — *Auskunft:* Kurverwaltung.

Duhnen, Hamburger Staatsgebiet. — Nordseebad. — 5 km von Cuxhaven. Flacher Strand des Wattenmeeres. Laub- und Nadelwald 2—4 km entfernt. Badegrund schlicksandig. — *Station:* Cuxhaven. — *Kurmittel:* Kalte Seebäder, Badeanstalt am Ende eines 250 m langen Seesteges, warme Seebäder im Kurhause. — Pfingsten bis 1. Okt. — *Auskunft:* Badekommission.

Bad Dürkheim, in der Rheinpfalz. — Bewaldete Höhen des Haardtgebirges. — *Bahn:* Haardt-Mannheim, elektr. Bahn nach Mannheim. — 116 m. — *Heilqu.:* Maxquelle, Virgiliusquelle, Bleichbrunnen, Ludwigsbrunnen, Altbrunnen. — Maxquelle = erd-muriatischer Arsen-Kochsalz-Säuerling (Arsengehalt: 17,4 mg arsenige Säure). Virgiliusquelle und Bleichbrunnen = erd-muriatische Kochsalzquellen. — *Kurmittel:* Bäder, Trinkkur, Inhalation, Gradierwerk. — *Behandelt werden:* Skrofulose, Rachitis, Hautkrankheiten, Rheumatismus, Gicht, Frauenkrankheiten. — Anämie, Leukämie, Chlorose, Chorea, Neurasthenie, Hysterie. — 15. April bis 15. Okt. — *Auskunft:* Bade- und Salinenverein Dürkheim.

Dürrenberg, Reg.-Bez. Merseburg. — An der Saale. — *Bahn:* Leipzig-Corbetha. — 105 m. — Borlachquelle (17,5°) = Sulfatische Solquelle. — *Kurmittel:* 2 Badehäuser, Luft- und Sonnenbad, Gradierwerk. — *Behandelt werden:* Skrofulose, Rachitis, chron. Luftröhrenkatarrh, chron. Rheumatismus, Gicht, Hämorrhoidalleiden, Blutarmut, Nervosität, Frauenleiden. — 1. Mai—30. Sept. — *Auskunft:* Salzamt in Dürrenberg.

Dürrheim, Kreis Konstanz (Baden). — Flaches, bewaldetes Tal. — *Bahn:* Nach Villingen an der Bahn Offenburg-Singen. — 705 m. — Reine Solquelle. — *Kurmittel:* Bäder (3 staatliche Badehäuser und 1 privates), Fango, elektr. Lichtbad, Milchkur. Inhalation Wintersport. — *Behandelt werden:* Konstitutionskrankheiten, Frauenleiden, Herzleiden, Krankheiten des Nervensystems, Katarrhe der Atmungsorgane, chron. Rheumatismus, Gelenkleiden, Hautkrankheiten, Blasenleiden. — April bis Oktober und 1. Dez.—31. Jan. — *Auskunft:* Kur- und Verkehrsverein.

Dützen, Reg.-Bez. Minden (Westfalen). — In der Ebene. In der Nähe der Porta Westphalica. — *Bahn:* Bahnstation Minden 3,4 km. — 52 m. — Erdig-sulfatische Schwefelquelle. — *Kurmittel:* Bäder. — *Behandelt werden:* Rheumatismus, Skrofulose. — Mai bis Sept.

Ebenhausen bei München. — 700 m. — Luftkurort. — Das ganze Jahr.

Ebersteinburg bei Baden-Baden. Badischer Schwarzwald. — 448 m. — Luftkurort. — 1. Mai—30. Sept.

Eberswalde, Reg.-Bez. Potsdam. — Luftkurort. — Am Finowkanal. Laub- und Nadelwald. — *Bahn:* Berlin-Stettin und Eberswalde-Frankfurt a. O. und Eberswalde-Fürstenberg. — 20 m. — *Heilqu.:* Königsquelle. — Einfache kalte Quelle. — *Kurmittel:* Moorbäder, Bäder im Finowkanal. Hydrotherapie. Trinkkur. — *Auskunft:* Städt. Brunnendirektion.

Eckwarden, Oldenburg, in der Landschaft Butjadingen. — Nordseebad. — Am Jadebusen, 2½ km vom flachen Strande, gegenüber von Wilhelmshaven (Dampfschiffverbindung). — *Bahn:* Hude-Blexen (Station Nordenhamm 21 km, Post). — *Kurmittel:* Kalte Seebäder, 15 bewegliche Badezellen, warme Seebäder im Kurhaus, Wattenlaufen. — 15. Juni bis 15. Sept. — *Auskunft:* Eckwardener Badegenossenschaft.

Edenkoben, Rheinpfalz. — *Bahn:* Straßburg i. E.-Weißenburg-Frankfurt a. M. — 143 m. — Luftkurort. — 1. Mai—30. Sept.

Eibenstock im sächsischen Erzgebirge. — *Bahn:* Chemnitz-Adorf. — 650 m. — Luftkurort. — 1. Mai—30. Sept.

Eickel-Wanne, Reg.-Bez. Arnsberg (Westfalen). — Ebene. — *Bahn:* Cöln-Hannover, Cöln-Bremen. — 53 m. — Warme erd-muriatische Solquelle (32°). — *Kurmittel:* Bäder, Inhalation, Fango, Milchkur. — *Behandelt werden:* Skrofulose, Rachitis, Rheumatismus, Frauenkrankheiten, chron. Katarrhe der Luftwege. — 1. Mai—1. Nov. — *Auskunft:* Badeverwaltung.

Eilsen, Schaumburg-Lippe. — Abhang des Wesergebirges. Laubwald. — *Bahn:* Rinteln-Stadthagen. — 69 m. — *Heilqu.:* Julianenquelle, Georgenquelle, Neuer Wiesenbrunnen, Quelle auf Nordmeyers Wiese, Tuffsteinbrunnen, Quelle neben der Hauptallee, Stahlbrunnen, Augenbrunnen, Brunnen im Schlammreservoir. — Sulfatische Schwefelwasserstoffquellen. — *Kurmittel:* Trinkkur, Inhalation, Bäder, Schlammbäder, Milchkur. — *Behandelt werden:* Rheumatismus, Gicht, Folgen von Verletzungen, Gelenk- und Knochenleiden, Exsudate, Neuralgien, Ischias, Lähmungen, Metallvergiftungen, Hautkrankheiten, Hämorrhoiden,

Herzleiden, Katarrhe der Atmungsorgane, Asthma. — 15. Mai—15. Sept. — *Auskunft:* Badekommissariat.

Eisenach, Thüringen. — Luftkurort. — Am Fuß der Wartburg, am nordwestlichen Rande des Thür. Waldes. Laub- und Nadelwald unmittelbar. — *Bahn:* Berlin-Bebra-Frankfurt a. M. und Eisenach-Lichtenfels. — 218—325 m. — *Heilqu.:* Großherzogin-Carolinenquelle aus Wilhelmsglücksbrunn 14 km. — *Kurmittel:* Trinkkur, Badekur (40 Zellen). Bäder aller Art. Sanatorien. — 15. Mai—31. Sept. — *Behandelt werden:* Stoffwechselkrankheiten, Gicht, Rheumatismus, Skrofulose, Rachitis, Katarrhe. — *Auskunft:* G. m. b. H. Kurbad Eisenach.

Eisenbach b. Neustadt, badischer Schwarzwald. — 940 m. — Luftkurort. — Das ganze Jahr.

Eisenstein, Niederbayern. — Luftkurort. — Im Böhmerwald, an der böhmischen Grenze in einem Talkessel von Bergen (bis 1458 m, Arber) umgeben. Nadelwald. Auch Wintersport. — *Bahn:* Landshut-Eisenstein. — 721 m. — *Auskunft:* Waldvereinssektion Eisenstein.

Elbingerode im Harz. — *Bahn:* Halberstadt-Tanne. — 442 m. — Luftkurort. — 1. Mai—30. Sept.

Elend, Reg.-Bez. Hildesheim. — Luftkurort. — Im Tal der kalten Bode im Harz, am Fuß des Barenberges (700 m). Nadelwälder. Auch Wintersport. — *Bahn:* Nordhausen-Wernigerode. — 510 m. — *Auskunft:* Harzklub-Zweigverein.

Elgersburg, Gotha. — Luftkurort. — Nordabhang des Thür. Waldes. Nadelwald. Auch Wintersport. — *Bahn:* Plaue-Ilmenau. — 560 m. — *Kurmittel:* Wasserheilanstalten. *Auskunft:* Gemeindevorstand.

Ellrich am Harz. — *Bahn:* Nordhausen-Ottbergen — 244 m. — Luftkurort. — 1. Mai bis 30. Sept.

Elmen, Reg.-Bez. Magdeburg. — Ebene. — *Bahn:* Magdeburg-Güsten (Station Großsalza; Post) und Magdeburg-Leipzig (Station Schönebeck a. E., 2 km). — 55 m. — *Heilqu.:* Badesole, Viktoriaquelle. — Reine Solquellen. — *Kurmittel:* 5 Badehäuser mit Schwimmbassin, Gradierwerk (2 km lang), Inhalatorium. — *Behandelt werden:* Gicht, Rheumatismus, Skrofulose, Nervosität, Gelenkentzündungen, Hämorrhoidalleiden, Frauenkrankheiten, Katarrhe der Atmungsorgane. — 1. Mai—1. Okt. — *Auskunft:* Badeverwaltung Bad Elmen.

Bad Elster, Amtshauptmannschaft Ölsnitz (Sachsen). — Bewaldete Täler, nahe der böhmischen Grenze. — *Bahn:* Plauen-Eger. — 480 m. — *Heilqu.:* Marienquelle, Königsquelle, Albertsquelle, Moritzquelle, Salzquelle, Brambacher Wettinquelle, 8 Moorstichquellen (A—H). — Marienquelle, Königsquelle, Albertsquelle, Moritzquelle = alkalisch-muriatisch-salinische Eisensäuerlinge mit 15—30 mg Eisen. Salzquelle = alkalisch-salinischer Säuerling. Moorstichquellen = reine Eisensäuerlinge 32—40 mg Eisen. — *Kurmittel:* Trinkkur, Bäder, Moorbäder, Hydrotherap., mediko-mech. Institut, elektr. Lichtbäder, Inhalation, Milchkur, künstl. Kohlensäurebäder, Luft-, Sonnen- und Schwimmbad, Emanatorium (Mineralquelle zu Brambach), Röntgenth. — *Behandelt werden:* Blutarmut, Frauenkrankheiten, Gicht, Rheumatismus, Fettsucht, Herz- und Nervenleiden. — 1. Mai—1. Okt. — *Auskunft:* Badedirektion.

Empfing bei Traunstein, Oberbayern. — *Bahn:* Garding-Traunstein. — 570 m. — Solquelle. — *Behandelt werden:* Nervenleiden, Rheumatismus, Katarrhe der Atmungsorgane, der Blase, Folgen von Entzündungen der Knochen und Gelenke, Exsudate, Gicht.

Ems, Reg.-Bez. Wiesbaden. — Lahntal (Laubwald, steile Berge). — *Bahn:* Coblenz-Gießen. — 80 m. — *Heilqu.:* Kränchen I (40,1°), Kränchen II (35,3°), Kaiserbrunnen (35,0°), Kesselbrunnen (44,3°), Viktoriaquelle (30,0°), König-Wilhelms-Felsenquelle (29,9°), Eisenquelle (21,3°), Bubenquelle, Neuquelle (50,0°), Römerquelle (43,8°) und andere. — Kränchen I und II, Kaiserbrunnen, Kesselbrunnen, Viktoriaquelle und König-Wilhelms-Felsenquelle = warme alkalisch-muriatische Säuerlinge, Neuquelle und Römerquelle = warme alkalisch-muriatische Quellen. Eisenquelle = reine Eisenkarbonatquelle (13,5 mg Eisen). — *Kurmittel:* 8 Badehäuser, 3 Gurgelkabinette, 9 Inhalatorien, pneumatische Kammern, Radiumemanatorium, Trinkkur, elektr. Lichtbäder. Versandwasser, Quellsalze: Emser Pastillen, Emser Tabletten. — *Behandelt werden:* Chron. Katarrhe der Luftwege, Folgen von Influenza und Pleuritis, Lungenemphysem, Bronchialasthma, chron. Magen- und Darmkatarrh, Katarrhe des Nierenbeckens und der Blase, Frauenkrankheiten, Gicht, Rheumatismus. — 1. Mai bis 1. Okt. — *Auskunft:* Bade- und Brunnendirektion.

Eppstein im Taunus. — *Bahn:* Frankfurt a. M.-Limburg. — 180 m. — Luftkurort. — 1. Mai—31. Okt.

Bad Essen, Reg.-Bez. Osnabrück. — Ebene. — *Bahn:* Bohmte-Holzhausen, letztere an der Linie Herford-Bassum. — 50 m. — *Heilqu.:* Bohrlochquelle, Salzquelle. — Reine Kochsalzquellen. — *Kurmittel:* Trinkkur (Bohrlochquelle), Bäder (Salzquelle) auch mit Zusatz künstlicher Kohlensäure, Milchkur. — *Behandelt werden:* Skrofulose, Rachitis, Gicht, Rheumatismus, Katarrhe der Atmungsorgane, Blutarmut. — 15. Mai—1. Okt. — *Auskunft:* Badeverwaltung.

Eyachsprudel, im Schwarzwaldkreis (Württemberg). — Sulfatische Bitterquelle. Nach Enteisenung und Zusatz von Kohlensäure. Versandwasser. — *Auskunft:* Eyachsprudel, A.-G. in Stuttgart.

Fachingen, Reg.-Bez. Wiesbaden. — Alkalischer Säuerling. Versandwasser „Fachingen“.

Faido, Schweiz, Kanton Tessin. — Luftkurort. — *Bahn:* Gotthardbahn. — 750 m. — *Auskunft:* Verschönerungsverein.

Falkenstein, Oberpfalz. — Luftkurort. — Im bayerischen Wald. Wälder. — *Bahn:* Nürnberg-Fürth im Wald (Station Roding 15 km, Post) und Regensburg-Stadtamhof-Wörth (Station Wörth a. D. 16 km, Post). — 571 m. — *Kurmittel:* Bäder, auch Flußbäder. — *Auskunft:* Waldvereinssektion Falkenstein.

Faulenseebad ob Spiez, Schweiz. — Luftkurort. — Oberhalb des Thuner Sees. — 800 m. — *Heilqu.:* Gipshaltige Eisenquelle (radioaktiv).

Faulenbach, Bez. Schwaben und Neuburg (Bayern). — Nordabhang der steil abfallenden bayerischen Alpen. Nadelwald. — *Bahn:* Füssen-Biessenhofen (Station Füssen). — 792 m. — Schwefelquelle. — *Kurmittel:* Bäder, Milchkur. — *Behandelt werden:* Gicht, Rheumatismus, Hautkrankheiten, Hyperämie der Leber- und Unterleibsorgane, Metallvergiftungen. — 1. Juni—1. Okt. — *Auskunft:* Bürgermeister.

Felderbergerhof bei Neustadt im badischen Schwarzwald. — 1266 m. — Luftkurort, Wintersport. — 1. Mai—30. Sept. und 1. Dez.—31. Jan.

Bad Fideris, Schweiz, Kanton Graubünden. — In einem Seitental des Prettigaus. — *Bahn:* Landquart-Davos. — 1056 m. — Alkalisch-erdige Quellen (0,73 M.-E.). — *Kurmittel:* Trinkkur, Bäder, Kohlensäure- und Solbäder, Moorbäder. — *Behandelt werden:* Blutarmut, Nervenleiden, Katarrhe. — *Auskunft:* Badedirektion.

Fiestel, Reg.-Bez. Minden (Westfalen). — *Bahn:* Herford-Bassum (Station Gestringen). — *Heilqu.:* Trinkbrunnen, Badequelle, Augenbrunnen. — Sulfatische Schwefelquellen. — *Kurmittel:* Trinkkur, Bäder, Schlammbäder. — *Behandelt werden:* Rheumatismus.

Finsterbergen in Thüringen. — 550 m. — Luftkurort. — 15. Mai—15. Sept.

Fischen, Bayrisch-Allgäu. — 760 m. — Luftkurort. — 1. Mai—30. Sept.

Flims, Schweiz, Kanton Graubünden. — Luftkurort. — Auf einer nach Süden offenen Terrasse. — *Bahn:* Rhätische Bahn (Station Reichenau 2 Stunden, Wagen). — 1104—1150 m. — *Kurmittel:* Seebäder im Cauma-See. Bäder aller Art. Luft- und Sonnenbad. — *Auskunft:* Verkehrsbureau.

Flinsberg, Reg.-Bez. Liegnitz. — Im Queistal des Isergebirges (bis 1124 m), Nadelwald. — *Bahn:* Flinsberg-Greiffenberg letzteres an der Linie Görlitz-Hirschberg. — 540—970 m. — *Heilqu.:* Oberbrunnen, Stahlquelle, Pavillonquelle, Rampenquelle, Kapellenquelle (Kellerquelle), Niederbrunnen, Marienquelle. — Einfache Säuerlinge, reine Eisenkarbonatquellen oder reine Eisensäuerlinge. — *Kurmittel:* Bäder, Trinkkur, Inhalation, Moorbäder, künstl. Solbäder, Milchkur. Wintersport. — *Behandelt werden:* Blutarmut, Herz-, Frauen-, Nervenleiden, Lungenkrankheiten. — 1. Mai—1. Okt. u. 1. Dez.—31. Jan. — *Auskunft:* Gräflich Schaffgotschsche Badeverwaltung.

Flühli, Schweiz, Kanton Luzern. — Luftkurort. — 900 m. — *Heilqu.:* Alkalische Schwefelquelle. — *Kurmittel:* Solbäder, Inhalation. — Saison 1. Juni—1. Okt.

Frankenhausen, Schwarzburg-Rudolstadt. — Am Kyffhäuser in Wäldern. — *Bahn:* Bretleben-Sondershausen. — 140 m. — *Heilq.:* Elisabethquelle, Schüttschachtquelle. — Reine Solquellen. — *Kurmittel:* Trinkkur (Elisabethquelle), Bäder, Inhalation, Solbäder, auch mit Zusatz von Kohlensäure. — *Behandelt werden:* Skrofulose, Rheumatismus, Hautkrankheiten, Frauenkrankheiten, Katarrhe der Atmungsorgane, Neuralgien. — 1. Mai bis 1. Okt. — *Auskunft:* Badedirektion.

Franzensbad in Böhmen. — Im Egerlande, 4,5 km nördlich von Eger. — *Bahn:* Reichenbach-Eger. — 450 m. — *Heilqu.:* Franzensquelle, Salzquelle, Wiesenquelle, Luisenquelle, Der kalte Sprudel, Neuquelle, Loimannsquelle, Stahlquelle, Dr.-Cartellieri Quelle, Nataliequelle, Stefaniequelle, Herkulesquelle, Wiedermannsquelle, Westendquelle, Sophienquelle, Bossequelle. — Alkalische Glaubersalzquellen, alkalisch-salinische Eisenquellen, alkalisch-salinische Quellen, Eisensäuerlinge. — *Kurmittel:* Bäder, Trinkkur, Moorbäder, 4 städt. Badehäuser, Emanatorium, Inhalation, Zanderinstitut, elektr. Licht- und Heißluftbäder. — *Behandelt werden:* Blutarmut, Leukämie, Frauenkrankheiten, Krankheiten des Herzens und der Gefäße, Stoffwechselstörungen, Rheumatismus, Nervenleiden, Katarrhe der Atmungs-, Verdauungs- und Harnorgane. — 1. Mai—30. Sept. — *Auskunft:* Bürgermeisteramt.

Frauensee, Thüringen. — Luftkurort. — Am gleichnamigen See, an den Ausläufern des Thüringer Waldes. — *Bahn:* Eisenach-Lichtenfels (Station Marksuhl, 8 km) und Tiefenort-Salzungen (Station Tiefenort 6,5 km). — 281 m. — *Kurmittel:* Bäder im See. Warme Bäder. — *Auskunft:* Verschönerungsverein.

Freiburg im Breisgau, Baden. — Luftkurort. — Am Ausgang des Dreisamtales in die Rheinebene. Berge bis 600 m, Laub- und Nadelwälder. — *Bahn:* Karlsruhe-Basel. — 250—290 m. — *Kurmittel:* Bäder, auch Flußbäder. — *Auskunft:* Verkehrsverein f. Freiburg i. B. und den Schwarzwald.

Freienwalde a. d. Oder, Brandenburg. — *Bahn:* Frankfurt a. d. O.-Eberswalde, Freienwalde-Angermünde. — 7—68 m. — *Heilqu.:* Königsquelle, Johannisquelle, Kurfürstenquelle, drei Badequellen. — Einfache kalte Quellen. — *Kurmittel:* Moorbäder. — *Behandelt werden:* Blutarmut, Schwächezustände, Rheumatismus, Frauenkrankheiten. — 15. Mai—30. Sept. — *Auskunft:* Städtische Badedirektion.

Freiersbach, Kreis Offenburg (Baden). — Im Renchtal des Schwarzwaldes (tannenbew. Berge, 1000 m). — *Bahn:* Oppenau-Appenweier (Station Oppenau, 7 km). — 385 m. — *Heilqu.:* Alfredquelle, Friedrichsquelle, Lithionquelle, Stahlquelle, Gasquelle, Salzquelle, Schwefelquelle. — Erdig-salinische Eisensäuerlinge mit 11—35 mg Eisen und 1,5—2,9 mg Lithium. Schwefelquelle enthält etwas Schwefelwasserstoff. — *Kurmittel:* Trinkkur, Bäder,

Jnhalation, Kohlensäurebäder, Versandwasser. — *Behandelt werden:* Blutarmut, Gicht, Rheumatismus, Herz-, Nieren-, Blasen-, Nerven- und Frauenleiden. — 1. Mai—15. Okt.

Freudenstadt, Schwarzwaldkreis (Württemberg). — Luftkurort. — Auf einer Hochebene am Ostrande des Schwarzwaldes (Kniebis). Nadelwälder. — *Bahn:* Eutingen-Hausach. — 740 m. — *Kurmittel:* Badeanstalt, Flußbäder, Luftbad, Milchkur. — *Auskunft:* Stadt-Schultheißenamt.

Friedensweiler bei Neustadt, badischer Schwarzwald. — 904 m. — Luftkurort. Wintersport. — 1. Mai—30. Sept. und 1. Dez.—31. Jan.

Friedrichroda, Gotha. — Luftkurort. — In einem Talkessel des Thür. Waldes. Höhen bis 700 m. Nadelwald. — *Bahn:* Fröttstädt-Georgenthal. — 450 m. — *Kurmittel:* 2 Badeanstalten, Terrainkur, Inhalation. Sonnen- und Luftbad. 4 Sanatorien. — 1. Mai—1. Okt. — *Auskunft:* Städt. Kurverwaltung.

Friedrichsbrunn, Harz. — 530 m. — Luftkurort. Wintersport. — 1. Mai—30. Sept. und 1. Dez.—31. Januar.

Friedrichshafen, Donaukreis (Württemberg). — Luftkurort. — Am Bodensee, Buchen- und Tannenwald. — *Bahn:* Ulm-Friedrichshafen, Radolfzell-Lindau, Bodenseedampfer. — 400 m. — *Kurmittel:* Bäder, auch im Bodensee. Hydrotherapie. — Mai bis Okt. — *Auskunft:* Verschönerungs- und Verkehrsverein.

Friedrichshall, Sachsen-Meiningen. — *Heilqu.:* Friedrichshaller Bitterwasser. — Muriatische echte Bitterquelle (radioaktiv). Versandwasser. — *Auskunft:* C. Oppel u. Co.

Fulgen bei Brunshaupten, Ostseebad. — Mecklenburg. — 1. Mai—15. Sept.

Füssen, Bez. Schwaben und Neuburg in Bayern. — Luftkurort. — Am Fuß der bayerischen Alpen (2048 m). Nadelwälder. Auch Wintersport. — *Bahn:* Füssen-Kaufbeuren. — 797 m. — *Auskunft:* Verkehrsverein.

Gandersheim, Braunschweig. — Vorberge des Oberharzes. — *Bahn:* Berlin-Holzminden. — 107 m. — *Heilqu.:* Hroswithaquelle, Wilhelmsquelle. — Reine Kochsalzquellen.

Gardone, Riviera am Gardasee, Italien. — Luftkurort. — Am Nordrand der Bucht von Salo am Gardasee. — *Auskunft:* Vorstand des Kurvereins.

Garmisch, Oberbayern. — Luftkurort. — Am Fuße des Wettersteingebirges mit der Zugspitze (2964 m). Nadelwälder. Auch Wintersport. — *Bahn:* München-Garmisch-Partenkirchen. — 700 m. — *Kurmittel:* Bäder in 2 Seen. — *Auskunft:* Verkehrsverein.

Bad Gastein, Salzburg, Österreich. — In einem Tal der Hohen Tauern. — *Bahn:* Station der Tauernbahn. — 1012 m. — Einfache, warme Quellen 25—49° warm. Hohe Radioaktivität. — *Kurmittel:* Thermalbäder in Hotels und Logierhäusern. — *Behandelt werden:* Gicht, Rheumatismus, Ischias, Neuralgien, Nervenleiden. — 1. Mai—15. Sept. — *Auskunft:* Kurkommission.

Gebolsheim, Unterelsaß. — Sulfatische Kochsalzquelle. Versandwasser. — *Auskunft:* Dr. Roos u. Co. in Mommenheim.

Geilnau, Reg.-Bez. Wiesbaden. — Alkalisch-erdiger Säuerling. Versandwasser.

Geismar bei Fritzlar, Hessen-Nassau. — *Heilqu.:* Donarquelle. — Erdiger Säuerling. Versandwasser.

Gelnhausen, Reg.-Bez. Cassel. — An der Kinzig, am Dietrichsberg. — *Bahn:* Frankfurt a. M.-Bebra und Gießen-Gelnhausen. — 130 m. — Solquelle oder Kochsalzsäuerlinge. — *Kurmittel:* Bäder. — *Behandelt werden:* Rheumatismus. Gicht, Blutarmut, Krankheiten der Verdauungs- und Atmungsorgane. Haut- und Herzleiden. — 1. Mai—30. Sept. — *Auskunft:* Durch den Bürgermeister.

Gmünd in der Eifel. — 340 m. — Luftkurort. — 1. Mai—30. Sept.

Gengenbach, badischer Schwarzwald. — 176 m. — Luftkurort. — 1. Mai—30 Sept.

Georgenswalde, Reg.-Bez. Königsberg. — Ostseebad. — Hügeliges Waldgelände am Strand, der von bewaldeten hohen Dünen begrenzt wird. — *Bahn:* Königsberg-Warnicken. — *Kurmittel:* Kalte und warme Seebäder. — 1. Juni—30. Sept. — *Auskunft:* Badeverwaltung.

Georgenthal, Gotha. — Luftkurort. — Am Ostabhange des Thüringer Waldes. Nadelwälder. — *Bahn:* Fröttstädt-Georgenthal und Gotha-Gräfenroda. — 387 m. — *Kurmittel:* Bäder, auch Flußbäder. — *Auskunft:* Kurkomitee.

Gernrode, Anhalt. — Luftkurort. — Nordostabhang des Harzes (575 m), Nadel- und Laubwald. — *Bahn:* Quedlinburg-Aschersleben und Gernrode-Hasselfelde. — 230 m. — *Kurmittel:* Bäder, auch Teichbäder. — *Auskunft:* Stadtrat.

Gernsbach, badischer Schwarzwald. — *Bahn:* Schönmünzach-Rastatt. — 200 m. — Luftkurort. — 1. Mai—30. Sept.

Gerolstein, Reg.-Bez. Trier. — *Bahn:* Cöln-Trier. — In bewaldetem Tal (Dolomitfelsen). — 360 m. — *Heilqu.:* Schloßbrunnen Gerolstein, Florabrunnen, Gerolsteiner Sprudel, Hansaquelle, Charlottenquelle. — Schloßbrunnen: erdigalkalischer Säuerling. — 15. Mai bis 1. Okt. — *Auskunft:* Verschönerungsverein.

Gersau am Vierwaldstättersee. — Luftkurort. — Dampfschiffstation. — Direkt am See, am Fuße des Rigis. — 440 m. — April bis Nov. — *Auskunft:* Kurverein.

Gersfeld, Reg.-Bez. Cassel. — Luftkurort. — In der Rhön, in einem Talkessel der Fulda, von Bergen umgeben (300—400 m höher). Buchen- und Nadelwälder. — *Bahn:* Gersfeld-Fulda. — 500 m. — *Kurmittel:* Moorbäder und andere Bäder. Auch Wintersport. — *Auskunft:* Zweigverein des Rhönklubs.

Giersdorf im Riesengebirge, Reg.-Bez. Liegnitz. — Luftkurort. — Am Nordabhang des Riesengebirges im Tal. Nadelwälder. — *Bahn:* Hirschberg-Grünthal (Station Hermsdorf a. Kynast und Warmbrunn 8 km, Post). — 320—650 m. — *Auskunft:* Sektion Giersdorf des Riesengebirgsvereins.

Gießbach am Brienzer See, Schweiz. — Luftkurort. — 100 m über dem See, Drahtseilbahn, Tannenwald. — 720 m. — *Kurmittel:* Bäder, elektr. Lichtbad, Fango, Luft- und Sonnenbad. — 1 Mai—30. Sept. — *Auskunft:* Direktion der Kuranstalt.

Gießhübl-Sauerbrunn, in Böhmen. — Bei Karlsbad. — *Heilqu.:* Sauerbrunnen. — Alkalischer Säuerling. — *Kurmittel:* Trink- und Badekur. Versandwasser.

Gleichenberg, in Steiermark, Österreich. — In den Ausläufern des Steierischen Hochgebirges. — 300 m. — Alkalischer Kochsalzsäuerling. — *Kurmittel:* Inhalation, Bäder, Trinkkur.

Glowe, Reg.-Bez. Stralsund, Insel Rügen. — Ostseebad. — Im nördlichen Teil der Insel am Tromper Wiek, unmittelbar am Strande Kiefernwald. — *Bahn:* Berlin-Stralsund-Saßnitz (Station Sagard, 10 km). — *Kurmittel:* Kalte Seebäder. 2 Badeanstalten. — *Auskunft:* Badeverwaltung.

Glücksburg, Schleswig. — Ostseebad. — Am hohen Südufer der Flensburger Föhrde von Hügeln und Seen umgeben. Buchenwald. — *Bahn:* Flensburg-Kappeln. — *Kurmittel:* Kalte Seebäder. 2 Badeanstalten (Herren- und Damenbad) mit 60 Zellen. Warme Seebäder (20 Zellen). Stahlquelle. — Das ganze Jahr. — *Auskunft:* Kurverwaltung.

Godesberg, Reg.-Bez. Cöln. — Am Rhein bei Bonn. — *Bahn:* Cöln-Frankfurt a. M., linksrheinisch. — 70 m. — *Heilqu.:* Draischbrunnen. — Alkalischer Säuerling mit 5,9 mg Eisen. — *Kurmittel:* Bäder, Trinkkur, Flußbäder im Rhein. — *Behandelt werden:* Blutarmut, Bleichsucht, Störungen des Nervensystems, Frauenkrankheiten, chron. Katarrhe der Atmungsorgane. — 1. Mai—1. Okt. — *Auskunft:* Gemeinde.

Gögging, Niederbayern. — Auf einer Anhöhe zwischen dem Flüßchen Abens und der Donau. — *Bahn:* Regensburg-Augsburg (Station Neustadt). — 356 m. — *Heilqu.:* Stinker. — Alkalische Schwefelwasserstoffquelle. — *Kurmittel:* Trinkkur, Bäder. Inhalation, Moorbäder. — *Behandelt werden:* Gicht, Rheumatismus, Ischias, Leber-, Haut- und Frauenleiden, Metallvergiftungen. — 1. Mai—1. Okt.

Göhren, Reg.-Bez. Stralsund. Auf der Insel Rügen. — Ostseebad. — Auf dem östlichen, steil abfallenden Vorsprung der Halbinsel Mönchgut in bewaldeten, 60 m hohen Hügeln. Auf 3 Seiten See. Gemischter Wald. Seesteg. — *Bahn:* Putbus-Göhren; durch die Strecke Bergen-Putbus mit der Linie Berlin-Saßnitz verbunden. Dampfschiff nach Stettin, Greifswald und Saßnitz. — *Kurmittel:* Kalte Seebäder. Herrenbad mit 110, Damenbad mit 110, Familienbad mit 150 Zellen am Nordstrande. Warme Bäder mit 29 Zellen. — Mai bis Okt. — *Auskunft:* Badeverwaltung.

Gohrich, Amtshauptmannschaft Pirna in Sachsen. — Luftkurort. — In der sächsischen Schweiz auf einer Hochfläche über dem Elbtal, von Anhöhen (450 m) umgeben. Nadelwald. —*Bahn:* Dresden-Bodenbach (Station Königstein 1/2 Stunde) — 264 m. — 1. Mai—1. Okt. — *Auskunft:* Verschönerungsverein.

Goldberg, Mecklenburg-Schwerin. — In der Ebene. — *Bahn:* Neustadt a. d. Dosse-Wismar. — 50 m. — Erdige Eisenkarbonatquellen mit 46 mg Eisen.

Göppingen, Donaukreis (Württemberg). — *Heilqu.:* Sauerbrunnen, erdiger Säuerling, Staufenbrunnen, alkalischer Säuerling. Verwaltungsquelle, Kesselhausquelle, Neue Quelle einfache Säuerlinge. — Versandwässer.

Görbersdorf, Reg.-Bez. Breslau. — Luftkurort. — Im Waldenburger Gebirge in einem engen Tal, die umliegenden Höhen bis 900 m. Nadelwald. — *Bahn:* Breslau-Nieder-Salzbrunn-Halbstadt (Station Friedland 6 km, Post). — *Kurmittel:* Lungenheilanstalten. — *Auskunft:* Gemeindevorstand.

Gößweinstein, Fränkische Schweiz. — 491 m. — Luftkurort. — Das ganze Jahr.

Gohrisch, Sächsiche Schweiz. — 267 m. — Luftkurort. — 1. Mai—30. Sept.

Gonsenheim, Rheinhessen. — *Bahn:* Mainz-Alzey. — 87 m. — Luftkurort. — 1. Mai—30. Sept.

Goslar, Reg.-Bez. Hildesheim. — Luftkurort. — Am Nordabhang des Harzes, am Fuße des Steinberges (480 m) und des Rammelsberges (635 m). Nadelwald. — *Bahn:* Halle-Goslar und Goslar-Löhne und Goslar-Zellerfeld. — 275 m. — *Kurmittel:* Bäder, Schwimmbassin. Kuranstalten. Wintersport — *Auskunft:* Stadtrat.

Gossensaß, Tirol. — Luftkurort. — Am südlichen Abhang des Brennerpasses. — *Bahn:* Innsbruck-Franzensfeste. — 1060 m.

Gottesgabe s. Bentlage.

Gottleuba, Amtshauptmannschaft Pirna (Sachsen). — Bewaldeter Talkessel. — *Bahn:* Pirna-Gottleuba. — 339 m. — Reine Eisenkarbonatquelle mit 29 mg Eisen. — Trinkkur, Bäder, Moorbäder, künstl. Kohlensäurebäder, Hydrother. Mediko-mech. Institut, Inhalation, elektr. Lichtbäder. — *Behandelt werden:* Blutarmut, Skrofulose, Rachitis, Nervenleiden, Schwächezustände. — Das ganze Jahr. — *Auskunft:* Bürgermeister.

Gottschalkowitz bei Oppeln. — Ebene, Nadelwald. — *Bahn:* Kattowitz-Dzieditz. — 266 m. — *Heilqu.:* Mariaquelle. — Erd-muriatische Solquelle mit 11,3 mg Jod und 8 mg Brom. — *Kurmittel:* Bäder, Inhalation, Trinkkur. — *Behandelt werden:* Skrofulose,

Rheumatismus, Ischias, Gicht, Lähmung, Frauenkrankheiten, Hautkrankheiten, Bleivergiftung. — 1. Mai—15. Sept. — *Auskunft:* Badeverwaltung.

Graal, Mecklenburg-Schwerin. — Ostseebad. — Gemischter Wald, die Rostocker Heide. Bewaldete Dünen. — *Bahn:* Rostock-Stralsund (Stationen Ribnitz 15 km, Post, Gelbensande 12 km und Röversbagen 11 km). Dampfschiff nach Warnemünde. — *Kurmittel:* Kalte Seebäder. 2 Badeanstalten (Herren- und Damenbad). Warme Seebäder. — 1. Mai—1. Okt. — *Auskunft:* Badeverein.

Gravenstein, Reg.-Bez. Schleswig. — Ostseebad. — An einer Bucht der Flensburger Föhrde an flachem Strand. Buchen- und Eichenwald. — *Bahn:* Flensburg-Sonderburg und Apenrade-Gravenstein. Dampfschiff nach Flensburg und Sonderburg. — *Kurmittel:* Kalte Seebäder. Badeanstalt mit 10 Zellen. Warme Seebäder mit 2 Zellen. — 1. Mai—30. Sept.

Greifswald, Reg.-Bez. Stralsund. — 4 km vom Greifswalder Bodden. — *Bahn:* Angermünde-Stralsund. — Reine Solquelle. — *Kurmittel:* Bäder, Moorbäder, elektr. Lichtbad. Inhalation. — *Behandelt werden:* Skrofulose, Rheumatismus, Gicht, Frauenkrankheiten, Rachitis, Nervenleiden. — *Auskunft:* Stadtrat.

Grenzach, bei Lörrach in Baden. — Im Rheintal. — *Bahn:* Basel-Konstanz. — 300 m. — *Heilqu.:* Emilienbad. — Muriatisch-salinische Bitterquelle. — *Kurmittel:* Trinkkur, Bäder, künstl. Solbäder, Milchkur. — *Behandelt werden:* Stauungen im Pfortadersystem, Fettsucht, Herzverfettung, Gallen-, Nieren- und Blasenleiden, Magenleiden. — April bis Nov.

Grenzhausen, Westerwald. — *Bahn:* Grenzhausen-Engers. — 400 m. — Luftkurort. — 1. Mai—30. Sept.

Gries bei Bozen. In Deutsch-Südtirol. — Luftkurort. — Im Etschtal am Südfuße der Porphyrfelsenberge Guntschna und Alten. — *Bahn:* München-Kufstein-Verona. — 275 m. — *Kurmittel:* Traubenkur, Milchkur, Terrainkur, Hydrotherapie, Inhalation. — 1. Sept. bis 1. Juni. — *Auskunft:* Kurdirektion.

Griesbach, Kreis Offenburg (Baden). — Im Renchtal des Schwarzwaldes (bewald. Berge bis 1000 m). — *Bahn:* Station Oppenau 12 km und Freudenstadt 21 km. — 600 m. — *Heilqu.:* Antoniusquelle, Josephsquelle, Karlsquelle, Katharinequelle, Schremppsche Quelle, Alte Badequelle (Trinkquelle, Melusinenquelle, Antonsquelle). — Erdig-salinische Eisensäuerlinge (radioaktiv 19—26 M.-E.). — *Kurmittel:* Trinkkur, Bäder, Moorbäder. künstl. Solbäder, Milchkur. Wintersport. — *Behandelt werden:* Bleichsucht, Nervosität, Herz- und Gefäßleiden, Rheumatismus, Gicht, Frauen- und Hautleiden. — 15. Mai—1. Okt. —

Grimmialp ob Spiez, Schweiz. Berner Oberland. — Luftkurort. — Im oberen Diemtigtal. — *Bahnstation:* Oey, 1½ Stunden, Wagen. — 1260 m. — *Heilqu.:* Sulfatisches Bitterwasser. — *Kurmittel:* Trinkkur, Bäder, Inhalation.

Grindelwald, Schweiz. Berner Oberland. — Luftkurort. — Weiter Talkessel am Fuß des Wetterhorns, des Eigers usw. — *Bahn:* Interlaken-Grindelwald. — 1050 m. — Mai bis Okt. und Dez. bis März. — *Auskunft:* Verkehrsbureau.

Großkarben. — *Heilqu.:* Salzer-Brunnen, Ludwigsbrunnen, Bismarckquelle, Taunusbrunnen. — Erdig-muriatische Säuerlinge. Versandwasser.

Groß-Möllen, Pommern. — Ostseebad. — 800 m vom Strand am Jasmunder See. Bewaldete Dünen. — *Bahn:* Kolberg-Köslin (Station Güdenhagen 5 km). — *Kurmittel:* Kalte Seebäder (Herren- und Damenbad) mit je 40 Zellen. Familienbad (20 Zellen). Warme Seebäder (10 Zellen). — 15. Mai—15. Sept. — *Auskunft:* Badeverein.

Grund, Reg.-Bez. Hildesheim. — Luftkurort. — In einem Tal des Oberharzes. Höhen bis 560 m. Laub- und Nadelwald. — *Bahn:* Seesen-Herzberg (Station Gittelde 5 km, Kleinbahn). — 310—562 m. — *Kurmittel:* Bäder. Inhalation. Milchkur. — 15. Mai—15. Okt. — *Auskunft:* Kurkommission.

Grünthal, Amtshauptmannschaft Marienberg in Sachsen, Kupferhammer Grünthal bei Olbernhau. — An der Flöha im Erzgebirge. — *Bahn:* Pockau Lengefeld-Neuhausen. — 477 m. — *Heilqu.:* Teichquelle, Wiesenquelle. — Schwefelquellen. — *Kurmittel:* Trinkkur, Bäder. Wintersport. — *Behandelt werden:* Rheumatismus, Neuralgie, Hautkrankheiten, Anämie, Bleivergiftung. — 1. Juni—1. Okt. und 1. Dez.—31. Jan.

Gurnigel, Schweiz. Kanton Bern. — In einem Waldpark. — *Bahn:* Gürbetalbahn (Station Mühlethurnen). — 1155 m. — 2 Schwefelquellen (radioaktiv). Eisenquelle. — *Kurmittel:* Trink- und Badekur, Inhalation, Hydrotherapie, elektr. Lichtbäder. — *Behandelt werden:* Hautkrankheiten, Gicht, Katarrhe, Leberleiden, Blutarmut, Nervenleiden, Stoffwechselkrankheiten. — 10. Juni—20. Sept.

Gyrenbad, Schweiz, Kanton Zürich bei Hinwil. — *Bahn:* Hinwil-Zürich. — 780 m. — Alkalisch-erdige Quelle. — 1. Mai—1. Nov.

Haffkrug, Lübeck, zu Oldenburg gehörig. — Ostseebad. — Am flachen Strande der Neustädter Bucht. Buchen- und Nadelwald. — *Bahn:* Kiel-Lübeck (Station Gleschendorf 7 km). Dampfschiff nach Travemünde und Neustadt in Holstein. — *Kurmittel:* Kalte Seebäder. 20 Badekarren. Warme Seebäder (3 Zellen). Milchkur. — 1. Mai—1. Okt. — *Auskunft:* Badeverwaltung.

Hahnenklee im Harz. — 600 m. — Luftkurort. Wintersport. — 1. Mai—31. Okt. und 1. Dez.—31. März.

Hain im Riesengebirge, Reg.-Bez. Liegnitz. — Luftkurort. — Auf den Berghängen des Nordabhanges des Riesengebirges. Auch Wintersport. — *Bahn:* Hirschberg-Grünthal (Hermsdorf a. Kynast und Warmbrunn 8 km, Post). — 320—650 m.

Bad Hall, Ober-Österreich. In den Vorbergen der ober-österreichischen Alpen. — *Bahn:* Linz-Selztal. — 376 m. — *Heilqu.:* Tassiloquelle, Badequellen, Guntherquelle, Marie-Valeriequelle. — Solquelle mit Jod. — *Kurmittel:* Trink- und Badekur. Schwimmbad. Inhalation. Sonnenbad. Kohlensäure- und elektrische Lichtbäder. — *Behandelt werden:* Skrofulose, Syphilis, Rachitis, Frauenleiden, Drüsenleiden, Fisteln, Knochen-, Augen- und Ohrenleiden. — 1. Mai—1. Okt. — *Auskunft:* Kurdirektion.

Hall (Schwäbisch-Hall), im Jagstkreis (Württemberg). — Am Kocher. — *Bahn:* Crailsheim-Karlsruhe. — 320 m. — *Heilqu.:* Haalquelle (und künstliche Sole aus dem Steinsalzbergwerk Wilhelmsglück). — Sulfatische Solquelle (0,27 M.-E.). — *Kurmittel:* Trinkkur, Bäder, Inhalation, Gurgeln, künstl. Kohlensäurebäder, Dampf- und Heißluftbäder, Milchkur. — *Behandelt werden:* Skrofulose, Rachitis, Krankheiten der Atmungs- und Unterleibsorgane, Hautkrankheiten, Gicht, Rheumatismus, Lähmungen, Neuralgien, Schwächezustände, Dyskrasien. — 1. Mai—30. Sept. — *Auskunft:* Städtische Badedirektion.

Hallthurm, Oberbayern. — *Bahn:* Salzburg-Berchtesgaden. — 710 m. — Luftkurort. Wintersport. — 1. Mai—30. Sept. und 1. Dez.—31. Jan.

Bad Hamm, Reg.-Bez. Arnsberg (Westfalen). — An der Lippe in der Ebene. — *Bahn:* Hannover-Cöln, Soest-Münster (Bad Hamm 2 km von Stadt Hamm entfernt). — 62 m. — *Heilqu.:* Werriesquelle. — Warme reine Solquelle (32,9°). — *Kurmittel:* Bäder, Inhalation. — *Behandelt werden:* Rheumatismus, Gicht, Herz-, Haut- und Rückenmarksleiden, Skrofulose, Katarrhe der Schleimhäute, Leberleiden, Exsudate, Frauenkrankheiten, Blutarmut. — Mitte Mai—1. Okt. — *Auskunft:* Badekommissar.

Hartha, Amtshauptmannschaft Dresden-Altstadt. — Luftkurort. — Auf einer Anhöhe, Laub- und Nadelwald. — *Bahn:* Dresden-Chemnitz (Station Tharandt ½ Stunde, Omnibus). — 400 m. — *Kurmittel:* Künstl. Kohlensäure- und andere Bäder. Luft- und Sonnenbad. Milchkur. — *Auskunft:* Verschönerungsverein.

Bad Harzburg, Braunschweig. — Bewaldetes Tal. — *Bahn:* Braunschweig-Bad Harzburg, Halberstadt-Bad Harzburg. — 300 m. — *Heilqu.:* Solquelle, Krodoquelle, Juliusquelle. — Solquelle und Krodoquelle = reine Solquellen. Juliusquelle = reine Kochsalzquelle. — *Kurmittel:* Städt. Badehaus — „Bad Juliushall" —, Schwimmbassin, elektr. Lichtbad, Dampf- und Heißluftbäder, künstl. Kohlensäurebäder, Milch- und Obstkur. Wintersport. — *Behandelt werden:* Magen-, Darm- und Leberleiden, Hämorrhoiden, Herzkrankheiten, Katarrhe der Atmungsorgane, Skrofulose, Gicht, Rheumatismus, Nervenleiden. — 15. Mai—1. Okt. — *Auskunft:* Städt. Badeverwaltung.

Hasserode im Harz. — *Bahn:* Wernigerode-Nordhausen. — 235—517 m. — Luftkurort. — 1. Mai—30. Sept.

Haßfurt, Unterfranken in Bayern. — Luftkurort. — Im Maintal, Laub- und Nadelwald. — *Bahn:* Bamberg-Würzburg. — 220 m. — *Heilqu.:* Obere Quelle, Untere Quelle. — Sulfatische Schwefelquellen mit 10—13 mg Eisen. — *Kurmittel:* Bäder (15 Zellen), Moorbäder, Flußbäder im Main. — *Auskunft:* Bürgermeister.

Haßlach, Badischer Schwarzwald. — 202 m. — Luftkurort. — 1. Mai—30. Sept.

Hausach, Badischer Schwarzwald. — *Bahn:* Offenburg-Singen. — 240 m. — Luftkurort. — Das ganze Jahr.

Hausbaden. Badischer Schwarzwald. — 540 m. — Luftkurort. — Das ganze Jahr.

Heidebrink, auf der Insel Wollin, Pommern. — Ostseebad. — Zwischen Ostsee und Camminer Bodden. Breiter, flacher Sandstrand. Hohe Dünen. Kiefern- und Birkenwald. — *Bahn:* Cammin-Wietstock (Station Cammin 7 km). Dampfschiff von Dievenow (4 km) nach Cammin und Stettin. — *Kurmittel:* Kalte Seebäder, Herren- (20), Damen- (40), Familienbad (60 Zellen). Warmbadehaus. Solbäder. — 1. Juni—1. Okt. — *Auskunft:* Badeverwaltung.

Heidelberg, Baden. — Luftkurort. — Am Neckar, am Ausgange des Neckartales in die Rheinebene. Berge bis 570 m. Waldungen. — *Bahn:* Frankfurt a. M.-Basel und Mannheim-Heidelberg und Würzburg-Heidelberg. — 112—660 m. — *Kurmittel:* Bäder, Hallenbad, Flußbäder. — *Auskunft:* Stadtrat.

Heikendorf s. Altheikendorf.

Heilbrunn-Bad Tölz, in Oberbayern. — In den Ausläufern des bayer. Hochgebirges. — *Bahn:* München-Biehl. — 670 m. — *Heilqu.:* Adelhaidquelle. — Alkalische Kochsalzquelle mit 46 mg Brom und 25,5 mg Jod. — *Kurmittel:* Bäder, Inhalation, Gurgeln, Moorbäder, elektr. Lichtbäder. — *Behandelt werden:* Skrofulose, Syphilis, Frauenkrankheiten, Krankheiten der männl. Harn- und Sexualorgane, patholog. Neubildungen, Krankheiten der Verdauungs- und Atmungsorgane. Blutanomalien. — 1. Mai—1. Okt. — *Auskunft:* Badedirektion in Bad Tölz (Oberbayern).

Heiligenberg, Baden. — Luftkurort. — Auf einer bewaldeten Hochfläche im Kreise Konstanz. — *Bahn:* Mimmenhausen-Neufrach-Frickingen (Station Leustetten-Heiligenberg). — 738 m. — *Auskunft:* Verkehrsverein.

Heiligendamm, Mecklenburg-Schwerin. — Ostseebad. — Unmittelbar an schmalem Strande und flach abfallender Düne. Buchenwald. — *Bahn:* Rostock-Wismar (Station Doberan 6,6 km, Dampfbahn). — *Kurmittel:* Kalte Seebäder, 2 Badeanstalten (Herren- und Damenbad) mit 32 Zellen, 14 offenen Zellen und einer Halle. Warme Bäder (20 Zellen). Dampfbäder. — 15. Mai—1. Okt. — *Auskunft:* Badeverwaltung.

Heiligenhafen, Schleswig. — Ostseebad. — Auf einer im N. vorgelagerten Insel durch 300 m lange Brücke mit der Stadt verbunden, liegen die Badeanstalten. Hügel bis 50 m hoch. — *Bahn:* Eutin-Heiligenhafen. Dampfschiff nach Kiel und Lübeck. — *Kurmittel:* Kalte

Seebäder. Herren-, Damen- und Familienbad. Warme Seebäder (3 Zellen). — 15. Mai—15. Sept. — *Auskunft:* Badekommission.

Hela, Westpreußen. — Ostseebad. — Südspitze der schmalen Halbinsel Hela, 30 km lang, vom Festlande in die Danziger Bucht hineinragend. Flacher Strand. Bis 20 m hohe, zerklüftete Dünen. Kiefernwald. Seesteg. — Dampfschiff nach Danzig 32 km. — *Kurmittel:* Kalte Seebäder. 2 Badeanstalten mit 25 Zellen. Warme Seebäder im Kurhaus. — 1. Juni bis 15. Sept. — *Auskunft:* A.-G. „Weichsel" in Danzig.

Helgoland, Insel, zu Schleswig-Holstein gehörig. — Nordseebad. — 50 km von der holsteinschen Küste, 60 km von der Elbmündung entfernt. Größte Länge 1,6 km, größte Breite 0,5 km; 0,5 qkm groß. 60 m hohes Oberland und 4—6 m über dem Meere liegendes Unterland, durch eine Treppe miteinander verbunden. 2 km östlich von der Insel durch einen Meeresarm getrennt liegt die Sanddüne, 1500 m lang und 150—250 m breit. — Dampfschiff nach Cuxhaven-Hamburg, Bremen, Norderney, Borkum, Wyk, Amrum, Sylt. — *Kurmittel:* Auf der Düne (Überfahrt mit Boot) Herren-, Damen- und Familienbad, 100 bewegliche Badekarren. Auf dem Unterland: Warmbadehaus mit 20 Zellen und Seewasserschwimmbassin (künstl. Wellenschlag), Dampfbäder, Inhalatorium. — 15. Mai—10. Okt. — Warmbadehaus und Kurhaus das ganze Jahr geöffnet. — *Auskunft:* Badeverwaltung.

Helouan (Hélouan-les Bains), Ägypten, Afrika. — Luftkurort und Schwefelbad. — 23 km südlich von Kairo in der arabischen Wüste, 5 km östlich vom Nil. — *Heilqu.:* Schwefelquellen. — *Kurmittel:* Inhalatorium, Trinkkur, Bäder, Elektr. Licht- und Dampfbäder. Liegekur, Zanderinstitut, Quellenschwimmbäder im Freien. — *Behandelt werden:* Nierenentzündungen, Rheumatismus und Gicht, chron. Katarrhe, Tuberkulose, Syphilis, Hautkrankheiten, Nervenleiden. — Okt. bis Ende Mai. — *Ärzte* deutsch.

Henkenhagen, Reg.-Bez. Köslin. — Ostseebad. — Von Kolberg 13 km entfernt, unmittelbar an breitem Sandstrand, auf hoher, bewachsener Düne. Im Osten Wanderdünen und gemischter Wald. — *Bahn:* Kolberg-Köslin. — *Kurmittel:* Kalte und warme Seebäder, künstl. Sol- und Kohlensäurebäder, Badebuden. — 1. Juni—Mitte Sept. — *Auskunft:* Badeverwaltung.

Heringsdorf, Reg.-Bez. Stettin. Auf der Insel Usedom. — Ostseebad. — 7 km von Swinemünde, auf dem Hügelgelände der Dünen in einem 300 ha großen, gemischten Walde. Flacher, breiter Strand. Im SW ein Binnensee, im NW Steilufer und Kiefern- und Buchenwald. 500 m langer Seesteg. — *Bahn:* Berlin-Swinemünde-Heringsdorf. Dampfschiff nach Stettin, Swinemünde und Rügen. — *Heilqu.:* Eine Solquelle. — *Kurmittel:* Kalte Seebäder, 5 Badeanstalten (1 Herrenbad, 2 Damenbäder, 2 Familienbäder) mit 295 Zellen, warme Seebäder (40 Zellen), Moorbäder, Solbäder, Inhalation, elektr. Lichtbäder, orthop. Institut. — 1. Juni—20. Sept. — *Auskunft:* A.-G. Seebad Heringsdorf.

Herkulesfürdö (Herkulesbad), Ungarn. — Bei Mehadia in einem, von hohen, bewaldeten Bergen umgebenen Tal. — *Bahn:* Temesvár-Verciorova. — 178 m. — Warme Schwefelquellen (37—56°). — Winter und Sommer.

Hermsdorf a. d. Katzbach, Reg.-Bez. Liegnitz. — In bewaldeten Bergen. — *Bahn:* Liegnitz-Merzdorf und Goldberg-Greiffenberg. — 230 m. — *Heilqu.:* Felsenquelle, Rote Flußquelle und 2 andere. — Reine Eisenkarbonatquellen, 44 mg Eisen. — *Kurmittel:* Trinkkur, Bäder, Moorbäder, künstl. Kohlensäurebäder. Hydrotherapie. — *Behandelt werden:* Neurasthenie, Blutarmut, Gicht, Rheumatismus, Frauenleiden. — Mai bis Okt.

Hermsdorf a. Kynast, Reg.-Bez. Liegnitz. — Luftkurort. — Nördlicher Abhang des Riesengebirges im Tal. Nadelwald. Auch Wintersport. — *Bahn:* Hirschberg-Grünthal, elektr. Bahn nach Hirschberg 11,5 km. — 320—650 m. — *Auskunft:* Sektion Hermsdorf des Riesengebirgsvereins.

Hermsdorf in der Mark, Reg.-Bez. Potsdam. — *Heilqu.:* Kaiserin-Augusta-Viktoria. Hermsdorfer Solquelle. — Reine Solquelle (20°).

Herrenalb, Schwarzwaldkreis in Württemberg. — Luftkurort. — Im Tal und auf Bergabhängen des nördlichen Schwarzwaldes. Höhen bis 900 m. Nadelwald. — *Bahn:* Karlsruhe-Herrenalb, Auto nach Neuenburg, Baden-Baden und Wildbad. — 370 m. — *Kurmittel:* Hydrotherapie. Inhalation. — *Auskunft:* Städt. Kurverwaltung.

Herrenwies, Baden. — Luftkurort. — In einem Tal des Schwarzwaldes zwischen Badener Höhe (1002 m) und Hornisgrinde (1164 m). Nadelwald, auch Wintersport. — *Bahn:* Oberthal-Bühl (Station Oberthal 2 Stunden, Wagen). — 758 m. — *Auskunft:* Statthalteramt.

Herrlingen bei Ulm, Württemberg. — *Bahn:* Ulm-Immendingen. — 498 m. — Luftkurort. — 1. Mai—30. Sept.

Herrsching am Ammersee. Bayern. — *Bahn:* nach München. — 566 m. — Luftkurort. — 1. Mai—30. Sept.

Hersfeld, Reg.-Bez. Cassel. — Fuldatal. — *Bahn:* Frankfurt a. M.-Bebra und Hersfeld-Treysa. — 212 m. — *Heilqu.:* Lullusquelle. — Salinische Bitterquelle. — *Kurmittel:* Bäder, Trinkkur. — *Behandelt werden:* Magen- und Darmkatarrh, Gicht, Zuckerkrankheit, Fettsucht, Blutarmut, Nieren- und Blasenleiden, Hautkrankheiten. — 1. Mai—1. Okt. — *Auskunft:* Kurdirektion.

Heubude, bei Danzig. — Ostseebad. — Zwischen Weichsel und Ostsee 1 km von dem 50 m breiten Strande mit Dünen. Kiefernwald. — Dampfschiff nach Danzig 3 km. — *Kurmittel:* Kalte Seebäder. Badeanstalt mit 76 Zellen. — 15. Juni—15. Sept.

Bad Heustrich, Schweiz, Kanton Bern. — Am Fluß Kander, ¾ Stunden von Spiez am Thuner See. — *Bahn:* Bern-Lötschberg-Simplon-Mailand. — 780 m. — Kalte Schwefelquelle. — *Kurmittel:* Trinkkur, Bäder, Gurgelungen, Inhalation, pneumat. Kammer, elektr. Lichtbäder. — *Behandelt werden:* Katarrhe der Atmungsorgane, der Verdauungsorgane, Haut- und Blasenleiden. — 1. Juni—20. Sept. — *Auskunft:* Direktion Bad Heustrich, A.-G.

Hindelang, Schwaben in Bayern. — Luftkurort. — In einem Talkessel der Allgäuer Alpen (bis 2000 m). Nadelwald. — *Bahn:* Immenstadt-Oberstdorf (Station Sonthofen 8 km, Auto). — 841 m. — *Kurmittel:* Badeanstalt mit Schwimmbädern. Wintersport. — 15. Mai bis 1. Oktober. — *Auskunft:* Verkehrsverein.

Hinterzarten, Badischer Schwarzwald. — *Bahn:* Freiburg i. B.-Donaueschingen. — 900 m. — Luftkurort. Wintersport. — 1. Mai—30. Sept. und 1. Dez.—31. Jan.

Höchenschwand, Baden. — Luftkurort. — Hochebene im südlichen Schwarzwald. Nadelwald. Wintersport. — *Bahn:* Basel-Konstanz (Station Waldshut 18 km) und Freiburg-Donaueschingen (Station Titisee 28 km). — 1015 m. — 1. Juni bis Oktober und 1. Dez.—31. Jan. — *Auskunft:* Bürgermeisteramt.

Hof-Gastein, Salzburg. Österreich. — In einem Tal der Hohen Tauern. — *Bahn:* Station der Tauernbahn. — 869 m. — *Heilqu.:* Thermalwasser aus Bad Gastein 8 km (Röhrenleitung) 44° und 126 M.-E. — *Kurmittel:* Bäder. — *Behandelt werden:* Gicht, Rheumatismus, Ischias, Neuralgien, Nervenleiden. — Mai bis Okt. — *Auskunft:* Kurkommission.

Hohegeiss, Braunschweig. — Luftkurort. — Im südlichen Teil des Harzes auf der Höhe und am Abhang eines Berges. Auch Wintersport. — *Bahn:* Nordhausen-Wernigerode (Stationen Benneckenstein 4,5 km und Sorge). — 642 m. — Mai bis Okt. und 1. Dez. bis 31. Jan. — *Auskunft:* Kurkommission.

Hohenmalberg bei Ems an der Lahn. — 380 m. — Luftkurort. 1. Mai—30. Sept.

Hohensalza, Inowrazlaw bei Bromberg. — *Bahn:* Posen-Thorn und Bromberg-Hohensalza. — Reine Solquelle. — 88—103 m. — *Kurmittel:* Bäder, auch künstl. Kohlensäurebäder. — *Behandelt werden:* Entzündl. Affektionen, Skrofulose, Gicht, Rheumatismus, Lues, Krankheiten der Augen, der Haut, der Knochen und der Gelenke, Lähmungen und Neuralgien. — 15. Mai—15. Okt. — *Auskunft:* Die Badeverwaltung.

Hohenschwangau, Schwaben (Bayern). — Luftkurort. — Am Fuß von Bergen am Alpsee (bis 2000 m). In der Nähe noch andere Seen und gemischter Wald. — *Bahn:* Bießenhofen-Füssen (Station Füssen 4 km, Post). — 897 m. — *Kurmittel:* Badegelegenheit in den Seen. Wintersport. — 1. Mai—1. Okt. u. 1. Dez.—31. Jan. — *Auskunft:* Verkehrsverein.

Höhenstadt, Niederbayern. — Im Hügellande. — *Bahn:* Passau-Pfarrkirchen. — 350 m. — *Heilqu.:* Königsbrunnen, Parkbrunnen, Artesischer Brunnen. — Reine Schwefelwasserstoffquellen. — *Kurmittel:* Trinkkur, Bäder, Inhalation, Moorbäder, Hydrotherapie, Milchkur. — *Behandelt werden:* Rheumatismus, Gicht, Metallvergiftungen, Hautkrankheiten, Beingeschwüre, Lues, Frauenkrankheiten. — 1. Mai—1. Okt. — *Auskunft:* Badeverwaltung.

Hohensulz am Peißberg. Oberbayern. — 615 m. — Schwefelquelle. — *Behandelt werden:* Nervenleiden, Rheumatismus, Gicht. — 1. Mai—31. Okt.

Hohwald, im Elsaß. — Luftkurort. — In einem 1 km breiten Hochtal der Vogesen. Laub- und Nadelwald. Umliegende Berge bis 1098 m hoch. — *Bahn:* Straßburg-Molsheim-Schlettstadt (Station Barr 14 km, Auto). — 590—700 m. — *Kurmittel:* Warme Bäder und Tannennadelbäder in einem Hotel. — *Auskunft:* Bürgermeister.

Höllensprudel, Oberfranken (Bayern). — Bei Steben. — *Bahn:* Triptis-Marxgrün. — Erdiger Eisensäuerling, 14,8 mg Eisen.

Homburg v. d. Höhe, Reg.-Bez. Wiesbaden. — Am Taunus, Laub- und Nadelwald in unmittelbarer Nähe. — *Bahn:* Frankfurt a. M.-Homburg v. d. H. und Friedberg-Homburg v. d. H. — 196 m. — *Heilqu.:* Elisabethbrunnen, 11 mg Eisen, Kaiserbrunnen, 11 mg Eisen, Ludwigsbrunnen, Stahlbrunnen, 34 mg Eisen, Luisenbrunnen, 38 mg Eisen, Solsprudel, Landgrafenbrunnen, 23 mg Eisen, Neue Quelle. — Erdig-muriatische Eisensäuerlinge und erdige Kochsalzsäuerlinge. — *Kurmittel:* 2 Badehäuser mit 2 Piscinen, Trinkkur, Moorbäder, Schlammpackung, Milchkur, Luft- und Sonnenbad, Zanderinstitut, Inhalatorium, Emanatorium, Homburger Diäten, elektr. Lichtbäder. — *Behandelt werden:* Krankheiten des Verdauungstraktus (Magen- und Darmkatarrh, Residuen von Blinddarmentzündung, Hämorrhoidal-, Leber- und Gallensteinleiden), Stoffwechselstörungen (Fettsucht, Diabetes, Gicht, chron. Rheumatismus, Skrofulose), Herz- und Nervenleiden, Ischias, Frauenkrankheiten, Blutarmut, Bleichsucht, Schwächezustände. — 15. April—15. Okt. — *Auskunft:* Städt. Kur- und Badeverwaltung.

Honnef, Reg.-Bez. Köln. — Siebengebirge. — *Bahn:* Köln-Frankfurt a. M., rechtsrheinisch. — 55—90 m. — *Heilqu.:* Drachenquelle. — Alkalisch-muriatisch-erdiger Säuerling. — *Kurmittel:* Bäder, Traubenkur. Luftkurort. — *Behandelt werden:* Erkrankungen der Atmungsorgane. — 1. Mai—1. Okt. — *Auskunft:* Städt. Kurverwaltung.

Hornberg, Baden. — Luftkurort. — In einem 300—330 m breiten Tale des nordöstlichen Schwarzwaldes. Berge bis 700 m Höhe. Ausgedehnte Nadelwälder. — *Bahn:* Offenburg-Singen. — 384—900 m. — *Kurmittel:* Schwimmbad. Wintersport. — 1. Mai—1. Okt. u. 1. Dez.—31. Jan. — *Auskunft:* Kur- und Verkehrsverein.

Horst, Pommern. — Ostseebad. — Dicht am Strand. Steilufer bis 25 m Höhe und flache Dünen. Ein Binnensee angrenzend. Wald. Seesteg. — *Bahn:* Greifenberg-Horst. — *Kurmittel:* Kalte Seebäder. Herrenbad mit 100, Damen- und Familienbad mit 54 Zellen. Warme Solbäder (5 Zellen). — 1. Juni—1. Okt. — *Auskunft:* Badeverwaltung.

Hundseck. Badischer Schwarzwald. — 950 m. — Luftkurort und Wintersport. — 1. Juni—30. Sept. und 1. Dez.—31. Januar.

Hüsede, Reg.-Bez. Osnabrück. — Ausläufer des Wiehengebirges. — *Bahn:* Station Wittlage und Rabber. — 60 m. — *Heilqu.:* Badequelle, Trinkquelle und andere. — Sulfatische Bitterquellen. — *Kurmittel:* Trinkkur, Bäder. — *Behandelt werden:* Rheumatismus, Neuralgien, Skrofulose, Blutarmut, Knochen- und Unterleibsleiden. — Mitte Mai—1. Okt.

Jagstfeld, Neckarkreis (Württemberg). — An der Mündung der Jagst in den Neckar. — *Bahn:* Osterburken-Heilbronn, Heidelberg-Jagstfeld, Neckarelz-Jagstfeld. — 157 m. — Reine Solquelle (20°). — *Kurmittel:* Bäder, Inhalation, Gurgeln. — *Behandelt werden:* Skrofulose, Katarrh der Luftwege, Exsudate, Rheumatismus, Frauenkrankheiten. — 1. Mai bis 31. Okt. — *Auskunft:* Verschönerungsverein.

Jannowitz im Riesengebirge, Reg.-Bez. Liegnitz. — Luftkurort. — In einem breiten Tal des Bobers. Laub- und Nadelwald. Berge 600—878 m, auch Wintersport. — *Bahn:* Breslau-Hirschberg. — 400 m. — *Auskunft:* Gemeindevorstand.

Jershöft, Pommern. — Ostseebad. — An 24 m hoher Küste mit flachem Vorstrand. Kiefern- und Erlenwald. Binnenseen. — *Bahn:* Stettin-Köslin-Danzig (Station Schlawe 25 km). — *Kurmittel:* Kalte Seebäder. Badehütten. — 1. Juni—15. Sept. — *Auskunft:* Gemeindevorstand.

Ilidža, Bosnien. — 12 km westlich von Sarajewo. — 499 m. — *Heilqu.:* Franz-Josef-Quelle. Warme Schwefelquelle. — *Kurmittel:* Bäder, Moor- und Kohlensäurebäder, Kaltwasserheilanstalt. — *Behandelt werden:* Rheumatismus, Frauenleiden, Neuralgien, Syphilis. — 15. Mai—30. Sept. — *Auskunft:* Landesärarische Kurdirektion.

Ilmenau, Sachsen. — Luftkurort. — Im Tal und an den Bergabhängen des Thüringer Waldes (bis 863 m). Nadelwald. — *Bahn:* Plaue-Schleusingen und Ilmenau-Großbreitenbach. — 500 m. — *Kurmittel:* 3 Kur- und Wasserheilanstalten. Wintersport. — *Auskunft:* Badevertretung.

Ilsenburg, Reg.-Bez. Magdeburg. — Luftkurort. — Im Harz am Fuße des Brockens an der Ilse. Laub- und Nadelwald. — *Bahn:* Halberstadt-Bad Harzburg. — 238 m. — *Kurmittel:* Kalte Bäder. Schwimmbad. — *Auskunft:* Kurverwaltung.

Immenstadt, Schwaben und Neuburg in Bayern. — Luftkurort. — Im Tal bewaldete Berge bis 1600 m. 2 Binnenseen in der Nähe, auch Wintersport. — *Bahn:* München-Lindau. — 731 m. — *Auskunft:* Verschönerungsverein.

Imnau, Reg.-Bez. Sigmaringen. — *Bahn:* Gammerdingen-Eyach. — 396 m. — *Heilqu.:* Fürstenquelle, Kasperquellen I—V, Annaquelle, Talquelle. — Erdige Säuerlinge (erdiger Eisensäuerling).

Innsbruck, in Tirol. — Luftkurort. — Im Inntal in den nördlichen Kalkalpen (über 2500 m hoch). — *Bahn:* Knotenpunkt der Arlberg- und Brennerbahn. — 574 m.

Inselbad bei Paderborn, Reg.-Bez. Minden (Westfalen). — Am Teutoburger Wald, auf einer Halbinsel. — *Bahn:* Holzminden-Aachen. — 160 m. — *Heilqu.:* Ottilienquelle, Badequelle. — Erdige Kochsalzquellen (18,1°). — *Kurmittel:* Trinkkur, Bäder, Inhalation, Moorbäder, pneumat. Apparate, künstl. Kohlensäurebäder, Sandbäder, elektr. Lichtbäder. — *Behandelt werden:* Erkrankungen der Atmungsorgane, Asthma, Nasenleiden, Emphysem, chron. Bronchialkatarrhe, Lungenkatarrhe, nervöse Zustände, Krankheiten des Stoffwechsels, Blasen- und Nierenleiden. — Das ganze Jahr.

Interlaken, Schweiz, Berner Oberland. — Luftkurort. — 568 m.

Joachimsthal siehe St. Joachimsthal.

Johannisbad-Schmeckwitz bei Kamenz, Sachsen. — 180 m. — Luftkurort. — 1. April bis 30. Okt.

Jonsdorf, Amtshauptmannschaft Zittau (Sachsen). — Luftkurort. — In einem Tal des Lausitzer Gebirges (Höhen bis zu 650 m). Ausgedehnte Nadelwaldungen. — *Bahn:* Station der in Bertsdorf von der Bahn Zittau-Oytin abzweigenden Nebenbahn. — 400—450 m. — *Auskunft:* Gebirgsverein.

Jordanbad, Donaukreis Württemberg). — *Bahn:* Ulm-Friedrichshafen (Station Biberach). — 540 m. — *Heilqu.:* Jordanquellen. — Einfache kalte Quellen (9 mg Eisen). — *Kurmittel:* Kohlensäurebäder, Moorbäder, Solbäder, elektr. Lichtbäder, Inhalatorium. — *Behandelt werden:* Blutarmut, Bleichsucht, Frauenkrankheiten, Nervenleiden. — *Auskunft:* Kongregation der barmherzigen Schwestern von Reute.

Ischl, Salzkammergut. Österreich. — Am Zusammenfluß der Traun und Ischl. — *Bahn:* Gisela- und Rudolfsbahn. — 468 m. — *Heilqu.:* Klebelsbergquelle, Maria-Louisen-Quelle. — Kochsalzsäuerlinge. — *Kurmittel:* Trinkkur, Bäder, Inhalation, pneumatische Kammern, orthop. Anstalt. — *Behandelt werden:* Störungen der Verdauung, Krankheiten der Respirationsorgane, Leber- und Gallenleiden, Exsudate, Skrofulose, Blutarmut, Fettsucht, Gicht, Rheumatismus. — 15. Mai—15. Okt. — *Auskunft:* Kurkommission.

Jugenheim (an der Bergstraße). Hessen. — Luftkurort. — An der Bergstraße am Fuße des Heiligenberges. Laub- und Kiefernwaldungen. — *Bahn:* Bickenbach-Seeheim. — 161 m. — *Kurmittel:* Warme und kalte Bäder. Obst- und Traubenkur. — *Auskunft:* Verschönerungsverein.

Juist, Ostfriesische Insel zwischen Borkum und Norderney, Prov. Hannover. — Nordseebad. — 12 km vom Festland, 17 km lang, 1 km breit, 5—15 m hohe Dünen. Der Strand fällt gleichmäßig ab. — Dampfschiff nach Norddeich und Norderney. — *Kurmittel:* Kalte Seebäder,

Herren- (50), Damen- (50) und Familienbad (150 Zellen), warme Seebäder (10 Zellen). — 1. Juni—1. Okt. — *Auskunft:* Badeverwaltung.

Kahlberg, bei Danzig. — Ostseebad. — Auf der frischen Nehrung am frischen Haff, von der Ostsee durch bewaldete Dünen getrennt. Haffmole. — Dampfschiff nach Elbing 23 km, nach Tolkemit und nach Königsberg. — *Kurmittel:* Kalte Seebäder am Ostseestrande. Badeanstalt (mit 83 Zellen). Warme Seebäder (8 Zellen). — 1. Juni—15. Sept. — *Auskunft:* A.-G. Seebad Kahlberg in Elbing.

Kainzenbad, Oberbayern. — Am Fuß der Zugspitze. — *Bahn:* München-Garmisch-Partenkirchen (Station Garmisch-Partenkirchen). — 750 m. — *Heilqu.:* Kainzenquelle, St. Antonsquelle, Gutiquelle. — Kainzenquelle und Antonsquelle = einfache kalte Quelle, Gutiquelle = reine Schwefelquelle. — *Kurmittel:* Moorbäder, Inhalation, Milchkur. — *Behandelt werden:* Chronische Katarrhe der Respirationsorgane, Hautleiden, chronische Metallvergiftungen, Exsudate, Frauenleiden, Gicht, chronischer Rheumatismus. — 1. Mai bis 1. Okt.

Kairo, Mittel-Ägypten, Afrika. — Luftkurort. — 2 km östlich vom rechten Ufer des Nil. — *Bahn:* Mittelmeerdampfer nach Alexandrien oder Port Said. Bahn 3—4 Stunden nach Kairo. — 20 m. — *Behandelt werden:* Rheumatismus, Gicht, Nieren- und Lungenleiden, Nervenkrankheiten. — Mitte Okt bis Mitte April.

Kampen, s. Sylt.

Kappeln-Schleimünde, Reg.-Bez. Schleswig. — Ostseebad. — 3 km von der Ostsee an der buchtartigen Mündung der Schlei. Strand teils flach und sandig, teils steil und lehmig. Buchenwald. — *Bahn:* Kiel-Eckernförde-Kappeln und Flensburg-Kappeln. — Dampfschiff nach Schleswig und Kiel. — *Kurmittel:* Kalte Seebäder. 3 Badehäuser (22 Zellen). Warme Seebäder (2 Zellen). — Ende Juni bis Sept. — *Auskunft:* Bürgermeister.

Karlsbad, in Böhmen. — In einer romantischen Talschlucht. — 374 m. — *Heilqu.:* Sprudel (73,2°), Franz-Josephsquelle (64,5°), Bernhardsbrunnen (58,5°), Neubrunnen (58,7°), Theresienbrunnen (57,0°), Felsenquelle (62,2°), Schloßbrunnen (42,3°), Mühlbrunnen (49,7°), Kaiserbrunnen (48,0°), Russische Krone (42,7°), Kaiser-Karlquelle (46,3°), Marktbrunnen (40,0°), Elisabethquelle (47,5°), Parkquelle (50,0°), Hochbergerquelle (38,9°), Spitalbrunnen (36,6°). — Alkalisch-sulfatische Säuerlinge. (Versandwasser, Versand von Karlsbader Salz, Mutterlauge, Sprudelsalzpastillen usw.) — *Kurmittel:* 5 städtische Badeanstalten, Bäder, Moorbäder, Fango, Dampfbäder, elektr. Lichtbäder, Zanderinstitut, Luft- und Sonnenbad. Flußbäder. Radium-Emanatorium. Gurgelhalle, (Inhalatorien und Röntgeninstitute.) — *Behandelt werden:* Krankheiten des Magens, des Darmes, der Milz, der Leber, der Nieren, der Harnblase, der Prostata, der weiblichen Sexualorgane und des Stoffwechsels (Gicht, Fettleibigkeit, Diabetes). — 15. April—1. Okt., auch das ganze Jahr. — *Auskunft:* Stadtrat.

Karlsbrunn, Österreich-Schlesien. — Im Altvatergebirge. — *Bahn:* Ebersdorf-Würbenthal (Station Würbenthal). — 783 m. — Eisensäuerling. — *Kurmittel:* Moorbäder, Bäder, Trinkkur. — *Auskunft:* Hoch- und Deutschmeisterische Badeverwaltung.

Karthaus s. Carthaus.

Keitum s. Sylt.

Kellberg, Niederbayern. — *Bahn:* Passau-Hauzenberg. — Einfache kalte Quellen (9 mg Eisen). — *Kurmittel:* Heilanstalt..

Kiedrich, Reg.-Bez. Wiesbaden. — Seitental des Rheins, bei Eltville. — *Heilqu.:* Virchowquelle. — Warmer erd-muriatischer Kochsalzsäuerling (24,3°) mit 9,2 mg Lithium. — *Kurmittel:* Trinkkur, Bäder. Versandwasser. — *Behandelt werden:* Gicht, Rheumatismus, Magenleiden, Blutarmut, Hysterie, Schwächezustände. — 1. April—1. Nov. — *Auskunft:* Kuranstalt Kiedrichtal.

Kipsdorf, Amtshauptmannschaft Dippoldiswalde (Sachsen). — Luftkurort. — Im östlichen Teil des sächsischen Erzgebirges am Fuße der Tellkuppe (760 m). Fichtenwald. Auch Wintersport. — *Bahn:* Endstation der in Hainsberg von der Linie Dresden-Chemnitz abzweigenden Nebenbahn. — 534—650 m. — *Auskunft:* Gemeindeamt.

Kirchheimbolanden, Rheinpfalz. — *Bahn:* Alzey-Kaiserslautern. — 450 m. — Luftkurort. — Das ganze Jahr.

Kirnhalden, Oberrheinkreis (Baden). — Bewaldetes Tal. — *Bahn:* Heidelberg-Basel (Station Kenzingen). — 300 m. — *Heilqu.:* Mineralquelle zum heiligen Kreuz. — Einfache kalte Quelle. — *Kurmittel:* Kohlensäurebäder, Moorbäder, Milch- und Traubenkuren. Sommerfrische. — *Behandelt werden:* Nervenleiden, Diabetes, Gicht, Fettsucht, Bleichsucht, Lues, Rachitis, Skrofulose, Herzaffektionen, Nieren- und Blasenleiden. — 1. Mai—Ende Oktober.

Kissingen, Unterfranken (Bayern). — Bewaldete Ausläufer der Rhön, im Tal der fränkischen Saale. — *Bahn:* Kissingen-Ebenhausen, letzteres Station der Linie Ritschenhausen-Würzburg. — 200 m. — *Heilqu.:* Rakoczy, Pandur, Maxbrunnen, Schönbornsprudel, Solsprudel, Runder Brunnen, Neuer Sprudel. — Erdig-sulfatische Kochsalzsäuerlinge mit 13—15 mg Eisen und 2—3 mg Lithium. Solsprudel = erdig-sulfatische Kochsalzquelle. — *Kurmittel:* Trinkkur, Bäder, 3 Badeanstalten, Moorbäder, Fango, Gradierwerk Inhalation, pneumat. Behandlung, Zanderinstitut, Luft- und Sonnenbad, Milchkur. (Versandwasser.) — *Behandelt werden:* Katarrhe der Atmungsorgane, Krankheiten der Verdauungsorgane, Stauungen im Pfortadersystem, Gallenleiden, Fettleibigkeit, Anämie, Skrofulose, Rachitis,

Gicht, Hautkrankheiten, Rheumatismus, Exsudate, Nervenleiden, Herzkrankheiten. — 1. April—15. Okt. — *Auskunft:* Kurverein.

Kloster, Pommern, Insel Hiddensee. — Ostseebad. — Auf dem nördlichsten Teil der schmalen Insel Hiddensee am Binnenbodden südlich des Dornbusches eines Höhenzuges, 73 m hoch steil zum Meer abfallend. — Dampfschiff nach Stralsund (32 km). — *Kurmittel:* Kalte Seebäder am Westrande (15 Zellen). Familienbad. — *Auskunft:* Badeverwaltung.

Klosterlausnitz, Sachsen-Altenburg. — Luftkurort. — Ausgedehnter Nadelwald. *Bahn:* Weimar-Gera. — 323 m. — *Kurmittel:* Warme und medizinische Bäder in 2 Badeanstalten. — *Auskunft:* Gemeindeverwaltung.

Klotzsche-Königswald, Amtshauptmannschaft Dresden-Neustadt (Sachsen). — Luftkurort. — Von bewaldeten Höhenzügen umgeben. — *Bahn:* Dresden-Görlitz. (Elektr. Straßenbahn nach Dresden). — 200—230 m. — *Kurmittel:* Badeanstalt mit Schwimmbädern. Luft- und Sonnenbad. — Mai bis Sept. — *Auskunft:* Gemeindeverwaltung.

Koberborn bei Sömmerda, Thüringen. — 138 m. — Solquelle. — *Behandelt werden:* Rachitis, Skrofulose, Rheumatismus, Neuralgie, Ischias, Gicht, Katarrhe der Luftwege, Frauenkrankheiten, Exsudate. — 1. Mai—30. Sept.

Kochel am Kochelsee, Oberbayern. — *Bahn:* Kochel-Tutzing; letzteres an der Linie München-Garmisch-Partenkirchen. — 600 m. — Luftkurort. — Das ganze Jahr.

Kohlgrub, in Oberbayern. — Hochebene am Fuß des Hörnlegebirges (1560 m). — *Bahn:* Murnau-Kohlgrub-Oberammergau. — 900 m. — *Heilqu.:* Marienquelle, Schmelzhausquelle. — Reine Eisensäuerlinge mit 30 mg Eisen. — *Kurmittel:* Trinkkur, Bäder, Moorbäder, Hydrotherapie, Fango, Inhalation, Röntgen- und Finsenther., künstl. Kohlensäurebäder, Physik.-diätetische Kuranstalt, Radium-Emanatorium. Wintersport. — *Behandelt werden:* Blutarmut, Frauen-, Nervenleiden, Gicht, Rheumatismus, Ernährungsstörungen. — 15. Mai—15. Okt. u. 1. Dez.—31. Jan. — *Auskunft:* Kur- und Badeverwaltung.

Kolberg, Reg.-Bez. Köslin. — Ostseebad. — An der Mündung der Persante in die Ostsee. Flacher Strand. Parkanlagen. Seesteg. — *Bahn:* Belgard-Kolberg und Kolberg-Köslin. — *Heilqu.:* Salinensole, Zillenbergsole, Marktsole, Wilhelmsquelle, Victoria-Solquelle, Solquelle des jüdischen Kurhospitals. — Erdmuriatische Solquellen. — *Kurmittel:* Kalte Seebäder. 3 Badeanstalten (Herrenbad, Damenbad, Familienbad). Warme Seebäder. Soletrinkkur, Solbäder. Inhalation. Moorbäder. Orthop. Institut. Künstl. Kohlensäurebäder. Milchkur. — Ende Mai bis Ende Sept. — *Auskunft:* Badedirektion.

König-Otto-Bad (Wiesau), Oberpfalz in Bayern. — Bewaldeter Abhang des Fichtelgebirges. — *Bahn:* München-Eger und München-Hof. — 520 m. — *Heilqu.:* Otto-Quelle, Sprudel, Wiesenquelle, Neue Quelle. — Einfache Eisensäuerlinge mit 25—45 mg Eisen. Neue Quelle = einfacher Säuerling mit 1,2 mg Eisen. — *Kurmittel:* Bäder, Trinkkur, Moorbäder, Hydrotherapie, elektr. Lichtbäder, mediko-mech. Behandlung, künstl. Sol- und Kohlensäurebäder. — *Behandelt werden:* Blutarmut, Herz-, Nerven- und Frauenleiden, Lähmungen, Rheumatismus, Gicht, Verdauungs- und Stoffwechselstörungen. — 15. Mai—1. Okt.

Königsborn bei Unna, Reg.-Bez. Arnsberg. — In der Ebene. — *Bahn:* Aachen-Holzminden und Hamm-Duisburg und Dortmund-Welver und Unna-Kamen. — 70 m. — *Heilqu.:* Friedrichsborn, Werriesquelle (aus Bad Hamm). — Friedrichsborn = einfache Kochsalzquelle. — *Kurmittel:* Trinkkur, Bäder, Inhalation, Gradierwerk, Milchkur. — *Behandelt werden:* Skrofulose, chron. Rheumatismus, Gicht, Frauenkrankheiten, Rückenmarkskrankheiten, Herzleiden, Folgen von Verletzungen. — 15. Mai—1. Okt. — *Auskunft:* Königsborn, A.-G.

Königsbrunn. Sächsische Schweiz. — 154 m. — Luftkurort. — Das ganze Jahr.

Königsdorf-Jastrzemb. In Schlesien. — In bergiger Gegend der österreichischen Grenze. — *Bahn:* Sohrau, O. S.-Bad Jastrzemb. — 280 m. — Reine Kochsalzquelle mit 32 mg Brom und 6,5 mg Jod. — *Kurmittel:* Trinkkur, Bäder, Inhalation, Moorbäder. — *Behandelt werden:* Frauenkrankheiten, Skrofulose, Katarrhe der Atmungsorgane, Rheumatismus, Gicht, Haut- und Knochenerkrankungen. — 1. Mai—1. Okt. — *Auskunft:* Badeverwaltung.

Königsfeld, Baden. — Luftkurort. — Auf der Schwarzwaldhochebene, von Tannenwald umgeben. — *Bahn:* Schwarzwaldbahn Offenburg-Singen (Station Peterzell-Königsfeld 3½ km, Post). — 763 m. — Mai bis Okt.; Weihnachten bis März. — *Kurmittel:* Luftbäder, Solbäder. — *Auskunft:* Kurverwaltung.

Königstein im Taunus. — *Bahn:* nach Höchst. — 421 m. — Luftkurort. — 1. Mai bis 30. Sept.

Königswinter am Rhein. — *Bahn:* Cöln-Wiesbaden. — 60 m. — Luftkurort. — Das ganze Jahr.

Konstanz, Baden. — Luftkurort. — Am Ausfluß des Rheins aus dem Bodensee an der Schweizer Grenze. Laub- und Nadelwald. — *Bahn:* Basel-Konstanz und Schaffhausen-Rorschach. — 407 m. — *Kurmittel:* Warme und medizinische Bäder. Bäder im Rhein und Bodensee. — *Auskunft:* Kur- und Verkehrsverein.

Bad Kösen, Reg.-Bez. Merseburg. — An der Saale. — *Bahn:* Berlin-Halle-Frankfurt a. M. — 120 m. — *Heilqu.:* Bohrlachquelle, Hufelandsprudel, Bergschlagquelle, Johannisquelle, Mühlbrunnen. — Sol- und Kochsalzquellen. — *Kurmittel:* Trinkkur, Bäder, künstl. Kohlensäurebäder, Röntgentherap., Milchkur, Gradierwerk, Inhalation, Emanatorium, pneumat. Kammern. — *Behandelt werden:* Ernährungsstörungen, Konstitutionsanomalien, Katarrh der Atemwege, Herzkrankheiten, Frauenleiden, Rheumatismus, Gicht,

Exsudate, Nervenkrankheiten, Magen- und Darmleiden. — Mai—1. Okt. — *Auskunft:* Städt. Badeverwaltung.

Koserow, Reg.-Bez. Stettin. Auf der Insel Usedom. — Ostseebad. — Auf dem nordwestlichen Teil der Insel Usedom zwischen einem Binnensee, dem Achterwasser und der Ostsee. — Im Osten Steilufer bis 70 m, im Westen Dünen mit flachem Strand. — *Bahn:* Berlin-Swinemünde-Heringsdorf. Wolgasterfähre. — *Kurmittel:* Kalte Seebäder. 2 Badeanstalten (Herren- und Damenbad) mit 56 Zellen. Warme Seebäder (6 Zellen). — Mai bis Okt. — *Auskunft:* Badedirektion.

Köstritz, Reuß. — An der weißen Elster. — *Bahn:* Leipzig-Lichtenfels-München. — 183 m. — *Kurmittel:* Heiße Sandbäder, Solbäder (von der Saline Heinrichshall), künstl. Kohlensäurebäder, elektr. Lichtbäder. — *Behandelt werden:* Rheumatismus, Gicht, Neuralgien, Metallvergiftungen, Exsudate, chron. Nierenentzündungen, Versteifung nach Knochenbrüchen und Gelenkverletzungen, Skrofulose, Rachitis, Blutarmut, Frauenleiden. — 1. Mai bis 1. Okt. — *Auskunft:* Köstritzer Sol- und Heilbadeanstalt, A.-G.

Krapina-Töplitz, in Kroatien. Ungarn. — In einem nach Süden offenen Tal der Kroatischen Schweiz. — *Bahnstation:* Zabok-Krapina-Töplitz der Zagorianerbahn. — 160 m. — Einfache warme Quellen, 37—44° (radioaktiv). — *Kurmittel:* Bäder, Schwimmbäder, Schlammbäder. Schwitzbäder. — *Behandelt werden:* Gicht, Rheumatismus, Neuralgie, Lähmungen, Exsudate, Rückenmarkskrankheiten, Frauen-, Nieren- und Blasenleiden. — *Auskunft:* Direktion der Thermal-Kuranstalt Krapina-Töplitz.

Wildbad Kreuth, Oberbayern. — Luftkurort. — In einem Talkessel der bayrischen Alpen, von bewaldeten, 1200—1700 m hohen Bergen umgeben. — *Bahn:* Schaftlach-Tegernsee (Station Tegernsee 13 km, Post). — 850 m. — *Heilqu.:* Quelle zum heiligen Kreuz (Schweighofquelle, Stinkergraben, Quelle am Gernberg). — Sulfatische Schwefelquellen. — *Kurmittel:* Trinkkur, Bäder, Inhalation, Solbäder, künstl. Kohlensäurebäder, Milchkur, Wintersport. — Das ganze Jahr. — *Auskunft:* Badedirektion.

Kreuznach, Reg.-Bez. Coblenz. — Im Nahetal. — *Bahn:* Frankfurt a. M.-Metz und Cöln-Bad Münster a. Stein-Basel. — 105 m. — *Heilqu.:* Elisabethquelle, Inselquelle, Viktoriaquelle, Oranienquelle, die Quellen der städt. Salinen Theodorshalle und Karlshalle. — Erd-muriatische Kochsalzquelle mit viel Kalium, Lithium und Brom. — *Kurmittel:* Bäder, Gradierwerke, Inhalatorium, Emanatorium (50 M.-E.), Zanderinstitut, Dampf- und Heißluftbäder, künstl. Kohlensäure- und Moorextraktbäder. (Aus den Quellrückständen werden Radiumsalze gewonnen, die zur Herstellung von Emanationswasser (im Liter 10000 M.-E.) dienen. Kreuznacher Mutterlauge in Kannen von 10 Litern versandt. — *Behandelt werden:* Skrofulose, Rachitis, Frauenkrankheiten, Hautkrankheiten, Syphilis, Gicht, Rheumatismus, Fettsucht, Krankheiten des Gefäßsystems, der Atmungs- und Verdauungsorgane, der Harn- und Geschlechtsorgane, des Nervensystems, Herzleiden, Rekonvaleszenz. — 1. Mai—1. Okt., auch Winterkuren. — *Auskunft:* Durch die Kurverwaltung.

Kronthal am Taunus. — *Heilqu.:* Wilhelmsquelle mit 14 mg Eisen, Kronthalbrunnen mit 9 mg Eisen, Stahlbrunnen mit 8 mg Eisen. — Erdige Kochsalzsäuerlinge. Nach Enteisenung und Zusatz von Kohlensäure Tafelwasser. — *Auskunft:* Kronthaler Mineralquellenbetriebsgesellschaft m. b. H.

Krumbad, Schwaben (Bayern). — *Bahn:* Günzburg-Krumbach (Nebenbahn der Linie Ulm-München). — 550 m. — *Heilqu.:* St. Adelheidsquellen. — Einfache kalte Quelle. — *Kurmittel:* Bäder, russische und irisch-römische Bäder, Milchkur, Schlammbäder. — *Behandelt werden:* Rekonvaleszenz, Gicht, Rheumatismus, Exsudate, Nieren- und Blasenleiden, Rückenmarksleiden. — 1. Mai—15. Okt. — *Auskunft:* St. Josephs Kongregation in Ursberg (Schwaben in Bayern).

Krummhübel im Riesengebirge, Reg.-Bez. Liegnitz. — Luftkurort. — Am Nordabhange des Riesengebirges inmitten von Nadelwald. Auch Wintersport. — *Bahn:* Hirschberg-Krummhübel. — 700—800 m. — *Auskunft:* Gemeindevorstand.

Kudowa, Reg.-Bez. Breslau (Grafschaft Glatz). — Bewaldeter Südabhang des Heuscheuergebirges. — *Bahn:* Kudowa-Sackisch oder Halbstadt-Chotzen (Station Nachod). — 400 m. — *Heilqu.:* Oberbrunnen, Eugenquelle, Gottholdquelle, Gasquelle, Helmutquelle. — Alkalische Eisensäuerlinge 10—23 mg Eisen. Gottholdquelle = alkalisch-erdiger Eisensäuerling (radioaktiv, 56 M.-E.). Arsengehalt 0,2—1,7 mg Hydroarsenat-Ion. — *Kurmittel:* Trinkkur, Bäder, Moorbäder, Mechanotherapie, Milchkur. — *Behandelt werden:* Blutarmut, Neurosen, Neurasthenie, Herzkrankheiten, Rückenmarksleiden, Basedow, Frauenkrankheiten. — 15. Mai bis Nov. — *Auskunft:* Badedirektion.

Kupferhammer-Grünthal s. Grünthal.

Kyllburg, Reg.-Bez. Trier. — Luftkurort. — In der Eifel am Abhang des Kylltales, Laub- und Nadelwald. — *Bahn:* Trier-Köln. — 276—343 m. — *Kurmittel:* Kalte, warme und Flußbäder. — *Auskunft:* Bürgermeisteramt.

Labö, Reg.-Bez. Schleswig. — Ostseebad. — Am Ausgang der Kieler Föhrde. Strand flach. 1 km südlich welliges Hügelland mit Buchenwald. Seestege und Molen. — Dampfschiff nach Kiel 15 km. — *Kurmittel:* Kalte Seebäder. 3 Badeanstalten (30 Zellen) und Badefloß. Familienbad. — 15. Mai—1. Okt. — *Auskunft:* Badeverwaltung.

Lahn im Riesengebirge, Schlesien — 228 m. — Luftkurort. — 1. Mai—30. Sept. und 1. Dez.—31. Jan.

Laichingen, Württemberg. — *Bahn:* Laichingen-Amstetten. — 755 m. — Luftkurort. — 1. Juni—30. Sept.

Lakolk, zum Dorf Königsmark gehörig auf der Insel Röm, der nördlichsten nordfriesischen Inseln. Dänemark. — Nordseebad. — Die Insel ist 9 km von der Küste entfernt, 15 km lang und 5 km breit. Der Badeort ist eine Blockhauskolonie an der Westküste; sehr flach abfallender Strand. — Nur Badeort, im Winter geschlossen. — *Kurmittel:* Kalte Seebäder, 2 feststehende Badeanstalten, Herren-, Damen- und Familienbad mit je 10 Zellen, Warmbadehaus (3 Zellen), russisch-römische Bäder, Inhalation, Luft- und Sonnenbad. — 1. Juni—1. Okt. — *Auskunft:* G. m. b. H. Nordseebad Lakolk auf Röm.

Lammscheider Stahlbrunnen, Reg.-Bez. Coblenz. — Erdiger Eisensäuerling, 25 mg Eisen. Versandwasser. — *Auskunft:* Lamscheider Stahlbrunnen, G. m. b. H. in Düsseldorf.

Landeck, Reg-Bez. Breslau (Grafschaft Glatz). — In einer engen Talbiegung. Umliegende Berge 900—1400 m hoch. Nadelwald. — *Bahn:* Glatz-Seitenberg. — 450 m. — *Heilqu.:* Georgenquelle (29°), Marienquelle (28,5°), Friedrichsquelle, Wiesenquelle (27°), Mariannenquelle (20°) (Mühlquelle). — Warme reine Schwefelquellen (radioaktiv, 19—206 M.-E.). — *Kurmittel:* Trinkkur, Bäder (2 große Marmorbassins, die von fließendem Wasser der Marienquelle und Georgenquelle gespeist werden), Moorbäder, Kohlensäurebäder, elektr. Lichtbäder, Mechanotherapie, Milchkur, Wintersport. — *Behandelt werden:* Frauenkrankheiten, Nervenleiden, Gelenksteifigkeiten, Blutarmut, Haut- und Herzleiden, Katarrhe der Atmungsorgane, Skrofulose, Malaria, Rekonvaleszenz. — Mai bis Okt. — *Auskunft:* Magistrat.

Landstuhl, Pfalz. — *Bahn:* Mannheim-Neukirchen. — 300 m. — Luftkurort. — Das ganze Jahr.

Langebrück, Amtshauptmannschaft Dresden-Neustadt. — Luftkurort. — Im Hügelland. Laub- und Nadelwald. — *Bahn:* Dresden-Görlitz. — 224 m. — *Auskunft:* Gemeindevorstand.

Langenau in Schlesien, Reg.-Bez. Breslau. — Bewaldete Berge an der Glatzer Neisse. — *Bahn:* Breslau-Mittelwalde. — 370 m. — *Heilqu.:* Emilienquelle, Elisenquelle, Silberquelle, Renatenquelle. — Erdiger Säuerling mit 15,4 mg Eisen und einfacher Säuerling mit 5 mg Eisen (radioaktiv 11,6 M.-E.). — *Kurmittel:* Trinkkur, Bäder, Moorbäder, Hydro- und Mechanotherapie, Inhalation, Milchkur. — *Behandelt werden:* Blutarmut, Skrofulose, Gicht, Lähmungen, Rheumatismus, Rachitis, Nervenschwäche, Frauen- und Herzleiden. — Das ganze Jahr. — *Auskunft:* Kurdirektion.

Langenau in Oberfranken. — *Heilqu.:* Max-Marienquelle. — Erdiger Eisensäuerling mit 11 mg Eisen.

Langenbruck, Schweiz. — Luftkurort. — Im Baseler Jura (bis 1100 m). Wälder. — *Bahn:* Basel-Olten-Solothurn. — 700—800 m.

Langenbrücken, Kreis Karlsruhe (Baden). — Zwischen Schwarzwald und Odenwald. — *Bahn:* Heidelberg-Karlsruhe. — 138 m. — *Heilqu.:* Waldquelle, Schwefelquelle, Kurbrunnen und andere. — Erdige Schwefelwasserstoffbitterquellen; Kurbrunnen = reine Schwefelwasserstoffquelle. — *Kurmittel:* Trinkkur, Bäder, Inhalation. Versandwasser. — *Behandelt werden:* Katarrhe der Atmungsorgane, Asthma, Emphysem, Hautkrankheiten, Lues, Leberanschwellung, Hämorrhoiden, Metallvergiftungen. — 20. Mai—30. Sept. — *Auskunft:* Alfred Sigel.

Langensalza, Reg.-Bez. Erfurt. — Im wiesenreichen Unstruttale. — *Bahn:* Gotha-Leinefelde. Kleinbahn bis Merxleben. — 201 m. — Sulfatische Schwefelwasserstoffquelle. — *Kurmittel:* Trinkkur, Bäder, Inhalation, Schwefel-Schlammpackung, Orthopädie, russ. Dampfbäder. — *Behandelt werden:* Rheumatismus, Gicht, Lues, Hautkrankheiten, Metallvergiftungen, Unterleibsstauungen, Katarrhe der Atmungsorgane, Asthma, Lähmungen, Folgen von Verletzungen. — 1. April—1. Nov. — *Auskunft:* Direktion.

Langenschwalbach, Reg.-Bez. Wiesbaden. — Bewaldetes Tal des Taunus. — *Bahn:* Wiesbaden-Limburg. — 318 m. — *Heilqu.:* Weinbrunnen mit 20 mg Eisen, Ehebrunnen mit 17 mg Eisen, Paulinenbrunnen mit 23 mg Eisen, Adelheidbrunnen mit 14 mg Eisen, Stahlbrunnen mit 29 mg Eisen, Neubrunnen mit 27 mg Eisen, Lindenbrunnen mit 3 mg Eisen (Brodelbrunnen). — Wein- und Ehebrunnen = erdige Eisensäuerlinge. Die übrigen Quellen = reine Eisensäuerlinge. Lindenbrunnen = erdiger Säuerling. — *Kurmittel:* Trinkkur, 2 Badehäuser, Moorbäder. — *Behandelt werden:* Blutarmut, Nieren-, Blasen-, Nerven-, Frauen- und Herzleiden, Gicht, Rheumatismus, Krankheiten der Zirkulationsorgane. — 1. Mai—1. Okt. — *Auskunft:* Badeinspektor.

Langeoog, Dorf auf gleichnamiger ostfriesischer Insel (Hannover). — Nordseebad. — Die Insel liegt 9,5 km von der ostfriesischen Küste entfernt, 40 km lang, 1,5 km breit. Im Norden 10—20 m hohe Dünenkette; im Süden Weideflächen. Strand 150 m breit. — Dampfschiff nach Benrersiel, von dort Omnibus nach Esens (Bahnstation), auch Dampfschiff nach Norderney. — *Kurmittel:* Kalte Seebäder, Herren- und Damenbad (128 Zellen), teils feststehende, teils bewegliche Zellen. Warme Seebäder (16 Zellen). Inhalation. — 1. Juni—1. Okt. — *Auskunft:* Badekommissar.

Lauchstädt, Prov. Sachsen. — Ebene. — *Bahn:* Schlettau-Lauchstädt und Merseburg-Schafstädt. — 122 m. — *Heilqu.:* Gesundbrunnen. — Einfache kalte Quelle (8 mg Eisen). — *Kurmittel:* Bäder, Massage. Versandwasser. — *Behandelt werden:* Blutarmut, Bleichsucht, Neurasthenie, Frauenkrankheiten, Rheumatismus. — Mitte Mai bis Mitte Sept. — *Auskunft:* Badedirektion.

Lausigk, Amtshauptmannschaft Borna in Sachsen. — In der Ebene. Am Fuße des Erzgebirges. Nadelwald. — *Bahn:* Leipzig-Lausigk-Chemnitz. — 187 m. — *Heilqu.:* Herrmannsquelle-Albertquelle. — Vitriolquellen mit 1,5 und 0,5 g Eisen neben freier Schwefelsäure. — *Kurmittel:* Trinkkur, Bäder, Moorbäder, künstl. Kohlensäurebäder, Heilgymnastik. — *Behandelt werden:* Blutarmut, Fettsucht, Rachitis, Skrofulose, Gicht, Rheumatismus, Rückenmarks-, Nerven-, Herz-, Haut- und Frauenleiden. — 1. Mai—30. Sept. — *Auskunft:* Kurverein.

Lauterbach, Reg.-Bez. Stralsund. Auf der Insel Rügen. — Ostseebad. — 2,3 km von Putbus an der Südküste der Insel am Rügischen Bodden. Buchen- und Nadelwald. — *Bahn:* Lauterbach-Bergen. Dampfschiff nach Stralsund und Greifswald. — *Kurmittel:* Kalte Seebäder. 2 Badeanstalten (Herren- und Damenbad) mit 30 Zellen. Warme Seebäder (5 Zellen). — Mai bis Okt. — *Auskunft:* Badeverwaltung.

Lauterbach im Schwarzwald. Schwarzwaldkreis (Württemberg). — Luftkurort. — In einem von Osten nach Westen gerichteten, engen Tale des Schwarzwaldes. Nadelwald. Auch Wintersport. — *Bahn:* Nächste Bahnstation Schramberg (4 km, Post), Endstation einer von der Bahn (Stuttgart-)Eutingen-Hausach in Schiltach abzweigenden Nebenbahn. — 572 m. — *Auskunft:* Schultheißenamt.

Lauterberg (im Harz). Reg.-Bez. Hildesheim. — Luftkurort. — Im südwestlichen Teil des Harzes, im Okertal. Umliegende Höhen 400—600 m. Buchen- und Tannenwald. — *Bahn:* Station der in Scharzfeld von der Linie Nordhausen-Ottbergen abzweigenden Nebenbahn nach St. Andreasberg. — 300 m. — *Kurmittel:* Hydrotherapie, Freischwimmbassin. Luftbad. — Saison Mitte Mai bis Ende September. — *Auskunft:* Badeverwaltung.

Lavey-les-Bains, Schweiz, Kanton Waadt. — An der Rhone. — *Bahn:* Lausanne-Brigue (Station St. Maurice, 15 Min.). — 430 m. — Warme Schwefelquelle (46°). — *Kurmittel:* Bäder, Sandbäder, Solbäder, Hydrotherapie, Inhalation.

Leba, Reg.-Bez. Köslin. — Ostseebad. — 1 km südlich von der Küste am Lebafluß, 2 Seen. Strand flach. Hohe Dünen. Wald. 2 kleine Seestege. Eine lange Mole. — *Bahn:* Leba-Lauenburg. — *Kurmittel:* Kalte Seebäder. Herren-, Damen-, Familienbad (80 Zellen). Warme Seebäder (3 Zellen). — 15. Juni—15. Sept. — *Auskunft:* Badeverwaltung.

Ledde, Reg.-Bez. Münster in Westfalen. — Eingegangen.

Lehnin, Mark Brandenburg. — *Bahn:* nach Großkreuz (Linie-Berlin-Magdeburg). — 35 m. — Luftkurort. — 1. Mai—30. Sept.

Lenk, Schweiz, Kanton Bern. — Im Simmental. — 1105 m. — *Bahn:* El. Bahn: Zweisimmen-Lenk. — *Heilqu.:* Bahnquelle, Hohliebequelle. — 2 Schwefelquellen und 1 Eisenquelle. — *Kurmittel:* Bäder, Trinkkur, Inhalation. — *Behandelt werden:* Katarrhe der Atmungs-, Verdauungs- und Harnorgane, Hautkrankheiten, Rheumatismus. — 1. Juni bis 15. Sept. — *Auskunft:* Verkehrsverein.

Lenzkirch, Badischer Schwarzwald. — 810 m. — Luftkurort. Wintersport. — 1. Mai bis 30. Sept. und 1. Dez.—31. Jan.

Leuk, Schweiz, Kanton Wallis. Leukerbad, Louèche-les-Bains, Dorf 4 Stunden von Leuk-Susten, Louèche la Jouste. — Am südlichen Fuß der Gemmi. — *Bahn:* St. Maurice-Brigue (Station Leuk-Susten, elektr. Bahn); Simplonbahn. — 1415 m. — 20 alkalisch-erdige warme Quellen (40—51°). — *Kurmittel:* Bade- und Trinkkur, Schwimmbäder und Einzelbäder (bis 6 Stunden Dauer), Inhalation. — *Behandelt werden:* Rheumatismus, Gicht, Hautkrankheiten, Nerven- und Harnleiden. — 15. Mai—1. Okt. Als Luftkurort das ganze Jahr. — *Auskunft:* Kurverwaltung von Leukerbad.

Levico-Vetriolo, Süd-Tirol. — Im Suganatale; Levico: 100 m über der Sohle am Fuße des Monte Fronte. Vetriolo: Direkt über Levico, am Südabhang der Panarotta. — Levico 500 m, Vetriolo 1500 m. — *Heilqu.:* Levico-Starkquelle, Levico-Schwachquelle. Beide entspringen auf der Höhe des Monte Fronte. — Arsenhaltige Eisenvitriolquellen. Starkquelle mit 6 mg arseniger Säure neben 2,5 g Eisenvitriol und 1,6 g freier Schwefelsäure. Das Wasser der Starkquelle kommt als Starkwasser (rote Etikette) in den Handel. — Schwachquelle arsenfrei. — Schwachwasser (blaue Etikette) = $\frac{1}{3}$ Starkquelle + $\frac{2}{3}$ Schwachquelle, also mit 2 mg arseniger Säure (im Liter). — *Kurmittel:* Bäder, Trinkkur, Zanderinstitut, Röntgeninstitut, elektr. Lichtbad. Die Trinkkur beginnt mit Schwachwasser, wird mit Starkwasser durchgeführt, mit Schwachwasser abgeschlossen. — *Behandelt werden:* Krankheiten des Blutes, Nerven- und Frauenleiden, Hautkrankheiten. — Levico: 1. Mai—1. Nov. — *Auskunft:* Direktion der Levico-Vetriolo-Heilquellen.

Leysin, Schweiz. — Luftkurort. — In der Nähe des Genfer Sees im Zentrum der Waadtländer Alpen; auf dem südlichen Abhange der Tour d'Ai-Kette. — *Bahn:* Elektr. Eisenbahn von Aigel nach Leysin (1 Stunde). Aigel 15 Minuten von Montreux. — 1450 m. — *Kurmittel:* Sanatorien. — Das ganze Jahr.

Liebenstein, Sachsen-Meiningen. — Südwestabhang des Thüringer Waldes. Ausgedehnte Wälder. — *Bahn:* Nebenbahn nach Immelborn (Station der Linie Eisenach-Lichtenfels). — 345 m. — *Heilqu.:* Casimirquelle, Herzog-Georg-Quelle, Charlottensprudel. — Erdigmuriatische Eisensäuerlinge mit 28—30 mg Eisen und 0,5 mg Hydroarsenat-Ion. — *Kurmittel:* Bäder, Trinkkur, künstl. Solbäder, Moorbäder, Hydrotherapie. — *Behandelt werden:* Blutarmut, Herz-, Nerven- und Frauenleiden. — 1. Mai—1. Okt. — *Auskunft:* Badedirektion.

Liegau bei Radeberg (Linie Dresden-Kohlfurt). Sachsen. — 230 m. — Luftkurort. — 15. April—30. Sept.

Limmer, bei Hannover (Straßenbahn). — Reine Schwefelwasserstoffquelle. — *Kurmittel:* Bäder, Solbäder (Saline Egestorffshall). — *Behandelt werden:* Rheumatismus, Gicht, Hautkrankheiten, Lues, Frauenkrankheiten. — *Auskunft:* Gemeindevorsteher.

Linda, Amtshauptmannschaft Plauen (Sachsen). — Flaches Tal mit Nadelwald. — *Bahn:* Weida-Mehltheuer (Station Pausa 2 km). — 500 m. — *Heilqu.:* Reinhardsquelle, Moorstichquelle. — Reinhardsquelle = einfache kalte Quelle mit 6,1 mg Eisen (radioaktiv 40 M.-E.); Moorstichquelle = Vitriolquelle oder Alaunquelle mit 2,1 g Eisen mit 5 mg Nickel und 5 mg Kupfer und 154 mg Aluminium neben freier Schwefelsäure und 4,4 mg Hydroarsenat-Ion. — *Kurmittel:* Trinkkur, Bäder, Moorbäder, künstl. Kohlensäurebäder. — *Behandelt werden:* Blutarmut, Rheumatismus, Gicht, Nervenschwäche, Neuralgie, Lähmungen, chron. Hüftgelenkentzündung, Frauenleiden. Skrofulose, Rekonvaleszenz. — 1. Mai bis 1. Okt. — *Auskunft:* Verwaltung.

Lindau im Bodensee. Bayern. — 395 m. — Luftkurort. — 1. Mai—30. Sept.

Lindenfels, Hessen. — Luftkurort. — Im Odenwald auf einem Bergsattel, von Buchenwäldern umgeben. — *Bahn:* Nächste Station: Bensheim (18 km, Post, Auto), an der Bahn Frankfurt-Heidelberg; Reichelsheim (8 km, Post, Endstation der Bahn Offenbach-Reinheim-Reichelsheim). — 400 m. — *Kurmittel:* Warme, medizinische und Lichtbäder in einer Heilanstalt. — Das ganze Jahr. — *Auskunft:* Bürgermeisterei.

Linz am Rhein, Reg.-Bez. Koblenz. — Luftkurort. — Am rechten Ufer des Rheins. Wald in der Nähe. — *Bahn:* Station der rechtsrheinischen Bahn Frankfurt a. M.-Köln und der Rheindampfer. — 59 m. — *Auskunft:* Verein zur Wahrung städtischer und gewerblicher Interessen.

Bad Lipik, Slavonien. Ungarn. — Bewaldetes, weites Tal. — *Bahn:* Bares-Pakrácz-Lipik. — 154 m. — Warmer, jodhaltiger Kochsalzsäuerling (64°). — *Kurmittel:* Trink- und Badekur. Inhalation. 3 Bassins. — *Behandelt werden:* Gicht, Rheumatismus, Katarrhe, Skrofulose, Rachitis, Syphilis, Diabetes. — Das ganze Jahr. — *Auskunft:* Badedirektion.

Lippspringe, Reg.-Bez. Minden in Westfalen. — Ausläufer des Teutoburger Waldes. — *Bahn:* Aachen-Berlin (Station Paderborn, 9 km). — 140 m. — *Heilqu.:* Arminiusquelle (20,8°). — Warme sulfatische Bitterquelle. — *Kurmittel:* Trinkkur, Inhalation, Bäder. — *Behandelt werden:* Tuberkulose, Bronchialkatarrh, Katarrh der Luftwege. — 1. Mai bis 30. Sept. — *Auskunft:* Arminiusbad Lippspringe.

Littenweiler, Badischer Schwarzwald. — 318 m. — Luftkurort. — 1. Mai—30. Sept.

Lobenstein, Reuß. — Nordabhang des Frankenwaldes. Nadelwald. — *Bahn:* Triptis-Marxgrun. — 515 m. — *Heilqu.:* Agnesquelle, Wiesenquelle, Felsenquelle, Steinquelle. — Reine Eisenkarbonatquellen mit 15—20 mg Eisen. — *Kurmittel:* Trinkkur, Bäder, Moorbäder, künstl. Kohlensäure- und Solbäder, Hydrotherapie, Orthop., Milchkur, Röntgen. — *Behandelt werden:* Blutarmut, Skrofulose, Rachitis, Frauen-, Nerven- und Herzleiden, Gicht, Rheumatismus, Katarrhe der Verdauungs- und Atmungsorgane. — 1. Mai—1. Okt. — *Auskunft:* Badedirektion.

Locarno am Lago Maggiore. Südschweiz. Kanton Tessin. — Luftkurort. — Am Nordende des Lago Maggiore, nach Süden offen. — *Bahn:* Endstation der Gotthardbahn und Dampfer nach der Simplonbahn. — 198 m. — Das ganze Jahr. — *Auskunft:* Off. Auskunftsbureau.

Lohme, Pommern. Auf der Insel Rügen. — Ostseebad. — An der Nordküste der Halbinsel Jasmund. Steilufer. Der Strand besteht aus Geschieben von Lehm und Kreide. Erratische Blöcke. 1 km entfernt die Laubwälder der Stubnitz. Der Badegrund ist felsig. — *Bahn:* Berlin-Saßnitz (Station Sagard, 8 km). — *Kurmittel:* Kalte Seebäder. 2 Badeanstalten (Herren- und Damenbad), 48 Zellen. Warme Seebäder (9 Zellen). — Juni bis Sept. — *Auskunft:* Badeverwaltung.

Loschwitz, Amtshauptmannschaft Dresden-Neustadt. — Luftkurort. — An einem Bergabhang rechts der Elbe. Nadel- und Laubwald. — *Bahn:* Elektr. Bahn und Elbdampfer nach Dresden. — 105—250 m. — *Kurmittel:* 2 Sanatorien, Flußbäder. — *Auskunft:* Ortsverein.

Louisenhall, Saline bei Stotternheim in Thüringen. — *Bahn:* Erfurt-Sangershausen. — 121 m. — Reine Solquelle. — *Kurmittel:* Bäder, Inhalation. — *Auskunft:* Vereinigte Thür. Salinen vorm. Glenckscher Erben.

Lubmin, Reg.-Bez. Stralsund. — Ostseebad. — Am Greifswalder Bodden. Flacher Strand, steile Dünen, Nadelwald. — *Bahn:* Greifswald-Wolgast. — *Kurmittel:* Kalte Seebäder, 2 Badeanstalten (Herren- und Damenbad) mit 30 Zellen. Warme Seebäder (5 Zellen). — Juni—15. Sept. *Auskunft:* Badeverwaltung.

Luckau, Reg.-Bez. Frankfurt a. Oder. — In der Ebene. — *Bahn:* Falkenberg-Beeskow. — 64 m. — *Kurmittel:* Moorbäder, künstl. Kohlensäure- und Solbäder, Hydrotherapie, elektr. Lichtbäder, Mechanotherapie, Schwimmbassin, Sonnenbad. — *Behandelt werden:* Nervenleiden, Exsudate, Frauen- und Hautleiden. — 1. Mai—1. Okt. — *Auskunft:* Eisenmoorbad Luckau (Lausitz), E. G. m. b. H.

Lugano, Süd-Schweiz, Kanton Tessin. — Luftkurort. — Am Luganer See an einer breiten windgeschützten Bucht. — *Bahn:* An der Gotthardbahn. — 275 m. — *Auskunft:* Verkehrsbureau

Lüneburg, Hannover. — *Bahn:* Hamburg-Hannover. — 15 m. — Solquelle. — *Kurmittel:* Gradierwerk, Moorbäder. — *Behandelt werden:* Skrofulose, Rachitis, Ischias, Rheumatismus, Neuralgien, Herzkrankheiten, Folgen von Entzündungen der Knochen und Gelenke, Exsudate, Frauenleiden. 1. Mai—30. Sept.

Lungern, Schweiz. — Luftkurort. — Am Brünsee. — *Bahn:* Brünigbahn (nach Luzern 2 Stunden, nach Interlaken 3 St.). — 715 m. — 1. Mai—1. Okt. — *Auskunft:* Kurverein Lungern.

Lussingrande, früher österreichisches Küstenland. — Luftkurort. — Auf der Insel Lussin, 1 Stunde von Lussinpiccolo. S. Cigale.

Lussinpiccolo, früher österreichisches Küstenland. — Luftkurort. — Auf der Insel Lussin bei Pola. S. Cigale.

Luxor, In Ober-Ägypten. Afrika. — Luftkurort. — 720 km südlich von Kairo, unmittelbar am Nil (früheres Theben). An beiden Ufern schmale Streifen Fruchtland, dann Wüste. — *Bahn:* Bahn von Kairo 13 Stunden. — *Behandelt werden:* Nierenleiden, Phthise, Rheumatismus, Neuralgien, Nervenleiden. Gicht. — Mitte Okt. bis Mitte April.

Luzern, Schweiz. — Luftkurort. — Am Vierwaldstättersee. — 437—590 m. — *Auskunft:* Offizielles Verkehrsbureau der Stadt Luzern, Kapellplatz 2. — April—Okt.

Madeira, portugiesische Insel mit der Hauptstadt Funchal. — Luftkurort.

Malaga, Spanien. — Luftkurort. — Stadt an der Südküste Spaniens.

Malente-Gremsmühlen, Lübeck, Oldenburg. — Luftkurort. — Am Abhang einer Hügelkette zwischen Dieksee und Kellersee. Buchenwald. — *Bahn:* Lübeck-Kiel. — 37—38 m. — *Kurmittel:* Bäder im Diecksee. Warme und medizinische Bäder im Sanat. — *Auskunft:* Verkehrsverein und Vorstand der Gemeinde Malente.

Malmedy, Rheinprovinz. — *Heilqu.:* Inselquelle, Pouhon de Geromont, Pouhon de Bernister. — Inselquelle = alkalisch-erdiger Eisensäuerling (nach Enteisenung und Zusatz von Kohlensäure, Versandwasser.

Manderscheid, Eifel. — *Bahn:* Wengerohr-Daun. — 388 m. — Luftkurort. — 1. Mai bis 31. Okt.

Marienbad in Böhmen. — In einem nach Süden offenen Talkessel von dicht bewaldeten Bergen umgeben. — *Bahn:* Wien-Eger und Marienbad-Karlsbad. — 628 m. — *Heilqu.:* Kreuzbrunn, Ferdinandsbrunn, Alfredsquelle, Alexandrinenquelle, Waldquelle, Ambrosiusbrunnen, Karolinenquelle, Rudolfsquelle, Marienquelle. — Alkalisch-salinische Quellen (die ersten fünf), Eisensäuerlinge (die beiden nächsten), alkalisch-erdige Quelle (Rudolfsquelle), Säuerling (Marienquelle). — *Kurmittel:* Badehäuser, Bäder, Kohlensäure-, Stahl- und Moorbäder, Kohlensäuregasbäder, Dampf-, Heißluft- und elektr. Lichtbäder. Trinkkur, Inhalation, Hydrotherapie, Zanderinstitut, Mediko-mech. Institut. — *Behandelt werden:* Stoffwechselkrankheiten: Fettsucht, Gicht, Diabetes, Blutarmut, Verdauungs- und Leberkrankheiten, Katarrhe der Atmungsorgane, des Herzmuskels.

Marienborn, Amtshauptmannschaft Kamenz (bei Dorf Schmeckwitz). — In der Ebene. In Laub- und Nadelwald. — *Bahn:* Lübbenau-Bischofswerda (Station Kamenz 9 km) und Pirna-Kamenz (Station Kamenz 9 km). — 198 m. — Reine Eisenkarbonatquelle mit etwas Schwefelwasserstoff und 33 mg Eisen. — *Kurmittel:* Trinkkur, Bäder, Moorbäder, künstl. Kohlensäurebäder. — *Behandelt werden:* Gicht, Rheumatismus, Ischias, Frauen-, Haut- und Nervenleiden, Skrofulose, Hämorrhoiden, Metallvergiftungen. — 1. Mai—30. Sept.

Mayen in der Eifel. — *Bahn:* Mayen-Coblenz. — 236 m. — Luftkurort. — 1. Mai bis 30. September.

Meinberg, Lippe. — *Bahn:* Altenbeken-Herford. — 210 m. — Schwefelquelle. — *Behandelt werden:* Gicht, Rheumatismus, Neuralgien, Frauenkrankheiten, Leberleiden, Ischias, Fettsucht, Folgen von Entzündungen der Knochen und Gelenke, Exsudate, Darmleiden. — 1. Mai—30. Sept.

Memel, Reg.-Bez. Königsberg. — Ostseebad. — *Bahn:* Insterburg-Memel. — *Kurmittel:* Die Bäder befinden sich am Leuchtturm in Sandkrug (Dampferverb.), an der Süderspitze und im Förstereibad (6 km Eisenbahn). Warme Seebäder im Förstereibad (12 Zellen). Künstl. Kohlensäurebäder. — Ende Mai bis Anf. Okt. — *Auskunft:* Verschönerungsverein.

Mena-House, Ägypten. Afrika. — Luftkurort. — 30 Minuten von Kairo am Rande der Wüste neben den großen Cheopspyramiden und der Sphinx. — *Auskunft:* Direktion.

Mentone, Frankreich, Riviera. — Luftkurort. — 15 Minuten westlich von Monte Carlo. Steile, bis ans Meer herantretende Felsen. — 15. Okt.—15. Mai.

Menzenschwand, Badischer Schwarzwald. — 1000 m. — Luftkurort. Wintersport. — 1. Mai—31. Okt. und 15. Dez.—31. März.

Meran, in Deutsch-Südtirol, — Luftkurort. — Im Etschtal von Norden, Osten und Westen von 2—3000 m hohen Gebirgszügen umschlossen. — 319—530 m. — *Kurmittel:* Bäder, Dampf-, Sol-, Licht- und Kohlensäurebäder. Trauben- und Milchkur. Inhalation. Pneumat. Kammer. Zanderinstitut. Terrainkur. — Sept. bis Juni. — *Auskunft:* Kurvorstehung.

Mergentheim, Jagstkreis (Württemberg). — Im bewaldeten Taubertal. — *Bahn:* Wertheim-Crailsheim-Ulm. — 205 m. — *Heilqu.:* Karlsquelle, Wilhelmsquelle. — Muriatisch-salinisch-sulfatisch oder muriatisch echte Bitterquelle. — *Kurmittel:* Trinkkur, Bäder, künstl. Sol- und Kohlensäurebäder, Fango, Milchkur, Emanatorium, Zanderinstitut, elektr. Behandlung. — *Behandelt werden:* Leberleiden, Gallensteine, Fettsucht, Gicht, Zuckerkrankheit, Frauen-, Magen-, Darm- und Herzleiden. — 1. April—15. Okt. — *Auskunft:* Kurverwaltung.

Michelstadt im Odenwald, Hessen. — *Bahn:* Frankfurt a. M.-Eberbach. — 210 m. — Luftkurort. — Das ganze Jahr.

Misdroy, Reg.-Bez. Stettin. Auf der Insel Wollin. — Ostseebad. — Auf der Insel Wollin; umgeben von Höhenzügen bis 96 m. Breiter, flacher Strand. Nadelwald. 4 km südlich das Haff. 360 m langer Seesteg. — *Bahn:* Berlin-Stettin-Misdroy und Berlin-Swinemünde-Misdroy. — *Kurmittel:* Kalte Seebäder. 3 Badeanstalten (Herren-, Damen- und Familienbad) mit 400 Zellen. Warme Seebäder. 2 Warmbadeanstalten (62 Zellen). Moorbäder. Heißluftkastenbäder. Künstl. Kohlensäurebäder. Luft- und Sonnenbad. Zeltlager, Milchkur. — Ende Mai bis Anf. Okt. — *Auskunft:* Kurverwaltung.

Mittenwald, in Oberbayern. — Luftkurort. — An der Isar am östlichen Abhang des Wettersteingebirges und am westlichen Abhang des Karwendelgebirges. Umliegende Berge bis 2400 m Höhe. Laub- und Nadelwald. — *Bahn:* Mittenwaldbahn, Hauptlinie München. — Innsbruck oder Augsburg-Innsbruck. — 913 m. — *Kurmittel:* Badeanstalt. Schwimmbad. Milchkuren. Wintersport. — Mai bis Okt. Dez. u. Jan. — *Auskunft:* Verkehrs- und Wintersportverein.

Mölln in Lauenburg. Schleswig-Holstein. — Luftkurort am Möllner See. — *Bahn:* Lübeck-Büchen und Hollenbeck-Mölln. — 18 m. — *Heilqu.:* Hermannsquelle. — Einfache kalte Quelle. — *Behandelt werden:* Bleichsucht, Blutarmut. — 1. Mai—1. Okt. — *Auskunft:* Bürgermeister.

Montjoie in der Eifel. — *Bahn:* Aachen-St.Vith. — 507 m. — Luftkurort. — Das ganze Jahr.

Montana-Vermala, Schweiz, Kanton Wallis. — Luftkurort. — Im wallisischen Rhonetal. — *Bahn:* Elektr. Seilbahn von Siders, Station der Simplonbahn. — 1500—1680 m. — *Auskunft:* Bureau de renseignements Montana.

Montecarlo, Im Fürstentum Monaco. — Luftkurort. — An der Riviera. — *Kurmittel:* Badeetablissement. Zandersaal.

Montreux, Schweiz, Kanton Waadt. — Luftkurort. — Am nordöstlichen Ufer des Genfer Sees, von Bergen umschlossen (2000 m). — 375 m. — *Heilqu.:* Erdige, alkalische Quelle. — *Kurmittel:* Traubenkur. — Besonders Frühjahr und Herbst. — *Auskunft:* Offizielles Verkehrsbureau.

Moritz s. St. Moritz.

Muggendorf, Fränkische Schweiz. — 352 m. — Luftkurort. — 1. Mai—30. Sept.

Mummelsee, Badischer Schwarzwald. — 1036 m. — Luftkurort. Wintersport. — 1. Mai bis 30. Sept. und 1. Dez.—31. Jan.

Münden in Hannover, Reg.-Bez. Hildesheim. — Luftkurort. — Am Zusammenfluß der Werra und Fulda. Umliegende Höhen bis 500 m. — Ausgedehnte Laub- und Nadelwaldungen. — *Bahn:* Hannover-Cassel und Halle-Nordhausen-Cassel. — 125 m. — *Auskunft:* Verein zur Hebung des Fremdenverkehrs.

Münster am Stein, Reg.-Bez. Koblenz. — Von steilen Bergen eingefaßtes Tal der Nahe. — *Bahn:* Köln-Münster a. Stein-Basel und Metz-Bingerbrück. — 117 m. — *Heilqu.:* Hauptbrunnen, Brunnen Nr. 2. — Warme, erdmuriatische Kochsalzquelle mit 5 mg Lithium und 24 mg Brom. — *Kurmittel:* Bäder, Trinkkur, Inhalation, Gradierwerk, Emanatorium, Emanationsbäder (15,2 M.-E. im Liter), „Kreuznacher Mutterlauge"-Versand, Luft- und Sonnenbad, Milchkur, Zanderinstitut, künstl. Kohlensäurebäder. — *Behandelt werden:* Skrofulose, Rachitis, Katarrhe der Atmungsorgane, Hautkrankheiten, Syphilis, Magen- und Darmkatarrhe, Herz- und Frauenleiden, Gicht, Rheumatismus, Ischias. — 1. April—1. Okt. — *Auskunft:* Salinen- und Kurverwaltung.

Müritz, Mecklenburg-Schwerin. — Ostseebad. — Flacher Strand, Laub- und Nadelwald. Seesteg. — *Bahn:* Rostock-Stralsund (Station Ribnitz, 13 km, Post und Station Gelbensande 10 km, Post). Dampfschiff nach Warnemünde. — *Kurmittel:* Kalte Seebäder, Herren-, Damen- und Familienbad. Warme Seebäder (16 Zellen) und in 4 Hotels. — April bis Okt. — *Auskunft:* Badeverwaltung.

Murnau, in Oberbayern. — Luftkurort. — Im Hügellande, 6—13 km nördlich vom bayerischen Hochgebirge, nahe am 4 km langen, 3 km breiten Staffelsee. Nadelwald. — *Bahn:* München-Garmisch-Partenkirchen. — 693 m. — *Heilqu.:* Wiesenquelle. — Reine Eisenkarbonatquelle. — *Kurmittel:* Trink- und Badekur. Moorbäder. Solbäder mit Mutterlauge von der Saline Rosenheim. Elektrotherapie. Wintersport. — 1. Mai—1. Okt. u. 1. Dez. bis 31. Jan. — *Auskunft:* Verschönerungsverein.

Mürren im Berner Oberland. — Schweiz, Kanton Bern. Luftkurort. — Auf einem kleinen Plateau, 48 m über dem Lauterbrunnental, gegenüber der Bergkette des Berner Oberlandes. — *Bahn:* Nach Lauterbrunnen. — 1642 m. — Anfang Juni bis Ende Sept. und Mitte Dez. bis Ende März. — *Auskunft:* Kurverein Mürren.

Muskau, Reg.-Bez. Liegnitz (Oberlausitz). — In der Ebene. Laub- und Nadelwald. (Fürst Pücklerscher Park.) — *Bahn:* Muskau-Weißwasser und Muskau-Sommerfeld. — 105 m. — *Heilqu.:* Badequelle, Trinkquelle. — Sulfatische Vitriolquellen mit 475 und 82 mg Eisen. — *Kurmittel:* Trinkkur, Bäder, Moorbäder, künstl. Kohlensäurebäder, Milchkur. — *Behandelt werden:* Gicht, Rheumatismus, Blutarmut, Frauen- und Hautleiden, Exsudate, Ischias, Nervenleiden, Ernährungsstörungen. — 15. Mai bis 15. Sept. — *Auskunft:* Badeinspektor.

Namedy, Reg-Bez. Koblenz. — Auf der Rheininsel Namedyer Werth springt der Inselsprudel alle 3 Stunden 30—40 m hoch. — Alkalisch-erdig-muriatischer Säuerling. Versandwasser.

Nammen, Reg.-Bez. Minden (Westfalen). — Im Wesergebirge. — *Bahn:* Hannover-Köln (Station Minden 5 km). — 40 m. — Sulfatische Schwefelwasserstoffquelle. — *Kurmittel:*

Trinkkur, Bäder, Schlammbäder. — *Behandelt werden:* Rheumatismus, Gicht, Hautleiden, Knochenbrüche, Exsudate, Stuhlverstopfung, Blutarmut. — Mitte Mai bis 1. Okt. — *Auskunft:* Heinrich Nolting.

Bad Nauheim, Reg.-Bez. Oberhessen in Hessen. — Ausläufer des Taunus, Eichenwald. — *Bahn:* Frankfurt a. M.-Cassel. — 144 m. — *Heilqu.:* Großer Sprudel Nr. 7 (30,4°), Friedrich-Wilhelm-Sprudel Nr. 12 (34,4°), Ernst-Ludwig-Sprudel Nr. 14 (32,2°), Kurbrunnen (21,1°), Karlsbrunnen (17,2°), Ludwigsbrunnen (18,6°), Schwalheimer Brunnen (10,3°), Germaniabrunnen (10,5°), Löwenquelle (10,4°). — Groß. Sprudel, Fr.-Wilh.-Sprudel, Ernst-Lud.-Spr. = warme Kochsalzsäuerlinge (Thermalsolsprudel), Ludwigbrunnen = erdigmuriatischer Säuerling (Lithiumgeh. 2,6—10,4 mg). — Radioaktivität. — *Kurmittel:* Bäder (Thermalbäder, Thermalsprudelbäder, Sprudelbäder, Strombäder, Solbäder) in 8 staatlichen Badehäusern, Inhalation, Gradierwerk, Moorbäder, Zanderinstitut, Emanatorium, Milchkur. — *Behandelt werden:* Gicht, Rheumatismus, Herzkrankheiten (Klappenfehler, Herzmuskelerkrankung, nervöse Herzaffektion, Arteriosklerose, Angina pectoris), Basedowsche Krankheit, Krankheiten des Nervensystems (Tabes, Neurasthenie, vasomot. Störung.), Frauenkrankheiten, Blutarmut, Skrofulose, Rachitis, Krankheiten der Knochen und Gelenke, Katarrhe der Luftwege, Stauungen im Unterleibe. — 16. April—15. Okt. — *Auskunft:* Kurdirektor.

Naumburg am Bober, Reg.-Bez. Liegnitz. — *Bahn:* Sorau-Grünberg. — *Heilqu.:* Quelle I, Quelle II. — Quelle I = Eisenkarbonatquelle mit 102 mg Eisen, Quelle II = eisenhaltige Schwefelwasserstoffquelle mit 40 mg Eisen.

Neckarsteinach, Baden. — *Bahn:* Heidelberg-Würzburg. — 135 m. — Luftkurort. — 1. Mai—30. Sept.

Bad Nenndorf, Reg.-Bez. Kassel. — In waldreicher, hügeliger Gegend. — *Bahn:* Münster a. Deister-Haste (Station Bad Nenndorf) u. Haste-Weetzen-Hannover (Station Groß-Nenndorf). — 71 m. — *Heilqu.:* Trinkquelle, Gewölbequelle, Badequelle, Inhalationsquelle, Soldorfer Sole. — Sulfatische Schwefelwasserstoffquellen. Soldorfer Sole = schwefelwasserstoffhaltige Sole. — *Kurmittel:* Trinkkur, Bäder, Inhalation, Soletrinkkur, Soleinhalatorium, Schlammbäder, ruß.-röm. Bäder. — *Behandelt werden:* Rheumatismus, Gicht, Knochenleiden, Hautkrankheiten, Neuralgien, Lähmungen, Katarrhe der Atmungsorgane, Asthma, Hämorrhoiden, Leber- u. Frauenleiden, Skrofulose, Rachitis, Lues, Quecksilber- u. Bleivergiftung. — 1. Mai—1. Okt. — *Auskunft:* Badeverwaltung.

Nervi, Riviera, Italien. — Luftkurort. — 10 km von Genua entfernt, am Felsengestade der Riviera di Ponente.

Nest, Pommern. — Ostseebad. — Zwischen dem Jamunder See und dem flachen Sandstrand hinter bewachsenen Dünen. Wald. — *Bahn:* Köslin-Nest. — *Kurmittel:* Kalte Seebäder. Badehütten (30 Zellen). — Juni—1. Oktober. — *Auskunft:* Badeverwaltung.

Neuenahr, Reg.-Bez. Koblenz. — Im Ahrtal. — *Bahn:* Remagen-Adenau. — 9 m. — *Heilqu.:* Augustaquelle 33,8°, Victoriaquelle 36,3°, Kleiner Sprudel 29,2°, Großer Sprudel 34,2°, Willibrordussprudel. — Augustaquelle, Victoriaquelle, Großer Sprudel = warme alkalische Säuerlinge. Kleiner Sprudel = warme alkalische Quelle. — *Kurmittel:* Bäder (Wellenbäder), Emanatorium, Inhalatorium, Heißluft-, Dampf- und Sandbäder, elektr. Lichtbäder, Fango, Milch- und Traubenkur. — *Behandelt werden:* Magen- und Darmkatarrhe, Leberanschoppungen, Gallensteine, Zuckerkrankheit, Nierenleiden, Blasenkatarrh, Gicht, Rheumatismus, Katarrhe der Atmungsorgane. — 1. Mai—1. Oktober. — *Auskunft:* Kurdirektion.

Neuendorf, Reg.-Bez. Stettin. Auf der Insel Wollin. Ostseebad. — 30 m über dem Meer, 1 km vom Strand. Dazwischen Waldungen steil zum breiten Strand abfallend. — *Bahn:* Stettin-Swinemünde (Station Warnow 3½ km). — *Kurmittel:* Kalte Seebäder. Herrenbad mit 24, Damenbad mit 24, Familienbad mit 24 Zellen. Warme Seebäder. — 1. Juni bis 1. Sept. — *Auskunft:* Badeverwaltung.

Neuglobsow bei Fürstenberg, (Linie Berlin-Neubrandenburg), Mecklenburg. — 62 m. — Luftkurort. — 1. Mai—30 Sept.

Neuhaus bei Neustadt a. d. Saale, Reg.-Bez. Unterfranken (Bayern). — Bewaldetes Tal. — *Bahn:* Ritschenhausen-Würzburg. — 220 m. — *Heilqu.:* Marienquelle, Bonifaciusquelle, Hermannsquelle, Elisabethenquelle, Ottoquelle. — Erdig-sulfatische Säuerlinge (Bonifaciusquelle mit 10,7 mg Eisen). — *Kurmittel:* Bäder, Trinkkur, Moorbäder. — *Behandelt werden:* Krankheiten der Atmungs- und der Unterleibsorgane, Rheumatismus, Fettsucht, Skrofulose, Anämie, Nervenleiden, Hautkrankheiten. — 15. Mai—1. Oktober. — *Auskunft:* Durch die Badeverwaltung.

Neuhausen, Sächsisches Erzgebirge. — 550 m. — Luftkurort. — 1. Mai—30. Sept.

Neuhäuser, Reg.-Bez. Ost-Preußen. — Ostseebad. — An der Westküste des Samlandes auf einer 9 km langen Landzunge, zwischen frischem Haff und Ostsee unmittelbar am Strande. Wald. Seesteg. — *Bahn:* Königsberg-Pillau. — *Kurmittel:* Kalte Seebäder. Herren-, Damen- und Familienbad. Warme Seebäder. — 1. Juni—15. September. — *Auskunft:* Badeverwaltung.

Neuhof auf Usedom. Ostseebad. — 1. Mai—30. Sept.

Neukamp, Reg.-Bez. Stralsund. — Ostseebad. — Auf der Insel Rügen. — Südküste im Rügischen Bodden. Flacher Sandstrand. Wald. — *Bahn:* Nächste Bahnstation Putbus 6 km. — *Kurmittel:* Kalte Seebäder. Herren-, Damen- und Familienbad. — Juni bis September.

Neukuhren, Reg.-Bez. Königsberg. — Ostseebad. — Auf hohem, bewaldetem Ufer dicht am breiten Strand. — *Bahn:* Königsberg-Cranz-Neukuhren. — *Kurmittel:* Kalte Seebäder. 2 Badeanstalten (Herren- und Damenbad) mit zus. 110 Zellen. Warme Seebäder (30 Zellen). — 1. Mai—15. Sept. — *Auskunft:* Gemeindeamt.

Neumarkt, Oberpfalz. — *Bahn:* Dietfurt-Neumarkt. — 452 m. — Schwefelquelle. — *Behandelt werden:* Rheumatismus, Gicht, Magen- und Darmkatarrh, Fettsucht, Ischias, Lähmungen, Folgen von Entzündungen der Knochen und Gelenke, Frauenleiden. — 1. Mai bis 30. Sept.

Neustadt an der Hardt, Rheinpfalz. — *Bahn:* Neustadt-Mainz. — 137 m. — Luftkurort. — 1. Mai—30. Sept.

Neustadt, Südharz.-250 m. — Luftkurort. — Das ganze Jahr.

Neustadt, Badischer Schwarzwald. — 830 m. — Luftkurort. — Das ganze Jahr.

Nidden. Ostseebad. Memelgebiet. — 1. Mai—31. Okt. — *Auskunft:* Badeverwaltung.

Nideggen, Reg.-Bez. Aachen. — Luftkurort. — Auf einer Anhöhe über dem Tal der Ruhr. Laub- und Nadelwald. — *Bahn:* Düren-Heimbach. — 325 m. — *Kurmittel:* Warme und Flußbäder. — 1. Mai bis 1. Nov. — *Auskunft:* Bürgermeister.

Nieblum auf Föhr. Nordseebad. — 1. Juni—15. Sept.

Niederau, Oberamt Rottenburg (Württemberg). — Bewaldetes Tal. — *Bahn:* Stuttgart-Tübingen-Horb. — 355 m. — *Heilqu.:* Olgaquelle, Bergquelle, Hintere Bergquelle, Stahlquelle, Rasenquelle, Römerquelle. — Einfache und erdige Säuerlinge, Stahlquelle = Eisenquelle. — *Kurmittel:* Bäder, künstl. Kohlensäure- und Solbäder. — *Behandelt werden:* Blutarmut, Bleichsucht, Skrofulose, Frauenkrankheiten. — Mai—Sept.

Niederbronn im Unterelsaß. — In einem Tale der Vogesen. — *Bahn:* Hagenau-Beningen. — 192 m. — Erdige Kochsalzquelle (radioaktiv). — *Kurmittel:* Trinkkur, Bäder, Traubenkur. — *Behandelt werden:* Erkrankungen der Leber, der Nieren, des Magens, des Darmes, der Gallenwege, Hämorrhoiden, Hautkrankheiten, Frauenleiden, Skrofulose. — 1. Juni—15. Sept.

Niederkontz im Kreis Diedenhofen-Ost in Lothringen. — An der Mosel. — *Bahn:* Coblenz-Trier-Diedenhofen. — 180 m. — *Heilqu.:* St. Hieronymusquelle, Clemensquelle, Niederkontzer Sprudel. — Erd-muriatische Kochsalzquelle (St. H.-Quelle = 154 mg Brom, 9,6 mg Jod und 6 mg Lithium). Versandwasser.

Niederselters, Reg.-Bez. Wiesbaden. — *Bahn:* Frankfurt a. M.-Limburg a. d. Lahn. — 164 m. — Bewaldetes Tal, Höhen bis 400 m. — *Heilqu.:* Selters (16°), Börnchen, Oberselterser Mineralquelle. Alkalisch-muriatische Säuerlinge. — *Kurmittel:* Trinkkur Gurgelungen. — *Behandelt werden:* Hals-, Magen-, Darm-, Leberleiden, Nierenerkrankungen, Bleichsucht. — *Auskunft:* Verschönerungsverein.

Niendorf, Lübeck. Oldenburg. — Ostseebad. — An der Südküste der Neustädter Bucht und am Hemmelsdorfer See. Gemischter Wald. — *Bahn:* Travemünde-Niendorf. — *Kurmittel:* Kalte Seebäder. Badekarren. Herren-, Damen- und Familienbad. — 1. Mai bis 15. Okt. — *Auskunft:* Badekommission.

Nienhagen bei Doberan (Linie Rostock-Wismar). Ostseebad. — 15. Juni—30. Sept.

Nizza, Frankreich. Riviera. — Luftkurort. — *Kurmittel:* Seebäder. — 1. Okt.—1. Juni.

Norddorf, s. Amrum.

Norderney, Dorf am Westende der gleichnamigen ostfriesischen Insel (Prov. Hannover). — Nordseebad. — Die Insel liegt 7 km von der ostfriesischen Küste, ist 10 km lang und 1—1,5 km breit. Im Norden 5—25 m hohe Dünen, im Süden Weideflächen. Flacher Strand. Eiserner Seesteg 175 m lang. — *Bahn:* Dampfschiff nach Norddeich, Bremerhaven, Hamburg, Juist, Langeoog und Borkum. — *Kurmittel:* Kalte Seebäder. Herren- und Damenstrand Familienbadestrand, Warmbadehäuser. Luft- und Sonnenbad. Inhalation. — 1. Juni—10. Okt. — *Auskunft:* Badeinspektor.

Nordrach, Badischer Schwarzwald. — Luftkurort. — Das ganze Jahr.

Nöschenrode am Harz. — 235 m. — Luftkurort. — 1. Mai—30. Sept.

Oberdorf in Bayern. — 881 m. — Luftkurort. — 1. Mai—30. Sept.

Oberhof, Gotha. — Luftkurort. — Auf einer Hochebene des Thür. Waldes. Nadelwald. — *Bahn:* Erfurt-Ritschenhausen. — 825 m. — *Kurmittel:* 2 Badeanstalten. Wintersport. — Sommer und Winter.

Oberlahnstein, Reg.-Bez. Wiesbaden. — *Bahn:* Cöln-Wiesbaden. — *Heilqu.:* Victoriasprudel. — Warmer alkalisch-muriatisch-salinischer Säuerling.

Oberloschwitz bei Dresden. — 111—262 m. — Luftkurort. — 1. Mai—30. Sept.

Obernigk, Reg.-Bez. Breslau. — Luftkurort. — Am Abhang des Katzengebirges (256 m) Nadelwald. — *Bahn:* Breslau-Posen. — 195 m. — *Auskunft:* Badeverwaltung.

Obersalzberg bei Berchtesgaden. Bayern. — 980 m. — Luftkurort. Wintersport. — 1. Mai—31. Okt. und 1. Dez.—31. Jan.

Oberschlema bei Schneeberg. Sächsisches Erzgebirge. — *Bahn:* Oberschlema-Niederschlema; letzteres an der Linie Annaberg-Werdau. — 365 m. — Radioaktive Quellen (5500 Macheeinheiten im Liter). Von 200 m hohen waldigen Bergen umgeben. — *Kurmittel:* Badehaus mit 25 Zellen und Gesellschaftsinhalatorium. — *Behandelt werden:* Stoffwechselkrankheiten, Gicht, Rheumatismus, Hautkrankheiten, Arteriosklerose. — Das ganze Jahr. — *Auskunft:* Badeverwaltung.

Oberselters, Reg.-Bez. Wiesbaden. — Alkalisch-muriatische Quelle oder alkalischmuriatischer Säuerling. Versandwasser.

Oberhausen, Reg.-Bez. Wiesbaden. — *Heilqu.:* Prinz Heinrichquelle, Bismarcksprudel. — Erdig-alkalischer Säuerling.

Oberstdorf, Reg.-Bez. Schwaben (Bayern). — Luftkurort. — In den Algäuer Alpen. 3 km breites Tal der Iller. Berge bis 2400 m hoch. Laub- und Nadelwald. — *Bahn:* Immenstadt-Oberstdorf. — 843 m. — *Kurmittel:* Bäder in einem See. Warme Bäder. Wintersport. — 1. Mai—1. Nov. und 1. Dez.—1. April. — *Auskunft:* Verkehrs- und Kurverein.

Oeynhausen, Reg.-Bez. Minden in Westfalen. — An der Werra in Hügelland. — *Bahn:* Köln-Hannover und Goslar-Löhne. — 71 m. — *Heilqu.:* Quelle I, II, III, V, Kaiser-Wilhelm-Sprudel, 2 Bülowbrunnen. — Warme reine Solquellen (24,2°—33,4°). — *Kurmittel:* Trinkkur, Bäder, Inhalatorium, Zanderinstitut, Lichtbäder, Milchkur, Gradierwerk. — *Behandelt werden:* Skrofulose, Rachitis, Rheumatismus, Lähmungen nach Schlaganfällen, organ. Erkrankungen des Rückenmarks und der Rückenmarkshäute, funktionelle Erkrankungen des Zentralnervensystems, Entzündungen und Lähmungen peripherer Nerven, Neuralgien, Exsudate, Frauenkrankheiten, Katarrhe der Respirationsschleimhäute, Rekonvaleszenz. — Das ganze Jahr. — *Auskunft:* Badeverwaltung.

Offenbach am Main, Hessen. — *Heilqu.:* Kaiser-Friedrich-Quelle. — Alkalisch-muriatische Quelle. Versandwasser.

Obernhau, Sächsisches Erzgebirge. 470 m. — Luftkurort. — 1. Mai—30. Sept.

Oldesloe, Schleswig Holstein. — An der Trave. — *Bahn:* Hamburg-Lübeck und Hagenow-Neumünster. — 18 m. — *Heilqu.:* Kaiserquelle, Schwefelquelle, Dürkopp-Sprudel. — Reine Solquelle und muriatische Schwefelwasserstoffquelle. — *Kurmittel:* Bäder, Inhalation, Moorbäder, künstl. Kohlensäurebäder, Zanderinstitut. — *Behandelt werden:* Skrofulose, Rachitis, Gicht, Rheumatismus, Blutarmut, Nerven- und Frauenkrankheiten, Katarrhe der Atmungs- und Verdauungsorgane, Hautkrankheiten, Metallvergiftungen. — 15. Mai—1. Okt. — *Auskunft:* Badeverwaltung.

Ölheim bei Peine in Hannover. — *Heilqu.:* Marienquelle. — Reine Solquelle.

Oliva bei Danzig, Ostseebad. Freistaat Danzig. — 1. Juni—30. Sept.

Olsberg, Reg.-Bez. Arnsberg (Westfalen). — Luftkurort. — Im Ruhrtal, Berge bis 731 m hoch. Laub- und Nadelwald. — *Bahn:* Bebra-Kassel-Schwerte. — 331 m. — *Kurmittel:* Flußbäder, auch andere Bäder. — *Auskunft:* Gemeindevorstand.

Oppelsdorf, Amtshauptmannschaft Zittau in Sachsen. — Ausläufer des Isergebirges. Laub- und Nadelwald. — *Bahn:* Zittau-Hermsdorf i. B. (Station Wald-Oppelsdorf). — 626 m. — *Heilqu.:* Albertquelle, Carolaquelle, Eisenquelle, Manganquelle, Quelle des Kaiserbades, Quelle des Annenbades. — Albertquelle, Carolaquelle und Quelle des Kaiserbades = Vitriolquellen mit 17, 12 und 25 mg Eisen; Albertquelle enthält etwas fr. Schwefelsäure, Eisenquelle, Manganquelle = reine Eisenkarbonatquellen mit 12 mg Eisen. — *Kurmittel:* Trinkkur, Bäder, Moorbäder, Mechanotherapie, künst. Kohlensäurebäder, Milchkur. — *Behandelt werden:* Blutarmut, Herz- und Frauenleiden, Gicht, Rheumatismus, Neuralgien, Hautausschläge. — 15. April—15. Okt. — *Auskunft:* Gemeindeverwaltung.

Oppenau, Baden. — 245 m. — Luftkurort. — 1. Juli—30. Sept.

Bad Orb, Reg.-Bez. Cassel. — Breites Tal, Berge bis 350—540 m hoch ansteigend, Laub- und Nadelwald. — *Bahn:* Nach Wächtersbach, letzteres an der Linie Bebra-Frankfurt a. M. — 181 m. — *Heilqu.:* Philippsquelle, Ludwigsquelle, Martinusquelle. — Erdig-sulfatische Kochsalzsäuerlinge mit 26, 47 und 17 mg Eisen (radioaktiv). — *Kurmittel:* Bäder, Trinkkur, Gradierwerk, Inhalation, Moorbäder, Fango, Dampfkastenbäder, elektr. Lichtbäder, Milchkur. — *Behandelt werden:* Gicht, Rheumatismus, Herzleiden, Magen- und Darmkatarrhe, Hämorrhoiden, Frauenkrankheiten, Exsudate, Nerven- und Rückenmarkskrankheiten, Blutarmut, Hautleiden, Skrofulose, Rachitis, Katarrhe der Atmungsorgane und des Ohres. — 1. Mai—1. Okt. — *Auskunft:* Betriebsgesellschaft.

Ospedaletti-Ligure, Italien. Riviera. — Luftkurort. — Zwischen San Remo und Bordighera. — *Kurmittel:* Warme Seebäder.

Ost-Dievenow, Reg.-Bez. Stettin. — Ostseebad. — Liegt auf einer 6 km langen Landzunge, zwischen Ostsee und der Dievenow, westlich von Berg-Dievenow. Nadelwald 1 km entfernt. — *Bahn:* Stettin-Cammin (Station Cammin 7 km, Dampfschiffverb.) Dampfschiff nach Cammin und Stettin. — *Heilqu.:* Fürst-Bismarck-Sprudel. — Reine Solquelle. — *Kurmittel:* Kalte Seebäder. 3 Badeanstalten (Herren-, Damen- und Familienbad mit 104 Zellen). Warme Bäder im Kurhaus. Solbäder, Soletrinkkur, Inhalation. Moorbäder, elektr. Lichtbäder. Heißluft und Dampfkastenbäder. Künstl. Kohlensäurebäder. — 1. Juni—1. Okt. — *Auskunft:* Badedirektion.

Ostende, Belgien. Provinz West-Flandern. — Nordseebad. — Strand bis 300 m breit. — *Bahn:* Köln-Lüttich-Mecheln-Ostende. — 1. Juni—15. Okt.

Osternothhafen, Reg.-Bez. Stettin. Auf der Insel Wollin. — Ostseebad. — Am rechten Ufer der Swinemündung am flachen Ostseestrand. Wald. — *Bahn:* Stettin-Swinemünde (Station Ostswine 1 km). — *Kurmittel:* Kalte Seebäder. 1 Herren- und 1 Damenbad mit 60 Zellen. Warme Seebäder (1 Zelle). — 1. Juni—15. Sept. — *Auskunft:* Ostsee-Badeanstalten Osternothhafen, E. G. m. b. H.

Osterode am Harz. — *Bahn:* Herzberg-Seesen. — 230 m. — Luftkurort. — 1. Mai bis 30. Sept.

Oybin mit Hain, Amtshauptmannschaft Zittau. — Luftkurort. — In einem Talkessel des Lausitzer Gebirges (bis 750 m). Nadelwald. — *Bahn:* Zittau-Oybin. — 412 m. — *Kurmittel:* Terrainkur. Wintersport. — 1. Mai—1. Okt. und Dez. bis Febr. — *Auskunft:* Verschönerungsverein.

Pallanza, Italien. — Luftkurort. — Am Lago Maggiore den Borromäischen Inseln gegenüber.

Partenkirchen in Oberbayern. — Luftkurort. — Am Fuße des Wettersteingebirges (Zugspitze 2964 m) an der Partnach. Nadelwald. (¼ Stunde entfernt Kainzenbad). Auch Wintersport. — *Bahn:* München-Garmisch-Partenkirchen. — 718 m. — *Auskunft:* Verschönerungsverein.

Bad Passug, Schweiz. Kanton Graubünden. — In der Nähe der Rabiosaschlucht. Wälder. — *Bahnstation:* Chur (¾ Stunden). — 829 m. — *Heilqu.:* Ulricusquelle, Fortunatusquelle, Helenenquelle, Belvedraquelle, Theophilquelle. — Alkalisch-muriatischer Säuerling, alkalischer Säuerling, Eisensäuerling. — *Kurmittel:* Trink- und Badekur. Elektr. Lichtbad. — *Behandelt werden:* Verdauungsstörungen, Leber-, Nieren- und Blasenleiden, Blutarmut, Diabetes, Gicht, Herzmuskelerkrankung, Arteriosklerose. — Mai—Okt. — *Auskunft:* Kurverein Passug.

Bad Peiden, Schweiz. Kanton Graubünden. — Im Lugnetzertal. Tannenwald. — *Bahn:* Chur-Disentis (Station Ilanz, 1¼ Stunde). — 825 m. — 3 alkalisch-erdige Quellen. — *Kurmittel:* Bade- und Trinkkur. — *Behandelt werden:* Blutarmut, Krankheiten der Verdauungs- und Respirationsorgane, Rheumatismus, Blasen-, Nieren-, Frauen- und Nervenleiden. — 1. Mai—1. Sept.

Pegli, Genua. Italien. Riviera. — Luftkurort und Seebad. — Am Golf von Genua, von einer doppelten Bergreihe umschlossen, bewaldete Täler und Anhöhen in unmittelbarer Nähe. — *Bahn:* Genua-Ventimiglia. — *Kurmittel:* Hydrotherapie, Liegekur. Kalte und warme Seebäder. Kohlensäurebäder. (In einem Hotel.) — Winter: Oktober—Ende Mai. Sommer: Juni—Oktober. Offene Meerbäder: Mai—November. *Auskunft:* Hotel Méditerranée.

Peter, mit Ording, siehe St. Peter.

Petersthal, Offenburg (Baden). — Im Renchtal im Schwarzwald. Bewaldete Berge bis 1000 m. — *Bahn:* Eutingen-Hansach (Station Freudenstadt 25 km, Post) und Oppenau-Appenweier (Station Oppenau 8 km, Auto). — 431 m. — *Heilqu.:* Petersquelle, Salzquelle, Robertsquelle Sophienquelle, Badequellen. — Erdig-salinische Eisensäuerlinge mit 16 mg Eisen. Sophienquelle mit 3,2 mg Lithium. — *Kurmittel:* Trinkkur, Bäder, Kohlensäurebäder, künstl. Solbäder, elektr. Lichtbäder, Fango, Milchkur. — *Behandelt werden:* Blutarmut, Magen-, Darm-, Leber-, Gallen-, Frauen-, Nieren- und Blasenleiden, Neurasthenie, Gicht und Rheumatismus. — 15. Mai bis 1. Okt. — *Auskunft:* Magistrat.

Pillau. Ostseebad. — *Bahn:* nach Königsberg. — 1. Juni—30. Sept.

Plättig, Badischer Schwarzwald. — 780 m. — Luftkurort. Wintersport. — 1. Mai bis 31. Okt. und 1. Dez.—31. Jan.

Bad Pfäfers, Schweiz. Kanton St. Gallen. — Am Eingang der Taminaschlucht, 4 km von Ragaz. — 685 m. — Einfache warme Quellen (37,5°) (radioaktiv). — *Kurmittel:* 24 Kachelbäder und 8 gemeinschaftliche Bäder. — *Behandelt werden:* Nervenkrankheiten, Lähmungen, Krankheiten der Bewegungsorgane, Hautkrankheiten, Krankheiten der Verdauungs-, Harn-, Geschlechts-, Atmungs- und Zirkulationsorgane, Diabetes, Skrofulose. — 1. Juni—1. Okt. — *Auskunft:* Bade- und Kurverwaltung Ragaz-Pfäfers.

Plaue in Thüringen, Schwarzburg-Sondershausen. — Bewaldetes Tal. — *Bahn:* Erfurt-Ritschenhausen und Plaue-Ilmenau-Schleusingen. — 365 m. — *Heilqu.:* Kaiser Günther-Quelle (19°), Karl Marienquelle (22°). — Sulfatische Kochsalzquelle und warme sulfatische Kochsalzquelle. — *Kurmittel:* Trink- und Badekur im Sanatorium. — *Behandelt werden:* Nerven- und Herzleiden. Katarrhe. — Das ganze Jahr. — *Auskunft:* Bürgermeister.

Plön, Reg.-Bez. Schleswig. — Luftkurort. — Zwischen dem großen und dem kleinen Plöner See. Buchen- und Nadelwald. — *Bahn:* Kiel-Lübeck. — 22 m. — *Kurmittel:* Bäder im See. — *Auskunft:* Verein zur Förderung des Fremdenverkehrs.

Polzin, Reg.-Bez. Köslin. — Hügelland. — *Bahn:* Schivelbein-Gramenz und Polzin-Falkenburg. — 80 m. — *Heilqu.:* Friedrich-Wilhelms-Quelle, Marienbadquelle, Bethanienquelle, Augusta-Viktoria-Quelle, Viktoriaquelle, Johannisquelle. — Reine Eisenkarbonatquellen mit 31—32 mg Eisen. — *Kurmittel:* Trinkkur, Bäder, Moorbäder, Mechanotherapie, Milchkur, künstl. Sol- und Kohlensäurebäder. — *Behandelt werden:* Rheumatismus, Gicht, Blutarmut, Nervenleiden, Lähmungen, Steifheit nach Verletzungen, Frauenleiden. — 15. Mai—15. Sept. — *Auskunft:* Magistrat.

Pontresina, Schweiz. Kanton Graubünden. — Luftkurort. — Im Ober-Engadin am Abhang des Languardstocks, gegenüber der Berninagruppe. Wälder. — *Bahn:* Rhätische und Bernina-Bahn. — 1800 m. — *Auskunft:* Verkehrsbureau.

Bad Pöstyén (deutsch Pistyan), Ober-Ungarn. — Am Waagfluß, an den Abhängen der kleinen Karpathen. — *Bahn:* Galantha-Sillein. — 162 m. — Warme Schwefelquellen (57—64°). — *Kurmittel:* 6 Badehäuser, 8 Bassinbäder, Schlammbäder, Zanderinstitut, Röntgenkammer, Emanatorium. Inhalation, Sonnen-, Luft- Kaltwasser-, Kohlensäure- und elektr. Bäder. Alles durch Korridore mit dem Hotel verbunden. — *Behandelt werden:* Rheumatismus, Gicht, Neuralgien, Lähmungen, Exsudate, Frauenleiden, Syphilis, Haut-, Knochen- und Blutkrankheiten. — Das ganze Jahr. — *Auskunft:* Badedirektion.

Pottenstein, Fränkische Schweiz. — 435 m. — Luftkurort. — 1. Mai—30. Sept.

Prerow, Reg.-Bez. Stralsund. — Ostseebad. — Auf der Halbinsel Darss, von dem 40—60 m breiten Strande durch bewaldete Dünen getrennt. — *Bahn:* Velgast-Prerow. — *Kurmittel:* Kalte Seebäder. 3 Badeanstalten (1 Herren-, 2 Damenbäder und 1 Familienbad). Warme Seebäder (10 Zellen). Künstl. Kohlensäurebäder. — 1. Juni—1. Okt. — *Auskunft:* Gemeindevorsteher.

Pretsch an der Elbe. Bez. Halle, Prov. Sachsen. — 84 m. — Luftkurort. — Das ganze Jahr.

Prien, Reg.-Bez. Oberbayern. — Luftkurort. — In der Hochebene am Chiemsee. Laub- und Nadelwald. — *Bahn:* München-Salzburg. — 532 m. — *Kurmittel:* Bäder im See, auch warme Bäder. Wintersport. — *Auskunft:* Verschönerungsverein.

Probbach, Reg.-Bez. Wiesbaden. — *Heilqu.:* Probbacher Mineralbrunnen. — Erdiger Säuerling.

Putzig bei Danzig. — Ostseebad. — Liegt am Putziger Wiek, das von der westpreußischen Küste und der Halbinsel Hela gebildet wird, unmittelbar an schmalem, flachem Strand. Bewaldete Höhen, 6 km entfernt. — *Bahn:* Rheda-Putzig. — *Kurmittel:* Kalte Seebäder. 1 Badeanstalt. Warme Seebäder (3 Zellen). — 1. Juni—1. September. — *Auskunft:* Magistrat.

Pyrmont, Waldeck. — In einem Talkessel, von bewaldeten Anhöhen begrenzt bis 500 m. Stadt terrassenförmig. — *Bahn:* Hannover-Altenbeken. — 120 m. — *Heilqu.:* Hauptquelle, Brodelbrunnen, Helenenquelle, 2 Trampelsche Quellen, Salztrinkquelle, Salzbadequelle, Bohrlochquelle. — Hauptquelle, Brodelbrunnen, Helenenquelle = sulfatische Eisensäuerlinge mit 27, 26, 13 mg Eisen; Brodelbrunnen enthält etwas Schwefelwasserstoff. 2 Trampelsche Quellen = erdig-sulfatischer Eisensäuerling mit 13 mg Eisen und erdig-sulfatischer Säuerling mit 6,3 mg Eisen. Salztrinkquelle und Salzbadequelle = sulfatische Kochsalzsäuerlinge. Bohrlochsolquelle = sulfatische Solquelle. — *Kurmittel:* Trinkkur, Bäder, Moorbäder, Inhalation, Milchkur, Versandwasser. — *Behandelt werden:* Stoffwechselstörungen, Nerven-, Herz-, Frauenleiden, Blutarmut, Katarrhe der Luftwege, der Verdauungs- und Harnorgane, Skrofulose, Rachitis, Gicht, Rheumatismus, Nervosität. — 1. Mai—1. Okt. — *Auskunft:* Brunnendirektion.

Rabka, West-Galizien. — Auf einem waldreichen Hochplateau der Karpathen. — *Bahn:* Neusandez-Krakau. — 526 m. — *Heilqu.:* Mariaquelle, Raphaelaquelle, Krakusquelle, Casimirquelle und andere. — Solquellen mit Jod und Brom. — *Kurmittel:* Trink- und Badekur. Moor- und Kohlensäurebäder. Orthop. Anstalt. Zanderinstitut. — *Behandelt werden:* Skrofulose, Tuberkulose, Frauenkrankheiten, Rheumatismus, Asthma. — 20. Mai bis 1. Okt. — *Auskunft:* Badedirektion.

Raffelberg bei Mühlheim an der Ruhr. Rheinprovinz. — 40 m. — Solquelle. — *Behandelt werden:* Rachitis, Skrofulose, Gicht, Rheumatismus, Neuralgien, Ischias, Katarrhe der Atemwege, Folgen von Entzündungen der Knochen und Gelenke. — Das ganze Jahr.

Ragaz, Schweiz, Kanton St. Gallen. — An der südlichen Grenze der St. Gallischen Rheintalseite, 4 km von Pfäfers, an der Tamina. — 521 m. — Einfache warme Quellen (37,5°) (radioaktiv). — *Kurmittel:* Bäder, Zanderinstitut, Milch- und Traubenkur. Mehrere Badeanstalten mit Schwimmbad. — *Behandelt werden:* Nervenkrankheiten, Lähmungen, Krankheiten der Bewegungsorgane, Hautkrankheiten, Krankheiten der Verdauungs-, Harn-, Geschlechts-, Atmungs- und Zirkulationsorgane, Diabetes, Skrofulose. — Mitte Mai—Mitte Okt. — *Auskunft:* Bade- und Kurverwaltung Ragaz-Pfäfers.

Rain im Algäu, Oberbayern. — *Bahn:* Ingolstadt-Donauwörth. — 761 m. — Schwefelquelle. — *Behandelt werden:* Rachitis, Skrofulose, Gicht, Hautkrankheiten, Frauenkrankheiten, Exsudate, Folgen von Entzündungen der Knochen und Gelenke.

Rapallo, Italien. Riviera. — Luftkurort. — 28 km südlich von Genua an der Spitze des Golfs von Tigullio. — *Kurmittel:* Kalte und warme Seebäder. Luft- und Sonnenbäder. — *Auskunft:* Verkehrsverein.

Rappenau, Heidelberg (Baden). — Bewaldete Hochebene. — *Bahn:* Heidelberg-Jagstfeld. — 250 m. — Reine Solquelle. — *Kurmittel:* Bäder, Inhalation, Moorbäder, Dampf- und Heißluftbäder, künstl. Kohlensäurebäder. — *Behandelt werden:* Skrofulose, Katarrhe der Luftwege, Rheumatismus, Knochenkrankheiten, Hautausschläge, Magen- und Darmkatarrh, Blutkrankheiten, Rachitis, Gicht, Frauenleiden, Exsudate. — 1. Mai—Ende Okt. — *Auskunft:* Bürgermeisteramt.

Rappoltsweiler im Oberelsaß. — Bewaldeter Abhang der Vogesen. — *Bahn:* Straßburg-Basel. — 250 m. — *Heilqu.:* Carolaquelle (18°). — Salinische oder sulfatische Bitterquelle. — *Kurmittel:* Trinkkur, Bäder, auch Schwimmbäder, künstl. Kohlensäurebäder. — *Behandelt werden:* Gicht, Rheumatismus, Gallensteine, Leberleiden, Verdauungsstörungen, Krankheiten der Harnorgane, harnsaure Diathese. — 1. Juni—1. Okt. — *Auskunft:* Kurverwaltung.

Ratzeburg, Reg.-Bez. Schleswig. — Luftkurort. — Auf einer Insel in dem Ratzeburger See (12 km lang, 1—2 km breit). Laubwald. — *Bahn:* Lübeck-Buchen-Lüneburg und Hagenow-Neumünster. — 5—17 m. — *Auskunft:* Magistrat.

Rauschen, Reg.-Bez. Königsberg. — Ostseebad. — In geringer Entfernung von der Ostsee auf hügeligem Waldgelände an einem Binnensee. Hohe steile bewaldete Dünen. Nadelwald. Sandiger Strand. Seesteg. — *Bahn:* Königsberg-Warnicken — 42 m. — *Kurmittel:* Kalte Seebäder. 1 Herrenbad mit 64, 1 Damenbad mit 68 Zellen. Familienbad (42 Zellen). Warme Seebäder im Kurhause (24 Zellen). — 15. Mai—15. Sept. — *Auskunft:* Badedirektion.

Rehburg, Reg.-Bez. Hannover. — Bewaldetes Hügelland. — *Bahn:* Kleinbahn Uchte-Wunstorf. Station der Linie Hannover-Köln. — 80—100 m. — *Heilqu.:* Trinkquelle, Badequelle. — Erdige Säuerlinge. — *Kurmittel:* Bäder, Inhalation, Milchkur, 4 Lungenheilanstalten. — *Behandelt werden:* Krankheiten der Respirationsorgane. — 1. Mai bis 1. Okt. — *Auskunft:* Badekommissar.

Reiboldsgrün, Vogtland. — 700 m. — Luftkurort. — Das ganze Jahr.

Bad Reichenhall in Oberbayern. — Bayerische Alpen, Berge bis 1800 m ansteigend. — *Bahn:* Berchtesgaden-Freilassing, letzteres an der Linie München-Salzburg. — 470 m. — *Heilqu.:* 16 Solquellen; die salzreichsten: Edelquelle und Karl-Theodor Quelle. — Reine Solquelle. — *Kurmittel:* Trinkkur, Bäder, Inhalation, Gradierwerk, 3 pneumat. Anstalten (für je 60 Personen), Moorbäder, elektr. Lichtbäder, Dampf- und Heißluftbäder, Fango, künstl. Kohlensäurebäder, Heilgymnastik, Milchkur, Wintersport. — *Behandelt werden:* Skrofulose, Rachitis, Bleichsucht, Frauenleiden, Exsudate, Erkrankungen der Atmungsorgane. — Mai—Okt. u. 1. Dez.—31. Jan. — *Auskunft:* Badkommissariat.

Reinerz, Reg.-Bez. Breslau (Grafschaft Glatz). — Im Weistritztal. Bewaldete Berge bis 200 m überm Tal. — *Bahn:* Glatz-Landesgrenze. — 568 m. — *Heilqu.:* Kalte Quelle, Laue Quelle, Ullrikenquelle, Große Wiesenquelle, Kleine Wiesenquelle, Rasenquelle, Ludwigsquelle, Deutschlandquelle, Holteisprudel, Agathenquelle. — Kleine Wiesenquelle = einfacher Säuerling. Laue Quelle (22°), Große Wiesenquelle = erdige Eisensäuerlinge mit 12 mg Eisen. Die übrigen = erdige Säuerlinge. *Kurmittel:* Trinkkur, Bäder, Inhalation, Moorbäder, Hydrotherapie, Milchkur, Wintersport. — *Behandelt werden:* Krankheiten der Atmungsorgane, Emphysem, Magen- und Darmkatarrhe, Nieren-, Blasenleiden, Blutarmut, Skrofulose, Frauenkrankheiten, Nervenleiden, Gicht, Rheumatismus, Malaria. — 1. Mai—1. Okt. und 1. Okt.—1. Mai. — *Auskunft:* Badeverwaltung.

Reinhardshausen bei Wildungen (Waldeck). — Talkessel. — *Bahn:* Station Wildungen der Nebenbahn Wildungen-Wabern. — 318 m. — *Heilqu.:* Reinhardsquelle. — Erdiger Säuerling. — *Kurmittel:* Bäder. Sonnenbad. — *Behandelt werden:* Nieren- und Blasenleiden. — April—Okt.

Reipertsweiler im Unterelsaß. — *Heilqu.:* Spachquelle, Cäsarquelle, Madeleinequelle, Arthurquelle. — Spachquelle = reine Eisenkarbonatquelle mit 54 mg Eisen. Die übrigen = einfache kalte Quellen. Versandwasser.

Rengsdorf im Westerwald. — 300 m. — Luftkurort. — 1. April—15. Okt.

Rewahl, Pommern. — Ostseebad. — Auf steilem (15 m) Lehmufer an flachem breitem Sandstrand. Kiefernwald. — *Bahn:* Greifenberg-Horst. — *Kurmittel:* Kalte Seebäder. Herren-, Damen- und Familienbad. Warme Seebäder (5 Zellen). — 1. Juni—15. Sept. — *Auskunft:* Badeverwaltung.

Rheinbach, Rheinprovinz. — *Bahn:* Bonn-Euskirchen. — 175 m. — Luftkurort. — Das ganze Jahr.

Rheine, Westfalen. — 39 m. — Solquellen. — *Behandelt werden:* Rachitis, Skrofulose. — 1. Mai—30. Sept.

Rheinfelden, Schweiz. — Am linken Ufer des Rheines, 20 Min. von Basel. Wälder. — *Bahn:* Basel-Rheinfelden-Konstanz. — 276 m. — Sole. — *Kurmittel:* Solbäder, kohlensaure Solbäder, elektr. Lichtbäder, Rheinbäder. — 1. Mai—15. Okt. — *Behandelt werden:* Blutarmut, Skrofulose, Frauen-, Knochen-, Nerven- und Herzleiden, Exsudate, Katarrhe. — *Auskunft:* Verschönerungs- und Kurverein.

Rheinsberg in der Mark. — *Bahn:* Rheinsberg-Löwenberg. — 50 m. — Luftkurort. — 1. Mai—30. Sept.

Rhens am Rhein, Reg.-Bez. Koblenz. — *Heilqu.:* Rhenser Sprudel, Kaiser-Ruprecht-Quelle. — Warme alkalisch-muriatisch-salinische Säuerlinge. Versandwasser.

Rigi-First, Schweiz. — Luftkurort. — Auf dem Rigi, 10 Min. von Rigi-Kaltbad.

Rigi-Klösterli, Schweiz. — Luftkurort. — Auf dem Rigi. — *Bahn:* Arth-Rigibahn. — 1315 m.

Rigi-Scheidegg, Schweiz. — Luftkurort. — Auf dem Rigi. — *Bahn:* Vitznau-Kaltbad-Scheidegg. — 1650 m. — *Auskunft:* Kurhaus Rigi-Scheidegg.

Rilchingen, Reg.-Bez. Trier. — Saartal. — *Bahn:* Köln-Trier-Saargemünd. — 200 m. — *Heilqu.:* Augustaquelle. — Sulfatische Kochsalzquelle. — *Kurmittel:* Trinkkur, Bäder. — *Behandelt werden:* Verdauungsstörungen, Gicht, Rheumatismus, Haut- und Frauenleiden.

Rippoldsau, Offenburg (Baden). — Im Schwarzwald am 1000 m hohen Kniebis im bewaldeten Wolfsbachtal. — *Bahn:* Nächste Bahnstation: Freudenstadt 17 km und Wolfach 22 km. — 570 m. — *Heilqu.:* Wenzelquelle, Leopoldsquelle, Josephsquelle, Badequelle. — Erdig-salinische Eisensäuerlinge mit 43—16 mg Eisen. — *Kurmittel:* Trinkkur, Bäder, Hydrotherapie, elektr. Lichtbäder, Moorextraktbäder und künstl. Solbäder, Wintersport. — *Behandelt werden:* Blutarmut, Frauen-, Magen-, Herz- und Nervenleiden, Blutstauungen im Unterleib, Gicht, Rheumatismus. — 15. Mai—1. Okt. u. 1. Dez.—31. Jan. — *Auskunft:* Bürgermeisteramt.

Riva am Gardasee, Südtirol. — Luftkurort. — An der Nordspitze des Gardasees. — *Bahn:* Mori-Riva. — 67 m. — Das ganze Jahr. — *Auskunft:* Fremden-Verkehrs-Verein.

Roda, Sachsen-Altenburg. — Luftkurort. — Hügelland. Nadelwald. — *Bahn:* Weimar-Gera. — 220 m. — *Auskunft:* Stadtrat.

Rohitsch-Sauerbrunn in Steiermark. — An den Ostausläufern der Karnischen Alpen in einem bewaldeten Tal. — *Bahn:* Graz-Triest (Station Pöltschach, 1½ Stunden, Wagen). — 228 m. — Alkalisch-sulfatische Quellen.

Roisdorf, Reg.-Bez. Köln. — Alkalisch-muriatischer Säuerling. Versandwasser.

Rolandseck am Rhein. Rheinprovinz. — 60 m. — Luftkurort. — 1. Mai—30. Sept.

Römerbrunnen bei Echzell, Büdingen in Oberhessen. — Erdig-muriatischer Säuerling. (Nach Enteisenung und Kohlensäurezusatz Tafelwasser.)

Römerquelle in Kärnten. — 530 m. — Alkalischer Säuerling. Versandwasser. — *Kurmittel:* Warme und kalte Bäder. Terrainkur. Luftkurort.

Roncegno. — In einem Tale, windgeschützt. Von den Dolomiten abgeschlossen. Alter Park. — *Bahn:* Valsuganabahn: Trient-Venedig. — 535 m. — *Heilqu.:* Roncegno. — Eisen-Arsenquelle mit 3,5 mg arseniger Säure und 57,5 mg Arsensäure im Liter. (Außerdem Nickel und Kobalt.) — *Kurmittel:* Hydrotherapie, Schlammbäder, Zanderinstitut. Hauptsächlich Trinkkur. — *Behandelt werden:* Nervenkrankheiten, Malaria, Blutarmut, Leukämie, Basedowsche Krankheit, Addisonsche Krankheit, Darmleiden, Frauenleiden, Lues, Erschöpfungszustände. — 1. Mai—Oktober.

Ronneburg, Sachsen-Altenburg. — Bewaldetes Hügelland. — *Bahn:* Gera-Glauchau und Meuselwitz-Ronneburg. — 283 m. — *Heilqu.:* Eulenhöferquelle, Urquelle, Schwefelquelle. — Eulenhöferquelle = reine Eisenkarbonatquelle mit 12,7 mg Eisen. Urquelle = einfache kalte Quelle mit 64 mg Eisen. — *Kurmittel:* Trinkkur, Bäder. — *Behandelt werden:* Blutarmut, Frauen-, Nieren- und Nervenleiden, Rheumatismus. — 15. Mai—15. Sept. — *Auskunft:* Brunneninspektion.

Rosbacher Brunnen, Hessen. — *Bahn:* Friedberg-Homburg v. d. H. — Erdiger Kochsalzsäuerling. Nach Enteisenung und Zusatz von Kohlensäure Versandwasser. — *Auskunft:* Rosbacher Brunnenverwaltung in Bad Homburg v. d. H.

Rothenburg ob der Tauber, Reg.-Bez. Mittelfranken (Bayern). — *Bahn:* Dombühl-Steinach; letzteres an der Linie München-Würzburg. — Sulfatische Schwefelwasserstoffquelle. — *Auskunft:* Hotel und Kurhaus Wildbad Rothenburg ob der Tauber.

Bad Rothenfelde, Reg.-Bez. Osnabrück. — Am Teutoburgerwald, Buchenwald. — *Bahn:* Osnabrück-Bielefeld (Station Dissen-Rothenfelde). — 112 m. — *Heilqu.:* Alte Quelle, Neue Quelle. — Erdig-sulfatische Kochsalzsäuerlinge (radioaktiv). — *Kurmittel:* Bäder, Inhalation, Radiumemanatorium, Gradierwerk, elektr. Lichtbäder, Fango. 3 Kinderheilanstalten. — *Behandelt werden:* Rheumatismus, Lähmungen, Exsudate, Frauenkrankheiten, Skrofulose, Rachitis, Blutarmut, Hautkrankheiten, Tuberkulose der Knochen und Gelenke, Rückenmarksleiden, Herzleiden, Schwächezustände. — 15. Mai—1. Okt. — *Auskunft:* Badeverwaltung.

Rothenfels in Baden im Kreis Baden (Baden) erloschen.

Rüdesheim am Rhein, Hessen-Nassau. — *Bahn:* Cöln-Wiesbaden. — 87 m. — Luftkurort. — 1. Mai—30. Sept.

Rügenwaldermünde, Reg.-Bez. Köslin i. Pommern. — Ostseebad. — An der Wippermündung. Fester, sandiger Strand. — *Bahn:* Schlawe-Rügenwalde (Station Rügenwalde, 3 km, Dampfschiff). — *Kurmittel:* Kalte Seebäder. 2 Badeanstalten mit 68 Zellen. Warme Seebäder, 2 Badeanstalten mit 10 Zellen. Künstl. Sol- und Mineralbäder. — 1. Juni bis 1. Sept. — *Auskunft:* Badedirektion.

Saalberg im Riesengebirge, Reg.-Bez. Liegnitz. — Luftkurort. — Am Nordabhang des Riesengebirges auf Berghängen Nadelwald. — *Bahn:* Hirschberg-Grünthal (Station Hermsdorf a. Kynast). — 321—650 m.

Saarow bei Scharmützelsee in der Mark. — *Bahn:* Beeskow-Fürstenwalde. — Moorbäder. — 1. Mai—30 Sept.

Bad Sachsa, Reg.-Bez. Erfurt. — Luftkurort. — Am Südrand des Harzes. Laub- und Nadelwald. — *Bahn:* Nordhausen-Ottbergen. — 325 m. — *Kurmittel:* Schwimmbad. Luft- und Sonnenbad. Warme Bäder. Milchkur. — 15. Mai—15. Sept. — *Auskunft:* Badeverwaltung.

Säckingen im Kreise Waldshut (Baden). — Am Rhein. — *Bahn:* Basel-Konstanz. — 292 m. — *Heilqu.:* Badequelle (Wärmere Quelle 29,6°) mit 4,5 mg Lithium. Schwächere Quelle (28,1°). — Warme einfache Kochsalzquellen. — *Kurmittel:* Trinkkur, Bäder im Badhotel (auch Solbäder mit Rheinfelder Sole), Bäder im Rhein. — *Behandelt werden:* Katarrhe des Rachens und der Atmungsorgane, pleurit. Exsudate, Muskelrheumatismus, Hautkrankheiten, Skrofulose. — Das ganze Jahr. — *Auskunft:* Bürgermeister. —

Sahlenburg bei Cuxhaven. Nordseebad. 1. Juni—30. Sept.

Saidschitzer Bitterquellen in Böhmen. — Zwischen Erzgebirge und böhmischem Mittelgebirge. — *Kurmittel:* Versandwasser.

Salvatorquelle bei Szinge-Lipocz in Ungarn. — Alkalisch-erdige Quelle. Versandwasser.

Bad Salzbrunn, Reg.-Bez. Breslau. — In bewaldeten Bergen. — *Bahn:* Breslau-Halbstadt. — 402—419 m. — *Heilqu.:* Oberbrunnen, Mühlbrunnen, Luisenquelle, Kronenquelle, die Quellen des Kramerbades, Heilbrunnen, Wiesenbrunnen, die drei Sonnenbrunnen, Wilhelmsquelle, Marthaquelle. — Oberbrunnen, Mühlbrunnen, Luisenquelle, Kronenquelle = alkalische Säuerlinge oder alkalisch-erdige Säuerlinge; Luisenquelle mit 11 mg Eisen. Marthaquelle, Wilhelmsquelle = alkalische Quelle, Marthaquelle auch alkalischer Säuerling. Kramerbrunnen, Heilbrunnen, Wiesenbrunnen, Sonnenbrunnen = einfache kalte Quellen (6—26 mg Eisen). — *Kurmittel:* Bäder, Inhalation, Gurgelungen, pneumatisches Kabinett, Zanderinstitut, elektr. Lichtbad, Dampfbad, künstl. Kohlensäurebäder, Moorextraktbäder,

Milchkur, Emanatorium, Licht-, Luftbad, Wintersport. — *Behandelt werden:* Katarrhe der Atmungsorgane, beginnende Lungentub., Emphysem, Bronchialasthma, Magengeschwür, Magen-Darmkatarrh, Leber-, Gallen- und Nierenleiden, Erkrankungen der Harnwege, Grieß- und Steinbildung, Gicht, harnsaure Diathese, Diabetes. — 1. Mai—1. Okt. u. 1. Dez. bis 31. Jan. — *Auskunft:* Brunnen- und Badedirektion.

Salzderhelden, Reg.-Bez. Hildesheim. — An der Leine, Laub- und Tannenwälder. — — *Bahn:* Hannover-Kassel. — 107 m. — Reine Solquelle. — *Kurmittel:* Bäder. — *Behandelt werden:* Rheumatismus, Gicht, Exsudate, Blutarmut, Frauenleiden, Skrofulose. — Mitte Mai—Ende Sept. — *Auskunft:* Salzgewerkschaft.

Salzdetfurth, Reg.-Bez. Hildesheim. — Bewaldete Vorberge des Harzes, an der Lamme. — *Bahn:* Hildesheim-Kreiensen. — 156 m. — *Heilqu.:* 9. — Reine Solquellen. — *Kurmittel:* Trinkkur, Bäder, Inhalation, 3 Gradierwerke, künstl. Kohlensäurebäder. — *Behandelt werden:* Skrofulose, Frauenleiden, Nervenleiden, Rheumatismus. — Mai—Okt. —

Salzgitter, Reg.-Bez. Hildesheim. — Am Harz. — *Bahn:* Magdeburg-Holzminden. — 138 m. — Reine Solquelle. — *Kurmittel:* Bäder, Inhalation. — 1. Mai—Ende Sept. — *Auskunft:* Die Badeverwaltung.

Salzhausen in Oberhessen. — Bewaldetes Tal. — *Bahn:* Friedberg-Nidda, letzteres an der Linie Gießen-Gelnhausen. — 150 m. — *Heilqu.:* Salzbrunnen I, mit 3,6 mg Lithium. Salzbrunnen III, mit 3,2 mg Lithium. Salzbrunnen V, Lithiumquelle (früher Eisenquelle) 2,4 mg Lithium, Schwefelquelle, Stahlquelle. — Erd-muriatische Kochsalzquellen, Schwefelquelle = erd-muriatische Schwefelwasserstoffquelle, Stahlquelle = erd-muriatische Eisenquelle mit 31,7 mg Eisen. — *Kurmittel:* Trinkkur, Bäder, Inhalation, Gradierwerk. — *Behandelt werden:* Skrofulose, Hautkrankheiten, Frauenleiden, Verdauungsstörungen, Katarrhe der Atmungsorgane, Bleichsucht und Rheumatismus. — 1. Mai—1. Okt. — *Auskunft:* Badedirektion.

Salzhemmendorf, Reg.-Bez. Hannover. — Bewaldete Berge. — *Bahn:* Duingen-Voldagsen, letzteres Station d. Linie Goslar-Löhne. — 118—163 m. — *Heilqu.:* Alte Solquelle, Neue Bohrlochquelle. — Reine Solquellen. — *Kurmittel:* Trinkkur, Bäder. — *Behandelt werden:* Rheumatismus, Gicht, Skrofulose, Rachitis, Luftröhrenkatarrh, Frauenkrankheiten, Pfortaderstauungen, Gallensteine.

Salzig, Reg.-Bez. Koblenz. — Am Rhein. — *Bahn:* Köln-Frankfurt a. M. — 83 bis 112 m. — *Heilqu.:* Salzborn (Barbaraquelle), Leonorenquelle. — Alkalisch-salinisch-muriatische Quelle. — *Kurmittel:* Bäder, Inhalation, Luft- und Sonnenbad. — *Behandelt werden:* Katarrhe des Rachens, des Kehlkopfes, der Lungen und des Magens, Krankheiten der Niere, Blase, Harnröhre, Leber und Gallenwege, Gicht, Rheumatismus, Diabetes. — April—Okt. — *Auskunft:* Badeverwaltung Bad Salzig am Rhein.

Salzkotten, Westfalen. — *Bahn:* Aachen-Holzminden. — 110 m. — Solquelle. — *Behandelt werden:* Rachitis, Skrofulose, Katarrhe der Atemwege, Rheumatismus. — 1. Mai—30. Sept.

Salzschlirf, Reg.-Bez. Kassel. — Bewaldete Ausläufer des Vogelsberges. — *Bahn:* Gießen-Fulda. — 250 m. — *Heilqu.:* Bonifaciusbrunnen, Sprudel, Großenlüderer Mineralquelle, Tempelbrunnen, Kinderbrunnen, Schwefelquelle. — Erdig-sulfatische Kochsalzquellen; Großenlüderer Mineralquelle und Tempelbrunnen = Kochsalzsäuerlinge, Schwefelquelle = muriatische Schwefelwasserstoffquelle. — *Kurmittel:* Trinkkur (Bonifaciusbrunnen), 3 Badehäuser, Moorbäder, Gurgeln mit Schwefelquelle, Inhalatorium, Zanderinstitut. — *Behandelt werden:* Gicht, Nieren- und Blasenleiden, Rheumatismus, Fettleibigkeit, Magen- und Darmkatarrh, Gallensteine, Katarrhe der Atmungsorgane, Skrofulose, Frauenkrankheiten. — 1. Mai bis 1. Okt. — *Auskunft:* Kurdirektion.

Salzuflen, Lippe. — In bewaldeten Bergen im Werratal. — *Bahn:* Herford-Altenbecken und Herford-Vlotho. — 70 m. — *Heilqu.:* Paulinenquelle, Sophienquelle, Loosequelle. — Erdig-sulfatische Solquellen. — *Kurmittel:* Bäder (ein Solschwimmbassin), Inhalation, Gradierwerke, Trinkkur, Kohlensäure-Solbäder, Milchkur, Fango. — *Behandelt werden:* Skrofulose, Rachitis, Blutarmut, Frauenkrankheiten, Rheumatismus, Gicht, Katarrhe der Atmungsorgane, Lungenemphysem, Folgen von Rippenfellentzündungen, Herzkrankheiten, Krankheiten der Verdauungsorgane, Rekonvaleszenz. — 1. Mai—1. Okt. — *Auskunft:* Badeverwaltung.

Salzungen, Sachsen-Meiningen. — Im Werratal, zwischen Thüringerwald und Rhön. — *Bahn:* Eisenach-Lichtenfels und Salzungen-Vacha. — 262 m. — *Heilqu.:* Zahlreiche Solquellen zur Salzgewinnung. — Reine Solquellen. — *Kurmittel:* Badehaus mit 60 Zellen und einem Bassinbad, Gradierwerke, Inhalation, pneumat. Kammern, Trinkkur (Bernhardsbrunnen), Kohlensäure-Solbäder, Moorbäder. — *Behandelt werden:* Skrofulose, Rachitis, Blutarmut, Rheumatismus, Herzleiden, Exsudate, Frauen-, Rückenmarks- und Nervenleiden, Hautkrankheiten, Krankheiten der Atmungsorgane, Affektionen der Lunge, des Nasenrachenraumes und des Ohres. — 1. Mai—1. Okt. — *Auskunft:* Badedirektion.

Samaden, Schweiz. Graubünden, Bezirk Maloja. — Luftkurort. — Im Ober-Engadin. — *Bahn:* Rhätische Bahn. — 1728 m. — Das ganze Jahr mit Ausnahme des April. — *Auskunft:* Verschönerungs- und Verkehrsverein.

Sand mit Plättig, Hundseck und Wiedenfelsen, Baden. Südlich von Baden-Baden. — Luftkurhäuser. — Auf der Höhe des badischen Schwarzwaldes, zwischen Badener Höhe und Hornisgrinde. Tannenwald. Wintersport. — *Bahn:* Oberthal-Bühl (Station Oberthal). — 700—900 m.

Sandkrug bei Memel. — Ostseebad. — 1. Juni—15. September.

St. Andreasberg im Harz, Reg.-Bez. Hildesheim. — Luftkurort. — Auf einem flachen Höhenrücken im Oberharz. Nadelwald. — *Bahn:* St. Andreasberg-Scharzfeld. — 627 m. — *Kurmittel:* 2 Badeanstalten. Wintersport. — Sommer und Winter. — *Auskunft:* Kurverwaltung.

St. Beatenberg, Schweiz. Berner Oberland. — Luftkurort. — Am rechten Ufer des Thuner Sees, nach Süden offen, 600 m über demselben. — *Bahn:* Drahtseilbahn Beatenberg-Beatenbucht am Thuner See. — 1150 m. — *Auskunft:* Verkehrsverein.

St. Blasien, Baden. — Luftkurort. — Enges Tal des südlichen Schwarzwaldes. Berge bis 1200 m. Tannenwald. — *Bahn:* Basel-Konstanz (Station Waldshut 25 km und Albbruck 26 km, Post und Auto) und Freiburg-Donaueschingen (Station Titisee 30 km, Post, Auto). — 762 m. — *Kurmittel:* Bäder, Terrainkur, Milchkur, Luft- und Sonnenbad. Sanatorien. Wintersport. — Das ganze Jahr. — *Auskunft:* Kurverein.

St. Joachimsthal bei Karlsbad in Böhmen. — Radiumkurort. — *Bahn:* St. Joachimsthal-Schlackenwerth. — 600 m. — *Heilqu.:* Quellen aus den Schächten des Uranerzbergbaues (Wernerschacht) mit 300—2800 M.-E.; am Verbrauchsort (Kuranstalt) 600 M.-E. — *Kurmittel:* Radiumkurhaus, Radiumbäder, Radiummoorbäder, Radiumthermalbäder, Radiumgehbad, Radium-Emanatorium, Zandersaal. — *Behandelt werden:* Chron. Gelenkentzündung, Rheumatismus, Bronchitis, Asthma, Ekzem, Frauenleiden, Gicht, Neuralgien, Neuritiden, Schlaflosigkeit, Herzmuskelerkrankungen, chron. Pleuritis. — *Auskunft:* Berg- und Hüttenverwaltung.

St. Moritz, Schweiz. Kanton Graubünden. — Im Ober-Engadin, am Einflusse des Inn in den St. Moritzer See. - *Bahn:* Rhätische Bahn von Chur und Tarasp-Schuls, Bernina-Bahn von Italien. — 1770 m. — *Heilqu.:* Alte Quelle, Paracelsusquelle, Funtauna Surpunt. — Erdige Eisensäuerlinge. — *Kurmittel:* Trinkkur, Bäder. Luftkurort. — *Auskunft:* Kurverein. — *Behandelt werden:* Nervenleiden, Neurosen. — 1. Juni—1. Okt.

St. Peter mit Ording, an der Westküste der Halbinsel Eiderstedt (Prov. Schleswig-Holstein). — Nordseebad. — Das Bad liegt 2,3 km vom Ort St. Peter entfernt. 4 km nördlich im flachen Marschland Badeort Ording. Breiter, ebener Strand aus festem Schlicksand. Hinter der Dünenkette Kieferngehölz. Strand bei St. Peter 60 m, bei Ording 30 m breit. — *Bahnstation:* Garding 14 km. — *Kurmittel:* Kalte Seebäder. 40 Badekarren. Warme Seebäder (7 Zellen). — 15. Mai—15. Okt. — *Auskunft:* Badekommission.

San Remo, Italien. Riviera. — Luftkurort. — Okt.—Ende Mai.

Santa Margheritha ligure, Italien. Riviera. — Luftkurort. — 25 km südlich von Genua am Golf Tigullio, vom Kap Portofino umschlossen. — *Kurmittel:* Seebäder. Warme Seebäder. — 1. Nov.—15. Mai.

Sassendorf, Reg.-Bez. Arnsberg (Westfalen). — Bewaldetes Tal. — *Bahn:* Holzminden-Soest. — 100 m. — *Heilqu.:* Charlottenquelle und andere. — Reine Kochsalzquelle. Zum Baden Solquellen. — *Kurmittel:* 2 Badehäuser, Inhalation, Gradierwerk, Kohlensaure-Solbäder, Milchkur. — *Behandelt werden:* Skrofulose, Lymphdrüsenschwellung, Rachitis, Katarrhe der Luftwege, Haut-, Frauenkrankheiten, Gicht, Rheumatismus, Herzleiden. — 1. Mai—31. Okt. — *Auskunft:* Badeverwaltung.

Saßnitz, Reg.-Bez. Stralsund. Auf der Insel Rügen. — Ostseebad. — An der Südostküste der Halbinsel Jasmund an der offenen Bucht Prorer Wiek auf einem terrassenförmigen Abhang. Steiles Berggelände der Stubnitz. Buchenwälder. Schmaler, felsiger Strand. Hafenmole 1 km lang. — *Kurmittel:* Kalte Seebäder. 3 Badeanstalten. Herrenbad, Damenbad, Familienbad. Warme Seebäder. 2 Badeanstalten mit 40 Zellen. Künstl. Sol- und Kohlensäurebäder. — 1. Juni—15. Sept. — *Auskunft:* Badedirektion.

Saxlehners natürliches Hunyadi János-Bitterwasser, Ungarn. — Die Quelle entspringt 1 Stunde südwestlich von Budapest. — *Kurmittel:* Versandwasser. — *Auskunft:* Andreas Saxlehner, Budapest.

Schachen, Reg.-Bez. Schwaben in Bayern. — Luftkurort. — Am Ufer des Bodensees bei Lindau. — *Bahn:* Lindau-Radolfzell (Station Enzisweiler, 8 Min.). Station der Bodenseedampfer. — 400 m. — *Heilqu.:* 1 Mineralquelle. — Einfache kalte Quelle mit 6 mg Eisen. — *Kurmittel:* Bäder. Bäder im Bodensee.

Schandau, Amtshauptmannschaft Pirna (Sachsen). — Luftkurort. — Im Elbsandsteingebirge an der Mündung des Kirnitzschbach in das Elbtal. Laub- und Nadelwald. — *Bahn:* Dresden-Bodenbach und Schandau-Niederneukirch. Station der Elbdampfer. — 125 m. — 1 einfache kalte Quelle mit 6,8 mg Eisen. — *Kurmittel:* Künstl. Kohlensäure und Solbäder. Moorbäder. Fango. Hydroth. Heilgymn. Flußbäder. — 15. Mai—10. Sept. — *Auskunft:* Stadtrat.

Scharbeutz, Oldenburg, Lübeck. — Ostseebad. — Auf hohem Ufer an der Neustädter Bucht. Binnensee. Bis zum Strand Buchenwald. — *Bahn:* Kiel-Lübeck (Station Pansdorf 6 km, Omnibus). Dampfschifflinie Neustadt: Holstein-Travemünde. — *Kurmittel:* Kalte Seebäder, ca. 25 Badekarren. Warme Seebäder (8 Zellen). — 15. Mai—30. Sept. — *Auskunft:* Badeverwaltung.

Bad Schauenburg, Schweiz, bei Basel. — Ausläufer des Juragebirges. Tannen- und Buchenwälder. — 500 m. — Solquelle. — *Behandelt werden:* Skrofulose, Blutarmut Knochen- und Frauenleiden, Rachitis, Gicht, Katarrhe, Herzleiden. — April—Oktober.

Scheveningen, Holland. — Nordseebad. — Scheveningen, Vorstadt vom Haag. 450 m langer Seesteg. (Pier.) Strand, fester Sandboden. — *Kurmittel:* Seebäder, Herren- und Damenbad, Inhalatorium. — 1. Juni—1. Okt. — *Auskunft:* Kurverwaltung.

Schierke, Reg.-Bez. Magdeburg. — Luftkurort. — Am Südabhang des Brockens im Tal der kalten Bode. Nadelwald. Auch Wintersport. — *Bahn:* Drei Annen-Hohne-Brocken. — 650 m. — Das ganze Jahr. — *Auskunft:* Kurverwaltung.

Schiermonnikoog, Holländische Insel. — Nordseebad. — Westlich von Borkum, 12 km lang, 3 km breit. Dünen. Feinkörniger Sand. — 16 km vom Festland entfernt. Von Groningen (3 Stunden Motorboot) zu erreichen. — *Kurmittel:* Herren-, Damen- und Familien-Badestrand. — *Auskunft:* Badeverwaltung.

Schimberg-Bad, Schweiz. Kanton Luzern. — Auf einer Terrasse des Schimbergs. — 1425 m. — Alkalische Schwefelquelle.

Schinznach oder Habsburger Bad, Schweiz, Kanton Aargau. — An der Aare am Fuß des Wülpelsberges (mit der Ruine Habsburg). — *Bahn:* Basel-Zürich. — 343 m. — Warme Schwefelwasserstoffquelle (34,3°). — *Kurmittel:* Bäder, Trinkkur, Inhalation. — *Behandelt werden:* Rheumatismus, Gicht, Neuralgien, Hautkrankheiten, Katarrhe, Knochenleiden, Drüsen. — Mai—Sept.

Bad Schlag im Isergebirge. — Luftkurort. — Bewaldetes Seitental der Neiße. — 520 m. — 3 radioaktive Quellen (50 M.-E.): Georgsquelle, Grottenquelle, Wiesenquelle. — Trinkkur, Bäder, Inhalation. — Das ganze Jahr. — *Auskunft:* Dr. Glettlers Sanatorium.

Schlangenbad, Reg.-Bez. Wiesbaden. — In den Wäldern des Taunus. — *Bahn:* Kleinbahn nach Eltville a. Rhein oder mit Wagen von Station Chausseehaus der Linie Wiesbaden-Limburg. — 313 m. — *Heilqu.:* 3 Quellen des oberen Kurhauses, Schlangenquelle, Neue Quelle, Pferdebadquelle, Römerquelle in einem dreiteiligen Gewölbe, Schacht- oder Marienquelle, Duschequelle. — Einfache warme Quellen (28—31°) — *Kurmittel:* Trinkkuren und Thermalbäder, Elektrotherapie Milch- und Traubenkuren. Radiumemanatorium. — *Behandelt werden:* Nervenkrankheiten, Frauenkrankheiten bes. Menstruationsbeschwerden, Rheumatismus, Hautkrankheiten, chron. Bronchialkatarrh, nervöse Herzbeschwerden, Altersgebrechen. — 1. Mai—1. Okt. — *Auskunft:* Kurverwaltung.

Schleusingen, Thüringen. — *Bahn:* Erfurt-Themar. — 398 m. — Luftkurort. — 1. Mai—30. Sept.

Schliersee, Reg.-Bez. Oberbayern. — Luftkurort. — Am Schliersee (2,5 km lang, 1 km breit), in den Vorbergen der Alpen (1800 m). — *Bahn:* München-Holzkirchen-Schliersee. — 785 m. — *Kurmittel:* 3 Badeanstalten im Schliersee. Wintersport. — 1. Mai—1. Okt. u. 1. Dez.—31. Jan. — *Auskunft:* Verschönerungsverein.

Schluchsee, Badischer Schwarzwald. — 956 m. — Luftkurort. Wintersport. — 1. Mai bis 30. Sept. und 1. Dez.—31. Januar.

Schmalkalden, Reg.-Bez. Cassel. — Am Thüringer Wald. — *Bahn:* Wernshausen-Zella-St. Blasii. — 332 m. — *Heilqu.:* Lauraquelle. — Sulfatische Kochsalzquelle. — *Kurmittel:* Bäder, Trinkkur, Inhalation, Moorbäder, künstl. Kohlensäure- und Schwefelbäder. — *Behandelt werden:* Skrofulose, Rheumatismus, Nervenschwäche, Katarrhe der Atmungsorgane, Gelenk- und Knochenentzündungen, Herz- und Nierenleiden. — 1. Mai—1. Okt. — *Auskunft:* Magistrat.

Bad Schmeckwitz s. Marienborn.

Schmiedeberg, Reg.-Bez. Merseburg. — Im Hügellande. — *Bahn:* Wittenberg-Eilenburg. — 80 m. — *Kurmittel:* Moorbäder, künstl. Sol- u. Kohlensäurebäder, elektr. Lichtbäder. — *Behandelt werden:* Rheumatismus, Gicht, Nervenschmerzen, Lähmungen, Frauenkrankheiten, Blutarmut, Leber- und Milzkrankheiten, Tabes, Exsudate. — 1. März bis 1. Nov. — *Auskunft:* Städt. Badeverwaltung.

Schmitten im Taunus. Hessen-Nassau. — 460 m. — Luftkurort. — 1. Mai—30. Sept.

Schömberg bei Wildbad. Württembergischer Schwarzwald. — *Bahn:* Schömberg-Babingen. — 650 m. — Luftkurort. — Das ganze Jahr. (Lungentuberkulose.)

Schönberg, Reg.-Bez. Schleswig. — Ostseebad. — 4 km von der Ostsee am Abhang eines Höhenzuges (30 m hoch). Neu-Schönberg und Schönberg-Strand unmittelbar am flachen Strande. — *Bahn:* Kiel-Schönberg. — *Kurmittel:* Kalte und warme Seebäder (Herrenbad 10, Damenbad 10, Familienbad 32 Zellen). — Mitte Mai—Ende Okt. — *Auskunft:* Gemeindevorsteher.

Schondorf am Ammersee, Oberbayern. — 534 m. — Luftkurort. — 1. Mai—30 Sept.

Schöningen, Braunschweig. — Am Ostabhange des Elm. — *Bahn:* Berlin-Holzminden und Jerxheim-Helmstedt und Braunschweig-Oschersleben. — 230 m. — *Heilqu.:* Sole der Saline. — Reine Solquelle. — *Kurmittel:* Bäder, künstl. Kohlensäurebäder, elektr. Lichtbäder, Dampfbäder, Fango, Schwimmbassin. — *Behandelt werden:* Rheumatismus, Nervosität, Rachitis, Skrofulose, Frauenkrankheiten. — *Auskunft:* Verkehrsverein.

Schönsee, Oberpfalz. — *Bahn:* Schönsee-Nabburg. — 660 m. — Luftkurort. 1. Mai bis 30. Sept.

Schönwald, Badischer Schwarzwald. — 1000 m. — Luftkurort. — Das ganze Jahr.

Schreiberhau, Reg.-Bez. Liegnitz. — Luftkurort. — Am Nordwestabhang des Riesengebirges und am Südabhang des Isergebirges. Nadelwälder. Weitausgebreitete Ortsteile. — *Bahn:* Hirschberg-Grünthal (Stationen: Nieder-, Mittel-, Ober-Schreiberhau und Josephinenhütte). — 450—900 m. — *Kurmittel:* Badeanstalt mit Schwimmbassin. — Das ganze Jahr. — *Auskunft:* Verkehrsverein der Gemeinde.

Schwäbisch-Hall, Württemberg. — *Bahn:* Karlsruhe-Crailsheim. — 301 m. — Solquelle. — *Behandelt werden:* Skrofulose, Rachitis, Gicht, Neuralgien, Ischias, Exsudate, Lähmungen, Katarrhe der Atemwege, Folgen von Entzündungen der Knochen und Gelenke. — 1. Mai—30. Sept.

Schwalheim, bei Nauheim. — *Heilqu.:* Schwalheimerbrunnen, Germaniabrunnen, Löwenquelle. — Erdig-muriatische Säuerlinge. Versandwasser.

Schwartau, Lübeck (Oldenburg). — In der Ebene. Wald. — *Bahn:* Eutin-Lübeck und Lübeck-Travemünde. — 10—15 m. — *Heilqu.:* Elisabethquelle, Friedrich-August-Quelle. — Reine Solquellen. — *Kurmittel:* Bäder, Moorbäder, künstl. Kohlensäurebäder. — *Behandelt werden:* Gicht, Rheumatismus, Herz-, Frauenleiden, Rachitis, Katarrhe. — *Auskunft:* Verein zur Hebung des Fremdenverkehrs.

Schwarzbach, Reg.-Bez. Liegnitz. — Am Fuße der Tafelfichte (1120 m hoch) im Isergebirge. Nadelwald. — *Bahn:* Greiffenberg-Heinersdorf a. T. (Station Meffersdorf). — 540 m. — *Heilqu.:* Viktoriaquelle. — Erdiger Eisensäuerling mit 16,5 mg Eisen. — *Kurmittel:* Trinkkur, Bäder, Moorbäder, Wintersport. — *Behandelt werden:* Blutarmut, Kehlkopf und Lungenkatarrhe, Migräne, Verdauungsstörungen, Rheumatismus, Frauenleiden. — 15. Mai—1. Okt. u. 1. Dez.—31. Jan. — *Auskunft:* Badeverwaltung.

Schwarzort, Reg.-Bez. Königsberg. — Ostseebad. — Auf der kurischen Nehrung, unmittelbar am kurischen Haff, 1 km von der Ostsee. Bewaldete Dünen (bis 60 m). Flacher Strand. — Dampfschiff nach Tilsit und Memel. — *Kurmittel:* Kalte Seebäder. 35 Zellen und 3 Hallen. Warme Seebäder. — 1. Juni—15. Sept. — *Auskunft:* Badegesellschaft.

Schweigmatt. Badischer Schwarzwald. — 800 m. — Luftkurort. Wintersport. — 1. Mai bis 30. Sept. und 1. Dez.—31. Jan.

Sebastiansweiler, im Schwarzwaldkreis (Württemberg). — An der Rauhen Alb. — *Bahn:* Tübingen-Sigmaringen (Station Mössingen oder Bodelshausen). — 471 m. — Erdig-salinische Schwefelquellen. — *Kurmittel:* Trinkkur, Bäder, Dampfbäder, Milchkur. — *Behandelt werden:* Hautkrankheiten, Lues, Rheumatismus, Gicht, Leberstauung, Hämorrhoiden, Katarrhe der Atmungsorgane, Nervosität, Frauenleiden. — Ende Mai—1. Okt. — *Auskunft:* Badeverwaltung.

Seebruch an der Weser, Westfalen. — Schwefelquelle. — *Behandelt werden:* Rheumatismus, Gicht, Hautleiden, Verstopfung, Neuralgien, Ischias, Lähmungen, Exsudate, Leberleiden, Folgen von Entzündungen der Knochen und Gelenke. — 1. Mai—30. Sept.

Seebrugg, Badischer Schwarzwald. — Luftkurort. — 1. Mai—30. Sept.

Seeg, Reg.-Bez. Schwaben (Bayern). — Vorberge der Algäuer Alpen. Nadelwald. — — *Bahn:* Kaufbeuren-Füssen. — 854 m. — *Heilqu.:* Marienquelle. — Erdige Kochsalzquelle mit 15 mg Jod und 12 mg Brom. — *Kurmittel:* Trinkkur, Bäder (Badesalz, Jodseifen aus dem Quellwasser). Wintersport. — *Behandelt werden:* Frauenkrankheiten, Skrofulose, Syphilis, Hautkrankheiten, Rückstände akuter Entzündungen. — 15. Mai—1. Okt. u. 1. Dez. bis 31. Jan. — *Auskunft:* Verwaltung der Marienquelle Seeg bei Füssen im bayr. Algäu.

Seesen am Harz, Braunschweig. — *Bahn:* Berlin-Holzminden. — 250 m. — Luftkurort. — 1. Mai—30. Sept.

Bad Seewen bei Brunnen, Schweiz. — Am östlichen Fuß des Rigi. — *Bahn:* Gotthardbahn. — 480 m. — Alkalisch-salinische Eisenquelle. — *Kurmittel:* Trink- und Badekur. — *Behandelt werden:* Blutarmut, Magenleiden, Hämorrhoidalleiden.

Seewies im Praettigau, Schweiz. Kanton Graubünden. — Luftkurort. — Auf einer Terrasse des Südabhanges des Vilan. — *Bahn:* 4 km oberhalb der Station Seewies-Valzeina der Rhätischen Bahn Landquart-Davos. — 1000 m. — Frühjahr bis Spätherbst. — *Auskunft:* Kurhaus Seewies.

Segeberg, Schleswig-Holstein. — Am Segeberger See. — *Bahn:* Hagenow-Neumünster. — 44 m. — Reine Solquelle. — *Kurmittel:* Bäder, Trinkkur, Inhalation, Moorbäder, künstl. Kohlensäure-Solbäder. — *Behandelt werden:* Rheumatismus, Gicht, Gelenkleiden, Lähmungen, Frauenkrankheiten, Skrofulose, Rachitis, Hautkrankheiten, Nerven- und Herzkrankheiten, Blutarmut, Katarrhe der Atmungsorgane. — 15. Mai—1. Okt. — *Auskunft:* Badeverwaltung.

Sellin, Reg.-Bez. Stralsund. — Auf der Insel Rügen. — Ostseebad. — Auf der Insel Rügen am Nordufer des Selliner Sees. Zu einem flachen Sandstrand steil abfallende Küste. Hügelgelände (bis 60 m). Wald. — *Bahn:* Altefähr-Göhren, durch die Strecke Bergen-Putbus mit der Linie Berlin-Saßnitz verbunden. Dampfschiff nach Stettin, Saßnitz, Greifswald. Seesteg 600 m lang. — *Kurmittel:* Kalte Seebäder. 3 Badeanstalten (Herren-, Damen- und Familienbad) mit 200 Zellen. Warme Seebäder (30 Zellen). Luft- und Sonnenbäder. — Wasserheilverfahren. Elektr. Lichtbäder. — 1. Mai—Okt. — *Auskunft:* Badedirektion.

Selters bei Weilburg, Reg.-Bez. Wiesbaden. — *Heilqu.:* Selterser Mineralbrunnen, Augusta-Viktoriasprudel. — Erdig-muriatische Säuerlinge. Versandwasser.

Sestri Levante, Italien. Riviera. — Luftkurort und Seebad. — An zwei durch eine scharf vorspringende Halbinsel gebildeten Meeresbuchten. Flacher, breiter Strand.

Siegsdorf bei Traunstein, Oberbayern. — *Bahn:* Ruhpolding-Traunstein. — 695 m. — Luftkurort. — 1. Mai—30. Sept.

Sils, Schweiz. Graubünden. Bezirk Maloja. — Luftkurort. — Im Engadin, südliche Talseite, auf 3 Seiten von Wald umgeben, zwischen dem Silvaplanasee und dem Silser See. — *Bahn:* Rhätische Bahn bis St. Moritz, eine Stunde Wagenfahrt. — 1812 m. — *Behandelt* *werden:* Neurasthenie, chronische Katarrhe, Bleichsucht usw. — 15. Juni—15. Sept. — *Auskunft:* Verkehrsbureau Sils-Engadin.

Sinzig, Reg.-Bez. Koblenz. — *Bahn:* Cöln-Koblenz. — *Heilqu.:* Ältere Quelle, einfacher Säuerling. Fontinalissprudel, erdiger Säuerling.

Sirmione am Gardasee, Italien. — Dampfer nach Desenzano (Bahn Mailand-Venedig) und Riva (Bahn nach Mori an der Brennerbahn). — *Heilqu.:* Entspringt im Gardasee nahe dem Ostufer der Halbinsel Sirmione. — Warme Schwefelquelle (65°). — *Kurmittel:* Bäder, Trinkkur. — *Behandelt werden:* Rheumatismus, Neuralgien, Hautkrankheiten, Stoffwechselstörungen, Frauen- und Knochenleiden, Katarrhe. — Das ganze Jahr. — *Auskunft:* Badeverwaltung.

Soden bei Salmünster, Reg.-Bez. Cassel. — An der Kinzig. — *Bahn:* Frankfurt a. M.-Bebra. — 157 m. — *Heilqu.:* Große Solsprudel, Badequelle, Ottoquelle, Barbarossaquelle, Rolandquelle (Huttenquelle). — Große Solsprudel = erdige Kochsalzquelle. Badequelle, Ottoquelle, Barbarossaquelle = erdige Kochsalzsäuerlinge. Rolandquelle = einfache kalte Quelle. — *Kurmittel:* Trinkkur, Bäder, — *Behandelt werden:* Herzkrankheiten, Rheumatismus, Gicht, Exsudate, Blutarmut, Diabetes, Frauen- und Hautkrankheiten, Krankheiten der Verdauungs- und Atmungsorgane. — 15. April—1. Okt. — *Auskunft:* Kurkommission.

Soden am Taunus, Reg.-Bez. Wiesbaden. — Bewaldete Talmulde. — *Bahn:* Frankfurt a. M.-Soden. — 140 m. — *Heilqu.:* Milchbrunnen (Nr. 1) 23,8°, Warmbrunnen (Nr. 3) 23,1°, Solbrunnen (Nr. 4) 21,6°, Wilhelmsbrunnen (Nr. 6a) 15,0°, Schwefelbrunnen (Nr. 6b) 13,5°, Wiesenbrunnen (Nr. 18) 12,3°, Champagnerbrunnen (Nr. 19) 10,5°, Major (Nr. 7) 19,7°, Sprudel (Nr. 24) 32,0°. — Erdige Kochsalzsäuerlinge, zum Teil warme. — *Kurmittel:* Trinkkur, 2 Inhalatorien, Bäder, medikomech. Institut, pneum. Behandlung, Emanatorium (Sodener Mineralpastillen). — *Behandelt werden:* Skrofulose, Rachitis, Bleichsucht, Blutarmut, Gicht, Rheumatismus, Nasen-, Rachen- und Kehlkopfkatarrhe, Bronchitiden, Asthma, Emphysem, verzögerte Resorption pneumonischer und pleuritischer Exsudate, Herzleiden, Darmkatarrh, Diarrhoe, Verstopfung, Frauenleiden, Leberhyperämie, Knochen- und Gelenkerkrankungen. — 15. April—15. Okt. — *Auskunft:* Kurverwaltung.

Sodenthal, Reg.-Bez. Unterfranken in Bayern. — In einem bewaldeten Tal des Spessart. — *Bahn:* Aschaffenburg-Miltenberg (Station Sulzbach am Main 5 km). — 143 m. — *Heilqu.:* Albertquelle, Sophienquelle, Karlquelle, Augustquelle. — Erd-muriatische Kochsalzquellen (mit 13—15 mg Brom) radioaktiv (24,5 M.-E.). — *Kurmittel:* Trinkkur, Inhalation, Bäder, Fango, Milchkur. — *Behandelt werden:* Skrofulose, Gelenktuberkulose, Blutarmut, Rachitis, Frauenkrankheiten, Krankheiten der Unterleibs- und Atmungsorgane, Exsudate. — 1. Mai—1. Okt. — *Auskunft:* Kurverwaltung.

Sooden a. d. Werra, Reg.-Bez. Kassel. — Bewaldeter Talkessel an der Werra. — *Bahn:* Göttingen-Bebra. — 152 m. — Reine Solquelle (radioaktiv). — *Kurmittel:* Trinkkur, Bäder, Inhalation, pneumat. Kammern, Gradierwerk, Fango, Milchkur, künstl. Kohlensäurebäder. — *Behandelt werden:* Rheumatismus, Lähmungen, Gicht, Skrofulose, Rachitis, Frauen- und Hautkrankheiten, Blutarmut, Herz-, Rückenmarks- und Nervenleiden, Stuhlverstopfung, Katarrhe der Atmungsorgane. — 1. Mai—1. Okt. — *Auskunft:* Bürgermeister und Kurdirektor.

Sorenbohm, Pommern. — Ostseebad. — Niedrige, schmale Dünen mit Kiefern bestanden Uferschutzmauer. — *Bahn:* Kolberg-Köslin (Station Alt-Banzin 4 km, Omnibus). — *Kurmittel:* Kalte Seebäder. 30 Hütten. — Anfang Juni—Ende Sept. — *Auskunft:* Badeverwaltung.

Spa, Belgien. — Im nördlichen Teil der Ardennen, 10 km von der deutschen Reichsgrenze entfernt. — 250 m. — *Heilqu.:* Eisenquelle, Moorbad.

Spiekeroog, Dorf auf der gleichnamigen ostfriesischen Insel (Prov. Hannover). — Nordseebad. — Die Insel liegt 9 km von der ostfriesischen Küste entfernt, ist 8 km lang und 2—3 km breit. 10—15 m hohe Dünenkette. Junger Laub- und Nadelwald. Im Süden Weideflächen. Am Nordstrand 6 m hoher, 600 m langer Steindamm (Wandelbahn). Strand 20 m breit. — Motorschiff nach Neuharlingersiel, von dort Omnibus nach Esens (Bahnstation); ferner Dampfschiff über Wangerooge nach Carolinensiel-Harle (Bahnstation). — *Kurmittel:* Kalte Seebäder, Herren- und Damenbad, warme Seebäder (8 Zellen). — 1. Juni bis 1. Okt. — *Auskunft:* Badeverwaltung.

Spinabad, Schweiz. Kanton Graubünden. — Im unteren Davoser Tale. — *Bahn:* Rhätische Bahn, Station Glaris. — 1468 m. — Schwefelquelle (radioaktiv). — *Behandelt werden:* Rheumatismus, Hautleiden.

Stachelberg, Schweiz. Kanton Glarus. — *Bahn:* Zürich-Linththal (Station Linththal). — 664 m. — Schwefelquelle. — *Kurmittel:* Trink- und Badekur, Inhalation, Kohlensäure-, Sonnen- und Luft- und elektr. Lichtbäder. — *Behandelt werden:* Katarrhe der Atmungsorgane, der Verdauungsorgane und des Harnapparates, Gicht, Rheumatismus, Skrofulose, Nervenleiden.

Stans, Schweiz. — Luftkurort. — 458 m.

Starnberg, Reg.-Bez. Oberbayern. — Luftkurort. — Am Starnberger See (Würmsee 5 km breit, 21 km lang). Wald. — *Bahn:* München-Murnau. — 588 m. — *Kurmittel:* Bäder im See. Wintersport. — 1. Mai—1. Okt. und 1. Dez.—31. Jan. — *Auskunft:* Verschönerungsverein.

Steben, Reg.-Bez. Oberfranken (Bayern). — Welliges Hochplateau des Frankenwaldes, Nadelwald. — *Bahn:* Hof-Marxgrün-Bad Steben. — 581 m. — *Heilqu.:* Tempelquelle, Wiesenquelle. — Reine Eisensäuerlinge mit 22 und 19 mg Eisen. — *Kurmittel:* Trinkkur, Bäder, Moorbäder, Hydrotherapie, künstl. Solbäder. Versandwasser. — *Behandelt werden:* Blutarmut, Nerven-, Rückenmarks-, Herz- und Frauenleiden, Gicht, Rheumatismus. — 15. Mai—1. Okt. — *Auskunft:* Badeverwaltung.

Steinabad, Badischer Schwarzwald. — 750 m. — Luftkurort. — 1. Mai—30. Sept.

Steinberghaff, Schleswig-Holstein. — Ostseebad. — Am Eingang der Flensburger Föhrde auf steilem Ufer. — *Bahn:* Flensburg-Kappeln (Station Steinberg, 3 km). — *Kurmittel:* Kalte und warme Seebäder. — 1. Juni—1. Okt. — *Auskunft:* Gemeindevorsteher von Östergaard, Kreis Flensburg.

Stolberg am Harz, Reg.-Bez. Merseburg. — Luftkurort. — Am Südrande des Unterharzes. Wälder. — *Bahn:* Berga-Stolberg-Rottleberode (Station Stolberg-Rottleberode 6 km, Auto). — 300—375 m. — 1. Mai—1. Okt. — *Auskunft:* Verkehrsverein.

Stolpmünde, Reg.-Bez. Köslin. — Ostseebad. — Unmittelbar an der Küste am Ufer der Stolpe. Breiter Sandstrand. Dünen. Gemischter Wald. 2 Molen, 400 m lang. — *Bahn:* Stolp-Stolpmünde. — *Kurmittel:* Kalte Seebäder. 1 Herrenbad mit 32, 1 Damenbad mit 35 Zellen. Warme Seebäder (8 Zellen). — 15. Juni—15. Sept. — *Auskunft:* Badeverwaltung.

Streitberg, Oberfranken (Bayern). — 584 m. — Luftkurort. — 1. Mai—30. Sept.

Suderode, Reg.-Bez. Magdeburg. — Bewaldeter Talkessel des Harzes. — *Bahn:* Aschersleben-Quedlinburg. — 180 m. — *Heilqu.:* Behringer Brunnen. — Erd-muriatische Kochsalzquelle (mit geringem Schwefelwasserstoffgehalt). — *Kurmittel:* Bäder, Inhalation, Fango, Milchkur, künstl. Kohlensäurebäder. — *Behandelt werden:* Skrofulose, Haut-, Drüsen-, Knochen-, Augenleiden, Neurasthenie, Hysterie, Neuralgien, Katarrhe der Schleimhäute. — 1. Mai—1. Sept. — *Auskunft:* Badeverwaltung.

Süderspitze bei Memel. Ostseebad. — 1. Juni—15. Sept. — *Auskunft:* Amtsvorsteher.

Südstrand auf Föhr. Nordseebad. — Das ganze Jahr.

Sülzhayn am Harz. Provinz Hannover. — 345 m. — Luftkurort (Lungentuberkulose). — Das ganze Jahr.

Suhl, Reg.-Bez. Erfurt. — Bewaldete Berge des Lautertals. — *Bahn:* Ritschenhausen-Erfurt. — 437 m. — *Heilqu.:* Chlorkalziumsolquelle (mit 2,9 mg Lithium), Ottilienquelle (mit 36,5 mg Brom und 4,6 mg Lithium). — Erd-muriatische Kochsalzquellen. — *Kurmittel:* Trinkkur, Bäder (2 Badeanstalten), Inhalation. — *Behandelt werden:* Krankheiten der Verdauungsorgane und des Unterleibs, Rheumatismus, Gicht, Fettsucht, Frauenleiden, Skrofulose. — 1. Mai—1. Okt.

Sulz am Neckar, Schwarzwaldkreis (Württemberg). — Neckartal; Wald. — *Bahn:* Stuttgart-Immendingen. — 430 m. — Sole. — *Kurmittel:* 2 Badehäuser. — *Behandelt werden:* Skrofulose, Rachitis, Hautkrankheiten, Gicht, Rheumatismus, Blutarmut, Hämorrhoiden, Verdauungsstörungen, Rekonvaleszenz. — 1. Mai—1. Okt. — *Auskunft:* Stadtschultheißenamt.

Sulz am Peissenberg oder Bad Hohensulz, Oberbayern. — Am Fuße des hohen Peissenberges (988 m). — *Bahn:* Peissenberg-Weilheim. — 615 m. — Reine Schwefelquelle. — *Kurmittel:* Bäder. — *Auskunft:* Badeverwaltung.

Sulza, Prov. Sachsen. — Ilmtal. — *Bahn:* Berlin-Frankfurt a. M. und Straußfurt-Großheringen. — 148 m. — *Heilqu.:* Leopoldquelle, Kunstgrabenquelle, Heinrichsquelle, Konstantinquelle, Carl-Alexander-Sophienquelle (21°) (Mühlenquelle). — Reine Solquellen, Carl-Alex.-Soph.-Quelle = warm (radioaktiv bis 5 M.-E.). — *Kurmittel:* Bäder (21 Badeanstalten), Inhalation, Gradierwerk, Trinkkur. — *Behandelt werden:* Skrofulose, Bleichsucht, Gicht, Stauungen im Pfortadersystem, Verstopfung, Frauen-, Blutkrankheiten, Rachitis, Nervenleiden, Rheumatismus, Katarrhe der Atmungsorgane. — 1. Mai—1. Okt. — *Auskunft:* Badedirektion.

Sulzbach in Baden, Kreis Offenburg (Baden). — Bewaldete Berge. — *Bahn:* Appenweier-Oppenau (Station Hubacker). — 320 m. — Warme (20°) alkalisch-salinische Quelle. — *Kurmittel:* Bade- und Trinkkur. — *Behandelt werden:* Erkrankungen des Nervensystems, Rheumatismus, Blutarmut, Katarrhe der Bronchien, des Magens und Darmes, Erkrankungen der Leber und Gallenwege, Stoffwechselkrankheiten. — Mitte Mai—Mitte Okt.

Sulzbad, im Unterelsaß bei Wolxheim. — Bei Straßburg (23 km). — *Bahn:* Molsheim-Zabern. — 170 m. — *Heilqu.:* Amandusquelle. — Sulfatische Kochsalzquelle mit 6 mg Brom und 2 mg Jod. — *Kurmittel:* Trinkkur, Bäder, Inhalation, Dampfbäder, Milchkur. — *Behandelt werden:* Herzleiden, Rheumatismus, Gicht, Hautkrankheiten, Skrofulose, Ischias, Frauenleiden, Lungentuberkulose, Neuralgie, Zuckerkrankheit. — 1. Mai bis Mitte Sept.

Sulzbrunn, Reg.-Bez. Schwaben und Neuberg (Bayern). — Bewaldeter Abhang des Kemptener Waldes. — *Bahn:* Kempten-Pfronten-Reutte. — 875 m. — *Heilqu.:* Römerquelle. — Erdige Kochsalzquelle mit 13 mg Jod. — *Kurmittel:* Trinkkur, Bäder, Inhalation. — *Behandelt werden:* Skrofulose, Drüsenleiden, Gicht, Rheumatismus, Frauenkrankheiten, beg. Rückenmarksleiden, Nervenschwäche, Arteriosklerose, Syphilis. — Das ganze Jahr. — *Auskunft:* Badeverwaltung Jodbad Sulzbrunn.

Sulzburg, Badischer Schwarzwald. — 340 m. — Luftkurort. — 1. Mai—30. Sept.

Sülze, Mecklenburg-Schwerin. — In der Ebene. — *Bahn:* Rostock-Tribsees. — 12 m. — *Heilqu.:* Badehausquelle, Mineraltrinkquelle. — Erd-muriatische Solquelle und reine Kochsalzquelle. — *Kurmittel:* Bäder, Inhalation, Gradierwerk. — *Behandelt werden:* Skrofulose, Rachitis, Rheumatismus, Gicht, Hautkrankheiten, Frauenleiden, Exsudate, Katarrhe der Atmungsorgane. — 15. Mai—1. Okt. — *Auskunft:* Gemeinnütziger Verein.

Sulzmatt, Oberelsaß. — *Heilqu.:* Quelle Nessel I. Gemeindequellen. — Alkalische Quellen. Versandwasser.

Swinemünde, Reg.-Bez. Stettin. Auf der Insel Usedom. — Ostseebad. — Am Ufer der Swine, 1,5 km von der Ostsee bis zum breiten, flachen Strande. Bodenerhebungen. Laub- und Nadelwald. Seesteg. — *Bahn:* Berlin-Ducherow-Swinemünde-Heringsdorf und Stettin-Swinemünde, Dampfschiff nach Stettin. — 3 Solquellen. — *Kurmittel:* Kalte Seebäder. 3 Badeanstalten (Herrenbad, Damenbad und Familienbad). Warme Seebäder. 2 Badeanstalten, daselbst auch Solbäder. Soletrinkkur. Moorbäder. Fango. Elektr. Lichtbäder. Russisch-römische Bäder. Zanderinstitut. Wasserheilverfahren. Milchkur. — 1. Juni bis 20. Sept. — *Auskunft:* Badedirektion.

Sylt, Nordfriesische Insel mit 11 Ortschaften, davon 4 Badeorte. (Prov. Schleswig-Holstein.) 36 km lang und 0,5—3,2 km breit, in der Mitte 12 km breit (mit Halbinsel). Der gradlinige Westrand hat den stärksten Wellenschlag der Nordseeinseln. Dort eine Dünenkette, 18—20 m hoch, teilweise 40—45 m hoch. Junger Laub- und Nadelwald. — Dampfschiff von Munkmarsch (Ostseite) nach Hoyerschleuse (Bahnstation); ferner von Hörnum (Süden) nach Hamburg über Helgoland-Cuxhaven, und nach Amrum und Wyk. Auf der Insel Kleinbahn.

Sylt. *1.* **Westerland,** Nordseebad. — An der Westküste in der Mitte der Insel unmittelbar am Strand. Strand 20—50 m breit, flach. — *Kurmittel:* Kalte Seebäder, Herren-, Damen- und Familienbad (400 bewegl. Badekarren). Warme Seebäder (24 Zellen). Elektr. Lichtbäder. Inhalation. Sonnenbad (20 Zellen). Milchkur. 1500 m lange hölzerne Wandelbahn am Strande. — 1. Juni bis 15. Okt. — *Auskunft:* Direktion der Nordseebäder Westerland und Wenningstedt.

Sylt. *2.* **Wenningstedt.** — Nordseebad. — 3,5 km nördlich von Westerland. Flacher, 20—50 m breiter Strand. — 15—16 m. — *Kurmittel:* Kalte Seebäder. Herren- und Damenbad mit 30 Zellen. — Mitte Mai—1. Okt. — *Auskunft:* Direktion der Nordseebäder Westerland und Wenningstedt.

Sylt. *3.* **Kampen.** — 6 km nördlich von Westerland, hochgelegen. Flacher, 20—50 m breiter Strand. Steilabfallende Dünen (rotes Kliff). — *Kurmittel:* Kalte Seebäder. Herren- und Damenbad. — 1. Juni—1. Okt. — *Auskunft:* G. m. b. H. Nordseebad Kampen auf Sylt in Berlin W., Potsdamerstr. 116.

Sylt. *4.* **Keitum.** — Nordseebad. — 4 km östlich von Westerland am Wattenmeer. 10—15 m breiter Strand. Baumwuchs. Der Badegrund ist schlicksandig. — *Kurmittel:* Kalte Seebäder, feststehende Badehütte mit 4 Zellen. — 15. Mai—15. Okt. — *Auskunft:* Verkehrsverein.

Tabarz, Gotha. — Luftkurort. — Im Thüring. Wald am Fuße des Inselberges. Nadelwald. — *Bahn:* Fröttstädt-Georgenthal (Station Waltershausen, 6 km, Post und Reinhardsbrunn, Wagen 40 Min.). — 416 m. — *Kurmittel:* 2 Badeanstalten. — *Auskunft:* Fremdenkomitee.

Tambach, Koburg-Gotha. — Luftkurort. — In einem Talkessel des Thüring. Waldes. Nadelwald. — *Bahn:* Gotha-Georgenthal-Tambach. — 440—518 m. — Mai bis Okt. — *Auskunft:* Verschönerungsverein.

Tarasp-Schuls, Schweiz, Kanton Graubünden. — Im Engadin. Nadelwald. Daran anstoßend Vulpera-Tarasp (siehe dieses). — *Bahn:* Elektr. Bahn nach Bevers (1½ Stunde), Bevers an der Rhätischen Bahn. — 1200—1240 m. — *Heilqu.:* Bonifaciusquelle, Wyquelle, Suotsaßquelle, Luciusquelle, Emeritaquelle. — Alkalisch-erdige Säuerlinge, Eisensäuerlinge, und alkalisch-salinische Säuerlinge. — *Kurmittel:* Trinkkur, Bäder, auch Solbäder, Schlammbäder, Zanderinstitut. — *Behandelt werden:* Krankheiten der Verdauungsorgane, der Leber- und Gallenwege, Nervenleiden, Stoffwechselkrankheiten, Fettleibigkeit, Diabetes, Gicht, Blutarmut, Herz- und Gefäßkrankheiten, Katarrhe der Bronchien und des Harnapparates, Frauenleiden. — 20. Mai—20. Sept. — *Auskunft:* Auskunftsbureau.

Tegernsee, in Oberbayern. — Luftkurort. — Am Ostufer des 6,7 km langen und 2 km breiten Tegernsees in den Vorbergen der Alpen (bis 1450 m hoch). Laub- und Nadelwald. — *Bahn:* München-Holzkirchen-Tegernsee. — 735 m. — *Kurmittel:* Bäder im See, auch warme Bäder, Wintersport. — *Auskunft:* Gemeindeverwaltung.

Teinach, Schwarzwaldkreis in Württemberg. — Tal. — *Bahn:* Pforzheim-Horb. — 400 m. — *Heilqu.:* Tintenquelle, Dächsleinquelle, Hirschquelle, Bachquelle. — Tintenquelle = einfache kalte Quelle mit 8,5 mg Eisen. Die anderen = erdig-alkalische Säuerlinge. — *Kurmittel:* Bäder, künstl. Sol- und Moorbäder, Elektrotherapie. — *Behandelt werden:* Blutarmut, Bleichsucht, Katarrhe der Schleimhäute, Verdauungsstörungen, Zuckerkrankheit, Gicht, Konkrementbildungen, Nervenkrankheiten, Frauenkrankheiten. — 1. Mai bis 1. Okt. — *Auskunft:* Badeverwaltung.

Tenigerbad, Schweiz, Graubündener Oberland. — Luftkurort. — Im Somvixertal. — *Bahn:* Chur-Disentis (Station Rabius ½ Stunde). — 1273 m. — *Heilqu.:* Bitterquelle, radioaktiv. — *Kurmittel:* Liegekur, Trinkkur. — 1. Juni—20. Sept.

Tennstedt, Sachsen. — In Bergen (300 m). — *Bahn:* Tennstedt-Gotha. — 144 m. — Erdig-sulfatische Schwefelwasserstoffquelle. — *Kurmittel:* Trinkkur, Bäder (Versandwasser). — *Behandelt werden:* Rheumatismus, Gicht, Hautkrankheiten, Stauungen der

Unterleibsorgane, Katarrhe des Rachens und der Luftröhre, Krankheiten der Harnorgane, Neuralgien, Lähmungen, Lues, Frauenleiden, Knochenleiden. — 1. Mai—1. Okt.

Teplitz-Schönau in Böhmen. — Südlich vom Erzgebirge, nördlich vom Mittelgebirge. Bewaldete Höhen. — *Bahn:* Außig-Comotau und Bodenbach-Comotau. — 230 m. — *Heilqu.:* Urquelle, Steinquelle und andere. — Einfache warme Quellen (32—46,5°) (radioaktiv 25 und 9 M.-E.). — *Kurmittel:* Bäder (ständiger Zufluß). Emanatorium. Trinkkur. — Moorbäder. Inhalatorium. Mediko-mech. Institute. Kohlensäurebäder. Mehrere Badehäuser. — *Behandelt werden:* Gicht, Rheumatismus, Neuralgien, Exsudate, Lähmungen, Residuen von Knochenbrüchen. — Das ganze Jahr. — *Auskunft:* Städtisches Kurinspektorat.

Thal, Koburg-Gotha. — Luftkurort. — Im nordwestlichen Teil des Thüring. Waldes (bis 700 m hoch). Laub- und Nadelwald. — *Bahn:* Wutha-Ruhla. — 330—340 m. — *Kurmittel:* Bäder, Terrainkur. — 15. Mai—15. Sept. — *Auskunft:* Kurkomitee.

Thale am Harz, Reg.-Bez. Magdeburg. — Luftkurort. — Am Ostrande des Harzes, am Eingang des Bodetales. Laub- und Nadelwald. — *Bahn:* Magdeburg-Thale. — 200 m. — *Heilqu.:* Hubertusbrunnen. — Erd-muriatische Solquelle. — *Kurmittel:* Trinkkur, Bäder, Flußbäder, Milchkur. — 1. Mai—1. Okt. — *Auskunft:* Kurverwaltung.

Tharandt, Amtshauptmannschaft Dresden-Altstadt. — Bewaldetes Hügelland. — *Bahn:* Dresden-Chemnitz-Reichenbach i. V. — 200—240 m. — *Heilqu.:* Sidonienquelle. — Reine Eisenkarbonatquelle mit 10 mg Eisen. — *Kurmittel:* Trinkkur, Bäder, Moorbäder, Dampfkastenbäder, künstl. Kohlensäurebäder. — *Behandelt werden:* Blutarmut, Nervosität. — 15. Mai—15. Sept. — *Auskunft:* Bürgermeisteramt.

Thiessow, Reg.-Bez. Stralsund. — Auf der Insel Rügen. — Ostseebad. — Auf der Südspitze der Halbinsel Mönchgut. Laub- und Nadelgehölz. Im Osten die Anhöhe Süd-Peerd (38 m hoch). Sandiger Strand. — *Bahn:* Altefähr-Göhren (Station Philippshagen 6 km). — Dampfschiff nach Greifswald, Saßnitz. — *Kurmittel:* Kalte Seebäder. Je 2 Badeanstalten am Ost- und am Weststrand (je 12 Zellen). Warme Seebäder (4 Zellen). — 1. Juni bis 15. Sept. — *Auskunft:* Badeverwaltung.

Thun am See, Schweiz, Berner Oberland. — Luftkurort. — Am Thuner See. — 750 m. — *Kurmittel:* See- und Flußbäder, Fango, Dampf-, Heißluft- und Lichtbäder, Milchkur. — April bis Ende Oktober. — *Auskunft:* Offizielles Verkehrsbureau Thun.

Thusis, Schweiz, Kanton Graubünden. — Luftkurort. — Am Fuß des Piz Beverin 3002 m, am Eingang der Viamalaschlucht. — *Bahn:* Station der Albulabahn. — 750 m. — *Heilqu.:* Donatusquelle. — Eisensäuerling mit Brom und Jod (radioaktiv 8,5 M.-E.). — *Behandelt werden:* Skrofulose, Tuberkulose, Rheumatismus, Nieren-, Blasen-, Gallensteine, Exsudate, Diabetes. — *Auskunft:* Offizielles Verkehrsbureau.

Tiefenbach, Reg.-Bez. Schwaben und Neuburg (Bayern). — Algäuer Alpen. Bis 1200 m Höhe. — *Bahn:* Immenstadt-Oberstdorf (Station Langenwang 3 km). — 785 m. — Reine Schwefelwasserstoffquelle. — *Kurmittel:* Trinkkur, Bäder, Duschen, Milchkur. — *Behandelt werden:* Rheumatismus, Gicht, Ischias, Hautkrankheiten, Beingeschwüre, Hämorrhoiden, Hypochondrie, Nervenleiden, Krankheiten der Atmungsorgane, Frauenleiden. — 1. Juni—1. Sept. — *Auskunft:* Hastreiter in Sonthofen.

Timmendorfer Strand, Lübeck. Oldenburg. — Ostseebad. — Unmittelbar am Strande der Neustädter Bucht. Hohes Ufer. Dünen. Kiefern- und Buchenwald. — *Bahn:* Kiel-Lübeck (Station Pansdorf 7 km). Dampfschiff nach Neustadt i. Holstein, Travemünde. — *Kurmittel:* Kalte und warme Seebäder. Badekarren. — 15. Mai—15. Sept. — *Auskunft:* Fremdenverkehrsverein.

Titisee, Badischer Schwarzwald. — *Bahn:* Freiburg i. B.-Donaueschingen. — 858 m. — Luftkurort. Wintersport. — 1. Mai—30. Sept. und 1. Dez.—31. Jan.

Todtmoos, Baden. — Luftkurort. — In einem weiten Tal des südlichen Schwarzwaldes (bis 1230 m). Tannen- und Laubwald. — *Bahn:* Schopfheim-Säckingen (Station Wehr 17 km, Post). — 821 m. — *Kurmittel:* Wasserheilanstalt, Zanderinstitut, Luft- und Sonnenbad, Liegehallen. — Mai bis Okt. — *Auskunft:* Kurverein.

Todtnau, Badischer Schwarzwald. — *Bahn:* Todtnau-Zell-Basel. — 648 m. — Luftkurort. — 1. Mai—30. Sept. und 1. Dez.—31. Jan.

Bad Tölz (s. a. Heilbrunn), Oberbayern. — *Bahn:* München-Holzkirchen-Bad Tölz. — 670 m. — *Heilqu.:* Bernhardsquelle, Johann-Georgenquelle, Annaquelle, Karlsquelle, Maximiliansquelle, Marienquelle, Neue Jodtrinkquelle. — Einfache kalte Quellen (1 mg Jod und 1 mg Hydrosulfidionen). — *Kurmittel:* Bäder, Inhalation, Moorbäder, Kohlensäurebäder, Solbäder, Milchkur. Versand von Quellsalz und Wasser der Jodtrinkquelle, Wintersport. — *Behandelt werden:* Skrofulose, Frauenkrankheiten, Lues, chron. Hautkrankheiten, Drüsenanschwellungen, Katarrhe der Luftwege, Arteriosklerose, Augenkrankheiten. — 1. Mai—1. Okt. u. 1. Dez.—31. Jan. — *Auskunft:* A. G. der Krankenheiler Jodquellen.

Tönnisstein, Reg.-Bez. Koblenz. — Eifel, in der Nähe des Laacher Sees. — *Bahn:* Brohlthalbahn. — 130 m. — *Heilqu.:* Natron-Lithionquelle, Tönissteinersprudel, Angelikaquelle. — Erdig-alkalische Säuerlinge (mit 5, 6 und 14 mg Eisen). — *Kurmittel:* Bäder, Eisen-Mineral-Moorbäder, Sandbäder (Tönissteinersprudel nach Enteisenung = Tafelwasser).

Topolschitz in Süd-Steiermark. In den Ausläufern der Karawanken und Sulzbacher Alpen. — 400 m. — Warmer Eisensäuerling.

Wildbad Trarbach und Wildstein, Kreis Zell der Rheinprovinz. Wildbad Trarbach 1 km, Wildstein 4 km von Trarbach a. d. Mosel. — Bewaldetes Tal. — *Bahn:* Bullay-Trier (Station Traben-Trarbach). — Wildbad 127 m, Wildstein 175 m. — *Heilqu.:* Trarbacher Felsenquelle. — Einfache warme Quelle (35°). — *Kurmittel:* Thermalbäder mit ständigem Zufluß, Dampfbäder, Kohlensäurebäder, Milch- und Obstkur. — *Behandelt werden:* Rheumatismus, Gicht, Neurosen, Neuralgien, Neurasthenie, nervöse Magen- und Darmstörungen, Blasen- und Nierenleiden, Schwächezustände, Hautleiden, Frauenkrankheiten, Gelenkleiden. — 1. Mai—15. Okt. — *Auskunft:* Die Kurverwaltung.

Traunstein mit Wildbad Empfing, Oberbayern. — Bewaldete Vorberge des bayerischen Hochgebirges. — *Bahn:* München-Salzburg. — 570 m. — *Heilqu.:* 5 Quellen in Traunstein, 3 Quellen im Wildbad Empfing. — Einfache kalte Quellen. — *Kurmittel:* Moorbäder, Sole aus Reichenhall, Kohlensäurebäder, Wintersport. — *Behandelt werden:* Nervenkrankheiten, Gicht, Nieren- und Blasenleiden, Katarrhe der Atmungs- und Verdauungsorgane, Herzkrankheiten, Bleichsucht, Rheumatismus, Skrofulose, Fettsucht. — 1. Mai—30. Sept. u. 1. Dez.—31. Jan.

Trautenstein im Harz. — 460 m. — Luftkurort. — 1. Mai—30. Sept.

Travemünde, Gebiet der freien und Hansestadt Lübeck. — Ostseebad. — An der Mündung der Trave in die Lübische Bucht. Strand flach 60 m breit. Im Norden steiler Abfall des Ufers zur See. — *Bahn:* Lübeck-Travemünde. Dampfschiff nach Lübeck. — *Kurmittel:* Kalte Seebäder. 3 Badeanstalten (Herren-, Damen- und Familienbad) mit 185 Zellen. Warme Seebäder (30 Zellen). Außerdem gegenüber auf der Halbinsel Priwall Badehallen für Herren und Damen. Familienbad. Dampfkastenbäder. Kohlensäurebäder. Sandbäder, Elektr. Lichtbäder. — 15. Mai—15. Okt. — *Auskunft:* Kurverwaltung.

Trencsen-Teplitz, Ober-Ungarn. — Am Fuß der Karpathen in bewaldetem Tal. — *Bahn:* Brünn-Tepla-Trencsen-Teplitz. — 253 m. — *Heilqu.:* Sinaquelle und andere. — Warme Schwefelquellen (37—40°). — *Kurmittel:* Trinkkur, Bäder, Bassinbäder, Inhalatorium. — *Auskunft:* Badedirektion.

Treseburg im Bodetal im Harz bei Thale (Bahn: Thale-Magdeburg). — 372 m. — Luftkurort. — 1. Mai—30. Sept.

Treysa, Hessen. — *Bahn:* Cassel-Frankfurt a. M. — 238 m. — Luftkurort. — 1. Mai bis 30. Sept.

Triberg, Baden. — Luftkurort. — In einem Tal des Schwarzwaldes (1000 m). Tannenwald. — *Bahn:* Offenburg-Singen. — 686 m. — *Kurmittel:* Schwimmbad. Warme Bäder. Lichtbäder, Wintersport. — 15. Mai—1. Okt. u. 1. Dez.—31. Jan. — *Auskunft:* Kurverwaltung.

Tutzing, Reg.-Bez. Oberbayern. — Luftkurort. — Am Westufer des Starnberger Sees (Würmsees). Gemischter Wald. — *Bahn:* München-Murnau, Tutzing-Kochel. — 570 m. — *Kurmittel:* Bäder im See. — Mai bis Oktober. — *Auskunft:* Kurverein.

Überkingen, Donaukreis (Württemberg). — Bewaldetes Tal. — *Bahn:* Geislingen-Wiesensteig. — 440 m. — Erdiger Säuerling. — *Kurmittel:* Bäder, künstl. Kohlensäurebäder, Moorbäder, Luft- und Sonnenbad. — *Behandelt werden:* Gicht, Rheumatismus, Herz-, Nervenleiden, katarrhalische Affektionen, Verdauungsschwäche, Frauenkrankheiten, Blutarmut, Bleichsucht. — 1. Mai—1. Okt. — *Auskunft:* Brunnenverwaltung Überkingen-Ditzenbach-Imnau in Geislingen-Steig.

Überlingen im Kreise Konstanz in Baden. — Am Bodensee. — *Bahn:* Radolfzell-Friedrichshafen-Lindau. — 410 m. — Reine Eisenkarbonatquelle. — *Kurmittel:* Trinkkur, Bäder, elektr. Lichtbäder, 3 Badeanstalten im Bodensee. — *Behandelt werden:* Blutarmut, Nerven-, Frauen- und Hautleiden, Gicht, Rheumatismus, Skrofulose. — 1. Mai bis 1. Okt. — *Auskunft:* Kurkomitee.

Ückerlitz auf Usedom. Ostseebad. Pommern. 1. Juni—15. Sept.

Uhlingen, Badischer Schwarzwald. — 700 m. — Luftkurort. — 1. Mai—30. Sept.

Bad Ullersdorf in Mähren, Österreich. — Am Fuß des Mährischen Gesenkes. — *Bahn:* Mähr. Schönberg, Petersdorf-Winkelsdorf. — 425 m. — *Heilqu.:* Elisabethquelle, Marienquelle, Karlsquelle, Maria-Theresiabrunnen. — Warme Schwefelquellen (26—29°) und alkalisch-salinische Quellen. — *Kurmittel:* Bäder, Bassinbäder, Trinkkur, Moorbäder, Emanatorium. — *Behandelt werden:* Gicht, Rheumatismus, Haut-, Herz- und Frauenleiden, Exsudate, Katarrhe. — *Auskunft:* Liechtensteinsches Schwefelbad Ullersdorf.

Val Sinestra, Schweiz, Kanton Graubünden. — Im Unter-Engadin. Tannen- und Lärchenwälder. — Bahnstation Schuls 1½ Stunde, Wagen (siehe Tarasp-Schuls). — 1500 m. — Eisensäuerling. — *Kurmittel:* Trinkkur, Bäder, Höhenluftkurort. — *Behandelt werden:* Blut- und Stoffwechselkrankheiten. — 1. Juni—15. Sept.

Vellach in Kärnten. — In den Karnischen Alpen. — *Bahn:* Villach-Marburg (Station Künsdorf, 4½ Stunde, Wagen). — 850 m. — 4 Eisensäuerlinge.

Venedig—Seebad Lido, Klimatische Winterstation und Mittelmeerbäder. Italien.

Vetriolo (s. Levico).

Vevey, Schweiz, Kanton Waadt. — Luftkurort. — Am Nordostufer des Genfer Sees. — 380 m. — Das ganze Jahr, bes. Frühjahr u. Herbst. — *Auskunft:* Bureau de Développement.

Vichy, Departement de l'Allier. Frankreich. — 259 m. — *Heilqu.:* Grand Grille, Hôpital, Célestins, Chomel usw. — Alkalische Säuerlinge (14—44°). — Trinkkur, Bäder, Med.-mech. Institut. — Versandwasser.

Vilbel, Friedberg (Hessen). — Im Niddatal. Laubwald. — *Bahn:* Frankfurt a. M.-Kassel. — 106 m. — *Heilqu.:* Viktoria-Melita-Sprudel. Sauerbrunnen in der Mitte der Stadt. — Viktoria-Melita-Sprudel = erdig-alkalischer Eisensäuerling mit 24 mg Eisen. Sauerbrunnen = erdig-muriatischer Säuerling (Tafelwasser). — *Kurmittel:* Trinkkur, Bäder. — *Behandelt werden:* Blutarmut, Skrofulose, Neuralgien, Herz-, Nerven-, Rückenmarks- und Frauenleiden, Gicht, Rheumatismus, Bronchialkatarrh. — 1. Mai—1. Okt.

Warmbad Villach in Kärnten. — In weitem Talkessel der Flüsse Drau und Gail, in der Karnischen und Julischen Alpen- und Karawankenkette. Nadelwald. — *Bahn:* 8 Min. von Stadt Villach (Eisenbahnknotenpunkt). — 508 m. — Einfache warme Quelle (30°), (radioaktiv 2 M.-E.). — *Kurmittel:* Bäder. 3 Bassins. Kohlensäurebäder. Elektr. Lichtbäder. — *Behandelt werden:* Gicht, Rheumatismus, Arteriosklerose, Herzkrankheiten, chron. Exsudate, chron. Katarrhe, Haut- und Nervenkrankheiten. — *Auskunft:* Badeverwaltung.

Villingen, Badischer Schwarzwald, Baden. — 706 m. — Luftkurort. — 15. Mai—15. Sept.

Vilm, Reg.-Bez. Stralsund. Kleine Insel bei Rügen. — Ostseebad. — An der Südseite der Insel im Rügischen Bodden. Strand flach. Hügelgelände mit alten Eichen und Buchen. — *Bahn:* Lauterbach- Bergen (Station Lauterbach, 2 km, Motorboot). — *Kurmittel:* Kalte Seebäder. 2 kleine Badeanstalten. — 1. Juni—30. Okt.

Vitte, Reg.-Bez. Stralsund. Auf der Insel Hiddensee. — Ostseebad. — Auf der 17 km langen, 200 m breiten Insel Hiddensee bei Rügen. Wanderdünen. Die bewaldete Höhe des Dornbusch (72 m hoch) 4 km entfernt. — Dampfschiff nach Stralsund, 32 km. — *Kurmittel:* Kalte Seebäder am Westrande. Familien-Badehütten. — Mitte Juni—Mitte September. — *Auskunft:* Badeinteressentenverein.

Vitznau, Schweiz. — Luftkurort. — Am Vierwaldstättersee am Fuß des Rigi. — 440 m. — 15. März—15. Okt. — *Auskunft:* Kurverein.

Vulpera-Tarasp, Schweiz, Kanton Graubünden. — Bei Tarasp-Schuls, siehe dieses. — 1270—1300 m. — *Kurmittel:* Hydrotherapeutische Anstalt und die Kurmittel von Tarasp-Schuls. — 15. Mai—15. Sept. — *Auskunft:* Verkehrs- und Verwaltungsbureau Vulpera.

Walchensee, Oberbayern. — 790 m. — Luftkurort. — 1. Mai—30. Sept. und 1. Dez. bis 31. Jan.

Waldliesborn bei Lippstadt, Westfalen. — 77 m. — Kohlensaure Solquelle. — *Behandelt werden:* Herzkrankheiten, Nervenleiden, Rheumatismus, Gicht, Exsudate, Lähmungen, Neuralgien, Blutarmut, Folgen von Entzündungen der Knochen und Gelenke. — 1. April bis 31. Okt.

Waldshut. Badischer Schwarzwald. — 343 m. — Luftkurort. — 1. Mai—30. Sept.

Wangerooge, Dorf auf gleichnamiger ostfriesischer Insel (Oldenburg). — Nordseebad. — Die Insel ist von der oldenburgischen Küste 7 km entfernt, ist 10 km lang und 0,5—1,5 km breit. Dorf in der Mitte der Insel, unmittelbar an flachem Strand. Am Nordstrand eine 4 km lange Steinmauer (Wandelbahn). — Dampfschiff nach Carolinensiel-Harle (Bahnstation); ferner nach Wilhelmshaven und Bremen. — *Kurmittel:* Kalte Seebäder. Herren- und Damenbadestrand (84 bewegliche Karren). Warme Bäder (16 Zellen). — 1. Juni bis 30. Sept. — *Auskunft:* Badekommission.

Warmbad bei Wolkenstein, Amtshauptmannschaft Marienberg in Sachsen. — Bewaldetes Tal. — *Bahn:* Chemnitz-Annaberg-Weipert (Station Floßplatz-Warmbad). — 458 m. — Einfache, warme Quelle (29°). — *Kurmittel:* Bäder, Trinkkur, Kohlensäurebäder. — *Behandelt werden:* Rheumatismus, Gicht, Gelenksteifigkeit, alte Narben, Skrofulose, Bleichsucht, nervöse Herzerkrankungen, Erkrankungen des Nervensystems, Verdauungsstörungen, Frauenkrankheiten, Krankheiten der Niere und Blase, Bronchialkatarrh, Influenza. — Mai—Sept. — *Auskunft:* Badedirektion Uhligs Erben.

Warmbrunn, Reg.-Bez. Liegnitz. — Am Fuß des Riesengebirges. — *Bahn:* Hirschberg-Grünthal (Elektr. Bahn nach Hirschberg). — 345 m. — *Heilqu.:* Großes Bad, Kleines Bad, Neue Quelle, Ludwigsquelle I und II, Antonienquelle. — Einfache warme Quellen (24—43°). — *Kurmittel:* 3 Marmorbassins, Moorbäder, Elektrotherapie, Milchkur, Kohlensäurebäder. — *Behandelt werden:* Gelenkrheumatismus, Gicht, Nervenleiden, Rückenmarksleiden, Gelenksteifigkeiten, Hautleiden, Frauenleiden. — 1. Mai—1. Okt. — *Auskunft:* Badeverwaltung.

Warnemünde, Mecklenburg-Schwerin. — Ostseebad. — An der Mündung der Warnow unmittelbar am Strande. In der Nähe der Breitlingsee, das bewaldete steil ansteigende Diederichshäger Ufer und die Rostocker Heide. 500 m lange Mole mit Plattform. — *Bahn:* Berlin-Rostock-Warnemünde. Dampfschiff nach Rostock, 13 km. — *Kurmittel:* Kalte Seebäder. 3 Badeanstalten (Herren-, Damen- und Familienbad) mit 344 Zellen. Warme Seebäder, 2 Badeanstalten. — Sonnen- und Sandbad. Milchkur. — 1. Juni—1. Okt. — *Auskunft:* Badeverwaltung.

Wattweiler, Oberelsaß. — Ostabhang der Vogesen. — *Bahn:* Mühlhausen-Wesserling-Krüt (Station Sennheim). — 350—380 m. — *Heilqu.:* Schwefelbrünnlein, Gohrquelle. — Einfache kalte Quellen (9 mg Eisen). — *Kurmittel:* Bäder, Milch-, Traubenkuren. — *Behandelt werden:* Blutarmut, Nervenschwäche, Rheumatismus, Hautkrankheiten, Nieren-, Blasen- und Leberleiden, Gicht. — Das ganze Jahr. — *Auskunft:* Badedirektion.

Weggis, Schweiz. — Luftkurort. — Am Vierwaldstättersee, am Fuß des Rigi. — Dampfschiff nach Luzern (½ St.). — 440 m. — April—Okt. — *Auskunft:* Kurverein.

Wehlen, Amtshauptmannschaft Pirna (Sachsen). — Luftkurort. — Auf dem rechten Ufer der Elbe im Elbsandsteingebirge am Fuße der Bastei (315 m). Nadelwald. — *Bahn:* Dresden-Bodenbach (Station Pötzscha-Wehlen auf dem linken Ufer der Elbe). — 120 m. — *Kurmittel:* Flußbäder. Kurbad. — *Auskunft:* Kurdirektion.

Weilbach, Reg.-Bez. Wiesbaden. — In der Mainebene. — *Bahn:* Frankfurt a.M.-Wiesbaden (Station Flörsheim 2,5 km). — 134 m. — *Heilqu.:* Schwefelquelle, Natron-Lithionquelle (Faulborn). — Alkalische Schwefelwasserstoffquelle und alkalisch-muriatische Quelle. — *Kurmittel:* Bäder, Inhalation. Versandwasser. — *Behandelt werden:* Katarrhe der Luftwege, Asthma, Leberstauung, Hämorrhoiden, Hautkrankheiten, Lues, Metallvergiftung, Gicht, Rheumatismus, Blasen- und Nierenleiden, Magenkatarrh. — 1. Mai—15. Sept.

Weinheim an der Bergstraße. Hessen. — 120 m. — Luftkurort. — 1. Mai—30. Sept.

Weißenburg, Schweiz, Kanton Bern. — In einem bewaldeten, von hohen Felswänden eingeschlossenen Seitental des Simmentales. Nadelwald. — *Bahn:* Bad Weißenburg 15 Min. von Station Weißenburg. — 890 m. — Alkalisch-erdige warme Quelle (26°). — *Kurmittel:* Trink- und Liegekur. — *Behandelt werden:* Lungenkrankheiten. — 15. Mai—1. Okt. —

Weißer Hirsch, Amtshauptmannschaft Dresden-Neustadt. — Luftkurort. — Am rechten Elbufer auf der Hochfläche der Dresdener Heide. Nadelwald. — *Bahn:* Straßenbahnverbindung nach Dresden 20 Min. — 238 m. — *Kurmittel:* Bäder, Sanatorien, Luftbad, Wintersport. — *Auskunft:* Gemeinderat.

Wemding, Reg.-Bez. Schwaben und Neuburg in Bayern. — Am Rand einer Hochebene des Ries. — *Bahn:* Nördlingen-Wemding. — 424 m. — Reine Schwefelquellen. — *Kurmittel:* Trinkkur, Bäder, Milchkur. — *Behandelt werden:* Blutarmut, Nasen- und Kehlkopfkatarrh, Nieren- und Blasenleiden, Verdauungsstörungen, Leberstauung, Hämorrhoiden, Hautkrankheiten, Gicht, Rheumatismus. — Das ganze Jahr. — *Auskunft:* Hans Seebauer.

Wendefurth im Harz, Provinz Sachsen. — 333 m. — Luftkurort. — 1. Mai—30. Sept.

Wengen, Schweiz, Kanton Bern. — Luftkurort. — 500 m über dem Lauterbrunnental. — *Bahn:* Wengeralp-Jungfraubahn. — 1277 m. — *Auskunft:* Kurverein.

Wenningstedt, siehe Sylt.

Werl, Reg.-Bez. Arnsberg in Westfalen. — In der Ebene. — *Bahn:* Holzminden-Soest-Verviers und Neheim-Hüsten-Soest. — 190 m. — *Heilqu.:* St.-Michaels-Quelle, Solquelle. — Reine Kochsalzquelle und reine Solquelle. — *Kurmittel:* Trinkkur, Bäder, Gradierwerk. — *Behandelt werden:* Skrofulose, Rachitis, Rheumatismus, Hautkrankheiten, Katarrhe der Schleimhäute. — 1. Mai—15. Okt. — *Auskunft:* Badeverwaltung.

Wernigerode, Reg.-Bez. Magdeburg. — Luftkurort. — Am nordöstlichen Rande des Harzes, terrassenförmig zum Brocken (1142 m) aufsteigend. — *Bahn:* Wernigerode-Nordhausen, Halberstadt-Bad Harzburg. — 235—517 m. — *Kurmittel:* Badeanstalt. Flußbäder. Sanatorium. Wintersport. — Das ganze Jahr. *Auskunft:* Städt. Kurverwaltung.

Westerland, siehe Sylt.

Westernkotten, Reg.-Bez. Arnsberg in Westfalen. — In der Ebene. — *Bahn:* Lippstadt-Warstein. — 95 m. — Reine Solquelle. — *Kurmittel:* Bäder (auch Kohlensäurebäder), Gradierwerk. — *Behandelt werden:* Rheumatismus, Folgen von Pneumonie, Pleuritis, Skrofulose, Hautkrankheiten. — 10. Mai—1. Okt.

Westerplatte bei Danzig. — Ostseebad. — Auf einer Halbinsel zwischen der toten Weichsel und Ostsee. Park. Flacher sandiger Strand. Niedrige Dünen. Seesteg und Molen. — *Bahn:* Nach Danzig 7 km, auch Straßenbahn und Dampfschiff. — *Kurmittel:* Kalte Seebäder. 2 Badeanstalten (Herren- und Damenbad) mit 240 Zellen. Warme Seebäder (22 Zellen). — Moorbäder. Dampfkastenbäder. Künstl. Sol- und Kohlensäurebäder. — Juni—Ende Sept. — *Auskunft:* A.-G. „Weichsel" in Danzig.

Wiedenfelsen, Badischer Schwarzwald. — 700—900 m. — Luftkurort. — 1. Mai bis 30. Sept.

Wiesbaden, Reg.-Bez. Wiesbaden. — Muldenförmiges Tal am Taunus. — *Bahn:* Frankfurt a. M.-Wiesbaden und Mainz-Wiesbaden und Limburg-Wiesbaden. — 117 m. — *Heilqu.:* Kochbrunnen (65,7°), Adlerquelle (64,4°), Quelle im goldenen Brunnen, Schützenhofquelle (49,2°), Kleine Schützenhofquelle (45,4°), Spiegelquelle (66,2°), Quelle zum Kranz, Quelle des Pariser Hofes, Quelle des goldenen Kreuzes, Quelle des Augusta-Victoriabades (50,0°), Quelle zum schwarzen Bock, Quelle zu den weißen Lilien, Quelle zu den 4 Jahreszeiten (50,4°), Brühbrunnen, Sternquelle, Neue Quelle, Quelle zu den 2 Böcken, Quelle des Savoyhotels, Quelle zum Kölnischen Hof (55°), Beckerbrunnen, Quelle der Wilhelms-Heilanstalt (40,1°), Quelle zum Landsberg, Quelle im Goldenen Roß, Quelle des Hotels Cäcilie (52,0°), Quelle im neuen goldenen Brunnen, Löwenquelle, Faulbrunnen (14,0°). — Warme einfache Kochsalzquellen (Lithiumgehalt). Die Temperatur der Quellen nimmt mit ihrer Entfernung vom Kochbrunnen (65,7°) ab. — *Kurmittel:* Ca. 30 Badehäuser (vielfach in Hotels), Städtische Badehäuser: Kaiser-Friedrichbad (Emanatorium) und zum Schützenhof, Thermalbassinbäder in der Wilhelmsheilanstalt, Inhalatorium, Trinkkur, Moorbäder, Fango, Zanderinstitut, künstl. Kohlensäurebäder, pneumat. Kuren, Sandbäder, Zanderinstitut. — *Behandelt werden:* Gicht, Rheumatismus, Gelenkrheumatismus, Knochen- und Gelenkleiden, Pleuritis, Perikarditis und Peritonitis, Herzkrankheiten, Nerven-, Frauenkrankheiten, Ischias, Nieren-Blasenleiden, Erkrankungen der Atmungsorgane, der Verdauungsorgane, Fettsucht. — Das ganze Jahr. — *Auskunft:* Städtisches Verkehrsbureau.

Wiesenbad, Amtshauptmannschaft Annaberg. — Zschopauthal im Sächsischen Erzgebirge. — *Bahn:* Chemnitz-Annaberg-Weipert (Station Wiesa). — 435 m. — *Heilqu.:*

St. Jobsquelle. — Einfache warme Quelle (20,2°). — *Kurmittel:* Schwimmbad, Inhalatorium Kohlensäurebäder, Moorextraktbäder, elektr. Bäder, elektr. Lichtbäder, Dampfkastenbäder. — *Behandelt werden:* Skrofulose, Schwächezustände, Dyspepsie, Exsudate, Menstruationsbeschwerden, Nervenleiden, Gicht, Rheumatismus. — 15. Mai—15. Sept. — *Auskunft:* Kurverwaltung.

Wiessee am Tegernsee. Oberbayern. — 435 m. — Jodhaltige Solquelle mit Kohlensäure und Schwefelwasserstoff. — *Behandelt werden:* Arteriosklerose, Rheumatismus, Gicht, Drüsenerkrankungen, Skrofulose, Erkrankungen des Nervensystems, der Schleimhäute, Nierenerkrankungen, Zuckerkrankheit, Frauenleiden, Hautleiden, Metallvergiftungen, Blutkrankheiten, Rekonvaleszenz. — 1. Mai—1. November. — *Auskunft:* Badedirektion.

Bad Wildbad, Schwarzwaldkreis (Württemberg). — Schwarzwald. — *Bahn:* Nebenbahn nach Pforzheim der Linie Mühlacker-Karlsruhe. — 430 m. — *Heilqu.:* 36 Bohrquellen. — Einfache warme Quellen (33—37°). — *Kurmittel:* Thermalbäder im großen und kleinen Badegebäude im Katharinenstift und im König-Karl-Bad (dauernder Zufluß). Elektr. Bäder, Dampf-, Heißluft- und Warmluftbäder. Emanatorium — *Behandelt werden:* Rheumatismus, Gicht, Knochen- und Gelenkleiden, Skrofulose, Rachitis, Nervosität, Lähmungen, Katarrhe der Luftwege, Frauenkrankheiten, chron. Verdauungsstörungen, Harnbeschwerden, Schwächezustände, Verletzungen, Metallvergiftungen. — 1. Mai—1. Okt. — *Auskunft:* Badeverwaltung.

Wildemann, Reg.-Bez. Hildesheim. — Luftkurort. — In einem Tal des Oberharzes. Nadelwald. — *Bahn:* Goslar-Claustal-Zellerfeld. — 422 m. — *Kurmittel:* 2 Badeanstalten. Wintersport. — 1. Juni—30. Sept. und 1. Dez.—31. Jan. — *Auskunft:* Kurverwaltung.

Wildungen, Waldeck. — In bewaldeten Bergen. — *Bahn:* Nebenbahn Wildungen-Wabern, letzteres an der Linie Frankfurt a. M.-Kassel. — 300 m. — *Heilqu.:* Georg-Victorquelle, Helenenquelle, Badequelle, Grottenquelle, Talquelle, Stahlquelle, Königsquelle, Schloßquelle. — Helenenquelle und Königsquelle = erdig-muriatische Säuerlinge. Badequelle, Schloßquelle, Georg-Victorquelle und Talquelle = erdige Säuerlinge. Stahlquelle = reiner Eisensäuerling (26 mg Eisen). Ferner: Eisen: Talquelle 14 mg, Schloßquelle 12 mg, Georg-Victorquelle 10 mg, Badequelle 10 mg, Helenenquelle 7 mg. Georg-Victorquelle, Helenenquelle, Stahlquelle, Königsquelle = Versandwasser. — *Kurmittel:* Hydrotherapie, Elektrotherapie, elektr. Lichtbäder, Fango, Massage, Milchkur. — Trink- und Badekur. — *Behandelt werden:* Krankheiten der Harnorgane, harnsaure Diathese, Gicht, Diabetes, Frauenkrankheiten. — 15. April—15. Okt. — *Auskunft:* Wildunger Mineralquellen, A.-G. Für die Königsquelle und Schloßquelle: Bad Wildunger Heilquellen, A.-G., Königsquelle.

Wilhelmshaven, Hannover. — Nordseebad. — Westseite des Jadebusens. Badegrund schlickig. — *Bahn:* Bremen-Wilhelmshaven und Wittmund-Wilhelmshaven. — *Kurmittel:* Kalte Seebäder. Herren- und Damenbadeanstalten mit 200 Zellen. In der Abteilung für Nichtschwimmer künstl. Zementboden. Warme Seebäder (7 Zellen). — 15. Mai—1. Okt. — *Auskunft:* „Seebad Wilhelmshaven", Badeverein.

Wilhelmsglücksbrunnen (bei Creuzburg a. d. Werra). — *Heilqu.:* Großherzogin Carolinenquelle. — Sulfatische Kochsalzquelle (wird nach Eisenach 12 km geleitet).

Wilhelmshöhe, Reg.-Bez. Kassel. — Luftkurort. — Am Ostabhang des Habichtswaldes. Laub- und Nadelwald. Park. — *Bahn:* Kassel-Frankfurt a. M. und Kassel-Bebra. Straßenbahn nach Kassel 2,4 km. — 285—523 m. — *Kurmittel:* Sanatorien. Schwimmbassin. Terrainkur. — *Auskunft:* Kur- und Verschönerungsverein.

Wilsnack, Mark Brandenburg. — 30 m. — Berlin-Hamburger-Bahn. — Luftkurort. — 1. Mai—30. Sept.

Wimpfen, Hessen. — Anhöhe am Neckar. — *Bahn:* Heidelberg-Meckesheim-Jagstfeld. — 237 m. — Reine Solquelle. — *Kurmittel:* Trinkkur, Bäder, 2 Badeanstalten, Moorbäder, Dampf- und Heißluftbäder, künstl. Kohlensäurebäder, elektr. Lichtbäder. — *Behandelt werden:* Skrofulose, Rachitis, Rheumatismus, Gicht, Unterleibsleiden, Fettsucht, Hautkrankheiten. — 1. Mai—1. Okt. — *Auskunft:* Bürgermeisterei.

Windsheim, Reg.-Bez. Mittelfranken in Bayern. — Ausläufer des Steigerwaldes. — *Bahn:* Nebenbahn nach Steinach, letzteres an der Linie Aschaffenburg-München; Nebenbahn nach Neustadt a. d. Aisch, letzteres an der Linie Würzburg-Nürnberg. — 320 m. — *Heilqu.:* St. Annaquelle, Schöntal-, Bitterquelle, Solquelle. — Muriatisch-salinische Bitterquelle und salinische Solquelle. — *Kurmittel:* Trinkkur, Bäder. — *Behandelt werden:* Gicht, Rheumatismus, Nieren-, Leberleiden, Fettsucht, Herz- und Hautkrankheiten, Hämorrhoiden. — Das ganze Jahr. — *Auskunft:* Kurverwaltung.

Winterberg, Westfalen. — 842 m. — Luftkurort. — Das ganze Jahr.

Wipfeld, Reg.-Bez. Unterfranken (Bayern). — *Heilqu.:* Ludwigsquelle, Schilfquelle, Stahlquelle, Kaiser-Wilhelms-Quelle. — Alkalische Bitterquelle und sulfatische Schwefelwasserstoffquelle.

Wittdün mit Satteldüne. Siehe Amrum.

Wittekind bei Halle a. d. S., Reg.-Bez. Merseburg. — Bewaldetes Seitental der Saale. — 102 m. — Reine Solquelle. — *Kurmittel:* Bäder, Inhalation, Moorbäder, Dampfbäder, künstl. Kohlensäurebäder. — *Behandelt werden:* Skrofulose, Rachitis, Frauenleiden, Rheumatismus, Herz-, Rückenmarks- und Nervenleiden, Exsudate. — 10. April—1. Okt.

Wolfach, Badischer Schwarzwald. — 263 m. — Luftkurort.

Wölfelsgrund, Reg.-Bez. Breslau. — Luftkurort. — In einem Tal des Glatzer Schneegebirges (bis 1400 m). Auch Wintersport. — *Bahn:* Breslau-Mittelwalde (Station Habelschwerdt, 14 km, Post). — 680—700 m. — *Auskunft:* Gemeindevorstand.

Wolfshau im Riesengebirge. — 885 m. — Luftkurort. Wintersport. — 1. Mai—30. Sept. und 1. Dez.—31. Jan.

Woltersdorfer Schleuse bei Erkner. Mark Brandenburg. — 100 m. — Luftkurort. — Das ganze Jahr.

Wunsiedel im Fichtelgebirge. — *Bahn:* Wunsiedel-Hohenbrunn. — 550 m. — Luftkurort. — 1. Mai—30. Sept.

Bad Wurzelsdorf. — Luftkurort. — In Böhmen. Durch den Iserfluß von preuß. Schlesien geschieden. — 600 m. — Station: Grünthal.

Wustrow, Mecklenburg-Schwerin. — Ostseebad. — Auf einer schmalen Landzunge zwischen Saaler Bodden und Ostsee. Flache Dünen, teils Steilufer. Nadelwald. Seesteg. — *Bahn:* Rostock-Stralsund (Station Ribnitz 12 km Dampfschiff). — *Kurmittel:* Kalte Seebäder. 3 Badeanstalten (Herrenbad mit 14, Damenbad mit 20, Familienbad mit 10 Zellen). Warme Seebäder (6 Zellen). — 1. Juni—15. Okt. — *Auskunft:* Gemeindevorstand.

Wyk auf Föhr, Wyk auf der nordfriesischen Insel Föhr. Schleswig-Holstein. — Nordseebad. — Die Insel hat 18 Ortschaften, ist 82 qkm groß, liegt zwischen dem Festlande (6 km), den Halligen, Amrum und Sylt. Wyk liegt an der Südostecke der Insel unmittelbar am 20 bis 25 m breiten Strand. — Baumalleen. Nadelgehölz — Dampfschiff nach Dagebüll (Bahnstation) und nach Amrum. — *Kurmittel:* Kalte Seebäder. Herren-, Damen- und Familienbad (50 Badekarren). Warme Seebäder (15 Zellen). — Inhalatorium. — 1. Mai—31. Okt. — *Auskunft:* Badeverwaltung.

Yverdon-les-Bains, Schweiz, Kanton Waadt. — Am südlichen Ufer des Neuenburger Sees (Lac de Neuchâtel). — *Bahn:* Neuschâtel-Lausanne. — 443 m. — Warme Schwefelquellen (24°). — *Kurmittel:* Bäder, Trinkkur, Inhalation, Fango, Dampf-, Kohlensäure- und elektr. Lichtbäder. — *Behandelt werden:* Rheumatismus, Neuralgien, Hautkrankheiten, Magen-, Darm- und Leberleiden, Verstopfung, Hämorrhoiden, Katarrhe der Atmungsorgane und der Blase. — *Auskunft:* Direktion des Grand Hôtel des Bains.

Zandvoort, Holland. — Nordseebad. — Breiter Sandstrand. — *Bahn:* Nach Harlem, Amsterdam, Leiden und Haag. — *Kurmittel:* Herren-, Damen- und Familienbad. 400 Badekutschen. — 15. Juni—1. Okt. — *Auskunft:* Bureau Fremdenverkehr.

Zellerfeld. Reg.-Bez. Hildesheim. — Luftkurort. — Auf einer Hochebene des Oberharzes. Nadelwald 1 km entfernt. — *Bahn:* Clausthal-Zellerfeld. — 550 m. — *Kurmittel:* Bäder. Milchkur. Wintersport. — *Auskunft:* Städt. Kurverwaltung.

Ziegenhals, Schlesien. — 325 m. — Luftkurort. — 1. Mai—30. Sept.

Zingst, Reg.-Bez. Stralsund. — Ostseebad. — Auf der Halbinsel Zingst. Dünen und Deich, auch Wald. — *Bahn:* Stralsund-Velgast- Zingst und Rostock-Velgast-Zingst. — *Kurmittel:* Kalte Seebäder (Herren-, Damen- und Familienbad). Warme Seebäder (7 Zellen). Dampfkastenbäder. Kohlensäurebäder. — 1. Juni—30. Sept. — *Auskunft:* Badeverwaltung.

Zinnowitz, Reg.-Bez. Stettin. Auf der Insel Usedom. — Ostseebad. — Zwischen dem Achterwasser und dem breiten Ostseestrande. Hügelkette (35 m). Gemischter Wald. Seesteg. — *Bahn:* Wolgast-Ducherow. — *Kurmittel:* Kalte Seebäder (1 Herrenbad, 2 Damen- und 2 Familienbäder). Warme Seebäder (20 Zellen). Moorbäder. Künstl. Sol- und Kohlensäurebäder. — 1. Juni—Ende Sept. — *Auskunft:* Badeverwaltung.

Bad Zollern, Gemeinde Barkhausen bei Minden (Straßenbahn) Westfalen. — Am Fuß des Wittekindberges. — 49 m. — Sulfatische Kochsalzquelle. — *Kurmittel:* Bäder.

Zollhaus (Johannisbrunnen), Reg.-Bez. Wiesbaden. — Erdiger Säuerling. Versandwasser.

Zoppot bei Danzig. — Ostseebad. — Breiter, flacher Strand. Düne am Fuß einer Hügelkette (bis 210 m hoch). Ausgedehnter Laub- und Nadelwald. 280 m langer Seesteg. — *Bahn:* Stettin-Stargard-Danzig; Dampfschiff- und Vorortverkehr nach Danzig 12 km. — *Kurmittel:* Kalte Seebäder. 4 Badeanstalten (1 Herrenbad, 2 Damenbäder, 1 Familienbad) mit 540 Zellen. Warme Seebäder (60 Zellen). Moor- und Sandbäder. Warm-, Heißluft-, Dampf- und elektr. Lichtbäder. Hydrotherapie. — 1. Juni—Ende Sept. — *Auskunft:* Badedirektion.

Zuoz, Schweiz, Kanton Graubünden. — Luftkurort. — Im Ober-Engadin. — *Bahn:* 2 Stunden von Davos. — 1805 m.

Die Pockenschutzimpfung.

Von **Geh. Med.-Rat Prof. Dr. H. Hildebrand**-Marburg.

Die „Impfung" hat den Zweck, uns vor den Pocken zu schützen, einer schweren Infektionskrankheit, welche in früheren Zeiten in heftigen Epidemien auftrat und Tausende von Menschen jährlich dahinraffte.

Pocken = Blattern = Variola (von varus, der Hügel).

Dank der Schutzimpfung sind die Pocken, vor allem in Deutschland, wo die Impfung am strengsten durchgeführt ist, so selten geworden, daß die meisten Ärzte nie einen Fall gesehen haben. Wenigstens war dies vor dem Weltkrieg der Fall.

Nur in Grenzländern kamen einige Fälle vor, oder durchreisende Ausländer erkrankten in Deutschland und steckten einige Personen an; es kam zu kleinen auf den Ort beschränkten Herden.

So sah ich in Hamburg bei russischen Auswanderern eine Anzahl Pockenkranker und bekam auf diese Weise einen Begriff davon, wie furchtbar die Krankheit ist.

Verlauf. Der Verlauf der Pocken ist ein recht typischer. Nach der Ansteckung, die wahrscheinlich von den Lungen aus erfolgt, vergehen 9 bis 12 Tage (Inkubation), ehe irgendwelche krankhaften Erscheinungen auftreten. Bei mehreren Fällen, die ich während des Krieges beobachten konnte, brach jedesmal genau am 13. Tage nach der Infektion die Krankheit aus.

Sie beginnt plötzlich, meist mit Schüttelfrost; hohes Fieber stellt sich ein, Gliederschmerzen, Kopfschmerzen, zuweilen Erbrechen. Das Fieber steigt schnell auf 40—41^0, die Kranken fühlen sich sehr elend. Zuweilen stellt sich schon in diesem Stadium ein leichter, vorübergehender Ausschlag ein; im übrigen sind aber objektiv keine Veränderungen nachzuweisen.

Bei sporadisch auftretenden Fällen ist deshalb das Erkennen der Krankheit in diesem Stadium kaum möglich.

Nach einigen Tagen flaut das Fieber ab, die Kranken fühlen sich erheblich besser, oft sogar ganz wohl, und nun beginnt die Eruption der eigentlichen Pocken.

In charakteristischer Weise sah ich diesen Verlauf bei einem Pockenkranken während des Krieges. Es handelte sich um einen alleinstehenden Arbeiter. Er wurde plötzlich schwer krank mit hohem Fieber. 3 Tage lag er im Bett, ärztlich behandelt wurde er nicht. Am 4. Tage fühlte er sich wieder ganz wohl, er stand auf, nahm seine Lebensmittelkarten und stellte sich dann zur Polonaise vor einen Fleischerladen. In der Menschenmenge fiel er einem Schutzmann wegen eines ausgedehnten Ausschlags im Gesicht auf und wurde von diesem wegen Pockenverdachts in das Krankenhaus geschickt; hier entwickelten sich dann alsbald die echten Pocken.

Die Eruption der Pocken beginnt zunächst im Gesicht und verbreitet sich von hier auf den übrigen Körper. Es entstehen rote Fleckchen, die schnell zu kleinen Knötchen anwachsen; in der Mitte der Knötchen bildet sich dann ein kleines, sich langsam bis zur Größe einer Erbse vergrößerndes Bläschen, das anfangs wasserhellen Inhalt hat.

Die Kuppe des Bläschens zeigt eine leichte Einziehung (Pockennabel). Temperatur besteht zunächst nicht. Nachdem die Bläschen etwa in der Mitte der 2. Krankheitswoche die höchste Ausbildung erfahren haben, beginnt sich der Inhalt leicht zu trüben, gleichzeitig steigt die Temperatur wieder an; die Pocken trüben sich immer mehr, schließlich wird der Inhalt rein eiterig, das Fieber steigt auf 40—41° (Eiterfieber). Der Zustand ist sehr schlecht, und in vielen Fällen tritt in diesem Stadium der Tod ein. Bei günstigem Verlauf beginnen die Pocken jetzt vom Rande her einzutrocknen; es bilden sich braune Krusten, die nach etwa 2 Wochen abfallen.

Die Gesamtdauer der Krankheit beträgt demnach von dem Moment der Ansteckung bis zur Abstoßung der Borken etwa 4—5 Wochen (Inkubation 12, Prodromalstadium 3, Eruption 7, Involution 14 Tage).

In schweren Fällen kommt es zu Blutaustretungen in die Pocken, die sich bildenden Borken werden ganz dunkel, fast schwarz — „schwarze Blattern".

Bei massiger Entwicklung von Pusteln kann es zum Zusammenfließen der einzelnen Pusteln kommen (Variola confluens).

Die Blattern stellen eine äußerst schwere Krankheit dar, die mit den fürchterlichsten Qualen für den Kranken verbunden ist, zumal die Pocken nicht nur auf der Haut, sondern auch auf den Schleimhäuten auftreten.

Süpfle schreibt: „Nicht nur die mörderischste aller Krankheiten waren die Pocken, sondern auch die scheußlichste. Nichts reicht entfernt an die abschreckende Gestalt der ausgebildeten Blattern, bei denen der Kranke zu einer fiebernden, schmerzgequälten, am ganzen Körper zur Unkenntlichkeit angeschwollenen und durch Geschwulst und Entzündung blinden, heiseren, mit Eiter und Borken von Kopf bis zu Fuß bedeckten, die Luft verpestenden unförmlichen Masse umgewandelt ist." Und bei Junker (Archiv der Ärzte und Seelsorger wider die Pockennot, 1796) lesen wir: „Wir Umstehenden vernehmen nun wohl die Raserei, die Zuckungen, das Zähneknirschen, die Blutblasen, den aashaften Geruch des Kranken bei lebendigem Leibe und andere Jammerszenen dieser natürlichen Pocken mehr. Aber wer schildert die inneren Leiden? wer die Pein des Menschen, wenn die ganze Oberfläche mit dem schwarzen Panzer bedeckt dem innern Leben entgegenwirkt, das Gift auf edle Teile richtet und endlich nach langem schmerzhaften Kampfe das Herz zum Stillstand bringt? Oft zerkratzen die armen Kinder vor Angst die Wände oder mußten erst späterhin dem Schlagfluß oder gewaltsamen Krämpfen oder der angstvollen Erstickung unterliegen. So verlaufen die natürlichen Pocken in Europa alljährlich bei 400 000 Menschen."

Die „naturheilkundigen" Impfgegner müßten nur einmal einen schweren Fall von Pocken sehen; dann würden sie anders über die Gefährlichkeit der Pocken denken. „Eine leichte Wasserbehandlung ist gegen die Pocken viel besser als die Impfung; mit der Gefährlichkeit der Pocken ist es nicht so schlimm, denn bei einer Gruppe von Pockenfällen im Jahre 1868 wurden alle ohne Behandlung oder mit leichter Wasserbehandlung gesund". Solches und ähnliches Gerede hörte ich einmal in einem Vortrag eines Naturheilkundigen, der selbst nie einen Pockenfall gesehen hatte.

Haben sich die Borken abgestoßen, so bleiben an der Stelle der Bläschen zum mindesten Pigmentierungen zurück, meist aber kommt es zu glatten Narben, die sehr entstellend wirken und für das Leben bestehen bleiben.

Geschichte. Die Variola trat in Epidemien auf, deren Schwere zwar verschieden war; aber jedesmal starben eine große Menge Menschen. Die Pocken haben bis zum 18. Jahrhundert die Vermehrung des Menschengeschlechtes geradezu aufgehalten (Süpfle).

Furchtbar war ihre Wirkung auch insofern, als eine Menge Siecher, Blinder, Tauber oder aus sonstigen Gründen Arbeitsunfähiger jedesmal zurückblieb.

Wie weit das Auftreten der Blattern in Europa zurückreicht, läßt sich nicht mit Bestimmtheit sagen; es ist möglich, daß schon bei den alten Völkern, Griechen und Römern, Blattern auftraten; sicher waren sie schon im frühen Mittelalter in Europa verbreitet.

Die Variola ist ostasiatischen Ursprungs und ist in China schon in ältesten Zeiten bekannt gewesen. Im 6. und 7. Jahrhundert verbreitete sie sich über Europa, ganz besonders trugen die Kreuzzüge zur Ausbreitung bei.

Anfang des 16. Jahrhunderts kam die Krankheit auch nach Amerika und wütete dort furchtbar unter den Eingeborenen.

Schließlich trat die Krankheit in der ganzen Welt auf; eine Epidemie folgte der anderen.

Die Kontagiosität war enorm; fast niemand blieb verschont. „Von Pocken und Liebe bleibt niemand frei" war ein damals bekanntes Wort.

Ähnlich wie jetzt die Masern waren auch die Pocken eine ausgesprochene Kinderkrankheit. Da nur ausnahmsweise jemand zum zweiten Male erkrankte, so waren die meisten Menschen beim Auftreten einer neuen Epidemie unempfänglich, da sie bei vorhergehenden Epidemien krank gewesen waren. „Pockenfähig" waren nur die inzwischen Geborenen und Herangewachsenen. Blieb jemand bei einer Epidemie verschont, so erkrankte er fast immer später als Erwachsener, wie auch jetzt oft Erwachsene, die als Kinder keine Masern gehabt haben, später zusammen mit ihren Kindern erkranken.

Gefährlichkeit. Die Ansteckungsfähigkeit war so groß, daß etwa 85 bis 95% aller Lebenden erkrankten.

Die Mortalität war außerordentlich, durchschnittlich starben 15—20%, von kleinen Kindern bis zu 30%.

Junker gibt die Sterbeziffer in Europa am Ende des 18. Jahrhunderts auf 400 000 jährlich an, in Deutschland auf 70 000, bei der damaligen geringen Bevölkerungszahl eine enorme Ziffer.

Diese Gefährlichkeit der Pocken hatte selbstverständlich zur Folge, daß alle möglichen Mittel zur Bekämpfung versucht wurden. Aber die Erfahrung lehrte, daß alle Mittel erfolglos waren. Gegen die Krankheit selbst war nichts zu machen; war sie erst einmal ausgebrochen, so nahm sie ihren regelmäßigen Verlauf trotz aller Behandlung.

Infolgedessen kam man allmählich auf den Gedanken, sich vor dem Befallenwerden mit der Krankheit zu schützen.

Schutzmaßnahmen. Ganz früher allerdings unterließ man jede Maßnahme; da doch fast alle Menschen erkrankten, so hielt man die Krankheit für etwas Notwendiges, das jeder Mensch durchmachen müßte, und ergab sich in sein Schicksal. Man glaubte, daß diese „Reinigung" des Körpers etwas Notwendiges und Natürliches sei.

Langsam jedoch brach sich immer mehr die Erkenntnis Bahn, daß es sich um eine Ansteckung von außen handle, daß die Krankheit von Mensch zu Mensch übertragen wurde; man begann deshalb sich vor der Ansteckung zu schützen.

Die noch jetzt bei ansteckenden Krankheiten üblichen Methoden wurden schon damals angewendet: Isolierung der Kranken, Vernichtung oder Reinigung der Gebrauchsgegenstände; die Wohnungen wurden abgesperrt, selbst ganze Dörfer. Aber gegen die Krankheit half alles nichts: wer bei der einen Epidemie verschont blieb, erkrankte bei der nächsten. So war man völlig machtlos.

Die Tatsache jedoch, daß Leute, welche einmal die Pocken gehabt hatten, bei den folgenden Epidemien frei blieben, die Tatsache ferner, daß der Charakter der Epidemien ein sehr verschiedener war, einmal sehr heftig, ein andermal milder, führte bei vielen Völkern unabhängig voneinander zu dem Gebrauch, die Pockenfähigen gelegentlich einer milden Epidemie der Ansteckung auszusetzen, um sie vor späterer heftiger Erkrankung zu schützen. Genau so verfahren wir ja jetzt bei den Masern. Früher isolierte man auch bei Masern die Kranken mit dem Erfolg, daß einige Kinder frei blieben, um später als Erwachsener meist viel schwerer zu erkranken. Jetzt hat man diese Maßregel aufgegeben, die Geschwister der Erkrankten dürfen sogar nach den neuen Vorschriften ruhig die Schule besuchen usw.

Um die Ansteckung mit Pocken zu erreichen, wurden verschiedene Methoden bei den einzelnen Völkern angewendet. Man ließ Gesunde bei Kranken schlafen, zog die Kleider Pockenkranker an oder man verschaffte sich Pockeneiter, man konnte die Pocken „kaufen". Diese Methoden dürften wohl die ersten Versuche einer künstlichen aktiven Immunisierung gewesen sein.

Besonders früh wurde in Indien und China in dieser Weise vorgegangen; zuerst kam in Indien die Methode auf, den Pockenstoff durch eine Verletzung der Haut, durch Einimpfen, in den Körper zu bringen.

Inokulation. Man hatte die Erfahrung gemacht, daß Leute, die zufällig von einer Wunde aus angesteckt waren, eine viel mildere Krankheit durchmachten, und diesen Vorgang ahmte man nun absichtlich nach. Man nannte diese Methode Inokulation.

Schon im 18. Jahrhundert sind in Indien förmliche Inokulationstermine abgehalten worden, z. T. schon mit Lymphe, die durch Erhitzen oder durch langes Lagern abgeschwächt war.

Über Konstantinopel kam die Inokulation im Jahre 1721 durch die Frau des englischen Gesandten, welche ihre Söhne impfen ließ, nach England. Sie wurde mit Enthusiasmus aufgenommen und verbreitete sich schnell über ganz Europa. Bald bildete sich eine ganz bestimmte Methode aus: nur von ganz leichten Fällen wurde abgeimpft, am 4. Tage wurde von dem klaren Inhalt einer Pustel abgenommen; dann wurde von Mensch zu Mensch weitergeimpft.

Diese Inokulation mit echter Variola, die Variolation, hat sicher manchem Einzelindividuum genützt und ihn vor einer heftigen Variola geschützt, aber zuweilen trat doch eine recht schwere Krankheit auf; in einer Anzahl von Fällen trat sogar der Tod ein. Vor allem aber hat die Allgemeinheit nicht nur keinen Nutzen, sondern gar Schaden davon gehabt; denn die Inokulierten bildeten ebenso wie die anderen Variolakranken für alle Pockenfähigen eine große Gefahr und trugen zweifellos zur Verbreitung der Epidemien etwas bei.

Allerdings war der Schaden wohl nicht so groß, wie die Impfgegner meinen, welche behaupten, daß die großen Epidemien der damaligen Zeit hauptsächlich durch die Inokulation ihre Ausdehnung erlangt hätten.

So bildete bis zum Ende des 18. Jahrhunderts die Inokulation das einzige Mittel, welches wenigstens im Einzelfall mit Erfolg angewandt werden konnte.

Jenner. Um diese Zeit nun machte der englische Arzt Jenner seine epochemachende Entdeckung und führte die Schutzimpfung mit Kuhpockenlymphe ein.

Unter Kuhpocken, der Variola vaccina (von vacca die Kuh) verstand man eine eigenartige Erkrankung der Kühe, die sich im Auftreten von Bläschen am Leib, besonders am Euter, äußerte.

Es kam vor, daß sich Menschen beim Melken an kranken Kühen ansteckten und dann an der infizierten Stelle ähnliche Bläschen wie die Kühe bekamen. Es war nun eine alte Volkssage, die in verschiedenen Gegenden bekannt war, daß Menschen, die an den Kuhpocken krank gewesen waren, von der Variola verschont blieben. Schon vor Jenner ist, wie nachträgliche geschichtliche Forschung nachgewiesen hat, mehrmals versucht worden, die Nutzanwendung aus dieser Erfahrung zu ziehen und Kuhpocken künstlich zu übertragen.

Die erste absichtliche Impfung ist im Jahre 1772 mit Erfolg von einem Mädchen an sich selbst ausgeführt worden. Weitere Schutzimpfungen erfolgten in den Jahren 1774 und 1791.

Bereits im Jahre 1765 hatten zwei englische Ärzte die Schutzwirkung der Kuhpocke durch Versuche nachgeprüft und die Ergebnisse der medizinischen Gesellschaft in London mitgeteilt. Sie haben aber keine Beachtung gefunden und die Angelegenheit geriet in Vergessenheit.

Unabhängig von diesen Versuchen hat Jenner den alten Volksglauben von der Schutzkraft der Kuhpocke durch eigene Untersuchungen bestätigt.

Jenner verfuhr bei seinen Untersuchungen sehr vorsichtig — sie erstrecken sich auf 20 Jahre. Zunächst sammelte er alle Fälle von Übertragung von Kuhpocken auf Menschen und stellte fest, daß tatsächlich das Überstehen der Kuhpocken Schutz gegen die Variola gewährt.

Da er ferner fand, daß die Kuhpocken eine verhältnismäßig milde Erkrankung darstellten, daß nie ein ungünstiger Ausgang eintrat, so wagte er im Jahre 1796 seinen ersten Versuch: Er übertrug die Kuhpocken von der Hand einer Kuhmagd, die sich kurz vorher angesteckt hatte, auf einen gesunden 8jährigen Jungen. Die künstlich eingeimpften Kuhpocken verliefen wie gewöhnlich. 6 Wochen später lieferte er dann den Beweis, daß der Junge gegen Variola unempfänglich sei, indem er die Inokulation mit echter Variola vornahm. Der Junge blieb gesund; auch eine zweite spätere Inokulation blieb ohne Erfolg. Nach zwei Jahren stand Jenner ein neuer Fall von Kuhpocken zur Verfügung; er ging jetzt einen Schritt weiter. Er impfte direkt von der Kuh auf einen Knaben, von diesem auf ein anderes Kind und so fort auf mehrere.

Nach Überstehen der Kuhpocken inokulierte er Variola — die Kinder blieben gesund.

Jetzt erst veröffentlichte er seine Erfahrungen und Versuche, Ende Juni 1798.

Vakzination. Er erreichte, daß von den verschiedensten Seiten Nachprüfungen vorgenommen wurden. Als diese allgemein günstig ausfielen, verbreitete sich die Kuhpockenimpfung ungemein schnell nicht nur in England, sondern sehr bald auch in anderen Ländern.

Überall wurde nachgeprüft, überall mit demselben günstigen Resultat.

Wie hoch man den Nutzen der „Vakzination“ anschlug, erhellt daraus, daß schon nach wenigen Jahren die Zwangsimpfung in verschiedenen Staaten eingeführt wurde; zuerst in Bayern im Jahre 1807, also schon 9 Jahre nach der Entdeckung Jenners. Es folgten nach weiteren 6 Jahren Baden, dann Württemberg, Schweden usw.

Der Erfolg der überall ausgeführten Schutzimpfungen zeigte sich bald; innerhalb weniger Jahre waren die Pocken in Europa fast völlig erloschen. Jahrelang blieben Epidemien aus. „Die Pocken sind ausgerottet" lautet der Titel eines damals erschienenen Buches. Mehr als 10 Jahre vergingen ohne Epidemien; dann traten jedoch wieder zahlreiche Fälle auf, zuerst in England, einige Jahre später auch auf dem Festland.

Vor allem bemerkenswert war, daß auch zahlreiche Geimpfte wieder erkrankten.

Variolois. Allerdings machte man allgemein die Beobachtung, daß die Erkrankung bei den Geimpften viel milder und gutartiger verlief. Sie verlief unter dem Bild der Variolois, wie man schon früher ganz milde Blattern („falsche Blattern") bezeichnet hatte. Seitdem hat sich dieser Name für die „Pocken der Geimpften" eingebürgert.

Die Beobachtungen, die in dieser Zeit gemacht wurden, lehrten, daß die Jennersche Lehre, wonach durch das Überstehen der Kuhpocken für das ganze Leben Immunität gegen Variola erzielt würde, nicht richtig sei; die Tatsache jedoch, daß mehr als 10 Jahre nach Einführung der Impfung keine Epidemien vorgekommen waren, daß die Geimpften viel milder erkrankten, bewies, daß doch ein Schutz erreicht wurde, daß aber im Lauf der Zeit sich die Empfänglichkeit für Pocken wieder einstellte. Es ergab sich deshalb, wollte man wirklich geschützt sein, die Notwendigkeit, die Schutzimpfung zu wiederholen. So kam es zur Einführung der Wiederimpfung, der Revakzination.

Revakzination. Diese bürgerte sich ebenso schnell ein wie die Erstimpfung, und ihre Erfolge waren großartig. Sie wurde schon 1834 in der preußischen Armee eingeführt mit dem Erfolg, daß die Blattern in der Armee völlig verschwanden. In Deutschland war die Impfung nur in einigen kleinen Staaten obligatorisch, in andern nicht, so auch in Preußen nicht; hier wurde sie nur von Staats wegen gefördert. So kam es, daß immer noch eine große Menge pockenfähiger Menschen vorhanden war, und nur so war es möglich, daß nach dem Krieg 1870/71 wieder eine große Pockenepidemie in Deutschland ausbrechen konnte. Eingeschleppt wurden die Pocken vor allem durch die Soldaten und die ungeimpften französischen Gefangenen.

Diese Epidemie erforderte mehr Todesfälle als der französische Krieg. Sie wurde Veranlassung zum Erlaß des deutschen Reichsimpfgesetzes vom Jahre 1874, durch welches nun sowohl die Vakzination wie die Revakzination aller Deutschen gesetzlich vorgeschrieben worden ist.

Seitdem ist Deutschland von Epidemien völlig verschont geblieben; selbst durch den Weltkrieg, in welchem unsere Soldaten auf ihren Siegeszügen in alle möglichen Länder, in denen Pocken herrschten, gekommen sind, ist keine Verschleppung nach Deutschland veranlaßt worden; wenigstens sind nur einige kleine lokale Herde, die leicht zu unterdrücken waren, beobachtet worden.

Statistisches. Der Nutzen der Impfung ist durch die Statistik leicht zu erweisen, und es gibt sehr genaue und sorgfältige Zusammenstellungen, die vom Reichsgesundheitsamt bearbeitet worden sind; aus ihnen ist klar und einwandfrei die Wirkung der Impfung zu ersehen. Mit Einführung der Vakzination und Revakzination verschwinden die Pocken — wie die Tabellen ergeben — fast völlig.

Ich will nur einige Beispiele anführen: In Preußen starben vor Einführung der Revakzination noch 41 Personen auf 100 000, nach Einführung der Revakzination anfangs noch 2,2, später nur 1,2 Personen auf 100 000.

Eklatant war die Wirkung der Wieder-Impfung bei der preußischen Armee im Feldzug 1870/71:

Von den nicht geimpften Franzosen starben an den Pocken etwa 23 000, von den preußischen Soldaten nur 297!

Dem Beispiel Deutschlands sind die meisten Staaten gefolgt; doch haben mehrere Staaten, z. B. Rußland, noch gar keinen Impfzwang.

England hatte früher die Impfung obligatorisch eingeführt, hat aber später durch die „Gewissensklausel" die Durchführung der Impfung unmöglich gemacht: Jeder Vater kann alsbald nach der Geburt eines Kindes erklären, daß nach seiner Überzeugung die Impfung mit der Gesundheit des Kindes unverträglich sei! Seitdem haben die Pocken in England wieder erheblich zugenommen.

In Deutschland werden schon seit langem über jeden einzelnen Pockenfall genaue Ermittelungen angestellt; es ist erwiesen worden, daß die bei weitem größte Mehrzahl der jetzt noch vorkommenden Fälle in den Grenzgebieten auftreten und auf Einschleppung zurückzuführen sind. Wohl ist es einige Male vorgekommen, daß durch einen eingeschleppten Fall ein paar Personen angesteckt wurden; aber Epidemien sind seit Einführung des Impfgesetzes nicht mehr aufgetreten — der beste Beweis für die Nützlichkeit der Impfung und den Segen, den sie gestiftet hat.

Beginn des Impfschutzes. Was den Zeitpunkt des Beginns des Impfschutzes anlangt, so sind darüber umfangreiche Versuche gemacht worden; es hat sich herausgestellt, daß nach dem 8. oder 9. Tag Immunität vorhanden ist; eine erneute Impfung bleibt ohne jeden Erfolg, auch die Inokulation der Variola gelingt jetzt nicht mehr.

Es ist aber anzunehmen, daß schon früher ein gewisser Schutz gegen Variola eintritt; da außerdem bei den echten Blattern eine längere Inkubationszeit besteht, so ist es möglich, selbst nach erfolgter Ansteckung mit Variola noch eine wirksame Schutzimpfung mit Vakzine vorzunehmen. Man erreicht, daß der Verlauf der Variola ein viel milderer wird.

Dauer. Die Dauer des Impfschutzes beläuft sich im Durchschnitt auf 10 Jahre; nach dieser Zeit tritt wieder eine gewisse Empfänglichkeit ein, jedoch verlaufen sowohl erneute Impfung als echte Blattern erheblich milder, ein Beweis, daß noch eine teilweise Schutzwirkung der ursprünglichen Impfung vorhanden ist und noch viele Jahre erhalten bleibt.

Verlauf der Vakzination. Der Krankheitsverlauf bei einer normalen Schutzimpfung ist ein so gleichmäßiger wie bei keiner anderen Krankheit; er pflegt folgender zu sein:

In der ersten Zeit nach der Impfung zeigt der Impfschnitt das Aussehen eines gewöhnlichen Hautschnitts, in nächster Nähe ist eine minimale Röte vorhanden. Diese verliert sich am 2. Tag, es bildet sich ein leichter Schorf. Vom 3. oder 4. Tag an schwache Rötung, Erhebung zu Papeln oder Leisten; vom 5. Tag an Übergang der Papel zur Bläschenbildung, nach 7 Tagen höchste Entwicklung der Pustel; hellrötlich graue, wasserhelle Blase mit eingezogener Mitte, aus der sich beim Anstechen eine völlig klare Flüssigkeit entleert. Vom 8. Tag an Trübung des Inhalts, Eintrocknung und Abfall der Borken. Mit der Trübung des Inhaltes, also vom 7. Tag an, bildet sich häufig in der Umgebung der Pocken eine starke Rötung aus, der etwa 2—3 cm im Durchmesser habende „Pockenhof". Die intensiv gerötete Haut fühlt sich fest und derb an und ist schmerzhaft. Um diese Zeit besteht Störung des Allgemeinbefindens, Unbehagen, Appetitmangel, mehr oder weniger hohes Fieber. In 2—3 Tagen sind diese Erscheinungen aber völlig geschwunden, und ohne jeden Nachteil für das Kind tritt Heilung ein.

Der Pockenhof kann in einzelnen Fällen große Ausdehnung annehmen, bis zum Unterarm reichen; es kann dabei auch zur Schwellung der Achseldrüsen kommen.

Auch der Gesamtverlauf kann ein schwerer sein mit starker Störung des Allgemeinbefindens. Die entzündliche Rötung kann erhebliche Dimensionen annehmen, so daß ein dem Erysipel ähnliches Aussehen resultiert. Außerdem kann es vorkommen, daß eigentümliche Ausschläge, rote Flecken, Nesselausschlag, Bläschen usw. am ganzen Körper auftreten.

Alle diese Erscheinungen sind direkte Wirkung des Impfstoffes, nicht etwa von Beimengungen desselben, und ihr Auftreten hängt lediglich von der größeren oder geringeren Empfänglichkeit für die Pocken ab.

Im Gegensatz zu solchen schweren Erscheinungen bilden sich zuweilen nur sehr geringe Reaktionserscheinungen aus, der Verlauf ist ein viel schnellerer; es kommt vielleicht gar nicht zur Bildung einer ordentlichen Pustel, sondern über das Stadium des Knötchens kommt es nicht hinaus. Bei dem Nachschautermin am 7. Tag sieht man dann nur noch eintrocknende Knötchen; man muß auch diese schwachen Reaktionen als volle Erfolge rechnen; denn eine wiederholte Impfung bleibt in solchen Fällen stets ohne Erfolg.

Eine besonders schwache Reaktion sieht man zuweilen bei sehr elenden, heruntergekommenen Kindern; es bilden sich kleine Bläschen ohne jede Rötung, ohne Pockenhof, die, ohne daß es zu wesentlichen Krankheitserscheinungen kommt, eintrocknen (kachektische Reaktion).

Das Charakteristische im Verlauf der Vakzine im Gegensatz zur echten Variola besteht darin, daß es bei ersterer zur Eruption von Bläschen nur an der Impfstelle kommt, während sich bei Variola der ganze Körper mit Pocken bedeckt.

Der Unterschied im Verlauf ist jedoch nur ein scheinbarer; in Wirklichkeit handelt es sich um dieselbe Krankheit; jedoch sehen wir bei der Vakzine nur den ersten Teil des Krankheitsbildes, bei der Variola dagegen den letzten.

Das ganze Krankheitsbild haben wir bei der Inokulation der echten Blattern: sowohl die erste lokale Eruption an der Impfstelle wie bei Vakzine als auch die Allgemeineruption wie bei Variola. Bei Vakzine fällt der letzte Teil weg, weil die Krankheit sehr viel milder ist und früher abheilt, bei Variola sehen wir während des „Inkubationsstadiums" nichts von dem sich wahrscheinlich irgendwo im Innern abspielenden primären Eruptionsherd.

Abweichungen. Verläuft nun auch die Vakzine im allgemeinen ganz typisch in der oben angegebenen Weise, so gibt es doch auch vereinzelte Ausnahmen.

Zunächst können sich in der Nachbarschaft des Impfschnittes kleine „Nebenpusteln" bilden, die offenbar dadurch entstehen, daß sich das Virus auf dem Lymphwege in der Nachbarschaft verbreitet. Wir sehen derartige Nebenpusteln besonders, wenn bei sehr empfänglichen Individuen eine sehr starke Reaktion mit mächtiger Schwellung und Rötung der umgebenden Haut auftritt.

Viel wichtiger ist, daß es ganz selten auch bei Vakzine einmal zu einer Allgemeineruption auf dem ganzen Körper kommen kann wie bei den echten Blattern (Vaccine generalisata). Der Verlauf ist dann im ganzen sehr ähnlich dem Verlauf der Inokulation echter Variola, nur im allgemeinen viel milder und harmloser.

Endlich ist zu erwähnen, daß es zu postvakzinalen Exanthemen der verschiedensten Art kommen kann bei Menschen, bei denen eine besondere Empfindlichkeit besteht.

Verlauf der Revakzination. Der Verlauf der Revakzination ist ein grundsätzlich anderer. Sehen wir bei Vakzination eine auffallende Gleichmäßigkeit der Erscheinungen, so daß von wenigen Ausnahmen abgesehen in dem Nachschautermin ein Kind aussieht wie das andere, so haben wir bei Revakzinierten eine außerordentliche Mannigfaltigkeit der Erscheinungsformen.

Infolge der früheren Impfung besteht bei ihnen eine gewisse Immunität; der Grad ist aber individuell sehr verschieden und infolgedessen ebenso verschieden die Reaktion auf die erneute Impfung. So sehen wir Übergänge von leichten Papeln bis zu ausgebildeten Pusteln. Zu wirklich typischen Jennerschen Bläschen kommt es aber fast nie; treffen wir einen solchen Fall beim Nachschautermin an, so können wir daraus schließen, daß die Erstimpfung ungenügend war; tatsächlich finden wir dann fast nie von der Erstimpfung herrührende Narben. Der ganze Prozeß verläuft viel schneller, so daß vielfach am 7. Tage bereits völlige Heilung eingetreten ist und man nur noch einige eingetrocknete Borken sieht.

Auffallend ist, daß es gerade bei Wiederimpflingen häufig zu starken Schwellungen der Achseldrüsen kommt, wohl die Folge einer bei älteren Kindern leichter eintretenden sekundären Infektion.

Bei bereits Geimpften verläuft auch die echte Variola erheblich milder; die Krankheitserscheinungen sind nicht so stürmisch, die Bläschen stehen nicht so dichtgedrängt, das Allgemeinbefinden ist viel weniger gestört. Man bezeichnet das Krankheitsbild, wie schon erwähnt, als Variolois. Es besteht große Ähnlichkeit mit Varizellen; deshalb soll nach Min.-Erlaß jeder Fall von Varizellen bei Erwachsenen als varioloisverdächtig angesehen werden.

Akzidentelle Wundkrankheiten. Wie bei jeder anderen Verletzung kann natürlich auch der Impfschnitt infiziert werden, und es kommt zu akzidentellen Wundkrankheiten. Die Verunreinigung kann gleich bei der Impfung erfolgen oder durch Verletzung der Impfblase (Aufkratzen) oder im Stadium der Borkenbildung; letzteres ist am häufigsten. Es kann dabei zu allen Formen der Entzündung kommen; Eiterung, Geschwürbildung, ja schwerste Phlegmone und Blutvergiftung können sich entwickeln. Heutzutage, wo nach aseptischen Regeln geimpft und große Sorgfalt angewendet wird, kommen schwere Komplikationen nur noch selten vor. Das erhellt z. B. aus der Tatsache, daß in den Jahren 1892—1906 in Preußen etwa 26 Millionen Kinder geimpft wurden, daß davon aber nur 40 an Krankheiten gestorben sind, die als Folge der Impfung anzusehen sind, also nur 1,5 auf 1 Million.

Im Jahre 1920 wurden in Preußen etwa 1 Million Kinder geimpft, ein Todesfall hat sich dabei nicht ereignet; nur einmal ist Vereiterung der Achseldrüsen gemeldet, einmal Auftreten generalisierter Vakzine.

Etwas häufiger, wenn auch immer noch selten, ist die Wundrose, das Erysipel. Die Rose tritt in zwei Formen auf, als Früherysipel und Späterysipel.

Bei ersterem kommt es schon nach 12—36 Stunden zu schweren Krankheitserscheinungen, hohem Fieber, charakteristischer Rötung, Schwellung und Schmerzhaftigkeit der Haut. Das Früherysipel ist eine direkte Folge des Impfschnittes; es entsteht durch sofortige Infektion der Wunde bei der Impfung, entweder durch die Lymphe oder durch das Instrument.

Es darf nicht mit dem größer ausgebildeten „Pockenhof" verwechselt werden; durch Min.-Erlaß ist es ausdrücklich verboten, bei starker spezifischer Reaktion auf die Lymphe den auftretenden großen Pockenhof als Erysipel zu bezeichnen. Ein vor kurzem erschienener erneuter Min.-Erlaß sagt: „Die Impfärzte sind darauf aufmerksam zu machen, daß als Erysipel lediglich die durch Eitererreger hervorgerufene flächenhaft sich ausbreitende, stark fieberhafte Hautentzündung anzusehen ist." Maßgebend für die Diagnose ist die Schwere der Krankheitserscheinungen, die Lokalisation der Hautrötung und der weitere Verlauf. Der Pockenhof bleibt auf den Arm beschränkt, das Fieber schwindet schon nach 2, höchstens 3 Tagen.

Das Späterysipel entsteht nach Verletzung der Pocken; es ist leider nicht ganz zu vermeiden; die Kinder kratzen die Pusteln auf; trotz aller Ermahnungen werden die Kinder nicht sauber gehalten, und so ist eine Infektion nicht immer zu verhüten.

Man muß sich sogar wundern, daß bei unsauber gehaltenen Kindern nicht öfters Rose auftritt.

Zu erwähnen wären endlich noch die Impetigo contagiosa.

Es handelt sich dabei um eine eigentümliche von fieberhaften Allgemeinerscheinungen begleitete Ausschlagkrankheit, bei der sich auf der Haut des Gesichtes und der Glieder erbsen- bis pfennigstückgroße Blasen bilden, welche auf andere Personen übertragen werden können. Die Erkrankung ist im allgemeinen leicht. Die Blasen trocknen ein und nach einigen Wochen fallen die Borken ab, ohne Narben zu hinterlassen. Die erste Epidemie wurde 1885 auf Rügen beobachtet. Nachher traten noch einige kleinere Epidemien auf.

Große Bedeutung kommt der Impetigo jetzt wohl nicht mehr zu; doch ist zu beachten, daß jeder Fall sofort dem zuständigen Medizinalbeamten gemeldet werden muß.

Eine weitere Gruppe von Krankheiten, welche infolge der Impfung auftreten können, bilden diejenigen, welche früher beim Gebrauch von Menschenlymphe direkt von dem Stammimpfling übertragen werden konnten.

Syphilis. Die wichtigste Rolle spielt hier die Syphilis. Tatsächlich sind früher mehrfach Ansteckungen vorgekommen. Von 1800—1880 sind in Europa 50 mal derartige Übertragungen festgestellt worden auf 750 Impflinge, immerhin eine beträchtliche Anzahl.

Nach Einführung des Reichsimpfgesetzes sind in Deutschland noch zweimal Übertragungen vorgekommen, einmal auf 15, ein anderes Mal auf 4 Kinder.

Heutzutage ist Übertragung von Syphilis unmöglich gemacht, da nur noch mit Kälberlymphe geimpft werden darf.

Tuberkulose. Auch die Übertragung von Tuberkulose ist nicht möglich, da nur Lymphe von Kälbern verwendet werden darf, die sich bei der Sektion als völlig gesund ergeben haben.

Fälle von Übertragung von Tuberkulose sind auch früher nicht festgestellt worden; daß durch die Impfung eine Disposition für Tuberkulose oder andere Krankheiten, wie Rachitis usw., geschaffen würde, ist eine willkürliche, durch nichts bewiesene Behauptung. Wenn diese Krankheiten zeitlich nach der Impfung auftreten, so handelt es sich um ein zufälliges Zusammentreffen.

Leiden die Kinder bereits an einer der genannten Krankheiten, so ist zu empfehlen, sie einstweilen von der Impfung zurückzustellen, weil sonst jede spätere Verschlimmerung der Impfung zur Last gelegt wird.

Selbstverständlich ist es möglich, daß durch die Impftermine, durch das Zusammenkommen vieler Menschen ansteckende Krankheiten, Masern,

Scharlach usw., verbreitet werden können. Die Anweisung zur Ausführung des Impfgesetzes bestimmt deshalb, daß zu Zeiten von Epidemien an den betreffenden Orten keine Impftermine abgehalten werden dürfen. Auch dürfen Kinder aus Häusern, in welchen ansteckende Krankheiten herrschen, nicht zum Impftermin gebracht werden.

Ekzem. Zu erwähnen sind endlich noch die unangenehmen Komplikationen, die dadurch entstehen, daß auf kranke Hautstellen geimpft oder zufällig Impfstoff auf solche Stellen gebracht wird.

Es kommen verschiedene Hauterkrankungen in Betracht; am wichtigsten ist aber das Ekzem.

Die ganze Ekzemfläche beginnt sich alsdann heftig zu entzünden, es bilden sich massenhaft echte Vakzinebläschen, und es entwickelt sich ein schweres Krankheitsbild, das zum Tode führen kann.

Deshalb soll man Kinder mit Ekzem von der Impfung zurückstellen. Will man in Zeiten der Pockengefahr doch impfen, so muß man eine Hautstelle aussuchen, die gesund ist, so daß kein Impfstoff auf ekzematöse Haut gelangt, und muß man gut abschließenden Verband anlegen.

Amtliche Ermittlungen. Seit dem Jahre 1882 werden alle gemeldeten Impfschädigungen gesammelt. Über jeden bekannt werdenden Fall werden amtliche Ermittlungen angestellt und das Resultat in den „Ergebnissen des Impfgeschäftes im Deutschen Reich" veröffentlicht. Was können die paar Schädigungen, welche in jedem Jahre vorkommen, bedeuten im Verhältnis zu dem ungeheuren Vorteil, den die Impfung bietet! Man denke daran, wie früher in jedem Jahre Tausende von Kindern unter den furchtbarsten Qualen infolge der Pocken zugrunde gingen, während wir jetzt Pocken kaum noch kennen.

Impfstoff. Als Impfstoff wird heute nur noch Kälberlymphe benutzt. Die Benutzung humanisierter Lymphe ist untersagt.

Jenner benutzte, wie oben geschildert, „humanisierte Lymphe"; von zufällig auf Menschen übertragenen Kuhpocken wurde abgeimpft und von Mensch zu Mensch weitergeimpft.

Diese Methode blieb bis gegen Ende des vorigen Jahrhunderts die übliche; entweder wurde von einem Stammimpfling auf eine Anzahl anderer Kinder abgeimpft oder die Lymphe wurde konserviert. Früher wurde sie getrocknet, später meistens in Haarröhrchen aufgesogen und nach Verschluß der letztern mit Siegellack aufgehoben. Solche Lymphe hielt sich monatelang, ohne an Wirksamkeit einzubüßen. 1866 lernte man die Lymphe durch Zusetzung von der 3—6fachen Menge Glyzerin zu vermehren, ohne daß ihre Kraft beeinträchtigt wurde.

Da die Kuhpocken immer seltener wurden, da andererseits die Lymphstämme, welche man von Mensch zu Mensch weiter züchtete mit der Zeit eine Abschwächung erfuhren, so wurde es schwer, kräftige Lymphstämme zu erhalten. Man impfte deshalb von originären Kuhpocken ab, wenn ein Fall vorkam, ließ die Lymphe erst einige Male durch den Tierkörper gehen, wodurch sie abgeschwächt wurde, und impfte dann wieder auf Menschen.

Auch impfte man humanisierte Lymphe wieder auf Tiere (Retrovakzination) und erzielte so eine Kräftigung.

Schon seit Anfang des vorigen Jahrhunderts war man ferner bemüht, echte Menschenblattern auf Kühe überzuimpfen und so Kuhpocken zu erzeugen; schon Jenner hatte die Vermutung ausgesprochen, daß es sich um die gleiche Krankheit handle. — Schließlich gelang es tatsächlich, Kälbern

Variola aufzuimpfen und damit den Beweis zu liefern, daß die Vakzine nur eine infolge des Durchgangs durch den Tierkörper abgeschwächte Variola ist.

Nun konnte man leicht Material zur Herstellung neuer Lymphstämme bekommen; die Technik wurde immer mehr verbessert, so daß die Impfung beim Kalbe leichter gelang. Man lernte durch Abkratzen des ganzen Impffeldes die Menge der Lymphe im großen Maße zu vermehren; so gelingt es jetzt nach Gründung einer Anzahl staatlicher Impfanstalten so viel kräftige Tierlymphe herzustellen als für sämtliche Impfungen in Deutschland benötigt wird.

Die Impfung mit humanisierter Lymphe ist infolgedessen jetzt ganz verboten.

Impfinstitute. Für die Impfinstitute ist eine sehr strenge Anweisung erlassen, nach welcher die Lymphe hergestellt werden muß.

Verwendet werden nur ganz gesunde Kälber; sie werden am Bauch rasiert, das Impffeld wird tüchtig desinfiziert und dann mit abgekochtem Wasser abgewaschen. Die Impfung geschieht mit animaler oder humanisierter Lymphe. Sollen neue Lymphstämme angelegt werden, so kann Lymphe von Variola oder originären Kuhpocken genommen werden; in den beiden letzteren Fällen muß allerdings die gewonnene Lymphe erst einige Male auf Kälber weitergeimpft werden, damit Abschwächung eintritt.

Die Impfung geschieht mit langen oberflächlichen Schnitten. Nach Entwicklung der Pusteln werden zunächst etwaige Borken, die meist stark bakterienhaltig sind, entfernt, dann wird das Impffeld mit Wasser und Seife gereinigt und nun sämtliche Pocken mit scharfem Löffel abgekratzt. Die gewonnene Masse wird mit einer bestimmten Menge Glyzerin fein verrieben und sofort in kleine Versandgefäße gefüllt.

Das Kalb wird geschlachtet und seziert; nur, wenn es völlig gesund befunden wird, darf die Lymphe abgegeben werden.

Vorher muß sie noch 4 Wochen liegen; es hat sich herausgestellt, daß dann fast sämtliche Bakterien, die anfangs vorhanden waren, abgestorben sind. Die Lymphanstalt hat über die Abgabe der Lymphe Listen zu führen. Die Lymphe erhält eine Nummer. Der Impfarzt hat ebenfalls eine Liste zu führen und die Nummer der gebrauchten Lymphe einzutragen.

Über Resultate der Impfung, etwaige Krankheiten infolge der Lymphe hat der Impfarzt sofort der Impfanstalt Mitteilung zu machen, so daß eine sehr wirksame Kontrolle ausgeübt werden kann.

Auf diese Weise ist es erreicht, daß die eigentlichen Impfschädigungen, also diejenigen, welche direkt auf die Impfung zurückgeführt werden müßten, auf ein Minimum reduziert oder ganz ausgeschaltet werden konnten.

Da auch die schädlichen Nebenwirkungen der Impfung, die akzidentellen Wundkrankheiten, infolge der Verbesserung der Impfmethode und der Aufklärung des Publikums immer seltener geworden sind, so kann man eigentlich kaum noch einen Einwand gegen die Impfung machen.

Impfgegner. Leider geschieht es aber doch noch. Es hat immer Impfgegner gegeben und gibt es auch heute noch.

Man kann unter ihnen 3 Gruppen unterscheiden:

Zunächst diejenigen, welche die Ansteckungsfähigkeit und Gefährlichkeit der Pocken überhaupt bestreiten. Mit ihnen sich auseinanderzusetzen ist zwecklos. Die Gefährlichkeit der Pocken kann nur bestreiten, wer keine Pockenfälle gesehen hat, und ihre Ansteckungsfähigkeit bestreiten heißt die Augen vor den einfachsten Tatsachen verschließen. Bei den kleinen Gruppenerkrankungen, die zuweilen noch bei uns vorkommen, gelingt es meist von jedem einzelnen Fall nachzuweisen, wo und wie die Ansteckung erfolgt ist.

Eine zweite Gruppe bilden die Impfgegner, welche die Ansteckungsfähigkeit zwar nicht bestreiten, aber den Nutzen der Impfung leugnen.

Beide Gruppen bekämpfen die Impfung in maßloser und möglichst unsachlicher Weise. Das Material, welches zum Beweis des Nutzens der Impfung zusammengetragen ist, wird einfach als gefälscht bezeichnet und unter Beleidigungen des Ärztestandes werden kühn alle möglichen unbewiesenen Behauptungen in die Welt gesetzt. Eine große Rolle spielen natürlich die erwähnten Impfschädigungen, die in das Maßlose übertrieben werden, obwohl sie, wie gezeigt wurde, auf ein Minimum zurückgeführt worden sind.

Nur wenige Ärzte sind unter den Gegnern, meist handelt es sich um Laien, um Naturheilkundige, die schon aus Prinzip die Lehren der Schulmedizin bekämpfen und deren Beschäftigung es mit sich bringt, daß sie Gegner der Impfung sein müssen.

„Der Jauchesegen ist ein lächerlicher wissenschaftlicher Schwindel des englischen Kurpfuschers Jenner, eine Ausbeutung der Dummheit des Volkes, das über Erhaltung der Gesundheit nicht unterrichtet wird“ (Born-Charlottenburg).

„Es werden eben bei diesen statistischen Zahlen ganz merkwürdige Kunststücke gemacht, die wie Bismarck sagt Lügen in Zahlen sind.“

„Warum wird geimpft? Aus 2 Gründen:

1. ist das Impfgeschäft eine Geldfrage;
2. handelt es sich um das Dogma.

30 Millionen Mark fließen für das Impfen in die Taschen der Ärzte, eine Blutsteuer, die das deutsche Volk aufzubringen hat.

Würden die 30 Mill. anstatt zum Impfen zur Aufklärung verwendet, wir würden weniger Pocken haben. Die Meinung, daß jeder Neugeborene gemeingefährlich, gewissermaßen unfertig sei, das ist ein Hohn auf unseren Weltenschöpfer und das Naturgesetz. Die Impfung ist ein Kainszeichen der Natur, das Brandmal unserer Freiheit.“ (Aus dem Vortrag eines Naturheilkundigen.)

Hat es einen Zweck solche Expektorationen zu bekämpfen?!

Die 3. Gruppe besteht aus denjenigen, welche den Nutzen der Impfung zwar anerkennen, aber den Impfzwang bekämpfen.

Ihren Standpunkt kann man am ersten verstehen.

Wer will es einer Mutter verübeln, wenn sie ihrem Kinde, das ihr vielleicht schon oft Sorgen bereitet hat, keine Krankheit einimpfen lassen will?

Aber sie muß das Opfer bringen.

Gibt man nur etwas nach, so geschieht es zum Schaden des ganzen Volkes. Das sehen wir deutlich an dem Beispiel Englands. Die Einführung der Gewissensklausel hatte sofort ein erhebliches Steigen der Pockenerkrankungen zur Folge.

Der einzelne muß deshalb die eigenen Interessen den Allgemeininteressen unterordnen, so schwer es ihm auch fallen mag.

Erreger. Der Erreger der Variola und Vakzine ist noch nicht mit absoluter Sicherheit festgestellt.

Sicher ist es, daß bei diesen Krankheiten in den Epithelzellen — besonders gut zu studieren an der Hornhaut von Kaninchen — kleine Körperchen zu finden sind, die für Variola-Vakzine spezifisch sind. Am genauesten sind sie von Guarnieri beschrieben; man nennt sie deshalb Guarnierische

Körperchen. Anfangs hielt man sie selbst für die Erreger. Neue Untersuchungen haben ergeben, daß dies nicht richtig ist, daß sie aber in Beziehung zu dem Erreger stehen.

Man fand neuerdings noch erheblich kleinere bewegliche Körperchen — Initialkörper — in den Zellen, $1/_2$ μ groß, mit einer hantelförmigen Einschnürung, diplokokkenähnlich. Sie finden sich zunächst frei in der Zelle, entwickeln sich später innerhalb der Guarnierischen Körper; „die letzteren gestalten sich als eine Art Hülle um die Initialkörper; die Guarnierischen Körperchen bilden ihren Mantel".

Züchtungsversuche des Erregers verliefen bis jetzt resultatlos. Einzelne Forscher wollen allerdings eine Vermehrung des Virus auf Nährböden erzielt haben. Bestätigung steht aber noch aus.

Wichtig sind die Guarnierischen Körper vor allem deshalb, weil ihr Vorhandensein für Variola oder Vakzine charakteristisch ist und deshalb zur Differentialdiagnose zwischen Pocken und Varizellen verwertet werden kann. Man impft zu diesem Zweck verdächtiges Material auf die Hornhaut vom Kaninchen. Indessen finden sich beim Schnittverfahren nur vereinzelt Guarnierische Körperchen in den Schnitten. Bessere Resultate liefert die

Paulsche Reaktion: Nach Impfung einer Kaninchenhornhaut mit dem verdächtigen Pockeninhalt entstehen „nach 48 Stunden an und neben den Impfwunden kleine spitze oder papelartige Erhebungen, die sich in Sublimatalkohol in 2—5 Minuten in kreisrunde milchweiße Trübungen verwandeln; ihre Größe ist $1/_2$—2 mm. Nach 48 Stunden geht ihre Entwicklung schon wieder zurück."

Durch Min.-Erlaß ist vorgeschrieben, daß die Paulsche Reaktion in allen auf Variola verdächtigen Fällen vorgenommen werden soll.

Gesetzliche Bestimmungen. Es ist nötig, noch kurz auf die gesetzlichen Bestimmungen über die Schutzpockenimpfung einzugehen.

Am wichtigsten sind das Reichsimpfgesetz von 1874 und die Beschlüsse des Bundesrats betr. die Ausführung des Reichsimpfgesetzes in ihrer Fassung vom 27. III. 1917.

Wer als Impfarzt angestellt wird, muß sich mit dem Inhalt dieser Vorschriften, vor allem den Bundesratsbeschlüssen vertraut machen. Auch bei privaten Impfungen müssen die geltenden Vorschriften beachtet werden.

Durch das Impfgesetz wird bestimmt, wer impfpflichtig ist:

1. Jedes Kind in dem auf das Geburtsjahr folgenden Kalenderjahr;
2. jedes Schulkind innerhalb des Jahres, in welchem es das 12. Lebensjahr vollendet.

Das Impfgesetz ist, wie durch mehrere Entscheidungen des Oberverwaltungsgerichtes festgelegt ist, ein Zwangsgesetz. Unterläßt es jemand, sein Kind impfen zu lassen, so liegt es im Machtbereich der Polizei, es zwangsweise vorzuführen.

Von der Impfpflicht kann befreit werden: dauernd, wenn jemand innerhalb der letzten 5 Jahre Blattern überstanden hat oder mit Erfolg geimpft ist; vorübergehend bei ärztlich bescheinigter Kränklichkeit.

Diese Bescheinigungen kann jeder Arzt ausstellen, doch hat in zweifelhaften Fällen der zuständige Impfarzt zu entscheiden. Ist ein Impfpflichtiger auf ärztliches Attest zweimal befreit worden, so kann fernere Befreiung nur durch den Impfarzt erfolgen.

Impfpflichtig sind noch: nach Friedenssanitätsordnung alle neu eintretenden Soldaten, nach Min.-Erlaß alle auswärtigen Saisonarbeiter, endlich bei Ausbruch der Pocken die Bewohner des befallenen Hauses und Pfleger und Krankenwärter des betreffenden Krankenhauses. Der Impfpflicht ist genügt, wenn einmal mit Erfolg oder in drei aufeinander folgenden Jahren ohne Erfolg geimpft ist.

Bei Erstimpflingen genügt zum „Erfolg“ eine gut ausgebildete Pocke, bei Wiederimpflingen genügt schon ein Knötchen oder Bläschen.

Der Erfolg hängt ab von der Güte der Lymphe und von der Technik. Bei der jetzigen vorzüglichen Lymphe haben wir bei Erstimpflingen 96 bis 98% Erfolge, bei Wiederimpflingen etwa 85—90%.

Über den Erfolg entscheidet der Impfarzt im Nachschautermin, der 6—8 Tage nach der Impfung abgehalten werden soll.

War die Impfung erfolgreich, so wird sofort im Nachschautermin ein „Impfschein“ ausgestellt (rot für Erst-, grün für Wiederimpflinge). Die Scheine sind von der Polizeibehörde vorzubereiten im Nachschautermin vorzulegen und vom Impfarzt nur zu unterschreiben.

Zur Vornahme von Impfungen ist jeder approbierte Arzt berechtigt.

Für das öffentliche Impfgeschäft werden besondere Impfärzte vom Kreisausschuß angestellt, beamtete Ärzte sollen bevorzugt werden. Es werden bestimmte Impfbezirke gebildet und je einem Impfarzt zugeteilt. Es ist wünschenswert, daß der Impfarzt in jedem Ort seines Bezirkes Impfungen vornimmt, jedenfalls sollen die Impforte so gewählt werden, daß kein Ort weiter als 5 km davon entfernt liegt.

Der Impfraum soll hygienisch einwandfrei sein; meist werden die Schulräume benutzt.

Die Impftermine sollen zwischen 1. Mai und 30. Sept. vorgenommen werden, doch soll in der heißen Zeit im Juli und August möglichst nicht geimpft werden; um 6 Uhr abends müssen die Termine beendet sein.

Zu einem Termin sind am besten 50 Erstimpflinge oder 80 Wiederimpflinge zu laden. Erst- und Wiederimpflinge müssen getrennt werden.

An Orten, an welchen ansteckende Krankheiten herrschen, dürfen keine öffentlichen Impfungen vorgenommen werden; der Impfarzt hat die Pflicht, entsprechende Erkundigungen einzuziehen.

Als Impfstoff darf nach den neuesten Bundesratsbeschlüssen nur noch Tierlymphe aus staatlichen Instituten oder aus Privatinstituten, welche staatlicher Aufsicht unterstehen, verwendet werden; Gebrauch von humanisierter Lymphe ist jetzt also gänzlich verboten.

Die Lymphe soll an einem kühlen Orte aufbewahrt werden. Angebrochene Fläschchen dürfen nicht wieder benutzt, Lymphe nicht in das Gefäß zurückgegossen werden. Während der Impfung ist die Lymphe zu bedecken.

Auftragen der Lymphe mit Pinsel ist verboten.

Die Beschlüsse des Bundesrats enthalten Vorschriften für die Polizeibehörden, für die Angehörigen der Impflinge und für die Ärzte.

Die Vorschriften für die Angehörigen werden auf der Vorladung zum Impftermine abgedruckt und so jedem Beteiligten zugängig gemacht.

Die Vorschriften für die Ärzte werden im Auszug jeder Sendung Lymphe beigegeben.

Außer den bereits erwähnten Bestimmungen sind noch besonders wichtig die Bestimmungen, welche die Ausführung der Impfung regeln.

Ausführung der Impfung. Danach müssen die Kinder vor der Impfung besichtigt und die Angehörigen über den Gesundheitszustand befragt werden.

Nicht nur zu Beginn der Impfung allgemein, sondern vor jeder einzelnen Impfung soll der Impfarzt die Angehörigen oder den Wiederimpfling selbst über das Vorhandensein einer rosenartigen Entzündung oder eines nässenden Ausschlags in der Behausung des Impflings befragen.

Kinder, die an schweren akuten oder chronischen, die Ernährung stark beeinträchtigenden oder die Säfte verändernden Krankheiten leiden, sollen in der Regel nicht geimpft werden; insbesondere sind Kinder mit Ekzemen oder Ohrenfluß zurückzustellen.

Die Impfung selbst soll als chirurgische Operation aufgefaßt werden. Es muß deshalb das Impfmesser sterilisiert werden, es darf nur mit Messern geimpft werden, die durch trockene oder feuchte Hitze keimfrei gemacht worden sind.

Die Impfstelle muß vor der Impfung mit Watte und 70%igem Alkohol gereinigt werden; für jeden Impfling ist ein neuer Wattebausch zu nehmen.

Vor der Impfung hat der Arzt seine Hände zu reinigen. Allerdings kann nicht verlangt werden, daß er vor jeder einzelnen Impfung seine Hände völlig desinfiziert. Das ist auch gar nicht nötig; er muß nur darauf achten, daß er weder Impffeld noch Instrumente nach der Reinigung berührt. Dann sind alle Vorsichtsmaßregeln getroffen: Die Lymphe ist keimfrei, ebenso Impfmesser und Impffeld; eine Infektion während der Impfung ist also ausgeschlossen. Die Impfung nimmt man am besten so vor, daß man mit der linken Hand den Oberarm von der Achsel her umfaßt, die Haut durch Ziehen nach hinten stark spannt und nun oberflächlich in die Epidermis einschneidet. Die Schnitte sollen nicht bis zur Kutis eindringen, sondern nur in die tiefen Schichten der Epidermis. Spannt man die Haut in der angegebenen Weise, so klaffen die Schnittchen ein wenig, und man kann die am Messer befindliche Lymphe durch einmaliges queres Überstreichen leicht in den Schnitt hineinbringen.

Es müssen jetzt 4 Schnitte angelegt werden von je 1 cm Länge, der Abstand soll 2 cm betragen.

Geimpft wird bei Erstimpflingen auf dem rechten Arm — doch soll auf Wünsche der Eltern Rücksicht genommen werden. — Wiederimpflinge sind auf dem linken Arm zu impfen.

Stellen sich Störungen des Impfverlaufes ein, hört der Impfarzt von Nachkrankheiten oder von Übertragung des Impfstoffes auf ungeimpfte Personen der Umgebung, so ist es seine Pflicht, genaue Feststellungen zu machen und der Behörde Anzeige zu erstatten.

Die Polizei hat bei Erkrankungen geimpfter Kinder ärztliche Behandlung herbeizuführen, bei Impfschädigungen Ermittlungen anzustellen und der oberen Verwaltungsbehörde Bericht zu erstatten.

Die Impftermine unterliegen der Revision durch den beamteten Arzt. Im allgemeinen sollen die Termine alle 3 Jahre einmal revidiert werden.

Strafen. Zum Schluß sei noch darauf aufmerksam gemacht, daß ein Arzt, der den ihm durch die gesetzlichen Bestimmungen auferlegten Pflichten nicht nachkommt, sich strafbar macht. § 15 des R.I.G. sagt: Ärzte . . . ., welche den ihnen auferlegten Verpflichtungen nicht nachkommen, werden . . . . bestraft. Und § 17: Wer bei der Ausführung der Impfung fahrlässig handelt, wird mit Geldstrafe oder Gefängnis bestraft, sofern nicht nach dem Strafgesetzbuch eine härtere Strafe eintritt.

Steuerpflicht und Steuererklärung des Arztes.

Von **Kreisarzt Dr. Erich Rapmund,** Querfurt.

Wie jeder andere Staatsbürger ist auch der Arzt verpflichtet, Steuern zu zahlen. So unangenehm und wenig erfreulich ja auch die Beschäftigung gerade mit diesem Teile der Gesetzgebung ist, so muß sich doch jeder schon in seinem ureigensten Interesse damit abgeben, um sich einerseits vor unnötigen Vermögensnachteilen zu schützen, andererseits um sich nicht empfindlichen Strafen auszusetzen. Die heutige Steuererklärung erfordert noch viel mehr Sorgfalt und Sachkenntnis wie früher.

Einen Vorteil hat zwar die heutige Gesetzgebung. Sie ist eine einheitliche für das ganze Reich geworden, im übrigen aber sind wir mit einer derartigen Fülle von neuen Steuern und den dazu gehörigen Ausführungsbestimmungen, die dazu noch alle Augenblicke eine Änderung erfahren, beglückt worden, daß die Steuerfrage eine Wissenschaft für sich geworden ist, in der sich kaum die gewiegtesten Kenner auf diesem Gebiete richtig auskennen. Und so kommt es, daß trotz der Einheitlichkeit der Steuern im Reiche in der Ausführung noch ganz erhebliche Verschiedenheiten bestehen, daß die einzelnen Bestimmungen ganz verschieden angewandt werden, zumal einem großen Teil der Finanzbeamten die Materie selbst noch unbekannt ist, in die sie sich erst mühsam einarbeiten müssen und die sie vielfach selbst noch nicht beherrschen. Auch die Sachverständigen, die sich zu diesen Fragen vernehmen lassen, sind sich noch in keiner Weise einig und auch in ihren Ausführungen finden sich oft große Verschiedenheiten. Es wird noch eine geraume Zeit vergehen, ehe gestützt auf entsprechende Gerichtsurteile — es wird in vielen Punkten erst die Entscheidung der ordentlichen Gerichte angerufen werden müssen — in diesen Fragen eine einigermaßen genügende Klärung geschaffen ist. Vor allen Dingen muß unsere Steuergesetzgebung einen gewissen Beharrungszustand erreicht haben, mit dem leider einstweilen noch nicht zu rechnen ist. Wenn ich trotzdem, gestützt auf eine große Anzahl von Veröffentlichungen, versuchen will, in folgendem als Nichtsachverständiger einen kurzen Überblick über die Steuerpflicht des Arztes zu geben, so kann ich das doch nur unter einem gewissen Vorbehalt machen. Diese Zeilen sollen dem Arzt einen gewissen Anhalt bei seiner Steuererklärung geben und ihm diese Arbeit erleichtern, nicht aber kann er sich in jedem Fall darauf berufen. Den Wert meiner Ausführungen so hoch einzuschätzen, vermesse ich mich in keiner Weise. In zweifelhaften Fällen, deren es heute sehr viele gibt, wäre immer noch der Rat eines gewiegten Sachverständigen einzuholen.

Wenn die Steuererklärung immer schon eine genaue Buchführung notwendig machte, so gilt das heute mehr wie je. Viele Ärzte können sich damit ja nicht befreunden. Jede Schreibarbeit ist ihnen lästig, aber heute hilft alle Scheu davor nichts mehr. Sie müssen es tun, sonst können sie die unangenehmsten Überraschungen erleben. Ohne sorgfältige Buchführung kann heute kein Arzt mehr eine richtige Steuererklärung abgeben, vor allen Dingen keine Umsatzsteuererklärung. Die Einnahmen und Ausgaben müssen täglich eingetragen werden, und nicht etwa summarisch, sondern spezialisiert. Die Einnahmen müssen genau getrennt werden in umsatzsteuerfreie und umsatzsteuerpflichtige, und bei den Ausgaben dürfte es sich auch gleich empfehlen, die Werbungs- und Geschäftsunkosten in einer besonderen Rubrik aufzuführen, ebenso wie sonstige Posten, die nachher von dem steuerpflichtigen Einkommen abgezogen werden können. Ich möchte da jedem Kollegen empfehlen, sich das im Verlag von König und Ebhardt in Hannover erschienene Privat-Kassabuch anzuschaffen, das ich schon seit Jahren benutze. Es ist zwar etwas umständlich, aber es gewährt einen guten Überblick über Einnahme und Ausgabe. Die Einnahme hat genügend Spalten, um jeden Posten gesondert aufzuführen — sollte der Platz wirklich nicht langen, so kann man sich dadurch helfen, daß man mehrere gleichartige Posten an einem Tage gemeinsam einträgt. Nehme ich z. B. heute in der Privatpraxis 50 Mark, morgen 100 Mark und übermorgen 50 Mark ein, so ist es meines Erachtens ohne Belang, ob ich jeden Posten für sich an dem betreffenden Tage eintrage, oder an einem Tage zusammen „Privatpraxis 200 Mark". Die Hauptsache ist, daß aus der Eintragung die Art der Einnahme ersichtlich ist. — Die Ausgabeseite hat genügend Spalten, um jede Art derselben besonders einzutragen, und es sind außerdem noch einige Spalten freigelassen, in der z. B. die Geschäftsunkosten, Ausgaben für wohltätige Zwecke, für politische

Parteien usw. eingetragen werden können. In der ersten Rubrik wird dann außerdem noch die Art der unter den einzelnen Ziffern angegebenen Ausgaben des Tages verzeichnet. So hat man jederzeit eine genaue Übersicht über Einnahme und Ausgabe. Die Aufsetzung der Steuererklärung wird einem keine Schwierigkeiten machen, und man ist auch jederzeit in der Lage, alle Rückfragen des Finanzamtes genau beantworten zu können. Im übrigen wird es sicher auch noch andere genau so praktische oder noch praktischere Kassenbücher geben. Wichtig ist nur, daß auch der Arzt sich daran gewöhnt, derartige Kassenbücher zu führen. Daß der Arzt genau Buch führt, ist auch schon aus dem Grunde wichtig, weil das Finanzamt verlangen kann, daß ihm alle Unterlagen zur Einsicht und Nachprüfung vorgelegt werden. Unter Umständen muß der Arzt auch seine Krankenjournale vorlegen; davon entbindet ihn nach einer Entscheidung des Reichsfinanzministers auch seine Schweigepflicht nicht. Wenn man jedoch genau Buch geführt hat, so wird sich das Finanzamt wohl fast immer, wenn es überhaupt Unterlagen fordert, mit der Einsicht in das Kassabuch begnügen und weitere Unterlagen nicht verlangen.

Was nun die einzelnen Steuern anbelangt, so kommt zunächst wie für alle Staatsbürger die Einkommensteuer in Betracht. Zu einer Steuererklärung ist jeder verpflichtet, der ein steuerbares Einkommen von über 40000 Mark, oder der vom Finanzamt zu einer Steuererklärung aufgefordert wird. Die Ärzte als freier Beruf, dessen Einnahme nicht von vornherein festliegt, werden, abgesehen von wenigen Ausnahmen, wohl immer zu einer Steuererklärung aufgefordert werden. Anzugeben ist das eigene Einkommen, das der Ehefrau und der zur Haushaltung gehörigen minderjährigen Kinder (auch Stief-, Adoptiv- usw. Kinder); nur etwaiges Arbeitseinkommen dieser Kinder muß für sich angegeben werden.

Zunächst sind die Einnahmen aus Grundbesitz anzugeben, ein Posten, der für viele Ärzte als Hausbesitzer wohl in Betracht kommt. Bewohnen sie ihr Haus selbst, so haben sie einen entsprechenden Mietwert als Einnahme einzusetzen, können aber von diesem den Mietertrag der lediglich zum Zwecke der Praxis benützten Räume absetzen. Das kann gleich hier geschehen, oder der Betrag wird später von der Bruttoeinnahme im Verein mit den anderen Geschäftsunkosten abgezogen. Weiter können von der Miete in Abzug gebracht werden die verschiedenen Steuerlasten, die er als Hausbesitzer zu tragen hat, die Prämien für Feuer- usw. Versicherung aber nur soweit, wie sie das Haus selbst betreffen, nicht für das Mobiliar usw. Die Reparatur- und sonstigen Unkosten, die zu Lasten des Hausbesitzers fallen, z. B. Müllabfuhr, Straßenreinigung u. dgl., ferner Hypothekenzinsen und sonstige Lasten. Dabei muß aber gerade in der heutigen Zeit berücksichtigt werden, daß nur die Lasten und Unkosten abgezogen werden können, die der Hausbesitzer tatsächlich gesetzlich verpflichtet ist zu tragen, nicht aber solche, die jeder Hausbesitzer auf seine Mieter abwälzt. Das gilt besonders von den Reparaturkosten. Nur die, die wirklich dringend notwendig sind, können abgezogen werden, nicht aber solche, die er zur Verschönerung und Erhöhung der Gemütlichkeit ausführt. Solche würde heute kein Hausbesitzer, zumal bei den relativ geringen Mieten, übernehmen.

Einnahmen aus Gewerbebetrieb kommen wohl nur für die Ärzte in Betracht, die Besitzer von Privatkliniken, Sanatorien usw. sind. Darüber muß dann natürlich besonders Buch geführt werden.

Bei dem Einkommen aus Kapitalvermögen dürfte es wohl am praktischsten sein, die Kapitalertrags- bzw. Couponsteuer gleich abzuziehen und nur den Ertrag einzusetzen, den man wirklich bezogen hat. Dann ist die zweite Frage mit „ja" zu beantworten, während man im anderen Falle diesen Betrag unter VI, 1 angibt.

Die hauptsächlichste Einnahmequelle für den Arzt ist das Einkommen aus Arbeit. Unter 1. Einnahmen an Gehalt, Lohn usw. ist zunächst die volle Bruttoeinnahme aller Einnahmen aus festen Anstellungen, z. B. als Kommunalarzt, Stadtarzt, Krankenhausarzt usw. anzugeben, nicht aber rechnet dazu die Einnahme als Krankenkassenarzt, falls er nicht mit einem fixierten Gehalt fest angestellt ist. Für alle in amtlicher Stellung fest angestellten Ärzte ohne Privatpraxis, für alle nicht selbständigen Assistenzärzte kommt dieser Posten wohl fast ausschließlich in Betracht. Diese Einnahmen unterliegen auch wohl fast alle dem 10%igen Steuerabzug, was Joachim allerdings bestreitet, da sie seiner Ansicht nach ein Teil ihres Einkommens und der Berufstätigkeit als Arzt sind. Über einzelne Posten läßt sich allerdings streiten, aber soweit die Einnahmen ein fixiertes Gehalt darstellen, unterliegen sie meines Erachtens dem Steuerabzug. Ich persönlich muß sagen, daß das Aufrollen solcher Streitfragen nicht viel Zweck hat, denn zahlen muß man doch, und ich empfinde es direkt als angenehm, wenn einem gleich von vornherein ein bestimmter Betrag abgezogen wird. Dann kann man sich gleich mit seinen Ausgaben danach einrichten und weiß, was man wirklich hat. Hinterher zu zahlen, wenn man möglicherweise das ganze Geld schon ausgegeben hat, ist viel unangenehmer. Ich empfinde daher den Steuerabzug in gewisser Weise als Segen. Vielfach ist auch versucht worden, die 10% gleich von den Kasseneinnahmen abzuziehen. Dieses dürfte nicht zulässig sein, da diese auf keinen Fall ein fixiertes Gehalt vorstellen, sondern schwanken. Diese gehören ganz entschieden zu den Einnahmen aus der Berufstätigkeit als Arzt.

Unter 2. sind dann die gesamten anderen Einnahmen aus der Berufstätigkeit als Arzt anzuführen, und zwar sind die wirklichen Bruttoeinnahmen des betreffenden Kalenderjahres zugrunde zu legen. Es sind ebenso wie unter 1. sämtliche Einnahmen anzuführen, auch Naturalbezüge, freie Wohnung und Beköstigung, Gratifikationen usw., nur Entschädigungen für Dienstaufwand, Entschädigungen für Dienstreisen in gerichtsärztlichen usw. Geschäften, auch wenn ein Überschuß geblieben sein sollte, brauchen nicht angegeben werden.

Von der Bruttoeinnahme kann der Arzt nun eine ganze Reihe Posten in Abzug bringen, und zwar die sog. Werbungskosten und die Geschäftsunkosten. Was im einzelnen darunter zu verstehen ist, darüber herrscht noch keine völlige Klarheit; das Steuergesetz selbst spricht überhaupt nur von Werbungskosten und faßt darunter scheinbar auch die eigentlichen Geschäftsunkosten. Schließlich dürfte es für die Praxis ja auch gleichgültig sein, ob man die einzelnen Posten als Werbungskosten oder Geschäftsunkosten einsetzt.

Zu den Werbungskosten dürften zu rechnen sein: Ankündigungen in den Zeitungen bei Niederlassung, Wohnungswechsel, Reise usw., Kosten für Abnützung der ersten ärztlichen Einrichtung (5—15%), von Pferd und Wagen (10—20%), Rädern, Motorrädern, Automobilen (15—25%), für Abnutzung der Gebäude, Apparate, Maschinen bei Besitz einer Klinik oder Heilanstalt, Kosten für Fortbildung (Halten medizinischer Fachzeitschriften, Beschaffung von ärztlichen Büchern, Teilnahme an Fortbildungskursen). Bei den Einrichtungsgegenständen usw. dürfen also nur die Abnutzungskosten abgezogen werden, auf keinen Fall die Auslagen für die erste Anschaffung. Strittig ist noch die Frage, ob dabei die wirklichen Anschaffungskosten oder der heutige Papiermarkwert zugrunde gelegt werden muß. Riegel z. B. vertritt die letztere Ansicht, während Leisterer und das Landesfinanzamt Karlsruhe ihr energisch entgegentritt. Ich glaube auch, daß man nur die wirklichen Anschaffungskosten zugrunde legen kann.

Als Geschäftsunkosten, die in voller Höhe abgezogen werden können, dürften betrachtet werden: Kosten für Verbandzeug, Arzneien, Desinfektionsmittel, Instandhaltung und Reinigung der Instrumente, der ausschließlich ärztlichen Zwecken dienenden Räume (Sprech- und Wartezimmer, Wohnung von Assistenten und Hilfspersonal, Ställe usw.) nebst Auslagen für Miete, Beleuchtung, Heizung, Versicherung dieser Räume, Kosten für Vertreter, Assistenz, Hilfspersonal (Wärter, Schwester, Sekretär, Kutscher usw.), Telephon, für das Dienstpersonal, soweit es für den ärztlichen Beruf gebraucht wird (in den meisten Fällen wird man nur dafür ein halbes Dienstmädchen abziehen können), Betriebs- und Reparaturunkosten für Fuhrwerk, Kraftfahrzeuge usw., Auslagen für Kleidungsstücke, die lediglich dem ärztlichen Berufe dienen (Operationsmäntel, Fußsäcke, Reisepelze usw. für die Landpraxis), Kosten für Schreibmaterial, ärztliche Journale, Papier, Porto, Anwalts- und Gerichtskosten bei streitigen Honorarfragen, Beiträge zu Ärztekammern und Berufsvereinigungen, soweit letztere nicht ausgesprochen wirtschaftlichen Zwecken dienen. Danach dürfen die Beiträge für den Leipziger Verband wohl kaum abgezogen werden. Auch eventueller Mehraufwand für den Haushalt, wenn die Frau als Assistentin tätig ist, kann in Abzug gebracht werden.

Zu diesen nur den ärztlichen Beruf betreffenden Posten kommen dann noch weitere, deren Abzug jedem Steuerpflichtigen zusteht, und zwar außer Schuldenzinsen, Renten und anderen Lasten, Beiträge zur Kranken-, Unfall-, Haftpflicht-, Angestellten- (Invaliden- und Erwerbslosen-) Versicherung, zu Witwen-, Waisen- und Pensionskassen für sich und seine Angehörigen, Sterbekassenbeitrag bis zur Höhe von 100 Mark[1]), Lebensversicherungsprämie für sich und seine nicht selbständigen Angehörigen bis zur Höhe von 1000[2]) Mark, Beiträge an gemeinnützige, kulturfördernde, mildtätige und politische Vereinigungen[3]) bis $^1/_{10}$ des Einkommens.

Dazu kommt noch der Steuerabzug, der gesetzlich jedem Steuerpflichtigen zugebilligt ist. Er beträgt vom 1. III. 1923 ab für den Steuerpflichtigen selbst und seine Ehefrau je 9600 Mark, sofern das steuerbare Einkommen nicht mehr als 4 Millionen Mark[4]) beträgt und 48000 Mark für jedes minderjährige Kind, oder für jeden vom Finanzamt zur Berücksichtigung zugelassenen mittellosen Angehörigen. Dazu kommen dann noch 48000 Mark für die sogenannten Werbungsunkosten. Es würden also bei einem Arzt mit Frau und einem Kind, dessen steuerbares Einkommen weniger als 4 Millionen beträgt, insgesamt 1152000 Mark steuerfrei sein. Die als Werbungs- und Geschäftsunkosten angegebene Summe wird allerdings auf diese Posten angerechnet.

Bei Abzug dieser einzelnen hier angeführten Posten dürften wohl im allgemeinen keine Schwierigkeiten entstehen. Sollten einzelne doch beanstandet werden, so käme es auf den Versuch an. Nicht angeführt habe ich solche, die für besondere Verhältnisse eventuell noch in Betracht kommen. Über alle diese Abzüge muß sich der Arzt natürlich eine genaue, detaillierte Aufstellung machen, damit er dem Finanzamt jederzeit eine Erklärung darüber abgeben kann. Er kann nun die Geschäftsunkosten und Werbungskosten gleich von vornherein von der Bruttoeinnahme abziehen und dann unter IV, 2 die reine Nettoeinnahme angeben (der § 33 des Einkommensteuergesetzes spricht ausdrücklich von Geschäftsgewinn), oder er zieht sie unter VI, 8 ab. Die übrigen Posten werden dann unter den betreffenden Rubriken angegeben.

Eine Steuer, die der Arzt bisher nicht kannte, ist am 1. Januar 1920 in Kraft getreten, die Umsatzsteuer. Sie beträgt für das dieser Steuer unterliegende Einkommen zur Zeit 1,5%[5]), wird aber wahrscheinlich in absehbarer Zeit erhöht werden. Voraussetzung dafür ist

[1]) Jetzt 2000 Mark, von 1923 an 8000 Mark.

[2]) Jetzt 16000 Mark, von 1923 an 48000 Mark.

[3]) Beiträge für politische Vereinigungen dürfen jetzt nicht mehr abgezogen werden.

[4]) Die 4 Millionengrenze ist noch nicht gesetzlich festgelegt, vielleicht wird sie noch erhöht.

[5]) Beträgt jetzt 2%.

eine selbständig ausgeübte berufliche Tätigkeit, sie kommt daher für Assistenten und beamtete Ärzte, soweit sie nicht nebenher Privatpraxis treiben, nicht in Betracht. Steuerpflichtig ist die reine Bruttoeinnahme, aber nur die aus der Privatpraxis, wozu auch Honorare für Gutachten und Atteste gehören, soweit sie nicht auf Grund einer Anstellung als Vertrauensarzt einer Versicherungsanstalt, Berufsgenossenschaft od. dgl. ausgestellt werden. Dagegen unterliegen die von reichsgesetzlichen Kranken- usw. Kassen gezahlten Honorare nicht der Umsatzsteuerpflicht, ebenso wie die Gehälter aus einer Anstellung in irgendwelcher amtlichen Eigenschaft. Die Einnahmen müssen also in dieser Hinsicht genau getrennt werden, und darum ist die sorgfältige Buchführung, die ich zu Anfang erwähnte, dringend notwendig.

Sehr wesentlich für den Arzt ist die Frage, ob er die Umsatzsteuer auf die Patienten abwälzen kann. Das geht, soweit er die gesetzlichen Höchstsätze der Gebührenordnung im Falle, wo keine besondere Vereinbarung vorliegt, nicht überschreitet, zweifellos, aber er wird sie in seine Gesamtrechnung mit einbeziehen müssen. Daß er sie besonders berechnet und aufführt, dürfte wohl kaum berechtigt sein; allerdings sind die Ansichten darüber auch geteilt. Der für die Umsatzsteuer einberechnete Betrag kann von der Einkommensteuer abgezogen werden.

Auch die erhöhte Umsatzsteuer, die Luxussteuer, kommt für den Arzt in Betracht. Hier sind aber aus Edelmetallen bestehende Operations- usw. Geräte von dieser befreit, ebenso wie Ärzte, die Edelmetalle für ihre Patienten verwenden, darauf nur die einfache Umsatzsteuer zu zahlen haben, vorausgesetzt, daß sie nachweisen, daß diese nur für die Zwecke der ärztlichen Praxis gebraucht werden. Bei Anschaffung von Kraft- usw. Fahrzeugen erhält der Arzt auf Antrag 10% des Kaufpreises zurückvergütet unter der Voraussetzung, daß er das Fahrzeug zur Ausübung der ärztlichen Praxis braucht.

Sehr umstritten ist zur Zeit die Frage, ob der Arzt zur Gewerbesteuer herangezogen werden kann oder nicht. Bei dem großen Geldbedarf der Kommunen ist dieses schon in vielen Orten geschehen, trotzdem die Berechtigung dazu nach der bisherigen Rechtsprechung entschieden abgelehnt werden muß. Nach der Entscheidung des Reichsgerichtes ist die Ausübung der Heilkunde kein gewerbliches Unternehmen, und deshalb dürfte logischerweise auch kein Arzt zur Gewerbesteuer herangezogen werden. Aber so ganz einfach liegt die Sache doch nicht; das sind rein juristische Fragen, über die der Laie — und das sind wir Ärzte in der Frage doch — nicht entscheiden kann. Soviel mir bekannt, hat der Deutsche Ärzteverein eine generelle Entscheidung beantragt, die wohl in absehbarer Zeit fallen wird. Jedenfalls empfiehlt es sich, in jedem einzelnen Falle dagegen Berufung einzulegen. Anders liegt die Sache bei Ärzten, die eine Privatklinik, ein Sanatorium betreiben. In bezug auf dieses unterliegen sie zweifellos der Gewerbesteuer.

Für diese Unternehmen kommt auch noch die Beherbergungssteuer in Betracht. Dienen diese Anstalten lediglich Heilzwecken, so kommt nur die einfache Umsatzsteuer zur Anwendung. Sind die Patienten aber nur zur Erholung da, so tritt die erhöhte Steuer in Kraft. Das gleiche gilt für zur Begleitung mitgekommene Familienangehörige, soweit sie nicht für besondere Pflege des Kranken unbedingt notwendig sind.

Auf die Vermögenssteuer kann ich hier nicht näher eingehen, da sie auch für den Arzt nichts Besonderes bringt. Nur möchte ich darauf hinweisen, daß die Einrichtung einer Privatklinik oder eines Sanatoriums zum Betriebsvermögen gehört und demgemäß in Anrechnung gebracht werden muß, während das auf die gewöhnliche ärztliche Einrichtung und die Instrumente des praktischen Arztes nicht zutrifft.

Literatur: Rapmund-Dietrich: Ärztliche Rechts- und Gesetzeskunde. 2. Aufl. Leipzig 1913. Verlag Georg Thieme. Dr. Riegel: Der Arzt und seine Steuern. Ärztliche Mitteilungen. Zur Einkommensteuererklärung des Arztes. Ärztliches Vereinsblatt Nr. 1233 vom 9. 5. 21. Steuererklärung der Ärzte. Ärztliches Vereinsblatt Nr. 1216 vom 23. 8. 20. Dr. Leisterer: Der Arzt, seine Einkommen- und Umsatzsteuererklärung. Ärztliches Vereinsblatt Nr. 1203 vom 9. 2. 20. Steuerliche Abschreibungen des Arztes. Ärztliche Mitteilungen Nr. 37/1921. Veranlagung der Ärzte zur Einkommensteuer. Ärztliche Mitteilungen Nr. 55/1921. Umsatzsteuerpflicht des Arztes. Ärztliche Mitteilungen Nr. 3/1921. Umsatzsteuer und Ärzte. Ärztliches Vereinsblatt Nr. 1203 vom 9. 2. 20. Dr. Ulbrich: Gewerbesteuer und Ärzte. Ärztliches Vereinsblatt Nr. 1228 u. 1231/1921. Über die Anwendung der Beherbergungssteuer im Sanatorium. Ärztliches Vereinsblatt Nr. 1230/20. Prüstel: Die künftige Gestaltung der Einkommensteuer. Leipziger Neueste Nachrichten Nr. 209 u. 210/1921. Sanitätsrat Dr. Joachim und Rechtsanwalt Joachim: Kommentar zum Umsatzsteuergesetz. Verlag Oskar Coblentz (Berlin).

Sachverzeichnis.

Vorbemerkung. Bade- und Kurorte sind durch Kursivdruck hervorgehoben, die fettgedruckten Zahlen bezeichnen die Seiten, auf denen ein Gegenstand **ausführlicher** besprochen ist.

Aachen 495.
Aachener Gichtpillen und Naturasankur contra Phthisin, Reklamemittel 277.
Aarösund 495.
Abbach 495.
Abbazia 495.
Abendsberg 495.
Abendtee Berneckers, Reklamemittel! 277.
Abdampfen von Flüssigkeiten, Taxpreis 274.
Abführmittel 266.
— Reklamemittel 277, 278, 279, 286, 287, 288, 289, 292, 293, 294, 298, 299, 300, 306.
Abführtee (St. Germaintee) 217.
Abijon 430.
Abkochungen, Taxpreis für Bereitung von 273.
Abkürzungen beim Rezeptverschreiben **249.**
Abort, Uzara bei drohendem 242.
Abortdesinfektion,
— Saprol zur 206.
— Solutol für 217.
Abortiva (s. a. Amenorrhoe) 269.
Abruserbsen, Vergiftungen **362**, 381.
Absinth **7.**
Abszesse,
— Jodoform bei kalten A. 134.
— Leukofermentin 146.
— Lithargyri emplastrum compositum 149.
Absorintabletten, Reklamemittel 277.
Abteisirup Akkers, Reklamemittel 278.
Abtreibung, Reklamemittel zur (s. a. Menstruationsstörungen) 301, 326.
Ac..., s. a. Az...
Acetanilid **7,** 31.
— Vergiftungen 362.
Acetoform **7.**
Acetonalzäpfchen 7.
Acetum (Aceta) **7**, 8.
Acetylin (Acetylsalicylsäure, Aspirin) **8.**
Achselschweiß, Reklamemittel gegen 319.
Ächter Blutreinigungstee, Reklamemittel 288.
Achylia gastrica, Pankreon bei 177.
Acida (s. a. die verschiedenen Säuren: Salz-, Schwefelsäure usw.) **8—19.**
Acidol (A.-Pepsin) 8.
Acitrin **19.**
Ackermanns Lungenheilmittel, Reklamemittel 277.
Acoin **19.**
Aconit **19.**
— Tinctura 254.
— Tubera (Tinctura) 270.
— Vergiftungen 362.
Acopyrin **20.**
Actinapuder, Reklamemittel 277.
Actol **20.**
Adalin **20.**
Adamin-Gloria-Pastillen, Reklamemittel 277.
Adamon **20.**
Addinawasser, Reklamemittel 278.
Addisonsche Krankheit, Badekur in Roncegno 529.
Addyol, Reklamemittel 278.
Ade-Zahnpaste, Reklamemittel 278.
Adela, Reklamemittel 278.
Adelboden 495.
Adelholzen 495.
Adeps benzoatus (lanae, suilli) **20.**
Ader (Dr.), Reklamemittel,
— — Energal 295.
— — Florantol 299.

Aderlaß bei Vergiftungen 359.
Aderradium, Reklamemittel 278.
Adjuvan, Reklamemittel 278.
Adlerfluid, Reklamemittel 278.
Adnexerkrankungen, Terpentininjektion 232.
Adonal, Reklamemittel 278.
Adonis vernalis (Adonidin) **20**.
— Vergiftungen 362.
Adonistee Klepperbein, Reklamemittel 278.
Adrenalinum **20**.
— Hydrochloricum **227**.
— Vergiftung 362, **393**.
Adstringentia,
— Darm- 266.
— Streupulver 259.
— Wundspülungen (Umschläge) 259.
Adynamin-Nierenpastillen und -Rheumapastillen, Reklamemittel 278.
Aërozonin, Reklamemittel 278.
Afenil **22**.
Afridolreife 22.
Afterfissuren,
— Anästhesin 30.
— Perubalsam 45.
— Zinksalbe bei 247.
Agaricinum **22**.
Agaricusarten, Vergiftung durch 398.
Agarulin, Reklamemittel 278.
Agglutination 406.
Agnetendorf 495.
Agobilin 22.
Agomensin 22.
Agrostemma githago, Vergiftungen 363.
Agurin **22**, **234**.
Ägypten, Winterstationen in **495**.
Ahlbeck 496.
Ahrenshoop 496.
Airol **23**.
Aix-les-Bains 496.
Ajaccio 496.
Akkers Abteisirup, Reklamemittel 278.
Akne,
— Badekur in Aachen 495.
— Cerolin 64.
— Desinfizientia bei 261.
— Naphthol bei 162.
— Resorcin 196, 197.
— Sulfur bei 226.
Aknevakzine 425.
Aknolpuder, Reklamemittel 278.
Akustikgehöröl, Reklamemittel 278.
Akzessorische Nährstoffe 460.
Alassio 496.
Alaun **24**.
Albargin **23**.
Albersdorfer Heilverein, Tabletten und Tropfen, Reklamemittel 278.
Albertoltabletten, Reklamemittel 278.
Alberts Reklamemittel,
— Antiseptica (Irrigatortabletten) 281.
— Remedy 278.
Albling 496.
Albrechtsche Pillen, Reklamemittel 278.
Albucola, Reklamemittel 279.
Albulactin 449.
— Säuglingsernährung mit 473.
Albumosefreies Tuberkulin (Tuberkulin „AF") 434.
Albumosen **448**.
Albumosenmilch 457.
Alcool de Menthe Ricqlès, Reklamemittel 279.
Aldehydtabletten, Reklamemittel 279.
Aldestarprophylakticum, Reklamemittel 279.
Aleudrin **23**.
Aleuronat 23, 450.
Aleuronatbrot (-mehl) für Diabetiker 465, 466.
Alexandersbad 496
Alexisbad 496.
Alformin 23.
Alima, Reklamemittel 279.
Alival 23.
Alkalien, Vergiftungen **363**.
Alkalische Quellen **482**.
Alkaloide,
— Analgetische 253.
— Antipyretische 255.
Alkaloidvergiftungen, Tannin bei 18.
Alkarnose 459.
Alkohol absolutus 23, **217**.
Alkoholhaltige Speisen für die Krankenküche (Suppen, Gelées) 464.
Alkoholika **219**.
Alkoholvergiftung **218**, 219, 220, **363**.
— Coffeinum bei 84.
— Strychnin bei 223.
Alkolatabletten, Reklamemittel 279.
Allantiasis 397.
Allendorfs (Dr.) Wildunger Tee, Reklamemittel 279.
Allosan 23.
Allylthioharnstoff (Thiosinamin) 236.
Almatein 23.
Aloe (Extr., Pil., Tinct.) **23**, 24.
Aloin 24.
Alpen, Winterstationen in den **495**.
Alpenkräutertee Dr. E. Weberer, Reklamemittel 279.

Alpenveilchen, Vergiftung 364.
Alphanaphthol 161.
Alpirsbach 496.
Alsol 24.
Alstaden 496.
Altenau 496.
Altenbruch 496.
Altersgebrechen,
— Badekur in Schlangenbad 532.
— Reklamemittel 278.
Alt-Gaarz 496.
Althaea (Radix, Sirupus) **24**.
Alt-Heide 496.
Alt-Heikendorf 496.
Altreichenau 497.
Alttuberkulin Kochs **419**, 433, 434.
— Gebrauchsfertige Lösungen zur Tuberkulosediagnostik 436, 437.
— Original- („T. O. A.") 435.
Altweiler 497.
Alumen **24**.
— Ustum **25**.
Aluminium,
— Acetico-tartaricum 24, 25.
— Aceticum, Liquor 25, **148**.
— Basisch formaldehydschwefligsaures (Moronal) 156.
— Basisch gerbsaures (Multanin) 161.
— Benzoë- und essigsaures (Oxymors) 177.
— Borico-tartaricum 51.
— Gerbsaures (Tannal) 229.
— Kieselsaures (Bolus alba) **51**.
— Lacticum (Lacalut) 25, 145.
— Naphtholsulphosaures 25.
Aluminiumazetat (Lenizet) 146.
Aluminiumsilikat (Neutralon) 168.
Alumnol 25.
Alvaneu-Bad 497.
Alviga (Dr. med. Eisenbachs Bu encreme), Reklamemittel 279.
Alvitoltabletten, Reklamemittel 279.
Alvosan, Reklamemittel 278.
Alypin **25**.
Amala-Tee (-Extrakt), Reklamemittel 279.
Amanitaarten, Vergiftungdurch 398,399.
Amara 265.
Amasira, Reklamemittel 279.
Amblyopie, Strychnin bei 223.
AmbrunsWassersuchtsmittel, Reklamemittel 279.
Ameisen, Vergiftung durch Bisse von 400, **401**.
Ameisensäure (-spiritus) **15**, 111.
Amenorrhoe,
— Eumenol bei 102.
— Menolysin 153.
— Myrrha 161.
— Rosmarini folia 200.
— Rutae folia 200.
— Sabinae summitates 200.
— Tanaceti flores 229.
Amidoazetphenitidin, salzsaures (Phenocollum hydrochloricum) 182.
Amidoazotoluol 25.
Amidoazotoluolazo-Betanaphthol (Sudan 3, Scharlachrot) 208.
Amidophenazetin, azetylsalizylsaures40.
Amidophenol, Vergiftung 365.
Aminoäthanolbrenzkatechin 39.
Ammoniak,
— Heptenchlorarsinsaures (Solarson) 216.
— Vergiftung 364.
Ammonium,
— Aceticum, liquor **25**.
— Bromatum 25.
— Carbonicum **26**.
— Causticum, liquor 26.
— — Vergiftung 26.
— Chloratum **26**.
— — Ferratum 27.
— L'q or anisatus **25**.
— Sulfoichthyolicum**27**.
— Thiolicum (Thiol)236.
— Trichlorbutylmalonsaures (Toramin) 238.
Amnesin **27**, 269.
Amocithin, Reklamemittel 279.
Amol, Reklamemittel 279, 290.
Amortabletten, Reklamemittel 279.
Amovin, Reklamemittel 279.
Amphibien, Vergiftung durch Sekrete von 400.
Amphiolen 27.
Amphotropin 27.
Ampullen, Taxpreis für Verabreichung von Arzneien in 273.
Amrita, Reklamemittel 279.
Amrum 497.
Amygdalae (s. a. Mandeln),
— Amarae (Aqua, oleum aethereum) **28**, 34.
— — Vergiftung 28.
— Dulces, Oleum 28.
Amylalkohol, Vergiftung 364.
Amylenchloral 99.
Amylenhydrat **28**.
— Valeriansäureester (Valamin) 243.
— Vergiftung 365.

Amylium nitrosum **29**.
Amylnitrit, Vergiftung 365.
Amyloform 29.
Amylum oryzae und tritici **29**.
Anaciditas (Hypoaciditas) gastrica, Mittel bei 265.
Analfissuren (-rhagaden, s. a. After-) Perubalsam bei 45.
Analfisteln, Escalin bei 101.
Analgetika 252.
Analtenesmus, Atropin bei 41.
Anämie,
— Arsenpräparatebei 10.
— Arsenquellen 487.
— Badekuren:
— — Alexandersbad 496.
— — Alexi bad 496.
— — Alt-Heide 496.
— — Antogast 497.
— — Augustusbad 498.
— — Badenweiler 499.
— — Bentheim 499.
— — Bentlage 499.
— — Berg 499.
— — Berggießhübel 500.
— — Bex-les-Bains 500.
— — Bibra 500.
— — Bocklet 501.
— — Brückenau 502.
— — Bukowina 502.
— — Charlottenbrunn 503.
— — Daun 504.
— — Disentis 504.
— — Doberan 504.
— — Driburg 505.
— — Dürkheim 505.
— — Dürrenberg 505.
— — Elster 506.
— — Essen 506.
— — Fideris 507.
— — Flinsberg 507.
— — Franzensbad 507.
— — Freienwalde a. O. 507.
Anämie, Badekuren:
— — Freiersbach 507, 508.
— — Gelnhausen 508.
— — Godesberg 509.
— — Gottleuba 509.
— — Grünthal 510.
— — Gurnigel 510.
— — Hamm 511.
— — Heilbrunn - Bad Tölz 511.
— — Hermsdorf a. d. Katzbach 512.
— — Hersfeld 512.
— — Homburg 513.
— — Hüsede 514.
— — Jordanbad 514.
— — Ischl 514.
— — Kiedrich 515.
— — Kissingen 515.
— — Kohlgrub 516.
— — König Otto-Bad 516.
— — Köstritz 517.
— — Kudowa 517.
— — Landeck 518.
— — Langenau (Schlesien) 518.
— — Langenschwalbach 518.
— — Lauchstädt 518.
— — Laúsigk 518, 519.
— — Levico-Vetriolo 519.
— — Liebenstein 519.
— — Linda 520.
— — Lobenstein 520.
— — Marienbad 521.
— — Mölln(Lauenburg) 522.
— — Muskau 522.
— — Nammen 522, 523.
— — Nauheim 523.
— — Neuhaus bei Neustadt a. S. 523.
— — Niederau 524.
— — Oldesloe 525.
— — Oppelsdorf 525.
— — Orb 525.
— — Passug 526.
— — Peiden 526.
— — Petersthal 526.
— — Polzin 526.
Anämie, Badekuren:
— — Pöstyen 526.
— — Pyrmont 527.
— — Rappenau 527.
— — Reichenhall 528.
— — Reinerz 528.
— — Rheinfelden 528.
— — Rippoldsau 528.
— — Roncegno 529.
— — Ronneburg 529.
— — Rothenfelde 529.
— — Salzderhelden 530.
— — Salzuflen 530.
— — Salzungen 530.
— — Schauenburg 531.
— — Schmiedeberg 532.
— — Schwarzbach 533.
— — Seewen 533.
— — Segeberg 533.
— — Sils 533, 534.
— — Soden (Salmünster) 534.
— — Soden (Taunus) 534.
— — Sodenthal 534.
— — Sooden (Werra) 534.
— — Steben 535.
— — Sulz (Neckar) 535.
— — Sulza 535.
— — Sulzbach 535.
— — Tarasp-Schuls 536.
— — Teinach 536.
— — Tharandt 537.
— — Traunstein 538.
— — Überkingen 538.
— — Überlingen 538.
— — Val Sinestra 538.
— — Vilbel 539.
— — Waldliesborn 539.
— — Warmbad 539.
— — Wattweiler 539.
— — Wemding 540.
— — Wiessee 541.
— Biocitin bei 48.
— Bioferrin 48.
— Bioglobin 48.
— Chinineisenzitrat 69.
— Eisenquellen bei 486.
— Eisensalmiak 27.

Anämie,
— Ferrumpräparate bei 104, 105 ff.
— Fleischextrakte 448.
— Fowleri solutio 138.
— Lebertran 172.
— Mittel gegen 272.
— Nährpräparate 447.
— Reklamemittel 285, 286, 287, 289, 290, 292, 293, 294, 299 ff.
— Sanguinal 204.
— Triferrin bei 239.
Anaphylaxie, Afenil bei 22.
Anästhesie, Kälte- (s. a. Infiltrations-, Leitungsanästhesie usw., ferner Kehlkopfanästhesie usw.) 21.
Anästhesin **29**.
— Paraphenolsulfosaures (Subcutin) 225.
Anästhetika,
— Auge 262.
— Lokale 257.
— Reklamemittel 282.
— Schleimhäute 262.
Anchylostomiasis,
— Eucalyptusöl bei 102.
— Mittel gegen 267.
— Thymol 237.
Andeer 497.
Andreasberg 497.
Anemone, Vergiftung 365.
Aneson (Anesin) 30.
Angelica, radix, spiritus compositus 30.
Angiers Emulsion, Reklamemittel 279.
Angina,
— Antistreptokokkenserum bei 32.
— Bolus alba bei 51.
— Mallebrein 152.
— Pyocaynase 192.
— Sozojodolnatrium bei 217.
— Tannal 229.
— Yatren 245.
Angina pectoris,
— Amylenhydrat bei 29.
— Badekur in Nauheim 523.
— Digitalis 95, 96.
— Erythrolum tetranitricum 101.
— Eustenin 103.
— Joddi retol 133.
— Jodkali 141.
— Koffein 84.
— Natrium nitrosum 165.
— Nitroglyzerin 169.
— Papaverin 178.
— Perichol 181.
— Reklamemittel 278.
— Theobromin 234.
— Vasotonin 244.
Anginostabletten, Reklamemittel 280.
Angioval, Reklametabletten 280.
Anilin, Vergiftung 365.
Anilinderivate,
— Analgetische 252.
— Antipyretische 252.
Anisam, Reklamemittel 280.
Anisi fructus (oleum) 30.
Anisolcreme (-puder) Reklamemittel 280.
Anjunabalsam, Reklamemittel 280.
Ankylostomum, s. Anchylostomiasis.
Anopheles, Malariaübertragung durch 401.
Anorganische Gifte 362.
Anschützchloroform 74.
Anrheuman Heimanns, Reklamemittel 280.
Antagran, Reklamemittel 280.
Anthrarobin **30**.
Anthrasol **30**.
Anti, Reklamemittel 280.
Antiaggressine 414.
Antiarthrin, Reklamemittel 280.
Antiarthritischer (-rheumatischer) Blutreinigungstee, Reklamemittel 288.
Antiasthmatische Zigaretten Stramenthol, Reklamemittel 280.
Antibetin, Reklamemittel 280.
Anticelta-Fettreduzierungstabletten Reklamemittel 280.
Anticohol, Reklamemittel 280.
Anticongestine, Reklamemittel 280.
Antidiabetika, Reklamemittel 280.
Antidiphtherin, Reklamemittel 280.
Antidotum arsenici 31.
Antidysten, Reklamemittel 280.
Antiendotoxine 414.
Antifebrin **7**, 31.
— Vergiftungen 362.
Antiflexol, Reklamemittel 281.
Antiformin **31**.
Antigallin, Reklamemittel 281.
Antigichtpillen, Reklamemittel 280.
Antigichtwein Duflots, Reklamemittel 281.
Antigonorrhoicum, Reklamemittel 281.
Antigrippin Wako, Reklamemittel 350.
Antihydripsin Bödiker, Reklamemittel 281.
Antikonzeptionelle Mittel, Reklamepräparate **318**.
Antikörper 408, 414.
Antikrebs, Reklamemittel 281.

Antilax, Reklamemittel 281.
Antilugon, Reklamemittel 281.
Antimellin, Reklamemittel 281.
Antimonpentasulfid (Stibium sulfuratum aurantiacum) 221.
Antimonvergiftung 365.
Antineurastinpastillen, Reklamemittel 281.
Antineuritische Vitamine 460.
Antinosin 31.
Antiobesitas, Reklamemittel 281.
Antiphlogistine 31.
— Reklamemittel 281.
Antipositin, Reklamemittel 281.
Antipyretika 254.
Antipyrin **31**, **193**.
— Mandelsaures (Tussol) 241.
— Methyläthylglykolsaures(Astrolin) 40.
— Salizylsaures (Salipyrin) **194**, 201.
Antirachitische Vitamine (A-Vitamine) 461.
Antirheumin, Reklamemittel 281.
Antiscabin Ketels, Reklamemittel 281.
Antiseptica, Alberts Irrigatortabletten, Reklamemittel 281.
Antiseptika f. Schleimhäute 262.
Antiseptikum Frauenlob, Reklamemittel 281.
Antiseptische Sanitaskugeln, Reklamemittel 281.
Antiseptischer Sport, Massage-Cream Toblers, Reklamemittel 281.
Antisepton, Reklamemittel 281.
Antisklerosin 32.
Antisklerosintabletten, Reklamemittel 281.
Antiskorbutische Vitamine 460.
Antispasmin 32.
Antistreptokokkenserum **32**, 255.
— Aronsons 424.
Antisykon, Reklamemittel 281.
Antiterror, Reklamemittel 282.
Antithyreoidinum (Moebius) **32**.
Antitoxine 407.
Antitoxineinheit 409.
Antituberkuloseserum Marmoreks 436.
Antituman 32.
Antogast 497.
Antorin, Reklamemittel 282.
Anumu, Reklamemittel 282.
Anusolzäpfchen 32.
Any in (Any ole) 32.
Aolan 32, 430.
Apenrade 497.
Aperitiva 266.
Aperitol **32**, 182.
Äpfelwasser (-gelée) 464.
Aphrodisiakum,
— Ideale, Reklamemittel 282.
— Steiners, Reklamemittel 282.
Aphthen,
— Boraxglyzerin bei 51.
— Gallussäurepinselung 15.
Apiolum cristallisatum 33.
Apis mellifica, Vergiftung durch Stiche von 401.
Apocynum cannabinum 33.
Apollinarisbrunnen 497.
Apolysin 33.
Apomorphinum hydrochloricum **33**.
— Arzneimischungen, unstatthafte 34.
Aponal **34**.
Apotheker Güntzels Blut- und Nervennahrung, Reklamemittel 287.
Appendizitisresiduen, Badekuren in Homburg 513.
Appetitlosigkeit,
— Bittertinktur (T. amara und aromatica) 238.
— Capsicum 61.
— Carduus benedictus 62.
— Chininpräparate 66, 69.
— Condurangopräparate 87.
— Elixir amarum (aurantii compositum) 99.
— Fleischextrakte bei 448.
— Ingwerwurzel 248.
— Lupuli glandulae 150.
— Myrrha 161.
— Nährpräparate 447.
— Orexin 176.
— Quassia 195.
— Reklamemittel 289, 298 ff.
— Rheum 197.
— Strychnin bei 223.
— Taraxaci extractum 230.
— Trifolii fibrini folia (extractum) 239.
Aqua (Aquae) **34**.
— Amygdalarum, Calcariae, carboli a'a, usw., s. Amygdalae, Calcaria, Karbolsäure usw.
— Cosmetica Kummerfeldi 227.

Aquarossa 497.
Arachidis oleum **35**.
Arbutin 35.
Arco 497.
Arecolinum hydrobromicum 35.
Arendsee 497.
Argentamin **35**.
Argentol 35.
Argentum
— Citricum (Itrol) **35**, 132.
— Colloidale 35.
— Foliatum 36.
— Lacticum 36.
— Nitricum **36**.
— — Arzneimischungen, unstatthafte 37.
— — Ätzstift cum Kalio nitrico 37.
— — Vergiftung 36, 37, **366**.
— Proteinicum (Protargol) 37, **190**.
Argilla **38**.
Argochrom **38**, 255.
Argonin 38.
Argyrol 38.
Arhenal 38.
Arhovin 38.
Arhythmien, Chinidinum (hydrochloricum, sulfuricum) bei 68, 270.
Arienheller Sprudel 497.
Aristochin **38**.
Aristol **38**.
— Arzneimischungen, unstatthafte 38.
Arnaldis Liquor, Reklamemittel 282.
Arnicae flores und tinctura 38.
Arningsche Pinselung 30.
Arnstadt 497.
Aroldsen 497.
Aromatika 265.
Aromit, Reklamemittel 282.
Aronstab, Vergiftung 368.
Arosa 497.
Arphoalin, Reklamemittel 282.
Arrak 219, 220.
Arrowroot 454.
Arsacetin **39**.
— Vergiftung 368.
Arsamon 39.
Arsan 39.
Arsenferratin **39**.
Arsenferratose **39**.
Arsenhämol 117.
Arsenige Säure (Arsenik) **9**, 10.
Arsenohyrgol **39**.
Arsenpräparate **39**, 252.
— Antimalarische 255.
— Antisyphilitische 256.
Arsenquellen 10, 11, **487**.
Arsentriferrin (-ferrol) **39**, 239.
Arsentuberkulin 436.
Arsenvergiftung **9**,10, **366**.
— Antidotum arsenici **31**, 104.
— Badekur in Aachen 495.
Arsenwasserstoffe, Vergiftung 368.
Artamin 39.
Arterenol 39.
Artern 497.
Arteriosklerose,
— Antisklerosin 32.
— Badekuren:
— — Disentis 504.
— — Nauheim 523.
— — Oberschlema 524.
— — Passug 526.
— — Salzbrunn 529.
— — Tölz 537.
— — Villach 539.
— — Wiessee 541.
— Eustenin 103.
— Jodkali 141.
— Neurokardin 168.
— Reklamemittel 278, 281, 286, 289 ff.
Arteriosklerose,
— Vasotonin 244.
Arthigon **39**, 426.
Arthritis gonorrhoica, Arthigon bei 39.
Arum maculatum, Vergiftung 368.
Arzneien,
— Gruppierung nach Indikationen, Wirkungsweise und Zweck **251**.
— Taxpreise und Bestimmungen für Bereitung und Abgabe von 273 ff.
Arzneigefäße 4.
Arzneipreise **2**.
Arzneitaxe, Dezember 1921, Auszug aus ders. **273**.
Arzt,
— Haftpflicht dess. 402.
— Steuerpflicht und Steuererklärung **559**.
Asa foetida 39.
Asaprol **39**, 253, 255.
Äsculus Hippocastanum, Vergiftungen 362.
Asensin, Reklamemittel 282.
Aseptol 39.
— Mundwassertabletten, Reklamemittel 282.
Askariden,
— Chenopodium 65.
— Cinae flores 77.
— Mittel zur Abtreibung von 267.
— Reklamemittel 282, 290 ff.
— Santonin gegen 205.
— Terpentinklysma 232.
Asphalintee, Reklamemittel 282.
Aspidium filix mas, Vergiftung 368.
Aspirin **8**, **40**.
Aspirophen 40.
Aßmannshausen 497.

Assuan 498.
Asterol 40.
Asthenoid, Reklamemittel 282.
Asthma (s. a. Bronchialasthma),
— Amylenhydrat bei 29.
— Atropin 41, 43.
— Belladonna 46.
— Mittel gegen 264.
Asthmabekämpfer (-zigaretten), und sonstige Asthma-Reklamemittel 282, 283.
Astonin **40**.
Astorbüstenpralinée, Reklamemittel 284.
Astroba, Reklamemittel 284.
Astrolin 40.
Asurol **40**.
— Arzneimischungen, unstatthafte 40.
Asygon, Reklamemittel 284.
Atemnot,
— Morphin bei 158.
— Opium 174.
— Senfbäder (-pflaster, -spiritus usw.) 215.
Atemzentrum, Exzitantia mit Wirkung auf das 251.
Aether sulfuricus (aceticus, bromatus, chloratus) **21**.
Aetheroid, Reklamemittel 278.
Äthervergiftungen 362.
Äthrole 22.
Äthusa cynapium, Vergiftungen 362.
Äthyläther **21**.
— Vergiftungen 362.
Äthylbromid **21**.
Äthylchlorid **21**.
Äthylenbromid, Vergiftung 371.
Äthylenglykol,
— Monobenzoesäureester (Ristin) **200**.
Äthylenglykol,
— Monosalizylsäureester (Spirosal) 221.
Äthylhydrocuprein (Optochin) 176.
Aethylmorphinum hydrochloricum **22**, **97**.
Äthylnitrit (Spiritus aetheris nitrosi) 220.
Äthyluretan (Urethanum) 241.
Atmung, Kampfer bei darniederliegender 58.
Atmungsorgane, Erkrangen, s. Bronchitis, Husten, Katarrhe, Expektorantien.
Atophan **40**.
Atoxyl **40**.
— Vergiftung 368.
Atrabilin 41.
Atropa Belladonna, Vergiftung 368.
Atrophie der Kinder, Ferrum oxydatum saccharatum 107.
Atrophor, Reklamemittel 284.
Atropinum,
— Arzneimischungen, unstatthafte 43.
— Methylobromatum 43.
— Methylonitratum (Eumydrin) 102.
— Sulfuricum **41**.
Atropinvergiftung 41, 43, **368**.
— Morphin bei 158.
— Opium 174.
Attritin 43.
Ätzammoniakflüssigkeit **26**.
Ätzkali 137.
— Vergiftung 363.
Ätzmittel 260.
Ätznatron 163.
— Vergiftung 363.
Ätzstift (Argentum nitricum c. Kalio nitrico) 37.
Auerbach 498.
Aufgüsse, Taxpreis für Bereitung ders. 273.
Aufregungszustände,
— Chloralhydrat 72.
— Duboisinum sulfuricum 99.
— Eglatol 99.
— Reklamemittel 285.
Augenerkrankungen (-heilkunde), s. a. die einzelnen Erkrankungen: Iritis, Trachom usw.
— Acoinöl bei schmerzhaften 19.
— Anästhetika 262.
— Atropin 41.
— Badekuren:
— — Hall-Oberösterreich 511.
— — Hohensalza 513.
— — Suderode 535.
— — Tölz 537.
— Bleiwasser (-salbe) 189.
— Boraxlösungen 51.
— Cuprum sulfuricum 90.
— Dionin 22, 97.
— Duboisinum sulfuricum 99.
— Ephedrinum hydrochloricum 100.
— Eserin 184.
— Eucain B hydrochloricum (lacticum) 101.
— Eumydrin 102.
— Euphthalmin 103.
— Holocainum hydrochloricum 118.
— Homatropinum hydrobromicum 118.
— Ichthargan 129.
— Kokaintropfen 80.
— Morphin. hydrochloricum 159.
— Mydrin 161.
— Novocainum hydrochloricum 171.
— Optochin 176.

Augenerkrankungen
— Physostigmin (Eserin) 184.
— Physostol 185.
— Pilokarpin 185.
— Quecksilbersalbe 121.
— Reklamemittel 284, 289 ff., 327 ff.
— Scopolaminum hydrobromicum 208.
— Sublamin 225.
— Sublimat 122, 123.
— Suprarenin 228.
— Tropacocain 240.
— Zincum sulfuricum 248.
Augenfeuer-Essenz, Reklamemittel 284.
Augenheilbalsam und sonstige Reklamemittel gegen die Augen 284.
Augengonorrhoe, Blenolenicetsalbe 51.
Augensalbe 241.
Augsburger Lebensessenz Dr. Kiesow, Reklamemittel 284.
Augustenburg 498.
Augustusbad 498.
Augustusburg 498.
Auramin 192.
Aurantii lores (Extractum, oleum, sirupus, cortex, elixir, tinct.) 43.
Aurum-Kaliumcyanatum 43.
Aurum potabile (Hensels tonische Limonadenessenz), Reklamemittel 307.
Ausfluß, s. Scheiden...
Auskochen von Gefäßen und Geräten, Taxpreis 274.
Aussee 498.
Aust. Klostertee, Reklamemittel 284.
Auswärtiges Mittel gegen englische Krankheit, Reklamemittel 284.
Auszehrungs- und Lungenkräuter, Reklamemittel 284.
Auszüge, Taxpreis für Herstellung ders. 273.
Autan 43.
Autoform 43.
Autovakzine 420.
Auxilium medici, Reklamemittel 285.
Auxolin, Reklamemittel 285.
Avitaminosen und ihre Behandlung **460**.
— Nährpräparate bei 447.
Axen-Fels 498.
Axenstein 498.
Axungia porci **20**, 43.
Axy-Tee, Reklamemittel 285.
Az..., s. a. Ac....
Azetanilid **7**, 31.
Azetphenitidin (Penacetin) 181.
Azetylamidoazotoluol **43**.
Azetylen, Vergiftung 368.
Azetylparakresotinsäure (Ervasin) 101.
Azetylsalizyloxyltheobromin (Theacylon) 233.
Azetylsalizylsäure (Aspirin) **40**.
Azetylsalizylsäurephenylester (Vesipyrin) 245.
Azetyltannin **230**.
Azodermin 43.
Azodolen **43**.
Azymenkapseln, Reklamemittel 285.

Baabe 498.
Baarchs Salbe, Reklamemittel 285.
Baby lacht, Reklamemittel 285.
Bacilli 43.
Bacillosan 43.
Backhausmilch 457.
— Säuglingsernährung mit 473.
Bad Homburger Abführtabletten 277.
Badbronn-Kestenholz 499.
Badeingredienzien 257.
— Reklamemittel 282, 289, 292, 294, 304 ff.
Badekuren (Kurorte, Mineralquellen),
— Wirkungsweise und Indikationen **477**.
— Ägypten 495.
— Alkalische Quellen 482.
— Alpen 495.
— Arsenquellen 487.
— Bergklima 493.
— Bitterquellen 485.
— Einfache Quellen (kalte und warme) 478—480.
— Eisenwässer 486.
— Jodquellen 485.
— Kochsalzquellen 483.
— Luftkurorte 491.
— Mineralwässer, Einteilung, Wirkungen und deren Faktoren 477, 478.
— Mittelmeerbäder 491.
— Moorbäder 489.
— Nordseebäder 491.
— Ostseebäder 491.
— Radioaktivität bei Mineralquellen 479, 480.
— Riviera 495.
— Sandbäder 490.
— Säuerlinge (einfache und erdige) 480, 481, 482.
— Schlammbäder 490.
— Schwefelquellen 488.
— Seebäder 490.
— Wintersportplätze in Deutschland 494.
— Winterstationen 495.

Badekuren,
— Zusammenstellung von Bade- und Kurorten **495** ff.
Baden-Baden 498.
Baden bei Wien 498.
Baden bei Zürich 498.
Badenweiler 498.
Badola, Reklamemittel 285.
Bahrs Sanolin, Reklamemittel 285.
Bakteriolysine (-tropine) 414.
Bakteriurie,
— Salosantal bei 202.
— Urotropin 118.
Baldrament, Reklamemittel 285.
Baldrianöl 243.
Baldrianpräparate 243, 253.
— Reklamemittel 285.
Baldriansäure, Menthylester der (Validol) 243.
Baldriansäurediäthylamid (Valyl) 243.
Baldrisantabletten, Reklamemittel 285.
Ballenstedt 499.
Balsam-Reklamemittel 285.
Balsamika 268.
Balsamum,
— Copaivae **44**.
— Peruvianum **44**.
— — Vergiftung 45, **368**.
— Tolutanum 46.
Baltrum 499.
Bamberger, Fürstenbalsam für Frauen (vor und nach der Niederkunft), Reklamemittel 300.
Bamberger (Dr.) Lupina-Pulver, Reklamemittel 285.
Bananenmehl (Bananin) 454.
Bandwürmer (s. a. Taenien),
— Filixextrakt 109.
— Filmaron 110.
— Granati cortex 114.
— Kamala 143.
— Kosinum (crystallisatum und Koso flores) 144.
— Kürbissamen 90.
— Pelletierinum tannicum 179.
— Reklamemittel 285, 291, 314.
Bandwurmmittel 267.
Bansin Seebad 499.
Barbarossasalbe, Reklamemittel 285.
Barbencholera 396.
Barellas Universalmagenpulver, Reklamemittel 285.
Bärenburg im Erzgebirge 499.
Bärentraubenblättertee 242.
Barium chloratum (sulfuricum) **46**.
Bariumverbindungen, Vergiftung 369.
Barkamps Nagelwasser Reklamemittel 285.
Bärlappsamen 150.
Barlowsche Krankheit, Vitamine gegen 460.
Bartflechte, Reklamemittel 278, 281, 282, 329 ff.
Barutin 46.
Barzarin, Reklamemittel 286.
Basedowsche Krankheit,
— Antithyreoidinum Moebius 32.
— Arsenpräparate 10.
— Badekuren:
— — Kudowa 517.
— — Nauheim 523.
— Calcium chloratum cristallisatum 56.
— Calcium lacticum 57.
Basedowsche Krankheit
— Kalk 55.
— Kalkwässer 485.
— Kalzine 143.
— Mittel gegen 271.
— Natrium phosphoricum 165.
— Pankreon 177.
— Rodagen 200.
— Thymi glandulae siccatae 113.
Bauerhufen 499.
Bauers Reklamemittel,
— Antidiabeticum 280.
— Lithosanol 286.
Bayrischzell 499.
Bazillentod, Reklamemittel 286.
Beeftea 463.
Begee-Hämatogentabletten, Reklamemittel 286.
Behrings Diphtherieimmunserum 422.
Beikost für Säuglinge 473.
Beinschäden-Indian, Reklamemittel 286.
Belarin, Reklamemittel 286.
Belladonna,
— Extract., Fol., Tinct. **46**.
— Vergiftung 46, **368**.
Bellin, Reklamemittel 286.
Bellthal 499.
Belohrad in Böhmen 499.
Benesanol, Reklamemittel 286.
Beniform, Reklamemittel 286.
Bennecken tein im Harz 499.
Bennopillen, Reklamemittel 286.
Bensheim an der Bergstraße 499.
Bentheim 499.
Bentlage 499.
Benzacetin 47.

Benzaldehyd 47.
Benzinum Petrolei **47**.
— Vergiftung 47, **369**.
Benzoe, flores, tinct. resina **47**.
Benzoesäure (Flores Benzoes) **11**.
Benzoesäurebenzylester (Peruol) 181.
Benzolanytol 32.
Benzolum 48.
— Vergiftung 48, **369**.
Benzonaphthol 48.
Benzosalin (Benzoylsalizylsäuremethylester) 48.
Benzosol (Benzoylguajakol) 48.
Benzoylpseudotropein (Tropacocain) 239.
Benzoyl-tetramethyldiamino-pentanol, salzsaures (Alypin) **25**.
Benzoyl-Vinyl-Diazetonalkamin (Eucain B) **101**.
Benzylmorphin, salzsaures (Peronin) 181.
Béranecks Tuberkulin 435.
Berberinum 48.
Berchtesgaden 499.
Berg 499.
Bergamottöl 48.
Berg-Dievenow 500.
Berggrießhübel 500.
Bergklima, Kurorte mit **493**.
Bergün 500.
Bergzabern 500.
Beriberi, Vitamine bei 460.
Berka a. d. Ilm 500.
Berlin 500.
Berliner Universal-Frauentee, Reklamemittel 286.
Berlinol-Antisepticum, Reklamemittel 286.
Bern 500.
Bernburg 500.
Berneck 500.
Bertolin, Reklamemittel 286.
Bertrich 500.
Beruhigungsmittel für zahnende Kinder, Reklamemittel 286.
Bestuscheff, Tinctura tonico-nervosa 106.
Betaeukainhydrochlorid (Eucain B. hydrochloricum) **101**.
Betain, salzsaures **8**.
Betanaphthol 161.
Betaoxynaphthol-o-Oxy-m-Toluylsäure (Epicarin) 100.
Betol 48.
Bettnässer-Reklamemittel 286, 295.
Betula alba 48.
Beturol, Reklamemittel 286.
Bewegungsorgane, Krankheiten der
— Badekuren:
— — Pfäfers 526.
— — Ragaz 527.
Bex-les-Bains 500.
Bibergeil(tinktur) 63.
Bibra 500.
Biederts Rahmgemenge 457.
— Säuglingsernährung mit 473.
Bielersee 500.
Bienenberg ob Liestal 500.
Bienenstiche, Vergiftung durch **401**.
Biere **219**.
Bierhefe 48, 103, 147.
— Trockene 112.
Bier(Wein)suppe 464.
Biesenthal 500.
Bilin in Böhmen 500.
Bilfingerbalsam, Reklamemittel 285.
Bilisan, Reklamemittel 287.
Bilsenkrautextrakt **128**.
Biltz' Reklamemittel,
— Büstenelixir 289.
— Nährsalze 287.
Bimsstein 146.
Bindehautchemosis, nach Dioninsalbe 22.
Bindehauterkrankungen,
— Argentamin bei 35.
— Argentum nitricum 36.
— Calomel 125.
— Protargol bei 38, 191.
Binz 500.
Biocitin 48.
— Reklamemittel 287.
Bioferrin 48.
Biofexpillen, Reklamemittel 287.
Bioform-Nährsalz, Reklamemittel 287.
Bioglobin 48.
Bio-Lezithin-Likör, Reklamemittel 287.
Biomalz, Reklamemittel 287.
Biositon, Reklamemittel 287.
Bioson 48, 450.
Biostahl, Reklamemittel 287.
Bipheron, Reklamemittel 287.
Bipp, Reklamemittel 287.
Birkenblätter 48.
Birkenreizker, Vergiftung 400.
Birkenteer 187.
Birmenstorfer Bitterwasser 501.
Birresborn 501.
Bisanna, Reklamemittel 287.
Biskirchen 501.
Bismalum 48.
Bismon 48.
Bismutose **48**.
Bismutum **48**.
— Betanaphtholicum 49.
— Bisalicylicum (Gastrosan) 112.

Bismutum,
— Bitannicum (Tannismut) 49, 230.
— Carbonicum **49**.
— Jodoresorcinicum 32.
— Methylenodigallicum 48.
— Phosphoricum solubile 49.
— Subgallicum (Dermatol) **49**.
— — Oxyjodatum (Airol) **23**.
— Subnitricum **50**.
— Subsalicylicum 51.
— Tribromphenylicum (Xeroform) 51, 245.
— Vergiftung 49, **369**.
Bissingen 501.
Bittermandelwasser 34.
— Vergiftung 375.
Bittermittel 265.
Bitterquellen **485**.
Bittersalz **151**.
Bittersüß, Vergiftung 370, **393**.
Blähungen, s. a. Flatulenz.
— Kümmel bei 63.
— Magnesiumperhydrol 181.
— Menthae piperitae folia 153.
Blancodont, Reklamemittel 287.
Blanka, Reklamemittel 287.
Blankenberghe 501.
Blankenburg im Harz 501.
Blankenburg (im Schwarzatal) 501.
Blankenhain 501.
Blankenhäuser Malzkraftbier 455.
Blasenkatarrh, s. a. Cystitis.
— Amphotropin bei 27.
— Arbutin 35.
— Argentum nitricum 36.
Blasenkatarrh,
— Arhovin 38.
— Badekuren:
— — Abbach 495.
— — Adelholzen 495.
— — Altreichenau 497.
— — Antogast 497.
— — Aßmannshausen 497.
— — Baden-Baden 498.
— — Badbronn-Kestenholz 499.
— — Bilin 500.
— — Brambach 502.
— — Dürrheim 505.
— — Empfing 506.
— — Ems 506.
— — Freiersbach 507, 508.
— — Grenzach 510.
— — Hersfeld 512.
— — Heustrich 512, 513.
— — Inselbad 514.
— — Karlsbad 515.
— — Kirnhalden 515.
— — Krapina-Töplitz 517.
— — Krumbad 517.
— — Langenschwalbach 518.
— — Neuenahr 523.
— — Passug 526.
— — Peiden 526.
— — Petersthal 526.
— — Reinerz 528.
— — Reinhardshausen 528.
— — Salzig 530.
— — Salzschlirf 530.
— — Thusis 537.
— — Trarbach und Wildstein 538.
— — Traunstein 538.
— — Warmbad 539.
— — Wattweiler 539.
— — Weilbach 540.
— — Wemding 540.
— — Wiesbaden 540.
— — Yverdon-les-Bains 542.
— Betol 48.
— Blenal bei 51.
Blasenkatarrh,
— Hexal 117.
— Kalium permanganicum 142.
— Magnesium borocitricum 151.
— Reklamekur 307.
— Reklamemittel 287, 288, 292 ff.
— Salol 182.
Blasenkrampf, Belladonna gegen 46.
Blasenlähmung, Strychnin bei 223.
Blasenspülung, Mittel zur 268.
Blasensteine (s. a. Steinbildung), Borax 51.
Blasentee Hartmanns, Reklamemittel 287.
Blasien 501.
Blaudsche Pillen **106**.
Blauholz **58**.
Blausäure, Vergiftung 375.
Blebronetabletten, Reklamemittel 287.
Blei, s. a. Plumbum.
Bleichsuchtspulver Einsiedlers, Reklamemittel 287.
Bleiessig **188**.
Bleiglätte **149**.
Bleikolik,
— Amylenhydrat bei 29.
— Atropin 41.
— Belladonna 46.
— Opium 173.
Bleipflaster 149.
Bleisalbe **188**.
Bleivergiftung **370**.
— Badekuren (s. a. Metallvergiftungen):
— — Aachen 495.
— — Gottschalkowitz 509, 510.
— — Grünthal 510.
— — Neundorf 523.
— Jodkali 140.

Bleivergiftung,
— Kalium sulfuratum (Schwefelbäder) 143.
— Pilokarpin bei 185.
Bleiwasser 35, **187**.
Bleiweiß 64.
Blenal 51.
Blenolenicetsalbe 51.
Blennorrhoe, Argyrol 38.
Blennorrhoea neonatorum, Sophol zur Behandlung und Verhütung von 217.
Blut- und Nervennahrung Apotheker Güntzels, Reklamemittel 287.
Blutarmut, s. Anämie 272.
Blutdrucksteigerung, Papaverin bei 178.
Blutegel 118.
Blutgeschwüre, Reklamemittel, gegen 287.
Blutkohle **62**.
Blutlaugensalz, gelbes und rotes 140.
Blutmehl 450.
Blutnährmittel 449.
Blutreinigung, Reklamemittel zur 279, 284, 286, 287, 288, 289, 298, 303, 305 ff.
Blutsalze Bruns, Reklamemittel 289.
Blutstillungsmittel 270.
Blutstockung, Reklamemittel gegen 304.
Blutungen,
— Adrenalin 20.
— Calcium lacticum 57.
— Chromsäure bei 14.
— Cla'den 78.
— Coagulen 78.
— Essigsäure, verdünnte bei 8.
— Ferripyrin 104.
Blutungen,
— Ferrum sesquichloratum liquor **108**.
— Gelatina alba 112.
— Kalk 54.
— Kalzineinjektionen 143.
— Kino bei 144.
— Kochsalz 164.
— Penghawar Djambi 179.
— Sekalepräparate 210, 211, 212.
— Stypticin 88.
— Suprarenin 228.
— Tenosin 231.
Bluwachbonbons, Reklamemittel 288.
Boas, Nährklistier 252.
Bock, Geheimmittel d. Frau Dorothea 288, **301**.
Bocklet 501.
Bodendorf 501.
Bodenwerder-Kemnade 501.
Bohnenvergiftung **396**.
Bokasol und sonstige Reklamemittel der Frau Dorothea Bock 288, 301.
Boletusarten, Vergiftungen 399.
Boll in Baden 501.
Boll in Württemberg 501.
Bollendorf 501.
Boltenhagen 501.
Bolus alba (sterilisata) 38, **51**.
Bombinator igneus, Vergiftung durch Sekret von 401.
Bombus hortorum, Vergiftung durch Stiche von 401.
Bonalnerventropfen, Reklamemittel 288.
Boppard 501.
Boralum 51.
Boran-Sommersprossen-Creme, Reklamemittel 288.
Boraniumbeeren, Reklamemittel 288.
Borax **51**.
— Vergiftung 371.
Bo-ra-zo, Reklamemittel 288.
Borby-Eckernförde 501.
Bordighera 501.
Borkum 501.
Bormio Bad 501.
Borneol, Isovalerylglykolsäureester des 167.
Bornyval **51**.
Borovertin **52**.
Borsalbe 13.
Borsalizylwasser 18.
Borsäure **12**.
— Vergiftung 371.
Botano, Reklamemittel 288.
Böttchers Pulver für Umschläge, Reklamemittel 288.
Botulismus 397.
— Serumtherapie 413.
Bouillon, schnelle 463.
Bouillonwürfel 448.
Bouma-Milch für Diabetiker 457.
Bovisan 450.
Bramsbach im Vogtlande 502.
Bramstedt 502.
Brandnarben, Thiosinamin 237.
Brandoformstreupulver, Reklamemittel 288.
Brandol, Reklamemittel 288.
Brandwunden, s. Verbrennungen.
Branntwein **219**.
Braunolin, Reklamemittel 288.
Braunschweiger Mumme 455.
Braunfels 502.
Braunlage 502.
Braunwald 502.
Brausepulver (abführendes, englisches) 191.

Brechdurchfall,
— Argentum nitricum bei 36.
— Bolus alba 51.
— Kreosot 144.
— Resorcin 197.
Brechmittel 266.
Brechnuß, Vergiftung 371, **393**.
Brechweinstein 231.
— Vergiftung 365, 366, 371, **394**.
Brechwurzel **130**.
Breege 502.
Breiumschläge, Species emollientes für 217.
Brennessel, Vergiftung 371, **394**.
Brenzkatechin, Vergiftung **390**.
Brenzkatechinmethylester (Guajacolum) **115**.
Bresins Diabetikerpräparate (Brot, Zwieback, Mehl, Schokolade) 465, 466.
Brom und seine Salze, s. Bromsalze, Bromum.
Bromalinum 53.
Bromammonium 25.
Bromäthyl **21**.
Bromazeton, Vergiftung 379.
Bromdiäthylacetamid (Neuronal) 168.
Bromdiäthylazetylharnstoff (Adalin) **20**.
Bromeigon 53.
Bromglidine 53.
Bromhämol 117.
Bromipin **53**.
Bromismus, Kochsalz gegen 164.
Bromisovaleriansäure, Bornylester der (Valisan) 243.
Bromisovalerylparaphenetidin (Phenoval) 182.
Bromkali **138**.
Bromkalzium 56.
Bromkalziumharnstoff (Ureabromin) 241.
Bromnatrium **163**.
Bromocollum (solubile) 53.
Bromoformium **53**.
— Vergiftung 53, 372.
Bromolum 53.
Bromotannin 53.
Brompräparate 253.
Brom(salze) **52**.
— Vergiftung **52**, 53, **371**.
Bromum 53.
Bromural **53**.
Bromverätzungen (-vergiftungen), Natrium subsulfurosum bei 167.
Bronchialasthma (s. a. Asth a),
— Adrenalin 228.
— Badekuren:
— — Eilsen 506.
— — Ems 506.
— — Inselbad 514.
— — Langenbrücken 518.
— — Langensalza 518.
— — Nenndorf 523.
— — Rabka 527.
— — Salzbrunn 529, 530.
— — Soden (Taunus) 534.
— — St. Joachimsthal 531.
— — Weilbach 540.
— Calcium chloratum cristallisatum 56.
— Calcium lacticum 57.
— Hypophysenpräparate 129.
— Jodopyrin 135.
— Kalium jodatum 141.
— Kalium nitricum 142.
— Kalzine 143.
— Lobeliatinktur 149.
— Nitroglycerin 169.
Bronchialasthma,
— Pituglandol 113.
— Pyridinum 194.
— Quebracho 195.
— Reklamemittel 278, 280, 282 ff., 289 ff.
— Strammoniumzigaretten 221.
— Theobromin 234.
— Uzara bei 242.
Bronchisan, Reklamemittel 288.
Bronchitis (Erkrankungen der Atmungsorgane), s. a. Husten, Katarrhe, Expektorantien.
— Alkalische Quellen bei 482.
— Ammonium carbonicum 26.
— Ammonium chloratum 26.
— Anisi fructus (Oleum) 30.
— Apomorphinum hydrochloricum bei 33.
— Badekuren:
— — Altreichenau 497.
— — Alvaneubad 497.
— — Baden-Baden 498.
— — Badenweiler 499.
— — Bentheim 499.
— — Bernburg 500.
— — Bilin 500.
— — Brückenau 502.
— — Charlottenbrunn 503.
— — Daun 504.
— — Driburg 505.
— — Dürrenberg 505.
— — Dürrheim 505.
— — Eilsen 505.
— — Empfing 506.
— — Ems 506.
— — Franzensbad 507.
— — Inselbad 514.
— — Lippspringe 520.
— — Salzhemmendorf 530.

Bronchitis,
— Badekuren:
— — Schlangenbad 532.
— — Soden (Taunus) 534.
— — St. Joachimsthal 530.
— — Vilbel 534.
— — Warmbad 539.
— Codeinum phosphoricum 82.
— Eisensalmiak 27.
— Elixir pectorale 99.
— Ipecacuanha 130.
— Jodkali 141.
— Kurellas Brustpulver 192.
— Myrrha 161.
— Natrium benzoicum 162.
— Natrium bicarbonicum 163.
— Opium 174.
— Petruschkys Liniment (Inunktions)-behandlung 427.
— Pilokarpin 185.
— Pyrenol 194.
— Quillajae cortex 195.
— Reklamemittel 279, 282, 287, 289, 298, 300 ff.
— Schwefelquellen bei 488.
— Scilla 208.
— Senega 213.
— Stibium sulfuratum aurantiacum 221.
— Sulfur 226.
— Tartarus stibiatus 231.
— Terpentin bei 232.
— Terpinhydrat 233.
— Wolff-Eisners Mischvakzine bei tuberkulösen Mischinfektionen 427.
Bronchorrhoe,
— Atropin 40.
Bronchorrhoe,
— Limonen 147.
— Perubalsam 44.
— Picis aqua 187.
Brösen 502.
Brotsurrogate für Diabetiker 465.
Brotterode am Inselberg 502.
Bruchbalsam (-salbe), Reklamemittel 289.
Brückenau 502.
Brückenberg im Riesengebirge 502.
Brunnen 502.
Brunnengräbers Maltokrystol 455.
Bruns Blutsalze, Reklamemittel 289.
Brunshaupten 502.
Brust- und Blutreinigungstee Sellheims, Reklamemittel 289.
Brustelixir 147, **99**.
Brustpulver Kurellas 147, 192, 213.
Brusttee 147.
— Obsttee (cum Fructibus) 217.
— Reklamemittel Dr. Funckhs. 289.
Brustwarzen, wunde, Perubalsam 44.
Bryonin, Vergiftung 372.
Bubonen, Jodoform bei 134.
Buccawohl, Reklamemittel 289.
Buchenteer **187**.
Buckow 502.
Buflebs (Dr.) Augenwasser, Reklamemittel 289.
Bufo vulgaris, Vergiftung durch Sekrete von 400.
Bühlau 502.
Bühlerhöhe 502.
Bukowine 502.
Bulbärparalyse, Argentum nitricum 36.
Bünde 502.
Burg auf Fehmarn 502.
Bürgenstock 502.
Burgschwalbach 502.
Burkhardts Kräuterpillen, Reklamemittel 289.
Bursa pastoris 54.
Büstenmittel, Reklamepräparate 279, 284, 288, **289**, 300.
Büsum 503.
Butolan 54.
Butterblume, Vergiftung **365**, 372.
Buttercreme 462.
Buttermehlnahrung, Säuglingsernährung mit 473, 474.
Buttermilch, Säuglingsernährung mit 474.
Buttermilchpräparate **457**, 458.
Butylchloralhydrat 54.
Butyrum Cacao **54**.

Cacao oleum **54**.
Cachexia strumipriva, Jodothyrin 135.
Cadechol **54**.
Cadinum oleum 54, **186**.
Calabarbohne 54.
— Vergiftung 372, **389**.
Calamus, oleum, rhizoma, tinctura 54.
Calcaria 254.
— Aqua **34**, **54**, 55.
— Chlorata (Chlorkalk) **55**.
— Usta **55**.
Calcicose, Reklamemittel 289.
Calcium,
— Acetylsalizylsaures (Kalmopyrin) **143**.
— Bromatum 56.
— Carbonicum praecipitatum **55**.
— Chloratum cristallisatum **56**.

Calcium,
— Dibrombehensaures (Sabromin) 200.
— Glycerinophosphoricum **57**.
— Hämalbuminatum (Roborin) 200.
— Hypochlorosum **55**.
— Hypophosphoricum **57**.
— Lakticum **57**.
— Monojodbehensaures (Sajodin) 201.
— Phosphoricum 57.
— Sulfuratum 57.
— Sulfuricum praecipitatum (ustum) **57**.
Calcium-Supra-Droserin-Creme, Reklamemittel 289.
Calcivit, Reklamemittel 289.
Califig 58.
Californischer Feigensirup-Likör „Vinco", Reklamemittel 289.
Calla palustris, Vergiftung **368**, 372.
Calomel **124**.
— Kolloidales (Calomelolum) 58, 143.
Calomelolum 58, 143.
Calorose **58**.
Caltha palustris, Vergiftung 365.
Camagol 58.
Cammin 503.
Campechianum lignum **58**.
Camphora (s. a. Kampfer) **58**.
— Bromata (monobromale) 60.
— Oleum, vinum, spiritus 60.
— Vergiftung 58, 372, **382**.
Camphoroxol 60.
Camphosal 60.
Camphosan 60.
Candiolin 60.
Cannabis indica, Herba, Extrakt (Cannabinol, Cannabinum tannicum 60, 61.
Cannabis indica, Vergiftung 372.
Cannes 503.
Cannstadt 503.
Cantharellus aurantiacus, Vergiftung 399.
Cantharides und Cantharidin (Collodium, Pflaster, Salbe, Tinktur) **61**.
— Vergiftung 61, **372**.
Capri, Insel 503.
Capsogen, Reklamemittel 289.
Capsicum tannicum 61.
Capsulae amylaceae, gelatinosae, geloduratae, operculatae 61, 62.
Captol 62.
Carbankal, Reklamemittel 289.
Carbenzym 62.
Carbo ligni, medicinalis, sanguinis, colloidalis) **62**.
Carboformal 62.
Carbogen, Reklamemittel 289.
Carbolsäure (s. a. Karbolsäure), Vergiftung 372.
Carbonis liquor detergens **62**, **148**, 187.
Carcolid **62**.
Cardamomi fructus 62.
Cardiotonin 62.
Cardui-Frauentee, Reklamemittel 290.
Carduus benedictus 62.
Caricin 62.
Carlshafen 503.
Carlshagen 503.
Carminativa 266.
Carmol, Reklamemittel 290.
Carmolactin 450.
Caropan, 459.
Carrageen **63**.
Carsalonzäpfchen, Reklamemittel 290.
Carthaus 503.
Carvi fructus (oleum) 63.
Carvis, Reklamemittel 290.
Caryophylli (oleum) 63.
Cascara sagrada und Extractum (fluidum und siccum) **63**.
Caseosan 63.
Castagnola 503.
Castoreum cannadense (sibiricum), Tinktur, Pulver 63.
Catechu (Extrakt und Tinktur) 63.
Causticum von Plunkett, Reklamemittel 290.
Cavita, Damenlikör, Reklamemittel 292.
Caxo, Fußtabletten, Reklamemittel 290.
Cédéa-Tropenfarrentee, Reklamemittel 290.
Cellotropin 63.
Centaurei herba und extractum 63.
Cera alba und flava **64**.
Ceresin (Paraffinum solidum) **178**.
Cerium oxalicum 64.
Cermolin, Reklamemittel 290.
Cerolin **64**.
Cerumenpfröpfe, Natrium carbonicum gegen 163.
Cerussa
— Pflaster (Unguentum und U. camphoratum) **64**, 189.
— Vergiftung **370**, 372.
Cesol 64.
Cetaceum **64**.
Cetraria islandica **147**.
Ceza, Reklamemittel 292.
Chalicintabletten, Reklamemittel 290.
Chamomilla vulgaris (ol. aether.) **64**.

Charlottenbrunn 503.
Charta cera a, japonica, nitrata, resinosa, sinapisata 65.
Château d'Oex 503.
Chaudeau 462.
Cheiranthus Cheiri, Vergiftung 372.
Chelidonium majus, Vergiftung 372.
Chelonin 433.
Chemidentopräparate, Reklamemittel 290.
Chenopodii anthelmintici oleum **65**.
— Vergiftung 388.
Chenosan, Reklamemittel 290.
Chicken Tea 463.
Chieming 503.
China, Rinde, Extrakt (aquosum, spirituosum), Tinktur (composita), Wein **65**, 67.
Chinaphthol 67.
Chinaphenin **67**.
Chinasäure **14**, 67.
Chineonal **68**.
Chinidinum 270.
— Hydrochloricum, sulfuricum, tannicum **68**.
— Vergiftungen 68.
Chinin **68**.
— Äthylkohlensäureester (Euchinin) 102.
— Bihydrochloricum 69.
— Bisulfuricum 69.
— Diäthylbarbiturwasser (Chineonal) **68**.
— Ferrocitricum **69**.
— Hydrochloricum **69**, 255.
— Naphthosulfosaures 67.
— Salizylsäureester des (Salochinin) 201.
— Sulfuricum **71**.
— Tannicum **71**.
— Vergiftung **66**, 69.
Chininkohlensäurephenitidid (Chinaphenin) **67**.
Chininpräparate 252.
Chininprophylaxe der Malaria 68, 69.
Chinolinwismutrhodanat (Crurin) 89.
Chinosol 71.
Chinotropinum 71.
Chirosoter 71.
Chlor, Vergiftung 372.
Chloralchloroform 74.
Chloralformamid **71**.
Chloralhydrat **71**.
Chloralhydratvergiftung **72**, **373**.
— Strychnin bei 223.
Chloralantipyrin (Hypnal) 128.
Chloräthyl **21**.
Chlorbarium 46.
Chlorival, Reklamemittel 290.
Chlorkalk, Vergiftung 373.
Chlorkalziumgelatine (Kalzine) 143.
Chlormethyl 156.
Chlormethylmenthylester (Forman) 111.
Chlornatrium **164**.
Chloro-Bleichcrême, Reklamemittel 290, 306.
Chloroform **73**.
— Vergiftung **75**, **76**, **373**.
Chloroformnarkose **74**.
— Hedonal vor der 117.
Chloroformspiritus (-öl) 76.
Chlorosan 76.
Chlorose,
— Arsenpräparate 10.
— Arsenquellen bei 487.
— Badekuren:
— — Badenweiler 499.
— — Brückenau 502.
Chlorose,
— Badekuren:
— — Bukowine 512.
— — Daun 504.
— — Dürkheim 505.
— — Godesberg 509.
— — Griesbach 510.
— — Homburg 513.
— — Ischl 514.
— — Jordanbad 514.
— — Kirnhalden 515.
— — Lauchstädt 518.
— — Mölln (Lauenburg) 522.
— — Niederau 524.
— — Niederselters 524.
— — Salzhausen 530.
— — Soden (Taunus) 534.
— — Sulza 535.
— — Teinach 536.
— — Überkingen 538.
— Bioferrin 48.
— Bioglobin 48.
— Chlorosan bei 76.
— Eisenquellen 487.
— Ferrumpräparate bei 104, 105 ff.
— Ferrum sulfuricum siccum 108.
— Reklamemittel 285, 286, 287, 290 ff.
— Triferrin bei 239.
Chlorostahl, Reklamemittel 290.
Chlorsaures Kali, Vergiftung 373, **382**.
Chlorverbindungen, Vergiftung durch gasige 379.
Chlorwasser 35.
Chlorwasservergiftung, Natrium subsulfurosum bei 167.
Chlorylen **76**, 253.
Chlorzink 246.
— Vergiftung 246.
Cholelithiasis (s. a. Gallen-), Codeinum phosphoricum 83.
Cholelithiasis,
— Eunatrol 103, 165.
— Oleum olivarum 173.

Cholelithiasis,
— Opium 174.
— Ovogal 177.
— Podophyllin 190.
— Terpentin 232.
Cholelithiasistabletten, Reklamemittel 290.
Cholelysin 76.
Cholera,
— Bolus alba 51.
— Kochsalzinfusion bei 164.
Choleraimpfstoff **76**, 255, 425.
Cholerasera **421**.
Cholergoltabletten, Reklamemittel 290.
Choleval **77**.
Cholis, Reklamemittel 290.
Choliton, Reklamemittel 291.
Chologen 77.
Chorea,
— Antipyrin 31, 194.
— Arsenpräparate 10.
— Badekur in Dürkheim 505.
— Bromkali 139.
— Bromnatrium 163.
— Fowleri solutio 138.
— Kalk bei 54.
— Luminal 150.
Chorioiditis, Pilokarpin bei 185.
Chromonaltabletten, Reklamemittel 291.
Chromsäure (und ihre Salze) **14**.
— Vergiftung 373.
Chrysarobin **77**.
— Vergiftung 373.
Chrysarobinpräparate 261.
Chrysarobintetraazetat (Lenirobin) 146.
Chrysarobintraumaticin 239.
Churwalden 503.
Chymol, Reklamemittel 291.
Cibarol, Reklamemittel 291.
Cicuta virosa, Vergiftung 373.
Cigale 503.
Cignolin **77**.
Cikasan, Reklamemittel 291.
Cinae flores 77.
Cinnamomum Cassia (Ceylanicum), Cortex, Aqua, Elixir, Tinktur, Oleum, Sirup 78.
Cinol, Reklamemittel 291.
Ciracanthium nutrix, Vergiftung durch Bisse von 402.
Citarin 78.
Citobarium 78.
Citri fructus cortex, Öl, Sirup 78.
Citrophen 78.
Clauden 78.
Claustal 503.
Clavadel 503.
Clematis, Vergiftung **365**, 373.
Cnicus benedictus 62.
Coagulen **78**.
Coburger Mariannenquelle 503.
Coca, folia 78.
Cocainum hydrochloricum **78**.
— Adrenalinzusatz zu Lösungen von 228.
— Vergiftungen (s. a. Kokainvergiftung) **79**, **82**, 373.
Cochleariae herba 82.
Cocktail 461.
Codeinum,
— Bromethylsaures (Eukodin) 102.
— Phosphoricum **82**.
— Sirup 83.
— Vergiftung 82.
Codeonal 83.
Coffeinum **83**, 254.
— Citricum 85.
— Natriobenzoicum 84.
— Natrio-salicylicum 85.
Coffeinum,
— Vergiftung 84, **374**.
Coho, Reklamemittel 291.
Coladin, Reklamemittel 291.
Colae nuces (Extractum, Sirupus, Vinum) 85.
Colchicinum **85**.
— Vergiftung 85, **374**.
Colchicum autumnale (Tinktur, Wein) 85, 86.
— Vergiftung 374.
Coldcream 241.
Cölenteraten, Vergiftung durch das Sekret der 401.
Coleopterae, Vergiftung durch Sekrete der 401.
Coeliacin 113, **271**.
Coelina, Reklamemittel 291.
Collapiscium 86.
Collargol 35.
Collemplatra **86**.
Collodium (elasticum) **86**.
Collosolferromalt, Reklamemittel 291.
Colocynthidis (Extr., Fructus, Tinktur) 86.
— Vergiftung 374.
Colombo (Extr., radix) 86, **87**.
Colophonium 87.
Coma diabeticum, Natron bicarbonicum 163.
Combelen 87.
Combustin, Reklamemittel 291.
Compretten **87**.
Condurango cortex (Extrakt fluidum und siccum, vinum) **87**, 88.
Conglutin 450.
Conglutinextrakt (-nährsalzmischung) und sonstige Conglutinfabrikate (-brot,

-mehl) für Diabetiker 465, 466, 467.
Conicum maculatum, Vergiftung 374.
Conii Herba **88**.
— Vergiftung 88.
Conjunctivitis, s. Bindehaut-.
Contratäniam, Reklamemittel 291.
Contraveron, Reklamemittel 291.
Contrexeville 503.
Convallaria majalis (Convallamarim), Extrakt und Tinktur 88.
— Vergiftung 375.
Coom, Reklamemittel 291.
Copaivabalsam **44**,88.
Coronad, Reklamemittel 291.
Coronilla varia, Vergiftung 375.
Corpora lutea siccata 88.
Corpulin, Reklamemittel 291.
Corpus luteum,
— Opton 176.
— Präparate 271.
Cortenal Nr. 1 und Nr. 2, Reklamemittel 291.
Cortenin, Reklamemittel 291.
Coryfin 88.
Cotarninum,
— Hydrochloricum (Stypticin) **88**, 224.
— Phthalicum (Styptol) 89. 224,
Coto cortex (Tinktur) und Cotoin 89.
Cranz 503.
Crefelder Sprudel 503.
Cremes 462.
Cremonia, Reklamemittel 292.
Cremor tartari (Tartarum depuratus) **230**.
Creolinum 89.
Creosotalum **145**.
Creosotum **144**.
— Carbonicum (Creosotal.) **145**.
— Valerianum (Eosot) 100.
Cresolum,
— Aqua 35.
— Crudum **89**.
— Liquor saponatus **148**.
Creta alba (Calc. carb. praecip.) **55**.
Crinol, Reklamemittel 292.
Cristolax, Reklamemittel 292.
Crocus sativus (Tinktur, Sirup) 89.
— Vergiftung 375.
Crotonis oleum 89.
— Vergiftung **375**, **387**.
Crucenia-Fichtennadelbad, Reklamemittel 292.
Crurinum 89.
Csiz 503.
Cubebae (Extrakt) **89**.
Cucurbitae semen 90.
Culicidae, Vergiftung durch Stiche der 401.
Cumarinum 90.
Cupressi oleum 90.
Cuprocitrol 90.
Cuprol 90.
Cuprum,
— Aluminatum 90.
— Citricum 90.
— Sulfuricum 90.
— — Vergiftung **90**, 91.
Curare 91.
— Vergiftung 375.
Curbitin, Reklamemittel 292.
Curol, Reklamemittel 292.
Cusylol 91.
Cutituberkulin Höchst 437.
Cuxhaven 504.
Cyanverbindungen, Vergiftungen **375**.
Cyclamen europaeum, Vergiftung **364**, 376.
Cycloform 91.
Cymarin 91.
Cynosbathi semen 91.
Cyripediumarten, Vergiftung 376.
Cystitis (s. a. Blasenkatarrh),
— Borovertin bei 52.
— Camphosal 60.
— Cellotropin 63.
— Cystopurin 91.
— Helmitol 117.
— Hetralin 117.
— Kampfersäure (Ac. camphoricum) 13.
— Natrium salicylicum 166.
— Rhodaform 199.
— Salosantal 202.
— Urotropin 118.
— Uvae ursi folia 242.
— Vakzinetherapie 420.
— Vesipyrin 245.
Cystopurin 91.
Cystonephrol, Reklamemittel 292.
Cytisus laburnum (Cytisin), Vergiftung 376.
Czerny-Kleinschmidt, Buttermehlnahrung 473.

Dachau 504.
Dahme 504.
Dakinsche Lösung 55, **91**, 164.
Damendragées (-likör, -lob), Reklamemittel 292.
Dammarharz 91.
Dämmerschlaf,
— Narkophin-Skopolamin für 162.
— Pantopon-Skopolaminlösungen für den 177.
— Scopolamin-Morphium zur Erzeugung von 209.
Damps Lungenheilmittel, Reklamepräparate 292.

Dangast 504.
Danosanum, Reklamemittel 292.
Daphne mezereum, Vergiftung 376.
Darkan, Bad 504.
Darmatonie, Strychnin bei 223.
Darmblutungen,
— Alumen 24.
— Ferripyrin 104.
— Ferrum sesquichloratum liquor 108.
— Gelatina alba 112.
— Morphin 158.
— Opium 174.
— Plumbum aceticum 189.
— Sekalepräparate 210, 211, 212.
— Suprarenin 228.
Darmentleerung, Vergiftungen und 359.
Darmerkrankungen,
— Bismutose 48.
— Mittel bei 266.
— Opium 173.
Darmfäulnis,
— Betol bei 48.
— Vegetabile Milch bei 459.
Darmgärungen,
— Carbo medicinalis 62.
— Natrium bicarbonicum 163.
— Oxygar 177.
Darmgeschwüre,
— Bismutose bei dens. 48.
— Bismutum 49.
— — Subgallicum 49.
— — Subnitricum 50.
— Ichthyol 27.
Darminfektionen,
— Carbo medicinalis 62.
— Chinaphthol 67.
— Kalomel 120.
— Salimenthol bei 201.
Darmkatarrh (-krankheiten, s. a. Magendarmkrankheiten, Verdauungskrankheiten).
Darmkatarrh,
— Alkalische Quellen bei 482.
— Argentum nitricum 36.
— Badekuren:
— — Badbronn-Kestenholz 499.
— — Karlsbad 515.
— — Meinberg 521.
— — Mergentheim 521.
— — Münster a. Stein 522.
— — Niederbronn 524.
— — Roncegno 529.
— — Soden (Taunus) 534.
— Bismutum subgallicum 49.
— Calomel 124.
— Campecheholzdekokt (-extrakt) 58.
— Etelen 101.
— Fowleri solutio 138.
— Karlsbader Salz 201.
— Kochsalzquellen 484.
— Mehle, feine, bei 453.
— Mixtura gummosa 115.
— Nährpräparate bei 447.
— Morphin 158.
— Multanin 161.
— Naphthalin 161.
— Natrium benzoicum 162.
— Reklamemittel 286, 292 ff.
— Salol 182.
— Säuerlinge, erdige, bei 481.
— Tannalbin 229.
— Tannigen und sonstige Tanninpräparate 230.
Darmkolik, Opium bei 174.
Darmlähmung, Physostigmin bei postoperativer 184.
Darmpillen, Leber- und (Dr. Ray), Reklamemittel 292.
Darmreizungen, Nährpräparate bei 447.
Darmspülungen, Mittel für 267.
Darmtuberkulose, Argentum nitricum 36.
Darmverschluß,
— Atropin 41.
— Hydrargyrum vivum bei 121.
Dascan, Reklamemittel 292.
Datura strammonium, Vergiftung 376, **392**.
Daun 504.
Davos 504.
Deep 504.
Deggendorf 504.
Degrasinpillen, Reklamemittel 292.
Dekokte **91**.
Dekubitus,
— Bismalum bei 48.
— Cerussasalbe (-pflaster) bei 64, 189.
— Plumbi tannici unguentum 190.
Delirien, Chloralhydrat 72.
Delphinium Ajacis, Vergiftung 376.
Demodin, Reklamemittel 292.
Demulcentia, Reklamemittel 292.
Demunda, Reklamemittel 292.
Dentriawein, Reklamemittel 293.
Denys Tuberkulin 435.
Depilatoire Dorin-Paris 293.
Dermasan (Esterdermasan) 101.
Dermatol **49**, 92.
Dermotherma, Reklamemittel 293.
Dernehls Eisenpulver, Reklamemittel 294.
Desalgin 92.
Desinfizientia 258.

Desinfizientia,
— Harn- 268.
— Reklamemittel 281, 292, 298.
Desko-Si-Gold (-Grün, -Rot), Reklamemittel 293.
Despysol, Reklamemittel 293.
Deutschmannserum 421.
Devin 504.
Deycke-Much,
— Partigene 436.
— Partigenbehandlung der Tuberkulose, Technik 444.
Diabetes insipidus, Hypophysenpräparate **129**, 271.
Diabetes mellitus, s. a. Zuckerkrankheit.
Diabetesmittel von Med.-Rat Dr. Müller, Reklamemittel 293.
Diabetikermilch 458.
Diabetikerpräparate **464**.
— Adressen von Nährmittelfabriken und Lieferanten 465.
— Brotsurrogate 465.
— Conglutinextrakt (-nährsalzmischung) und sonstige Conglutinfabrikate 465, 466, 467.
— Durststilltabletten (Fromm) 467.
— Feingebäcke 466.
— Fruchtkonserven 465.
— Kakao 466.
— Lävulosenpräparate 467.
— Mehle 466.
— Milchpräparate 457ff.
— Sahnepräparate 457ff.
— Schokoladen 466.
— Weine (Sekt) 467.
Diacetylmorphinum hydrochloricum (Heroin) **117**.
Diachylonpflaster 92.
Diachylonsalbe 92, 149.
Diadin I und II, Reklamemittel 293.
Diakodii sirupus 178.
Dialacetin 92.
Diallylbarbitursäure (Dial) 92.
Dialon-Wundpuder, Reklamemittel 293.
Dialysata Golaz **92**.
Diamin, Reklamemittel 293.
Dianol 92.
— Dr. Schäffer, Reklamemittel 293.
Diarrhoe,
— Alumen 24.
— Amylum tritici (Klistier) 29.
— Bismalum 48.
— Bismon 48.
— Bismutose 48.
— Bismutum 49.
— Bismutum betanaphtholicum bei 49
— Bismutum bitannicum 49.
— Calomel 125.
— Carbo medicinalis 62.
— Carcolid 62.
— Catechu 63.
— Colomboextrakt (-dekokt) 86, 87.
— Combelen 87.
— Cotoin (Tt. Coto) und Paracotoin) 89.
— Dowersches Pulver 130, 191
— Gallussäure 15.
— Gastrosan 112.
— Gutti 116.
— Heidelbeerabkochung 161.
— Ichthyol bei tuberkulöser 27.
— Ichtoform bei tuberkulöser 130.
— Kalkwasser 34.
— Kamillentee 64.
— Kefyr 143.
— Kino 144.
— Larosan 146.
Diarrhoe,
— Menthae piperitae folia 153.
— Milchsäure bei 16.
— Morphin 158.
— Opium (Tinktur) 173, 175.
— Optannin 176.
— Orphol 176.
— Quebracho 195.
— Ratanhia 195.
— Reklamemittel 281. 294 ff.
— Resaldol 196.
— Tannin 18.
— Uzara bei 242.
Diasana 454.
Diaspirin 92.
Diätetische Mittel (s. a. Nährpräparate) **446**.
Diäthoxyäthenyldiphenylamin (Holocain) 118.
Diäthylbarbitursäure (Veronal) **15**, 244.
Diäthylendiamin (Piperazin) 186.
Diäthylglykokollguajakol, salzsaures (Guajasanol) 115.
Diäthylmalonylharnstoff (Veronal) 244.
Diäthylsulfondiäthylmethan (Tetronal) 233.
Diäthylsulfondimethylmethan (Sulfonal) 225.
Diäthylsulfonmethyläthyldiamin (Trional) 239.
Diäthylsulfonmethyläthylmethan (Trional) 156.
Diatrone, Reklamemittel 293.
Dibromhydrozimtsäureborneolester (Adamon) **20**.

Dibrompropyldiäthylbarbitursäure (Diogenal) 97.
Dibromtanninleim 53.
Dichininkohlensäureester (Aristochin) **38**.
Dichloräthylsulfid, Vergiftung 376, **380**.
Dickdarmkatarrh,
— Resorcinspülungen 197.
— Tannin 18, 19.
Dickfuß, Vergiftung 399.
Didial 92.
Dierhagen 504.
Digalen **92**.
Digestionen, Taxpreis für Herstellung von 273.
Digestionstraktus, Mittel bei Erkrankungen des 265.
Digifolin 92.
Diginorm 92.
Digipan 92.
Digipuratum **93**.
Digistrophan 93.
Digitalein 93.
Digitalinum verum 93.
Digitalis purpurea **93**.
— Acetum 8, 96.
— Dialysatum Golaz **97**.
— Extractum depuratum Knoll 93.
— Tinktur **97**.
— Vergiftung **95**, 96, **376**.
Digitalispräparate und ihre Ersatzmittel 267, 269.
Digitalon 97.
Digitalysatum Bürger **97**.
Digitannoid 93.
Digititrat 97.
Digitotal 97.
Digitoxinum 93.
— Cristallisatum (Merck) 97.
— Solubile (Cloetta) 93.
Dihydrooxykodeinonchlorhydrat (Eukodal) 102.
Dijnose, Reklamemittel 293.
Dijodbrassidinsäure-Äthylester (Lipojodin) 147.
Dijoddithymol (Aristol) **38**.
Dijodhydroxypropan (Jothion) **137**.
Dijodsalizylsäuremethylester (Sanoform) 204.
Dijodyl 97.
Dillenburg 504.
Dimethylamido-Antipyrin (Pyramidon) 192.
Dimethylphenylpyrazolon, amidobrombenzoesaures (Eulatin) 102.
Dimethylpiperazintartrat (Lycetol) 150.
Dimethylsulfat 377.
Dimethylxanthin (Theocin, Theophyllin) 235.
Dinitrobenzol, Vergiftung 377, **387**.
Dinitrokresol (-naphthol), Vergiftung 377.
Diogenal 97.
Dionin **22**, **97**.
Dioxyanthrasol (Cignolin) **77**.
Dioxybenzol (Resorcinum) **196**.
Dioxybenzolurotropin (Hetralin) 117.
Dioxybenzoylbenzoesäure, Äthylester (Resaldol) 196.
Dioxydiamidoarsenobenzol (Salvarsan) **202**.
Dioxyphenyläthanolmethylamin (Suprarenin, synthetisches) 227.
Diphtherie,
— Bolus alba bei 51.
— Cuprum sulfuricum 90.
— Kalkwasser bei 54.
— Kalkwasserinhalationen 34.
— Liniment (Inunktions)-Behandlung nach Petruschky 427.
— Milchsäureinhalation (-pinselung) 16.
— Papayotinpinselung 178.
— Pferdeserum bei 411.
— Pilokarpin zur Lösung der Membranen 185.
— Pyocyanase 192.
— Reklamemittel 280, 293, 312.
— Schutzimpfung 411.
— Schutzmittel TA. v. Behrings 425.
— Serumbehandlung 410.
— Sozojodolnatrium 217.
— Strychnin bei Lähmungen 224.
— Terpentininhalation 232.
— Thymolinhalation 237.
— Yatren 245.
Diphtheriebazillenträger,
— Eucupingurgelungen 102.
— Flavicidgurgelungen 110.
Diphtherieheilmittel des Naturheilkundigen C. Drescher und sonstige Reklamepräparate gegen Diphtherie 293.
Diphtherieimmunserum Behring 421.
Diphtherieserum **98**, 255, **410**.
Diplosal 98.

Dipropylbarbitursäure (-malonylharnstoff, Proponal) **15**, 190.
Diptera, Vergiftung durch Stiche der 401.
Disentis 504.
Diskoholpulver, Reklamemittel 294.
Diskretol, Reklamemittel 294.
Dispensation von Arzneien, Taxpreis 274.
Distearinglycerinphosphorsäurecholinester (Lezithin) 146.
Ditzenbach 504.
Diurese, Vergiftungen und 360.
Diuretika 267.
Diuretin **98**, **234**.
Divinal, Reklamemittel 294.
Dixoltabletten, Reklamemittel 294.
Dobel 504.
Doberan 504.
Dolaxtabletten, Reklamemittel 294.
Dologen, Reklamemittel 294.
Dolorosa nach Pastor Felke, Reklamemittel 294.
Dolorosum, Reklamemittel 294.
Donaueschingen 504.
Doremapulver, Reklamemittel 279.
Dormal, Reklamemittel 294.
Dormiol solutum 99.
Dorschlebertran 112.
Döse 504.
Dotiextrakt, Reklamemittel 294.
Doveri pulvis **130**, **191**.
Dr.-Reklamemittel 279, 280, 284, 285, 289 ff.
Drackes (Dr.) Büsten-Elixir, Reklamemittel 289.
Drastika 266.
Drei-Ähren 505.
Driburg 505.
Droserintabletten 99.
Drüsenschwellungen (-eiterung, -entzündung),
— Badekuren:
— — Hall (Oberösterreich) 511.
— — Sassendorf 531.
— — Schinznach 532.
— — Suderode 535.
— — Sulzbrunn 535.
— — Tölz 537.
— — Wiessee 540.
— Jodkali(salbe) 141, 142.
— Jodoform bei 134.
— Jodquellen bei 485.
— Quecksilberpflaster (-salbe) 121.
— Solbäder 484.
Duboisinum sulfuricum 99.
Duftstoffe 272.
Duhnen 505.
Dulcamara, Vergiftung 377, **393**.
Dumexsalbe, Reklamemittel 294.
Duodenalsondenernährung 471.
Duotal **99**, 115.
Duplextee (-tabletten), Reklamemittel 294.
Dupuytrens Fingerkontraktur,
— Fibrolysin bei 109.
— Thiosinamin 236.
Durandsches Mittel 232.
Dürkheim, Bad 505.
Dürrenberg 505.
Dürrheim 505.
Dützen 505.
Durst, Cesol gegen 64, 263.
Durststilltabletten für Diabetiker (Fromm) 467.
Dynamit, Vergiftung 387.
Dysbacta 425.
Dysenterie,
— Argentum nitricum 36.
— Bismutum 49.
— Ipecacuanhae 130, 131.
— Kefir 458.
— Kino bei 144.
— Liniment (Inunktions)-Behandlung nach Petruschky 427.
— Prophylaktische Impfung 417.
— Schutzimpfstoffe gegen **425**, 426.
— Serumtherapie 417.
Dysenteriesera **99**, 255, **417**, **422**.
Dysentin, Reklamemittel 294.
Dyskrasin, Badekuren in Hall (Württemberg) 511.
Dysmenorrhoe, s. a. Menstruationsstörungen.
— Apiolum cristallisatum 33.
— Belladonna 46.
— Fomitin 110.
— Opii tinctura crocata 175.
— Reklamemittel 304.
— Uzura 242.
— Valyl 243.
— Veramon 244.
— Viburni prunifolii extractum fluidum 245.
Dysmosil 426.
Dyspepsie,
— Faex medicinalis 103.
— Magnesiumperhydrol 181.
Dysphagie,
— Kokainmentholtabletten 81.
— Morphium hydrochloricum 160.
Dyspnoe,
— Morphin 158.

Dyspnoe,
— Oxycamphora soluta 177.
— Quebracho 195.

Eau deBeauté-Büstenwasser, Reklamemittel 289.
Eau contre colique (Gerlach), Reklamemittel 302.
Eau des Jacobins, Reklamemittel 294.
Ebenhausen 505.
Ebersteinburg 505.
Eberswalde 505.
Eckoida, Reklamemittel 294.
Ecrasol, Reklamemittel 294.
Eckwarden 505.
Eddicreme, Reklamemittel 294.
Edenkoben 505.
Edosana-Nährsalzpillen mit Malzextrakt, Reklamemittel 294.
Efeu, Vergiftung 377, **381**.
Egestogen 99.
Egestogentabletten, Reklamemittel 294.
Eglatol 99.
Eibanaco, Reklamemittel 294.
Eibe, Vergiftung 377, **394**.
Eibenstock 505.
Eickel-Wanne 505.
Eidotter, B-Vitamingehalt 460.
Eierspeisen 462.
Eilsen 505.
Einreibungen, Taxe für Anfertigung von 5.
Einreibungsmittel, exzitierende (s. a. Hautreizmittel) 251.
Einkochungen, Taxpreis für Bereitung von 273.
Eischloroform 74.
Eisen (s. a. Ferri-, Ferrum) **104**.
— Bestuscheffs Tinctura tonico-nervina 106.
— Blaudsche Pillen 106.
— Ichthyolsaures 104.
— Manganpeptonatlösungen 107.
— Milchsaures **106**.
— Paranukleinsaures (Triferrin) 239.
— Peptonatlösungen 107.
Eisenach 506.
Eisenbach 506.
Eisenelarson 99.
Eisenhaltige Nährpräparate **449**.
Eisenhut **19**.
— Vergiftungen 362.
Eisennuklein (Ferratogen) 104.
Eisenphytin 99.
Eisenpräparate 272.
Eisenpulver Dernehls, Reklamemittel 294.
Eisenquellen **486**.
Eisensajodin 99.
Eisensalmiak 27.
Eisensomatose 453.
Eisenstein 506.
Eiterungen,
— Jodoform bei tuberkulösen 134.
— Linimentum antipyogenes (Petruschky) bei 427.
— Perhydrol bei 181.
Eiweiß, abgebautes 272.
Eiweißkörperinjektion 469.
Eiweißkräuterkognak-Emulsion Dr. Sticker, Reklamemittel 346.
Eiweißmilch (nach Finkelstein-Meyer) 458, 461.
Eiweißmilch,
— Säuglingsernährung mit 474.
Eiweißnahrung, Urkraft, Dr. Oetker, Reklamemittel 294.
Eiweißpräparate **448**, 449.
Eiweißrahmmilch, Säuglingsernährung mit 475.
Eiweißsparer 462.
Eiweißwasser, Säuglingsernährung mit 475.
Ekajodoform 135.
Eklampsie,
— Chloralhydrat 72.
— Zinkoxyd bei 246.
Eksip, Reklamemittel 245.
Ektogan 99.
Ekzem,
— Anthrarobin 30.
— Arsenpräparate 10.
— Badekuren (s. a. Hautkrankheiten):
— — Aachen 495.
— — St. Joachimsthal 531.
— Bleiweißsalbe 64.
— Carbonis liquor detergens 62.
— Cerussae unguentum (Bleiweißsalbe) 189.
— Dermatolsalbe 50.
— Diachylonsalbe 149.
— Empyroform 100.
— Furfur tricici bei 112.
— Ichthyol bei 27.
— Kalkwasser bei 34.
— Kalomelsalbe 125.
— Lassarsche Paste 17.
— Lenigallol 146.
— Mittel gegen 261.
— Naphthol 161.
— Pilokarpin bei 185.
— Pittylen 186.
— Präzipitatsalbe, weiße 126.

Ekzem,
— Quecksilbersalbe, gelbe 126.
— Reklamemittel 289.
— Resorcin 196.
— Salizylsalbe (-paste) 17, 18.
— Schwefelsalbe 226.
— Sozojodolkalium 217.
— Talkum bei 229.
— Teersalben bei 187.
— Terpentininjektionen 232.
— Thymol bei 237.
— Tumenolpräparate 240.
— Wismutsalben (Schüttelmixtur) **50**.
— Zinksalbe (-paste, -pulver) 246, 247.
Ekzema marginatum, Chrysarobin bei 77.
Elbingerode 506.
Electricum, Reklamemittel 295.
Elektrizität, rote, Reklamemittel 295.
Elektrohomöopathie Sauter, Reklamemittel 295.
Elend 506.
Elgersburg 506.
Elisabeth, Blutreinigungspillen der heiligen, Reklamemittel 287.
Ellrich 506.
Elmen 506.
Elster, Bad 506.
Embetatee, Reklamemittel 295.
Emede-Wundpulver, Reklamemittel 295.
Emluco, Reklamemittel 295.
Emmalin, Reklamemittel 295.
Empfing 506.
Ems 506.
Endlich, Reklamemittel 295.
Energal Dr. Aders, Reklamemittel 295.
Energat, Reklamemittel 295.
Energin 450.
Energon, Reklamemittel 295.
Energos, der elektrische Wunderkamm, Reklamemittel 295.
Enoctura, Reklamemittel 295.
Enocturin, Reklamemittel 339.
Elbon 99.
Electrocollargol 99.
Electroferrol 99.
Electuarium 99.
Eleosaccharum 99.
Elixir amarum (aurantii compositum, e succo liquiritiae) **99**.
Embarin 100.
Emplastra **100**, 260.
Empyroform 100.
Emulsionen 100.
— Taxpreis für Herstellung von 273.
Endokarditis, Digitalis bei 95.
Enesol 100.
Englisches Pflaster 149.
Entbindung, Reklamemittel zur Erleichterung der 300, 315, 320 ff.
Enteritis (s. a. Darmkatarrh, Diarrhoe),
— Morphin 158.
— Opium 173.
Entfettungsmittel (s. a. Fettsucht), Reklamemittel 295.
Enthaarung 260.
Enthaarungsmittel, Reklamepräparate 294, 295.
Entwicklungsstörungen der Kinder, Thymi glandulae siccatae 113.
Entzündungen,
— Calcium lacticum bei 57.
— Jodkali 141.
— Quecksilberpflaster (-salbe) bei 121.
— Spiritusumschläge 219.
Entzündungsresiduen,
— Badekuren:
— — Aachen 495.
— — Hohensalza 513.
— — Seeg 533.
— Solbäder 484.
Enuresis, Reklamemittel 286, 295.
Eosot 100, 145.
Epeira diadema, Vergiftung durch Bisse von 402.
Ephedrinum hydrochloricum 100.
Epicarin 100.
Epicid-Hautpuder, Reklamemittel 295.
Epididymitis gonorrhoica, Arthigon 39.
Epiglandol 100, 113.
Epiphysenpräparate 271.
Epilepsie,
— Ammonium bromatum 25.
— Argentum nitricum 36.
— Bromalinum bei 53.
— Bromkali 139.
— Bromnatrium 163.
— Bromocoll 53.
— Morphin bei 158.
— Neuronal 168.
— Opium 174.
— Reklamemittel 296, 297, 298, 299.
— Ureabromin 241.
— Zincum oxydatum 246.
— Zincum Valerianum 248, 254.
Epinephrin, Nebennierenpräparat **227**.

Epirenan(Nebennierenpräparat) **227**.
Episantabletten, Reklamepräparat 297.
Epithelkörperchen s. Parathyreoidea.
Epithensalbe, Reklamemittel 297.
Eppstein 506.
Equiseti arvensis Dialysatum Golaz 100.
Erbrechen,
— Belladonna bei Magenkrebs gegen 46.
— Cerium oxalicum 64.
— Chloralhydrat 72.
— Kokain 80.
— Menthae piperitae folia 153.
— Menthol 154.
— Mittel gegen 265.
— Papaverin 178.
— Resorcin 197.
Erbsen, trockene, B-Vitamingehalt 460.
Erdkrafttabletten, Reklamemittel 297.
Erdnußöl 35, **172**.
Erektionen,
— Kampfer gegen 58.
— Santali oleum gegen 204.
Erektiva 269.
Erepton 100, 450.
Erfrierungen,
— Mittel gegen 260.
— Tanninsalbe 19.
Erfrischungszigaretten Merz, Reklamemittel 297.
Ergänzungsnährstoffe 460.
Ergotin 101, **212**.
Ergotismus **211**, 377, **392**.
Erkältung, Reklamemittel gegen 279.
Ernährung,
— Künstliche **468**.
— Mittel zur Hebung der 251.
— Säuglingsernährung (künstliche), Verfahren und Behelfe **472**.
Ernährungsstörungen,
— Arsenpräparate bei allgemeinen 10.
— Badekuren:
— — Kohlgrub 516.
— — Kösen 516.
— — Muskau 522.
— Larosan 146.
— Malzextrakte 152.
— Sanatogen 204.
— Yoghurt 245.
Ernst, Deutsches Trunksuchtpulver, Reklamemittel 297.
Eroscin, Reklamemittel 297.
Erosionen s. Scheiden.
Erotika, Reklamemittel 297.
Erotin, Reklamemittel 297.
Erregungszustände,
— Bromipin 53.
— Bromkali 139.
— Bromnatrium 163.
— Bromocoll 53.
— Calcium lacticum 57.
— Gynoval 116.
— Luminal 150.
— Menthol 154.
— Morphin 156.
— Neuronal 168.
— Opium 174.
— Phenoval 182.
— Ureabromin 241.
Erschöpfungszustände,
— Calcium glycerinophosphoricum 57.
— Chinapräparate 66, 69.
— Coffeinum 84.
— Ferrum glycerinophosphoricum 106.
— Kolanin 144.
Erucae semen 101.
Ervasin 101.
Erysipelas,
— Antistreptokokkenserum bei 32.
Erysipelas,
— Ichthyol bei 27.
Erystipticum 101.
Erythrolum tetranitricum 101.
Escalin **101**.
Eserinum,
— Salicylicum (Physostigmin) **184**.
— Sulfuricum 185.
— Vergiftung 377, **389**.
Essen, Bad 506.
Essenz, lebensmagnetische, Reklamemittel 297.
Essigäther **21**.
— Vergiftung 377.
Essige **7**, 8.
Essigsäure (-essenz) **8**.
— Vergiftung 377.
Esterdermasan 101.
Estoral 101.
Etelen, 101.
Ettol, Reklamemittel 298.
Eucain B hydrochloricum (lacticum) **101**.
Eucalyptus globulus (Oleum, Tinktur) und Eucalyptol 102.
Eucasin 102.
Eucerinum 102.
Euchinin **102**.
Eucupinum basicum 102.
Eudidon-Nährsalz Opheyden, Reklamemittel 298.
Eudulsantabletten, Reklamemittel 298.
Euergon, Reklamemittel 298.
Euferol 102.
Eugenol (Caryophyllöl) **63**, 102.
Eugallol 102.
Euguform 102.
Eukalyptus-Mentholpastillen, feinste, Reklamemittel 298.
Eukasin 450.
Eukodal 102.
Eukodin 102.

Eulactol 450.
Eulatin 102.
Eulith-Haarwasser und -Mundwasser, Reklamemittel 298.
Eumenol 102.
Eumydrin 102.
Eunatrol 103, 165.
Euphorbiaarten, Vergiftung 377.
Euphorin 103, 182, 253.
Euphthalminum hydrochloricum **103**.
Euphyllin **103**.
Eupleuron-Lungentee, Reklamemittel 298.
Europhen 103.
Eusanol, Reklamemittel 298.
Eusemin 103.
Eusitin, Reklamemittel 298.
Eustemin 103.
— Reklamemittel 298.
Eutonine 460.
Euvaselin 103.
Evautabletten, Reklamemittel 298.
Ewald, Nährklistier 252.
Exalgin 103.
Exkoriationen,
— Cerrussa(salbe) bei 64, 189.
Exodin 103.
Expectussin, Reklamemittel 298.
Expektorantien (s. a. Husten, Bronchitis, Katarrh) 264.
Explantis, Reklamemittel 298.
Expulsin, Reklamemittel 298.
Exsudate,
— Badekuren:
— — Aachen 495.
— — Aibling 496.
— — Augustusbad 498.
— — Baden bei Zürich 498.
— — Bex-les-Bains 500.
Exsudate,
— Badekuren:
— — Bibra 500.
— — Brambach 502.
— — Dachau 504.
— — Eilsen 505.
— — Empfing 506.
— — Hamm 54.
— — Ischl 514.
— — Jagstfeld 514.
— — Kainzenbad 515.
— — Kissingen 515, 516.
— — Koberborn 516.
— — Kösen 516, 517.
— — Köstritz 517.
— — Krapina-Töplitz 517.
— — Krumbad 517.
— — Lüneburg 520.
— — Meinberg 521.
— — Muskau 522.
— — Nammen 522, 523.
— — Oeynhausen 525.
— — Orb 525.
— — Pöstyen 526.
— — Rain 527.
— — Reichenhall 526.
— — Rheinfelden 528.
— — Rothenfelde 529.
— — Salzderhelden 530.
— — Salzungen 530.
— — Schmiedeberg 532.
— — Schwäbisch Hall 533.
— — Seebruch 533.
— — Soden (Salmünster) 534.
— — Soden (Taunus) 534.
— — Sodenthal 534.
— — Sülze 535, 536.
— — Teplitz-Schönau 537.
— — Thusis 537.
— — Ullersdorf 538.
— — Villach 539.
— — Waldliesborn 539.
— — Wiesenbad 540, 541.
— — Wittekind 541.
— Mineralquellen, einfache 479.
Exsudate,
— Moorbäder (Schlammbäder) 489.
Exsudationen, Calcium lacticum 57.
Extrakte **103**.
Exzitantien 251.
Eyachsprudel 506.

Fabae calabaricae 54.
Fabriseife, Reklamemittel 298.
Fachingen 506.
Fagi oleum **187**.
Fakirtee, Reklamemittel 298.
Faldo 506.
Falkenstein 507.
Fallsucht, Reklamemittel gegen (s. a. Epilepsie) 299.
Familientees, Reklamemittel 286, 299.
Faulenbach 507.
Faulenseebad 507.
Favus,
— Naphthol bei 162.
— Teermixtur bei 187.
— Pyrogallol 195.
Faex medicinalis **103**.
Faexan, Reklamemittel 298.
Feigensirup 62.
— Kalifornischer 58.
Feingebäcke für Diabetiker 466.
Fermentmittel bei Verdauungsstörungen 265.
Felderbergerhof 507.
Felke, Pastor, und seine Reklamemittel 294, 299, 302 ff.
Fellan, Reklamemittel 299.
Femina Nr. 1, Reklamemittel 299.
Fer-Cao, Reklamemittel 299.
Ferratin **104**.
Ferratogen 104.
Ferratose **104**.

Ferrichthyolum 104.
Ferripyrin (Ferropyrin) **104**.
Ferrizyankali 140.
Ferro-Guaja-Cinnamylpillen, Reklamemittel 346.
Ferrosilicium, Vergiftung 377.
Ferrozyankali 140.
Ferrum **104**.
— Aceticum (Tinctura aetherea) 105.
— Albuminatum (liquor) 105.
— Blaudsche Pillen 106.
— Cacodylicum 105.
— Carbonicum saccharatum **106**.
— Chloratum (Liquor, Tinkturen, T. Bestuscheffi) 106.
— Citricum ammoniatum (oxydatum) **106**.
— Dialysatum oxydatum liquidum 106.
— Glycerinophosphoricum 106.
— Jodatum (sacharatum, Sirupus) **106**.
— Lacticum **106**.
— Oxychloratum (Liquor f. dialysati) 107.
— Oxydatum saccharatum (Sirupus) 107.
— Peptonatum dialysatum siccum (Liquor, auch cum Mangano) **107**.
— Phosphoricum oxydulatum 107.
— Pomatum (Tinkt.) **107**.
— Pulverisatum 107.
— Pyrophosphoricum c. Ammonio citrico 107.
— Reductum **108**.
— Reklamemittel 299.
— Sesquichloratum (Liquor) **108**.
Ferrum,
— Sulfuricum (crudum, siccum, Liq. f. s. oxydati) 108, 109.
Fersan 109, 450.
Fettinjektionen, subkutane 470.
Fettmilch Gärtners,
— Diabetikerernährung mit 458.
— Säuglingsernährung mit 475.
Fettpräparate **455**.
Fettsucht,
— Alkalische Quellen bei 482.
— Badekuren:
— — Baden-Baden 498.
— — Badenweiler 499.
— — Bertrich 500.
— — Elster 506.
— — Grenzach 510.
— — Hersfeld 512.
— — Homburg 513.
— — Ischl 514.
— — Karlsbad 515.
— — Kirnhalden 515.
— — Kissingen 515.
— — Kreuznach 517.
— — Lausigk 518, 519.
— — Marienbad 521.
— — Meinberg 521.
— — Mergentheim 521.
— — Neuhaus bei Neustadt a. S. 523.
— — Neumarkt 524.
— — Salzschlirf 530.
— — Suhl 535.
— — Tarasp-Schuls 536.
— — Traunstein 538.
— — Wiesbaden 540.
— — Wimpfen 541.
— — Windsheim 541.
— Jodothyrin 135.
— Leptinol bei 146.
— Mittel gegen 271.
— Reklamemittel 278, 280, 281, 284, 290, 292, 295, 299, 300, 303, 305 ff.
Feuersalamander, Vergiftung durch das Sekret dess. 401.
Fibrolysin **109**.
Fichtennadelbad „Crucenia", Reklamemittel 292.
Fideris, Bad 507.
Fieber,
— Fleischextrakte bei 448.
— Hygiamadarreichung 459.
— Kindermehle bei 454.
— Mehle, feine, bei 453.
— Vegetabile Milch 459.
Fiebermittel 254.
Fiestel 507.
Filix mas (Extrakt und Rhizoma) **109**.
— Vergiftung 109, 110, **368**, 377.
Filmaron **110**.
Filzläuse,
— Mittel gegen 261.
— Präzipitatsalbe, weiße 126.
— Quecksilbersalbe 121.
Finger, Schutz gegen Erfrieren der, Reklamemittel 300.
Fingerhut, roter **93**.
— Vergiftung **376**, 377.
Fingerkontraktur Dupuytrens,
— Fibrolysin bei 109.
— Thiosinamin 236.
Finkelstein-Meyer, Eiweißmilch 458, 474.
Finsterbergen 507.
Firmusin, Reklamemittel 299.
Fischen 507.
Fischol, Reklamemittel 299.
Fischvergiftungen **396**.
Fissuren,
— Cycloform 91.
— Zink-Anästhesin-Suppositorien bei 247.

Fisteln,
— Airolstäbchen 23.
— Badekur in Hall (Oberösterreich) 511.
— Jodoform bei 134.
— Jodtinkturinjektion 133.
Flammeri 464.
Flaschenfleischbrühe 463.
Flatulenz, s. a. Blähungen.
— Anisi fructus 30.
— Egestogen 99.
— Kohlepulver 62.
— Melissae folia (spiritus compositus) 153.
— Reklamemittel gegen 294.
Flavicid 110.
Flechten, Reklamemittel gegen 281, 285, 289, 299, 330 ff.
Fleischbrühen (-breie, -gelee, -saft) 448, **463**.
Fleischextrakte **447**.
— Kontraindikationen 448.
— Liebigextrakt 450.
Fleischpeptone **450**.
Fleischsaft,
— Brunnengräbers 450.
— Frischer, und Fleischsaftgefrorenes 463.
Fleischvergiftungen 397.
Fliegenschwamm (-pilz)vergiftung 398, 399.
— Atropin bei 41.
Flims 507.
Flinsberg 507.
Florantol Dr. Aders, Reklamemittel 299.
Flores **110**.
Flühli 507.
Fluor albus, s. Scheiden-, Vaginalerkrankungen
— Reklamemittel gegen 293.
Fluor albus,
— Yatren gegen 245.
Fluornatrium (-wasserstoffsäure), Vergiftung 377.
Flüssigkeiten,
— Abdampfen von, Taxpreis 274.
— Mischen von, Taxpreis 273.
Flußsäure, Vergiftung 377.
Flußtinktur, allgemeine, Reklamemittel 300.
Foka, Reklamemittel 300.
Folia **110**.
Fomitin 110.
Foeniculi, Aqua, fructus, oleum, sirupus **110**.
Formaldehyd solutum **110**.
— Vergiftung 111, 377.
Formalinpastillen 111.
Forman und Formanwatte 111.
Formamint 263.
Formaminttabletten 111.
Formicarum spiritus 111.
Formicidae, Vergiftung durch Bisse von 401.
Formicin 111.
Fortisin, Reklamemittel 300.
Fortose 451.
Fowleri solutio **138**.
Frakturen, Phosphor gegen verspätete Kallusbildung 183.
Frakturenfolgen, s. a. Verletzungsfolgen, Versteifungen, Knochenerkrankungen.
— Badekuren:
— — Aibling 496.
Frakturenfolgen,
— Badekuren:
— — Baden-Baden 498.
— — Köstritz 517.
— — Nemmen 522.
— — Teplitz-Schönau 537.
Frambopurgin, Reklamemittel 300.
Francé (Dr.) Menstruationstropfen, Reklamemittel 300.
Frangulae cortex und extractum fluidum **112**.
Frangulax 112.
Frangulose-Dragées, Reklamemittel 300.
Franke, Dr., Gallensteinmittel, Reklamepräparat 300.
Frankenhausen 507.
Franzbranntwein 221.
Franzensbad 507.
Frapapaste, Reklamemittel 300.
Frauenkrankheiten,
— Atropin bei 41.
— Badekuren:
— — Abbach 495.
— — Aibling 496.
— — Alexandersbad 496.
— — Alexisbad 496.
— — Alstaden 496.
— — Alt-Heide 496.
— — Alvaneubad 497.
— — Antogast 497.
— — Artern 497.
— — Augustusbad 498.
— — Aussee 498.
— — Baden bei Zürich 498.
— — Badenweiler 499.
— — Belohrad (Böhmen) 499.
— — Bentheim 499.
— — Bentlage 499.
— — Bernburg 500.
— — Bertrich 500.
— — Bex-les-Bains 500.
— — Bocklet 501.

Frauenkrankheiten, — Badekuren:
— — Bormio 501.
— — Brambach 502.
— — Brückenau 502.
— — Bukowina 502.
— — Carlshafen 503.
— — Charlottenbrunn 503.
— — Dachau 504.
— — Disentis 504.
— — Doberan 504.
— — Dürkheim 505.
— — Dürrenberg 505.
— — Dürrheim 505.
— — Eickel-Wanne 505.
— — Elmen 506.
— — Elster 506.
— — Ems 506.
— — Flinsberg 507.
— — Frankenhausen 507.
— — Franzensbad 507.
— — Freienwalde a. O. 507.
— — Freiersbach 507, 508.
— — Godesberg 509.
— — Gögging 509.
— — Gottschalkowitz 509, 510.
— — Greifswald 510.
— — Griesbach 510.
— — Hall (Oberösterreich) 511.
— — Hamm 511.
— — Heilbrunn-Bad Tölz 511.
— — Hermsdorf a. d. Katzbach 512.
— — Höhenstadt 513.
— — Homburg 513.
— — Ilidza 514.
— — Jagstfeld 514.
— — Jordanbad 514.
— — Kainzenbad 515.
— — Karlsbad 515.
— — Koberborn 516.
— — Kohlgrub 516.
— — König Otto-Bad 516.
— — Königsborn 516.

Frauenkrankheiten, — Badekuren:
— — Königsdorf-Jastrzemb 516.
— — Kösen 516.
— — Köstritz 517.
— — Krapina-Teplitz 517.
— — Kreuznach 517.
— — Kudowa 517.
— — Landeck 516.
— — Langenau (Schlesien) 518.
— — Langenschwalbach 518.
— — Lauchstädt 518.
— — Lausigk 518, 519.
— — Levico-Vetriolo 519.
— — Liebenstein 519.
— — Limmer 519.
— — Linda 520.
— — Lobenstein 520.
— — Lüneburg 520.
— — Marienborn 521.
— — Meinberg 521.
— — Mergentheim 521.
— — Münster a. Stein 522.
— — Muskau 522.
— — Nauheim 523.
— — Nenndorf 523.
— — Neumarkt 524.
— — Niederau 524.
— — Niederbronn 524.
— — Oeynhausen 525.
— — Oldesloe 525.
— — Oppelsdorf 525.
— — Orb 525.
— — Peiden 526.
— — Petersthal 526.
— — Polzin 526.
— — Pöstyen 526.
— — Pyrmont 527.
— — Rabka 527.
— — Rain 527.
— — Reichenhall 528.
— — Reinerz 528.
— — Rheinfelden 528.
— — Rilchingen 528.
— — Rippoldsau 528.
— — Roncegno 529.
— — Ronneburg 529.

Frauenkrankheiten, — Badekuren:
— — Rothenfelde 529.
— — Salzderhelden 530.
— — Salzdetfurth 530.
— — Salzhausen 530.
— — Salzhemmendorf 530.
— — Salzschlirf 530.
— — Salzuflen 530.
— — Sassendorf 531.
— — Schauenburg 531.
— — Schlangenbad 532.
— — Schmiedeberg 532.
— — Schöningen 532.
— — Schwartau 533.
— — Schwarzbach 533.
— — Sebastiansweiler 533.
— — Seeg 533.
— — Segeberg 533.
— — Sirmione 534.
— — Soden (Salmünster) 534.
— — Soden (Taunus) 534.
— — Sodenthal 534.
— — Sooden (Werra)
— — St. Joachimsthal 531.
— — Steben 535.
— — Suhl 535.
— — Sulza 535.
— — Sulzbad 535.
— — Sulzbrunn 535.
— — Sülze 535, 536.
— — Tarasp-Schulz 536.
— — Teinach 536.
— — Termstedt 536, 537.
— — Tiefenbach 537.
— — Tölz 537.
— — Trarbach und Wildstein 538.
— — Überkingen 538.
— — Überlingen 538.
— — Ullersdorf 538.
— — Vilbel 539.
— — Warmbad 539.
— — Warmbrunn 539.
— — Wiesbaden 540.
— — Wiessee 541.

Frauenkrankheiten,
— Badekuren:
— — Wildbad 541.
— — Wildungen 541.
— — Wittekind 541.
— Moorbäder (Schlammbäder) 489.
— Reklamemittel 286, 290, 300 ff.
— Schwefelquellen 488.
Frauenlob Antiseptikum, Reklamemittel 281.
Frauenschuh, Vergiftungen **376**, 378.
Frauensee 507.
Frauentee (-trost) und andere Reklamemittel für Frauen 300.
Frebar-Busennährpulver, Reklamemittel 289, 300.
Freiburg im Breisgau 507.
Freienwalde a. d. Oder 507.
Freiersbach 507.
Freises Futterrüben-Alkoholextrakt 460.
Fremdkörper, Apomorphinum hydrochloricum zur Entfernung ders. 33.
Freudenbergs Extrakt gelber Rüben 460.
Freudenstadt 508.
Friedensweiler 508.
Friedenthals Gemüsepulver für Säuglinge 475.
Friedmanns Tuberkulosemittel 433, 445.
Friedrichsbrunn 508.
Friedrichshafen 508.
Friedrichshall 508.
Friedrichsroda 508.
Frisonis, Gichtheiler, Reklamemittel 302.
Fritz' Diabetikerpräparate (Brot, Mehl) 465, 466.
Fromms Diabetikerpräparate (Fruchtkonserven, Brotsurrogate, Mehle, Weine usw.) 465, 466, 467.
Frösche, Vergiftung durch das Hautsekret der 401.
Frostbeulen (-schäden, s. a. Erfrierungen),
— Alsol 24.
— Calcaria chlorata-Salbe 55.
— Cerussae unguentum camphoratum 64.
— Kampfersalbe (-spiritus, -wein) 58, 59.
— Reklamemittel (auch Prophylaktika) 290, 298, 300, 319 ff.
Frostmitin 156.
Fruchtkonserven für Diabetiker 465.
Fruchtsaftcremes 462.
Fruchtspeisen (-getränke) 464.
Fruchtzucker 146.
Fructus **112**.
Fucol 112, 456.
Fucophyt, Reklamemittel 300.
Fucosintabletten, Reklamemittel 300.
Fulgen 508.
Fünckhs (Dr.) Brusttee, Reklamemittel 289.
Fupa, Reklamemittel 300.
Furfur tritici 112.
Fürstenbalsam Bamberger für Frauen (vor und nach der Niederkunft), Reklamemittel 300.
Furuncosan Dr. Schleimer, Reklamemittel 300.
Furunculine 112.
Furunkulose,
— Aolaninjektionen 32.
Furunkulose,
— Badekur in Aachen 495.
— Bierhefe 48.
— Cerolin 64.
— Desinfizientia (Mittel) bei 261.
— Faex medicinalis 103.
— Flavicid bei 110.
— Furunkuline 112.
— Gehörgangsfurunkel, s. diese.
— Lithargyri emplastrum compositum 149.
— Quecksilberpflaster (-salbe) 121.
— Terpentininjektionen 232.
— Reklamemittel gegen 293, 300 ff.
— Vakzinetherapie 410, 411.
Fuscubion, Reklamemittel 300.
Fusol-Entfettungspastillen, Reklamemittel 300.
Fußböden, Formaldehyd zur Desinfektion von 111.
Füße,
— Chinosol gegen wunde 71.
— Reklamemittel (auch Schutzmittel) gegen kalte, erfrorene, schweißige, wunde 290, 300, 330.
Füssen 508.
Fußschweiße,
— Formaldehydpinselungen 111.
— Kali bichromicum 138.
— Salizylstreupulver 181, 192.
Fußwasser Wandra, Reklamemittel 350.
Futterrüben-Alkoholextrakt Freises 460.

Gadol 112.
Gadose 112.
Galaktogen 451.
Galbanum 112.
Galéne-Einspritzung, Reklamemittel 300.
Gallae (Tinktur) 112.
Gallen-, s. a. Chole-.
Gallenleiden (-steine, -wegeerkrankungen, -koliken),
— Agobilin 22.
— Alkalische Quellen bei 482.
— Atropin 41.
— Badekuren:
— — Antogast 497.
— — Bertrich 500.
— — Grenzach 510.
— — Homburg 513.
— — Ischl 514.
— — Kissingen 515.
— — Mergentheim 521.
— — Neuenahr 523.
— — Niederbronn 524.
— — Petersthal 526.
— — Rappoltsweiler 527.
— — Salzbrunn 529, 530.
— — Salzhemmendorf 530.
— — Salzig 530.
— — Salzschlirf 530.
— — Sulzbach 535.
— — Tarasp-Schuls 536.
— — Thusis 537.
— Cholelysin 76.
— Chologen 77.
— Karlsbader Salz bei 201.
— Opium 174.
— Reklamemittel 281, 285, 286, 287, 290, 291, 300, 301, 310, 316, 352 ff.
— Saloformin 202.
Gallensteinlikör Dr. Virchows, Reklamemittel 349.
Gallentreibende Mittel 267.
Gallerten, Taxpreis für Herstellung von 273.
Gallussäure **15**.
Gandersheim 508.
Gangrän, Calcium hydrochloricum (Dakinsche Lösung) bei 55.
Gardone, Riviera am Gardasee 508.
Gärtners Fettmilch 458, 475.
Gärungen im Digestionstrakt (Gärungsdyspepsie, Gasauftreibung),
— Benzin gegen 47.
— Carcolid bei 62.
— Eiweißmilch bei 458.
— Magnesia usta bei 151.
— Magnesiumperhydrol 181.
— Mittel gegen 265.
— Resorcin 196.
Gasödemserum 422.
Gasteer **148**.
Gastein, Bad 508.
Gastralgie,
— Chloroform 76.
— Codeinum phosphoricum 82.
— Desalgin 92.
— Kokain 80.
— Mittel gegen 265.
— Strychnin bei 224.
Gastrektasie, Papayotin bei 178.
Gastrische Krisen, Papaverin 178.
Gastritis, alkalische Quellen bei 482.
Gastroenteritis, Fleischvergiftungen und 397.
Gastrosen 112.
Gasvergiftungen **378**.
Gaudanin 112.
Gaultheriae oleum 112.
— Künstliches 156.
Gebäcke für Diabetiker 465, 466.
Gebolsheim 508.
Geburtshilfe,
— Amnesin in der 27, 254, 269.
— Wehenmittel **269**.
Gefäße, Taxpreise für 275.
Gefäßkrampf, Amylenhydrat 29.
Gefäßkrankheiten,
— Adrenalin bei 20.
— Badekuren:
— — Franzensbad 507.
— — Griesbach 510.
— — Kreuznach 517.
— — Nauheim 523.
— — Tarasp-Schuls 536.
— Kohlensäurebäder (Säuerlinge) bei 481.
Gefäßkrisen, Papaverin 178.
Gefäßmittel 270.
Geheimmittel, Reklame- und **277**.
Gehirnbrei 463.
Gehörapparate (-öl, -balsam), Reklamemittel 301.
Gehörgangsfurunkel, Menthol 154.
Gehörknöchelchenverwachsung, Fibrolysin bei 109.
Geilnau 508.
Geismar bei Fritzlar 508.
Geisteskrankheiten,
— Duboisinum sulfuricum bei 99.
— Luminal 150.
— Opium 174.
— Scopolaminum hydrobromicum 209.
Gelatina alba **112**.
Gelatinekapseln 61.
Gelatinespeise 463.
Gelbkreuzvergiftungen 380.

Gelbrübenextrakt Freudenbergs 460.
Gelbsucht, Reklamemittel gegen 352.
Gelées 461, 462, 463, 464.
Gelenkerkrankungen und deren Folgen,
— Badekuren:
— — Aachen 495.
— — Alstaden 496.
— — Brambach 502.
— — Disentis 503.
— — Dürrheim 505.
— — Eilsen 505.
— — Elmen 506.
— — Empfing 506.
— — Hohensalza 513.
— — Köstritz 517.
— — Landeck 518.
— — Linda 520.
— — Lüneburg 520.
— — Meinberg 521.
— — Nauheim 523.
— — Neumarkt 523.
— — Raffelberg 527.
— — Rain 527.
— — Rothenfelde 529.
— — Schmalkalden 532.
— — Schwäbisch Hall 533.
— — Seebruch 533.
— — Segeberg 533.
— — Soden (Taunus) 534.
— — Sodenthal 534.
— — St. Joachimsthal 531.
— — Trarbach und Wildstein 538.
— — Waldliesborn 539.
— — Warmbad 539.
— — Warmbrunn 539.
— — Wiesbaden 540.
— — Wildbad 541.
— Jodkali 141.
— Jodtinkturpinselung 133.
— Reklamemittel 186.
— Salit 201.
— Salocreolum 202.
— Solbäder 484.
Gelenkerkrankungen,
— Yatrenkaseininjektionen 245.
Gelenkrheumatismus,
— Antipyrin 31, 194.
— Aspirin bei 8.
— Badekuren:
— — Artern 497.
— — Warmbrunn 539.
— — Wiesbaden 540.
— Glycosalpinselung d. Gelenke 114.
— Natrium benzoicum 162.
— Natrium salicylicum 166.
— Rheumasaneinreibung 199.
— Salen (Salenal) bei 201.
— Salizylsäure bei 17.
Gelnhausen 508.
Gelonida 113.
Gelsemium sempervirens,
— Tinctura 113, 254.
— Vergiftung 381.
Gemischter Tee, Reklamemittel (zu Abtreibungszwecken) 301.
Gemüsepulver Friedenthals für Säuglinge 475.
Genasprine, Reklamemittel 301.
Gengenbach 508.
Genickstarre, Reklamemittel gegen 301.
Genista, Vergiftung **376**, 381.
Genitalessenz, Reklamemittel 301.
Genußmittel (s. a. Nährpräparate) **446**.
Georg Pohls Familientee Bazillentod, Reklamemittel 286.
Georgenswalde 508.
Georgenthal 508.
Geosot 113, **115**.
Gerana-Schnee, Reklamemittel 302.
Gerbsäure **18**.
Gerlachs Kolikwässer, Reklamemittel 302.
Gernrode 508.
Gernsbach 508.
Gerolstein 508.
Gersau am Vierwaldstättersee 508.
Gersfeld 508.
Geschlechtskrankheiten,
— Badekuren:
— — Heilbrunn-Bad Tölz 511.
— — Kreuznach 517.
— — Pfäfers 526.
— — Ragaz 527.
— Reklamemittel (auch Prophylaktika). 284, 286, 298, 319, 320, 330 ff.
Geschlechtsschwäche, Mittel gegen 269.
Geschwüre,
— Argentum nitricum 36.
— Aristol 38.
— Jodoform 134.
— Kampferwein 245.
— Orthoform 176.
— Überhäutungsmittel 260.
Gesundheitskräuter und andere Reklamepräparate 302.
Getränke,
— Alkoholische **219**.
— Kühlende 256.
— Zubereitungen (s. a. Krankenküche) 461.
Getreidemehlzubereitungen 463.
Gicht,
— Acitrin 19.
— Alkalische Quellen bei 482.
— Atophan bei 40.
— Badekuren:
— — Aachen 495.
— — Abbach 495.

Gicht,
— Badekuren:
— — Adelholzen 495.
— — Aibling 496.
— — Alexisbad 496.
— — Alt-Heide 496.
— — Altreichenau 497.
— — Alvaneubad 497.
— — Antogast 497.
— — Aßmannshausen 497.
— — Aßnau 498.
— — Augustusbad 498.
— — Baden bei Zürich 498.
— — Badenweiler 499.
— — Badbronn-Kestenholz 499.
— — Belohrad (Böhmen) 499.
— — Bentheim 499.
— — Bentlage 499.
— — Bernburg 500.
— — Bertrich 500.
— — Bormio 501.
— — Brambach 502.
— — Bramstedt 502.
— — Brückenau 502.
— — Bukowina 502.
— — Charlottenbrunn 503.
— — Chieming 503.
— — Contrexeville 503.
— — Dachau 504.
— — Disentis 504.
— — Doberan 504.
— — Driburg 505.
— — Dürkheim 505.
— — Dürrenberg 505.
— — Eilsen 505.
— — Eisenach 506.
— — Elmen 506.
— — Elster 506.
— — Empfing 506.
— — Ems 506.
— — Essen 506.
— — Faulenbach 507.
— — Freiersbach 507, 508.
— — Gastein 508.
— — Harzburg 511.
— — Gelnhausen 508.
— — Gögging 509.

Gicht,
— Badekuren:
— — Gottschalkowitz 509, 510.
— — Greifswald 510.
— — Griesbach 510.
— — Gurnigel 510.
— — Hall (Württemberg) 511.
— — Hamm 511.
— — Helouan 512.
— — Hermsdorf a. d. Katzbach 512.
— — Hersfeld 512.
— — Hof-Gastein 513.
— — Hohensalza 513.
— — Höhenstadt 513.
— — Homburg 513.
— — Ischl 514.
— — Kainzenbad 515.
— — Kairo 515.
— — Karlsbad 515.
— — Kiedrich 515.
— — Kirnhalden 515.
— — Kissingen 515, 516.
— — Koberborn 516.
— — Kohlgrub 516.
— — König Otto-Bad 516.
— — Königsborn 516.
— — Königsdorf-Jastrzemb 516.
— — Kösen 516.
— — Köstritz 517.
— — Krapina-Teplitz 517.
— — Kreuznach 517.
— — Krumbad 517.
— — Langenau (Schlesien) 518.
— — Langensalza 518.
— — Langenschwalbach 518.
— — Lausigk 518, 519.
— — Leuk 519.
— — Limmer 519.
— — Linda 520.
— — Lipik 520.
— — Lobenstein 520.
— — Marienbad 521.
— — Marienborn 521.
— — Meinberg 521.

Gicht,
— Badekuren:
— — Mergentheim 521.
— — Münster a. Stein 522.
— — Muskau 522.
— — Nammen 522, 523.
— — Nauheim 523.
— — Nenndorf 523.
— — Neuenahr 523.
— — Neumarkt 524.
— — Oberschlema 524.
— — Oldesloe 525.
— — Oppelsdorf 525.
— — Orb 525.
— — Passug 526.
— — Petersthal 526.
— — Polzin 526.
— — Pöstyen 526.
— — Pyrmont 527.
— — Raffelberg 527.
— — Rain 527.
— — Rappoltsweiler 527.
— — Reinerz 528.
— — Rilchingen 528.
— — Rippoldsau 528.
— — Salzbrunn 529, 530.
— — Salzderhelden 530.
— — Salzhemmendorf 530.
— — Salzig 530.
— — Salzschlirf 530.
— — Salzuflen 530.
— — Sassendorf 531.
— — Schauenburg 531.
— — Schinznach 532.
— — Schmiedeberg 532.
— — Schwäbisch Hall 533.
— — Schwartau 533.
— — Sebastiansweiler 533.
— — Seebruch 533.
— — Segeberg 533.
— — Soden (Salmünster) 534.
— — Soden (Taunus) 534.
— — Sooden (Werra) 534.

Gicht,
— Badekuren:
— — St. Joachimsthal 531.
— — Stachelberg 534.
— — Steben 535.
— — Suhl 535.
— — Sulz (Neckar) 535.
— — Sulza 535.
— — Sulzbad 535.
— — Sulzbrunn 535.
— — Sülze 535.
— — Tarasp-Schuls 536.
— — Teinach 536.
— — Tennstedt 536.
— — Teplitz-Schönau 537.
— — Tiefenbach 537.
— — Trarbach u. Wildstein 538.
— — Traunstein 538.
— — Überkingen 538.
— — Überlingen 538.
— — Ullersdorf 538.
— — Vilbel 539.
— — Villach 539.
— — Waldliesborn 539.
— — Warmbad 539.
— — Warmbrunn 539.
— — Wattweiler 539.
— — Weilbach 540.
— — Wemding 540.
— — Wiesbaden 540.
— — Wiesenbad 540, 541.
— — Wiessee 541.
— — Wildbad 541.
— — Wildungen 541.
— — Wimpffen 541.
— — Windsheim 541.
— Charta resinosa 65.
— Chinasäure bei 67.
— Chinotropin 71.
— Citarin 78.
— Colchicinum 85.
— Esterdermasan 101.
— Hexophan 118.
— Isatophan 132.
— Kochsalzquellen bei 484.
— Lithiumsalze 149.
— Lycetol 150.

Gicht,
— Mineralquellen, einfache, bei 479.
— Mittel gegen 271.
— Moorbäder (Schlammbäder) 489.
— Natrium bicarbonicum (Mineralwässer) 163.
— Novatophan 169.
— Piperazin bei 186.
— Reklamemittel 277, 280, 281, 288, 290, 294, 295, 298, 301, 303, 304, 306, 307, **336**, 337 ff.
— Salzsäure bei 15.
— Säuerlinge, erdige bei 481.
— Schwefelquellen bei 488.
— Urotropin 118.
Gichtpapier 65.
Giersdorf 509.
Gießbach 509.
Gießhübel-Sauerbrunn 509.
Giftdepots in der Haut und deren Entfernung 360.
Gifte, s. a. Vergiftungen.
— Anorganische **362**.
— Organische **362**.
— Tierische 400.
Giftfische 396.
Giftlattich, Vergiftung 381, **384**.
Giftreizker, Vergiftung 400.
Giftwulstling, Vergiftungen 398.
Gileadbalsam, Reklamemittel 302.
Gingospillen, Reklamemittel 303.
Ginsex, Reklamemittel 303.
Ginster, Vergiftung **376**, 381.
Gips (gebrannter) **57**.
Girna, Reklamemittel 303.

Gisapuder, Reklamemittel 303.
Givasanzahnpaste 113.
Glandole **113**.
Glanduitrin 113.
Glandulae,
— Siccatae (Mesenterii, Parathyreoideae, Prostatae, Thymi, Thyreoideae) 113, 271.
— Suprarenales siccatae (Rachitol) 195.
Glättolin 113.
Glaubersalz 167.
Glaukom,
— Physostigmin (Eserin) 185.
— Pilokarpin bei 185.
Gleichenberg 509.
Glidine 113, 451.
Glidine-Luftbrote für Diabetiker 465.
Glomerulonephritis, Agurin 22.
Gloria, Reklamemittel 303.
Glossina, Trypanosomiasisübertragung durch 401.
Glottiskrampf 57.
— Calcium chloratum cristallisatum 56.
— Phosphor 183.
Glowe 509.
Glücks Kräutertee Nr. 2 stark, Reklamemittel 303.
Glücksburg 509.
Glutenbrot für Diabetiker 465.
Glycerinphoscalin, Reklamemittel 303.
Glycosal 114.
Glykasine 113.
Glykosolvol, Reklamemittel 280.
Glysanin 430.
Glyzerin **113**.
— Milchsaures 92.
— Vergiftung 381.

Glyzerinersatz, Reklamemittel 303.
Gmünd 508.
Goapulver **77**.
Godesberg 509.
Godesberger Kräuter, Reklamemittel 303.
Gögging 509.
Göhren 509.
Gohrisch 509.
Golaz, Dialysata 92.
Goldberg 509.
Goldlack, Vergiftung **372**, 381.
Goldpräparate 255.
Goldregen, Vergiftung **376**, 381.
Goldschwefel 221.
— Vergiftung **365**, 366, 381.
Gonargin 114, **426**.
Gonokokkenerkrankungen, Vakzinetherapie 420.
Gonokokkenvakzinen **426**.
Gonorol 114.
Gonorrhoe, s. a. Urethritis.
— Albargin 23.
— Allosan 23.
— Alumnol 25.
— Aolaninjektionen bei Komplikationen 32.
— Argentamin 35.
— Argentum citricum 35.
— Argentum nitricum 36.
— Argonin bei 38.
— Argyrol 38.
— Arhovin 38.
— Arthigon bei Komplikationen 39.
— Bierhefe gegen weibliche 48.
— Bismutum 49.
— Blenal bei 51.
— Camphosal 60.
— Camphosan bei 60.
— Choleval 77.
— Cuprum aluminatum 90.
Gonorrhoe,
— Faex medicinalis bei weiblicher 103.
— Gonorol 114.
— Gonosan 114.
— Gonostyli 114.
— Hegonon 117.
— Ichthargan 129.
— Jodoform 134.
— Kalium permanganicum 142.
— Kava-Kava 143.
— Kopaivabalsam 44, 88.
— Kubeben bei 89.
— Largin 146.
— Mittel gegen 268.
— Plumbum aceticum 189.
— Protargol bei 37, 190.
— Protargolprophylaktikum 38, 191.
— Reklamemittel (auch Prophylaktika) 279, 280, 281, 286, 289, 292, 295, 300, 303.
— Resorcinum 196, 197.
— Salosantal 202.
— Santali oleum 204.
— Santyl 205.
— Schutztropfen 268.
— Tanninlösung 19.
— Terpentininjektionen subkutane 232.
— Thyresol bei 238.
— Vakzinationsbehandlung 426.
— Wismutmixtur 50.
— Zincum sulfocarbolicum (sulfuricum) 247.
— Zymin bei 248.
Gonosan **114**.
Gonostyli 114.
Gonoyatren 426.
Gonsenheim 509.
Göppingen 509.
Görbersdorf 509.
Goslar 509.
Gossensaß 509.
Gößweinstein 509.
Gottesgabe 509.
Gottesgnadenkraut, Vergiftung 381.
Gottleuba 509.
Gottschalkowitz 509.
Götzer Blutreinigungstee Nr. 150, Reklamemittel 288.
Goulardi aqua 188.
Graal 510.
Gracil (Gracilin), Reklamemittel 303.
Grahambrot, Diabetikerpräparat 465.
Graichens Familientee, Reklamemittel 299.
Graminoltrockenserum (Weichardt) 423.
Granadin, Reklamemittel 303.
Granati cortex **114**.
Grandiosa, Reklamemittel 303.
Granugenol 115.
Granulationen, Reklamemittel zur Beförderung von 297.
Graue Öle (Salbe) 121.
Gravenstein 510.
Grazinol (Grazol)-Busennährpulver, Reklamemittel 289, 304.
Greifswald 510.
Grellin, Reklamemittel 304.
Grenzach 510.
Grenzhausen 510.
Gries 510.
Griesbach 510.
Grimmialp ob Spiez 510.
Grindelwald 510.
Grippe,
— Reklamemittel gegen 306.
— Serumtherapie 422.
— Vakzinebehandlung 426.
Grippeserum 115, 255, **422**.
Grippevakzine 426.
Großkarben 510.
Groß-Möllen 510.
Grotan 115.

Groterjahns Malzbier 455.
Grotex, Reklamemittel 304.
Grothintabletten, Reklamemittel 304.
Grotoltabletten, Reklamemittel 304.
Grotyl, Reklamemittel 304.
Grund 510.
Grundmann, Blutreinigungs- und Entfettungstee, Reklamemittel 295, 304.
Grünkreuzvergiftung 379.
Grünspanvergiftung 384.
Grünthal 510.
Grütze, rote 464.
Guajaci lignum, resina (Tinktur) 115.
Guajacolum **115**.
— Carbonicum (Duotal) 99, 115.
— Methylglykolsäureester des (Monotal) 156.
— Valerianum 115.
— Zimtsäureester (Syracolum) 225.
Guajacose 115.
Guajakolanytol 32.
Guajakoltuberkulin 435.
Guajasanol 115.
Gummi arabicum (Mucilago, Mixt. gummosa, Pulvis gummosus) **115**, 160.
Gummigutt 116.
— Vergiftung 381.
Gummipflaster 149.
Gurnigel 510.
Guttacuratabletten, Reklamemittel 304.
Guttapercha **116**.
Guttaplaste 100, 116.
Gutti 116.
— Vergiftung 381.
Gynaicol, Reklamemittel 304.
Gynäsan, Reklamemittel 304.
Gynin, Reklamemittel 304.
Gynoval **116**.
Gyrenbad 510.

Haarentfernung 260.
— Reklamemittel zur 293, 295.
— Schwefelbarium zur 46.
Haarfärbemittel, Reklamepräparate 304.
Haarkrankheiten (-ausfall, -pflege, -wässer),
— Anthrasolspiritus 30.
— Benzoetinktur 47.
— Captol 62.
— Chinin 66, 69, 71.
— Chloralhydrat 73.
— Enthaarung 260.
— Humagsolan bei 261.
— Kantharidentinktur 61.
— Kopfwässer 261.
— Perubalsam 45.
— Pilokarpin 185.
— Pittylen (Pixavon) 186.
— Praezipitatsalbe bei Alopecia syphilitica 126.
— Reklamemittel 285, 294, 298, 299, 304, 305 ff.
— Resorcin 196.
— Ricini oleum 199.
— Tannobromin 230.
Haarspiritus 18.
Habsburger Bad 532.
Haferbrot für Diabetiker 465.
Hafermehl,
— Knorr 454.
— Weibezahn 455.
Haffkrug 510.
Haftpflicht des Arztes 402.
Hageolin, Reklamemittel 306.
Hahnenfuß, Vergiftung **365**, 381.
Hahnenklee 510.
Haigs Kropfkur, Reklamemittel 306.
Hain 510.
Haliflorcreme, Reklamemittel 306.
Hall, Bad 511.
Hallersches Sauer 18, 156.
Hallthurm 511.
Haloform, Reklamemittel 306.
Halsband gegen Kropf. Reklamemittel 306.
Halsleiden,
— Badekuren:
— — Alt-Heide 496.
— — Niederselters 524.
— Reklamepräparat 312.
Halspastillen Zeuners, Reklamemittel 306.
Haema(Haemo)präparate, Reklamemittel 305, 306.
Haemalb 451.
Haemalbumin 116.
Hamamelisextrakt 117.
Hämaticum 116.
Hämatinalbumin 116, 451.
Hämatogen (Sicco) 116.
Hämatogentabletten Begee, Reklamemittel 286.
Hamburger
— Pflaster 100.
— Tee, Universallebensöl (und -magensalz). Reklamemittel 306.
Hamm, Bad 511.
Hammeltalg 210.
Hamodil-Abführlikör, Reklamemittel 306.
Haemogallol **117**.
Hämoglobin **116**.
Hämoglobinpräparate 272.

Haemol **117**.
Hämophilie,
— Calcium lacticum 57.
— Kalzineinjektion 143.
Hämoptoe,
— Digitalis 95, 96.
— Kochsalz 164.
— Morphin 158.
— Opium 174.
— Plumbum aceticum 189.
Hämorrhoiden,
— Alumen 24.
— Anästhesin 30.
— Anusolzäpfchen 32.
— Azetonalzäpfchen 7.
— Badekuren:
— — Dürrenberg 505.
— — Eilsen 505.
— — Elmen 506.
— — Harzburg 511.
— — Homburg 513.
— — Langenbrücken 518.
— — Marienborn 521.
— — Nenndorf 523.
— — Niederbronn 524.
— — Orb 525.
— — Sebastiansweiler 533.
— — Seewen 533.
— — Sulz (Neckar) 535.
— — Tiefenbach 537.
— — Weilbach 540.
— — Wemding 540.
— — Yverdon-les-Bains 542.
— Dermatolsuppositorien bei 50.
— Escalin 101.
— Hamamelisextrakt 117.
— Karbolinjektion 13.
— Reklamemittel 288, 300, 305, 306, 316.
— Schwefelquellen bei 488.
— Sulfur bei 226.
— Zinksalbe bei 243.
Haemose 451.
Hahnenklee 510.
Händedesinfektion,
— Afridolseife zur 22.
— Alkohol 219.
— Formaldehyd zur 111.
— Lysoform 150.
— Lysol 150.
— Paralysol 179.
— Reklamemittel 279, 300.
— Sublamin 225.
— Sapalkol zur 205.
— Spiritus saponatus 206.
— Trikresol zur 239.
Handpflege, Glycerin zur 114.
Handschweiße, Reklamemittel 290.
Handverkauf, Arzneien im 6.
Hanf, indischer, Vergiftung 381.
Hapan 451.
Harlemer Öl (Tropfen), Reklamemittel 306.
Harndesinfektion, Arzneien, innerliche, zur 268.
Harngrieß (-säurekonkremente, -steine),
— Badekuren:
— — Aßmannshausen 497.
— — Badbronn-Kestenholz 499.
— — Contrexéville 503.
— — Salzbrunn 529, 530.
— Erdige Mineralwässer 55.
— Piperazin gegen 186.
Harnkrankheiten (Harnwegeerkrankungen),
— Badekuren:
— — Abbach 405.
— — Alvaneubad 497.
— — Bertrich 500.
— — Brückenau 502.
— — Contrexéville 503.
— — Driburg 505.
— — Franzensbad 507.
Harnkrankheiten,
— Badekuren:
— — Heilbrunn-Bad Tölz 511.
— — Kreuznach 517.
— — Lenk 519.
— — Leuk 519.
— — Pfäfers 526.
— — Pyrmont 527.
— — Ragaz 527.
— — Rappoltsweiler 527.
— — Salzbrunn 529, 530.
— — Salzig 530.
— — Stachelberg 534.
— — Tarasp-Schuls 536.
— — Tennstedt 536.
— — Wildbad 541.
— — Wildungen 541.
— Erdige Mineralwässer 55.
— Reklamemittel gegen 298.
— Saloformin 202.
— Säuerlinge bei 481.
Harnorgane, Mittel bei Erkrankungen der 267.
Harnröhre, Injektionen für die 268.
Harnröhrenstriktur, Fibrolysin bei 109.
Harnsaure Diathese,
— Badekuren:
— — Adelholzen 495.
— — Baden-Baden 498.
— — Brambach 502.
— — Rappoltsweiler 527.
— — Salzbrunn 529, 530.
— — Wildungen 541.
— Nährpräparate 447.
— Reklamemittel gegen 288.
— Vegetabile Milch 459.
Harnsäurekonkremente, s. Harngrieß.
Harnstoff 241, 268.
— Chinasaurer 242.

Harnverhaltung, Reklamemittel 292.
Harnwege,
— Erkrankungen der, s. Harnkrankheiten.
— Novokainanästhesie 172.
Hartensteiner Leguminose 454.
Hartha 511.
Hartmanns Blasentee, Reklamemittel 287.
Harzburg, Bad 511.
Haschisch 60.
Haselnußmilch 459.
Hasserode 511.
Haßfurt 511.
Haßlach 511.
Hausach 511.
Hausbaden 511.
Hausenblasengelee 462.
Hautbleichcreme „Chloro", Reklamemittel 306.
Hautdesinfektion,
— Jodtinktur 133.
— Seifenspiritus 220.
— Sublimat 122.
Hautentzündungen,
— Spiritusumschläge 219.
Hautflügler, Vergiftung durch Bisse (Stiche) der 401.
Hautjucken, s. a. Juckreiz, Pruritus.
— Essigsäure, verdünnte 8.
— Karbolsäure 13.
— Mittel gegen 261.
— Arhenal 38.
Hautkrankheiten,
— Arsenpräparate 10.
— Atoxyl 40.
— Ätzkali 137.
— Badekuren:
— — Aachen 495.
— — Abbach 495.
— — Alexisbad 496.
— — Alstaden 496.
— — Alvaneubad 497.
— — Badenweiler 499.
Hautkrankheiten,
— Badekuren:
— — Belohrad (Böhmen) 499.
— — Bentlage 499.
— — Bormio 501.
— — Bukowine 502.
— — Carlshafen 503.
— — Disentis 504.
— — Dürkheim 505.
— — Dürrheim 505.
— — Eilsen 505.
— — Faulenbach 506.
— — Frankenhausen 507.
— — Gelnhausen 508.
— — Gögging 509.
— — Gottschalkowitz 509, 510.
— — Griesbach 510.
— — Grünthal 510.
— — Gurnigel 510.
— — Hall (Württemberg) 511.
— — Hamm 511.
— — Helouan 512.
— — Hersfeld 512.
— — Heustrich 512, 513.
— — Hohensalza 513.
— — Hohenstadt 513.
— — Kainzenbad 515.
— — Kissingen 515, 516.
— — Königsdorf-Jastrzemb 516.
— — Kreuznach 517.
— — Landeck 517.
— — Langenbrücken 518.
— — Langensalza 518.
— — Lausigk 518, 519.
— — Lenk 519.
— — Leuk 519.
— — Levico-Vetriolo 519.
— — Limmer 519.
— — Marienborn 521.
— — Münster a. Stein 522.
— — Muskau 522.
— — Nammen 522, 523.
— — Nenndorf 523.
Hautkrankheiten,
— Badekuren:
— — Neuhaus b. Neustadt a. S. 523.
— — Niederbronn 524.
— — Oberschlema 524.
— — Oldesloe 525.
— — Oppelsdorf 525.
— — Orb 525.
— — Pfäfers 526.
— — Pöstyén 526.
— — Ragaz 527.
— — Rain 527.
— — Rappenau 527.
— — Rilchingen 528.
— — Rothenfelde 529.
— — Säckingen 529.
— — Salzhausen 530.
— — Salzungen 530.
— — Sassendorf 531.
— — Schinznach 532.
— — Schlangenbad 532.
— — Sebastiansweiler 533.
— — Seebruch 533.
— — Seeg 533.
— — Segeberg 533.
— — Sirmione 534.
— — Soden (Salmünster) 534.
— — Sooden (Werra) 534.
— — Spinabad 534.
— — Suderode 535.
— — Sulz (Neckar) 535.
— — Sulzbad 535.
— — Sülze 535, 536.
— — Tennstedt 536.
— — Tiefenbach 537.
— — Tölz 537.
— — Trarbach und Wildstein 538.
— — Überlingen 538.
— — Ullersdorf 538.
— — Villach 539.
— — Warmbrunn 539.
— — Wattweiler 539.
— — Weilbach 540.
— — Wemding 540.
— — Werl 540.
— — Westernkotten 540.
— — Wiessee 541.

Hautkrankheiten,
— Badekuren:
— — Wimpfen 541.
— — Windsheim 541.
— — Yverdon-les-Bains 542.
— Benzin 47.
— Bleipräparate (-salben usw.) 188.
— Bleiwasser 187.
— Carbonis liquor detergens 62, 148.
— Chrysarobin bei parasitären 77.
— Cignolin bei parasitären 77.
— Empyroform 100.
— Eugallol 102.
— Heidelbeerextrakt 161.
— Hydrargyri praecipitati albi unguentum 120.
— Ichthyol bei 27.
— Jodoformkollodium 135.
— Lithanthracis oleum 148.
— Liantral 147.
— Mittel gegen 259.
— Neosalvarsan 168.
— Pilokarpin 185.
— Pyrogallol 195.
— Reklamemittel 294, 295, 297, 307, 330.
— Resorcin 196.
— Salizylsäure 17.
— Sapalkol 205.
— Schmierseife bei 206.
— Schwefelbäder (Kalium sulfuratum) 143.
— Schwefelquellen bei 488.
— Sulfur 226.
— Talkum 229.
— Teerpräparate bei 186.
Hautreizende Mittel 256.
Hautschmarotzer (Ungeziefer),
— Mittel gegen 261.
— Unguentum cinereum 119.
Hautschuppen, s. Seborrhoe.
Hebrasalbe 149.
Hedera helix, Vergiftung **381**.
Hediosit 117.
Hedonal **117**.
Hefeextrakte 448, 460.
Hefefett 64.
Hefe-Kraftextrakt 451.
Hefepräparate 255, 257, 449.
Heftpflaster 149.
— Englisches 100.
Hegaform, Reklamemittel 306.
Hegonon 117.
Heidebrink 511.
Heidelbeeren 161.
Heidelberg 511.
Heikendorf 511.
Heilbrunn-Bad Tölz 511.
Heilers Sanarthrit 430.
Heiligenberg 511.
Heiligendamm 511.
Heiligenhafen 511.
Heilit, Reklamemittel 306.
Heilkraft-Bonbons, Reklamemittel 306.
Heilmittel (-salben, -verfahren), Heil- und Wundpflaster usw., Reklamepräparate 307.
Heilsera (s. a. Sera) 407.
Heimanns Anrheuman, Reklamemittel 280.
Hekodont, Reklamemittel 307.
Hela 512.
Helfenberger „brausender Lebertran“ 456.
Helgoland 512.
Helios, Herban, Reklamemittel 307.
Helleborein 117.
Helleborus niger (viridis), Vergiftung 381.
Hellozon, Sauerstoff-Menthol-Dragées, Reklamemittel 307.
Helmitol **117**.
Helmonextrakt, Reklamemittel 307.
Helouan 512.
Helvella esculenta, Vergiftung 399.
Hemikranie, s. a. Migräne, Kopfschmerzen.
— Amylenhydrat bei 29.
— Antipyrin 31, 194.
— Valyl 243.
Henkenhagen 512.
Hensels Nährsalz Makrobion und Hensels tonische Limonadenessenz, Reklamemittel 307.
Hera, Reklamemittel 307.
Herba **117**.
Herban Helios, Reklamemittel 307.
Herbaseife, Reklamemittel 307.
Herbstzeitlose, Vergiftung **374**, 381.
Heringsdorf 512.
Herkulesfürdö 512.
Hermäon, Reklamemittel 307.
Hermsdorf a. d. Katzbach 512.
Hermsdorf a. Kynast 512.
Hermsdorf in der Mark 512.
Hernien, Reklamemittel gegen 289.
Heroinum hydrochloricum 117.
Herpelibrin, Reklamemittel 307.

Herpes tonsurans,
— Chrysarobin 77.
— Cignolin 77.
— Mittel gegen 261.
— Naphthalin 161.
Herpes zoster, Methylenum coeruleum bei 155.
Herrenalb 512.
Herrenwies 512.
Herrlingen 512.
Herrsching 512.
Hersfeld 512.
Herzgold, Reklamemittel 307.
Herzkrankheiten,
— Adonidis vernalis herba 20.
— Adrenalin 20.
— Aether sulfuricus (aceticus) 21.
— Badekuren:
— — Alexandersbad 496.
— — Alt-Heide 496.
— — Augustusbad 498.
— — Aussee 498.
— — Bentheim 499.
— — Berg 499.
— — Bex-les-Bains 500.
— — Carlshafen 503.
— — Charlottenbrunn 503.
— — Dachau 504.
— — Driburg 505.
— — Dürrheim 505.
— — Eilsen 506.
— — Elster 506.
— — Flinsberg 507.
— — Franzensbad 507.
— — Freiersbach 507, 508.
— — Gelnhausen 508.
— — Griesbach 510.
— — Hamm 511.
— — Harzburg 511.
— — Homburg 513.
— — Kirnhalden 515.
— — Kissingen 515, 516.
— — König Otto-Bad 516.
— — Königsborn 516.
Herzkrankheiten,
— Badekuren:
— — Kösen 516.
— — Kreuznach 517.
— — Kudova 517.
— — Landeck 517.
— — Langenau (Schlesien) 518.
— — Langenschwalbach 518.
— — Lausigk 518, 519.
— — Liebenstein 519.
— — Lobenstein 520.
— — Lüneburg 520.
— — Mergentheim 521.
— — Münster a. Stein 522.
— — Nauheim 523.
— — Oppelsdorf 525.
— — Orb 525.
— — Plaue 526.
— — Pyrmont 527.
— — Rheinfelden 528.
— — Rippoldsau 528.
— — Rothenfelde 529.
— — Salzuflen 530.
— — Salzungen 530.
— — Sassendorf 531.
— — Schauenburg 531.
— — Schlangenbad 532.
— — Schmalkalden 532.
— — Schwartau 533.
— — Segeberg 533.
— — Soden (Salmünster) 534.
— — Soden (Taunus) 534.
— — Sooden (Werra) 534.
— — Steben 535.
— — Sulzbad 535.
— — Tarasp-Schuls 536.
— — Traunstein 538.
— — Überkingen 538.
— — Ullersdorf 538.
— — Vilbel 538.
— — Villach 539.
— — Waldliesborn 539.
— — Warmbad 539.
— — Wiesbaden 540.
— — Windsheim 541.
— — Wittekind 541.
Herzkrankheiten,
— Barutin 46.
— Cardiotonin 62.
— Chlorbarium 46.
— Cymarin 91.
— Digitalispräparate 94 ff.
— Kohlensäurebäder bei 481.
— Morphin 156.
— Scilla 208.
— Solbäder 484.
— Sparteinum sulfuricum 217.
— Strophanthus 222.
— Verodigen 244.
Herzmittel 269.
Herzmuskelerkrankungen,
— Badekuren:
— — Marienbad 521.
— — Nauheim 523.
— — Passug 526.
— — St. Joachimsthal 531.
Herzneurosen,
— Camphora bromata (monobromata) 60.
— Cardiotonin 62.
— Valyl 243.
Herzschwäche,
— Alkoholika bei 219.
— Cardiotonin 62.
— Digalen 93.
— Digitalis 95.
— Koffein 84.
— Reklamemittel 278, 307, 308.
— Sparteinum sulfuricum 217.
Herzverfettung, Badekur in Grenzach 510.
Herzwassersuchtskräuter, Reklamemittel 308.
Hetalwurmmittel, Reklamepräparat 307.
Hetocresolum 117.
Hetolum 164.
Hetralin 117.

Heubner-Hofmannsche Mischung für Säuglingsernährung 475.
Heubude 512.
Heufieber,
— Afenil bei 22.
— Calcium chloratum cristallisatum 56.
— Pollantin 190.
— Reklamemittel 289.
— Serumbehandlung 413.
— Vakzinebehandlung 426.
Heufiebersera **413**, **423**.
Heufiebervakzine 426.
Heustrich, Bad 512.
Hexal 117.
Hexamethylentetramin (Urotropin) **118**.
— Chinasaures 71.
— Kampfersaures 27.
— Methyl-,(Rhodaform) 199.
— Salizylsaures (Saloformin) 202.
— Sulfosalizylsaures (Hexal) 117.
— — Sekundäres (Neohexal) 168.
— Tanninverbindung (Tannopin) 230.
Hexamethylentetraminpräparate 268.
Hexenschuß, Reklamemittel gegen 306.
Hexenschußpflaster, Reklamemittel 308.
Hexophan **118**.
Hidrosin, Reklamemittel 308.
Hienfongessenz, Reklamemittel 308.
Hilfspersonen, Haftpflicht für Verschulden ärztlicher 403.
Hindelang 513.
Hinterzarten 513.
Hirschhornsalz **26**.
Hirtentäschelkraut 54.
Hirudines 118.
Histamin 118.
Hmtata, Reklamemittel 308.
Höchenschwand 513.
Hodenpräparate 271.
Hof-Gastein 513.
Hoffmannscher Lebensbalsam 156.
Hoffmannstropfen (Spiritus aethereus) 220.
Hoffs Malzbier 455.
Hohegeiß 513.
Höhenkurorte **493**.
Hohenmalberg 513.
Hohensalza 513.
Hohenschwangau 513.
Höhenstadt 513.
Hohensulz 513.
Hohls Blutreinigungspulver, Reklamemittel 288.
Hohwald 513.
Holeborn, Reklamemittel 308.
Holländischer Familientee, Reklamemittel 299.
Holländische Säuglingsnahrung 458, 475.
Höllensprudel 513.
Höllenstein **36**.
Holocainum hydrochloricum 118.
Holopon 118.
Holstavon, Reklamemittel 308.
Holthausens Kräuter, Reklamemittel 308.
Holzessig **8**.
Holzgeist, Vergiftung 381, **385**.
Holzkohle **62**.
Holztee 217.
Holzteer 187.
Holztränke, antisyphilitische 256.
Homa, Reklamemittel 308.
Homatropinum hydrobromicum 118.
Homburg v. d. Höhe 513.
Homerianatee, Reklamemittel 308.
Homokalz, Reklamemittel 308.
Honig,
— Gereinigter 153.
— Giftiger 401.
Honigbiene, Vergiftung durch Stiche der 401.
Honiglebertran Felkes, Reklamemittel 299.
Honigtrank des wirklichen Gesundheitsrats Karl Jakobi, Reklamemittel 308.
Honnef 513.
Hopein, Reklamemittel 308.
Hopfen, Vergiftung 381, **384**.
Hopfenmehl 150.
Hormonal 119.
Hornberg 513.
Hornhaut, Acoin zur Anästhesie der 19.
Hornhautgeschwür, Optochin 176.
Hornhautkratzwunden, Atropinsalbe 42.
Hornhydroxylat (Humagsolan) 119.
Hornissenstiche, Vergiftung durch 401.
Hornsubstanz 144.
Horst 513.
Hörtrommeln Plebner, Reklamemittel 308.
Hu-Hei-Ka-Tabletten, Reklamemittel 308.
Hüdede 514.
Hüftgelenkentzündung, Badekur in Linda 520.
Hühneraugen, Reklamemittel gegen 308, 314, 333.

Hühneraugenkollodium 18.
Hukratee, Reklamemittel 308.
Humagsolan 119, 261.
— Reklamemittel 308.
Hummelstiche, Vergiftung durch 401.
Hummernvergiftung 398.
Hundebisse (tolle Hunde), Ätzkali 137.
Hundepetersilie, Vergiftungen **362**, 381.
Hundseck 514.
Hunger, Reklamemittel zur Überwindung von Strapazen und 298.
Husten, s. a. Bronchitis, Katarrh, Expektorantien.
— Althaea 24.
— Ammonii anisatus liquor 25.
— Belladonna 47.
— Codein bei 82.
— Dionin 22, 97.
— Doversches Pulver 130, 191.
— Eukodal 102.
— Heroin 117.
— Hyoscyami extractum 128.
— Mittel, reizmildernde, gegen 264.
— Morphin 158.
— Opium (Tinctura benzoica) 173.
— Peronin 181.
— Reklamemittel gegen 309.
— Toramin 238.
Hydrargyrum **119**.
— Benzoicum oxydatum 122.
— Bichloratum corrosivum (Sublimat) **122**.
— Bijodatum rubrum **124**.
— Chloratum (Calomel) **124**.
Hydrargyrum,
— Cyanatum 126.
— Emplastrum 121.
— Formamidatum liquidum **126**.
— Jodatum flavum 126.
— Oleum cinereum 121.
— Oxycyanatum 126.
— Oxydatum (rubsum, flavum, via humida paratum) 126.
— Praecipitatum album 126.
— Salicylicum **126**.
— Sozojodolicum (dijodparaphenolsulfosaures) 217.
— Sulfuratum rubrum 126.
— Tannicum oxydulatum 127.
— Thymolicum 127.
— Unguentum:
— — Album (H. praecipitati albi) 126.
— — Cinereum 121.
— — Flavum (H. oxydati) 126.
— — Rubrum 126.
— Vergiftung **119**, 120, 121.
— Vivum 121.
Hydrastinimum hydrochloricum **127**.
Hydrastinum hydrochloricum 128.
Hydrastis extractum fluidum **127**.
Hydrocele, Karbolinjektion 13.
Hydrochinon, Vergiftung 390.
Hydrogenium peroxydatum solutum **128**.
Hydrops, s. a. Wassersucht.
— Pilocarpinum hydrochloricum 185.
Hydropsal, Reklamemittel 309.
Hygiama 128, 459.
Hygieapräparate, Reklamemittel 309.
Hygnatbäder, Reklamemittel 309.
Hymenoptera, Vergiftung durch Bisse der 401.
Hyoscinum hydrobromicum (s. a. Scopolaminum) **208**.
Hyoscyaminum crystallisatum (hydrochloricum, sulfuricum) 128.
Hyoscyamus niger,
— Extractum, Oleum **128**.
— Vergiftung 128, 381, **392**.
Hyperaciditus gastrica,
— Eumydrin 102.
— Magnesiumperhydrol 181.
— Mittel bei 265.
Hyperemesis gravidarum, Resorcin 197.
Hypertonie, Perichol bei 181.
Hypnalum 128.
Hypnotika 254.
Hypochondrie, Badekur in Tiefenbach 537.
Hypogalaktie, Laktagol 145.
Hypophysen-Opton 176.
Hypophysenpräparate 271.
Hypophysensubstanz **129**.
Hypophysin **129**.
Hypothyreoidismus,
— Thyreoglandol bei 113.
— Thyreoideae glandulae siccatae 113.
Hysterie,
— Asa foetida bei 39.
— Badekuren:
— — Bocklet 501.
— — Daun 504.
— — Dürkheim 505.

Hysterie,
— Badekuren:
— — Kiedrich 515.
— — Suderode 535.
— Bornyval 51.
— Castoreum bei 63.
— Valerianapräparate 243.
— Zincum valerianum 248.

Ichthalbin 129.
Ichthargan **129**.
Ichthoform 130.
Ichthyismus, choleriformer und neuroparalytischer 396.
Ichthyol **27**.
Idin, Reklamemittel 309.
Ikterus, Pilokarpin gegen Jucken bei 185.
Ileus, Atropin bei 42.
Ilidza 514.
Ilmenau 514.
Ilsenburg 514.
Immenstadt 514.
Immunisierung, aktive und passive 406.
Immunitätseinheiten in der Serumtherapie 409, 414, 415.
Immun-Vollvakzine nach Much 427.
Imnau 514.
Impetigo,
— Praezipitatsalbe, weiße 126.
— Terpentininjektionen 232.
Impfmittel Iropserum, Reklamepräparat gegen schädliche Folgen des Impfens 309.
Impfstoffe,
— Nichtspezifische **430**.
— Spezifische **425**.
— Zusammenstellung d. im Handel befindlichen spezifischen und unspezifischen 421.
Impfung, s. a. Pocken.
Impotenz,
— Badekur in Bocklet 501.
— Mittel gegen 269.
— Muiracithin 161.
— Reklamemittel 279, 282, 297, 298, 299, 300, 301, 302, 303.
— Testiglandol 113.
— Yohimbin 245.
Indianpflaster, Reklamemittel 309.
Indisches Pflanzenpulver, Reklamemittel 309.
Infantina, Kindernahrung (Theinhardts) 455.
Infektionskrankheiten,
— Alkoholika 219.
— Caseosaninjektionen 63.
— Fleischextrakte bei 448.
— Holztee bei chronischen 217.
— Kampfer 58.
— Lipoidpräparate 456.
— Mittel gegen akute und chronische 255, 256.
— Natrium nucleinicum 165.
— Reklamemittel gegen 304.
— Strychnin bei 223.
Infiltrationsanästhesie,
— Eucain 101, 102.
— Kokainlösungen für 80.
— Novokain 170.
— Subcutin zur 225.
Influenza,
— Eucupin 102.
— Natrium salicylicum 167.
Influenzafolgen,
— Badekuren:
— — Ems 506.
— — Warmbad 539.
Infusa **130**.
— Preise 2.
Infusionen, intravenöse bei Vergiftungen 360.
Ingapillen, Reklamemittel 309.
Inhalationsmittel 263.
Inhalationsnarkotika 252.
Inhibin, Reklamemittel 309.
Injektionen,
— Intramuskuläre, s. diese.
— Intravenöse (s. a. diese, ferner „Infusionen").
— Subkutane, s. Subkutan-.
— Urethrale 268.
Innsbruck 514.
Inocybe frumentacea, Vergiftung 400.
Insektenstiche, Salmiakgeist gegen 26.
— Vergiftung durch **401**.
Inselbad bei Paderborn 514.
Insipin 130.
Instrumentendesinfektion,
— Formaldehyd 111.
— Lysol 150.
Interlaken 514.
Intertrigo,
— Salizyltalg 18.
— Talkum bei 229.
Intoxikationen, s. die einzelnen Gift(stoff)e, ferner Vergiftungen.
Intrakutanprobe (Mantoux und Engel) bei Tuberkulose, Technik 439.
Intramuskuläre Injektionen, Antisyphilitische 255.

Intravenöse Injektionen, ernährende **470**.
Invertzuckerlösung sterile **58**.
Ipecacuanha,
— Pulvis opiatus (P. Doveri)**130**,191.
— Radix **130**.
— — sine Emetino 131.
— Sirupus 131.
— Tinktur 131.
— Vinum 132.
Ipeknollen, Reklamemittel 310.
Iridis rhizoma 132.
Iridozyklitis, Quecksilbersalbe 121.
Irissynechien,
— Fibrolysin bei 109.
— Thiosinamin 237.
Iritis, Atropin 41.
Irländisches Moos **63**.
Irrigaltabletten, Reklamemittel 310.
Isatophan 132.
Ischias,
— Alkoholinjektionen 219.
— Badekuren:
— — Alt-Heide 496.
— — Bentheim 499.
— — Bormio 501.
— — Brambach 502.
— — Dachau 504.
— — Eilsen 505.
— — Gastein 508.
— — Gögging 509.
— — Gottschalkowitz 509, 510.
— — Hof-Gastein 513.
— — Homburg 513.
— — Koberborn 516.
— — Lüneburg 520.
— — Marienborn 521.
— — Marienberg 521.
— — Meinberg 521.
— — Münster a. Stein 522.
— — Muskau 522.
— — Neumarkt 524.
— — Raffelberg 527.
— — Schwäbisch Hall 533.
Ischias,
— Badekuren:
— — Seebruch 533.
— — Sulzbad 535.
— — Tiefenbach 537.
— — Wiesbaden 540.
— Reklamemittel 295, 303, 307.
Ischl 514.
Iska, Reklamemittel 310.
Isländisches Moos **147**.
Isoamylalkohol, Vergiftung 364.
Isoamylhydrocuprein (Eucupin) 102.
Isoborneol, Isovaleriansäureester (Gynoval) **116**.
Isobutylorthokresoljodid (Europhen) 103.
Isoform 132.
Isooctylhydrocuprein (Vuzin) 245.
Isopral 132.
Isovaleryl-Azetyl-Phenolphthalein (Aperitol) **32**.
Ißmalz, Reklamemittel 310.
Isticin 132.
Itrol **35**, 132.

Jaborandi
— Folia 132.
— Vergiftung 381, **389**.
Jagstfeld 514.
Jalapae pilulae (resina, tubera, sapo jalapinus) **132**.
Jalo-Jalopillen und -tee, Reklamemittel 310.
Jankes Thermalseife, Reklamemittel 310.
Jannowitz 514.
Japanisches Pflanzenpapier 65.
Javol, Reklamemittel 310.
Jeckels Salbe, Reklamemittel 310.
Jecoris aselli oleum **172**.
— Emulsio 173.
Jecurbitis, Reklamemittel 310.
Jehnol, Reklamemittel 310.
Jejunalfistelernährung 470.
Jequiritol (Jequirity) 132, 133.
— Vergiftung 381.
Jequiritolserum **423**.
Jershöft 514.
Jerusalemitanischer Balsam, Reklamemittel 285, 310.
Joachimsthal 514.
Jod (s. a. Jodum) **135**.
Jodantipyrin 135.
Jodanytol 32.
Jodazeton, Vergiftung 379.
Jodchloroxychinolin (Vioform) 245.
Joddihydroxypropan 23.
Joddiuretol 133.
Jodeisen **106**.
Jodella 456.
Jodferratose 133.
Jodfortan **133**.
Jodglidine 133.
Jodipin **133**.
Jodismus 381.
Jodival 133.
Jodkali **140**.
Jodkalisalbe **142**.
Jodkalziumharnstoff (Jodfortan) 133.
Jodnatrium **164**.
Jodoform **134**.
— Ekajodoform 135.
— Vergiftung 134, 135, **381**.
Jodoformogen 135.
Jodol 135.
Jodomenin 135.
Jodopyrin (Jodantipyrin) 135.
Jodostarin 135.
Jodothyrin **135**.

Jodpräparate, antisyphilitische 256.
Jodquecksilberhaemol 117.
Jodquellen **485**.
Jodtinktur **133**.
Jodum **135**.
— Lugolsche Lösung **133**, 136.
— PreglscheLösung 190.
Jodvasogen 137.
Jodvergiftung 136, 381.
— Natrium subsulfurosum bei 167.
Jodwismuteiweiß (Jodomenin) 135.
Jodzigarren, Reklamemittel 310.
Joha 137.
Johannisbad-Schmeckwitz 514.
Jolax, Reklamemittel 310.
Jonsdorf 514.
Jordanbad 514.
Jothion **137**.
Jucken, s. a. Hautjucken, Pruritus.
— Bromocoll solubile 53.
— Ichthyol bei 27.
— Monotaleinreibung 156.
— Pilokarpin 185.
Jucke nicht, Reklamemittel 310.
Jugenheim 514.
Jugentin, Reklamemittel 310.
Juist 514.
Jungblut Stahls, Reklamemittel 310.
Juniperol Pastor Felkes, Reklamemittel 310.
Juniperus (Fructus, Oleum, Oleum empyreumaticum, Spiritus, Succus inspissatus) 137.
Juniperus Sabinae, Vergiftung 382.
Jus 463.
Jusch, Reklamemittel 310.

Kacepebalsam, Reklamemittel 311.
Kachexien, Eisen-Arsenpräparate 105.
Kadeöl 54, **186**, 187.
Käfer, Vergiftung durch Sekrete der 401.
Kaffee, Vergiftung **374**, 382.
Kahlberg 515.
Kainzenbad 515.
Kairo 515.
Kakao für Diabetiker 466.
Kakaobutter **53**.
Kalbsfußgallerte 463.
Kalbsmilchbrei 463.
Kalialaun **24**.
Kalilauge, Vergiftung **363**, 382.
Kaliseife **205**.
Kalium,
— Aceticum (Liquor) **137**.
— Arsenicosum, Liquor (Sol. Fowleri) **138**.
— Bicarbonicum 138.
— Bichromicum 138.
— Bitartaricum **230**.
— Bromatum **138**.
— — Vergiftung 139, 140.
— Carbonicum (Liquor) 140.
— Causticum fusum **137**.
— — Vergiftung 137.
— Chloricum 140.
— — Vergiftung 140, **382**.
— Dichromicum 140.
— Dijodparaphenolsulfosaures (Sozojodolkalium) 217.
— Ferri- und Ferrocyanatum 140.
Kalium,
— Jodatum **140**.
— — Unguentum **142**.
— Kreosotsulfosaures (Sulfosot) 225.
— Nitricum 142.
— Nitrosum, Vergiftung 382, **386**.
— Oxychinolinschwefelsaures (Chinosol) 69.
— Permanganicum **142**.
— Sulfoguajacolicum (Thiocol) 142, 236.
— Sulfokreosotinicum 142.
— Sulfuratum **143**.
— Sulfuricum 143.
— Tartaricum 143.
Kaliumnatriumtartrat (Tartarus natronatus) 230.
Kalk (s. a. Calcaria, Calcium) **54**.
— Basisch gerbsaurer (Optannin) 176.
— Gebrannter **55**.
— Kohlensaurer **55**.
— Milchsaurer **57**.
— Phosphorsaurer 57.
— Schwefelsaurer **57**.
Kalkmilch **55**.
Kalkpräparate 254.
— Reklamemittel 289, 290, 308, 311.
Kalkpulver Dr. Bachmanns, Reklamemittel 311.
Kalkstickstoff, Vergiftung 382.
Kalkwasser **34**.
Kallus, Phosphor bei Frakturen gegen verspätete Bildung des 183.
Kalmopyrin **143**.
Kalmus 54.
Kalodal 451.
Kaloderma, Reklamemittel 311.
Kalomel **124**.
— Vergiftung 382, **389**.

Kalomelol 143.
Kalosin, Reklamemittel 311.
Kälte, Reklamemittel zum Schutz gegen 293.
Kälteanästhesie 21.
— Chlormethyl zur 156.
— Methäthyl zur 155.
— Mittel für 257.
Kalzan 143.
Kalzine 143.
Kalzium (s. a. Calcium, Calcaria) **54**.
— Azetylsalizylsaures (Aspirin, lösliches) 40.
— Glyzerinolaktophosphat (Sanocalcin) des 204.
— Naphtholsulfosaures 39.
Kalziumchlorid 56.
Kalziumchlorid-Harnstoff **22**.
Kamala **143**.
Kamillen **64**.
Kampen (Sylt) 515, 536.
Kampfer (s. a. Camphora) **58**, 382.
Kampfercholeinsäure (Cadechol) **53**.
Kampferliniment, flüchtiges 147.
Kampferöl (-wein, -spiritus) 60.
Kampferpräparate 270.
Kampfersäure (Ac. camphoricum) 13.
Kampferwein 58, 59, **245**.
Kampfgase, Vergiftung durch **378**, 382.
Kanaksalbe, Reklamemittel 311.
Kaninchenserum 425.
Kantharidenpflaster (s. a. Canthariden) **61**.
Kantharidentinktur 61.
Kantharidinvergiftung 401.
Kappeln-Schleimünde 515.
Kapseln, Taxpreis für Arzneiverabreichung in 274.
Karakurte, russische, Vergiftung durch Bisse ders. 402.
Karbaminsäureäthylester (Urethan) 241.
Karbaminsäure-Tolylhydrazid (Maretin) 152.
Karbolsäure,
— Aqua (Lösung) 35.
— Rohe (Kresol) **89**.
— Vergiftung 13, 14, **372**, 382.
Kardialgie,
— Arsenpräparate 10.
— Belladonna 46, 47.
— Codeinum phosphoricum 83.
— Mittel gegen 270.
Karlsbad 515.
Karlsbader Salz,
— Künstliches **167**.
— Natürliches und künstliches **201**.
Karlsbrunn 515.
Karmelitergeist 153.
Karottensuppe für Säuglinge 475.
Karthaus 515.
Kartoffelbeeren, Vergiftung 382, **393**.
Kartoffelbovist, Vergiftung 400.
Kartoffeln, B-Vitamingehalt 460.
Kartoffelvergiftung (Solaninvergiftung) **393**, 398.
Kampfgaserkrankungen **378**.
Karzinom,
— Antituman bei 32.
— Kindermehle bei 454.
— Reklamemittel 281, 282, 290, 342.
Kasein-Fettmilch für Säuglinge 475.
Kaseinsilber 38.
Kaseosan (s. a. Caseosan) 430.
Käsevergiftung 398.
Kastration,
— Oophorin nach 173.
— Ovaraden nach 177.
— Ovaria siccata 177.
— Ovoglandol 177.
Katarellen, Reklamemittel 311.
Katarrhe der Luftwege (s. a Bronchitis, Husten),
— Aspirin 8.
— Badekuren:
— — Assuan 498.
— — Aussee 498.
— — Bentlage 499.
— — Cannstadt 503.
— — Disentis 504.
— — Eickel-Wanne 505.
— — Eisenach 506.
— — Elmen 506.
— — Empfing 506.
— — Essen 506.
— — Fideris 507.
— — Frankenhausen 507.
— — Franzensbad 507.
— — Gelnhausen 508.
— — Godesberg 509.
— — Gurnigel 510.
— — Hall (Württemberg) 511.
— — Harzburg 511.
— — Heilbrunn-Bad Tölz 511.
— — Helouan 512.
— — Heustrich 512, 513.
— — Honnef 513.
— — Inselbad 514.
— — Ischl 514.
— — Jagstfeld 514.
— — Kainzenbad 515.
— — Kissingen 515.
— — Koberborn 516.
— — Königsdorf-Jastrzemb 516.

Katarrhe der Luftwege,
— Badekuren:
— — Kösen 516.
— — Kreuznach 517.
— — Landeck 518.
— — Langenbrücken 518.
— — Langensalza 518.
— — Lenk 519.
— — Lipik 520.
— — Lippspringe 520.
— — Lobenstein 520.
— — Marienbad 521.
— — Münster a. Stein 522.
— — Nauheim 523.
— — Nenndorf 523.
— — Neuenahr 523.
— — Neuhaus b. Neustadt a. S. 523.
— — Oeynhausen 525.
— — Oldesloe 525.
— — Orb 525.
— — Peiden 526.
— — Pfäfers 526.
— — Plaue 526.
— — Pyrmont 527.
— — Raffelberg 527.
— — Ragaz 527.
— — Rappenau 527.
— — Rehburg 527, 528.
— — Reichenhall 528.
— — Reinerz 528.
— — Rheinfelden 528.
— — Säckingen 529.
— — Salzbrunn 529, 530.
— — Salzhausen 530.
— — Salzig 530.
— — Salzkollen 530.
— — Salzschlirf 530.
— — Salzuflen 530.
— — Salzungen 530.
— — Sassendorf 531.
— — Schauenburg 531.
— — Schinznach 532.
— — Schmalkalden 532.
— — Schwäbisch Hall 533.
— — Schwartau 533.
— — Schwarzbach 533.

Katarrhe der Luftwege,
— Badekuren:
— — Sebastiansweiler 533.
— — Segeberg 533.
— — Sils 533, 534.
— — Sirmione 534.
— — Soden (Salmünster) 534.
— — Soden (Taunus) 534.
— — Sodenthal 534.
— — Sooden (Werra) 534.
— — Stachelberg 534.
— — Suderode 535.
— — Sulza 535.
— — Sulzbach 535.
— — Sülze 535, 536.
— — Tarasp-Schuls 536.
— — Teinach 536.
— — Tennstedt 536, 537.
— — Tiefenbach 537.
— — Tölz 537.
— — Traunstein 538.
— — Überkingen 538.
— — Ullersdorf 538.
— — Villach 539.
— — Weilbach 540.
— — Wemding 540.
— — Werl 540.
— — Wiesbaden 540.
— — Wiessee 540.
— — Wildbad 541.
— — Yverdon-les-Bains 542.
— Kampfersäure (Ac. camphoricum) 13.
— Morphin 156.
— Saponininhalationen 206.
Katarrhneigung, Seebäder gegen 491.
Kathetergleitmittel, Glycasine 113.
Katheterisieren, Camphosan, prophylaktisch bei häufigem 60.

Kaubeschwerden, Mehle, feine, bei 453.
Kautschukpflaster, **86**.
Kava-Kava 143.
Kebbelsin, Reklamemittel 311.
Kefir **143**, 220, **458**.
— Alkalisierter für Säuglinge 475.
Kehlkopf,
— Kokainanästhesie 80.
— Novokainanästhesie 171.
Kehlkopfgeschwüre,
— Anästhesin 30.
— Kokainmenthol-tabletten 80.
Kehlkopfkrankheiten,
— Dianol bei 92.
— Reklamemittel 298.
— Resorcin 197.
Kehlkopftuberkulose,
— Anästhesin 30.
— Milchsäureätzung 16.
Keitum (Sylt) 536.
Kellberg 515.
Kellerhals, Vergiftung **376**.
Kellers Malzsuppe für Säuglinge 476.
Kephaldoltabletten, Reklamemittel 311.
Keratin 144.
Keratosen, Salizylsäure bei 17, 18.
Ketels Ontiscabin, Reklamemittel 281.
Keuchhusten,
— Adalin 20.
— Ammonium bromatum 25.
— Antipyrin bei 31, 194.
— Antispasmin 32.
— Aristochin 38.
— Belladonna 47.
— Bromkali 139.
— Bromnatrium 163.
— Bromoform bei 53.
— Bromural 54.
— Chinaphenin 67.

Keuchhusten,
— Chineonal 68.
— Chininum (tannicum) 66, 67, 68, 69, 70, **71**.
— Cupressi oleum 90.
— Droserintabletten 99.
— Eukalyptustinktur 102.
— Eulatin 102.
— Insipin bei 130.
— Mittel gegen 264.
— Pertussin 181.
— Reklamemittel 298, 330, **311** ff.
— Terpentininhalation 232.
— Thymianextrakt 237.
— Tussol 241.
— Vaporin 243.
Kiedrich 515.
Kierow (Dr.), Augsburger Lebensessenz, Reklamemittel 284.
Kindermehle **435**, 454, 455, 475.
Kindernahrung,
— Reklamepräparate 311.
— Theinhardts (Infantina) 455.
Kino (Tinktur) 144.
Kipsdorf 515.
Kirchheimbolanden 515.
Kirnhalden 515.
Kirschkerne (-wasser), Vergiftung **375**, 382.
Kirschlorbeerwasser 35.
Kissingen 515.
Kissinger Pillen, Reklamemittel 311.
Kleberbrot für Diabetiker 465.
Kleesalz, Vergiftungen 382, **388**.
Kleesäure (-salz), Vergiftung **388**.
Klimakterische Beschwerden,
— Oophorin 173.
— Ovaraden 177.
— Ovaria siccata 177.
Klimakterische Beschwerden,
— Cvoglandol 113, 177, 269.
Klingers Heilmittel, Reklamepräparat 311.
Klistiere, Arzneien für 207.
Kloakengase, Vergiftungen 382, **391**.
Klopfers
— Kindermehl 454.
— Malzeiweiß 455.
Kloster 516.
Klosteressenz, spanische, Reklamemittel 311.
Klosterlausnitz 516.
Klostertee Austs, Reklamemittel 284.
Klotzsche-Königswald 516.
Knocheneiterungen, Jodoform bei 134.
Knochenerkrankungen,
— Badekuren:
— — Alstaden 496.
— — Artern 497.
— — Bentlage 499.
— — Brambach 502.
— — Eilsen 505.
— — Empfing 506.
— — Hall (Ober-Österreich) 511.
— — Hohensalza 513.
— — Hüsede 514.
— — Königsdorf-Jastrzemb 516.
— — Lüneburg 520.
— — Meinberg 521.
— — Nauheim 523.
— — Nenndorf 523.
— — Neumarkt 523.
— — Pöstyén 526.
— — Raffelberg 527
— — Rain 527.
— — Rappenau 527.
— — Rheinfelden 528.
— — Rothenfelde 529.
— — Schauenburg 531.
— — Schinznach 532.
Knochenerkrankungen,
— Badekuren:
— — Schmalkalden 532.
— — Schwäbisch Hall 533.
— — Seebruch 533.
— — Sirmione 534.
— — Soden (Taunus) 534.
— — Suderode 535.
— — Tennstedt 536, 537.
— — Waldliesborn 539.
— — Wiesbaden 540.
— — Wildbad 541.
— Kalk bei 54.
— Phosphor 183.
— Solbäder 484.
Knochenextrakte 448.
Knochenmarkpräparat 153, 271.
Knochenwachstum, Reklamemittel zur Beförderung dess. 289.
Knollenblätterschwamm, Vergiftungen 398.
Knorrs Mehle 454.
Koberborn 516.
Kochel 516.
Kochs
— Alttuberkulin 433, 434.
— Tuberkelbazillenemulsion (Neutuberkulin) und Tuberkulin TR (Neues Tuberkulin) 232.
Kochsalz (physiologische Lösung) **164**.
Kochsalzquellen **483**.
Koffeinpräparate 270.
Kognak **219**, 220.
Kohlehydratpräparate **453**.
Kohlenoxydvergiftung 378, **382**.
Kohlensäure, Vergiftung mit 384.

Kohlgrub 516.
Kokainvergiftung **79**, **82**.
— Amylenhydrat bei 29.
Kolamittel, Reklamepräparate 312.
Kolanin 144.
Kolanüsse 85.
Kolberg 516.
Koliinfektionen, Vakzinetherapie 420.
Koliken,
— Atropin bei 42.
— Belladonna 46.
— Hyoscyami extractum 128.
— Kamillentee 64.
— Kümmel bei 63.
— Melissae folia 153.
— Menthae piperitae folia 153.
— Papaverin 178.
— Reklamemittel 302.
Kolivakzine 425.
Kollaps,
— Adrenalin bei 228.
— Alkoholika bei 219.
— Kampfer(öl) bei 58.
— Kochsalzinfusion bei 164.
— Koffein bei 84.
Kollargol **35**.
Koloquinthenpräparate, Vergiftung **374**, 384.
Kolsan, Reklamemittel 312.
Kolumbaczer Mücke, Vergiftung durch Stiche ders 401.
Kombella, Reklamemittel 312.
Komedonen,
— Resorcin 197.
— Schwefelmixtur bei 227.
Kommisbrot, Diabetikerpräparat 465.
Kondensierte Milch 458.
Kondylome, breite, Calomel 125.
Kondylome, spitze, Trichloressigsäureätzung 19.
Kongopillen, Reklamemittel 312.
König Otto-Bad 516.
Königsborn bei Unna 516.
Königsbrunn 516.
Königsdorf-Jastrzemb 516.
Königsfeld 516.
Königssalbe 232, 241.
Königstein 516.
Königswinter 516.
Konjunktivalprobe, Tuberkulinpräparate zur 437.
Konjunktivitis, s. Bindehaut-.
Konstanz 516.
Konstitution, Reklamemittel zur Kräftigung der 298.
Konstitutionskrankheiten,
— Badekuren:
— — Dürrheim 505.
— — Kösen 516.
— Mittel gegen 271.
Kontrakturen, Badekur in Aachen 495.
Kontundieren von Arzneistoffen, Taxpreis 274.
Konzeption, Reklamemittel zur Verhinderung der 277, 304, **318**, 320 ff.
Kopaivabalsam **44**.
Kopfekzem, Salizylsalbe 18.
Kopfläuse, s. a. Läuse.
— Mittel gegen 261.
— Quecksilbersalbe 121.
— Sabadillessig 200.
Kopfschmerzen, s. a. Migräne.
— Aether aceticus 21.
— Baldrianpräparate 243.
— Codeinum phosphoricum 83.
Kopfschmerzen,
— Coryfin 88.
— Methylenum coeruleum 155.
— Migränin 156, 194.
— Phenacetin 181.
— Reklamemittel 293.
Kopfschuppen, s. a. Haarkrankheiten, Seborrhoe.
— Borax-Haarmilch bei 51.
— Captol 62.
— Chloralhydrat 73.
— Resorcin 196.
— Reklamemittel 308.
— Seifenspiritus 206.
— Sulfur bei 226.
Kopfwässer (s. a. Haarkrankheiten) 261.
Kopra I, Reklamemittel 312.
Koprolin, Reklamepräparat 312.
Korallentinktur, Reklamemittel 312.
Körbers Heilmittel gegen Lungentuberkulose, Reklamepräparat 312.
Kornbranntwein 220.
Körneranfertigung, Taxpreis für 274.
Kornrade, Vergiftungen **363**, 384.
Koryl, Reklamepräparat 312.
Kösen, Bad 516.
Koserow 517.
Kosinum (crystallisatum) 144.
Kosmetische Reklamemittel 277, 279, 280, 284, 285, 288, 289, 290 ff., 295.
Kosmetische Waschungen (Aqua cosmetica Kummerfeldii und Benzoetinkturmischung) 35, 47.
Koso flores **144**.
Köstritz 517.
Kraftbrühe 463.

Kraftpulver, Reklamepräparate 312.
Kraftschokolade nach v. Mering 456.
Krähenaugen, Vergiftung 384, **393**.
Krampfzustände,
— Badekur in Alexisbad 496.
— Calcium chloratum cristallisatum 56.
— Chloralhydrat 72.
— Chloroforminhalation 75.
— Curare 91.
— Morphin 158.
— Reklamemittel 312.
Krampfzustände am Digestionstrakt, Mittel gegen 265.
Krankenküche **461**.
— Alkoholhaltige Speisen (Suppen, Gelées) 464.
— Diabetikerpräparate (s. a. diese) 464.
— Eierspeisen 462.
— Fleischbrühen (-breie) 463.
— Fruchtspeisen (-getränke) 464.
— Getreidemehlzubereitungen 463.
— Leimhaltige Speisen (Eiweißsparer) 462.
— Milchzubereitungen 461.
Krapina-Töplitz 517.
Krätke, Heilmittel des Lehrers K., Reklamemittel 306.
Krätze,
— Betanaphthol 161.
— Mittel gegen 261.
— Naphthalin 161.
— Perubalsam 44.
— Peruol 181.
— Reklamemittel 281, 285, 294, 298, **312**, 314.
— Ristin 200.
Krause, Phthysoremid 433.
Kräuter-Reklamemittel 308, 312, 313.
Kräuterpillen Burkhardts, Reklamemittel 289.
Kräutertee, Glücksscher, Nr. 2 stark, Reklamemittel 303.
Krebsvergiftung 398.
Kreislaufserkrankungen,
— Badekuren:
— — Langenschwalbach 518.
— — Pfäfers 526.
— — Ragaz 527.
— s. a. Herzkrankheiten.
Kreislaufsschwäche,
— Alkoholika bei 219.
— Kampfer bei 58.
— Strychnin bei 223.
Kreosotal **145**.
Kreosotpräparate 255.
Kreosotum **144**.
Kreosot,
— Carbonicum (Kreosotall) **145**.
— Gerbsaures (Tannosal) 230.
— Pilulae (Tinktur) 145.
— Valerianum (Eosot) 145.
— Vergiftung **372**, 384.
Kreskabitin, Reklamemittel 313.
Kresol **89**.
Kresolanytol 32.
Kresolpuder Fresenius, Reklamemittel 313.
Kresolseifenlösung 89.
Kresolwasser 35.
Kresotinkresol 89.
Kreuth, Wildbad 517.
Kreuznach 517.
Kreuzotterbisse, Vergiftung durch 402.
Kreuzspinne, Vergiftung durch Bisse der 402.
Krokotropfen, Reklamemittel 313.
Kronenessenz, Altonaer (Menadische Wundkronenessenz), Reklamemittel 313.
Kronthal 517.
Kronwicke, Vergiftung 375.
Kropf, Reklamemittel gegen 306, **313**.
Kropfliniment, balsamisches, Reklamemittel 285.
Kröten, Vergiftung durch Sekrete von 400.
Krotonöl 89.
— Vergiftung **387**.
Krumbad 517.
Krümmhübel 517.
Krupp,
— Cuprum sulfuricum 90.
— Kalkwasserinhalationen bei 34.
Krusa-Kamillenessenz, Reklamemittel 313.
Krustazeenvergiftung **398**.
Krysolgan 145.
Kubeben **89**.
Küchenschelle, Vergiftung 365.
Küchenmeisters Bandwurmkapseln, Reklamemittel 314.
Kudowa 517.
Kufekes Kindermehl 454.
Kühlende Getränke 256.
Kühlsalben 20.
Kukirol, Reklamemittel 314.
Kumberlandscher Extrakt für Nerven und Herz, Reklamemittel 314.
Kümmel 63.
Kummerfeldsches Waschwasser 35, 227.

Kumys 145, 220, 458.
Kupferhammer-Grünthal 517.
Kupferhaemol 117.
Kupfer(-salze), Vergiftung 384.
Kurarevergiftung, Physostigmin bei 184.
Kürbissamen 90.
Kurellas Brustpulver 147, 192, 213.
Kurorte (s. a. Badekuren) **477**.
Kutanprobe bei Tuberkulose (v. Pirquet, Petruschky),
— Technik 438.
— Tuberkulinpräparate zur 437.
Kyllburg 517.

Laarmanns Entfettungstee Reduzin, Reklamemittel 335.
Labö 517.
Labyrintherkrankungen, Pilokarpin 185.
Lacalut 145.
Lackhausener Malzkraftbier 455.
Lactagol 145.
Lactarius torminosus, Vergiftung 400.
Lactis saccharum **145**.
Lactophenin 145.
— Vergiftung 145.
Lactuca virosa (Lactucarium), Vergiftung 384.
Lactylphenetidinum (Laktophenin) **145**.
Lahmanns vegetabile Milch 458, 475.
Lähmungen,
— Badekuren:
— — Aachen 495.
— — Alexisbad 496.
— — Augustusbad 498.
— — Belohrad (Böhmen) 499.
— — Bentheim 499.
Lähmungen,
— Badekuren:
— — Bentlage 499.
— — Doberan 504.
— — Eilsen 505.
— — Gottschalkowitz 509, 510.
— — Hall (Württemberg) 511.
— — Hohensalza 513.
— — König Otto-Bad 516.
— — Krapina-Töplitz 517.
— — Langenau (Schlesien) 518.
— — Langensalza 518.
— — Linde 520.
— — Nenndorf 523.
— — Neumarkt 524.
— — Oeynhausen 525.
— — Pfäfers 526.
— — Polzin 526.
— — Pöstyén 526.
— — Ragaz 527.
— — Rothenfelde 529.
— — Schmiedeberg 532.
— — Schwäbisch Hall 533.
— — Seebruch 533.
— — Segeberg 533.
— — Sooden (Werra) 534.
— — Tennstedt 536, 537.
— — Teplitz-Schönau 537.
— — Waldliesborn 539.
— — Wildbad 541.
— Schwefelquellen bei 488.
— Strychnin bei 223.
Lahn 517.
Laichingen 217.
Lakolk 518.
Lakritzensaft 147.
Laktagol 269.
Laktokana, Lakdonum, Laktosan, Reklamemittel 314.
Lallements Blutreinigungstee, Reklamemittel 288.
Laminaria 146.
Lammapulver, Reklamemittel 314.
Lammscheider Stahlbrunnen 518.
Landeck 518.
Landschierling, Vergiftung 374.
Landstuhl 518.
Langebrück 518.
Langenau 518.
Langenbruck 518.
Langenbrücken 518.
Langensalza 518.
Langenschwalbach 518.
Langeoog 518.
Langol, Reklamemittel 314.
Lanolinum (anhydricum) **20**, 146.
Lanula-Wundpuder, Reklamemittel 314.
Laparotomienarben, Thiosinamin 236.
Lapis
— Divinus 90.
— Infernalis **36**.
— Mitigatus (Arg. nitric. c. Kalio nitrico 37.
— Pumicis 146.
Larginum 146.
Larosan 146.
— Säuglingsernährung mit 475.
Larosanmilch 458.
Laryngitis (s. a. Kehlkopf-, Katarrhe) 173.
— Alumen 24.
— Ammonium carbonicum 26.
— Codeinum phosphoricum 82.
— Morphin 158.
Lassarsche Paste 17.
Lassars Zinköl 247.
Lathrodectes lugubris, Vergiftung durch Bisse von 402.
Laetitia-Frauentrost, Reklamemittel 314.

Latschenöl-Hirschtalgsalbe Koeppels, Reklamemittel 314.
Latwerge 99.
— Taxpreis für Bereitung einer 273.
Lauchstädt 518.
Laudanon (Sirup) **146**.
Laudanon-Skopolaminampullen146.
Laudanum (s. a. Opium) **173**.
Laugenvergiftung **363**, 384.
— Essig bei 7.
Laurocerasi aqua 35.
Läuse,
— Mittel gegen 261.
— Reklamemittel gegen 280, 291, 295, 310, 313, **314**, 315, 319, 323 ff.
Läuseessig 200.
Läusevertilgung, Sabadillessig 8.
Lausigk 518.
Lauterbach, *Reg.-Bez. Stralsund* 519.
Lauterbach im Schwarzwald 519.
Lavacet, Reklamemittel 314.
Lavandulae flores (Oleum, Spiritus)146.
Lavey-les-Bains 519.
Lavolette, Reklamemittel 314.
Laevulose 146.
— Diabetikerpräparate 467.
Laxantia 266.
— Reklamepräparate 314, 315.
Leba 519.
Lebensbaum, Vergiftung (Thuja occidentalis) 394.
Lebenselixir, -essenz und sonstige Reklamepräparate **315**.
Lebensmagnetische Essenz, Reklamemittel 297.
Leberflecken, Reklamemittel gegen 290.
Leberkrankheiten,
— Alkalische Quellen bei 482.
— Badekuren:
— — Antogast 497.
— — Bertrich 500.
— — Contrexeville 503.
— — Faulenbach 507.
— — Gögging 509.
— — Gurnigel 510.
— — Hamm 511.
— — Harzburg 511.
— — Homburg 513.
— — Ischl 514.
— — Karlsbad 515.
— — Langenbrücken 518.
— — Marienbad 521.
— — Meinberg 521.
— — Mergentheim 521.
— — Nenndorf 523.
— — Neuenahr 523.
— — Niederbronn 524.
— — Niederselters 524.
— — Passug 526.
— — Petersthal 526.
— — Rappoltsweiler 527.
— — Salzbrunn 529, 530.
— — Salzig 530.
— — Schmiedeberg532.
— — Sebastiansweiler 533.
— — Seebruch 533.
— — Soden (Taunus) 534.
— — Sulzbach 535.
— — Tarasp-Schuls 536.
— — Wattweiler 539.
— — Weilbach 540.
— — Wemding 540.
— — Windsheim 541.
— — Yverdon-les-Bains 542.
— Mittel bei 267.
— Reklamemittel 292, 310.
— Schwefelquellen bei 488.
Leberpillen, Darm- und, Dr. Rays, Reklamemittel 292.
Lebertran **172**.
— Präparate **456**.
— Reklamemittel zum Ersatz für 299.
Leberzirrhose,
— Tartarus depuratus 230.
— Urea bei 241.
Lecibral (-migrol, -morol), Reklamepräparate 315.
Lecithin 146.
Leda, Reklamemittel 315.
Ledde 519.
Ledum palustre, Vergiftung 384.
Leguminose
— Hartensteins 454.
— Maggi 455.
Leguminosenextrakt 455.
Lehnin 519.
Leichentuberkel, Karbolkauterisation 13.
Leicht und schnell (bei Entbindungen), Reklamemittel 315.
Leim, weißer **112**.
Leimhaltige Speisen (Eiweißsparer) 462.
Leimkapseln 61.
Leinöl (-samen) 147.
Leipziger Abführbisquits, Reklamemittel 277.
Leisners Tabletten, Reklamemittel 315.
Leitungsanästhesie,
— Kokainlösungen für 81.
— Novokain 170.
Lenicetum 146.
Lenigallol **146**.
Lenirobinum 146.
Lekosantabletten, Reklamemittel 315.
Lempellin, Reklamemittel 315.

Lenisancreme, Reklamemittel 315.
Lenk 519.
Lenzkirch 519.
Lepidopteren, Vergiftung durch 401.
Leptinol 146.
Leucasolpuder, Reklamemittel 315.
Leuchtgasvergiftung **382**, 384.
Leuk 519.
Leukämie,
— Badekuren:
— — Dürkheim 505.
— — Franzensbad 507.
— — Roncegno 529.
— Benzolum 48.
— Mittel gegen 272.
Leukofermentin 146.
— Merck (Antifermentserum nach Eduard Müller) **423**.
Leukogen 146, 428.
Leukoplast 86, 146.
Leukrol(pastillen, -tabletten), Reklamemittel 315, 316.
Leurose (Leube-Rosenthals Fleischsolution) 451.
Levatholpillen, -tabletten, -salbe, Reklamemittel 316.
Levico-Vetriolo 519.
Levistici radix 147.
Levuretin (Levurine, Levurinose) 147.
Leysin 519.
Lezithineiweiß Klopfer 451.
Lezithinhaltige Nährpräparate **456**.
Lezithol 456.
Liantral 147.
Libido, Epiglandol gegen abnorme 113.
Libidol, Reklamemittel 316.
Lichen islandicus **147**.
Lichen ruber, Arsenpräparate bei 10.
Lichtmitin 156.
Lidekzem,
— Praezipitalsalbe, weiße 126.
— Quecksilbersalbe, gelbe 126.
Liderkrankungen, Hydrargyrum oxydatum flavum 120.
Liebenstein 519.
Liebigs Fleischextrakt 450.
Liebstöckelwurzel 147.
Liegau 519.
Lilol, Reklamemittel 316.
Limmer 519.
Limonaden 464.
Limonen **147**.
Linalgit, Reklamemittel 316.
Linda 520.
Linda-Asthmatropfen, Reklamemittel 316.
Lindau 520.
Lindenfels 520.
Linds, Prof., Flüssigkeit für das Haar, Reklamemittel 299.
Linimenta (ammoniatocamphoratum, ammoniatum, saponatocamphoratum) **147**.
Linimente Petruschkys 427.
Linimentum Tuberculini compositum Petruschky 433, 435.
Linsen, B-Vitamingehalt 460.
Linum (Oleum, Semen) 147.
Linz am Rhein 520.
Lipanin 457.
Lipik, Bad 520.
Lipoidpräparate 455, **456**.
Lipojodin 147.
Lippenrhagaden,
— Glycerin bei 114.
— Perubalsam 45.
Lippspringe 520.
Lipsia-Badekräuter, Reklamemittel 316.
Liquiritia,
— Pulvis compositus (Kurellasches Brustpulver) 147, 192, 213.
— Radix, Succus, Sirupus 147.
Liquitalis **148**.
Liquor Aluminii, Anemonii, Carbonis usw., s. Aluminium, Ammonium, Carbo usw.
Liquor carbonis detergentis 187.
Liquores **148**.
Lithantracis oleum **148**.
Lithargyrum,
— Emplastrum (Unguentum) 92, **149**.
— Vergiftung **370**, 384.
Lithiumsalze **149**.
Lithosanol Bauers, Reklamemittel 286, 316.
Litonbrot für Diabetiker 465.
Littenweiler 520.
Lobeliae herba (Tinktur) 149.
— Vergiftung 149, 384.
Lobenstein 520.
Locarno 520.
Lockwitzer Balsam, Reklamemittel 285.
Löffelkraut 82.
Loeflunds Nährmaltose für Säuglinge 476.
Lohme 520.
Loktaminbadeextrakt (-pulver), Reklamemittel 316.
Lokalanästhetika 257.
Loko, Reklamemittel 316.
Lolium temulentum, Vergiftung 384.
Lorchel, Vergiftung 384, **399**.

Lorondes Crême, Reklamemittel 316.
Loschwitz 520.
Lösungen, Preise 2.
Lötwasser, Vergiftung (Salpetersäure) 391.
Louisenhall 520.
Loxapastillen, Reklamemittel 316.
Lubmin 520.
Luftbrote für Diabetiker 465.
Luftkurorte **491**.
Luftwegekatarrhe (s. a. Katarrhe).
— Alkalische Quellen 482.
Lugano 520.
Lugolsche Lösung **133**, 136.
— Vergiftung 381.
Lukasineinreibung, Reklamemittel 316.
Lukau 520.
Lumbalanästhesie,
— Kokainlösung 81.
— Novokain 171.
— Stovain zur 221.
— Tropacocain 240.
Luminal **150**.
Lunatee, Reklamemittel 316.
Lüneburg 520.
Lungenblutungen,
— Coagulen 78.
— Ferrum sesquichloratum liquor 108.
— Gelatina alba 112.
— Sekalepräparate 210, 211.
— Viburni prunifolii extractum fluidum 245.
Lungenemphysem,
— Badekuren:
— — Ems 506.
— — Inselbad 514.
— — Langenbrücken 518.
— — Reinerz 528.
— — Salzbrunn 529, 530.
— — Salzuflen 530.
Lungenemphysem,
— Badekuren:
— — Soden (Taunus) 534.
— Digitalis bei 95.
— Jodkali 141.
— Quebracho 195.
Lungengangrän, Limonen bei 147.
Lungenheilmittel
— Ackermanns, Reklamemittel 277.
— Damps, Reklamepräparat 292.
Lungenkrankheiten,
— Badekuren:
— — Alt-Heide 496.
— — Flinsberg 507.
— — Inselbad 514.
— — Kairo 515.
— — Salzungen 530.
— — Weißenburg 540.
— Reklamemittel gegen 316, 317.
Lungenödem, Plummersches Pulver bei 221.
Lungentee Eupleurosi, Reklamemittel 298.
Lungentuberkulose, s. a. Tuberkulose.
— Badekuren:
— — Davos 504.
— — Görbersdorf 509.
— — Rehburg 527, 528.
— — Sulzbrunn 529, 530.
— — Sulzbad 535.
— — Weißenburg 540.
— Codeinum phosphoricum 83.
— Guajakol, kohlensaures 115.
— Guajacose 115.
— Kampfer(öl) bei 58, 60.
— Kochsalzquellen bei 484.
— Kreosotpräparate 144, 145.
— Limonen 147.
— Syracolum 225.
Lungern 521.
Lupinapulver Dr. Bambergers 285.
Lupuli glandulae 113, 150.
Lupulin, Vergiftung 384.
Lupus,
— Lugolsche Lösung (Jodtinktur) bei 136.
— Pyrogallol 195.
Lurche, Vergiftung durch Sekrete der 400.
Lussingrande 521.
Lussinpiccolo 521.
Luteoglandol 113, 150, 271.
Luxor 521.
Luxormint, Reklamemittel 317.
Luzern 521.
Lycetol 150.
Lycopodium 150.
Lykloscrême, Reklamemittel 317.
Lymphangitis, Alkoholumschläge 219.
Lymphdrüsen-, s. Drüsen-.
Lymphomatosis universalis, Arsenpräparate 10.
Lyolith, Reklamemittel 317.
Lysargin 150.
Lysept, Reklamemittel 317.
Lysine (Lysomol), Reklamemittel 317.
Lysoform **150**.
Lysol **150**.
— Vergiftung 150, 384.
Lyssa, Chloralhydrat 72.
Lytophan 150.
Lytta vesicatoria (s. Cantharides) **61**.

Macheeinheiten 480.
Macis (oleum) 150.
Madeira 491, 521.
Madaretten, Reklamemittel 317.

Magaliasalbe, Reklamemittel 317.
Magenatonie, Strychnin bei 224.
Magenblutungen,
— Adrenalin 228.
— Coagulen 78.
— Ferripyrin 104.
Magendarmkrankheiten (-katarrhe),
— Badekuren:
— — Alexisbad 496.
— — Altreichenau 497.
— — Alvaneubad 497.
— — Antogast 497.
— — Aßmannshausen 498.
— — Bertrich 500.
— — Bilin 500.
— — Bocklet 501.
— — Ditzenbach 504.
— — Ems 506.
— — Grenzach 510.
— — Harzburg 511.
— — Hersfeld 512.
— — Homburg 513.
— — Kösen 516, 517.
— — Neuenahr 523.
— — Neumarkt 524.
— — Niederselters 524.
— — Orb 525.
— — Petersthal 526.
— — Rappenau 527.
— — Reinerz 528.
— — Salzbrunn 529, 530.
— — Salzschlirf 530.
— — Sulzbach 535.
— — Trarbach und Wildstein 538.
— — Wiesenbad 540, 541.
— — Yverdon-les-Bains 542.
— Eiweißmilch 458.
— Kindermehle bei 454.
— Milchpräparate 457.
— Odda bei 459.
Magenentleerung (-spülung), bei Vergiftungen 358.
Magenerweiterung, Strychnin bei 223.
Magenfistelernährung 470.
Magengärungen,
— Magnesia usta 151.
— Menthae piperitae folia 153.
— Natrium bicarbonicum 163.
Magengeschwür,
— Anästhesin 29.
— Argentum nitricum 36.
— Atropin 41.
— Belladonna 46.
— Bismutose 48.
— Bismutum 49.
— — Subgallicum 49.
— — Subnitricum 50.
— Escalin 101.
— Hygiama 459.
— Kindermehle bei 454.
— Mehle, feine, bei 453.
— Nährpräparate 447.
— Opium 174.
— Orthoform 176.
— Vegetabile Milch bei 459.
Magenkarzinom,
— Belladonna gegen Erbrechen 46.
— Eiweißpräparate bei 447.
— Kindermehle bei 454.
— Strychnin bei Erbrechen 224.
Magenkatarrh, s. Magendarm-, Magen-, Verdauungskrankheiten.
Magenkrämpfe (s. a. Gastralgie),
— Mittel gegen 265.
Magenkrankheiten (-katarrhe, s. a. Magendarm-, Verdauungskrankheiten),
— Badekuren:
— — Grenzach 510.
— — Karlsbad 515.
— — Kiedrich 515.
Magenkrankheiten,
— Badekuren:
— — Mergentheim 520.
— — Münster a. Stein 522.
— — Niederbronn 524.
— — Rippoldsau 528.
— — Salzbrunn 529, 530.
— — Salzig 530.
— — Seewen 533.
— — Weilbach 540.
— Karlsbader Salz bei 201.
— Kochsalzquellen 484.
— Magnesiumperhydrol 180.
— Mittel bei 265.
— Mixtura gummosa **115**.
— Nährpräparate bei 447.
— Neutralon 168.
— Reklamemittel 278, 280, 285, 286, 291, 292 ff., **317**.
— Valerianapräparate 243.
Magenmotilitätsstörungen, Vegetabile Milch 459.
Magenschmerzen, s. Gastralgie.
Magensupersekretion (s. a. Hyperaciditas), Vegetabile Milch 459.
Magerkeit, Reklamemittel gegen 299.
Maggis Leguminose 455.
Magisterium bismuti **50**.
Magnesia,
— Dibromierte, Dr. Scheermesser, Form A., Reklamemittel 317.
— Pulvis Magnesiae c. Rheo 151, 192.
— Usta **151**.
Magnesium,
— Borocitricum 151.
— Carbonicum **151**.

Magnesium,
— Citricum effervescens 151.
— Perhydrol 181.
— Sulfuricum (Bittersalz) **151**.
— — Siccum 152.
Magnesiumsilicat (Talcum) 229.
Magnetische Reklamemittel 317.
Magolanpillen, Reklamemittel 317.
Maiglöckchen, Vergiftung **375**, 385.
Maikurtee, Reklamemittel 317.
Maizena 455.
Majapan, Reklamemittel 317.
Makaotropfen, Reklamemittel 318.
Makrobion, Reklamemittel 307.
Malaga 521.
Malaria,
— Apiolum cristallisatum 33.
— Arhenal 38.
— Arsenpräparate (Salvarsanpräparate) 10.
— Atoxyl 40.
— Badekuren:
— — Alexisbad 496.
— — Landeck 518.
— — Reinerz 528.
— — Roncegno 529.
— Berberin 48.
— Chinin 66.
— Chininsalze 68, **69**.
— Insipin bei 130.
— Methylenblausilber 38.
— Methylenum coeruleum 155.
— Mittel gegen 255.
— Neosalvarsan bei 168.
— Reklamemittel 286.
— Salvarsan bei 202.
Malente-Gremsmühlen 521.
Malidrosa, Reklamemittel 318.
Mallebrein 152.
Malmedy 521.
Malonal (s. a. Veronal) 244.
Maltafieberserum 423.
Maltafiebervakzine 427.
Malthuspräparate, Reklamemittel **318**.
Maltokana, Reklamemittel 318.
Maltyl 152.
Malzextrakte **152**.
Malzmilch, deutsche, Reklamemittel 319.
Malzola, Reklamemittel 319.
Malzpräparate (-biere **454**, 455.
Malzsuppe Hellers für Säuglinge 476.
Mamluca Frostcrême, Reklamemittel 319.
Mammae siccatae (Mammin) 152, 271.
Manaxol, Reklamemittel 319.
Mandelmilch 458.
Mandeln, s. a. Amygdalae,
— Bittere **28**.
— — Vergiftung **375**, 385.
— Süße 28.
Manderscheid 521.
Mangalut, Reklamemittel 319.
Mangan, Vergiftungen 385.
Manie,
— Chloralhydrat 72.
— Scopolaminum hydrobromicum 209.
Manikurepaste (-pulver), Reklamemittel 319.
Mannasirup 152.
Mannbarkeitssubstanz, Reklamemittel 319.
Maradera, Reklamemittel 319.
Maraglianos Heilserum 436.
Maretin 152.
Margodon-Nervenstärker, Reklamemittel 319.
Marienbad 521.
Marienbader Pillen u. Tabletten, Reklamemittel 319.
Marienborn 521.
Maristenheiltrank, Reklamemittel 319.
Marke Medico, Blutreinigender Abführtee, Reklamemittel 287.
Marmoreks Antituberkuloseserum 436.
Martinsgelb, Vergiftung **377**, 385, 386, **387**.
Masernrekonvaleszentenserum **419**.
Mastisol (Mastix) **152**.
Mastkuren,
— Fleischextrakte bei 448.
— Pankreon bei 177.
— Vegetabile Milch 459.
Mastsuppe 462.
Materna 451.
Mathieu, Nährklistier 252.
Matoritabletten, Reklamemittel 319.
Mattan 153.
Maxyd, Reklamemittel 319.
Mayen 521.
Mayonnaise 462.
Mazerationen, Taxpreis für Herstellung von 273.
Meat juice Valentine 451.
Me-Ce-Fa, Reklamemittel 319.
Mechanika 272.
Mechanol, Reklamemittel 319.

Mediko, Reklamemittel 320.
Medinal **153**.
Medorrhin, Reklamemittel 320.
Medulla ossium rubra 153, 271.
Meerzwiebel 208.
— Vergiftung 385, **392**.
Megasan, Reklamemittel 320.
Meglins Pillen, Reklamemittel 320.
Mehlabkochungen für Säuglinge 476.
Mehle,
— Diabetikermehle 466.
— Feine und aufgeschlossene (Kindermehle) **453**.
Mehlsuppen 463.
Mehring, v., Kraftschokolade 456.
Meinberg 521.
Meischutabletten, Reklamepräparat 320.
Mejadyl, Reklamemittel 320.
Mel,
— Boraxatum (rosatum) 153.
— Depuratum (despumatum) 153.
Melissae folia (Aqua, Spiritus compositus M.) **153**.
Melonin 153.
Melubrin 153.
Melusol, Reklamemittel 320.
Melvoxpastillen, Reklamemittel 320.
Memel 521.
Menagol, Reklamemittel 320.
Mena-House 521.
Mena-Hustenbonbons, Reklamemittel 320.
Menièrescher Schwindel, Chinin 66, 69.
Meningit, Reklamemittel 320.
Meningokokkenserum **416**, 423.
Mennige, Vergiftung **370**, 385.
Menolysin 153.
— Compositum, Reklamemittel 320.
Menorrhagien,
— Calcium chloratum cristallisatum 56.
— Erystypticum 101.
— Hydrastisextrakt (Hydrastininum hydrochloricum) 127.
— Kalk bei 54.
— Stypticin 88.
Mensan 153.
Menstruationsstörungen,
— Badekuren:
— — Schlangenbad 532.
— — Wiesenbad 540, 541.
— Luteoglandol bei 113, 150.
— Reklamemittel 279, 291, 292, 293, 300, 303, 304 ff., **320**, **321**.
— Sistomensin 216.
— Valyl 243.
— Veramon 244.
— Viburni prunifolii extractum fluidum 245.
Mentha-, Mentholmittel, Reklamepräparate 322.
Menthae piperitae folia (Aqua, Oleum, Rotulae, Sirupus, Spiritus) **153**, 154.
Menthol **154**.
— Borsäureester (Estoral) 101.
— Salizylester des (Salimenthol) 201.
Mentone 521.
Menzenschwand 521.
Meran 521.
Mercinol **155**.
Mercoid 155.
Mercolint 155.
Mergal 155.
Mergentheim 521.
Merjodin 155.
Merz, Erfrischungszigaretten, Reklamemittel 297.
Mesbé, Reklamepräparat 322.
Mesenterii glandulae siccatae (Coeliacin) 113, 271.
Mesotan **155**.
Metallvergiftungen,
— Badekuren:
— — Aachen 495.
— — Baden-Baden 498.
— — Eilsen 505.
— — Faulenbach 507.
— — Gögging 509.
— — Höhenstadt 513.
— — Kainzenbad 515.
— — Köstritz 517.
— — Langenbrücken 518.
— — Langensalza 518.
— — Marienborn 521.
— — Nenndorf 523.
— — Oldesloe 525.
— — Weilbach 540.
— — Wiessee 541.
— — Wildbad 541.
— Schwefelquellen bei 488.
— Tannin bei 19.
Metasyphilis, Hydrargyrum bijodatum rubrum 124.
Metayer, Reklamemittel 322.
Meteorismus, Carbenzym bei 62.
Metfoll-Regulierplätzchen und -Stopfmorsellen, Reklamemittel 322.
Methäthyl **22**, **155**.
Methoxychinolinkarbonsäure (Isatophan) 132.

Methylacetanilid (Exalgin) 103.
Methylalkohol, Vergiftung **385**.
Methylchlorid **22**.
Methylenblau 254, 255.
Methylenblausilber 38.
Methylen-Bromtannin-Harnstoff 53.
Methylenum coeruleum **155**.
Methylhexamethylentetramin 199.
Methylpropylkarbinolurethan (Hedonal) **117**.
Methylsulfonal (Trional) **156**, 239.
— Vergiftung 156.
Methylum,
— Chloratum 156.
— Salizylicum 156.
Methylviolett 192.
Metrorrhagien, Hydrastisextrakt und Hydrastinnum (Hydrastininum) hydrochloricum 127, 128.
Mettauers Abführmittel, Reklamemittel 277.
Mia - Vera - Veilchen-Hautcrême, Reklamemittel 322.
Michelstadt 521.
Mietose 451.
Migräne, s. a. Hemikranie, Kopfschmerzen.
— Badekur in Schwarzbach 533.
— Coffein bei 84, 254.
— Ergotininjektion 212.
— Nitroglycerin 169.
— Reklamemittel **322**.
Migränestift 154.
Migränin 156, 194.
Mikrocidtabletten, Reklamemittel 323.
Milch, molkenadaptierte, für Säuglinge 476.
Milchbrei 464.
Milchdrüsenpräparate 152.
Milchhonig, Reklamemittel 323.
Milchmaltyl 455.
Milchpräparate **457**.
Milchreissuppe 461.
Milchsäure **16**.
Milchsomatose 453.
Milchzubereitungen 461.
Milchzucker **145**, **201**.
Milzbrand,
— Prophylaktische Impfung 418.
— Serumtherapie 418, 423.
Milzbrandmittel des Oberamtmanns Kleemann, Reklamepräparat 323.
Milzbrandserum **418**, 423.
Milzkrankheiten,
— Badekuren:
— — Karlsbad 515.
— — Schmiedeberg 532.
Milztonicum-Abführmittel nach Pastor Felke, Reklamepräparat 323.
Mimitabletten, Reklamepräparat 323.
Mineralquellen (s. a. Badekuren) **477** ff.
Mineralsalzinfusionen 470.
Mingoltabletten (-bonbons), Reklamepräparat 323.
Minierspinne, Vergiftung durch Bisse der 402.
Minium 156.
Miraculomittel, Reklamepräparate 323.
Mirbanöl, Vergiftung 385, **387**.
Mischtuberkulin (Volltuberkulin) Wolff-Eisner 433.
Mischvakzine Wolff-Eisner 427.
Misdroy 522.
Mitinum (mercuriale) 156.
Mittelmeerbäder **491**.
Mittelohrerkrankungen,
— Alkohol bei 219.
— Boralum bei 51.
— Formaldehyd 111.
— Glyzerintropfen 114.
— Pilokarpin bei 185.
Mittenwald 522.
Mix, Bandwurmmittel des Direktors M., Reklamemittel 285.
Mixtura,
— Anticystica Unna, Reklamemittel 323.
— Gummosa **156**.
— Oleoso-balsamica **156**.
— Sulfurica acida 18, **156**.
Modenol 156.
Mohnkapseln, Vergiftung **385**.
Mohrrübenextrakt Rubio 461.
Molke, Säuglingsernährung mit 476.
Molkenadaptierte Milch für Säuglinge 476.
Möllers Reklamemittel,
— Augenwasser 323.
— Grazinol-Nährpulver 304.
Molliment Dr. Zeuner 433.
Mollin 156.
Mölln 522.
Monobromisovalerianyl-Harnstoff (Bromural) 53.
Monojodisovalerianylharnstoff (Jodival) 133.
Monophenetidinzitronensäure 33.

Monotal 156.
Montana-Vermala 522.
Montanin, Vergiftung 385.
Montecarlo 522.
Montjoie 522.
Montreux 522.
Moorbäder (Schlammbäder) **489**.
Moos,
— Irländisches **63**.
— Isländisches **147**.
Morbicid 156.
Morcheln, Vergiftung 399.
Morisonsche Pillen, Vergiftung **381**, 385.
Moritz, St. 522.
Moro,
— Buttermehlvollmilch (Buttermehlbrei) 474.
— DiagnostischesTuberkulin und diagnostische Tuberkulinsalbe 437.
— Karottensuppe für Säuglinge 475.
Moronal 156.
Morphinentziehungskuren,
— Morphosan bei 160.
— Paramorphan bei 179.
Morphinismus, Reklamemittel 308.
Morphinum **156**.
— Hydrochloricum 159.
— Sulfuricum 160.
Morphinvergiftung **157**, 158, **385**, 386.
— Atropin 41.
Morphosan 160.
Moschus (Tinktur) 160.
Mosquera-Fleischmehl 451.
Muchs Immunvollvakzine 427.
Mucilago,
— Gummi arabici 160.
— Salep 161.
Mückenstiche, Vergiftung durch 401.
Mufflers Kindermehl 455.
Muggendorf 522.
Muiracithin 161.
Müller (Mediz.-RatDr.), Diabetesmittel, Reklamepräparat 293.
Multanin 161.
Mumme, Braunschweiger 455.
Mummelsee 522.
Münden 522.
Mundkrankheiten (Mundpflege),
— Aluminii acetici liquor 148.
— Formaldehyd 111.
— Formalintabletten (-prophylaxe) 111.
— Hydrogenium peroxydatum solutum 128.
— Menthol 154.
— Mittel gegen 262.
— Perhydrol 181.
— Ratanhia 196.
— Reklamemittel 282, 292, 295, 298.
— Salol 182.
Mundspülwässer 262.
Münster 522.
Müritz 522.
Murnau 522.
Mürren 522.
Musacao, Reklamemittel 323.
Muschelvergiftung 398.
Muskarin, Vergiftung 386.
Muskatnuß (Oleum) 150, 161.
Muskau 522.
Muskelrheumatismus,
— Badekuren:
— — Artern 497.
— — Säckingen 529.
— Chloroformöleinreibungen 76.
— Methylenum coeruleum 155.
Muskelschwund, Badekur in Aachen 495.
Mutase 451.
Mutter Anna-Blutreinigungstee, Reklamemittel 323.
Mutterkorn **210**.
— Vergiftung 211, 386, **392**.
Mutterpflaster 100.
Mydrin 161.
Myristicae semen 161.
Myrrha (Tinktur) 161.
Myrtilli fructus 161.
Myxödem,
— Jodothyrin 135.
— Schilddrüsenpräparate 238.

Nabidurkapseln „Silbe", Reklamemittel 323.
Nachtschatten, Vergiftung 386, **393**.
Nachtschweiße der Phthisiker,
— Agaricin 22.
— Atropin 41.
— Duboisinum sulfuricum 99.
— Eumydrin 102.
— Kampfersäure (Ac. camphoricum) 13.
— Picrotoxinum 185.
— Pyramidonum bicamphoratum 193.
Nachgeburtsblutungen, Hypophysenpräparate 129.
Nachtzeit, Rezeptanfertigung zur 6.
Nägel, Ätzkali zum Erweichen der (Unguis incarnatus, Splitter unter dem Nagel) 137.
Nagelwasser Barkams, Reklamemittel 285.
Nährklistiere 252.
Nährmaltose Loeflunds für Säuglinge 476.

Nährmittel (-stoffe) 251.
Nährpräparate (Genußmittel, diätetische Mittel) **446**.
— Albumosen 448.
— Diabetikerpräparate (s. a. diese) 464.
— Eigenschaften guter 446.
— Eisenhaltige 449.
— Eiweißpräparate 448, 449.
— Fettpräparate 455.
— Fleischextrakte 447.
— Indikationen 446.
— Kohlehydratpräparate 453.
— Kombinationspräparate 457.
— Lipoidstoffpräparate 455.
— Literatur 447.
— Milchpräparate 457.
— Peptone, Peptide und Polypeptide 448, 449.
— Phosphorhaltige 449.
— Reklamemittel 279, 284, 287, 290, 291, 293, 294, 295, 298, 300, 303, 304, **323** ff.
— Vitamine 460.
Nährstoff Heyden 451.
Nährstoffe, akzessorische 460.
Nahrungsmittelvergiftungen 396, **397**.
Nährzucker Soxhlets für Säuglinge 476.
Nalther Tabletten, Reklamemittel 323.
Namedy 522.
Nammen 522.
Naphthalin-Sapalcol, Reklamepräparat 323.
Naphthalinum 161.
— Vergiftung 161, 386.
Naphthalol 48.
Naphtholum **161**.
— Benzoesaures 48.
Naphtholum,
— Vergiftung **161**, 386.
Naphtholwismut (Orphol) 176.
Narbenanomalien,
— Badekur in Warmbad 539.
— Fibrolysininjektionen 109.
— Mittel zur Erweichung von N. 260.
— Thiosinamin 236.
Narcophin **162**.
Narkotin-Morphin-Mekonat (Narcophin) 162.
Narkose,
— Aether sulfuricus 21.
— Bromäthyl 21.
— Chloroform- **74**.
— Morphiuminjektionen vor der 158.
Narkotika 252.
— Indifferente und differente 253.
Narkotische Vergiftungen, Coffeinum bei dens. 84.
Nasaltabletts, Reklamepräparat 323.
Nase,
— Kokainanästhesie 80.
— Novokainanästhesie 171.
Nasenbluten,
— Chromsäureätzung 14.
— Essigsäure, verdünnte 8.
— Gelatina alba bei 112.
Nasendiphtherie, Resorcinspülung 197.
Nasenkrankheiten (Nasenrachen),
— Alkalische Quellen 483.
— Badekuren (s. a. Katarrhe):
— — Inselbad 514.
— — Salzungen 530.
— — Soden (Taunus) 534.
— Mittel gegen 263.
Nasenkrankheiten,
— Quillajae cortex 195.
— Reklamepräparate 312 ff.
— Suprarenin 228.
Nasenoperationen, Dermatol bei 49.
Nasenpolypenpulver, Reklamepräparat 324.
Nasenröte, Reklamemittel 287, 292.
Natrium,
— Aceticum 162.
— Acetyl-arsanilicum (Arsacetin) 39, 162.
— — Vergiftung 368.
— Anhydromethylenzitronensaures (Citarin) 78.
— Arsanilicum (Atoxyl, s. dieses) 40, 162.
— — Vergiftung 368.
— Arsenicicum, Liquor, (Pearsonsche Solution) 138, 162.
— Benzoicum **162**.
— Biboracicum (Borax) 51.
— Bicarbonicum 162.
— Bromatum **163**.
— Carbonicum (crudum, siccum) **163**.
— Causticum **163**.
— Chloratum **164**.
— Chloricum 164.
— Chondroitinschwefelsaures 32.
— Cinnamylicum (Hetolum) 164.
— Diäthylbarbituricum (Medinal) 153.
— Dijodparaphenolsulfosaures (Sozojodolnatrium) 217.
— Dimethylarsinsaures (kakodylicum) **164**.

Natrium,
— Ferrialbuminsaures **104**.
— Hypochlorosum 164.
— Jodatum **164**.
— Jodicum 164.
— Kakodylicum **164**.
— Methylarsinsaures 38.
— Monomethylarsenicicum 39, **165**.
— Nitricum 165.
— Nitrosum **165**.
— — Vergiftung 386.
— Nucleinicum 165.
— Oleinicum (Eunatrol) 103, 165.
— Perboricum 165.
— Phenyldimethylpyrazolonamidomethansulfosaures (Melubrin) 153.
— Phosphoricum 165.
— Salicylicum **165**.
— — Vergiftung 166.
— Silicicum, liquor 167.
— — Vergiftung 395.
— Sozojodolicum (Sozojodol) 217.
— Subsulfurosum (thiosulfuricum) 167.
— Sulfuricum (und siccum) **167**.
— Thiosulfuricum (subsulfurosum) 167.
Natronlauge, Vergiftung **363**, 386.
Natronseife **206**.
Natroval, Reklamemittel 324.
Natrumin Pastor Felkes, Reklamepräparat 324.
Naturela (Naturol), Reklamemittel 324.
Naturheilmethode, Reklameapparat und -präparat 324.
Nauheim, Bad 523.
Naumburg am Bober 523.
Nebular, Reklamemittel 324.
Nebennierenpräparate 270, 271.
Neckarsteinach 523.
Nedatabletten, Reklamemittel 324.
Nedufertabletten, Reklamemittel 324.
Nektar Dr. Engels, Reklamemittel 324.
Nemesia caementaria, Vergiftung durch Bisse der 402.
Nenndorf, Bad 523.
Neobornyval **167**.
Neocithin 457.
— Reklamemittel 324.
Neoform 167.
Neohexal **168**.
Neopyrin 168.
Neosalvarsan **168**.
— Vergiftung 168.
Neotestin, Reklamemittel 324.
Nephritis, s. a. Nierenkrankheiten,
— Digitalis bei 95.
— Neurocardin 168.
— Theobromin (Theocin, Theophyllin) 234.
Nephrolithiasis, Codeinum phosphoricum bei 83.
Nephrotisches Ödem, Schilddrüsenmedikation 268.
Neptusanbäder, Reklamemittel 324.
Nervenkrankheiten,
— Argentum nitricum 36.
— Arsenquellen bei 487.
— Badekuren:
— — Aibling 496.
— — Alexandersbad 496.
— — Alexisbad 496.
— — Alt-Heide 496.
— — Alvaneubad 497.
— — Baden bei Zürich 498.
— — Badenweiler 499.
Nervenkrankheiten,
— Badekuren:
— — Badbronn-Kestenholz 499.
— — Belohrad (Böhmen) 499.
— — Bentlage 499.
— — Berg 499.
— — Berggießhübel 500.
— — Bex-les-Bains 500.
— — Brambach 502.
— — Bukowine 502.
— — Charlottenbrunn 503.
— — Disentis 504.
— — Dürrheim 505.
— — Elster 506.
— — Empfing 506.
— — Fideris 507.
— — Flinsberg 507.
— — Franzensbad 507.
— — Freiersbach 507, 508.
— — Gastein 508.
— — Godesberg 509.
— — Gottleuba 509.
— — Greifswald 510.
— — Gurnigel 510.
— — Harzburg 511.
— — Helouan 512.
— — Homburg 513.
— — Jordansbad 514.
— — Kairo 515.
— — Kirnhalden 515.
— — Kissingen 515, 516.
— — Kohlgrub 516.
— — König Otto-Bad 516.
— — Kösen 516, 517.
— — Kreuznach 517.
— — Krumbad 517.
— — Landeck 518.
— — Langenschwalbach 518.
— — Lausigk 518, 519.
— — Leuk 519.
— — Levico-Vetriolo 519.
— — Liebenstein 519.
— — Lobenstein 520.
— — Luxor 521.

Nervenkrankheiten,
— Badekuren:
— — Marienborn 521.
— — Muskau 522.
— — Nauheim 523.
— — Neuhaus bei Neustadt a. S. 523.
— — Oeynhausen 525.
— — Oldesloe 525.
— — Orb 525.
— — Peiden 526.
— — Pfäfers 526.
— — Plaue 526.
— — Polzin 526.
— — Pyrmont 527.
— — Ragaz 527.
— — Reinerz 528.
— — Rheinfelden 528.
— — Rippoldsau 528.
— — Roncegno 529.
— — Ronneburg 529.
— — Salzdetfurth 530.
— — Salzungen 530.
— — Schlangenbad 532.
— — Seegeberg 533.
— — Sooden (Werra) 534.
— — St. Moritz 531.
— — Stachelberg 534.
— — Steben 535.
— — Sulza 535.
— — Sulzbach 535.
— — Tarasp-Schuls 536.
— — Teinach 536.
— — Tiefenbach 537.
— — Traunstein 538.
— — Überkingen 538.
— — Überlingen 538.
— — Vilbel 539.
— — Villach 539.
— — Waldliesborn 539.
— — Warmbad 539.
— — Warmbrunn 539.
— — Wiesbaden 540.
— — Wiesenbad 540, 541.
— — Wiessee 541.
— — Wittekind 541.
— Biocitin 48.
— Lezithinpräparate 146.
Nervenkrankheiten,
— Moorbäder(Schlammbäder) 489.
— Reklamemittel gegen **324**, **325**, 326 ff.
Nervenmittel 252.
Nervi 523.
Nest 523.
Nestles Kindermehl 454.
Netyl, Reklamemittel 326.
Netzhautablösung, Pilokarpin bei 185.
Neue Kraft Schmidts, Reklamemittel 326.
Neuenahr 523.
Neuendorf 523.
Neuglobsow 523.
Neuhaus bei Neustadt a. d. Saale 523.
Neuhausen 523.
Neuhäuser 523.
Neuhof 523.
Neukamp 523.
Neukuhren 524.
Neumarkt 524.
Neuralgien,
— Aconit 19.
— Aconiti Tinctura 254.
— Alkoholinjektion 219.
— Ameisenspiritus 15.
— Antifebrin (Acetanilid) 7, 31.
— Antipyrin 31, 194.
— Apolysin 33.
— Arsenpräparate 10.
— Asaprol 39.
— Aspirin 8.
— Aspirophen 40.
— Astrolin 40.
— Badekuren:
— — Alexisbad 496.
— — Bentheim 499.
— — Brambach 502.
— — Bramstedt 502.
— — Dachau 504.
— — Doberan 504.
— — Eilsen 505.
— — Frankenhausen 507.
— — Gastein 508.
— — Grünthal 510.
Neuralgien,
— Badekuren:
— — Hall (Württemberg) 511.
— — Hof-Gastein 513.
— — Hohensalza 513.
— — Hüsede 513.
— — Ilidza 514.
— — Koberborn 516.
— — Köstritz 517.
— — Krapina-Töplitz 517.
— — Linda 520.
— — Lüneburg 520.
— — Luxor 521.
— — Meinberg 521.
— — Nenndorf 523.
— — Oeynhausen 525.
— — Oppelsdorf 525.
— — Pöstyen 526.
— — Raffelberg 527.
— — Schinznach 532.
— — Schmiedeberg 532.
— — Schwäbisch Hall 533.
— — Seebruch 533.
— — Sirmione 534.
— — St. Joachimsthal 531.
— — Suderode 535.
— — Sulzbad 535.
— — Tennstädt 536, 537.
— — Teplitz-Schönau 537.
— — Trarbach und Wildstein 538.
— — Vilbel 539.
— — Waldliesborn 539.
— — Yverdon-les-Bains 542.
— Benzazetin 47.
— Bromkali 139.
— Chinaphenin 67.
— Chinin bei 69.
— Citrophen 78.
— Esterdermasan 101.
— Euphorin 103, 182.
— Exalgin 103.
— Gelsemii tinctura 113, 254.
— Jodkali 141.
— Laktophenin 145.

Neuralgien,
— Melubrin 153.
— Methylenum coeruleum 155.
— Phenacetin 181.
— Phenocollum hydrochloricum 182.
— Reklamemittel 290, 294, **336**, 337ff.
— Salipyrin 194, 201.
— Salochinin 201.
— Salocollum 202.
— Salophen 202.
— Trigemin bei 239.
— Vaccineurin bei **243**, 253.
— Yatrenkaseininjektionen 245.
Neurasan, Reklamemittel 322.
Neurasthenie,
— Arsenquellen bei 487.
— Badekuren:
— — Antogast 497.
— — Assuan 498.
— — Bentheim 499.
— — Bertrich 500.
— — Bibra 500.
— — Bocklet 501.
— — Cannstadt 503.
— — Dachau 504.
— — Daun 504.
— — Driburg 505.
— — Dürkheim 505.
— — Dürrenberg 505.
— — Elmen 506.
— — Griesbach 510.
— — Hermsdorf a. d. Katzbach 512.
— — Inselbad 514.
— — Kudowa 517.
— — Langenau (Schlesien) 518.
— — Lauchstädt 518.
— — Linda 520.
— — Nauheim 523.
— — Petersthal 526.
— — Pyrmont 527.
— — Schmalkalden 532.
— — Schöningen 532.
— — Sebastiansweiler 533.
Neurasthenie,
— Badekuren:
— — Sils 533, 534.
— — Suderode 535.
— — Sulzbrunn 535.
— — Tharandt 537.
— — Trarbach und Wildstein 538.
— — Wattweiler 539.
— — Wildbad 541.
— Baldrianpräparate 243.
— Bornyval 51.
— Bromglidine 53.
— Bromkali 139.
— Bromural bei 53.
— Calcium glycerinophosphoricum 57.
— Ferrum glycerinophosphoricum 106.
— Kohlensäurebäder bei 481.
— Lipoidpräparate 456.
— Luminal 150.
— Reklamemittel 281, 287, 288, 294, 307, 320 ff.
— Seebäder bei 491.
Neurocardin **168**.
Neurofebrin 168.
Neuronal **168**.
Neurosen,
— Arsenpräparate 10.
— Badekuren:
— — Augustusbad 498.
— — Doberan 504.
— — Kudowa 517.
— — St. Moritz 531.
— — Trarbach und Wildstein 538.
— — Warmbad 539.
— Camphora bromata (monobromata) 60.
Neu-Sidonal 214.
Neustadt (Badischer Schwarzwald) 524.
Neustadt (Hardt) 524.
Neustadt (Südharz) 524.
Neutralon 168.
Neutuberkulin Kochs 432.
Neu-Urotropin 168.
Nickelkrätze, Reklamemittel zur Heilung der 326.
Nico-Laus-Puder und Salbe, Reklamemittel 326.
Nidden 524.
Nideggen 524.
Nieblum 524.
Niederau 524.
Niederbronn 524.
Niederkontz 524.
Niederselters 524.
Niemöllers Diabetikerpräparate (Brot, Feingebäcke, Schokolade) 465, 466.
Niendorf 524.
Nienhagen 524.
Nierenbeckenkatarrh, Badekur in Ems 506.
Nierenblutungen,
— Ferrum sesquichloratum liquor 108.
— Sekalepräparate 211, 212.
Nierenkrankheiten, s. a. Nephritis.
— Badekuren:
— — Adelholzen 495.
— — Altreichenau 497.
— — Antogast 497.
— — Aßmannshausen 497.
— — Assuan 498.
— — Badbronn-Kestenholz 499.
— — Baden-Baden 498.
— — Bilin 500.
— — Ditzenbach 504.
— — Freiersbach 507, 508.
— — Grenzach 510.
— — Helouan 512.
— — Hersfeld 512.
— — Hof-Gastein 513.
— — Inselbad 514.
— — Kairo 515.
— — Karlsbad 515.

Nierenkrankheiten,
— Badekuren:
— — Kirnhalden 515.
— — Köstritz 517.
— — Krapina-Töplitz 517.
— — Langenschwalbach 518.
— — Luxor 521.
— — Neuenahr 523.
— — Niederbronn 524.
— — Niederselters 524.
— — Passug 526.
— — Peiden 526.
— — Petersthal 526.
— — Reinerz 528.
— — Reinhardshausen 528.
— — Ronneburg 529.
— — Salzbrunn 529, 530.
— — Salzig 530.
— — Salzschlirf 530.
— — Schmalkalden 532.
— — Thusis 537.
— — Trarbach und Wildstein 538.
— — Traunstein 538.
— — Warmbad 539.
— — Wattweiler 539.
— — Weilbach 540.
— — Wemding 540.
— — Wiesbaden 540.
— — Wiessee 541.
— — Windsheim 541.
— Kefir bei 458.
— Methylenum coeruleum (zu diagnostischen Zwecken) 155.
— Nährpräparate 447.
— Reklamemittel 278, 292 ff.
— Renovasculin zur Funktionsprüfung bei 196.
— Vegetabile Milch 459.
Nierensteine,
— Nährpräparate 447.
— Reklamemittel 286, 316 ff.
Nierentee Schultes, Reklamemittel 326.
Niers Duflot-Wein, Reklamemittel 326.
Nieswurzel 117.
— Vergiftung (s. a. Digitalis) **376**, 381, 387.
Nikotin, Vergiftung **386**.
Nimativ, Reklamemittel 326.
Niolin, Reklamemittel 326.
Nirvanol 168.
Nitrite, Vergiftung **386**, 387.
Nitroglycerinum 169.
— Vergiftung 387.
Nitrose Gase, Vergiftung **378**, 387.
Nivea-Haarmittel, Reklamepräparate 326.
Nixan, Reklamemittel 326.
Nizza 524.
Nochts Chininkur der Malaria 69.
Nohäsa, Reklamemittel 326.
Nöhring B IV (unspezifisches Gallenpräparat) 326, 430.
Non frustra, Reklamepräparat 301.
Noordyltropfen, Reklamemittel 326.
Norddorf 524.
Norderney 524.
Nordrach 524.
Nordseebäder **491**.
Normacrême, Reklamemittel 326.
Normalin 169.
Normosal **169**.
Nöschenrode 524.
Nosophen 169.
Nosophennatrium 31.
Novarial (Ovarienpräparat) 169.
Novaspirin **169**.
Novasurol **169**.
Novatophan 169.
Noviform 169.
Novocainum,
— Hydrochloricum **169**.
Novocainum, Nitricum 172.
Novojodin 172.
Novozon, brausendes, Dr. Hinzes und sonstige „Novozon"-Präparate, Reklamemittel 326, 327.
Nucleogen, Reklamemittel 327.
Nucusan, Reklamemittel 327.
Nurso, Reklamemittel 327.
Nutin, Reklamemittel 327.
Nutramine 460.
Nutromalt, Reklamemittel 327.
Nutrose 452.
— Säuglingsernährung mit 476.
Nymphetabletten, Reklamemittel 327.

Oberdorf 524.
Oberhof 524.
Oberlahnstein 524.
Oberloschwitz 524.
Obernigk 524.
Obersalzburg 524.
Oberschlema 524.
Oberselters 524.
Oberhausen 525.
Oberstdorf **525**.
Oblatenkapseln 61.
Obsterit, Reklamemittel 327.
Obstipation, s. a. Verstopfung.
— Aguroma gegen 22.
— Alkalische Quellen bei 482.
— Aloe 23.
— Aperitol 32.
— Atropin 41.
— Badekuren (s. a. Darm-, Magendarm-, Verdauungskrankheiten):
— — Bernburg 500.
— — Nahmen 522, 523.

Obstipation,
— Badekuren:
— — Seebruch 533.
— — Soden (Taunus) 534.
— — Sooden (Werra) 534.
— — Sulza 535.
— — Yverdon-les-Bains 542.
— Belladonna 46.
— Bittersalz 151.
— Bitterwässer 486.
— Brausepulver, abführendes (Pulvis aerophorus laxans) 191.
— Califig bei 58.
— Calomel 120.
— Caricin 62.
— Colocynthidis extraktum (tinctura) 86.
— Exodin 103.
— Faex medicinalis 103.
— Frangulae extractum fluidum und Dekokt 112.
— Glycerinklysma (-suppositorium) 113.
— Hormonal 119.
— Isticin 132.
— Jalapae pilulae (resina, tubera, Sapo jalapinus) 132.
— Kalium sulfuricum 143.
— Kalium tartaricum 143.
— Kefir 143, 458.
— Krotonöl 89.
— Kurellas Brustpulver 192.
— Magnesia usta 151.
— Magnesiae pulvis cum Rheo 151, 192.
— Magnesium carbonicum 151.
— Magnesium citricum effervescens 151.

Obstipation,
— Mannasirup 152.
— Mel depuratum 153.
— Natrium sulfuricum 167.
— Pararegulin 179.
— Peristaltin 181.
— Phenolphthalein 182.
— Podophyllin 190.
— Purgatin (Purgen) 192.
— Regulin 196.
— Reklamemittel 277, 279, 286, 287, 288, 289, 292, 293, 298, 299, 300, 306 ff.
— Rhamni catharticae fructus (Purshianae cortex) 197.
— Rheum 197.
— Ricini oleum 199.
— Scammoniae resina 207.
— Sennapräparate 213, 214.
— Simarubra 215.
— Seifenzäpfchen 206.
— St. Germaintee 217.
— Sulfur 226.
— Tamarinden 229.
— Tartarus boraxatus (depuratus, natronatus) 230.
— Yoghurt 245.
Oculin, Reklamemittel 327.
Odda für Säuglinge und Erwachsene 459.
Oedeme, vegetabile Milch 459.
Odol, Reklamemittel 327.
Oeynhausen 525.
Offenbach (Main) 525.
Ohnmacht,
— Alkoholika bei 219.
— Ammonium carbonicum (Sal volatile) 26.
— Aether aceticus 21.

Ohren, Schutz gegen Erfrieren der, Reklamemittel 300.
Ohrenkrankheiten,
— Badekuren:
— — Hall-Oberösterreich 511.
— — Orb 525.
— — Salzungen 530.
— Glycerintropfen 113.
— Karbolsäure zur Anästhesie bei 257.
— Mittel gegen 263.
— Reklamemittel 278.
— Resorcintropfen 197.
— Suprarenin 228.
— Thiosinamin bei Narbenbildungen 237.
Ohrenoperationen, Dermatol bei 49.
Ohrensausen, Valyl bei 243.
Ohrpillen (-trommeln), Reklamemittel 327.
Oja, Reklamemittel 327.
Ökonomische Verordnungsweise 1.
Olanacrême, Reklamemittel 328.
Olbernhau 525.
Oldesloe 525.
Olea **172**.
Oleander, Vergiftung (s. a. Digitalis) **376**, 387.
Ölemulsionen (Emulsionen spuriae) 100.
Oleum,
— Cadinum (Juniperi empyreumaticum, Fagi, Rusci, Lithanthracis) 187.
— Jecoris aselli **172**.
— — Emulsio 173.
— Olivarum 173.
Ölheim 525.
Oliva 525.
Olivarum, oleum **173**.
Olsberg 525.
Olsenal-Husaren-Fluid, Reklamemittel 328.

Ölzucker 99.
Omega-Katarrhpillen und sonstige Omegapräparate, Reklamemittel 328.
Omeisan 173.
Onadal, Reklamemittel 328.
Onéguintee, Reklamemittel 328.
Ononidis radix 173.
Oophorin 173.
Oophoritis, Esterdermasan-Vaginal-Kapseln 101.
Operationen, Thymolanstrich bei 237.
Opheyden, Eudidon-Nährsalz, Reklamemittel 298.
Ophthalmoblennorrhoe,
— Cholevalprophylaxe 77.
— Sophol zur Behandlung und Verhütung von 217.
Ophthalmoreaktion bei Tuberkulose 438, 441.
Ophthalmosan 430.
Opium **173**.
— Doveri pulvis (Pulvis Ipecacuanhae opiatus) 191.
— Extractum 174.
— Tinctura benzoica (crocata, simplex, thebaica) 175.
— Vergiftung **173**, 174, 388.
Opodeldok (flüssiger) 147, 220.
Oppelsdorf 525.
Oppenau 525.
Opsonine 414.
Opsonogen 176, 428.
Optannin 176.
Optarson 176, 216.
Optochin **176**.
Optone 176.
Optosansalbe, Reklamemittel 328.
Orangeade 464.
Orb 525.
Orchisantabletten, Reklamemittel 328.
Orexinum tannicum 176.
Orffrin, Reklamemittel 328.
Organische Gifte **362**.
Organpräparate 271.
Orgital, Reklamemittel 328.
Orientalische Kraftpillen, Reklamemittel 328.
Original
— Alt-Tuberkulin („T. O. A.") 435.
— -Augenfeuer und -Ovala, Reklamemittel 328.
Orlinda-Hautpuder (-Salbe), Reklamemittel 328.
Orphol 49, 176.
Orthoform novum 176.
Orthosulfaninbenzoesäureanhydrit (Saccharin) 200.
Ortizon 176.
Orudon-Essenz (-Salz) Reklamemittel 329.
Orypan (Oryzanin) 176, 460.
Oryzae amylum 176.
Osmiumsäure, Vergiftung 388.
Ösophagusätznarben, Fibrolysin bei 109.
Ösophagusstrikturen, Thiosinamin bei 237.
Ospedaletti 525.
Ossa, Reklamemittel 329.
Ossin 457.
Ossosan 452.
Ost-Dievenow 525.
Ostende 525.
Osteomalazie,
— Adrenalin bei 228.
Osteomalazie,
— Arsenpräparate 10.
— Calcium chloratum cristallisatum 56.
— Calcium lacticum 57.
— Kalzine 143.
— Phosphor 183.
Osteoporose, Vitamulsion bei 457.
Osternothhafen 525.
Osterode (Harz) 525.
Österreichisches Küstenland, Winterstationen 495.
Ostseebäder **491**.
Oetker (Dr.), Eiweißnahrung Urkraft, Reklamemittel 294.
Otyl, Reklamemittel 329.
Ovaraden 177.
Ovaria siccata 177.
Ovarial-Opton 176.
Ovarienpräparate 271.
Ovariin 177.
Ovaron, Reklamemittel 329.
Ovimbin, Reklamemittel 329.
Ovogal 177.
Ovoglandol 113, 177.
Ovokana, Reklamemittel 329.
Ovolezithin 146.
— Riedel 456.
— Traulsen 457.
Ovoro-Anti-Diarrhoepulver, Reklamemittel 328.
Oxalka, Reklamemittel 329.
Oxalsäure, Vergiftung 388.
Oxalsäuresteine, Badekur in Contrexéville 503.
Oxäthylacetanilid (Phenacetin) 181.
Oxo 452.
Oxycamphora soluta 177.

Oxychlorkaseintannat (Tannyl) 230.
Oxygar 177.
Oxylecin, Reklamemittel 329.
Oxymel
— Scillae 208.
— Simplex 153.
Oxymors 177.
Oxyphenyldikarbonsäure (Hexophan) 118.
Oxyral, Reklamemittel 329.
Oxytrijodphenolwismut (Neoform) 167.
Oxyuriasis,
— Butolan bei 54.
— Cinae flores 77.
— Essigklistiere 7.
— Menthol 154.
— Mittel gegen 267.
— Naphthalin 161.
— Oxymors 177.
— Reklamemittel 290.
— Tanaceti flores 229.
— Tyhmol 237.
Oybin mit Hain 525.
Ozäna,
— Aristol 38.
— Quillajae cortex 195.
— Saponininhalationen 206.

Paglianobalsam, Reklamemittel 285.
Paglianopulver (-sirup), Reklamemittel 329.
Pain Expeller „Anker", Reklamemittel 329.
Pain-Killer, Reklamemittel 329.
Pallabona, Reklamemittel 329.
Pallanza 526.
Palmitinsäurethymolester 177.
Panaritien, Spiritusumschläge 219.
Panergontabletten, Reklamemittel 329.
Panisol, Reklamemittel 329.
Pankreasdiabetes, Pankreon bei 177.
Pankreaserkrankungen, Nährpräparate bei 447.
Pankreaspräparate 271.
Pankreatin **177**.
Pankreon **177**.
PankrofirmDr. Scheermesser, Reklamemittel 329.
Pantherschwamm, Vergiftungen 398.
Pantopon (Sirupus) **177**.
Papaverinum hydrochloricum **178**.
Papaveris oleum (sirupus) 178.
Papayotin 178.
Paracodinum hydrochloricum (tartaricum) **178**.
Paracotoin 89.
Paraffinum (liquidum, solidum, Unguentum) 178.
Paraformaldehyd 111.
Parajodoanisol (Isoform) 132.
Paraldehyd **179**.
Paralyse, Arsenohyrgol 39.
Paralysis agitans,
— Atropin 41.
— Scopolamin hydrobromicum 209.
Paralysol 179.
Parametritis,
— Esterdermasanvaginal-Kapseln 101.
— Ichthyol bei 27.
Paramorphan 179.
Paranephrin 179, 227.
— Vergiftung (s. Suprarenin) 393.
Pararegulin 179.
Parasan, Reklamemittel 329.
Parasiten der Haut,
— Benzin gegen 47.
— Mittel gegen 261.
Parasitensalbe gegen Kriegsläuse, Reklamemittel 329.
Parathyreoideae glandulae siccatae 113.
Parathyreoideapräparate 271.
Paratophan 179.
Paratyphusimpfstoff 427.
Parenterale Ernährung **469**.
Parinolwachs, Reklamemittel 330.
Partenkirchen 526.
Partigenbehandlung der Tuberkulose, Technik 444.
Partigene (Deycke-Much) 436.
Passug 526.
Pasta divina, Reklamemittel 330.
Pasten, Taxpreis für Bereitung von 5, 273.
Pastillen, Taxpreis für Anfertigung von 274.
Pastor Felke, Dolorosa nach, und sonstige Reklamemittel des Pastor Felke 294 ff., 302 ff.
Pastor Schmitts Bruchsalbe, Reklamemittel 289.
Patentex, Reklamemittel 330.
Paulsche Reaktion bei Variolaverdacht 556.
Pavon 179.
Pavor nocturnus, Adalin bei 20.
Pearsonsche Solution (Liquor Natrii arsenicici) 138.
Peatin, Reklamemittel 330.

Pectoralperlen, Reklamemittel 330.
Pediculol, Reklamemittel 330.
Pedoform, Reklamemittel 330.
Pegli 526.
Pegnin 179.
Peiden 526.
Pektoral, Reklamemittel 330.
Pelixin, Reklamemittel 330.
Pelletierinum, tannicum 179.
Penatencrême, Reklamemittel 330.
Penghawar Djambi 179.
Pepsinum **180**.
Pepsinwein 180.
Peptide **449**.
Pepton (trockenes) 180.
Peptone **448**, **452**.
Perboral, Reklamemittel 330.
Pergenol **180**.
Perhydrit **180**.
Perhydrol **180**.
Perhydrol Merck 128.
Perichol 181.
Perikarditis,
— Badekur in Wiesbaden 540.
— Digitalis bei 95.
Perimetritis, Esterdermasanvaginal-Kapseln 101.
Periodenmittel (s. a. Menstruationsstörungen), Reklamemittel 330.
Peristaltikhormon 119.
Peristaltin 181.
Peritonitis,
— Badekur in Wiesbaden 540.
— Opium 173.
— Vegetabile Milch bei 459.
Perkutanprobe (Moro) bei Tuberkulose,
— Technik 438.
— Tuberkulinpräparate zur 437.
Perleiweiß 452.
Perlpilzvergiftung 398.
Perodont-Zahnpasta Reklamemittel 330.
Peronin 181.
Perox o cop, Reklamemittel 330.
Perrheumal 181.
Pertussin (Pertussoment), Reklamemittel 181, 330.
Pertussis, s. Keuchhusten.
Perubalsam **44**.
— Vergiftung mit 45, 368.
Perugen 181.
Peruol 181.
Peruyd-Fußbadpulver, Reklamemittel 331.
Pestimpfstoff 423, 427.
Pesudal, Reklamemittel 331.
Peter, St. 526, **531**.
Petersilienkampfer 33.
Petersthal 526.
Petrintabletten, Reklamemittel 331.
Petro Ritsios Heilverfahren gegen Blasenkatarrh usw., Reklameverfahren 307.
Petroleumbenzin, Vergiftung 369.
Petruschky,
— Linimente 427.
— Linimentum Tuberculini compositum 433, 435.
— — Behandlungstechnik 441.
— Tuberkulinpräparate zur Kutanprobe 437.
Pfäfers 526.
Pfeffer, spanischer 61.
Pfefferminze 153.
Pfefferminzkampfer **154**.
Pfeilgift 91.
Pferdeserum 425.
Pfifferlinge, Vergiftung durch falsche 399.
Pflanzenheilpulver und Pflanzentonicum, Reklamepräparate 331.
Pflanzenpapier, japanisches 65.
Pflanzentiere, Vergiftung durch das Sekret der 401.
Pflanzentonikum Felkes, Reklamemittel 299.
Pflaster **100**, 260.
— Taxpreis für ihre Anfertigung 5, 273.
Pflastermulle, Guttapercha- 116.
Pfortaderstauungen,
— Badekuren:
— — Grenzach 510.
— — Kissingen 515.
— — Salzhemmendorf 531.
— — Sulza 535.
— Schwefelquellen bei 488.
Paternostererbsen, Vergiftung 388.
Petroleum, Vergiftung 388.
Phagozyt, Reklamemittel 331.
Pharmacopoea oeconomica 1.
Pharmozontherapie, Reklamepräparate 331.
Pharyngitis (s. a. Rachen-, Katarrhe).
— Alkalische Quellen bei 483.
— Holzessigpinselung 8.

Pharyngitis,
— Trichloressigsäure 19.
Phenacetin **181**.
Phenacodin 182.
Phenetidin, zitronensaures (Citrophen) 78.
Phenocollum,
— Hydrochloricum 182.
— Salizylsaures 202.
Phenol, Salizylsäureester des 202.
Phenole,
— Harndesinfektion, medikamentöse, durch 268.
— Vergiftung **372**, 388.
Phenolphthalein **182**.
Phenolphthaleingranula, Reklamepräparat 331.
Phenoval 182.
Phenyläthylbarbitursäure (Luminal) 150.
Phenyläthylhydantoin (Nirvanol) 168.
Phenylchinolinkarbonsäure (Lytophan) **40**, 150.
Phenylcinchoninkarbonsäure-Äthylester (Acitrin) **19**.
Phenylcinchoninsäure 39.
Phenyldibrompropionsäure (Zebromal) 246.
Phenyldihydrochinazolin (Orexin) 176.
Phenylendiamin (p-), Vergiftung 394.
Phenylglykol-n-methyl-β-vinyldiazeton-alkamin (Euphthalmin) 103.
Phenylkarbonsäurederivate,
— Analgetische 253.
— Antipyretische 255.
Phenylum, salizylsaures (Salol) **182**, 202.
Phenylurethan (Euphorin) **103**, 182, 253, 255.
Philogyn, Reklamemittel 331.
Philosophisches Goldsalz, Reklamemittel 331.
Phlegmone, Spiritusumschläge 219.
Phlyktene, Calomel bei 125.
Phobrol 182.
Phönixgeist (-tabletten), Reklamemittel 331.
Phorosanol, Reklamemittel 331.
Phosgengas, Vergiftung 379.
Phosphatsteine, Badekur in Contrexéville 503.
Phosphor **182**.
Phosphorhaltige Nährpräparate **449**.
Phosphorsäure **16**.
Phosphorus lucidus 252.
Phosphorvergiftung **183**, 388.
— Cuprum sulfuricum 90.
— Terpentinöl bei 232.
Phrygmalin, Reklamemittel 331.
Phthysoremid Dr. Krause 433.
Physostigminum,
— Salizylicum **184**.
— Sulfuricum 185.
— Vergiftung 184, 389.
Physostol 185.
Phytin 452.
Picis aqua 187.
Pictet-Chloroform 74.
Pidowurmschokolade und Pidowurmarom, Reklamemittel 331.
Pigmol, Reklamemittel 331.
Pikrinsäure **16**.
Pikrinsäure,
— Vergiftung 389.
Picrotoxinum 185.
— Vergiftung 389.
Pillau 526.
Pillen,
— Reklamepräparate 331, 332.
— Taxpreis für Anfertigung von 5, 274.
Pilocarpinum hydrochloricum **185**.
— Vergiftung 185, 186, **389**.
Pilzvergiftungen **398**.
Pinselungen für Mund und Rachen 262.
Piorkowskis Tuberkuloalbumin 435.
Piperazin 186.
— Chinasaures (Sidonal) 186, 214.
Pirquets Kutanprobe,
— Technik 438.
— Tuberkulinpräparate zu 437.
Piscin Dr. Stäger, Reklamepräparat 332, 457.
Piscydia Erythrina 186.
Pissander, Prof., Reklamemittel gegen Gicht usw. 307.
Pittylen 186.
Pituglandol 113, **186**
Pituitrin **186**.
Pityriasis versicolor,
— Chrysarobin 77.
— Resorcin bei 196.
Pix liquida **186**.
Pixavon 186.
Plantacidbäder (-präparate), Reklamemittel 332.
Plantal, Reklamepräparat 332.
Plasmon 452.
— Säuglingsernährung mit 476.
Plättig 526.
Plaue 526.
Plebner, Hörtrommeln, Reklamemittel 308.

Pleuritis,
— Calcium chloratum cristallisatum 56.
— Jodtinktur 133.
— Kalzine 143.
— Morphin 158.
— Opium 174.
— Pilokarpin 185.
— Quecksilbersalbe bei 121.
Pleuritisfolgen,
— Badekuren:
— — Ems 506.
— — Säckingen 529.
— — Salzuflen 530.
— — Soden (Taunus) 534.
— — St. Joachimsthal 531.
— — Westernkotten 540.
— — Wiesbaden 540.
Plön 526.
Plumbum **188.**
— Aceticum **189.**
— — Glaubersalz bei Vergiftungen mit 167.
— Aqua 35, **187.**
— Carbonicum **64, 189.**
— Goulardi aqua 188.
— Hyperoxydatum rubrum (Minium) 156.
— Liquor Plumbi subacetici 188.
— Oxydatum (Lithargyrum, s. dieses) 149, 189.
— Tannicum, Unguentum 190.
— Unguentum 188.
— Vergiftung **188,** 189. **370,** 389.
Plummersches Pulver 221.
Pneumokokkenkrankheiten, Serumtherapie 416.
Pneumokokkenserum 190, **416.**
Pneumokokkenvakzine 427.
Pneumonie,
— Digitalis 95.
— Mittel bei 265.
— Optochin 176.
Pneumoniefolgen, Badekur (s. a. Pleuritisfolgen) in Westernkotten 540.
Pneumonin, Reklamemittel 332.
Pocken **543.**
— Erreger der Variola und Vakzine 555.
— Gefährlichkeit 545.
— Geschichtliches 545.
— Gesetzliche Bestimmungen über die Schutzimpfung 556.
— — Strafen 558.
— Impfgegner 554.
— Impfinstitute 554.
— Impfschädigungen u. amtliche Ermittelungen über dieselben 553.
— Impfschutzbeginn u. -dauer 549.
— Impfstoff 553.
— Inokulation 546.
— Jenners Entdeckung 547.
— Paulsche Reaktion 556.
— Revakzination 548.
— — Verlauf 551.
— Schutzmaßnahmen 545.
— Statistisches über die Wirkung der Impfung 548.
— Vakzination 547.
— — Ausführung 557.
— — Ekzemkomplikation 553.
— — Syphilisübertragung 552.
— — Tuberkuloseübertragung 552.
— — Verlauf 549.
— — Verlaufsabweichungen 550.
Pocken,
— Vakzination,
— — Wundkrankheiten, akzidentielle 551.
— Variolois 548.
— Verlauf 543, 544.
Pockenschutzimpfung (s. a. Pocken) **543.**
Pockensalbe 231.
Podophyllinum **190.**
Pohl, Georg, Familientee Bazillentod, Reklamemittel 286.
Pollantin 190, **414, 423.**
Pollenvakzine 426.
Pollutionen, Lupuli glandulae 113.
Polmopuder, Reklamepräparat 332.
Polyfango, Reklamepräparat 332.
Polypeptide **449.**
Polzin 526.
Ponndorfimpfung bei Tuberkulose 436.
— Technik 442.
Ponosan-Rheumatismustee „Opheyden", Reklamemittel 332.
Pontresina 526.
Porridge 464.
Porterbrot für Diabetiker 465.
Pöschol, Reklamemittel 332.
Pöstyen 526.
Potentol, Reklamemittel 332.
Potio Riveri 190.
Potoborsum, Reklamemittel 332.
Pottenstein 526.
Pranatol, Reklamemittel 333.
Präservativcrême, Reklamemittel 333.
Präservozonpastillen, Reklamemittel 333.
Präzipitation (Serologie) 406.

Präzipitatsalbe 120, 121, **126**.
Pregls Jodlösung 190.
Prerow 526.
Preßhefe, B-Vitamingehalt 460.
Pretsch 526.
Prien 526.
Primula obconica, Vergiftung **389**.
Prinzesse, französische Menstruationstropfen 333.
Probat, Reklamemittel 333.
Probbach 526.
Prokaol, Reklamemittel 333.
Promonta, Reklamemittel 333, 459.
Propaesin, Reklamemittel 190, 333.
Proponal **15**, **190**.
Prostatae glandulae siccatae 113.
Prostataerkrankungen, s. a. Harnkrankheiten.
— Badekur in Karlsbad 515.
— Reklamemittel 278.
Prostatapräparat 271.
Prostatorrhoe, Prostatae glandulae siccatae gegen 113.
Prosykan, Reklamemittel 333.
Protan 430.
Protargol **37**, **190**.
Proteinkörpertherapie 420, 469.
— Mittel für 272.
Protektor, Reklamemittel 333.
Prothämin 191, 452.
Protogen 452.
Protoplasmaaktivierung, Mittel zur 272.
Protylin 191.
Providolseife, Reklamemittel 333.
Prozessionsspinner, Vergiftung durch Raupen der 401.
Prurigo,
— Badekur in Aachen 495.
— Naphthol 161.
— Pilokarpin bei 185.
Pruritus, s. a. Jucken, Hautjucken.
— Badekur in Aachen 495.
— Ichthyol bei 27.
— Mentholspiritus 154.
— Perubalsam 45.
— Reklamemittel 298.
— Terpentininjektion 232.
— Thymol 237.
— Tumenolpräparate 240.
Pseudoleukämie, Arsenpräparate bei 10.
Psoriasis,
— Anthrasol bei 30.
— Arsenpräparate 10.
— Badekur in Aachen 495.
— Carbonis liquor detergens 62.
— Chrysarobin 77.
— Chrysarobintraumaticin 239.
— Cignolin bei 77.
— Eugallol 102.
— Lenigallol 146.
— Mittel gegen 261.
— Naphthol 161.
— Praezipitatsalbe, weiße 126.
— Pyrogallol 195.
— Salizylsalbe 17.
— Teerseife Hebras bei 187.
Pua mambra, Reklamemittel 333.
Pudergrundlagen 260.
Pulmonarine, Reklamemittel 333.
Pulmonin Dr. med. W. Holdereggers, Reklamemittel 333.
Pulsatilla vulgaris, Vergiftung **365**, 389.
Pultrana, Reklamemittel 333.
Pulver, Verordnungsweise, wirtschaftliche 4.
Pulvermischungen, Taxpreis für Bereitung von 274.
Pulvis aerophorus, Doveri, Liquiritiae usw. (s. a. Brausepulver, Doversches, Brustpulver usw.) 191, 192.
Pumpernickel für Diabetiker 465.
Punariatee, Reklamemittel 333.
Pupillenerweiternde und -verengende Mittel 262.
Pura, Reklamemittel 333.
Purgantia 266.
Purgatin **192**.
Purgen 192.
Purgentabletten 182.
Purgiermittel, Reklamepräparate 333.
Purinpräparate 268.
Puro 452.
Purostrophan 192.
Puroxydtabletten, Reklamemittel 334.
Purpura,
— Calcium chloratum cristallisatum 56.
— Calcium lacticum 57.
— Kalzineinjektion 143.
Purus, Blutnährpulver, Reklamemittel 334.
Pußtatee, Reklamemittel 334.
Putzig 526.
Pyelitis,
— Cystopurin bei 91.
— Helmitol 117.
— Hetralin 117.
— Urotropin 118.
— Vakzinetherapie 420.
— Vesipyrin 245.

Pylorospasmus, Papaverin 178.
Pyoctaninum aureum (coeruleum) 192.
Pyocyanase 192.
Pyocyaneusprotein 427.
Pyramidon **192**.
— Bicamphoratum 193.
— Salicylicum 193.
Pyrazolonderivate,
— Analgetische 253.
— Antipyretische 254.
Pyrazolonum,
— Dimethylaminophenyldimethylicum (Pyramidon) **193**.
— Phenyldimethylicum (Antipyrin) **31, 193**.
— Phenyldimethylicum c. Coffeino citrico (Migränin) 194.
— Phenyldimethyl-Salicylicum (Salipyrin) 194, 201.
Pyrchimakapseln, Reklamemittel 334.
Pyrenol 194.
Pyrex, Reklamemittel 334.
Pyridinum 194.
Pyridincarbonsäuremethylesterchlormethylat (Cesol) 64.
Pyrmont 526.
Pyrmoos, Reklamemittel 334.
Pyrogallolazetat (Eugallol) 102.
Pyrogallolpräparate 261.
Pyrogalloltriazetat (Lenigallol) 146.
Pyrogallolum **194**.
— Oxydatum 195.
— Vergiftung 195, **389**.

Quallen, Vergiftung durch Sekret der 401.
Quark, Säuglingsernährung mit 476.
Quassia (Lignum, Extractum) 195.
Quebracho, Cortex, Tinctura **195**.
Quecksilber (s. a. Hydrargyrum) **119**.
— Dijodparaphenolsulfosaures (Sozojodolquecksilber) 217.
— Salizylarsinsaures (Enesol) 101.
Quecksilberchlorid **122**.
Quecksilberjodid 124.
Quecksilberkuren,
— Injektionsbehandlung 120.
— Schmierkur 121.
Quecksilbermitin 156.
Quecksilberpflaster, 121.
Quecksilberpräparate,
— Antisyphilitika 255.
— Diuretika 266.
Quecksilber-Resorbin 121, 195.
Quecksilbersalbe, graue 121.
Quecksilberstomatitis, Kali chloricum 140.
Quecksilbersulfat-Äthylendiamin (Sublamin) 225.
Quecksilbervergiftung **389**.
— Badekuren (s. a. Metallvergiftungen):
— — Aachen 495.
— — Abbach 495.
— — Nenndorf 523.
— Jodkali 141.
— Kalium sulfuratum (Schwefelbäder) 143.
— Pilokarpin 185.
— Schwefelquellen bei 488.
Quellen (s. a. Badekuren) **477** ff.
Quercus cortex 195.
Quetschungsfolgen, Badekur in Aachen 495.
Quillajae cortex **195**.
— Vergiftung 390, **391**.

Rabka 526.
Racahout 460.
Rachenanästhesie, Kokainlösung zur 80.
Rachenerkrankungen, s. a. Pharyngitis, Katarrhe.
— Alkalische Quellen bei 483.
— Aristol 38.
— Formaminttabletten (-prophylaxe) 111, 263.
— Jodpinselung (Lugolsche Lösung) 133, 136.
— Kalkwasserinhalation bei 34.
— Mittel gegen 262.
Rachitis,
— Arsenpräparate 10.
— Badekuren:
— — Alexandersbad 496.
— — Alt-Heide 496.
— — Augustusbad 498.
— — Aussee 498.
— — Bentlage 499.
— — Bernburg 500.
— — Bex-les-Bains 500.
— — Dürkheim 505.
— — Dürrenberg 505.
— — Eickel-Wanne 505.
— — Eisenach 506.
— — Essen 506.
— — Gottleuba 509.
— — Greifswald 510.
— — Hall (Oberösterreich) 511.
— — Hall (Württemberg) 511.
— — Kirnhalden 515.

Rachitis,
— Badekuren:
— — Kissingen 515.
— — Koberborn 516.
— — Köstritz 517.
— — Kreuznach 517.
— — Langenau (Schlesien) 518.
— — Lausigk 518, 519.
— — Lipik 520.
— — Lobenstein 520.
— — Lüneburg 520.
— — Münster a. Stein 522.
— — Nauheim 523.
— — Nenndorf 523.
— — Oeynhausen 525.
— — Oldesloe 525.
— — Orb 525.
— — Pyrmont 527.
— — Raffelberg 527.
— — Rain 527.
— — Rappenau 527.
— — Reichenhall 528.
— — Rheine 528.
— — Rothenfelde 529.
— — Salzhemmendorf 530.
— — Salzkotten 530.
— — Salzuflen 530.
— — Salzungen 530.
— — Sassendorf 531.
— — Schauenburg 531.
— — Schöningen 532.
— — Schwäbisch Hall 533.
— — Schwartau 533.
— — Segeberg 533.
— — Soden (Taunus) 534.
— — Sodenthal 534.
— — Sooden (Werra) 534.
— — Sulz (Neckar) 535.
— — Sulza 535.
— — Sülz 535, 536.
— — Werl 540.
— — Wildbad 541.
— — Wimpffen 541.
— — Wittekind 541.
— Calcium chloratum cristallisatum 56.

Rachitis,
— Calcium lacticum 57.
— Ferrum phosphoricum oxydulatum 107.
— Kalzine 143.
— Lebertran 172.
— Mittel gegen 271.
— Phosphor 183.
— Reklamemittel 284.
— Thymi glandulae siccatae 113.
— Vitamine gegen 461.
— Vitamulsion bei tardiver 457.
Rachitol 195.
Radacyl Merz, Reklamemittel 334.
Radant, Reklamemittel 334.
Rademanns
— Diabetikerpräparate (Fruchtkonserven, Brotsurrogate, Feingebäcke, Kakao usw.) 465, 466, 467.
— Kindermehl 455.
— Milchkonserve 459.
Radical, Gallensteinmittel, Reklamepräparat 301.
Radices **195**.
Rad-Jo (Josan), Reklamemittel 334.
Radiopöstin, Reklamemittel 334.
Radiumpräparate, Reklamemittel 334, 335.
Raffelberg 526.
Ragaz 526.
Rahmgemenge Bieder s 457.
Rahmzubereitungen mit Zusatz von Fruchtsäften, Cacao usw.) 461, 462.
Rain 526.
Ramogen 457.
Rana esculenta (fasca), Vergiftung durch das Hautsekret von 401.

Ranunculus acer, Vergiftung **365**, 381, 390.
Rangoonbohnen, Vergiftung 396.
Rapae oleum 195.
Rapallo 526.
Raphanol, Reklamemittel 335.
Rappenau 526.
Rappoltsweiler 526.
Rasogen-Rasiercrême, Reklamemittel 335.
Ratanhia, Extractum, Radix, Tinctura **195**.
Ratzeburg 526.
Raucherheil, Reklamemittel 335.
Rauhs Uterusschutzpessar Obstavit, Reklamemittel 327.
Raumdesinfektion, Formalin (Formaldehyd) zur 111.
Raupen, Vergiftung durch 401.
Rauschen 526.
Raute, Vergiftung 390.
Ray (Dr.), Darm- und Leberpillen, Reklamemittel 292.
Reaktol, Reklamemittel 335.
Recordin, Reklamemittel 335.
Recorsan, Reklamemittel 335.
Redner, Koryphinbonbons gegen Verschleimung der 88.
Reduktionspillen, Marienbader, Reklamemittel 335.
Reduzin, Reklamemittel 335.
Refrigid, Reklamemittel 335.
Refuhe, Reklamemittel 335.
Regenerationspillen, Reklamepräparat 335.

Regipan, Reklamemittel 335.
Reguliertropfen (-tabletten), Reklamemittel 335.
Regulin 196.
— Reklamemittel 335.
Rehburg 526.
Reiboldsgrün 528.
Reichenhall 528.
Reichsnahrung mit Eisen, Reklamemittel 335.
Reimacka-Einreibung, Reklamemittel 335.
Reinerz 528.
Reinhardöl, Reklamemittel 336.
Reinhardshausen 528.
Reipertsweiler 528.
Reiskeimlinge, B-Vitamingehalt 460.
Reiskleieextrakt 460.
Reismehl 176.
Reisstärke 29.
Reizhusten, s. a. Bronchitis, Husten, Katarrhe.
— Belladonna 47.
— Dionin 22.
— Mittel gegen 264.
Reizkerarten, Vergiftung 400.
Reiztherapie, unspezifische (parenterale) 420, **430**.
Reklamemittel, Geheim- und **277**.
Rekofortin, Reklamemittel 336.
Rekonvaleszenz,
— Alkoholika in der 219.
— Arsenpräparate 10.
— Badekuren:
— — Doberan 504.
— — Kreuznach 517.
— — Krumbad 517.
— — Landeck 518.
— — Linda 520.
— — Oeynhausen 525.
— — Salzuflen 530.
— — Sulz (Neckar) 535.
Rekonvaleszenz,
— Badekuren:
— — Wiessee 541.
— Biocitin in der 48.
— Calcium glycerinophosphoricum 57.
— Chinineisenzitrat 69.
— Eiweißmilch 458.
— Hygiama bei 459.
— Lipoidpräparate 456.
— Milchpräparate 457.
— Nährpräparate 447.
Rekonvaleszentensera **419**.
Rektalernährung **468**.
— Nährpräparate für 447, **468**.
Rekurrens,
— Neosalvarsan 168.
— Salvarsan(präparate) 10, 202.
Renchol, Reklamemittel 336.
Renes siccatae 196, 271.
Rengsdorf 525.
Renovasculin 196.
Reolkal, Reklamemittel 336.
Repolax, Reklamemittel 336.
Resaldol 196.
Resiablätter, Reklamemittel 336.
Resorbin 196.
Resorcinum **196**.
— Vergiftung 390.
Respirationsorgane, s. a. Bronchitis, Husten, Katarrhe, Reizhusten.
— Mittel bei Krankheiten der 263.
Retterspitzwasser, Reklamemittel 336.
Revakzination 548.
— Verlauf 551.
Rewahl 528.
Rezeptschreiben, Abkürzungen **249**.
Rhagaden,
— Dermatolsuppositorien bei 50.
Rhagaden,
— Perubalsam 44.
Rhaminolsirup, Reklamemittel 336.
Rhamni catharticae fructus (sirupus) und Rh. Purshianae cortex (Cascara sagrada) 197.
Rheinbach 528.
Rheine 528.
Rheinfelden 528.
Rheinisches Schwarzbrot für Diabetiker 465.
Rheinsberg 528.
Rheins a. Rhein 528.
Rheospiroltabletten, Reklamemittel 336.
Rheum,
— Extractum (compositum), Pulvis, Radix, Tinctura aquosa und vinosa **197**.
— Pulvis Magnesiae c. Rheo 192.
Rheumasan 199.
Rheumatismus,
— Ameisenspiritus 15.
— Aspirin 8.
— Atophan 40.
— Attritin 43.
— Badekuren:
— — Aachen 495.
— — Abbach 495.
— — Adelholzen 495.
— — Aibling 496.
— — Alexisbad 496.
— — Alstaden 496.
— — Alt-Heide 496.
— — Altreichenau 497.
— — Alvaneubad 497.
— — Aßmannshausen 498.
— — Assuan 498.
— — Augustusbad 498.
— — Baden-Baden 498.
— — Baden bei Zürich 498.
— — Badenweiler 499.
— — Belohrad (Böhmen) 499.
— — Bentheim 499.

Rheumatismus,
— Badekuren:
— — Bentlage 499.
— — Berggießhübel 500.
— — Bernburg 500.
— — Bertrich 500.
— — Bex-les-Bains 500.
— — Bibra 500.
— — Bocklet 501.
— — Bormia 501.
— — Brambach 502.
— — Bramstedt 502.
— — Brückenau 502.
— — Bukowine 502.
— — Cammin 503.
— — Carlshafen 503.
— — Charlottenbrunn 503.
— — Chieming 503.
— — Dachau 504.
— — Doberan 504.
— — Driburg 505.
— — Dürkheim 505.
— — Dürrenberg 505.
— — Dürrheim 505.
— — Dützen 505.
— — Eickel-Wanne 505.
— — Eilsen 505.
— — Eisenach 506.
— — Elmen 506.
— — Elster 506.
— — Empfing 506.
— — Ems 506.
— — Essen 506.
— — Faulenbach 507.
— — Fiestel 507.
— — Frankenhausen 507.
— — Franzensbad 507.
— — Freienwalde a. O. 507.
— — Freiersbach 507, 508.
— — Gastein 508.
— — Gelnhausen 508.
— — Gögging 509.
— — Gottschalkowitz 509, 510.
— — Greifswald 510.
— — Griesbach 510.
— — Grünthal 510.

Rheumatismus,
— Badekuren:
— — Hall (Württemberg) 511.
— — Hamm 511.
— — Harzburg 511.
— — Helouan 512.
— — Hermsdorf a. d. Katzbach 512.
— — Hof-Gastein 513.
— — Hohensalza 513.
— — Höhenstadt 513.
— — Homburg 513.
— — Hüsede 514.
— — Ilidza 514.
— — Ischl 514.
— — Jagstfeld 514.
— — Kainzenbad 515.
— — Kairo 515.
— — Kiedrich 515.
— — Kissingen 515, 516.
— — Koberborn 516.
— — Kohlgrub 516.
— — König Otto-Bad 516.
— — Königsborn 516.
— — Königsdorf-Jastrzemb 516.
— — Kösen 516.
— — Köstritz 517.
— — Krapina-Töplitz 517.
— — Kreuznach 517.
— — Krumbad 517.
— — Langenau (Schlesien) 518.
— — Langensalza 518.
— — Langenschwalbach 518.
— — Lauchstädt 518.
— — Lausigk 518, 519.
— — Lenk 519.
— — Leuk 519.
— — Limmer 519.
— — Linda 520.
— — Lipik 520.
— — Lobenstein 520.
— — Lüneburg 520.
— — Luxor 521.
— — Marienborn 521.
— — Meinberg 521.

Rheumatismus,
— Badekuren:
— — Münster a. Stein 522.
— — Muskau 522.
— — Nammen 522, 523.
— — Nauheim 523.
— — Nenndorf 523.
— — Neuenahr 523.
— — Neuhaus bei Neustadt a. S. 523.
— — Neumarkt 524.
— — Oberschlema 524.
— — Oeynhausen 525.
— — Oldesloe 515.
— — Oppelsdorf 525.
— — Orb 525.
— — Peiden 526.
— — Petersthal 526.
— — Polzin 526.
— — Pöstyén 526.
— — Pyrmont 527.
— — Rabka 527.
— — Raffelberg 527.
— — Rappenau 527.
— — Rappoltsweiler 527.
— — Reinerz 528.
— — Rilchingen 528.
— — Rippoldsau 528.
— — Ronneburg 529.
— — Rothenfelde 529.
— — Salzderhelden 530.
— — Salzdetfurth 530.
— — Salzhausen 530.
— — Salzhemmendorf 530.
— — Salzig 530.
— — Salzkotten 530.
— — Salzschlirf 530.
— — Salzuflen 530.
— — Salzungen 530.
— — Sassendorf 531.
— — Schinznach 532.
— — Schlangenbad 532.
— — Schmalkalden 532.
— — Schmiedeberg 532.
— — Schöningen 532.
— — Schwartau 533.
— — Schwarzbach 533
— — Sebastiansweiler 533.
— — Seebruch 533.

Rheumatismus,
— Badekuren:
— — Segeberg 533.
— — Sirmione 534.
— — Soden (Salmünster) 534.
— — Soden (Taunus) 534.
— — Sooden (Werra) 534.
— — Spinabad 534.
— — St. Joachimsthal 531.
— — Stachelberg 534.
— — Steben 535.
— — Suhl 535.
— — Sulz (Neckar) 535.
— — Sulza 535.
— — Sulzbach 535.
— — Sulzbad 535.
— — Sulzbrunn 535.
— — Sulza 535, 536.
— — Tennstedt 536.
— — Teplitz-Schönau 537.
— — Thusis 537.
— — Tiefenbach 537.
— — Trarbach und Wildstein 538.
— — Traunstein 538.
— — Überkingen 538.
— — Überlingen 538.
— — Ullersdorf 538.
— — Vilbel 539.
— — Villach 539.
— — Waldliesborn 539.
— — Warmbad 539.
— — Wattweiler 539.
— — Weilbach 540.
— — Wemding 540.
— — Werl 540.
— — Westernkotten 540.
— — Wiesbaden 540.
— — Wiesenbad 540, 541.
— — Wiessee 541.
— — Wildbad 541.
— — Wimpffen 541.
— — Windsheim 541.
— — Wittekind 541.
— — Yverdon-les-Bains 542.
Rheumatismus,
— Benzosalin 48.
— Esterdermasan 101.
— Ichthyol bei 27.
— Isatophan 132.
— Mineralquellen, einfache, bei 479.
— Moorbäder (Schlammbäder) 489.
— Natrium salicylicum 166.
— Novatophan 169.
— Perrheumal 181.
— Pyramidonum salicylicum 193.
— Reklamemittel 277, 280, 288, 290, 294, 295, 298, 306, 307, **336**, 337.
— Rheumasaneinreibung 199.
— Salen (Salenal) bei 201.
— Salit 201.
— Salizylsäure bei 17.
— Schwefelbäder (Kal. sulfuratum) 143.
— Schwefelquellen bei 488.
— Solbäder 484.
Rhinitis,
— Aristol 38.
— Sozojodol-Kalium 217.
Rhinole, Reklamemittel 337.
Rhinovalin, Reklamemittel 337.
Rhizomata **199**.
Rhodaform 199.
Rhomanxan, Reklamemittel 337.
Riba 452.
Ribamalz 455.
— Reklamemittel 337.
Ricini oleum **199**.
Ricosan Dr. med. Aßmanns, Reklamemittel 337.
Riechmittel, exzitierende 251.
Riegelpulver M. von Apotheker Schlüter, Reklamemittel 337.
Rigi-First 528.
Rigi-Klösterli 528.
Rigi-Scheidegg 528.
Rilchingen 528.
Rinotabletten (-pillen, -salbe), Reklamemittel 337.
Rinderserum 425.
Rindsleber (-muskel), B-Vitamingehalt 460.
Ringerlösung 164, 169.
Rippoldsau 528.
Rippsche Heilsalbe, Reklamemittel 337.
Rißpilz, Vergiftung 400.
Ristin 200.
Rittersporn, Vergiftung **376**, 390
Riva a. Gardasee 528.
Riveri potio 190.
Riviera, Winterstationen in der **495**.
Rizinstearolsäuredijodit (Dijodyl) 97.
Rizinvergiftung 199, 390.
Roborat 452.
Roboratgebäcke für Diabetiker 465, 466.
Roborin 200, 452.
Robural, Reklamemittel 337.
Roburogen, Reklamemittel 337.
Roda 528.
Rodagen 200.
Roggenbrot für Diabetiker 465.
Roglin, Reklamemittel 337.
Rohitsch-Sauerbrunn 528.
Rolandseck 529.
Rolsdorf 529.
Romarin, Reklamemittel 337.
Römerbrunnen 529.
Römerquelle 529.
Roncegno 529.

Rongoasalbe, Reklamemittel 338.
Ronneburg 529.
Röntgenkontrastmittel 272.
Rosae aqua (flores, oleum) 200.
Rosbacher Brunnen 529.
Rosenbachs Tuberkulin 435.
Rosenhonig 153.
Rosensalbe (Unguent. rosatum) 200.
Rosmarini (Folia, Oleum, Spiritus, Ung. compositum) 200.
Roß' Kraftbier 455.
Roßkastanie,
— Vergiftungen (s. a. Saponine) 362, 390, **391**.
Rote Grütze 464.
Rothenburg ob der Tauber 529.
Rothenfelde 529.
Rothenfels 529.
Rotlaufserum **418**.
Rotolinpillen, Reklamemittel 338.
Rüben, gelbe, Freudenbergs Alkoholextrakt ders. 460.
Rubi Idaei sirupus 200.
Rubiacitol, Reklamemittel 338.
Rubio (Mohrrübenextrakt) 461.
— Säuglingsernährung mit 476.
Rüböl 195.
Rückenmarksleiden,
— Badekuren:
— — Augustusbad 498.
— — Hamm 511.
— — Königsborn 516.
— — Krapina-Töplitz 517.
— — Krumbad 517.
— — Kudowa 517.
— — Lausigk 518, 519.
— — Nauheim 523.
— — Oeynhausen 525.
Rückenmarksleiden,
— Badekuren:
— — Orb 525.
— — Rothenfelde 529.
— — Salzungen 530.
— — Schmiedeberg 532.
— — Sooden (Werra) 534.
— — Steben 535.
— — Sulzbrunn 535.
— — Vilbel 539.
— — Warmbrunn 531.
— — Wittekind 541.
Rüdesheim 529.
Rügenwaldermünde 529.
Ruhr, s. a. Dysenterie.
— Carbo medicinalis 62.
— Reklamemittel 280, 286.
— Uzara bei 242.
Rührei im Glase 462.
Ruhrheilstoff Böhnke 425.
Ruhrserum 200.
Rum 219, 220.
Rusci oleum 200.
Russensalbe, Reklamemittel 338.
Russula emetica, Vergiftung 400.
Ruta graveolens, Vergiftung 390.
Rutae folia 200.
Rutanolsalbe, Reklamemittel 338.

Saalberg 529.
Saarow 529.
Sabadilla,
— Acetum 8, 200.
— Vergiftung 390, **394**.
Sabinae,
— Extractum (Oleum, Summitates) 200.
— Vergiftung 200, **382**, 390.
Sabolod, Reklamemittel 338.
Sabromin, 53, **200**.
Saccharin **200**.
Saccharum (lactis) **201**.
Sachsa 529.
Säckingen 529.
Sadebaum, Vergiftung **382**, 390.
Safe cure medicines, Reklamemittel 338.
Safran, Vergiftung 375.
Sahlenburg 529.
Saidschitz 529.
Sajodin **201**.
Sal,
— Carolinemse (Carolinum) naturale siccum und crystallisatum (und factitium) 167, 201.
— Volatile **26**.
Salamandra machlata, Vergiftung durch Sekret von 401.
Salatabletten, Reklamemittel 338.
Salben,
— Reklamemittel 285 ff.
— Taxpreis für Anfertigung von 5, 273.
Salbengrundlagen 259.
— Adeps benzoatus (lanae, suilli) 20.
Salen 29.
Salenal 201.
Salep tubera (mucilago) 161, **201**.
Salepmilch 461.
Salepschleim, Taxpreis für Herstellung von 273.
Salfucrol, Reklamemittel 338.
Salicin 201.
Salicoltabletten, Reklamemittel 338.
Saligenin 201.
Salimentholum 201.
Salipyrin **194**, **201**.
Salit 201.
Salizylalkohol 201.
Salizylderivate,
— Analgetische 252.
— Antipyretische 254.

Salizylidchloroform 74.
Salizylsäure und ihre Salze **17**.
— Bernsteinsäureester der (Diaspirin) 92.
— Methyl- und Äthylester (Salen) 201.
— Methyloxymethylester der (Mesotan) 155.
— Naphthylester (Betol, Naphthalol) 48.
— Phenylester der (Salol) 202.
— Vergiftung 390.
Salizylsäureglyzerinester (Glycosal) 114.
Salizylseifenpflaster 100.
Salizylstreupulver 192.
Salmiak **26**.
Salmiakgeist **26**.
— Vergiftung 364.
Salochinin 201.
Salocollum 202.
Salocreolum 202.
Saloformin **202**.
Salol **182**, **202**.
Salophen 202.
Salosantal 202.
Salozol, Reklamemittel 338.
Salpeterpapier 65.
Salpetersäure **16**.
— Vergiftung 390.
Salpetrige Säure **16**.
— Vergiftung 391.
Salrado compound, Reklamemittel 338.
Salusbonbons Dr. Lindemeyers 338.
Salvarsan **202**.
Salvarsannatrium **203**.
Salvatorquelle bei Szinge-Lipocz (Ungarn) 529.
Salviae folia 204.
Salzbrunn 529.
Salzderhelden 530.
Salzdetfurth 530.
Salze, diuretische 268.
Salzgitter 530.
Salzhausen 530.
Salzhemmendorf 530.
Salzig 530.
Salzkotten 530.
Salzkräutertee und Salztinktur, Reklamemittel 338.
Salzlösungen, Preise 2.
Salzsäure **15**.
— Vergiftung 391.
Salzschlirf 530.
Salzuflen 530.
Salzungen 530.
Samaden 530.
Samadhi, Reklamepräparat 338.
Sambuci, Flores (Succus inspissatus) 204.
Samenemulsionen (Emulsiones verae) 100.
San Remo 531.
Sanarthrit Heilner 430.
Sanas, Reklamemittel 343.
Sanativ, Reklamemittel 339.
Sanatogen 204, 452.
— Reklamemittel 339.
Sand mit Plettig, Hundseck und Wiedenfelsen 530.
Sandbäder **490**.
Sandkrug 531.
Sandol(tabletten), Reklamemittel 339.
Sandviper, Vergiftung durch Bisse der 402.
Sanguform, Reklamemittel 339.
Sanguinal 204.
Sanis, Reklameapparat 339.
Sanitaskugeln, antiseptische, Reklamemittel 281.
Sanjana-Heilmethode, Reklameverfahren (-mittel) 339.
Sannonkapseln(-stäbchen), Reklamemittel 339.
Sano-Präparate, Reklamemittel 339.
Sanocalcin 204.
Sanoform 204.
Sanol 453.
Sanolin Bahrs, Reklamemittel 285.
Sanose 453.
Sansilla, Reklamemittel 339.
Santa Flora-Asthmamittel, Reklamepräparat 339.
Santa Margheritha ligure 531.
Santal Groetzner, Reklamemittel 339.
Santali oleum **204**.
Santalloperlen (-tee), Reklamemittel 339.
Santalol 204.
— Karbonat (Blenal) 51.
— Methyläther des (Thyresol) 238.
— Salizylsäureester des (Santyl) 205.
Santer Elektrohomöopathie, Reklamepräparate 295.
Santoninum **204**.
— Vergiftung 205, 391.
Santyl 205.
Sapalkol 205.
Sapo,
— Jalapinus **132**.
— Kalinus (venalis) **205**, 206.
— Medicatus **206**.
— Viridis 206.
Saponatus, Spiritus **206**.
Saponine **206**.
— Vergiftung 206, 391.
Saprol 206.
Sargol, Reklamemittel 339.
Sarsaparillae radix (Decoctum) 206.
Sarsaparillian, Reklamemittel 340.

Sarnol, Reklamemittel 339.
Sassafras lignum 207.
Sassendorf 531.
Saßnitz 531.
Satanspilz, Vergiftung 399.
Saturationen,
— Sättigungstabelle **207**.
— Taxpreis für Herstellung von 273.
Satyrin, Reklamemittel 340.
Sauerhonig 153.
Säuerlinge, einfache und erdige **480**, 481, 482.
Säuglingsernährung, künstliche, Verfahren und Behelfe **472**.
Säuglingsnahrung, holländische 458, 475.
Säuren (s. a. die verschiedenen Säuren: Salzsäure, Schwefelsäure usw.) **8**—19.
Säuresekretion des Magens, Mittel zwecks Vermehrung und Verminderung der 265.
Säurevergiftung, Magnesia usta 151.
Sauters vegetabilisches Fluidum „gelb“, Reklamemittel 340.
Saxlehners natürliches Hunyadi János-Bitterwasser 531.
Scabies, s. a. Krätze.
— Reklamemittel gegen 340.
— Styrax liquidus 225.
— Sulfur bei 226.
— Wilkinsonsche Salbe 226.
Scammoniae resina 207.
Schachen 531.
Schäffer (Dr.) Dianol, Reklamemittel 293.
Schaffner (Dr.), Brustreinigungspulver, Reklamepräparat 292.
Schafserum 425.
Schafwolle, präparierte, Reklamemittel 340.
Schandau 531.
Schanker, weicher,
— Aristol 38.
— Jodoform 134.
— Karbolkauterisation 13.
— Sozojodolnatrium bei 217.
Scharbeutz 531.
Scharlach,
— Antistreptokokkenserum bei 32.
— Eucupin 102.
— Serotherapie 424.
— Urotropin 118.
Scharlachangina,
— Sozojodolnatrium 217.
Scharlachnephritis, Urotropinprophylaxe 118.
Scharlachrot **208**.
Scharlachstreptokokkenserum 424.
Schauenburg 531.
Scheidenbläserpulver, Reklamemittel 340.
Scheideneinspritzungen, s. Vaginal.
Scheidewasser, Vergiftung 390.
Scheu-Fu, Reklamemittel 340.
Scheveningen 532.
Schierke 532.
Schierling, Vergiftung (Cicata, Conium) 88, **373**, **374**, 391.
Schiermonnikoog 532.
Schiffsmumme 455.
Schilddrüsenextrakte (-präparate) **238**, 271.
Schildkrötentuberkulosevakzine 153.
Schildviper, Vergiftung durch Bisse der 402.
Schimberg-Bad 532.
Schinznach 532.
Schlafkrankheit,
— Arsacetin 39.
— Atoxyl 40.
Schlaflosigkeit,
— Alkoholika (Bier) bei 219.
— Amylenchloral (Dormiol solutum) 99.
— Badekuren:
— — Assuan 498.
— — St. Joachimtshal 531.
— Baldrianpräparate 243.
— Bromnatrium 163.
— Bromural 53.
— Chloralformamid 71.
— Chloralhydrat 72.
— Codeonal 83.
— Dial 92.
— Dialacetin 92.
— Didial 92.
— Diogenal 97.
— Gynoval 116.
— Hedonal 117.
— Hypnalum 128.
— Isopral 132.
— Luminal 150.
— Medinal 153.
— Morphin 158.
— Neuronal 168.
— Nirvanol 168.
— Opium 174.
— Paraldehyd 179.
— Phenoval 182.
— Piscydia Erythrina 186.
— Proponal 190.
— Reklamemittel 280, 287, 294, 314.
— Sulfonal 225.
— Tetronal 233.
— Trional 156, 239.
— Urethan 241.
— Valamin 243.
— Veronal(natrium) 244.
Schlafmittel, Zusammenstellung der 254.
Schlag, Bad 532.

Schlagwasser, Reklamemittel 340.
Schlammbäder **489**, 490.
Schlangenbad 532.
Schlangenbisse,
— Vergiftung durch 402.
— — Ätzkali 137.
— — Kalium permanganicum 142.
— — Serumtherapie 413.
Schlangengiftserum **413**.
Schlangenkraut, Vergiftung 368.
Schleimabkochungen für Säuglinge 476.
Schleimer (Dr.), Furuncosan, Reklamemittel 300.
Schleimhautanästhesie,
— Eucain 101.
— Menthol 154.
Schleimhäute, Anästhesierung und Behandlung 262.
Schleimhauterkrankungen (s. a. Katarrhe, Bronchitis),
— Badekuren:
— — Baden-Baden 498.
— — Cannstadt 503.
— — Hamm 511.
Schleimhautgeschwüre, Argentum nitricum 36.
Schleimhautkatarrhe, s. a. Katarrhe,
— Argentum nitricum 36.
— Sozojodolkalium 217.
Schleimige Mittel bei Verdauungsstörungen 267.
Schlemmkreide **55**.
Schleusingen 532.
Schliersee 532.
Schlippesches Salz, Vergiftung **365**, **366**, 391.
Schluchsee 532.
Schluckstörungen (-hindernisse),
— Mehle, feine bei 453.
— Nährpräparate bei 447.
Schlundsondenernährung 470.
Schmalkalden 532.
Schmeckwitz 532.
Schmerzen,
— Chloroformöleinreibungen 76.
— Esterdermasaneinsalbung 101.
— Eukodal 102.
— Hyoscyami oleum 128.
— Methylum salizylicum 156.
— Mixtura oleoso-balsamica 156.
— Monotaleinreibung 156.
— Morphin 158.
— Opium 173, 174.
— Pyramidon 193.
— Reklamemittel 282, 290, 294.
— Terpentinpflaster (-einreibungen) 232.
— Veramon 244.
Schmetterlinge, Vergiftung durch 401.
Schmiedeberg 532.
Schmierseife **205**.
Schmierseifenkuren, Sudian zu 225.
Schmitten 532.
Schneeball, Vergiftung 391.
Schnupfen,
— Estoral 101.
— Forman(watte) bei 111.
— Kokainmenthol 81.
— Menthol 154.
— Protargol 38, 191.
— Reklamemittel 289, 332, 337.
Schokoladen für Diabetiker 466.
Schöllkraut, Vergiftung **372**, 391.
Schömberg 532.
Schönberg 532.
Schondorf 532.
Schöningen 532.
Schönsee 532.
Schönwald 532.
Schreiberhau 532.
Schrotbrot für Diabetiker 465.
Schüttellotion, weiße (Arming), Reklamemittel 340.
Schützes
— Ausschlagsalbe, Reklamemittel 340.
— Blutreinigungspulver, Reklamemittel 288.
Schutzimpfungen 405.
— Diphtherie 411.
— — (Schutzmittel „TA“ v. Behrings) 425.
— Dysenterie 417, 425, 426.
— Masernrekonvaleszentenserum 419.
— Milzbrand 418.
— Pocken **543**.
— Streptokokkenkrankheiten 415.
— Tetanus 413.
Schutzmittel,
— Antikonzeptionelle, Reklamepräparate **318**.
— Antivenerische, Reklamemittel 284, 319, 320, 330 ff., 340.
Schutztropfen gegen Gonorrhoe 38, 268.
Schwäbisch-Hall 533.
Schwächezustände,
— Badekuren:
— — Freienwalde a. O. 507.
— — Gottleuba 509.

Schwächezustände,
— Badekuren:
— — Hall (Württemberg) 511.
— — Homburg 513.
— — Kiedrich 515.
— — Roncegno 529.
— — Rothenfelde 529.
— — Trarbach und Wildstein 538.
— — Wiesenbad 540, 541.
— — Wildbad 541.
— Biocitin 48.
— Bioson 48.
— Coffeinum 84.
— Fleischextrakte 448.
— Mehlpräparate 453.
— Milchpräparate 457.
— Nährpräparate 447.
— Reklamemittel 278, 279, 287, 294, 299.
Schwalheim 533.
Schwangerschaft, Nährpräparate 447.
Schwangerschaftsbeschwerden, Corpora lutea siccata 88.
Schwangerschaftserbrechen,
— Bromkali 139.
— Bromnatrium 163.
— Cerium oxalicum 64.
— Kreosot 144.
— Papaverin 178.
Schwartau 533.
Schwarzbach 533.
Schwarzbrot, rheinisches für Diabetiker 365.
Schwarzort 533.
Schwarzwasserfieber 66.
Schwefel **226**.
— Kolloidaler (Sulfidal, Sulfoid) 225.
Schwefeläther, Vergiftungen 362.
Schwefelbäder 143.
Schwefelbarium **46**.
Schwefelkalium (-leber) **143**.
Schwefelkalzium 57.
Schwefelkohlenstoff, Vergiftung **391**.
Schwefelkopf, Vergiftungen 398.
Schwefelquellen **488**.
Schwefelsäure **18**.
— Vergiftung **392**.
Schwefelwasserstoff, Vergiftung 392.
Schweflige Säure, Vergiftung 392
Schweigmalt 533.
Schweinerotlauf-Serum **418**.
Schweineschmalz **20**.
Schweiße,
— Aluminium ustum gegen **25**.
— Belladonnae gegen 46.
— Mittel gegen, Zusammenstellung 256, 260.
— Reklamemittel 282, 290, 308, 318, 331, 333 ff.
— Salviae folia gegen 204.
— Tanninwaschung 19.
— Tannoform gegen 230.
Schweißfüße,
— Dermatolstreupulver 50.
— Reklamemittel 285, 290.
Schweizer Pillen (Alpentee), Reklamemittel 340.
Schwerhörigkeit,
— Fibrolysin bei 109.
— Reklamemittel 297, 301, 327.
Schwielen,
— Mittel zur Entfernung von 260.
— Seifenpflaster (Salizylseifenpflaster) 160.
Schwimmpolypen, Vergiftung durch Sekret der 401.
Schwitzmittel 256.
Sciargan 208.
Scilla maritima,
— Acetum (Oxymel), (Bulbus, Extractum, Tinctura) 8, **208**.
— Vergiftung 208, **392**.
Scleroderma vulgare, Vergiftung durch 400.
Scobitost, Reklamemittel 340.
Scopolaminum,
— Hydrobromicum **208**.
— Vergiftung 209, 210, 392.
Scotts Lebertranemulsion 340, 457.
Sebastiansweiler 533.
Seborrhoe, s. a. Kopfschuppen.
— Kalkwasser bei 34.
— Naphthol 161.
— Schwefel bei **227**.
— Thiopinol bei 236.
Sebum ovile (salicylatum) **210**.
Secacornin **210**.
Secale cornutum **210**.
— Dialysatum Golacz 212.
— Extractum (Ergotin) dialysatum und fluidum 212.
— Vergiftung **211**, **392**.
Secalopan 212.
Sedativa 253.
— Sexuelle 269.
Sedobrol 212.
Seebäder **490**.
Seebruch 533.
Seebrugg 533.
Seefahrtsbier 455.
Seeg 533.
Seekrankheit,
— Cerium oxalicum 64.
— Papaverin 178.
Seesen 533.
Seewen 533.
Seewies 533.
Segeberg 533.
Seidelbast, Vergiftung **376**, 393.

Seidencreme-Heilsalbe, Reklamemittel 307.
Seidls Diabetikergebäcke 465, 466.
Seifen 205.
Seifenpflaster 100.
Seifenspiritus **206**, 220.
Seignettesalz (Tartarus natronatus) 230.
Sej, Reklamemittel 340.
Sekt für Diabetiker 467.
Selbsthilfe (-schutz), Reklamemittel 340.
Sellheimer Brust- und Blutreinigungstee, Reklamemittel 289.
Sellin 533.
Selters 533.
Semina **212**.
Senegae radix(Sirupus) **212**, 213.
Senf, schwarzer **215**.
Senföl (-bäder, -spiritus, -papier) **215**.
Senfpapier **65**.
Senna,
— Electuarium e 99.
— Folia, Electuarium, Folliculi, Infusum compositum, Sirup (c. Manna) **213**,214.
Sennatin 214.
Sennax 214.
Sentalin, Reklamemittel 340.
Sepsis,
— Antistreptokokkenserum 32.
— Kollargol bei 35.
— Lysargin 150.
— Methylenblausilber 38.
— Mittel gegen 255.
— Yatrenkaseininjektionen 245.
Septakrol 214.
Sera 407, **420**.
— Antibakterielle (-infektiöse) 414.
— Antistreptokokkenserum Dr. Aronson 424.
Sera,
— Antitoxineinheit (Immunitätseinheit) 409.
— Antitoxische 407.
— — Gewinnung 408.
— Bakteriolytische (-trope) 414.
— Cholera 421.
— Deutschmann-Serum 421.
— Behrings Diphtherieimmunserum 422.
— Botulismusserum 413.
— Diphtheriesera **410**, 421, 422.
— Dysenterieserum 417, 422.
— Gasödem 422.
— Gewährsdauer 410.
— Grippe 422.
— Heufieberserum (Pollantin) 413, 423.
— Hochwertige 408, 410.
— Jequirotolserum 423.
— Leukofermentin Merck (Antifermentserum nach Eduard Müller) 423.
— Maltafieber 423.
— Maraglianos Heilserum 436.
— Marmoreks Antituberkuloseserum 436.
— Masernrekonvaleszentenserum 419.
— Meningokokkenserum 416, 423.
— Milzbrand 418, 423.
— Normalsera **425**.
— Pest 423.
— Pneumokokkenserum 416, 423.
— Pollantin 423.
— Prüfungsmethoden 408, 409, 415.
— Rekonvaleszentensera 419.
Sera,
— Rotlaufserum 418.
— Scharlachstreptokokkenserum 424.
— Schlangengift-Sera 413.
— Streptokokkensera 415, 424.
— — Viridansserum 424.
— Tetanusserum 412, 424.
— Typhus 424.
— Weilsche Krankheit 419.
— Wertbestimmung 409, 414.
— Wirkungsweise 407.
— Zusammenstellung der im Handel befindlichen Sera und Impfstoffe **421**.
Serbol, Reklamemittel 341.
Serenol, Reklamemittel 341.
Serokasein 430.
Serovakzine 427.
Serumexanthem, Kalzine bei 143.
Serumkrankheit 406.
— Calcium chloratum cristallisatum 56.
— Kalk bei 54.
Serumtherapie, Vakzine- und 255, **404**, **406**.
— Agglutination 406.
— Antikörper (-aggirssine, -endotine usw.) 405, 414.
— Antitoxine 407.
— Antovakzine 420.
— Bakteriolysine (-tropine) 414.
— Botulismus 413.
— Diphtherie **410**.
— Dysenterie 417.
— Einleitung 404.

Serumtherapie,
— Eiterungen (Entzündungen), akute (Leukofermantinbehandlung) 423.
— Frühbehandlung 410.
— Furunkulose 419.
— Gasödem 422.
— Gonokokkenerkrankungen 420.
— Grippe 422.
— Heilsera (s.a. Sera) 407.
— Heufieber 413, 423.
— Immunisierung, aktive u. passive 406.
— Immunitätseinheiten 414.
— Koliinfektionen 420.
— Maltafieber 423.
— Masernrekonvaleszentenserum 419.
— Meningokokkenmeningitis 416, 423.
— Milzbrand 418, 423.
— Opsonine 414.
— Pest 423.
— Pneumokokkenkrankheiten 416, 423.
— Präzipitation 406.
— Rekonvaleszentensera 419.
— Scharlach 424.
— Schlangenbisse 413.
— Schutzimpfung 405.
— Schweinerotlauf 418.
— Serumkrankheit 406.
— Spezifität 406.
— Staphylokokkenerkrankungen 419, 424.
— Streptokokkenkrankheiten **415**, 424.
— Tetanus 412, 424.
— Toxine 405.
— Tuberkulose 419.
— Typhus abdominalis 419, 424.
— Vakzinetherapie **419**.
— Viridans-Infektion 424.
— Weilsche Krankheit 419.
Sesami oleum 214.
Sesamin 457.
Sestri Levante 533.
Shampoon Schwarzkopf, Reklamemittel 341.
Sidonal (Neu-Sidonal) 186, 214.
Siegsdorf 533.
Sifarbrot (Gericke) für Diabetiker 465.
Siflural H und B, Reklamemittel 341.
Sigmansalbe, Reklamemittel 341.
Silber,
— Formaldehydnukleinsaures (Sophol) 217.
— Ichthyolsaures (Ichthargan) **129**.
— Kolloidales (Lysargin) 150.
Silberaluminat (Largin) 146.
Silberammoniakalbuminose 117.
Silberpräparate **35**, 38.
— Antigonorrhoische 268.
Silbersalvarsan **214**.
Silicium vegetabile, Reklamemittel 341.
Sils 533.
Simarubra (Cortex, Extract. fluidum) **215**.
Simi, Reklamemittel 341.
Simoniscreme, Reklamemittel 341.
Simsonhaarwasser und -salbe (Dr. Köthner), Reklamemittel 341.
Simulia columbachiensis, Vergiftung durch Stiche von 401.
Sinapis, Oleum, Semen, Spiritus, Charta sinapisata **215**.
Sinapismus 215.
Sinegripp, Reklamemittel 341.
Singultus,
— Atropin 42.
— Chloroform 76.
— Menthae piperitae folia 153.
Sinzig 534.
Siphoninpflaster Dr. J. Alberts, Reklamemittel 341.
Sirmione 534.
Sirolin 215.
Sirop Famel (Beatin), Reklamemittel 341.
Sirupus glycerinophosphatus compositus, Reklamemittel 349.
Sirupusarten **216**.
Sistomensin 216.
Sklerodermie,
— Coeliacin 113.
— Hypophysenpräparate 129.
Sklerose, multiple, Argentum nitricum 36.
Skorbut,
— Calcium chloratum cristallisatum 56.
— Calcium lacticum 57.
— Cochleariainfus 82.
— Kalzineinjektion 143.
— Mittel gegen (Zusammenstellung) 271.
— Ratanhia 196.
— Vitamine gegen 460.
Skrofulose,
— Badekuren:
— — Aachen 495.
— — Alexandersbad 496.
— — Alexisbad 496.
— — Alstaden 496.
— — Alt-Heide 496.
— — Artern 497.
— — Augustusbad 498.
— — Aussee 498.
— — Baden-Baden 498.
— — Bentlage 499.
— — Bernburg 500.
— — Bex-les-Bains 500.
— — Bramstedt 502.
— — Cammin 503.

Skrofulose,
— Badekuren:
— — Cannstadt 503.
— — Carlshafen 503.
— — Dürkheim 505.
— — Dürrenberg 505.
— — Dützen 505.
— — Eickel-Wanne 505.
— — Eisenach 506.
— — Elmen 506.
— — Essen 506.
— — Frankenhausen 507.
— — Gottleuba 509.
— — Gottschalkowitz 509.
— — Greifswald 510.
— — Hall (Oberösterreich) 511.
— — Hall (Württemberg) 511.
— — Hamm 511.
— — Harzburg 511.
— — Heilbrunn-Bad Tölz 511.
— — Hohensalza 513.
— — Homburg 513.
— — Hüsede 513.
— — Ischl 514.
— — Jagstfeld 514.
— — Kirnhalden 515.
— — Kissingen 515.
— — Koberborn 516.
— — Königsborn 516.
— — Königsdorf-Jastrzemb 516.
— — Köstritz 517.
— — Kreuznach 517.
— — Landeck 518.
— — Langenau (Schlesien) 518.
— — Lausigk 518, 519.
— — Linda 520.
— — Lipik 520.
— — Lobenstein 520.
— — Lüneburg 520.
— — Marienborn 521.
— — Münster a. Stein 522.
— — Nauheim 523.
— — Nenndorf 523.

Skrofulose,
— Badekuren:
— — Neuhaus bei Neustadt a. S. 523.
— — Niederau 524.
— — Niederbronn 524.
— — Oeynhausen 525.
— — Oldesloe 525.
— — Orb 525.
— — Pfäfers 526.
— — Pyrmont 527.
— — Rabka 527.
— — Raffelberg 527.
— — Ragaz 527.
— — Rain 527.
— — Rappenau 527.
— — Reichenhall 528.
— — Reinerz 528.
— — Rheine 528.
— — Rheinfelden 528.
— — Rothenfelde 529.
— — Säckingen 529.
— — Salzderhelden 530.
— — Salzdetfurth 530.
— — Salzhausen 530.
— — Salzhemmendorf 530.
— — Salzkotten 530.
— — Salzschlirf 530.
— — Salzuflen 530.
— — Salzungen 530.
— — Sassendorf 531.
— — Schauenburg 531.
— — Schmalkalden 532.
— — Schöningen 532.
— — Schwäbisch Hall 533.
— — Seeg 533.
— — Segeberg 533.
— — Soden (Taunus) 534.
— — Sodenthal 534.
— — Sooden (Werra) 534.
— — Stachelberg 534.
— — Suderode 535.
— — Suhl 535.
— — Sulz (Neckar) 535.
— — Sulza 535.
— — Sulzbad 535.
— — Sulzbrunn 535.
— — Sülze 535, 536.

Skrofulose,
— Badekuren:
— — Thusis 537.
— — Tölz 537.
— — Traunstein 536.
— — Überlingen 538.
— — Vilbel 539.
— — Warmbad 539.
— — Werl 540.
— — Westernkotten 540.
— — Wiesenbad 540, 541.
— — Wiessee 541.
— — Wildbad 541.
— — Wimpffen 541.
— — Wittekind 541.
— Cellotropin 63.
— Ferrum oxydatum saccharatum 107.
— Jodkali 141.
— Lebertran 172.
— Seebäder 491.
— Solbäder bei 484.
Slankan, Reklamemittel 341.
Soda **163**.
Sodbrennen, Natrium bicarbonicum 163.
Soden bei Salmünster 534.
Soden (Taunus) 534.
Sodenthal 534.
Sojamamilch (-rahm) 459.
Solanin, Vergiftung 393.
Solarson 216.
Solbäder **483**, 484.
Solitaenia, Reklamemittel 341.
Solutol 217.
Solveol 217.
Solvin, Reklamemittel 341.
Somakola, Reklamemittel 341.
Somatose 217, 453.
Somatosemilch nach Biedert 459.
Sommers Mate, Reklamemittel 341.

Sommersprossen,
— Mittel zur Beseitigung von (Zusammenstellung) 260.
— Naphthol 162.
— Quecksilbersalbe 123.
— Reklamemittel 288, 290, 306, 331, 341.
— Sulfur bei 226.
Sooden (Werra) 534.
Soor,
— Kalium permanganicum 142.
— Resorcin 196.
Sophol 217.
Sorbat, Reklamemittel 341.
Sorenbohm 534.
Soson 453.
Souveräne-Kapseln, Reklamemittel 341.
Soxhlets Nährzucker für Säuglinge 476.
Sozojodol-Kalium (-Natrium, -Hydrargyrum, -Zink) 217.
Sozojodolquecksilber (Merjodin) 155.
Spa 534.
Spanische Fliegen **61**.
— Kantharidinvergiftung 401.
Spanischer Pfeffer 61.
Spanischfliegensalbe und -pflaster 61.
Sparteinum sulfuricum 217.
Spastische Zustände am Digestionstrakt, Mittel gegen 265.
Species **217**.
— Laxantes 213.
— Pectorales 147.
Specifique Bright, Reklamemittel 341.
Speichelfluß, Atropin gegen 41.
Speichelsekretion, Takadiastase bei ungenügender 229.
Speisenrezepte für Kranke (s. a. Krankenküche) **461**.
Speiteufel, Vergiftung 400.
Spenglers Mittel, Reklamepräparat 342.
Sperma ceti **64**.
Spermacidtabletten, Reklamemittel 342.
Sperminum hydrochloricum 217, 271.
Spezialambrosia, Reklamemittel 342.
Spezifität 406.
Spiegeleier 462.
Spiekeroog 534.
Spinabad 534.
Spinnenbisse, Vergiftung durch **402**.
Spinnendistel 62.
Spirillosen,
— Neosalvarsan bei 168.
— Salvarsan(präparate) 10, 202.
Spiritus 23, **217**.
— Angelicae compositus 30.
— Mindereri **25**.
— Saponato-camphoratus 147.
— Saponatus **206**.
— Vergiftungen **218**, 219, 220.
Spiritusarten (-mischungen), offizinelle **220**.
Spirocitrin, Reklamemittel 342.
Spirol, Reklamemittel 342.
Spirosal 221.
Spranger (Dr.), Heilsalbe, Reklamemittel 307.
Sprenggase, Vergiftung durch **378**.
Sprengöl, Vergiftung **387**.
Spudäus' Lebensbalsam, Reklamemittel 342.
Spulwürmer, Santonin gegen 205.
Spuman, Reklamemittel 342.
St. Beatenberg 531.
St. Blasien 531.
St. Germaintee 213, 217.
St. Joachimsthal bei Karlsbad in Böhmen 531.
St. Moritz 531.
St. Peter mit Ording 531.
Stachelberg 534.
Stäger, Dr., Piscin 457.
Stangon, Reklamemittel 342.
Stans 534.
Staphylokokkenkrankheiten, Vakzinebehandlung 419, 428.
Staphylokokkensera **424**.
Staphylokokkenvakzine **428**.
— Polyvalente (Leukogen) 146.
— Polyvalente (Opsonogen) 176.
Staphyloyatren 420, **429**.
Starnberg 534.
Stauungshydrops, Theobromin 234.
Stauungskatarrhe, Solbäder 484.
Steben 535.
Stechapfel (Stramonium) 221.
— Vergiftung **392**, 393.
Stechmücken (-fliegen), Vergiftung durch Stiche der 401.
Steinabad 535.
Steinberghaff 535.
Steinbildung,
— Badekuren:
— — Baden bei Zürich 498.
— — Badbronn-Kestenholz 499.
— — Contrexéville 503.
— — Salzbrunn 529, 530.
— — Teinach 536.

Steinkohlenteer 147, 187.
Stelzers Kindermehl 455.
Stempelfarben, Vergiftung 393.
Sterilisieren von Arzneien, Gefäßen u. Geräten, Taxpreis 274.
Sterntee, Reklamemittel 342.
Steuerpflicht und Steuererklärung des Arztes **559**.
Sthenochrisma, Reklamemittel 342.
Stibiatum vinum 221.
Stibio-Kali tartaricum (Tartarus stibiatus) 231.
Stibium sulfuratum aurantiacum 221.
Stickoxydul, Vergiftung 393.
Stillende Frauen, Nährpräparate für 447.
Stillingol, Reklamemittel 342.
Stinkasant 39.
Stoffwechselkrankheiten,
— Badekuren:
— — Badenweiler 499.
— — Eisenach 506.
— — Franzensbad 507.
— — Gurnigel 510.
— — Homburg 513.
— — Inselbad 514.
— — Karlsbad 515.
— — König Otto-Bad 516.
— — Marienbad 521.
— — Mergentheim 521.
— — Oberschlema 524.
— — Pyrmont 527.
— — Salzschlirf 530.
— — Sirmione 534.
— — Sulzbach 535.
— — Tarasp-Schuls 536.
— — Val Sinestra 538.
Stohal, Reklamemittel 342.
Stokessche Mixtur 220.
Stolberg (Harz) 535.
Stolpmünde 535.
Stomachika 265.
Stomatitis,
— Kalium chloricum 140.
— Ratanhia 195.
— Salizylpinselung 18.
Stomaxys calcitrans, Vergiftung durch Stiche von 401.
Stopfmittel, s. a. Diarrhoe.
Stoptan, Reklamemittel 342.
Storax 225.
Stovain 221.
Stramenthol, Reklamemittel 280.
Stramonii folia (Semen, Tinctura) **221**.
— Vergiftung 221, **392**, 393.
Strapazen, Reklamemittel zur Überwindung von Hunger und 298.
Streichholzdermatitis 389.
Streitberg 535.
Streptokokkenkrankheiten,
— Antistreptokokkenserum bei 32.
— Liniment (Inunktions)-Behandlung nach Petruschky 427.
— Prophylaktische Impfungen 415.
— Serumtherapie 415.
Streptokokkenserum 222, **415**.
Streptokokkenvakzine **429**.
Streupulver 259.
— Schweißbeseitigende 260.
Striebers Tee, Reklamemittel 342.
Strikturen, Thiosinamin bei narbigen 236.
Stroopal (Stroopan), Reklamemittel 342.
Strophanthinum **222**.
Strophanthus hispidus (Semen, Tinctura) **222**.
— Vergiftung (s. a. Digitalis) **376**, 393.
Struma,
— Jodkali(salbe) 141, 142.
— Reklamemittel 285.
Strumpfbänder gegen Wadenkrampf, Reklamemittel 342.
Strychninum nitricum **223**, 270.
Strychninvergiftung 223, **393**.
— Chloralhydrat bei 72.
Strychnos nux vomica (Semen, Extractum, Tinctura) **222**, 223, 224.
— Vergiftung 393.
Stuhlzäpfchen, Arzneien für 267.
Sturmhut, Vergiftung **362**, 393.
Stuttgarter Wassersuchtstee, Reklamemittel 342.
Stypticin **88**, **224**.
Styptol 224.
Styrax depuratus (liquidus) **225**.
Subaciditas gastrica,
— Fleischextrakte 448.
— Mehle, feine bei 453.
— Nährpräparate bei 447.
Subcutin 225.
Subito, Reklamemittel 342.
Subkutaninjektionen,
— Arsenpräparate zu 252.
— Ernährende (Calorose) 252.
— Exzitierende 251.
— Narkotische 252.

Subkutanprobe bei Tuberkulose,
— Technik 440.
— Tuberkulinpräparate zur 436.
Sublamin **225**.
Sublimat 122.
— Vergiftungen 123, **389**, 393.
Sucarless, Reklamemittel 342.
Succarot, Reklamemittel 342.
Succocarnintabletten, Reklamemittel 343.
Succolantabletten, Reklamemittel 343.
Sudan 3 (Scharlachrot) 208.
Suderode 535.
Süderspitze 535.
Sudian 225.
Sudorin, Reklamemittel 343.
Südstrand 535.
Südweine **219**.
Suhl 535.
Sujata, Reklamemittel 343.
Sulfidal 225.
Sulfoid 225.
Sulfonal **225**.
— Vergiftung 393.
Sulfosotsirup 225.
Sulfur (sublimatum, depuratum, praecipitatum, lac, flores) 227.
Sulz am Neckar 535.
Sulz am Peißenberg 535.
Sulza 535.
Sulzbach 535.
Sulzbad 535.
Sulzbrunn 535.
Sulzburg 535.
Sülze 535.
Sülzhayn 535.
Sulzmatt 536.
Sumpfdotterblume, Vergiftung **365**, 393.
Sumpfporsch, Vergiftung 384.
Sumura, Haas' Japanischer Tee, Reklamemittel 338.
Superaciditas gastrica,
— Hygiama bei 459.
— Kindermehle 454.
— Mehle, feine, bei 453.
Suppositorien,
— Arzneien für 267.
— Taxpreis für Anfertigung von 274.
Suprareninum **20**.
— Hydrochloricum **227**.
— Vergiftung 228, 393.
Süßholzwurzel 147.
Swinemünde 536.
Sykosis,
— Aolaninjektionen 32.
— Naphthol bei 162.
Sylt 536.
Sylisan, Reklamemittel 343.
Symphonbalsam Langbeins, Reklamemittel 343.
Syphilin, Reklamemittel 343.
Syphilis,
— Arsacetin 39.
— Asurol 40.
— Atoxyl 40.
— Badekuren:
— — Aachen 495.
— — Abbach 495.
— — Assuan 498.
— — Hall (Oberösterreich) 511.
— — Heilbrunn-Bad Tölz 511.
— — Hohensalza 513.
— — Höhenstädt 513.
— — Ilidza 514.
— — Kirnhalden 515.
— — Kreuznach 517.
— — Langenbrücken 518.
— — Langensalza 518.
— — Limmer 519.
— — Lipik 520.
— — Münster a. Stein 522.
— — Nenndorf 523.
Syphilis,
— Badekuren:
— — Pöstyén 526.
— — Roncegno 529.
— — Sebastiansweiler 533.
— — Seeg 533.
— — Sulzbrunn 535.
— — Tennstedt 536, 537.
— — Tölz 537.
— — Weilbach 540.
— Calomel 125.
— Guajaci lignum 115.
— Jodkali 141.
— Joha 137.
— Kalomelol 143.
— Kalomelölinjektion 125.
— Mercinol 155.
— Mercoid 155.
— Mercolint 155.
— Mergal 155.
— Merjodin 155.
— Mitinum mercuriale 156.
— Mittel gegen 255.
— Modenol 156.
— Neosalvarsan 168.
— Novasurol 169.
— Quecksilberschmier- und Injektionskuren 120, 121.
— Reklamemittel (auch Prophylaktika) 279, 281, 286.
— Salvarsanpräparate 10, 202.
— Sarsaparilladekokt 206.
— Schutzmittel, Reklamepräparate 343.
— Schwefelquellen bei 488.
— Silbersalvarsan 214.
— Sozojodol-Quecksilber 217.
— Sublimatpillen (-bäder) 122, 123.
— Zittmanndekokt 207.
Syracolum 225.

Tabakvergiftung **386**, 393.
Tabalax, Reklamemittel 343.
Tabarz 536.
Tabes dorsalis,
— Argentum nitricum 36.
— Arsenohyrgol 39.
Tabeskrisen,
— Luminal 150.
— Veramon 244.
Tablettae contra Oxyures „Leo", Reklamemittel 343.
Tabletten, Taxpreise 5.
Tabulettae Phaseoli Bellmann, Reklamemittel 343.
Takadiastase 229.
Talantabletten, Reklamemittel 343.
Talcum **229**.
Talisman(tabletten), Reklamemittel 343.
Tamarets, Reklamemittel 343.
Tamarindorum pulpa (depurata) 229.
Tambach 536.
Tampospuman, Reklamemittel 343.
Tanaceti flores 229.
Tanargentan **230**.
Tancre-Katarrh-Plätzchen, Reklamemittel 343.
Tangosol-Toilettekrem (-Wundkrem, -Zahnpasta), Reklamemittel 343, 344.
Taenien, s. a. Bandwürmer.
— Mittel zur Abtreibung von 267.
— Reklamemittel 291, 314.
— Thymol bei 237.
Tannal 229.
Tannalbin **229**.
Tannigen **230**.
Tannin **18**.
Tanninleim (Tanocol) 230.
Tannismut 230.
Tannobromin 230.
Tannoform 230.
Tannopin 230.
Tannosal 230.
Tannothymal 230.
Tannyl 230.
Tanocol 230.
Tanzers Bruchbalsam, Reklamemittel 344.
Tao-Waffeln, Reklamemittel 344.
Tapezierspinne, Vergiftung durch Bisse der 402.
Tarantelbisse, Vergiftung durch 402.
Tarasp-Schuls 536.
Taraxaci extractum und radix (cum herba) 230.
Tarolinkapseln, Reklamemittel 344.
Tartarus,
— Boraxatus (depuratus, natronatus) **230**.
— Stibiatus (und Unguentum) **231**.
— — Vergiftung 231, 394.
— Tartarisatus 143.
Tätowierungen, Reklamemittel zur Entfernung von 316.
Taubheit, Reklamemittel 297, 301, 327.
Täublingarten, Vergiftung 400.
Taumellolch, Vergiftung 384.
Taxus baccata, Vergiftung 394.
Tee, s. a. Species.
— Diuretischer 268.
— Gemischter, Reklamemittel (zur Abtreibung) 301.
Teemischungen, Taxpreis für Bereitung von 274.
Teer **186**.
— Vergiftung bei äußerer Anwendung von 186, 187.
Teerpräparate 261.
Teerseifen (-salben) 187.
Teerwasser 187.
Tefraco-Wurmsuppositorien, Reklamemittel 344.
Tegernsee 536.
Teinach 536.
Telotee, Reklamemittel gegen verschiedene Krankheiten 344.
Tenesmen,
— Atropin bei 41.
— Belladonna 46.
— Kokainzäpfchen 80.
— Opium 174.
Tenigerbad 536.
Tennstedt 536.
Tenosin 231.
Teplitz-Schönau 537.
Terasol, Reklamemittel 344.
Terebinthina,
— Oleum (rectificatum), Unguentum, Linimentum **232**.
— Vergiftung 233, 394.
Terpinolum 233.
Terpinum hydratum **233**.
Terpipetrol, Reklamemittel 344.
Testes siccatae und sonstige Hodenpräparate 233, 271.
Testes-Opton 176, 233.
Testiglandol 113, 233.
Tetanie,
— Calcium chloratum cristallisatum 56.
— Calcium lacticum 57.
— Kalk bei 54.
— Kalkwässer bei 485.
— Kalzine bei 143.
— Magnesium sulfuricum 152.
— Mittel gegen 271.

Tetanie,
— Parathyreoideae glandulae siccatae 113.
— Phosphor bei 183.
Tetanus,
— Luminal 150.
— Magnesium sulfuricum 152.
— Prophylaktische Seruminjektion 413.
— Serumtherapie 233, 412, 424.
Tetanusserum **233**, **412**, 424.
Tetrabrombrenzkatechinwismut (Noviform) 169.
Tetrajodphenolphthalein (Nosophen) 169.
Tetrajodpyrrol (Jodol) 135.
Tetralin, Vergiftung 394.
Tetramethylthiononchlorid (Methylenblau) 155.
Tetraoxybenzoesäure (Chinasäure) **14**.
Tetronal 233.
Teufelsdreck 39.
Thal 537.
Thale (Harz) 537.
Tharandt 537.
Thé Chambard, Reklamemittel 344.
Theacylon **233**.
Thees, Reklamemittel gegen die verschiedensten Krankheiten in Form von 344.
Theinhardts
— Hygiama 459.
— Kindernahrung Infantina 455.
Theo Rheuma Creme, Reklamemittel 344.
Theobrominnatrium-Jodnatrium (Eustenin) 103.
Theobrominum **234**.
— Natrio-aceticum(Agurin) **22**, **234**.
— Natrio-formicicum (Theophorin) 236.
— Natrio salicylicum (Diuretin) **98**, **235**.
— Vergiftung 234.
Theocin **235**.
— Natrio-aceticum **235**.
Theophorin 236.
Theophyllin **235**.
— Natrio-aceticum (-salicylicum) **236**.
Theophyllinäthylendiamin (Euphyllin) **103**.
ThermogèneWatte, Reklamemittel 344.
Thermopod, Reklamemittel 344.
Thigenol 236.
Thiocol 142, 236.
Thioform 236.
Thiol **236**.
Thiopinolum 236.
Thiosinaminum **236**.
Thissow 537.
Thomaqua, Reklamemittel 345.
Thuja occidentalis, Vergiftung 394.
Thun am See 537.
Thusis 537.
Thybrosal, Reklamemittel 345.
Thymi,
— Extractum, Herba, Oleum 237.
— Glandulae siccatae 113.
Thymoglandol 237.
Thymolquecksilber 127.
Thymolum **237**.
Thymus-Opton 176.
Thymuspräparate 271.
Thyradenum pulverisatum **238**.
Thyreoglandol 113, **238**.
Thyreoidea-Opton 176, 238.
Thyreoideapräparate 271.
Thyreoidin **238**.
Thyreojodin **135**.
Thyresol 238.
Thyrojodin (Jodothyrin) **135**.
Tiefenbach 537.
Tierische Gifte **400**.
Tierkohle (-Blutkohle) **62**.
Tiliae flores 238.
Tilin (Fluid, Salbenstift, Puder), Reklamemittel 345.
Timmendorfer Strand 537.
Timpes Kindermehl 455.
Tinctura,
— Confortatifa, Reklamemittel 345.
— Salina, Reklamemittel 345.
Tincturae **238**.
Tissander (Prof.), Heilmittel gegen Rheumatismus, Gicht und Ischias, Reklamepräparat 345.
Titisee 537.
Toblers antiseptischer Sport-Massage-Cream Reklamemittel 281.
Tobsucht,
— Reklamemittel gegen 312.
— Scopolaminum hydrobromicum 209.
Todtmoos 537.
Todtnau 537.
Tollkirsche, Vergiftung 368.
Tollwutmittel, Reklamepräparat 345.
Tolubalsam 46.
Tölz 537.
Ton, weißer (Bolus alba) **51**.
Tonica Rordorf, Reklamemittel 345.

Tönnisstein 537.
Tonnola (Zehrkur und Zehrpillen), Reklamemittel 345.
Tonsillarabszeß,
— Kokainmentholtabletten gegen Schluckweh bei 80.
— Morphium hydrochloricum 160.
Topolschütz 537.
Toramin 238.
Toril 453.
Trachom,
— Cuprocitrol (Cuprol, Cuprum sulfuricum und aluminatum) 90.
— Cusylol 91.
— Jequiritol 133.
Tragacantha **239**.
Traemos, Reklamemittel 345.
Transpirol, Reklamemittel 345.
Trarbach und Wildstein 538.
Traubenzuckermilch (Protan) 430.
Traumaticinum 116, 239.
Traunstein mit *Empfing* 538.
Trautenstein 538.
Travemünde 538.
Trencsen-Teplitz 538.
Treseburg 538.
Treysa 538.
Triazetylgallussäureäthylester (Etelen) 101.
Triberg 538.
Tribolin, Reklamemittel 345.
Tribromphenol 53.
Tricalcol 239.
Trichinose,
— Glycerin 113.
— Mittel bei Erkrankungen an 267.
— Palmitinsäurethymolester 177.
— Thymol 237.
Trichloräthylen (Chlorylen) 76.
— Vergiftung 394.
Trichloressigsäure **19**.
Trichlorin, Reklamemittel 345.
Trichlorisopropylalkohol (Isopral) 132.
Trichophytie, Terpentininjektionen 232.
Trichophytie-Impfstoffe **429**.
Trichophytin 239.
Triferrinum **239**.
Triferrol 239.
Trifolii fibrini folia (extractum) 239.
Trigemin 239.
Trigeminusneuralgie
— Chinin 69.
— Chlorylen 76, 253.
Trihydroxybenzol (Pyrogallol) 194.
Trikalkolkasein zur Säuglingsernährung 476.
Trikresolum 239.
Trinitrin 169.
Trinitrophenol **16**.
Trinitrotoluol, Vergiftung 394.
Trinkerheil, Reklamemittel 345.
Trional **156**, **239**.
— Vergiftung 156, 239, 393.
Trioxyanthrachinon, Diazetylester (Purgatin) 192.
Tripperrheumatismus, Yatrenkaseininjektionen 245.
Trockenmilch 459.
Tropacocainum hydrochloricum **239**.
Tropenfarrentee Cédéa, Reklamemittel 290, 345.
Tropentee Papuana, Reklamemittel 345.
Tropfenklistiere, Rektalernährung durch 468, 469.
Tropon 453.
Trunksucht, Reklamemittel 279, 280, 291, 292, 294, 297, **346**.
Trypaflavin 240.
Trypanosomiasis,
— Arsacetin 39.
— Arsenpräparate (Salvarsanpräparate) 9, 10.
— Neosalvarsan 168.
Tuberkelbazillenemulsion Kochs (Neutuberkulin) 432.
Tuberkinin 435.
Tuberkulin,
— Albumosefreies (Tuberkulin „AF“) 434.
— Altes **419**.
— — und neues **240**.
— Neues (Kochs Tuberkulin TR) 432.
Tuberkulinanwendung und ihre Technik,
— Diagnostische **438**.
— Subkutane 442.
— Therapeutische **441**.
Tuberkulinpräparate **432**.
— Bazillenfreie 433.
— Bazillenhaltige 432.
Tuberkulinsalbe, diagnostische nach Moro 437.
Tuberkuloalbumin Piorkowski 435.
Tuberkulocarpin 435.
Tuberkulojodin 435.
Tuberkulomucin Weleminsky 435.
Tuberkulose, s. a. Lungentuberkulose, Lungenkrankheiten, Bronchitis, Katarrhe.
— Agaricin gegen Nachtschweiße bei 22.

Tuberkulose,
— Airolinjektionen in Abszesse 23.
— Anästhesie bei Geschwüren (Kehlkopf) 30.
— Atropin bei Nachtschweißen (s. a. diese) 41.
— Aurum-Kalium cyanatum 43.
— Badekuren:
— — Helouan 512.
— — Lippspringe 520.
— — Luxor 521.
— — Rabka 527.
— — Thusis 537.
— Benzosol 48.
— Bismutum bei Darmgeschwüren 48.
— Cellotropin 63.
— Elbon 99.
— Friedmanns Heilmittel gegen 433, 445.
— Hetocresolum bei chirurgischer 117.
— Hetol 164.
— Ichthalbin bei 129.
— Ichthyform 130.
— Ichthyol bei 27.
— Immunisierung, aktive, Präparate für dieselbe **432**.
— Immunisierung, passive, Präparate für dieselbe 436.
— Jodoform bei 134.
— Kefir bei 458.
— Kochsalzquellen bei 484.
— Konjunktivalprobe, Präparate für dieselbe 437.
— — Technik 438, 441.
— Krysolgan 145.
— Kutanreaktion (von Pirquet, Petruschky), Präparate für dies. 437.
— — Technik 438.

Tuberkulose,
— Lichen islandicus 147.
— Mittel gegen 255.
— Natrium benzoicum 162.
— Partigenbehandlung (Deycke-Much), Präparate 436.
— — Technik 444.
— Perkutanreaktion bei, Präparate für dieselbe 437.
— — Technik 438.
— Perubalsam 44.
— Petruschkys Linimentbehandlung, Technik 441.
— Ponndorfimpfung, Präparate 436.
— — Technik 442.
— Pyramidonum und P. (bi)-camphoratum 193.
— Reklamemittel 277, 282, 284, 286, 289, 291, 292, 293, 294, 298, 307, **346**.
— Subkutanprüfung (-reaktion), Präparate für dies. 436.
— — Technik 440.
— Sulfosotsirup 225.
— Tuberkulinbehandlung, Präparate **432**.
— — Technik 441, 442.
— Tuberkulindiagnostik, Präparate für dieselbe **436**, 437.
— — Technik **438**.
— Tuberkuline zu Kuren und diagnostischen Zwecken 240.
— Vakzinetherapie 419.
— Vegetabile Milch 459.
— Zimtsäureinjektionen 14.

Tuberkulosediagnostikum Höchst 437.
Tuberkuloseheilmittel Friedmanns 433.
Tuberkulose-Sero-Vakzine „S.B.E.“ (sensibilisierte Bazillenemulsion) 433.
Tubertoxyl 435.
Tubex und T.-Rachenschutzpastillen, Reklamemittel 346.
Tumenolpräparate **240**.
Tumoren,
— Badekur in Heilbrunn-Bad Tölz 511.
— Carbenzym bei 62.
Turasol-Rasierpräparat, Reklamemittel 346.
Tursiflorin, Reklamemittel 346.
Turslets, Reklamemittel 346.
Tursopastillen, Reklamemittel 347.
Tussol 241.
Tussorin-Asthmatropfen, Reklamemittel 247.
Tussylvan, Reklamemittel 347.
Tutulin 453.
Tutzing 538.
Typhus abdominalis,
— Argentum nitricum 36.
— Aristochin 38.
— Bismutose 48.
— Bismutum 48.
— — Subnitricum 50.
— Calomel 124.
— Carbo medicinalis bei Geschwüren 62.
— Chinaphenin 67.
— Eucalyptusöl 102.
— Linimentum antityphosum (Petruschky) bei 427.

Typhus,
— Pyramidon 193.
— Reklamemittel gegen 297.
— Serotherapie 424.
— Urotropin 118.
— Vakzinetherapie 419.
— Vegetabile Milch 459.
Typhusserum (-impfstoff) 241, 255, 424, 429.
Typografei, Reklamemittel 347.
Tyrmol, Reklamemittel 347.

Überarbeitung, Lipoidpräparate bei 456.
Überhäutungsmittel 260.
Überkingen 538.
Überlingen 538.
Ückerlitz 538.
Uhlingen 538.
Ulcus, s. a. Geschwüre.
— Corneae, s. Hornhaut-.
— Cruris, s. Unterschenkelgeschwür.
— Molle, s. Schanker.
— Ventriculi, s. Magengeschwür.
Ullersdorf 538.
Ulzerationen, Sozojodolnatrium bei 217.
Umschläge,
— Desinfizierende (adstringierende) 259.
— Reklamemittel für 288, 294.
Ungarischer Pustatee, Reklamemittel 347.
Ungeziefer,
— Mittel gegen 261.
— Reklamemittel gegen 280, 288, 294.
Unguenta **241**.
— Reklamemittel 347.
Unguis incarnatus, Ätzkali bei 137.
Unikum, Reklamemittel 347.
Universalfrauentee, Berliner, Reklamemittel 286.
Universalmagenpulver Barellas, Reklamemittel 285.
Universalmittel, Reklamepräparate **347**, 348.
Unke, Vergiftung durch das Sekret der 401.
Unterleibsleiden, s.a. Exsudate, Frauenkrankheiten.
— Badekuren:
— — Augustusbad 498.
— — Baden bei Zürich 498.
— — Hall (Württemberg) 511.
— — Hüsede 514.
— — Neuhaus bei Neustadt a. S. 523.
— — Peiden 526.
— — Sodenthal 534.
— — Suhl 535.
— — Tennstedt 536, 537.
— — Wimpfen 541.
Unterleibsstauungen,
— Badekuren:
— — Cannstadt 503.
— — Faulenbach 507.
— — Langensalza 518.
— — Nauheim 523.
— — Rippoldsau 528.
Unterschenkelgeschwüre,
— Argentum nitricum 36.
— Badekuren:
— — Aachen 495.
— — Tiefenbach 537.
— Crurinum 89.
— Kampferwein 58, 59, 245.
— Reklamemittel 286, 294.
— Zinkleim 112, 246.
Urämie, Pilokarpin bei 185.
Uran, Vergiftung 394.
Uratsteine, Urotropin 118.
Urbanuspillen, Reklamemittel 348.
Urea 241, 268.
Ureabromin **241**.
Urethanum **241**.
Urethralstrikturen, Thiosinamin bei 236.
Urethritis, s. a. Gonorrhoe.
— Airolinjektionen 23.
— Helmitol 117.
Uricil, Reklamemittel 348.
Uriozon-Gichtsalz, Reklamemittel 348.
Urogenitale Reizzustände, Camphora bromata (monobromata) 60.
Urol 242.
Urologie, Novokainanästhesie 172.
Urotropin **118**, 242.
— Anhydromethylenzitronensaures (Helmitol) 117.
— Novum 168.
— Vergiftung 118.
Ursol, Vergiftung 394.
Urtica urens, Vergiftung 394.
Urticaria,
— Afenil bei 22.
— Almatein bei 23.
— Calcium chloratum cristallisatum 56.
— Calcium lacticum bei 57.
— Kalzine 143.
— Pilokarpin 185.
Uterine, Reklamemittel 348.
Uterusaplasie, Agomensin 22.
Uterusatonie, Hypophysenpräparate 129.
Uterusblutungen,
— Adrenalin bei 228.

Uterusblutungen,
— Mensan 153.
— Mittel gegen 269.
— Reklamemittel 309.
— Sekalepräparate 210, 211.
— Stypticin (Styptol) 88, 89, 224.
— Tenosin 231.
Uterusschutzpessar Rauhs, Reklamemittel 327.
Uterusstörungen (-blutungen), Mittel gegen 269.
Uvae ursi folia **242**.
Uzara **242**.

Vaccineurin 243, 253, 430.
Vaginalerkrankungen (-spülungen),
— Alsol 24.
— Bacillosan 43.
— Formaldehyd 111.
— Glycerin 113.
— Lysol 150.
— Mittel bei 269.
— Reklamemittel für 304.
Vakzigon 426.
Vakzination, s. a. Pocken.
Vakzinen **425**.
Vakzinetherapie **419**.
Vakzineurin 243, 253, 430.
Val Sinestra 538.
Valamin 243.
Valdapastillen, Reklamemittel 348.
Valepurtabletten, Reklamemittel 348.
Valeriana, Oleum, Radix, Tinctura (aetherea) **243**.
Valeryl-Amidoantipyrin (Neopyrin) 168.
Validol (camphoratum) 243.
Valisan 243.
Valofin 243.
Valyl 243.
Vanilla (Fructus, Tinctura, saccharata) 243.
Vanille-Rahmeis 462.
Vanilleeisvergiftung 400.
Vanillinum 243.
Vaporin 243.
Variolois 548.
Vaselinum album und flavum 243.
Vasenolum liquidum und spissum 243.
Vasogen 244.
Vasoglysal, Reklamemittel 348.
Vasolimentum 244.
Vasotonin 244.
Vater Philipp-Salbe, Reklamemittel 348.
Vegeta, Reklamemittel 348.
Vegetabile Milch 458, 459, 475.
Veilchenwurz 132.
Vellach 538.
Venedig (Seebad Lido) 538.
Venetianische Mixtur Nr. 5, Reklamemittel 348.
Venta-Abführpillen, Reklamemittel 348.
Ventozon Dr. Bergmann, Reklamemittel 348.
Venus-Menstruationstropfen, Reklamemittel 348.
Venusin, Reklamemittel 348.
Veramon 244.
Veratrin **244**.
— Vergiftung 244, 394.
Veratrum, Rhizoma und Tinktur 244.
Verbände, Preise (Verordnungsweise) 5.
Verbasci flores 244.
Verbrennungen,
— Aristol 38.
— Bismalum 48.
Verbrennungen,
— Bleiweißsalbe 64.
— Cerussae unguentum (Bleiweißsalbe) 189.
— Fibrolysin bei Narben nach 109.
— Ichthyol bei 27.
— Jodoformsalbe 134.
— Kalkwasser (mit Leinöl) bei 34, 54.
— Leinöl 147.
— Pikrinsäureumschläge 16.
— Reklamemittel 288, 291.
— Sozojodolkalium 217.
Verdauungskrankheiten, s. a. Ernährungsstörungen, Leberkrankheiten, Magendarmkrankheiten.
— Badekuren:
— — Alexandersbad 496.
— — Augustusbad 498.
— — Berg 499.
— — Brückenau 502.
— — Charlottenbrunn 503.
— — Daun 504.
— — Disentis 504.
— — Driburg 505.
— — Franzensbad 507.
— — Gelnhausen 508.
— — Heilbrunn-Bad Tölz 511.
— — Heustrich 512, 513.
— — Homburg 513.
— — Ischl 514.
— — Kissingen 515.
— — König Otto-Bad 516.
— — Kreuznach 517.
— — Lenk 519.
— — Lobenstein 520.
— — Marienbad 521.
— — Oldesloe 525.
— — Passug 526.
— — Pfäfers 526.
— — Pyrmont 527.

Verdauungskrankheiten,
— Badekuren:
— — Ragaz 527.
— — Rappoltsweiler 527.
— — Rilchingen 528.
— — Salzhausen 530.
— — Salzuflen 530.
— — Schwarzbach 533.
— — Soden (Salmünster) 534.
— — Stachelberg 534.
— — Suhl 535.
— — Sulz (Neckar) 535.
— — Tarasp-Schuls 536.
— — Teinach 536.
— — Traunstein 538.
— — Überkingen 538.
— — Warmbad 539.
— — Wemding 540.
— — Wiesbaden 540.
— — Wildbad 541.
— Mittel bei 265.
— Pankreatin (Pankreon) 177.
— Pepsin 180.
— Reklamemittel 279, 286, 291, 293.
— Säuerlinge bei 481.
— Takadiastase bei 229.
Vereisung, Mittel zur 257.
Vergiftungen (s. a. die einzelnen Giftstoffe) **353**.
— Aderlaß 359.
— Allgemeiner Teil **353**.
— Anorganische Gifte **362**.
— Apomorphinum hydrochloricum bei 33.
— Behandlung 357.
— — Symptomatische 360.
— Carbo medicinalis 62.
— Carcolid 62.
— Coffeinum 84.
— Darmentleerung 359.
— Diurese bei 360.
Vergiftungen,
— Fleischvergiftungen **397**.
— Gasvergiftungen **378**.
— Haftpflicht des Arztes bei 402.
— Hautdepots von Giften und deren Entfernung 360.
— Infusion, intravenöse bei 360.
— Kampfer bei 58.
— Magenentleerung (-spülung) 358.
— Mixtura gummosa 115.
— Nachbehandlung 361.
— Nahrungsmittelvergiftungen **396**.
— Organische Gifte **362**.
— Pilzvergiftungen **398**.
— Richtlinien der Behandlung 357.
— Spezieller Teil **362**.
— Symptomatologie 354.
— Tierische Gifte **400**.
Veigiftungsbesteck und sein Inhalt 357.
Verjüngungstee Marke Jungborn, Reklamemittel 348.
Verletzungsfolgen, s. a. Frakturenfolgen.
— Badekuren:
— — Eilsen 505.
— — Königsborn 516.
— — Langensalza 518.
— — Polzin 526.
— — Wildbad 541.
Vermiculin, Reklamemittel 348.
Verodigen **244**.
Veronal **15**, **244**.
— Vergiftung **394**.
Veronalnatrium 153, **244**.
Verordnungsweise, wirtschaftliche (ökonomische) 1.
Verstopfung, s. a. Obstipation.
— Cascara Sagrada 63.
— Mittel gegen 266.
Versteifungen, s. a. Gelenkerkrankungen, Verletzungsfolgen.
— Badekuren:
— — Baden bei Zürich 498.
— — Köstritz 517.
— — Polzin 526.
Vertigolum, Reklamemittel 348.
Vertreter, Haftpflicht ärztlicher, bzw. des Arztes für denselben 403.
Vesicurin, Reklamemittel 348.
Vesipyrin 245.
Vespa vulgaris (crabro), Vergiftung durch Stiche von 401.
Vetotabletten, Reklamemittel 349.
Vetriolo 538.
Vevey 538.
Vialonga-Wurmperlen, Reklamemittel 349.
Vials tonischer Wein, Reklamemittel 349.
Viburnum prunifolium, Extract. fluidum 245.
Vichy 538.
Vigorsirup, Reklamemittel 349.
Vilbel 539.
Vilja-Creme, Reklamemittel 349.
Villach 539.
Villerino, Reklamemittel 349.
Villingen 539.
Vilm 539.
Vin Désiles, Reklamemittel 349.
Vina **245**.
Vinco, Reklamemittel 287.

Vinnals Gallensteinmittel, Reklamepräparat 301.
Vinoferrol, Reklamemittel 349.
Vioform 245.
Vipera berus (aspis, ammodytes), Vergiftung durch Bisse von 402.
Virchow (Dr.), Gallensteinlikör, Reklamemittel 349.
Virifortan, Reklamemittel 349.
Viricitinpillen, Reklamemittel 349.
Viscitin, Reklamemittel 349.
Visvit 453.
Vitalin, Reklamemittel 349.
Vitamine **460**.
Vitamulsion 457.
Vitellinsilber 38.
Vitonpillen, Reklamemittel 349.
Vitriol, Vergiftung 395.
Vitriolöl, Vergiftung **392**, 395.
Vitte 539.
Vitznau 539.
Voelkers Kräutertee, Reklamemittel 349.
Volltuberkulin Wolff-Eisner 433.
Voltakreuz, Reklamemittel 350.
Vorhofflimmern, Chinidinum hydrochloricum (sulfuricum) 68.
Vulneralcreme, Reklamemittel 350.
Vulpera-Tarasp 539.
Vuzin **245**.

Wachholderbeermagensaft Papkes, Reklamemittel 350.
Wachholdermus 137.
Wachholder-Schönheitscreme Pohls, Reklamemittel 350.
Wachholderteer 137, **187**.
Wachs, weißes und gelbes **64**.
Wachspapier 65.
Wachssalbe 241.
Wachstumsstörungen, Thymoglandol bei 237.
Wadenkrampf, Strumpfbändergegen, Reklamemittel 342.
Wako, Antigrippin, Reklamemittel 350.
Walchensee 539.
Waldflora, Reklamemittel 350.
Waldliesborn 539.
Waldrebe, Vergiftung 365.
Waldshut 539.
Walrat **64**.
Wallwernit, Wally Werneckes schmerzlose Geburtshilfe, Reklamemittel 350.
Walmosa, Reklamemittel 350.
Walnußmilch 459.
Walthorius' Gesundheitstee, Reklamemittel 302.
Wandra-Fußwasser, Reklamemittel 350.
Wangerooge 539.
Warmbad bei Wolkenstein 539.
Warmbrunn 539.
Warnemünde 539.
Warzen,
— Argentumsalbe bei 37.
— Chloralhydrat bei 73.
— Kalium permanganicum 142.
— Mittel zur Entfernung von 260.
— Reklamemittel 316.
— Salpetersäureätzung 15.
— Trichloressigsäure bei 19.
Waschungen, kosmetische (Aqua Kummerfeldi und Benzoetinkturwasser) 35, 47.
Wasserglas, Vergiftung 395.
Wasserschierling, Vergiftung (Cicuta) **373**, 395.
Wasserstoffsuperoxyd,
— Festes **180**.
— Lösung **128**.
Wassersucht,
— Convallaria majalis (Convallamarin) 88.
— Helleborein bei 117.
— Reklamemittel 279, 309, 342, **350**, 352.
— Scilla 208.
— Theacylon 233.
— Theobrominum (Theocin, Theophyllin) bei 234.
— Urea bei 241.
— s. a. Hydrops.
Wasserverarmung, Kochsalzlösung bei 164.
Wattweiler 539.
Wawil, Reklamemittel 350.
Weber (Dr.) Alpenkräutertee, Reklamemittel 279.
Wecadon, Wecalax und Wecamenth, Reklamemittel 350.
Weggis 539.
Wegscheiders Tee, Reklamemittel 351.
Wehen, schmerzhafte, Chineonal 68.
Wehenmittel 269.
Wehenschwäche,
— Histamin 118.
— Hypophysenpräparate 129.
— Pituglandol 113.
Wehlen 540.
Weibezahns Hafermehl 455.
Weidentee, Reklamemittel 351.

Weidhaas Heilverfahren für Lungenkranke, Reklameverfahren 307.
Weigands Rheumatismus- und Gichtgeist, Reklamemittel 351.
Weilbach 540.
Weilsche Krankheit, Serumtherapie 419.
Weine **219**.
— Diabetikerweine 467.
Weingeist (Spiritus vini) 220.
Weingelee 464.
Weinheim 540.
Weinholds Dresdener Blutreinigungspulver, Reklamemittel 351.
Weinsäure **19**.
Weißbrot für Diabetiker 465.
Weißenburg 540.
Weißer Hirsch 540.
Weißfluß, s. Fluor, Vaginalerkrankungen.
Weizenkeimlinge, B-Vitamingehalt 460.
Weizenkleie 112.
Weizenmehlextrakt 455.
Weizenstärke 29.
Weleminskys Tuberkulomucin 435.
Wemding 540.
Wendefurth 540.
Wengen 540.
Wennigstadt (Sylt) 536.
Wenzelsalbe, Reklamemittel 351.
Werl 540.
Wermolin 245.
Wernigerode 540.
Wespenstiche, Vergiftung durch 401.
Westerland (Sylt) 536.
Westernkotten 540.
Westerplatte 540.
Wiedenfelsen 540.
Wienerbalsam, Reklamemittel 285.
Wiener Tränkchen **214**.
Wiesbaden 540.
Wiesenbad 540
Wiessee 541.
Wildbad 541.
Wildemann 541.
Wildungen 541.
Wilhelms Blutreinigungstee, Reklamemittel 288.
Wilhelmshaven 541.
Wilhelmsglücksbrunnen 541.
Wilhelmshöhe 541.
Wilkinsonsche Salbe 187, 226, 241.
Wilsnach 541.
Wilsonsche Salbe 241.
Wimpfen 541.
Wincarnis, Reklamemittel 351.
Windröschen, Vergiftung 365.
Windsheim 541.
Winterberg 541.
Wintergrünöl 112.
Wintersportplätze in Deutschland **494**.
Winterstationen **495**.
Winthers Nährsalze, Reklamemittel 351.
Wipfeld 541.
Wirtschaftliche Verordnungsweise 1.
Wismut (s. a. Bismutum) **48**.
— Dithiosalizylsaures (Thioform) 236.
— Vergiftung 369.
Wismutoxyd, kolloidales 48.
Wittdün 541.
Wittekind 541.
Wolfach 541.
Wölfelsgrund 542.
Wolff-Eisner,
— Mischtuberkulin (Volltuberkulin) 433.
— Mischvakzine 427.
Wolfshau 542.
Wolfsmilch, Vergiftung **377**, 395.
Wollfett **20**.
Woltersdorfer Schleuse 542
Wundbehandlung 258.
— Reklamemittel 277, 289, 292 293, 295, 307, 313, 314 ff.
Wunderbalsam, englischer, Reklamemittel 351.
Wunderkamm, elektrischer „Energos" 295.
Wundinfektionen,
— Dakinsche Lösung 91, 164.
— Kalium permanganicum 142.
— Vuzin 245.
Wundsalbe Brunners, Reklamemittel 351.
Wundschmerz, Natron bicarbonicum 163.
Wundspülungen, desinfizierende (adstringierende) 259.
Wundstäbchen 43.
— Taxpreis für Anfertigung von 274.
Wunsiedel 542.
Wurmfarn, Vergiftung **368**, 395.
Wurmkrankheiten,
— Cinae flores 77.
— Chloroform 76.
— Reklamemittel 282, 290, 291, 303, 307, 331, **351**.
— Thymol bei 237.
— Wermolin 245.
Wurmmittel 267.
Wurmsamenöl, Vergiftung 388.
Wurzelsdorf 542.
Wustrow 542.
Wutgift 395.
Wyberttabletten, Reklamemittel 351.
Wyk auf Föhr 542.

Xerase 245.
Xeroform 51, 245.
Xifalmilch 431.

Yabs, Reklamemittel 351.
Yatren 245, **420**.
Yatrencasein 245.
Yatrenpräparate **430**, 431.
Ya-Urt (Yogurt) 245, 459.
Yohimbinum hydrochloricum 245.
Yohyrol 246.
Yoko-Yoko, Reklamemittel 351.
Yperitvergiftungen 380.
Yverdon-les-Bains 542.

Zahneinlagen 263.
Zahnextraktionen, Kokainanästhesie bei 81.
Zahnhalsbänder, Reklamemittel 351.
Zahnkrankheiten (-pflege),
— Arsenpasten bei 10.
— Aether 21.
— Benzoetinktur 47.
— Calcium carbonicum praecipitatum 56.
— Caryophylli 63.
— Catechutinktur 63.
— Chamomillae oleum aethereum 65.
— Chloralhydrat 72.
— Chloroform 76.
— Eucain 101.
— Eusemin 103.
— Givasanpaste 113.
— Guajaci resina 115.
— Guttaperchazahnkitt 116.
— Holzkohlepulver 62.
— Karbolkauterisation der Pulpa 13.
— Kreosot 144.
— Lokalanästhetika 257.
— Menthol 154.
— Myrrhentinktur 161.
— Natrium perboricum 165.
— Novokainanästhesie 172.
Zahnkrankheiten,
— Quillajae cortex 195.
— Ratanhia 195.
— Reklamemittel (auch Erleichterung der Dentition) 278, 282, 285, 286, 287, 294, 295, 307, 309, 310 ff.
— Saponin 206.
— Thymolspiritus 237.
Zahnnervtöter, Reklamemittel 351.
Zahnpulver 263.
Zambakapseln, Reklamemittel 352.
Zandvoort 542.
Zanosan, Reklamemittel 352.
Zauberstrauchrinde-Gesundheitstee, Reklamemittel 352.
Zaunrübe, Vergiftung **372**, 395.
Zebal, Reklamemittel 352.
Zebromal 246.
Zedoariae rhizoma 246.
Zehr-Majaminmilch, Reklamemittel 352.
Zeitlose, Vergiftung **374**, 395.
Zellerfeld 542.
Zellregenerationssalz Schumachers Nr. 13, Reklamemittel 352.
Zelltätigkeit, Mittel zur Aktivierung der 272.
Zerquetschen (Zerreiben) von Arzneien, Taxpreise 274.
Zeuners Halspastillen, Reklamemittel 306.
Zeuners Molliment 433.
Ziegenhals 542.
Zieglers Spezifikum gegen Gelbsucht und Gallensteine, Reklamemittel 352.
Ziethens Pulver gegen Wassersucht, Reklamemittel 352.
Ziglin, Reklamemittel 352.
Zimmerdesinfektion
— Autan (Autoform) zur 43.
— Formaldehyd (Formalin) 111.
Zimt, chinesischer 78.
Zimtsäure (Ac. cinnamylicum) **14**.
Zimtsäuremetakresol (Hetocresolum) 117.
Zimtsäurepräparate 255.
Zincum,
— Aceticum 246.
— Chloratum 246.
— — Vergiftung 246.
— Dijodparaphenolsulfosaures (Sozojodolzink) 217.
— Oxydatum 246, 254.
— Sulfocarbolicum 247.
— Sulfuricum **247**.
— — Vergiftung 247.
— Valerianum 248, 254.
Zingiber, Rhizoma, Sirupus, Tinctura 248.
Zingst 542.
Zink, Vergiftung 395.
Zinkhämol 117.
Zinkleim 112, 246, 247.
Zinköl Lassars 247.
Zinkpaste (Pasta salizylata) **246**.
Zinkperhydrol 181, 248.
Zinkpflaster 86.
Zinksalbe **246**.
Zinnober 126.
Zinnowitz 542.
Zitronensäure **14**.
Zitronenschalen, Öl, Sirup 78.
Zittern, Scopolaminum hydrobromicum 209.
Zittmanndekokt 207.
Zittwerblüten von Artemisia cina 77.
Zittwersamen, Vergiftung **391**, 395.

Zittwerwurzel 246.
Zollern 542.
Zollhaus 542.
Zoppot 542.
Zucker 201.
Zuckerinjektion (-infusion) 470.
Zuckerkrankheit,
— Aleuronat 23.
— Alkoholika 219.
— Arsenpräparate 10.
— Badekuren:
— — Bertrich 500.
— — Brambach 502.
— — Contrexéville 503.
— — Hersfeld 512.
— — Homburg 513.
— — Karlsbad 515.
— — Kirnhalden 515.
— — Lipik 520.
— — Marienbad 521.
— — Mergentheim 521.
— — Neuenahr 523.
— — Passug 526.
— — Pfäfers 526.
— — Ragaz 527.
Zuckerkrankheit,
— Badekuren:
— — Salzbrunn 529, 530.
— — Salzig 530.
— — Soden (Salmünster) 534.
— — Sulzbad 535.
— — Teinach 536.
— — Thusis 537.
— — Wiessee 516.
— — Wildungen 541.
— Boumamilch 457.
— Diabetikermilch 458.
— Diabetikerpräparate (s. a. diese) **464**.
— Durststilltabletten (Fromm) 467.
— Gärtners Fettmilch 458.
— Hediosit 117.
— Heidelbeeren 161.
— Karlsbader Salz 201.
— Kefir 458.
— Laevulose 146.
— Mittel gegen 271.
Zuckerkrankheit,
— Nährpräparate 447.
— Natrium bicarbonicum (Mineralwässer) 163.
— Reklamemittel 278, 280, 281, 282, 286, 293, 295, 298, 307, **352**.
— Saccharin 200.
— Sojamarahm bei 459.
Zuckersäure, Vergiftung **388**.
Zugpflaster 149.
Zuoz 542.
Zweiflügler, Vergiftung durch Stiche der 401.
Zyankalivergiftung, Natrium subsulfuricum bei 167.
Zyklon, Vergiftungen mit **375**, 376, 395.
Zymin 248.
Zysten, Jodtinkturinjektion 133.

FSC
www.fsc.org
MIX
Papier aus verantwortungsvollen Quellen
Paper from responsible sources
FSC® C105338

If you have any concerns about our products,
you can contact us on
ProductSafety@springernature.com

In case Publisher is established outside the EU,
the EU authorized representative is:
Springer Nature Customer Service Center GmbH
Europaplatz 3, 69115 Heidelberg, Germany

Printed by Libri Plureos GmbH
in Hamburg, Germany